中文翻译版

DeMyer 神经系统检查

DeMyer's The Neurologic Examination: A Programmed Text

第 7 版

José Biller
Gregory Gruener　编著
Paul W. Brazis

李晓光　主译

科学出版社

北　京

内 容 简 介

　　本书系统地描述了神经系统体格检查技术，共分 15 章，内容包括头面部检查，临床神经解剖学简要回顾，视觉检查，周围性眼球运动系统检查，中枢性眼球运动系统检查，运动性脑神经检查，躯体运动系统检查，小脑功能障碍检查，特殊感觉检查，一般躯体感觉系统检查，精神状态和大脑高级功能检查，意识障碍患者的体格检查，神经系统辅助检查——腰椎穿刺和神经影像学，从器质性疾病中鉴别转换障碍的临床和实验室检查，神经系统查体及诊断思路。

　　本书图文并茂，采用程序性指令式编排方式，重点突出、便于阅读，可供神经科住院医师、研究生及其他相关科室医生参考。

图书在版编目（CIP）数据

DeMyer 神经系统检查：第 7 版/（美）何塞·比勒（José Biller）等编著；李晓光主译. —北京：科学出版社，2020.5

书名原文：DeMyer's The Neurologic Examination: A Programmed Text

ISBN 978-7-03-063766-6

Ⅰ. ①D… Ⅱ. ①何… ②李… Ⅲ. ①神经系统疾病-诊断 Ⅳ.①R741.04

中国版本图书馆 CIP 数据核字(2019)第 280520 号

责任编辑：沈红芬　许红霞 / 责任校对：张小霞
责任印制：肖　兴 / 封面设计：黄华斌

科学出版社 出版
北京东黄城根北街 16 号
邮政编码：100717
http://www.sciencep.com

北京画中画印刷有限公司 印刷
科学出版社发行　各地新华书店经销

*

2020 年 5 月第 一 版　开本：787×1092　1/16
2020 年 5 月第一次印刷　印张：37
字数：870 000
定价：198.00 元
（如有印装质量问题，我社负责调换）

翻 译 人 员

主译 李晓光

译者（按姓氏汉语拼音排序）

曹承钢　陈健华　程燕飞　范思远

韩　菲　李力波　李秀丽　刘　克

刘彩燕　卢　强　毛晨晖　沈　航

王　琳　谢曼青　杨　奎　杨　璐

杨洵哲

致　　谢

　　我要感谢我的家人对我的支持和鼓励，使这项工作圆满完成。我特别想表达对妻子 Rhonda 的耐心无尽的感激之情。

José Biller

　　我要感谢妻子 Catherine 确保我能和家人待在一起，而不是只有我独自与键盘相处；以及我们了不起的儿子 Ethan 和 Michael，还有我们刚出生的孙子 Henry。

Gregory Gruener

我要感谢妻子和家人的长期支持。

Paul W. Brazis

译 者 序

《DeMyer神经系统检查》是美国神经病学教学中的一部经典教科书，从1962年首次出版至今已近60年，目前是第7版。本书在北美神经科医生中的流行程度出人意料，在北美书店医学类书架上常年排在销量排行榜前列。我2012年去加拿大、美国的医院参观，因为正翻译本书第6版，有意做了一下简单调查，发现不仅住院医生交口称赞，许多高年资神经科医生也将其作为临床神经科检查的首选参考书。加州大学著名神经科教授Doody称："无疑，这是目前最好的一本神经系统检查书。"

José Biller、Gregory Gruener、Paul W. Brazis是美国三位卓有建树的著名临床神经科教授，正像他们在前言中所期望的那样，他们"忠实地延续了原著者DeMyer教授的风格"，不仅如此，第7版还增加了编著者各自的临床经验和编著体会，他们也多是著作颇丰的作者。本书译者在翻译过程中也"诚惶诚恐"地极力保留原著的风格。让读者能够充分领略DeMyer教授的风趣、幽默、智慧和大师风范。

本书较系统全面地描述了神经系统体格检查的技术，实用且详尽，排列精细，图文并茂；将人文关怀融于神经系统检查，关注每个细节。细微到既能保护受检者的隐私，也能体察检查者的辛苦，字里行间充满了智慧和同情心。翻译本书使译者收获颇丰，受益一生。

本书强调了自我观察和归纳。充分调动读者的主观能动性及直接切入实际操作，使得原本繁杂的神经系统检查通过读者自己的领悟变成一种水到渠成的临床技能。

本书各章节罗列了大量知识要点概述图，有利于读者全面了解该部分内容的概况，便于掌握复习。

程序性指令式编排可帮助读者判断学习的进度和要点，每一章节后有详尽的关键问题的复习大纲，有助于读者在结束该阶段学习后测验对所学内容掌握的程度。为激发读者主动思考与操作，本书对关键问题或重要操作采用提问的形式，要读者自己思考解答[回答问题前请遮盖答案（下划线部分），回答完再与答案核对]。

本书讽刺和幽默的描述方式让人难以忘怀，有时会使读者忍俊不禁。读者在感慨作者的诙谐的同时，也能感受到学习的乐趣。

本书完美地达到了DeMyer教授设计的三个目的：如何进行神经系统检查；复习解剖学和生理学知识，解释神经系统检查的结果；展示哪些检查有助于澄清临床问题。

总之，《DeMyer神经系统检查》是一部进行神经系统检查的经典指南，对各级神经科及相关学科医生进行神经系统临床检查具有较高参考和指导价值。

最后，我要感谢参加本书翻译工作的各位译者，他们的智慧和辛勤劳动确保了本书准确表达原著的内容和风格。然而尽管如此，本书中仍不免存在许多不完美之处，敬请读者批评指正。

李晓光

2019年12月

第 7 版前言

  本书是《DeMyer 神经系统检查》第 7 版，也是现任主编们组织编写的第 2 版。在 1994 年首次出版时，DeMyer 博士就希望本书能传承下去，结合高年资临床医师的反馈和临床实践，本书可作为一部自学工具书，从而提高学生的诊断技能。本书侧重于操作技能，DeMyer 博士认为主动操作或练习技能，有益于学生掌握知识。随着床边检查技能的提高，患者会最终受益。

  目前在临床诊断时常有轻视体格检查的倾向。有各种借口，包括查体时间限制，诊断工具敏感性增加，或一些体格检查技巧或发现并无诊断意义。这当然也是事实，有些体格检查仅仅有回顾性意义，但大多数回顾病史和相关体格检查技巧对确定诊断仍然是至关重要的。如果应用适当，它们可以为潜在的疾病提供有价值的信息，解释异常辅助检查结果往往依赖于体格检查。而且体格检查对有效利用辅助检查和减少不必要的检查非常有益。因此，临床技能不单单有充实病史的意义，同时对培训临床医师和照料患者也非常重要。

  我们再次致谢 William E. DeMyer 博士，他身上体现了临床医师、学者和老师的高尚品质。编写本书的目的是强化进行详细体格检查的价值和对这些发现的解释。我们希望本书能成为一个虚拟导师以帮助学生学习，从而进行体格检查并对结果进行解释。遵循本书的这个宗旨，不仅你受益，你的患者也会受益，这也是我们对社会责任的一个终极目标。我们希望你喜欢这次探索，并开启愉快的职业生涯。

José Biller，MD

Gregory Gruener，MD

Paul W. Brazis，MD

第 1 版前言

编写这本教科书有三个目的：①讲授如何进行神经系统检查；②复习解剖学和生理学知识，解释神经系统的检查结果；③展示哪些化验有助于澄清临床问题。本书不是鉴别诊断教科书，也不仅是系统地描述疾病。

任何人准备写教科书时，应该一边放着手稿，另一边坐着学生。当学生摇头、叹气或给出错误答案时，表明作者应该在墨水晾干前就进行改正。基于学生的反馈意见进行写作，是我写这本教科书的方式。

学生仅坐在一边旁听式的教学的风险是，即使学生动嘴唇，文字和语音还是教师的。为了避免口说无凭，本教科书很大程度上依赖于自我观察和归纳。首先，你要学会观察自己，不能像 Narcissus①一样，而是应作为每个个体的模板。只要有可能，观察鲜活的人，如他的外观、他的感觉、他的反应。如果你可以手持镜子学习，那为什么还要学习课本图片来研究眼球运动的范围呢？如果你需要更新你的记忆，或你自己能做一个简单的实验，那为什么还要记忆复视的法则呢？在科学事业的优良传统中，这些技术取代印刷文本成为知识的来源。阅读教科书成为一种延伸自己观念的方式，一种通过具有经验的眼睛看世界的方式。

由于程序性指令是学习者判断是否已经开始学习的最好方式，本书大部分内容都是程序化的。学生不放弃猜测他是否已经学到了一些知识，程序可证明他已经学到的知识。如果滥用程序，学习会变得令人难以置信的枯燥和效率低下。读者要按要求检查每一粒沙子，但也应该让他们看到整个海岸线。某些程序错误具有客观性，有人会问，"是不是有人在这里的某个地方？没有人想这个，做决定，甚至猜测一下"。对于书中"插曲"，我使用了预言、轶事和诗歌。我有时甚至使用助记符。我有时不掩饰诱导，以教科书的习惯，页面被纯化，作者隐身。其实我就在这里，时不时在段落中把头伸出来，又或者通过标注的星号仔细盯着你。当我看到你厌倦填补空白处时，我会提供一些奇思妙想。当你有话要说时，我会请你写篇短论文。有时会邀请你预测内容，用你的智慧而不是用抓阄来解决问题。在每次进行神经系统检查时，我总是站在你身边，指导你的动作并做适当解释。当你完成这本书的学习时，你应该能够做一套成功的神经系统检查。最后，我引用了参考文献。什么？一百个读者只有一个会看参考文献？我会对这个人感兴趣，对他可贵的好奇心感兴趣。

以下就是小秘密：大量的自我观察，大量的程序化设计，一些讽刺和幽默，少量编者按，再偶尔来点段落总结。我唯恐那些让人苦乐参半的思绪、柔情、理解和同情在医学教育中消失。像爱尔兰诗人 Yeats 的诗一样，我也应该这样为本书写前言，书中倾注了我所能教授的最好的一切。然而，至今为止，愿望总是比现实更美好：

假如我有天国的锦绣绸缎，

---

① Narcissus 是希腊神话中爱上自己影子的美貌少年——译者注。

那用金色银色的光线织就，
湛蓝、灰暗和漆黑的锦缎，
黑夜、白天、黎明和傍晚，
我就把那锦缎铺在你脚下；
可我，一贫如洗，只有梦；
我把我的梦铺在了你脚下；
轻点，因为你踏着我的梦。

　　在此，向多年来与我分享他们知识的很多同事深表感谢。我要特别感谢 Alexander T. Ross 博士，我的临床神经病学导师，以及神经病学各基础学科的很多朋友，如 Ralph Reitan、Charles Ferster、Sidney Ochs、Wolfgang Zeman 和 Jans Muller 博士。感谢我的妻子 Marian DeMyer 博士，感谢 Mark Dyken 博士，以及在书写计划波折阶段饱受折磨时许多医学生、实习医生和住院医生给予的日常帮助。我还要感谢 Irene Baird 小姐，她认真细心地绘制图片；感谢 Faith Halstead 夫人反复输入手稿；感谢医学插图家 James Glore 和摄影师 Joseph Demma。

William E. DeMyer，MD

学习本书要做的准备

我们假设你已经熟悉基本的神经解剖学和神经生理学知识（但我们会复习）。本文将教授必要的心理和神经系统体格检查。你的老师会从教授这些技能的讲座中解放出来，可以使用宝贵的上课时间专注于检查患者。如果你下课后可以直接去门诊和病房，你就会有学习神经系统检查的理想环境。

首先，我们发现学生总想知道神经系统检查到底是什么，因此我们通过概述和演示完整的神经系统检查开始本书。当然，你现在还不能做检查，但你可以通过两种方式使用大纲：①在每章结束之后回过头来复习它，将所学知识运用到整个检查中；②将大纲带到病房和门诊做指导，直到你能脱稿完成日常检查工作。

你手头必须有基本的检查设备和一些学习辅助设备，简单列举如下：彩色铅笔、一面手持的镜子（这些在第4章用得到）和泡沫橡胶球。开始之前准备好所有东西。

按顺序读本书。各个章节跳着看会让你迷惑，因为每一个新步骤均假定你掌握了前面的步骤。

由于本课程需要检查自己与他人，可在宿舍找一个合作伙伴进行学习。要完成所有需要做的检查和观察，这项工作会让你通过开发自己的观察能力和手工技能进行积极持续的学习。在此之前你大多数的知识是通过记住别人编制的清单或概念形成的。而现在，你要学会如何通过自己的眼睛、耳和触摸直接从患者那里学习。这是学习本课程所要求的，也是这门课程的独特之处。

标准的神经系统检查大纲

本部分首先概述意识清醒、反应灵敏患者的神经系统检查，然后是昏迷患者的神经系统检查。从第 1 章开始，会介绍如何做每一步。

I. 导言

A. 病史如何引导检查

检查的主要作用就是验证来自病史派生的假设。

——William Landau

---

1. 在完成病史采集时可完成大部分神经系统检查。评估患者的发音，说话内容和总体精神状态。检查患者的面部特征。检查眼球运动、眨眼、睑裂和虹膜的关系，检查眼球塌陷、突出的外观。检查面部运动的程度和表情，并注意任何不对称。观察患者如何吞咽唾液和呼吸。检查患者的姿态，并观察是否有震颤及不自主运动。

2. 虽然你必须为每一个患者做最基本的神经系统检查，但病史和初步观察最后会集中在特定系统：运动系统或感觉系统，脑神经或大脑功能。如果病史提示脊髓水平的病变，后续的感觉检查就要确定每一个皮节的感觉水平和检查肛周区骶部感觉丧失或保存的情况。如果病史提示脑损害，就要专注于记忆的检查及失语、失用、失认的检查。

3. 再现病史过程中发现的触发症状或加重症状的情况。

a.站立时头晕：检查直立性低血压。

b.肢体发作性麻木和刺痛，晕厥或怀疑癫痫：要求患者过度换气整 3min。

c.爬楼梯无力：观察患者爬楼梯。

d.吞咽困难：让患者吞咽液体和固体，详细观察。

e.病理性疲劳，特别是神经肌肉接头：让患者重复 100 次眼球运动，向上凝视 1min 后测量睑裂宽度。

B.如何确保进行一套有序的、完整的检查

常有报道提到年轻医师欠缺物理诊断技能。除非你进行一套有序的神经系统检查，否则你会忘记其中的某些部分。神经科医师会进行相同的检查，即使顺序可能会有所不同。要避免走捷径。要记住我们推荐的顺序，按使用顺序放好器械。每完成一项检查，就将使用过的相应器械放回包里，当所有器械都放回包里了，就说明你完成了全面的检查。将需使用器械按表 0-1 顺序放置。

表 0-1　器械放置顺序

顺序	器械	用途
1	灵活有刻度的钢卷尺	测量顶枕周径和身体周长、皮损大小、四肢长度
2	听诊器	颈部血管、眼睛、颅骨杂音听诊
3	手电筒	检查瞳孔反射、咽部、婴儿头部的透光性
4	透明毫米尺	测量瞳孔和皮损的直径
5	检眼镜	检查眼球和视盘及皮肤表面汗珠
6	压舌板	每个患者 3 个：1 个压舌，1 个引起咽反射，1 个横断后检查腹部反射和足底反射
7	装咖啡渣不透明小瓶*	检查嗅觉
8	装盐和糖不透明小瓶**	检查味觉
9	检耳镜	检查外耳道和鼓膜
10	音叉	检查震动觉和听觉（推荐 256Hz）及其在不同温度下的差别
11	10ml 的注射器	耳热水灌注
12	棉花絮	一端引角膜反射，另一端检查轻触觉
13	两个有塞试管	检查冷热觉
14	一次性检查直针	检查疼痛觉
15	叩诊锤	引出肌肉牵张反射及敲击肌肉引出肌强直
16	钱币、钥匙、回形针、安全别针	检查图形觉
17	血压计	常规血压测定和监测直立性低血压

*标准嗅觉检查。

**标准味觉检查。

Ⅱ. 精神状态检查

A. 总体行为和外观

患者是正常、亢奋、烦躁、安静还是不能动？患者是整洁还是不修边幅？患者着装是否和年龄、职业、性别和背景相符？

B. 说话流畅：患者交谈正常吗

患者是否说话快速，持续不断，承受巨大压力，或者是缓慢，缺乏灵活性与自发性？患者是否说话偏离主题，东拉西扯或无法达到对话的目标？

C. 情绪和情感反应

患者是否欣快、激动、不恰当的愉悦、傻笑或沉默、哭泣或生气？患者的心情是否恰当地反映了谈话的主题？患者是否情绪不稳定、做作、任性或明显郁闷？

D. 思想内容

患者是否正确认识现实，还是出现幻想、幻觉，或妄想、误解和固执？患者是忙于诉说躯体表现，还是恐惧癌症、心脏疾病及其他？患者是否有受恶意的人或势力迫害、监视和控制的妄想？

E. 知识能力

患者反应表现为敏锐、普通、迟滞还是明显痴呆或智力下降？

F. 感知

1. 意识。
2. 注意力。
3. 时间、地点和人物定向。
4. 记忆（近期和远期）。
5. 计算力。
6. 信息储备。
7. 洞察、判断和计划。

III. 语言：患者是否有发音困难、构音障碍、语言声律障碍或语言障碍（失语）

A. 发音困难

发出声音困难。

B. 构音障碍

发出个人语言的单位（音素）困难，如讲话中的元音、辅音、唇音（第VII对脑神经）、喉音（第X对脑神经）、舌音（第XII对脑神经）。

C. 语言声律障碍

控制语言的旋律和节奏、重音音节、语调、音调和声音高低困难。

D. 语言障碍（失语）

难以表达或理解作为沟通符号的语句。

IV. 头部和面部

A. 检查

1. 患者面部总体印象如何？面部特征能否提示诊断性综合征？动作和情感表达有无异常情况？

2. 检查头部形状和对称性。

3. 检查头发、眉毛和胡子。

4. 比较两眼的睑裂。

5. 检查畸形的鼻、口、下颌、耳的轮廓和比例。

B. 触诊

对于成年患者，颅骨触诊检查肿块、凹陷或张力，触诊颞动脉。对于婴幼儿，触诊囟门和缝隙是否对称并记录顶枕周径。

C. 听诊

听诊颈部血管、眼睛、颞部和乳突杂音。

D. 透光性

检查婴幼儿头骨的透光性。

Ⅴ. 脑神经

A. 视通路

包括第Ⅱ、Ⅲ、Ⅵ和Ⅳ对脑神经。

1. 检查睑裂宽度、瞳孔间距、眼睑边缘和角膜缘的关系。观察是否有睑下垂和眼球凹陷或突出。

2. 视觉功能，用报纸或斯内伦（Snellen）图表分别检查双眼视力（中心视野），以及辐辏检查周边视野。如果怀疑脑损害，同步视觉刺激检查可有视觉忽略。

3. 眼球运动，让患者的目光跟随你的手指，通过各个区域的凝视检查眼球运动和扫视范围。在辐辏运动时，检查瞳孔缩小的情况。做遮盖和去遮盖试验。检查眼球震颤，并注意眼球运动对它的任何影响。

4. 记录瞳孔的大小，检查瞳孔对光反射。

5. 检眼镜检查，记录是否存在或缺乏静脉搏动。

B. 运动组和舌

包括运动组第Ⅴ、Ⅶ、Ⅸ、Ⅹ和Ⅺ对脑神经及舌肌躯体运动第Ⅻ对脑神经。

1. 第Ⅴ对脑神经：检查咬肌和颞肌的大部分，患者咀嚼时触诊咬肌。

2. 第Ⅶ对脑神经：检查前额皱纹，眼睑闭合，嘴回缩，吹口哨或鼓腮，并观察颈部皮肤（颈阔肌动作）皱纹。听唇发音。在某些病例检查 Chvostek 征。

3. 第Ⅸ和Ⅹ对脑神经：听发声、吐字（唇、舌和腭音），检查吞咽、咽反射和软腭抬举。记住在健康成年人咽反射通常是消失的，脑卒中患者的研究提示咽反射消失及吞咽困难之间没有持续关系。

4. 第Ⅺ对脑神经：检查胸锁乳突肌与斜方肌的轮廓，检查头部运动和耸肩的强度。

5. 第Ⅻ对脑神经：检查语言清晰度，中线位置是否前伸，检查侧向运动。检查是否有肌萎缩、肌束震颤。

6.如果病史提示病理性疲劳，建议做 100 个重复动作（眨眼等），并延长侧凝视时间以检查复视。

7.评估呼吸频率、规律性、深度和缓解情况。

C.特殊感觉神经

包括第Ⅰ、Ⅶ和第Ⅷ对脑神经（第Ⅱ对脑神经已检查）。

1.嗅觉（第Ⅰ对脑神经）：使用芳香、无刺激性的物质，在患者闭眼时分别检查每个鼻孔。

2.味觉（第Ⅶ对脑神经）：使用盐或糖（如果怀疑第Ⅶ对脑神经病变，可检查）。

3.听觉（第Ⅷ对脑神经）

a.做耳镜检查。

b.注意患者听讲话及听音叉、手表滴答声或手指摩擦声的能力，评估其阈值及敏感性。

c.如果病史或前期的检查提示听力下降，进行气导骨导试验[林纳（Rinne）试验和韦伯（Weber）试验]。

d.如果病史提示脑损害，测试听觉忽略，如以双侧同时刺激和手指摩擦的声音定位。

e.对不合作的婴幼儿或昏迷患者，可以将听觉睑反射作为一个粗略的筛选试验。

4.前庭功能（第Ⅷ对脑神经）：如果病史提示有必要，进行玩偶眼运动或冷热水试验检测前庭眼反射或位置性眼震试验。

D. 面部躯体感觉

现在就进行三叉神经支配区感觉的检查，以避免在检查患者生殖器区和脚后再返回面部检查。

1.角膜反射（第Ⅴ～Ⅶ对脑神经弧）。

2.第Ⅴ对脑神经三个区域的轻触觉。

3.第Ⅴ对脑神经三个区域的温度觉差别。

4.第Ⅴ对脑神经三个区域的痛觉差别。

Ⅵ. 躯体运动系统

A. 观察

1.检查患者的姿势和总体活动水平，观察震颤或其他不自主运动。

2.检查步态：自由行走、用脚尖和脚跟行走、脚一前一后走直线、膝盖深弯曲、单脚跳及跑。

3.让患者脱衣服以评估体形（结构或身体外形），为保护患者隐私，保留内衣并拉好帘子。

4.观察肌肉的大小和轮廓，观察是否有肌萎缩、肌束颤动、肌肥大、不对称和关节畸形。

5.寻找整个皮肤表面的损害，特别是神经皮肤综合征，如牛奶-咖啡斑等。

B. 触诊肌肉

如果怀疑有肌萎缩或肥大，或病史提示肌肉压痛或痉挛，则须触摸肌肉。

C. 肌力试验

1. 肩带肌：患者外展上肢到肩膀高度，尝试按压上肢。观察翼状肩胛。

2. 上肢肌：检查肱二头肌、肱三头肌、腕背屈、握力、手指外展和伸展。

3. 腹肌：让患者坐下、站起。观察肚脐移动。

4. 下肢肌：检查髋部屈肌、外展肌和内收肌，膝屈肌，足背屈肌、内收肌、外翻肌（之前深度膝盖弯曲检查膝伸肌和用脚尖行走检查跖屈肌）。

5. 肌力分为 0～5 级，描述为瘫痪、重度无力、中度无力、轻度无力和正常。记录无力的具体情况，如近端与远端，右侧与左侧，上肢与下肢。

D. 肌张力和运动范围

活动关节检查痉挛、阵挛、强直或肌张力减低，以及运动范围。

E. 肌肉牵张反射（深）

肌肉牵张反射分为 0～4 级，确定是否阵挛，参见图 0-1。

1. 下颌反射（第 V 对脑神经传入，第 V 对脑神经传出）。

2. 肱二头肌反射（$C_5 \sim C_6$）。

3. 肱桡反射（$C_5 \sim C_6$）。

4. 肱三头肌反射（$C_7 \sim C_8$）。

5. 手指屈曲反射（$C_7 \sim T_1$）。

6. 股四头肌反射（膝跳反射 $L_2 \sim L_4$）。

7. 内侧腘绳肌反射（$L_5 \sim S_1$）。

8. 三头肌小腿反射（踝反射 $S_1 \sim S_2$）。

9. 趾屈反射（$S_1 \sim S_2$）。

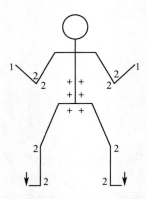

图 0-1　简笔画记录肌肉牵张反射、腹壁反射、提睾反射及足趾反射（以 MSR 分级举例）

F. 叩击肌肉

叩击鱼际肌检查叩击性强直，如果患者有广泛肌肉无力则检查叩击性握拳。

G. 皮肤和肌肉反射（浅反射）

1. 切线方向或朝肚脐划皮肤引出腹部皮肤反射和肌肉反射（上半部 $T_8 \sim T_9$，下半部 $T_{11} \sim T_{12}$）。怀疑患者有胸段脊髓损伤时观察肚脐移动情况（如 Beevor 征）。
2. 划大腿内侧皮肤引出提睾反射（传入 L_1，传出 L_2）。
3. 怀疑患者有骶部或马尾病变时检查肛门收缩反射（$S_4 \sim S_5$）及球海绵体肌反射（$S_3 \sim S_4$）。
4. 引出足底反射（巴宾斯基手法，传入 S_1，传出 L_5 至 $S_1 \sim S_2$）。

H. 小脑系统（步态和肌张力检查）

1. 指鼻和快速交替的手部动作。
2. 脚跟到膝盖的运动。

I. 神经根牵拉试验

1. 腰背或腿痛患者检查抬腿试验。
a. 直膝腿抬高试验（Lasegue 征）
b. 屈膝腿抬高试验（Kernig 征）
2. 怀疑患者脑膜刺激征时检查颈强直情况，做 Brudzinski 征检查及腿部抬高试验。

Ⅶ. 躯体感觉系统

A. 浅感觉（如果之前未检查，三叉神经支配区也要检查）

1. 手、躯干和脚轻触觉。
2. 手、躯干和脚温度差别。
3. 手、躯干和脚痛觉。

B. 深感觉

1. 检查手指和脚趾振动觉。
2. 用第四指检查手指和脚趾位置觉。
3. 检查图形觉。
4. 做定向划痕检查。
5. Romberg（摇曳）试验。

C. 确定感觉丧失的分布方式

确定为何种感觉丧失：皮肤、周围神经、神经丛、中枢通路或非器质性。

Ⅷ. 脑功能

1. 做完整的精神状态检查，强调感觉中枢检查（本纲要Ⅱ）。

2. 检查高级感觉功能。如果病史或精神状况检查提示脑损害：检查图形觉缺失，手指失认，两点辨别觉减退，左或右定向力缺失，位置觉缺失，双侧同时刺激时发生触觉、听觉、视觉忽略，同时刺激同侧的头部和面部及手部和足部触觉忽略。

Ⅸ. 病例摘要

1. 总结相关阳性病史和体格检查结果（如果你不能概括成三行，你就未理解问题所在）。

2. 写下拟诊的临床诊断和概括的鉴别诊断。

3. 列出一个临床问题的清单。

4. 制订一个连续管理计划。

a. 诊断性检查，以鉴定诊断的可能性。

b. 治疗，陈述治疗目标。

c. 评估疾病给患者带来的情感、教育和社会经济问题。

d. 如果患者的疾病是由传染、遗传或环境引起的，要在其他人当中识别和预防这些已知的"风险"。

昏迷患者的神经系统检查

Ⅰ. 病史

对从街头带来的昏迷患者，至少需要两位检查者，一个人对患者进行急诊处理，而另外一个人要获取病史。联系患者家人、朋友、警察、患者过去的医师或在患者失去知觉时的任何目击者。询问以下情况：

1. 头部外伤的可能性。

2. 癫痫。

3. 胰岛素/糖尿病，乙醇。

4. 最近情绪、行为、思想或神经系统状况的变化。

5. 抗抑郁药物或街头常见毒品。

6. 过敏、蚊虫叮咬及其他原因引起的过敏性休克。

7. 心脏、肝脏、肺、肾脏疾病。

8. 既往因严重健康问题的住院史。

9. 考虑红鲱鱼。询问一切有关的迹象，如异常瞳孔或斜视可能早于昏迷出现，以免混淆诊断。

Ⅱ. 检查昏迷患者的 ABCDEE 模式

在初次接触昏迷患者时，检查者必须遵循特定的模式，可总结为 ABCDEE 模式以便于记忆。这一模式可检测对脑威胁的 5 个"H"：缺氧（hypoxia）、低血压（hypotension）、低血糖（hypoglycemia）、高热（hyperthermia）及脑疝（herniation）。

1. A 和 B 为呼吸道和呼吸（airway 和 breathing）。确保患者的气道开放，能呼吸，否则大脑（其需要连续供应氧气及葡萄糖）在缺氧 5min 后开始死亡。

2. C 为血液循环（circulation）。血液循环给大脑提供氧气和葡萄糖，必须在数分钟之内恢复呼吸和循环。

3. D 为葡萄糖（dextrose）。血液循环必须包含足够的葡萄糖供应大脑。

4. EE 为检查眼睛（examine the eyes）。检查瞳孔大小和反应、视盘、眼睛的位置和自发运动、前庭眼反射等，这些检查比任何其他检查更能反映昏迷患者神经系统的状态。瞳孔无反应和眼睛呆滞是危险信号。

5. 测量体温。

III. 昏迷患者的物理管理

1. 检查呼吸：观察呼吸的速度和节奏。注意患者的肤色和通过观察、触诊、听诊确定气体交换情况。观察是否存在胸骨内陷和腹式呼吸。对吸气性喘鸣者，向前拉下颌骨并重新调整患者体位。对于窒息者，插管并用 Ambu 袋或呼吸机辅助通气，必要时提供氧气。注意任何异味（如乙醇）。在搬动颈部前，颈部和脊柱需要固定，以防患者有颈部损伤。

2. 检查循环：心前区触诊和听诊。如果患者已没有心跳，开始心脏复苏。触诊颈动脉和股动脉搏动。检查是否有颈静脉怒张和足水肿。测血压。

a. 如果是低血压，治疗休克。建立静脉通道和用生理盐水或乳酸林格液、全血，或血液替代品。参见下文IV中采血样。

b. 如果是高血压，要考虑心脏或急性脑卒中或高血压脑病是否为昏迷的原因。考虑降压药物治疗，但要在数小时内逐渐降低血压。

3. 检查血糖水平：刺破患者手指进行葡萄糖氧化酶试纸检查（Dextrostix）。对已查明或怀疑低血糖的患者，给予 50ml 50%葡萄糖溶液静脉滴注。如果怀疑患者是乙醇依赖，每天可加 100mg 硫胺素。

4. 检查眼睛：以毫米为单位记录瞳孔大小。要进行评分，不能推测。检查瞳孔对光反射。单侧或双侧瞳孔对光无反应，提示神经外科问题。

a. 检查上睑下垂和自发眨眼，以及进行眼睑释放检查和检查角膜反射。

b. 检查眼球排列、位置和运动。

i. 记录眼球排列和位置。

ii. 记录眼球的任何自发性运动。

iii. 除非怀疑颈椎损伤，否则应通过玩偶眼睛检查前庭眼反射。如果未引出眼球运动，应进行冷热水试验。

iv. 做检眼镜检查。记录眼底静脉搏动情况和视盘情况。有活跃的静脉搏动可以排除颅内压增高。

c. 检查面睫状反射和脊髓睫状反射。

d. 取出隐形眼镜以保护角膜。

e. 如果瞳孔提示阿片类药物中毒，考虑使用纳洛酮。

f. 不要滴瞳孔活性药物。

5. 记录患者体温。

6. 检查和触诊患者头部：观察近期创伤引起的局部水肿或肿胀情况。检查耳后（搏斗的迹象）和眼睛周围（熊猫眼），以及鼻腔血迹或脑脊液。进行耳部检查，是否有穿孔的鼓膜或脑脊液耳漏等。

7. 颈部强直检查：如果怀疑颈部受伤，应避免颈部摆动。这种情况要拍摄颈椎片。

8. 观察患者是否存在持续性的有诊断意义的姿势、自发的运动、模式化的或重复性的动作。

a. 观察患者四肢或面部是否有自发性和相同的运动，或始终处于弛缓性或 dumped-in-a-heap 姿势，如有则提示深昏迷或弛缓性四肢瘫痪。

b. 观察特殊姿势

i. 眼睛和头部持续性偏移。

ii. 角弓反张。

iii. 去大脑（伸）或去皮质（屈）强直。

iv. 下颌紧闭、颈部或四肢不动，提示破伤风。

c. 通过检查身体对侧自发性运动或疼痛引起的运动，观察面部下半部和同侧下肢瘫痪，确定是否偏瘫。

i. 急性偏瘫受累肌肉通常呈弛缓性（低张力）瘫痪。做眼睑释放试验。观察面颊松弛的依据，表现为吸气时收缩和呼气时松弛。通过眶上压迫造成疼痛检查是否有单侧面部扭转缺失。通过被动活动四肢和手腕肌肉，以及手臂和腿部坠落试验检查肌力。

ii. 检查偏瘫患者完好的一侧是否存在反向张力过度。张力检查结果记录为正常、弛缓性、痉挛性、强直、反向张力过度或蜡样屈曲，蜡样屈曲发生在强迫性精神分裂症和有些器质性脑病的患者中。

d. 观察周期性活动，如抖动、咀嚼动作和震颤。观察细微的癫痫表现，如眼睑跳动、口角抽搐、肌肉阵挛、手指或脚趾抽动。

9. 脱掉患者所有衣服：检查患者所有的口袋、钱包或随身物品。寻找糖尿病或癫痫患者的识别卡、药物、留言或吸毒用具。

10. 检查全身皮肤表面：寻找提示皮下注射胰岛素或静脉注射的针痕、跌打损伤、瘀点、进入伤口和膨出。将患者翻过身以检查后背。

11. 引出肌肉牵张反射，眉间叩击引出眼轮匝肌反射，接着引出下颌反射，然后进行常规腱反射检查。直接比较身体两侧的反射。

12. 尝试引出 Chvostek 征（低钙击面征、面神经叩击征）：在耳前和颧骨正下方的点叩击面部。

13. 浅反射：腹壁反射、提睾反射、足底反射。

14. 原始反射：吸吮反射、觅食反射、握持反射、被动摸索和牵引反射。

15. 完成体格检查：腹部触诊和叩诊。叩诊扩张的膀胱。

16. 开始监护过程和填写格拉斯哥（Glasgow）昏迷量表（总分在 3～15 分）。

a. 连续或定期频繁监测瞳孔的大小、对称性和对光反应，以及脉搏、血压、呼吸和体温。如果怀疑颅内压增高，请神经外科医师会诊确定是否需置入颅内压监测仪。

b. 通过对声音、噪声、光和疼痛的反应记录患者的意识水平。检查对眶上及四肢指甲床压迫造成疼痛的反应。下肢反应记录为没有、伸展、前屈、适当躲避或按指令运动。

c. 表 0-2 为意识水平改变患者进行神经系统检查的指南（Fleck，2004）。

表 0-2　意识水平改变患者神经系统检查指南

1. 精神状态	e. 角膜反射
a. 觉醒的等级	3. 运动功能
b. 对听觉刺激的反应（包括声音）	a. 自主运动
c. 对视觉刺激的反应	b. 回撤反射
d. 对伤害刺激的反应，同时适用于中枢和每个肢体	c. 自发和不自主运动
2. 脑神经	d. 张力（对抗被动运动）
a. 对视觉威胁的反应	4. 反射
b. 瞳孔对光反射	a. 肌肉牵张反射
c. 眼头（玩偶眼）反射	b. 足底反应
d. 前庭眼（热水试验）反射	5. 感觉（伤害性刺激）

Ⅳ. 昏迷患者的实验室检查

1. 采血，如果需要可放置静脉导管或中心静脉置管。

a. 血糖（除了初步葡萄糖试纸检查）。

b. 全血细胞计数和血细胞比容。

c. 血尿素氮。

d. 动脉血气、pH 和渗透压。

e. 电解质（钠、钾、钙和氯离子）。

f. 促甲状腺激素。

g. 血液和尿液毒理学筛查。

h. 分型和交叉配型。

2. 在冰箱放置一瓶患者血清以备有新的发现提示需进一步行化学或毒理学检查。

3. 留取尿液。如果患者尿失禁或膀胱膨大，要使用尿袋或导尿管。冻存尿样以备有新的发现提示需进一步检查。第一个标本要检查以下内容。

a.比重。

b.糖和酮。

c.蛋白质。

d.毒理学筛查。

4. 插入鼻胃管或口胃管（如果怀疑患者有颅底骨折或鼻损伤）收集胃内容物，以防患者误食毒物或症状无改善和诊断无法明确。保存吸出的样本做毒理学筛查，但插管会诱发呕吐或恶心，从而增加胸腔和颅内压力。

5. 考虑即刻行头部计算机断层扫描（CT）或磁共振成像（MRI）检查。

6. 如果怀疑发作后状态或癫痫持续状态，则行脑电图（EEG）监测。

V. 做出拟诊诊断

至少可将患者归为昏迷的 5 个基本病因之一：颅内病变、中毒及代谢性疾病、缺氧、缺血或精神疾病（图 0-2）。

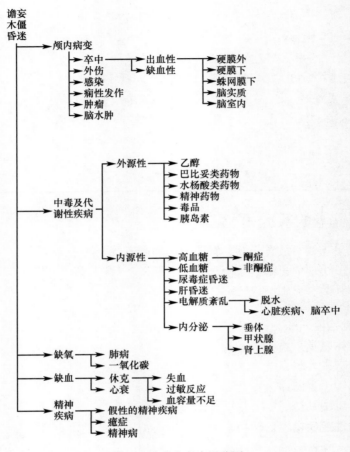

图 0-2　昏迷患者病因鉴别

VI. 选择最安全、最关键的检查确认或推翻初步诊断

要考虑的其他神经系统检查是 MRI、腰椎穿刺和血管造影。一般情况下，在腰椎穿刺前应先做 CT 或 MRI，因为该检查可能就可明确诊断或判断是否即将发生脑疝，腰椎穿刺可能不必要或有危险。怀疑外伤时，应拍颈椎 X 线片。

参考资料

Fleck JD, Biller J. Tips on the neurologic examination. In: Corbett JJ, ed. *Basic Neurologic Life Support*. Philadelphia: BC Decker, Inc; 2004, 236-257.

（李晓光　译）

目　　录

第1章 头面部检查

Ⅰ. 神经系统检查简介

A. 神经系统疾病的症状和体征

影响神经系统的疾病可以表现为精神、运动或感觉方面的症状和体征的异常，也可以表现为躯体外观的异常（图 1-1）。

B. 神经系统检查的步骤

1. 神经系统检查包括一系列简单、标准的步骤，每个步骤集中于一个特定的、可评价的目的，并且多数步骤检查的是已知的神经解剖环路。作为目的，检查者常选择如下检查。

a. 简单活动，如瞳孔对光反射或手指屈曲。

b. 复杂活动，如行走、说话或书写。

c. 特定的躯体外观，如头颅大小和形状。

2. 检查者通过将每一步检查结果与"标准人"对比，判断检查结果属于正常、临界还是不正常。这里提到的"标准人"与被检查者拥有相似的年龄、性别和文化水平。

3. 检查包括四步：观察、询问、要求和操作。

a. 通过观察可以检查患者的躯体外观、自发行为和诱发行为。

b. 通过询问可以检查患者的精神状态和主观感觉。

c. 通过要求或指令可以检查患者的自主反应。

d. 通过操作可以实施刺激诱发感觉和反射。

C. 神经系统检查是对既定行为的标准评估

1. 对于神经系统检查而言，我们将行为定义为某种效应器经神经性激活后产生的任何可检测的变化，这种神经性激活可以自主产生或通过反射产生。

2. 因为人体仅有腺体和骨骼肌两种效应器存在，所以人类只能出现两种行为：分泌某些物质和调整肌纤维的长度。

a. 通过分泌可以产生汗液、泪液、唾液、黏液、激素、消化液和精液。

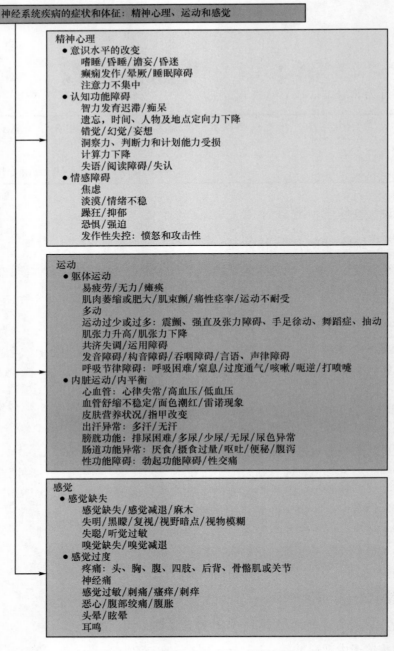

图 1-1　神经系统疾病的症状和体征概述

b. 通过调整肌纤维的长度做以下动作。

i. 驱动骨骼杠杆来移动自己和周围的物体。

ii. 打开、关闭或摆动孔道，如声带、眼睑、口唇和其他括约肌。

iii. 驱动管腔中的气体或液体，如空气、血流、分泌物、食物、排泄物、尿液等。

c. 人类的所有行为包含分泌物质和改变肌纤维的长度，其都起源于沿神经环路传导的神经冲动。

d. 行为的定义不包括思维，因为检查者不能直接观察患者的思维。

D. 定义行为的论点

1. 所有行为和思维依赖于神经解剖环路。

2. 任何一种行为都传达某种神经解剖环路的整合信息。

a. 运动正常提示周围神经正常，说明神经末梢可以释放足够多的乙酰胆碱作用于骨骼肌；说明锥体通路和小脑通路正常；说明黑质能够分泌足够的多巴胺作用于纹状体。

b. 运动正常提示大部分神经环路及神经组织不是病灶所在。

3. 脑功能和行为是一个环路的概念，不仅适用于正常、有意识的患者，也适用于新生儿及昏迷、植物状态的患者，还用于脑死亡的诊断。

a. 如果脑是活动的，没有被药物、毒物、代谢失衡等因素抑制且体温正常，则检查者可以通过神经系统检查激起某些行为反应来证实脑是活动的。

b. 相反，当刺激足够强时，没有任何依赖脑环路的行为反应，则证实已经发生脑死亡。

Ⅱ. 观察眼部

仅仅通过观察，你就能发现很多。

——Yogi Berra

对于局限于某一局部的检查，最有效的物理诊断方法就是观察。从见到患者起就开始观察。当你发现针尖样瞳孔和许多肘前静脉的针刺痕迹时，仅几眼就应该怀疑吸毒，这就是观察的诊断学威力。但是等一等，治疗青光眼的滴眼液也可以导致瞳孔缩小，反复输血也可以导致肘前静脉的针刺痕迹。只有将观察所见和患者病史、体格检查结果相结合，观察的诊断价值才得以体现。任何单一的诊断方法都是不充分的。

经过毕生的观察，你会认为自己是个敏锐的观察者。为了证明你的观察力有多好，可以尝试画出来。观察得越细致，画得越好。用心完成所要求的画画作业，画画将会是十分有用的工具。

在开始学习本部分内容前，请准备一个便携的镜子和一把透明的尺子。

A. 睑缘和虹膜的关系

1. 睑裂就是睁眼时上下睑缘的距离，即图 1-2A 中竖箭头所示。

2. 在便携镜子中观察你的双眼；在本书空白处准确地画出上下眼睑缘的轮廓，尤其要注意内外眦（内外眼睑角）顶点的结构。

3. 将所绘之图与图 1-2A 对比，然后再次通过镜子观察图中所示眼睛的结构。

4. 参照图 1-2A，在镜中观察泪阜，位于内眦的小堆肉样组织。

5. 在镜中观察虹膜，可观察到有颜色的盘状结构，由白色的巩膜包绕（图 1-2C），其颜色是否均匀一致？

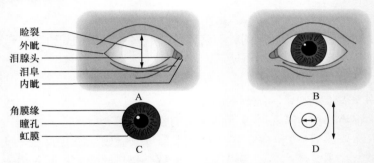

图 1-2　眼外观的命名

6. 在镜中确定角膜缘和瞳孔。

a. 虹膜的外周即虹膜与白色眼球交界处组成角膜缘。

b. 虹膜的内缘组成瞳孔，光线通过瞳孔进入眼睛（图 1-2D 水平箭头所示）。

c. 角膜是透明的盘状结构，覆盖虹膜和瞳孔。角膜缘也就是角膜的外缘。

d. 在角膜缘处容易出现两种异常的环。一种是金褐色或褐绿色的角膜环，即 K-F 环（Kayser-Fleischer 环），这由铜沉积在角膜后弹力层所致，见于 Wilson 肝豆状核变性［也可见于无铜蓝蛋白血症、原发性胆汁性肝硬化、Hardikar 综合征（Nydegger 等，2008）及高铜血症］。另一种为浅灰-白色环，即老年环或角膜弧状云，随年龄增长出现率升高，男性多见。单侧的角膜弧状云是颈动脉狭窄的诊断佐证（动脉狭窄侧无此表现）。

> 注意：用卡片覆盖答案（划线部分）直到回答完正文问题，然后移开卡片检查你的答案。

7. 正视前方，通过镜子观察上下睑缘与角膜缘和虹膜的关系，对比上下睑缘与虹膜的位置关系。上眼睑遮蔽部分角膜缘，下眼睑与角膜缘相切。

8. 放下镜子，凭借记忆在图 1-3 左眼中描绘虹膜，展示出上下睑缘与虹膜的确切关系。将答案与图 1-2B 对比，如果您错了，可重新在图 1-3 右眼的眼眶中画出虹膜。

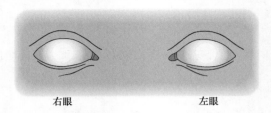

右眼　　　　　　　左眼

图 1-3　在上图空白的眼眶中绘出患者正视前方时角膜缘、虹膜及瞳孔与睑缘间的关系

9. 凭借记忆在图 1-3 中标出图 1-2 中各部位的名称，然后与图 1-2 比对。

10. 当眼睛偏侧注视时，角膜缘与眼眦、泪阜的关系。

a. 通过观察镜子或观察另外一个人来学习眼睛快速转向右边或左边时角膜缘与内眦、泪阜之间的关系，观察前拿掉眼镜。

b. 快速将眼球转向一方，外展一侧眼球的角膜缘与外眦角间巩膜的露白是多少？无或基本无露白。

c. 角膜缘的外侧能够与外眦角相接，内眦因为有泪阜存在，角膜缘内侧不能与内眦角相接（图 1-2A）。但是，角膜缘内侧可与泪阜的侧缘相接或接近。因此，当眼睛向一侧注视时，外展侧眼球角膜缘接近或与外眦顶点（外侧角）相接，内收侧眼球的角膜缘接近或与泪阜相接。

11. 在图 1-4 中绘出双眼向左注视时角膜缘、虹膜和瞳孔与睑缘之间的关系。

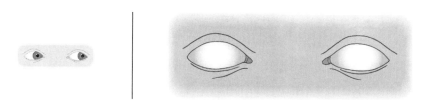

图 1-4　在图空白处绘出眼球快速转向左侧时角膜缘、虹膜和瞳孔与眼睑缘之间的关系

12. 眼内眦和眼外眦之间的连线可以定义睑裂角（图 1-5）。

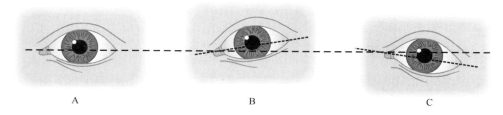

图 1-5　左眼睑的睑裂角展示

A. 正常；B. 先天愚型样眼位；C. 反先天愚型样眼位

B. 内眦角的解剖变异

1. 静息状态中，虹膜通常情况下在内外眦角之间正中的位置，见图 1-6A。

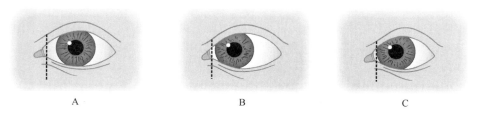

图 1-6　左眼示意图，该图展示了内眦、泪腺开口（竖线）与角膜缘关系的变化

A. 正常成人；B. 儿童；C. 内眦角异位

2. 观察婴儿或儿童时要注意，与成人相比，内眦会遮盖较多结膜。当内眦角紧邻角膜缘侧方时，尽管他们是完全向前直视，仍觉得他们的眼睛为内斜视，这种情况可以在许多儿童中见到，如图 1-6B 所示。

3. 内眦角侧方移位，即泪点移向角膜边缘，被称为内眦角异位。

4. 有时，皮肤皱褶覆盖内眦角，因为皱褶在内眦，称为内眦赘皮褶。在图 1-7 中 A、B、C 处分别写出诊断，即内眦赘皮褶、正常、内眦角异位。

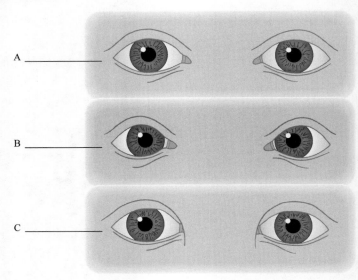

图 1-7　在 A、B、C 空白处写下你的诊断

C. 眦间距和眶间距

1. 在图 1-7A 和 B 中测量正常眼和内眦角异位的双眼内眦间的距离，正常眼的眦间距是 1.9cm，而内眦角异位眼的眦间距是 2.5cm。

2. 正常新生儿眦间距是 1.9cm。对照镜子使用尺子测出自己的眦间距，大约是 3cm。参照约翰（1997）制定的面部测量图表。

3. 内眦角异位和内眦赘皮褶会造成眦间距增加的假象。眼眶内壁的骨骼决定眦间距的大小。双眼间的距离也就是眶间距，其确切的数值只能通过颅骨 X 线、CT 或 MRI 得到。

　　a. 如果内侧眶壁之间距离太大，从而造成双眼之间距离过宽，我们称为眶间距过宽。

　　b. 如果内侧眶壁之间距离太小，从而造成双眼之间距离过窄，我们称为眶间距过窄。

4. 哪种内眦角或眼睑异常可以造成眶间距过宽的假象，而有时眶间距甚至是窄的？内眦赘皮褶和内眦角异位。

5. 哪项检查可以用来判断患者是否具有异常的眶间距？颅骨 X 线、CT 或 MRI。

6. 如果双眼眶之间距离太大，称为内眦角过宽；如果太小，称为内眦角过窄。

7. 眶间距过窄或过宽增加了患者发生颅脑畸形的可能性（DeMyer，1967，1975，1977）。

D. 瞳孔直径

1. 通过照镜子，用毫米尺测量出并记录一个瞳孔的直径：_____mm，然后根据图 12-30 给出的比例尺，测量患者的瞳孔。

2. 观察瞳孔是不是正圆等大。

　　a. 大多数人的瞳孔是正圆等大或瞳孔等大的，核心是某物的中心。因此，任何先天或获得性的瞳孔大小不同，称为瞳孔大小不等，意味着瞳孔不等大。

　　b. 瞳孔不正常地缩小，称为瞳孔缩小。

c. 观察你的虹膜宽度和位于其中心的瞳孔，未在虹膜中心的瞳孔称为瞳孔异位。向背内侧偏斜的瞳孔异位，可见于昏迷患者（Kinnier Wilson 瞳孔）。

3. 瞳孔直径随年龄大小有所变化。新生儿的瞳孔直径偏小，青少年时期瞳孔直径最大，青少年大瞳孔、无辜的面容曾一度被女性青睐，因此有人不惜使用阿托品滴眼液来塑造这种大而性感的瞳孔。年龄大的人，瞳孔直径再次变小，使其面部表情比较冷硬。

E. 睑裂的大小

1. 正常人双侧瞳孔常是一样的，但是因为眼睑的轻度下垂，正常人右侧和左侧睑裂的大小可以有轻度的不同。病理性上眼睑无力称为上睑下垂。通过镜子观察你的双眼之中是否有一只眼睑较对侧下垂。

2. 双手持镜子，放于双眼正前方，然后上下移动镜子，同时眼球跟随镜子转动，同时观察上眼睑的面积，眼球转向哪个方向时你可以看到更多的上眼睑？□上方/□前方/☑下方。

3. 观察镜中，当眼球上下转动时，睑裂的自动调节使睑裂大小和睑缘与虹膜之间的相对位置保持一致。这种自动调节称为联合运动。当眼球向上下转动时，睑缘不随之发生此种调节，则会出现什么？<u>当上视时，睑缘会遮盖瞳孔阻挡视线。</u>

4. 甲状腺功能亢进（简称甲亢）患者会出现一种称为"睑后退"（lid lag）的眼部体征。当眼球下视时，上眼睑不随之下垂，上眼睑和角膜缘之间会有巩膜露白。

5. 眼球的突出，会导致眼裂增大。下陷的眼球，即眼球内陷，会导致眼裂缩小。

6. 两种情况会导致睑裂变小：一种是上眼睑无力下垂，称为<u>眼睑下垂</u>；另一种是眼球凹陷，称为<u>眼球内陷</u>。

7. 小眼畸形表示病理性小眼球，巨眼畸形表示病理性大眼球。相对来说，眼球也可以有小角膜和大角膜之别。

8. 在图 1-8A～F 中写下正确的诊断。系统性对比两只眼睛的瞳孔、虹膜和眼睑。

9. 上述的眼部畸形常为面部畸形的一部分。眦间距、瞳孔间距、眶间距的测量可以协助进行诊断（Jones，1997）。

10. 当观察眼睑时，注意眨眼的频率。眨眼次数减少可见于从甲亢到帕金森病等一系列疾病。不眨眼导致眼睛出现"爬行类动物样的注视"。

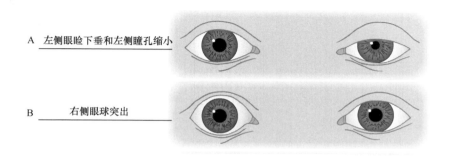

A　左侧眼睑下垂和左侧瞳孔缩小

B　　右侧眼球突出

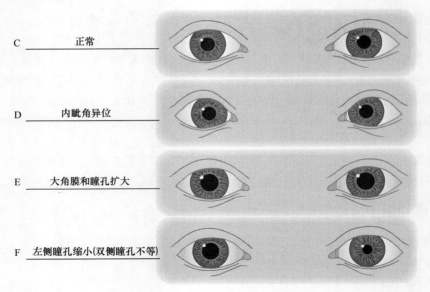

C＿＿＿＿＿＿正常＿＿＿＿＿＿

D＿＿＿内眦角异位＿＿＿

E＿＿大角膜和瞳孔扩大＿＿

F＿左侧瞳孔缩小(双侧瞳孔不等)＿

图 1-8　在 A～F 横线上填写诊断

（注：英文版把答案备注在了页边空白处，中文版为方便阅读和考虑到版面因素，直接把答案填写在横线上了。全书余同，不再一一说明）

Ⅲ. 面部、耳部、头发和皮肤的视诊

　　尽管人类只有数十种外形和面容，但他们的组合如此多彩以至于茫茫人海中没有哪两个人可以一致。

——Pling the Elder（公元 23～79 年）

A. 鼻、口、下颌和耳部的视诊

　　单纯面部异常，通过视诊就可以诊断出数百种异常，从感染性疾病如麻风病到内分泌疾病、精神疾病、神经异常疾病。整体观察完面部后，可从眼部开始，然后是系统地观察前额、鼻、口、下颌和耳部。

　　1. 鼻：观察鼻梁、鼻孔及鼻在面部所占的比例。

　　2. 口：观察唇的轮廓、人中（上唇和鼻之间的凹陷）、上唇的唇结节、口唇闭合时形成的闭合线，观察口唇闭合后是否形成水平的闭合线？当患者面部处于静息状态时，口唇是否可自然闭合？张开的口唇是否有倒 "U" 形的上唇？患者是否有小口或巨口？

　　3. 下颌：观察是否存在小颌、小颌畸形或是见于肢端肥大症中的下颌突出、巨大下颌。

　　4. 耳部：观察轮廓、外形是否存在不对称。练习绘出一只正常的耳并标出图 1-9 所示的各部分名称。

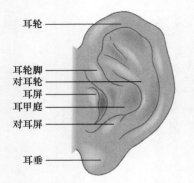

耳轮＿＿＿＿＿＿
耳轮脚＿＿＿＿
对耳轮＿＿＿
耳屏＿＿＿
耳甲庭＿＿＿
对耳屏＿＿＿
耳垂＿＿＿＿

图 1-9　正常耳部的解剖结构，侧面观，与绘出的耳对比并确定部位

B. 头发、眉毛和胡须的视诊

1. 观察头发的边界，头发与前额及颈项部的关系是怎样的？发际线是否太高或太低？头发的纹理是怎样的？颜色是否一致（白发症）？头发是否呈斑片状脱失（斑秃）？

2. 观察眉毛是否浓密、稀少、缺失或是在中线处连接。眉毛外侧部缺失在甲状腺功能低下患者中常见。眉毛在中线处相连（俗称"一字眉"）在一些畸形综合征患者中可见。

3. 观察胡须与面部毛发的分布和纹理。询问男性患者剃须的频率。许多疾病可以影响毛发的分布和纹理：感染类疾病、先天畸形、内分泌类疾病和双性综合征。可使用 Tanner 性成熟标准来衡量第二性征。

C. 面部和躯干皮肤的视诊

各种各样的神经皮肤斑是诸多潜在疾病的重要病理特征，或与神经系统缺陷相关（Gomez，1987；Hurko 和 Provost，1999；Karabiber 等，2002）。

1. 多发褐色扁平斑（牛奶-咖啡斑）提示 von Recklinghausen 病，或称为神经纤维瘤病。

2. 婴儿皮肤的不规则、呈线性分布的斑点状棕褐色色素斑提示色素失调症。

3. 灰叶状白斑（贫血痣）和位于面部蝶形区、下颌部位的血管纤维瘤提示结节性硬化症。在黑屋中使用伍德（Wood）灯（360nm 的紫外线灯）观察患者可增加白斑的检出率。

4. 面部三叉神经第一支分布区血管瘤（焰色痣）提示 Sturge-Weber 综合征（Bodensteiner 和 Roach，1999）。

5. 低色素的指纹提示黑色素过少症。

6. 位于一侧肢体（常见于腿部）的肥大血管瘤提示 Klippel-Trenaunay-Weber 综合征。

7. 酒精代谢障碍的个体在急性酒精中毒时总是皮肤潮红。慢性酗酒者可见位于上胸部、头颈部的蜘蛛痣；还可见到肝掌、多发瘀斑、手指的烟草烫伤、黄疸、男性乳腺发育、皮肤鳞状脱屑等，如果营养不良还可见脚气病样皮肤、舌炎及胸毛、阴毛和腋毛稀少。

D. 怎样通过观察面部来诊断畸形综合征

1. 如果患者的面部形态或某些外形看起来比较古怪，则该患者有可能为畸形综合征，其可以影响面部、脑甚至其他内部器官。具有这种面部特征的患者常提示可能存在脑畸形和智力低下，如唐氏综合征和前脑无裂畸形。因此，在许多情况下，面部异常提示脑存在缺陷（DeMyer，1975）。即使你不能清楚复述每种面部畸形，但是通过了解各种正常值就可以区别出异常。人类面部十分重要，所以作者专门对此部分进行了讲述，包括脑、颞枕区的内下方及面部识别（详见第 11 章）。

2. 对面部组织胚胎学的理解，可以使我们加深对畸形综合征或其他导致面部结构异常疾病的了解。面部由两个生发区发育而来，包括额鼻生发区和鳃弓生发区。

a. 图 1-10 和图 1-11 展示了两个生发区。

b. 从图 1-10 和图 1-11 中可以发现，在胚胎期额鼻生发区（额部优势区）可发育为前额、上眼睑、鼻、上唇的中间 1/3。

c. 鳃弓发生区可以发育为：

i. 耳（包括内耳的锤骨、砧骨和镫骨）。

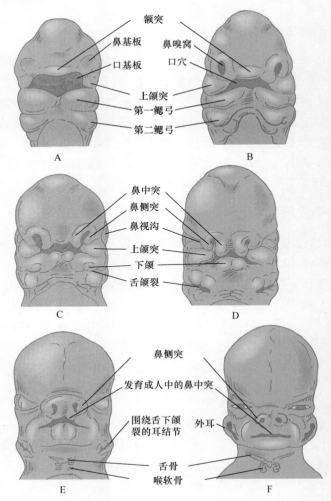

图 1-10　面部的胚胎发育过程，可以观察到前额突（额鼻生发区）形成前额和鼻部，而上颌和下颌由鳃弓发育而来

A. 4 周（3.5mm）；B. 5 周（6.5mm）；C. 5 周半（9mm）；D. 6 周（12mm）；E. 7 周（19mm）；F. 8 周（28mm）

ii. 上颌、下颌突、下眼睑、腭部、上唇外侧部、整个下唇和下颌。

d. 上唇中间 1/3 由额鼻突发育而来，而上唇外侧 1/3 由鳃弓发育而来。

e. 由图可以观察到上唇中间 1/3 和双外侧 1/3 之间的结合处。如果此结合处在发育过程中没有融合，则形成唇侧裂（兔唇），而上唇中间 1/3 在发育过程中出现问题，则会出现唇中裂。

f. 第一、二鳃弓发育过程中没有融合，则会出现颈部的鳃裂囊肿。

3. 第二种判断面部是否存在畸形的方法是通过形态发生学将面部横向分为三部分（图 1-12）。

4. 发育畸形可以仅影响额鼻生发区，导致眶间距过窄或过宽，或导致鼻部畸形（DeMyer，1967，1975；Guion-Almeida 等，1996）；发育畸形也可以仅影响鳃弓部，导致唇两侧、外耳和中耳、下颌的异常；发育畸形还可以同时影响额鼻生发区和鳃弓两部分，导致影响全面部的畸形综合征。

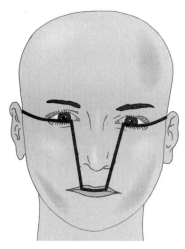

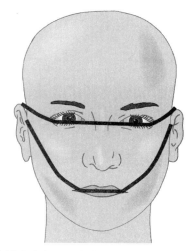

图 1-11　实线将面部结构按由额鼻突和鳃弓发育来分开　　图 1-12　为描述清晰，图中实线将面部横向分为上中下三部分，畸形可以影响其中一部分、两部分或全部

5. 面部分析流程

a. 观察患者面部整体形态。

b. 将患者面部系统分为数部分逐一视诊，从头发和前额开始，直至观察到下颌。

c. 然后将患者面部的观察参照双眼的观察进行分析，间距是否太近或过远？双侧瞳孔是否一致？在对患者前额、鼻、口、下颌和耳部进行视诊时，对自己提出与上述相似的问题并回答。

6. 观察患者是否存在全面部畸形，如唐氏综合征，从形态上观察畸形是否主要累及或仅累及面部一部分。

7. 最后确定异常，参照畸形综合征提纲做出诊断（Bysse，1990；Canepa 等，2001；Gorlin 等，2001；Jones，1997；Winter 和 Baraitser，2001）。

E. 面部诊断测试

为了检验你对面部诊断的敏锐性，研究图 1-13A～L 中的每位患者，分别从发际线开始向下观察并记录观察到的异常，然后参照 F 部分内容判断你的答案是否正确。

F. 对图 1-13 中各患者的描述

1. 图 1-13A 所示婴儿具有圆脸、双眼轻度先天愚型样眼位，张口，倒 "U" 形上唇，上肢较短，双下肢姿势类似青蛙腿，提示肌张力低下。该婴儿患唐氏综合征，即 21-三体综合征。

2. 图 1-13B 所示婴儿具有突出的前额（如图 1-12 所示颜面上部分异常），大颅，反先天愚型样眼位，眶间距过宽。影像学检查提示胼胝体发育不良。该婴儿轻度智力发育迟滞。

3. 图 1-13C 所示男孩具有 "美人尖" 样的发际线（发际线中部呈 "V" 形尖口向下），眶间距宽，内眦角异位，内眦赘皮，扁平鼻梁和鼻梁中部轻度凹陷，宽人中：正中面裂综合征（DeMyer，1967，1975），也称为额鼻发育不良。该类患者智力多数正常。

4. 图 1-13D 所示新生儿具有小颅畸形、眶间距过窄、扁平鼻梁、上唇正中裂。眼睑水肿和眼球总是下视导致明显的眼睑下垂,畸形部位仅局限于由额鼻突发育而来的面部结构(见图 1-10 和图 1-11)。这是前脑无裂畸形的特征性面容,前脑无裂畸形是一种脑发育异常,将在图 1-24 中展示,该类患者智力发育严重迟滞(DeMyer,1975)。

5. 图 1-13E 所示女婴具有正常的发际线和前额,但是其左侧睑裂小,左侧颧骨和下颌骨发育不良,左侧耳位偏低,轻度巨口征:单侧第一鳃弓综合征(影响来自于第一鳃弓的下颌和腭骨),发育于额鼻突的面部结构均正常。我们还可以观察到双眼的对光反射一致,提示完好的眼外肌由体节发育,而来而非鳃弓。女婴右前额可见小块色素痣。

6. 图 1-13F 展示图 1-13E 中女婴的侧面观,可以观察到左侧畸形的耳屏和多余的组织,还有发育不良的左侧下颌(第一鳃弓发育不良)。来源于第二鳃弓的其余耳部结构正常。

7. 图 1-13G 所示男孩具有中线眉毛(一字眉)、面中部过小(见图 1-12 示面部横向三分法)、人中小或无人中,轻度小颌畸形,智力发育迟滞:Cornelia de Lange 综合征。该患者还具有此综合征特征性的表现:腰部毛发斑、桡骨和拇指发育不全。明显的眼睑下垂是由对拍照时闪光灯的躲避所造成的。

8. 图 1-13H 所示男孩巨颅、高前额、面部线条粗犷、一字眉、轻度眶间距过宽、鼻梁凹陷、厚唇宽人中、张口(肥厚舌所致):Hurler 综合征,即黏多糖贮积症。巨颅继发于代谢异常(DeMyer,1999)。

9. 图 1-13I 所示年轻女性右侧轻度眼睑下垂、双侧颞肌和咬肌萎缩(颞部和脸颊的凹陷使该脸型拥有一个形象的称谓——斧状脸)、面部表情呆板、下颌松弛和倒"U"形上唇,见于强直性肌营养不良。男性还会有秃顶特征。

10. 图 1-13J 所示年轻男性具有白色额发、轻度一字眉、轻度眼间距过宽和虹膜异色症,左眼内侧虹膜尤其明显。该患者轻度耳聋。上述均为 Ⅱ 型 Waardenburg 综合征的诊断性特征。Ⅰ 型该病患者还具有内眦角异位。此外,该患者还有粉刺。

11. 图 1-13K 所示男孩具有葡萄酒色痣,累及范围包括三叉神经上颌支分布区(参见图 10-2),并累及部分眼支分布区:Sturge-Weber 综合征,有时也被称为脑三叉神经血管瘤病(Bodensteiner 和 Roach,1999)。由于血管瘤累及脑膜和皮质,该患者还具有痫性发作。

12. 图 1-13L 所示男孩背部有多发神经纤维瘤和牛奶-咖啡斑(箭头所示),提示神经纤维瘤病 Ⅰ 型。该病与 Sturge-Weber 综合征一样,均属于神经皮肤综合征,一类同时累及皮肤和脑的先天性疾病。

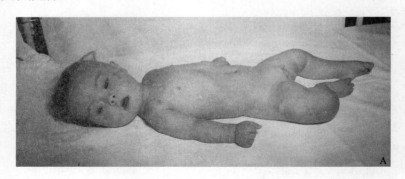

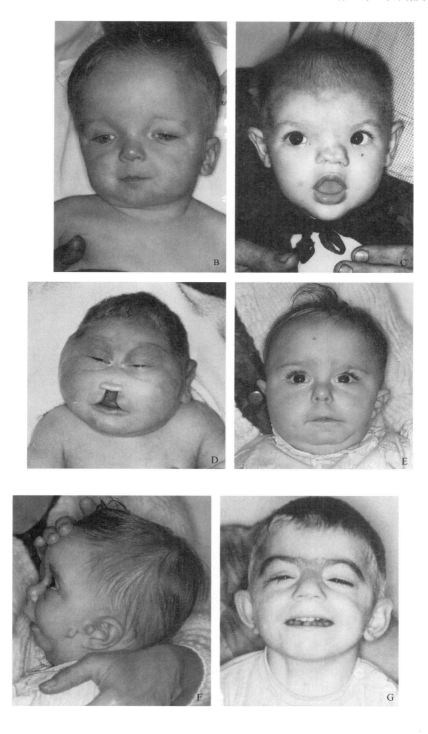

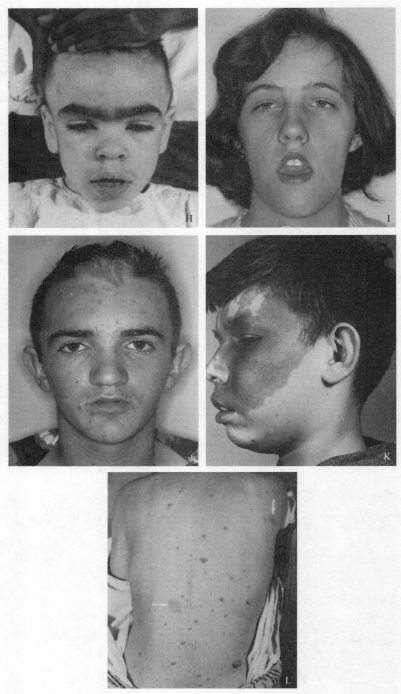

图 1-13　观察发现面部及皮肤异常的照片，自己描述完患者后再看 F 部分。

图中 E 和 F 是同一个患者

参考资料·眼、面、头发和皮肤的视诊

Norms for Ocular and Facial Measurements

Farkas LG. *Anthropometry of the Head and Face in Medicine*. Amsterdam: Elsevier/North Holland; 1981.

Jones KL. *Smith's Recognizable Patterns of Human Malformation*. 5th ed. Philadelphia，PA: W.B. Saunders; 1997.

Nydegger A，Van Dyck M，Fisher RA，et al. Hardiker syndrome: long term outcome of a rare genetic disorder. *Am J Med Genet A*. 2008;146A(19):2468-2472.

Craniofacial Anomalies

Bodensteiner J, Roach ES. *Sturge-Weber Syndrome*. Mt. Freedom: Sturge-Weber Foundation; 1999.

Bysse ML. *Birth Defects Encyclopedia*. Cambridge，MA: Blackwell Scientific Publications;1990.

Canepa G, Maroteaux P, Pietrogrande V. *Dysmorphic Syndromes and Constitutional Diseases of the Skeleton*. Padova: Piccin Nuova Libraria; 2001.

DeMyer W. The median cleft face syndrome: differential diagnosis of cranium bifidum，hypertelorism，and median cleft nose, lip, and palate. Neurology. 1967;17:961-971.

DeMyer W. Median facial malformations and their implications for brain malformations. *Birth Defects*. 1975;11:155-181.

DeMyer W. Orbital hypertelorism. In: Vinken PJ, Bruyn GW，eds. *Handbook of Clinical Neurology*. Vol. 30. Amsterdam: North-Holland Publishing Company; 1977, Chap. 9, 235-255.

Gomez M. *Neurocutaneous Diseases. A Practical Approach*. Boston，MA: Butterworths; 1987.

Gorlin RJ, Cohen MM, Hennekam RCM. *Syndromes of the Head and Neck*. 4th ed. New York: Oxford University Press; 2001.

Guion-Almeida ML, Richieri-Costa A，Saavedra D, et al. Frontonasal dysplasia: analysis of 21 cases and literature review. *Int J Oral Maxillofac Surg*. 1996;25:91-97.

Hurko O, Provost TT. Neurology and the skin. *J Neurol Neurosurg Psychiatry*. 1999;66:417-430.

Jones KL. Smith's *Recognizable Patterns of Human Malformation*. 5th ed. Philadelphia，PA: W.B. Saunders; 1997.

Karabiber H，Sasmaz S, Turanh G, et al. Prevalence of hypopigmented maculae and caféau-lait spots in idiopathic epileptic and healthy children. *J Child Neurol*. 2002;17:57-59.

Stricher M, Van Der Meulen J，Raphael B, et al. *Craniofacial Malformations*. Edinburgh: Churchill Livingstone; 1990.

Winter EM, Baraitser M. *London Dysmorphology Database and Photolibrary*. 3rd ed. Oxford: Oxford Electronic Publishing; 2001.

Ⅳ. 头部的触诊、听诊和神经血管检查

A. 头部触诊

1. 古来医者惯于通过双手获取信息，当下的内科医生也把触诊作为获得患者信息的一种手段，而患者也从中得到安慰。视诊结束后，双手指尖抓住患者头部（或用自己的头代

替患者的头），适当用力，寻找软性斑、肿块、凹陷和压痛点。触诊自己的前额和颅顶隆起，哪块面积最大，是前额还是颅顶？先沿中线触诊然后转向两侧，找到凹陷处，也就是位于前额和顶骨隆起之间的冠状缝。然后再沿中线继续向后触诊，在颈部和颅骨交界处可触到枕骨粗隆的突起。

2. 第Ⅵ部分描述了婴儿颅盖骨骨缝和囟门的触诊。

B. 神经血管检查

怀疑脑血管疾病的患者需要进行神经血管的全面检查，包括头部、血管的触诊和听诊及血压测量（Roach 等，2010）。检查左右两侧动脉是否存在不对称的情况。

1. 动脉触诊

a. 颞动脉：将示指轻轻放在耳屏前方，沿颞动脉搏动尽量触摸到最末端，注意触诊的动脉是否有突起、结节或压痛。

b. 锁骨下动脉：将指尖轻轻放在锁骨起始端外侧 2～3cm 处，即胸锁乳突肌起始端外侧。可先找皮肤、肌肉菲薄的人进行尝试，学习如何寻找该动脉。

c. 其余动脉：触诊桡动脉、股动脉和足背动脉，如果怀疑颈内动脉有阻塞性疾病，则应避免触诊按压颈内动脉。

2. 头颈部杂音的听诊

a. 杂音常提示血液以非层流的形式流动，原因可能有多种。动脉瘤、动静脉畸形、动静脉瘘、动脉狭窄性疾病及高动力循环状态（血液透析、发热、贫血、甲亢）均可导致颈动脉或颅内杂音（Sandock 等，1982；Roach 等，2010）。正常婴儿和 5 岁以前的儿童可出现良性颅内杂音。持续的静脉哼鸣音常是良性的。有时正常成人也会有颈动脉的良性杂音，但是颈动脉分叉处固定的、较大声的杂音会增加脑梗死的发生率，尤其患者伴发高血压、糖尿病或冠心病时，但脑梗死部位并不一定出现在杂音侧（Howard 等，1989）。一侧颈动脉狭窄，对侧颈动脉血流速度代偿性增快，也会导致颈部杂音的出现；此外，颈外动脉病变、动脉迂曲、近心脏杂音的传导也是颈部杂音出现的原因。由于贫血、血透、甲亢等导致的涡流也可引起颈部杂音。

b. 病理性杂音在颈动脉狭窄达到 50%时就会出现。杂音的大小会随狭窄程度而变化。当颈动脉狭窄约 90%时，会出现一种柔和、高调的杂音，这种杂音在心脏收缩期和舒张期持续存在，是脑梗死的高危预警信号。当颈动脉狭窄在 95%或以上时，杂音反而消失。

c. 检查颈部血管杂音时，将橡胶制的钟形听诊器轻轻放置在颈动脉和椎动脉走行区的不同位置（图 1-14A），听诊锁骨下动脉时将听诊器放置在锁骨上窝。如果怀疑存在阻塞性血管疾病，要避免压迫颈动脉。听诊颈动脉可沿胸锁乳突肌前缘进行，听诊椎动脉则需沿其后缘进行。需在下颌角下方仔细听诊，看颈动脉分叉处是否存在杂音。

d. 将听诊器放置在乳突区、前额和顶区进行听诊，当患者轻微闭合双眼并使眼睑放松后，将听诊器分别放置在双眼处进行听诊，听诊时要保持双眼闭合以防止损伤角膜。将钟形听诊器放置在你自己的眼部，分别在眼睑紧张和放松时进行听诊。

e. 在图 1-14B 中用线条绘出听颈动脉和椎动脉杂音放置听诊器的部位，在其余部位用"+"标出颅内杂音听诊区。

f. 用听诊器对自己进行头部听诊，体会无杂音的情况。当你对颈动脉进行听诊时是否

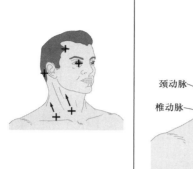 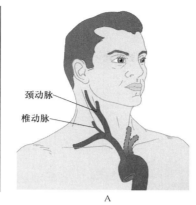 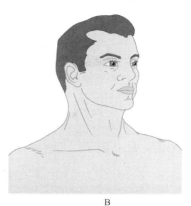

颈动脉
椎动脉

A

B

图 1-14　颈部血管杂音听诊

A. 颈动脉和椎动脉的颈部透视图；B. 在图中标出杂音的听诊部位（答案参见最左侧图）

可听到心跳或呼吸声？

　　g. 当患者闭眼后你将听诊器放置在患者眼部，你会要求患者如何做来避免肌肉杂音的干扰？放松眼睑。当听诊器轻轻放置在眼部时，保持眼睑闭合以保护你的角膜。

　　h. 综上所述，使用钟形听诊器时，眼部是听诊颅内杂音的最佳选择区，颈动脉分叉处是听诊颈动脉杂音的最佳选择区，锁骨上窝是听诊锁骨下动脉杂音的最佳选择区。

　　i. 杂音的进一步诊断需要进行多普勒超声、磁共振血管成像（MRA）、CT 血管造影（CTA）或导管脑血管造影检查。

　　3. 怀疑有脑血管疾病的患者要测量血压

　　a. 对双上臂进行血压测量。两臂间血压差始终大于 10～20mmHg 时提示近端血管（常常是锁骨下动脉）存在阻塞性病变。直立性低血压患者的血压测量详见第 12 章。

　　b. 测量股动脉的压力并计脉搏数。当上肢存在高血压而股动脉的血压和脉搏数均较低时提示存在主动脉狭窄。

参考资料·头部的触诊、听诊和及神经血管检查

Howard VJ, Howard G, Harpold GJ, et al. Correlation of carotid bruits and carotid atherosclerosis detected by B-mode real-time ultrasonography. *Stroke*. 1989;20:1331-1335.

Roach ES, Bettermann K, Biller J. *Toole's Cerebrovascular Disorders*. 6th ed. Cambridge: Cambridge Press; 2010.

Sandock BA, Whisnant JP, Furlan AJ, et al. Carotid artery bruits: prevalence survey and differential diagnosis. *Mayo Clin Proc*. 1982;57:227-230.

C. 叩诊

　　1. 在额窦、上颌窦和乳突区进行叩诊或按压，这些窦发生感染时会出现压痛。但颅骨本身的叩诊诊断意义并不大。

　　2. 进行鼻窦炎患者疼痛检查时，让患者采取坐位、身体前倾，使躯干紧挨下肢并且头部向下，然后令患者做 Valsalva 动作，增加的静脉压可导致已经水肿的黏膜疼痛加重，出

现和脉搏一致的冲击样疼痛。

3. 尝试进行额窦和上颌窦的透光检查。

4. 对鼻窦炎和乳突炎进一步检查需完善头颅 X 线片、CT 或 MRI 检查，观察是否存在黏膜增厚、气液平面或浑浊化。

Ⅴ. 婴儿头部的透光检查

A. 目的

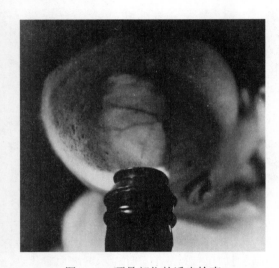

图 1-15　顶骨部位的透光检查

该患者头外伤后合并出现颅内和硬膜下血肿，为减轻症状，对患者实施了顶骨切开减压术。透明的液体聚集在硬脑膜和脑之间（硬膜下水囊瘤）并逐渐在手术部位出现隆起。图中可以看到隆起处头皮的血管

婴儿头部的透光检查可以发现颅内外积液，可以提示是否需要行头颅 CT 或 MRI 检查（图 1-15）。

B. 技术

将婴儿带入暗室中，给自己双眼数分钟时间适应黑暗。将普通手电筒的橡胶接头放置在婴儿头部，移动着检查包括颅后窝在内的整个头部（Rabe，1967；Sjögren 和 Engsner，1972）。

C. 结果

正常情况下，与头部接触的手电筒在头周边会出现直径小于 1cm 的光晕。在以下四种情况下会出现光晕直径增大或整个头部均被照亮。

1. 产伤或静脉输液后的渗透导致头皮水肿（图 1-16A）。

2. 硬膜下腔液体增加（硬膜下水囊瘤）或蛛网膜下腔液体增加（图 1-16B）。

3. 由脑积水、脑损伤、脑萎缩、脑发育不全导致的脑内液体量增加（图 1-16C、D）。

4. 大囟门和薄颅骨的早产儿。

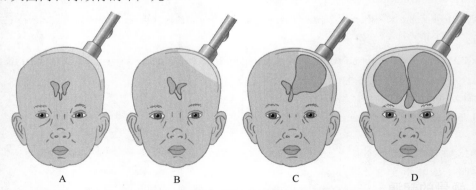

图 1-16　头部透光检查提示不同部位的异常

A. 头皮水肿；B. 硬膜下积液；C. 脑穿通畸形；D. 脑积水

D. 对颅脑透光检查的系统性分析

首先确定经过透照发现的液体是在颅骨外还是在颅骨内。如果在颅骨外，则一定是在头皮或帽状腱膜下。

1. 通过点蚀试验检出头皮水肿：擦伤和头皮静脉的渗液常导致头皮水肿。点蚀试验可以发现头皮水肿：将手指牢牢按压在透光阳性的部位，直至触到颅骨，当拿开手指时，可看到有凹陷遗留。

2. 帽状腱膜下积液的检查：帽状腱膜下积液的存在导致头皮与颅骨之间距离增加。通过冲击触诊法（Ballottement）可触到颅骨，手指按压可以感受到头皮和颅骨之间的距离，而按压后头皮无凹陷遗留（除非头皮本身存在水肿）。

3. 颅内积液的定位

a. 颅内积液可位于硬膜下腔或蛛网膜下腔，也可位于脑内。如果在脑内，则积液位于脑室或形成独立水囊（图 1-16C 和 D）。

b. 急性脑损伤后的硬膜外出血，因不透光而不能通过透光法检测出。颅内积液准确定位要求影像学检查（参见第 13 章）。有时，可通过向前囟侧角刺入细针来诊断硬膜下积液，当囟门闭合后，也可通过钻孔来诊断。

4. 为了证明你能对透光检查进行系统性分析，将手放在头顶，背诵可能出现的颅外或颅内积液的位置，然后完成表 1-1。

a. 在进行颅后窝（下枕区）透光检查时，发现没有小脑或出现一个巨大水囊时，还应移动手电筒进行全颅检查。

b. 对于大于 18 个月的患者来说，透光检查无意义。因为颅骨完全骨化且比较厚不能透光。在年龄较大的患者中透光发现异常，常意味着积液位于颅骨腔外，在头皮或帽状腱膜处。

表 1-1　当出现透照异常时确定积液位置的检查

积液定位	证实的方法步骤
头皮	经手指按压可发现可凹性水肿
帽状腱膜下	指尖冲击触诊法可发现头皮漂浮感
硬膜下腔	影像检查或穿刺
脑内	影像检查

神经科检查包括视诊、触诊、听诊、枕额周径的测量，而头部透光检查也包括在内。我们赞同 Harvey Cushing 的观点，那就是目前实验室检查种类越来越多，它们绝大多数是对敏锐的观察者通过眼、耳、手指和少许的简单辅助手段对患者进行详细检查后所得资料的补充，绝不能相提并论。

参考资料·婴儿头部的透光检查

Rabe E. Skull transillumination in infants. *Gen Pract*. 1967;36:78-88.

Sjögren I, Engsner G. Transillumination of the skull in infants and children. *Acta Paediatr Scand*. 1972; 61:426-428.

VI. 颅骨和骨缝

A. 颅骨的起源

颅骨起源于中胚层，有两种不同的组织学形成机制。颅底骨骼形成机制为"软骨化骨"，由已经形成的软骨转化而来。颅顶和面部的骨骼形成机制为"膜化骨"，由类骨质直接转化而来。

> 记忆卡：根据图 1-17，记住颅底四块软骨化骨的骨骼，就可以轻易记住所有来源于膜化骨的颅骨。

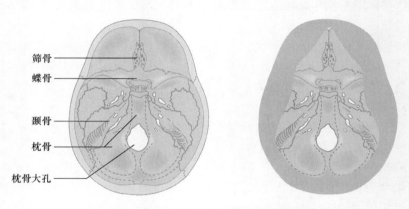

筛骨
蝶骨
颞骨
枕骨
枕骨大孔

图 1-17 左侧为颅底的内侧观，右侧为软骨

B. 头盖骨的功能关节学

1. 如果有缝隙将两块骨骼在结合处分开，则此关节称为动关节。结缔组织在关节腔和缝隙周围形成关节囊。如果结缔组织占据骨骼之间的空间，使相连的骨骼之间无腔隙，则此关节称为不动关节。

2. 颞下颌关节和听小骨之间的关节为动关节。其余颅骨之间的关节为不动关节。

3. 从形态发生学来看，软骨组织构成了颅底软骨化骨间的关节连接，此种不动关节称为软骨结合。简单来讲，颅顶和面部的骨骼之间及与软骨化骨的骨骼之间的连接为纤维结缔组织。大而扁平的头盖骨之间的不动关节称为骨缝。

4. 膜化骨之间的连接或是膜化骨与软骨化骨之间的连接，结合处我们称为<u>骨缝</u>，但是软骨化骨之间的连接，结合处我们称为<u>软骨结合</u>。

5. 在胎儿期，骨缝处的纤维结缔组织较宽且有一定柔软性。在一些颅骨之间纤维结缔组织形成大的非骨化膜，此处称为囟门。通过图 1-18 学习骨缝、囟门和骨骼的知识。

6. 组成最大囟门前面边界的骨骼分别是<u>额骨和顶骨</u>。

C. 婴儿颅盖骨不动关节的柔顺性

1. 囟门是横跨新生儿颅骨骨缝的一张纤维结缔组织膜，随后囟门发生骨化。覆盖囟门的纤维结缔组织可以上下活动，可以像膈肌一样运动，而分布于骨缝之间较窄的条状结缔组织仅能进行轻度的铰链样运动。因此可以看出，在婴儿颅骨中柔顺性较好的是：□骨缝/☑囟门。

2. 颅底骨骼之间为软骨结合，其柔顺性比纤维结缔组织形成的结合差。颅骨的三种不动关节即软骨结合、囟门、骨缝，按照柔顺性由好至差的顺序进行排列：<u>囟门、骨缝、软骨结合</u>。

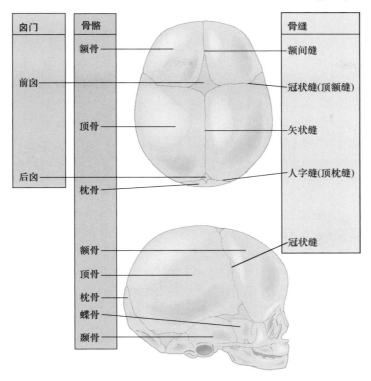

图 1-18　婴儿颅盖骨的囟门、骨骼和骨缝

上图为颅盖骨上面观；下图为颅盖骨侧面观

3. 在形态发育和出生过程中，颅盖骨具有可塑性和牢固性两种相互矛盾的功能。其可塑性允许颅脑出现扩张，但可导致畸形，而颅骨的牢固性可在通过产道时起到保护脑的作用。各个骨缝间或许会发生重叠，脑容易因挤压或因静脉或静脉窦的挫伤而受损。

4. 软骨结合部相对较为牢固，可在生产过程中保护脑干，使其不会因颅底发生弯曲而受损，脑干受损对新生儿造成的损伤要远远大于颅盖骨畸形造成的损伤。

D. 前囟对颅内压变化的反应

1. 手指触诊可发现前囟是柔软的，这是每一个母亲都知道的事情，她们称之为"软斑"。内科医生常错误地将正常的前囟描述为"平板"。事实上，在婴儿没有哭闹的情况下，使婴儿直立时，正常的前囟是稍微凹陷的，这是因为重力作用使脑下垂，脑离开了颅盖骨。当你将手指从囟门一侧移向另一侧时，可发现此凹陷。此外，当将一束光以切线的形式照射正常的前囟时，你会在凹陷处发现阴影。囟门也会出现搏动。

2. 如果将婴儿倒立，颅内静脉会在重力作用下充血，脑也会因重力作用紧贴颅骨，这时前囟会轻微凸出。当将婴儿重新直立时，颅内静脉和脑会出现相反的情况，因此可以推断出此时前囟是：☑凹陷/□平/□膨隆。

3. 当哭喊时，婴儿会在声门部分闭合的情况下呼气。呼气肌的收缩导致胸腔内压增加。静脉系统压力升高导致颅内压增高。当颅内压增高时，前囟会：□凹陷/☑膨隆/□无变化。

4.脱水后血液和脑组织容量均减少,进而颅内压降低。此时前囟门会出现:☑更凹陷/□更膨隆/□无变化。

5.陈述一下前囟和颅内压之间的关系:<u>颅内压增高时前囟凸出,颅内压降低时前囟更凹陷。</u>

6.在婴儿病例中记录囟门大小。

E. 头盖骨正常增大的机制

1.在胎儿或婴儿头颅缓慢增大过程中,骨化沿骨缝进行,并使骨骼之间保持分离。最重要的骨骼生长沿矢状缝、冠状缝和人字缝进行(图 1-19)。

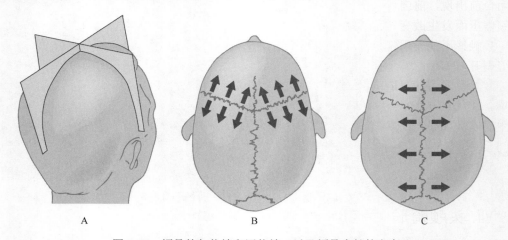

图 1-19 颅骨的矢状缝和冠状缝,以及颅骨生长的方向

A.矢状缝和冠状缝平面示意图;B.沿冠状缝的骨质生长增加头颅前后径;C.沿矢状缝的骨质生长增加头颅的左右径

2.沿冠状缝的骨质沉积可增加与其方向垂直的头颅直径,也就是<u>前后径</u>。

3.沿矢状缝的骨质沉积可增加与其方向垂直的头颅直径,也就是<u>左右径</u>。

4.沿顶枕缝(人字缝)的骨质沉积可以增加颅盖骨的<u>前后径</u>。

5.综上所述,我们可以总结出如下规律,沿某一骨缝的骨质沉积可以增加<u>与该骨缝垂直</u>方向的颅盖骨直径。

6.观察同学的头型。有些人是短宽型头型,有些人则是瘦长型头型。但两者的周长几乎一致。因此,当头颅一个方向的直径较小时,与其相垂直的直径会代偿性地增加。人类学家将前后径较短的头型称为"宽短头",将前后径较长的头型称为"窄长头"。根据上述描述,哪种头型的横径最长?<u>宽短头</u>。

7.在宽短头畸形患者中,沿<u>矢状缝</u>的骨质沉积要多于沿<u>冠状缝</u>的骨质沉积。

8.在窄长头畸形患者中,沿<u>冠状缝</u>的骨质沉积要多于沿<u>矢状缝</u>的骨质沉积。

F. 骨缝和囟门的闭合

1.随着不断发育成熟,软骨结合、骨缝、囟门逐渐结合并最终完全骨化,颅盖骨的牢固性逐渐增加。这些不动关节骨化前,称这些关节为"开放的";这些关节骨化后,称这些关节为"闭合的"。各骨缝闭合的时间差异较大(表 1-2)。

表 1-2　一些颅骨不动关节的骨化时间

不动关节	完全骨化时间
额间缝	2 岁
冠状缝	30 岁
颅底软骨结合	2～20 岁
前囟	18 个月（4～27 个月）
后囟	出生后至 2 个月

2. 前囟闭合时间常在出生后 18 个月（正常范围为 4～27 个月）。如果颅内压增高在前囟闭合前出现，前囟首先出现膨隆。假如颅内压增高在前囟闭合后出现，哪类不动关节会因颅内压而发生改变？□颅底软骨结合/☑颅顶骨缝。

3. 触诊不能发现骨缝间隙变宽或"裂开"，此时头颅 X 线或 CT 检查作用较大。如果骨缝裂开，头颅的体积会<u>增加</u>。

4. 骨化导致的骨缝闭合可持续到成人，而基于致密结缔组织的骨缝功能性闭合出现得更早。在 10～12 岁骨缝尚未骨化，但因骨缝之间连接十分紧密，此时颅高压不会对骨缝产生影响。如果一个女孩 16 岁，头颅大，X 线片提示骨缝分裂，那她颅高压出现的最小时间会是 <u>4～6 岁</u>。

5. 列举婴儿病理性颅高压的三个体征：<u>前囟膨隆、骨缝分裂（触诊或 X 线片）、头围增大</u>。

VII. 头颅畸形：颅缝早闭、头颅塑形异常和先天畸形

A. 颅缝早闭

1. 在颅缝早闭的患者中，发育过程中有一个或数个骨缝或囟门未形成，或已形成的骨缝或囟门过早骨化闭合，都导致头颅畸形。骨过度生长会形成沿骨缝走行的可触及的骨嵴。

2. 是否多数骨缝在胎儿期或婴儿早期出现闭合，此时脑尚在发育期，这会对头围或脑容积有什么影响？<u>头围和大脑容积减小</u>。

3. 如果没有骨缝和囟门，颅内压会出现什么变化？<u>增高</u>。

4. 外科医生通过条形切除部分颅盖骨，制造出人工骨缝来治疗颅缝早闭。检查者需及早认识发生于婴儿早期的颅缝早闭，因为越早给予治疗，其在外形和并发症的防治方面获益越大，颅缝早闭常见的并发症包括颅内压增高、颅脑体积过小导致的脑受损、视神经受压导致的失明（Shillito 和 Matson，1968）。

5. 颅缝早闭造成头颅畸形的诊断性术语。

a. "窄长头"和"宽短头"是从头颅长度和宽度方面进行描述的两种正常变异的头型。其颅缝基本是<u>正常</u>的。临床医生使用一些特殊的术语来鉴别正常头颅形状变异和颅缝早闭导致的头颅畸形[这些术语沿用 Ford 的习惯（1973）]，但是你会发现很多同名词和由研究者不同造成的术语的偏差。

b. 由颅缝早闭导致的病态短头畸形称为"扁平头"（图 1-20A），过早闭合的骨缝是<u>冠状缝</u>。

c. 扁头畸形患者会出现头颅左右径过宽，这是由于头颅的扩张沿着与过早闭合骨缝相垂直的方向进行，也就是矢状缝，此处骨缝受累较轻。

d. 由颅缝早闭导致的长头畸形称为"舟状头"，头颅的外形像舟（图 1-20B），早闭骨缝是矢状缝。

e. 舟状头患者由于头颅扩张沿受累较少骨缝进行，这些骨缝与过早骨化的骨缝相垂直，从而导致头颅前后径较长，推测受累的骨缝是冠状缝。

f. 图 1-20C 所示头颅畸形称为"尖头畸形"。左右径和前后径均小于正常，这种头颅畸形提示颅缝如何？冠状缝、人字缝和矢状缝均闭合。

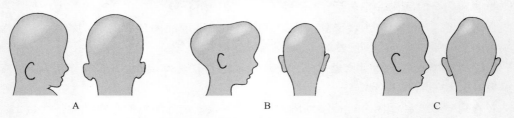

图 1-20 颅缝早闭导致的头颅畸形的大体轮廓
A. 扁平头；B. 舟状头；C. 尖头畸形

g. 完成表 1-3。

表 1-3 头颅外形术语的比较

头颅外形	正常变异者的术语	颅缝早闭者的病理术语
过宽而短的头型	宽短头	扁平头
过长的头型	窄长头	舟状头
既过窄又过短的头型	无	尖头畸形

h. 上述的扁平头、舟状头和尖头畸形会导致小头畸形使颅内压增高吗？解释：尖头畸形。无骨缝允许骨增大，因此限制了头颅大小及大脑左右、前后径的生长。

6. 颅缝早闭的患者如果出现颅内压增高，因为缺少颅缝和囟门的缓冲，过高的压力作用于骨质较薄的眶板，使眶板向下膨隆、眼球前凸，眼球突出用专业术语称为突眼症。

7. 对颅缝早闭患者的检查

a. 观察患者的头型，沿主要颅缝进行触诊，可发现颅缝和囟门消失，并由沿颅缝走行的隆起的骨嵴代替。临床检查发现上述情况则支持颅缝早闭。

b. 颅骨 X 线或 CT 检查可证实颅骨生长过度和颅缝消失（CT 可直接显示骨骼，MRI 则不能）。

8. 一个 2 个月大的孩子，头颅前后径短，我们应该怀疑冠状缝（或冠状缝/人字缝）颅缝生长障碍。

9. 怎样确定患者是正常变异的宽短头型还是由冠状缝早闭导致的扁头畸形？触诊发现沿颅缝走行的骨嵴并且经头颅 X 线或 CT 检查证实。如果患者头颅大小或形状处于临界水平，或脸型存在异常，需要检查双亲及兄弟姐妹的肢体是否存在畸形。

10. 完成表 1-4，牢记各种头颅畸形的诊断术语。

表 1-4 异常头型的专业术语

扁平头	冠状缝消失导致头颅前后径过短
舟状头	矢状缝消失导致头颅前后径过长
窄长头	非颅缝早闭导致头颅前后径过长
尖头畸形	颅缝早闭导致头颅前后径、左右径均短
宽短头	非颅缝早闭导致头颅前后径短

11. 颅缝早闭出现在众多综合征中,许多伴发脑和四肢的先天畸形,详见 Ashwal(1999)和 Cohen(1986)的报道。

参考资料·颅缝早闭

Ashwal S. Congenital structural defects. In: Swaiman KE, Ashwal S, eds. *Pediatric Neurology. Principles & Practice*. 3rd ed. St. Louis, MO: Mosby; 1999, Chap. 17, 234-300.

Cohen MM. *Craniosynostosis: Diagnosis, Evaluation, and Management*. New York: Raven Press; 1986.

Ford F. *Diseases of the Nervous System in Infancy, Childhood and Adolescence*. 6th ed. Springfield, IL: Charles C. Thomas; 1973.

Shillito J Jr, Matson D. Craniosynostosis: a review of 519 surgical patients. *Pediatrics*. 1968;41:829-853.

B. 头颅不对称:斜头畸形和头颅异常塑形

1. 先天性疾病如颅缝早闭、软骨病和梅毒感染可影响头颅外形。同样,外力塑形也可影响头颅外形,一些例子令人吃惊:有些国家,人们会在女孩子婴儿期用绷带紧紧缠绕婴儿头部和足部,从而强制头部和足部变成“美丽”的外形。

2. 如果胎儿在子宫内位置不正常,或在出生后因为神经功能缺陷,如偏瘫或偏盲,长期用偏侧头部倚靠,则会导致倚靠侧头部变平。

3. 如果婴儿仰卧位时间过长,会导致枕部对称性变平(DeMyer,2002)。睡眠时过多地采取仰卧位可以避免婴儿猝死综合征,但导致后枕部出现扁平畸形的可能性增加(Huang等,1996;Marshall 等,1997;Mulliken 等,1999)。短头通常较轻微,且较左右对称,这类宽短头型会在婴儿开始能坐,同时平卧时间减少后有所缓解。婴儿长时间侧躺会导致窄长头型,同理,该头型也可以在以后有所缓解。

4. 如果婴儿经常用一侧顶枕部倚靠,此区域会变平,头部也会因此变得倾斜/不对称。在出生前或出生后,由塑形导致的头部出现不对称的情况称为“斜形头”。颅外原因也可导致斜形头,如斜颈、颈椎畸形。有时头颅不对称是特发性的。

5. 颅缝早闭多双侧对称出现,但也可出现仅累及一侧颅缝的情况,受累的半侧颅骨体积较对侧小,导致颅面部不对称。有些学者仅将由颅缝早闭导致的该类畸形称为“斜形头”。

6. 斜形头影响整个颅底结构,常导致颅底倾斜,与扁平枕骨同侧的耳和颊部出现向前旋转异位(图 1-21A)。

7. 颅缝早闭导致的斜形头极少出现,有时可影响一侧人字缝,导致该侧颅骨生长停滞,同侧耳和颊出现向后旋转异位，而对侧结构正常（图 1-21B）。

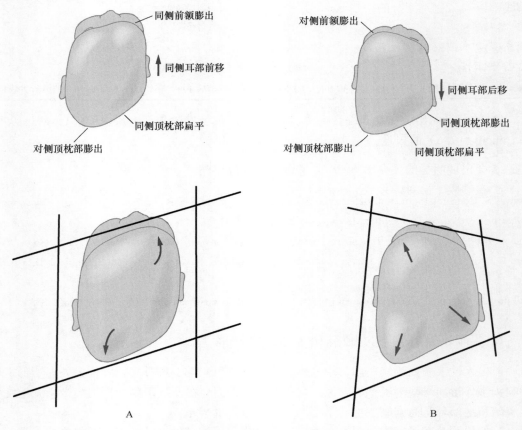

图 1-21 斜形头的顶面观

A. 左边两图所示的斜形头是由长期一种体位所致，可见突出的枕部和颊部，双侧骨缝均未闭合；B. 右侧所示斜形头是由右侧颅缝早闭导致的该侧颅骨生长受限，比较两者前额和颊部的突出是否有所不同（经允许引自 MarshallD，Fenner GC，Wolfe A，et al. Abnormal head shape in infants. *Int Pediatr*. 1997；12：172-177）

8. 使用"双示指检查法"来判断颅底旋转的程度，向下直视婴儿的头顶，将双示指指尖分别轻轻放在双侧外耳道口。正常情况下，双示指处于同一直线。当婴儿存在斜形头时，双示指错位的程度反映颅底旋转的程度。

9. 斜形头可合并斜颈，触摸胸锁乳突肌，排除局部血肿或纤维化。

10. 人字缝早闭导致的斜形头常需要手术治疗，而大多数情况下斜形头在经过姿势纠正或佩戴矫形头盔后有所缓解（Marshall 等，1997；Mullikan 等，1999）。

11. 任何情况下，当出现头颅大小和外形异常时，需要注意是否有脑的异常（Miller 和 Clarren，2000），而大多数情况下需要行进一步的 MRI 或 CT 检查，以三维观察颅骨和颅缝的情况。

C. 非斜头畸形的新生儿头颅畸形

1. 头部由于在生产过程中受到外力挤压，会出现头皮水肿，即产瘤、帽状腱膜下血肿甚至硬膜下血肿，原因为产伤或畸形，如脑脊膜膨出或脑脊膜脑膨出。由产伤导致的畸形，中线部位的头皮是闭合的。

2. 脑脊膜膨出或脑脊膜脑膨出是指中线部位的囊性突起，有时会从枕部延续到前额，形成"鸡冠样"外观。脑脊膜膨出经透光检查通常呈阳性，而脑脊膜脑膨出经透光检查呈阴性。

3. 头皮水肿或头皮出血导致的头皮肿胀的部分，称为产瘤。产瘤导致的头部外形异常通常是平滑对称的，并且位于头部顶端（Vople，2001）。由外伤或静脉渗出导致的头皮水肿通过透光检查比较容易检出，但是随着出血量的增多，透光的程度逐渐变小。

4. 帽状腱膜下出血的患者，血肿占据了骨膜和帽状腱膜之间的空间。透光检查呈阴性，但患者会出现明显的失血症状。

5. 在硬膜下出血的患者中，血肿剥离外层骨膜和相对应的较大的扁骨多数情况下出现在顶骨。外层骨膜在骨缝处与颅骨紧密连接，血肿不会蔓延过骨缝，表现为局灶性紧挨颅骨的病灶向颅内膨出。单侧顶骨的硬膜下血肿向内被矢状缝限制，向前被冠状缝限制，向后被人字缝限制。硬膜下血肿对应部位的颅骨常并存骨折。

6. 触诊时，头皮水肿出现指凹性水肿，帽状腱膜下血肿呈波动性或冲击触诊阳性，硬膜下血肿无异常发现。上述异常均为颅外病变，不会出现搏动，而脑脊膜膨出或任何与颅内连通的病变是可以出现搏动的。病变的最终诊断和对脑的影响判断需要结合影像学检查结果，如超声、CT 或 MRI 检查。

参考资料·头颅外形异常

DeMyer W. Small, large or abnormally shaped heads. In: Maria BL, ed. *Current Management in Child Neurology*. 2nd ed. Hamilton, BC: Decker Inc.; 2002, Chap. 49, 299-304.

Huang M, Gruss J, Mouradian WE, et al. The differential diagnosis of posterior plagiocephaly: true lambdoid synostosis versus positional molding. *Plast Reconstr Surg*. 1996;98:765-774.

Marshall D, Fenner GC, Wolfe A, et al. Abnormal head shape in infants. *Int Pediatr*. 1997;12:172-177.

Miller RI, Clarren SK. Long-term developmental outcomes in patients with deformational plagiocephaly. *Pediatrics*. 2000;105:e26.

Mulliken JB, Woude DL, Vander DL, et al. Analysis of posterior plagiocephaly: deformational versus synostotic. *Plast Reconstr Surg*. 1999;103:371-380.

Volpe JJ. *Neurology of the Newborn*. 4th ed. Philadelphia, PA: W.B. Saunders; 2001.

Ⅷ. 头颅和脑的大小

A. 头颅大小的决定因素

每个人的头颅大小取决于表 1-5 中所列举的因素。

表 1-5　决定婴幼儿枕额周径大小的因素

年龄	脑室和脑膜腔液体量
遗传因素	颅内血流量
性别	占位性病变
家族体型	颅骨扩张的能力（颅缝未闭合或已闭合）
颅内内容物大小	颅骨、头皮和毛发的厚度
脑体积	

B. 头颅大小的测量：枕额周径

1. 新生儿最重要的测量参数是出生后的体重和枕额周径（OFC），出生后体重与孕龄相关（Raymond 和 Holmes，1994；Roche 等，1987；Sher 和 Brown，1975；Sheth 等，1995；Volpe，2001）。每次检查均要记录婴儿的枕额周径（DeMyer，1999，2002）。用皮尺测量枕外粗隆至眉间的周径，在该平面测到的最大值为枕额周径。图 1-22 给出了枕额周径的正常参考值，该数值因年龄和性别差异而不同。

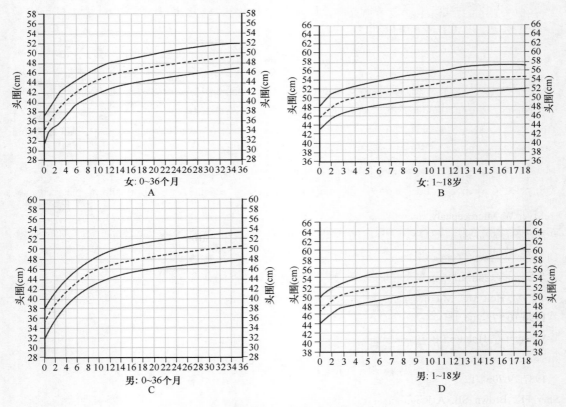

图 1-22　枕额周径的生长曲线

图中所示两条实线间区域为男女性上下偏离平均值 2s 的数值范围。95%正常儿童枕额周径在此范围内

2. 婴儿的枕额周径：足月新生儿出生时平均体重约为 3500g，枕额周径约为 35cm。枕额周径以 1 厘米/月的平均速度增长，在 1 岁时，枕额周径为 47～48cm。

3. 如果婴儿的枕额周径大小超过平均值 2s，则需怀疑该婴儿是否存在脑异常，尤其在婴儿体重、胸围、身长、身体比例均正常时亦不能放松警惕。测量其父母、兄妹的 OFC 值，制定体型的正常变异范围（DeMyer，1999；Weaver 和 Christian，1980）。

4. 头颅直径过大称为"巨颅"，相反，直径过小称为"小颅"（Opitz 和 Holt，1990）。婴儿在出生时既可出现头颅过大，也可出现头颅过小，或在随后的生长过程中逐渐出现头颅大小异常。随婴儿的生长，将连续测到的 OFC 值制成曲线图（图 1-23），是观察头颅大小是否存在异常发展趋势的最好方法。在图 1-23 中，趋势线 A 代表异常增大的头颅，趋势线 B 代表生长迟缓的头颅。

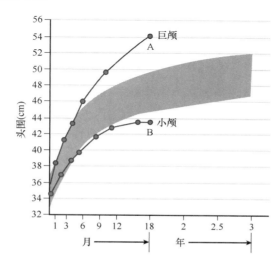

图 1-23　异常头颅测量值曲线，阴影区域代表平均值±2s

参考资料·头颅大小的测量

DeMyer W. Microcephaly, micrencephaly, megalocephaly and megalencephaly. In: Swaiman K, Ashwal S, eds. *Pediatric Neurology*. 3rd ed. St. Louis, MO: Mosby; 1999, Chap. 18, 301-311.

DeMyer W. Small, large and abnormally shaped heads. In: Maria BL, ed. *Current Management in Child Neurology*. 2nd ed. Hamilton, BC: Decker Inc.; 2002, Chap. 49, 299-304.

Opitz JM, Holt MC. Microcephaly: general considerations and aids to nosology. *J Craniofac Genet Dev Biol*. 1990;10:175-204.

Raymond GV, Holmes LB. Head circumference standards in neonates. *J Child Neurol*. 1994;9:63-66.

Roche AF, Mukherjee D, Guo S, et al. Head circumference reference data: birth to 18 years. *Pediatrics*. 1987;79:706-712.

Sher PK, Brown SB. A longitudinal study of head growth in pre-term infants. II. Differentiation between "catch-up" head growth and early infantile hydrocephalus. *Dev Med Child Neurol*. 1975;17:711-718.

Sheth RD, Mullett MD, Bodensteiner JB, et al. Longitudinal head growth in developmentally normal preterm infants. *Arch Pediatr Adolesc Med*. 1995;149:1358-1361.

Volpe JJ. *Neurology of the Newborn*. 4th ed. Philadelphia, PA: W.B. Saunders; 2001.

Weaver D, Christian J. Familial variation of head size and adjustment for parental head circumference. *J Pediatr*. 1980;96: 990-994.

C. 头颅和脑体积的关系

1. 头部的术语是 cephalon，而脑的术语是 encephalon。如果脑体积和重量过小，称为脑过小畸形。如果脑体积和重量过大，称为巨脑畸形。

2. 毋庸置疑，小颅畸形的患者存在：□巨脑畸形/☑脑过小畸形/□脑体积正常。

3. 同样毋庸置疑，一个患者存在巨脑畸形，必定同时存在巨颅畸形，但是巨颅畸形的患者不一定同时存在巨脑畸形。巨颅畸形仅是对头颅体积的简单统计学描述，并不是一个诊断，不等同于巨脑畸形。在巨颅畸形的患者中，脑的质量可以正常、偏重或偏轻。事实上，一个脑过小甚至无脑的患者（积水性无脑畸形）可以出现头颅过小、正常或过大的情况。因此，脑体积可能要比枕额周径测量的数值小得多。当脑不能充满颅窝时，液体会占据余下的位置（图 1-24）。

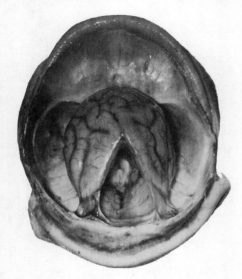

图 1-24　尸检照片

该患者为小颅畸形合并脑过小畸形，死亡时 4 个月大，枕额周径仅为 32cm（正常为 41cm）。尽管头颅体积较小，但脑体积更小，未能充满颅腔

4. 下面关于头颅和脑体积的描述，正确的是 b。

　　a. 在正常或非正常情况下，OFC 值和脑重量之间均存在严格的线性关系。

　　b. 尽管脑重量和头颅大小之间存在一定相关性，但是 OFC 值可反映脑重量的上限值，而不能反映下限值。

　　c. 尽管脑重量和头颅大小之间存在一定相关性，但是 OFC 值可反映脑重量的下限值，而不能反映上限值。

　　d. 上述选项均不正确。

5. 头颅和智力之间的关系是复杂的。因为 OCF 值接近或超过平均值±2s，脑出现异常的可能性就加大。一些证据提示头颅体积较平均水平稍大，与高智商相关，且该类人不易患痴呆（Tisserand 等，2002），但是患有神经纤维瘤病、肌营养不良及自闭症的患者，其头颅体积要大于平均水平，但智力却要低于正常水平。

D. 头颅大小，脑大小和脑积水

1. 脑脊液（CSF）的量显著增多称为脑积水，这与脑或头颅体积无关，与脑脊液在脑室中还是在蛛网膜下腔中无关，也与颅内压无关。因此，我们可以认为脑积水必须出现的是颅腔内出现过多的脑脊液。

2. 如图 1-24 所示，患者有小颅畸形和脑过小畸形，脑体积明显小于颅腔，导致较大体积的液腔出现。综上所述，该患者有脑积水、小颅畸形、脑过小畸形。

3.脑积水同时也意味着如下三联征：脑脊液量增多、颅内压增高和头颅体积增大。如果过多的脑脊液积聚于脑室，则会出现脑实质变薄、脑室扩张，如果此时颅缝尚未闭合，则还会出现头颅体积增大（图 1-25）。

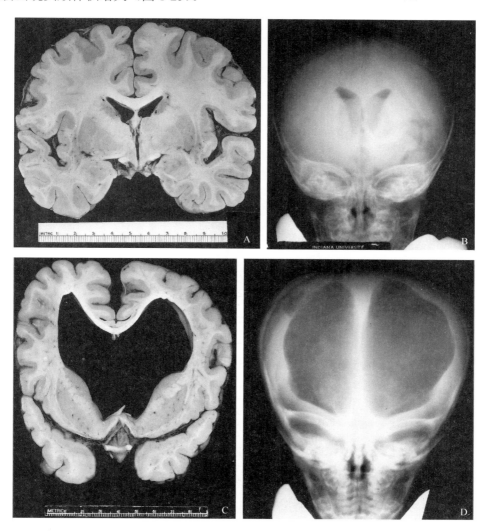

图 1-25 头颅冠状位

A. 正常颅脑侧脑室前角的构造；B. X 线片显示下的正常侧脑室前角（在这一案例中，行气脑造影术）；C. 阻塞性
脑积水患者的粗钝前角；D. X 线片显示下的阻塞性脑积水患者的粗钝前角

4.由萎缩、发育不良或病变破坏导致的脑体积减小，脑脊液仅仅填充空余的空间，称为脑外积水，此时颅内压正常。此种情况可否称为脑积水？☑可以/□不可以。解释：<u>脑积水仅仅是一个数量定义，当患者颅内压正常时，仍可称为脑积水。</u>

5.到目前为止，"小"、"大"和"积水"常用来在数量上形容一些事物的大小或多少，它们是一些描述性的词汇，就像"巨大"和"矮小"一样并不是诊断。头颅大小的异常常需要 X 线检查来进一步确定脑、脑室和蛛网膜下腔是否存在大小与外形的异常。可视化检查技术包括胎儿和新生儿的超声、CT 及 MRI 检查（详见第 13 章）。

E. 巨颅畸形的原因

1. 请牢记巨颅畸形的 5 种最常见的原因，参照 DeMyer（1999）关于巨颅畸形的鉴别诊断（图 1-26）。

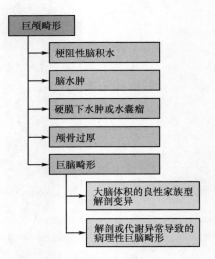

图 1-26　巨颅畸形最常见的五种原因

2. 不幸的是，导致前囟扩张和头颅增大的常见原因是受到打击或摇动，这类患儿常患有癫痫，合并有硬膜下出血和颅内血肿。照料婴儿的人常常提供让人惊讶的病史，"他从长椅上翻下来"或是"他爬出了婴儿床"，这对一个 3 个月大的婴儿来说，不是一个寻常的行为。检查者发现婴儿反应迟钝，在头皮、耳或身体的其他部分有多处擦伤，前囟膨隆，颅缝分离，视网膜出血，还常发现颅骨、肋骨或其他长骨的骨折。病灶有新有旧，提示反复受创伤。相比打击，摇动对婴儿造成的损害更容易累及脑，同时鲜有皮肤伤痕和骨折（Kempe 等，1962）。

F. 复习巨颅或小颅畸形患者的神经系统检查步骤（DeMyer，1999）

1. 在婴儿，要对颅缝和前囟进行触诊，并对颅盖骨进行透光检查。

2. 将患儿的体型和 OCF 值与其家人进行对比，判断患儿是否与家人有所不同。

3. 如果病史或检查发现婴儿存在发育缓慢的情况，要安排 MRI 检查。需要注意，除突发情况怀疑存在颅内出血外，一般诊断颅内病灶，MRI 检查几乎总是优于 CT 检查。使用 CT 检查颅骨、骨缝和颅内钙化病灶（Alper 等，1999；Barkovich，2000）。

参考资料·头颅和脑体积的异常

Alper G, Ekinci G, Yilmaz Y, et al. Magnetic resonance imaging characteristics of benign macrocephaly in children. *J Child Neurol*. 1999;14:678-682.

Barkovich AJ. *Pediatric Neuroimaging*. 3rd ed. Philadelphia, PA: Lippincott Williams & Wilkins; 2000.

DeMyer W. Microcephaly, micrencephaly, megalocephaly and megalencephaly. In: Swaiman K, Ashwal S, eds. *Pediatric Neurology*. 3rd ed. St. Louis, MO: Mosby; 1999, Chap. 18, 301-311.

DeMyer W. Small, large or abnormally shaped heads. In: Maria BL, ed. *Current Management in Child Neurology*. 2nd ed. Hamilton, BC: Decker; 2002, Chap. 49, 299-304.

Kempe CH, Silverman FN, Steele BF, et al. The battered-child syndrome. *JAMA*. 1962;181(1):17-24.

Tisserand DJ, Bosma H, Van Boxtel MPJ, et al. Head size and cognitive ability in non-demented older adults are related. *Neurology*. 2002;56:969-971.

Ⅸ. 神经系统检查总则

我们已经学习了神经系统检查的一些步骤，你现在应该知道决定检查成功的一些原则。这些原则涉及全面性、操作性、分析性和态度。

A. 神经系统检查的操作性原则

1. 按照预先准备好的步骤进行每一步神经系统检查。

2. 系统检查：最重要的是按照顺序依次检查。

a. 解剖顺序：从上到下（首尾顺序）。

b. 功能顺序：按照精神异常、运动异常、感觉异常成组检查；标准神经系统检查也是按照此顺序进行的。

3. 提高神经系统检查的质量：测量可测量的项目，将其余的分级或打分记录。数字是科学语言。

a. 记录与临床问题相关的数值：瞳孔直径、OFC 值、肢体周长、体重等。

b. 分级记录体征：肌力按 0～5 级记录，腱反射按 0～4+记录，其他功能按照最小程度异常、轻度异常、中度异常或重度异常进行记录。

c. 如果有必要，将患者的功能与自己的功能进行对比：视敏度、视野、感觉阈、力量（肱二头肌对抗肱二头肌）。

d. 判断躯体某部位是否异常，可从三方面进行对比。

i. 按照同一年龄性别人群的正常标准对患者每一部位进行对比。

ii. 将患者躯体每一部位与对侧躯体进行对比。

iii. 将患者与其家族成员进行对比，患者是否有异于该家族的遗传特质。

4. 简化每个患者的神经系统检查（详见第 15 章）：你必须做与临床问题相关的一切检查，但不需要给每个患者做所有的体格检查。可以对标准的神经系统检查进行扩充或简化，使之对临床问题更有针对性。一位腿部出现急性放射性疼痛的患者，另一位意识丧失的患者，他们之间的检查是完全不同的。不同患者存在诸多不同，如年龄、心理状态、临床症状和怀疑的病种，需要对标准神经系统检查进行灵活的改动。

a. 尽可能多地收集患者的全部情况，评价患者性格、面部表现和体型对整体的影响，然后进行局部检查。

b. 彻底检查皮肤和黏膜表面。

c. 检查每一个开口。

d. 感觉每一部分。

e. 对胸、腹、头及血管进行听诊。

f. 检查每种气味。

B. 神经系统检查的分析性原则

1. 客观记录最终结果：准确记录神经系统查体过程中出现的内容，无须解析。例如：

解析：患者的腿因疼痛而收缩。

客观：针刺诱发腿部屈曲。

注意第二种说法如何对操作（针刺）和结果（腿部屈曲）进行记录。一位脑死亡的患者其脊髓完好，或者一位截瘫的患者都可以因刺激屈曲腿部，但两者均不能"感受到疼痛"。

2. 考虑神经环路：将查体结果进行客观记录后，对其病理生理学意义进行解析，并转化为专业词汇，如查体发现一侧肢体力弱及腱反射亢进，可以将此形容为锥体束受损导致的偏瘫。这种解析将病变定位于神经系统环路。到目前为止，第 1 章尚未对神经环路进行介绍，但在以后的章节将对此进行详细介绍。

a. 本章开篇对行为进行了定义，我们从中推论：

i. 所有行为都由神经解剖环路支配。

ii. 每种行为，无论自发的或诱发的，患者能否完成都对相关神经环路的解析有意义。

b. 通过考虑支配所检查的各终端反应的神经环路，检查者可以确定神经系统哪部分是正常的，哪部分是异常的，例如：

i. 瞳孔对光反射存在，提示视网膜→中脑→瞳孔括约肌的光反射通路正常。如果对光反射消失，则提示该环路任何部位有解剖学异常或因药物作用造成的损伤。

ii. 当刺激足底外侧时，如果大踇趾出现屈曲，则锥体束及足部的传入神经和传出神经是正常的。如果大踇趾出现背伸（巴宾斯基征），则提示锥体束受累。因此，某一神经环路受累，会改变效应器反应的特征性。

3. 定位：推断病灶累及哪些神经、神经通路或环路的解剖学部位。

a. 由于神经系统受累水平不同，出现神经系统体征不同，因此神经系统查体可以协助确定受累的部位。

b. 对于瘫痪或无力的患者，查体可将病变定位于锥体束、前角运动神经元、神经根、神经丛、周围神经、神经肌肉接头或肌肉本身。

c. 对于失明的患者，神经系统查体可将病变定位于视网膜、视神经、视交叉、视辐射或距状裂（视皮质）。

d. 检查者只要知道各种神经环路的解剖关系，就可以将病变定位于具体部位。一侧滑车神经麻痹合并出现对侧偏瘫，定位于脑桥基底部，该部位邻近脑桥延髓交界处，在滑车神经和锥体束相邻处。

4. 定性：如头部外形异常的原因是颅缝早闭，检查者通过对病史、解剖定位、病理生理改变及各种疾病可能性的解析，提出病因诊断的假设，围绕此假设，决定下一步的实验室检查，以得到最终的病因诊断。最终的病因诊断决定预后和治疗。

5. 下面采用问题的形式总结了诊断思路，适用于每一位患者。

a. 是否存在病变。

b. 病变在什么部位？

c. 病变和疾病的表现是什么？

d. 如何确定诊断？

e. 治疗和预防的措施有哪些？

C. 成功的神经系统查体的态度和种族原则

对于检查者来说，成功的神经系统查体最重要的是要有理性思维，并且不带任何偏见。

1. 反应要专业：平等谦逊地对待每一位患者。客观地将患者的每一种行为看作一种临床现象：神经环路发出神经冲动，腺体和肌纤维被该神经冲动支配完成各项活动。如果你对患者的生活方式和价值观带情感色彩的赞同或蔑视，或做出道德评判，你将无法完成对病情的全面分析。

2. 查体过程中要与患者交流。

a. 恰当的交流可以增加患者的自信与合作性。如果检查没有创伤，充分告知患者；如果检查会引起患者不适，则在检查前让患者做好准备。

b. 记住，每位患者都会对自己面临的检查抱有疑问及担心医生在检查过程中会发现令人恐惧的异常。在查体过程中，你可以对所见做简短的评价，如"您的血压正常"或"您的眼部检查是正常的"，患者会感激这种交流，但是在检查最终完成之前，要尽量避免就查体结果与患者进行过多的讨论。

i. 对于神经系统检查无异常，但过度焦虑的患者，详述查体过程中的正常发现，可以使患者相信检查结果是正常的。

ii. 对于神经系统存在异常的患者，对异常发现的详述，能让患者感受到你的关注。在你查完体后对查体结果下结论时，患者更容易理解你的结论有依据，并愿意接受正确的处理。

3. 期望有异常发现：期望我们对患者的每一个观察、问题、要求或检查会发现异常。训练有素的头脑要善于通过查体发现异常。在查体过程中要寻找患者的不同、异常、不对称、增殖性病变和功能异常。如果检查者总期望检查是正常的，则必定会导致警觉性的下降，从而导致查体不全面（Fowkes，1986）。如果你期望鼓膜或肠道正常，则你有可能不会对这些部位进行详细的检查。

4. 在查体中获得乐趣。

a. 将部分查体转化成友好的比赛或游戏。

i. 视野检查：跟患者说"看看你能不能看到跟我一样远的范围"。

ii. 力量检查：跟患者说"别让我赢"。

iii. 感觉检查：跟患者说"看看你能感觉到多轻的触碰"。

b. 这种挑战会激发患者的兴趣，做出最好的表现，也使检查者觉得有趣。这样一来，你和患者都可以在查体中获得乐趣。如果在你将来的工作中某件事情每天都要重复约 20 次，那你就要学着如何从中寻找乐趣。

c. 通过神经系统查体，获得了分析患者神经环路的特权，可以发现病变是如何影响精神、运动和感觉功能的。如果你有好奇心，有求知欲并对你的知识、技术和能力感到自豪，则整个神经系统查体的过程和所得结论都会让你感到满足与愉悦。从这个观点看，每一次神经系统查体都会成为使你快乐的机会。这就是编撰这本书的目的：如何进行能够获得乐趣的查体。

参 考 资 料

Fowkes FGR. Diagnostic vigilance. *Lancet*. 1986;1:493-494.

D. 头面部初始检查的回顾

下面让我们演练和复习一下本章所讲的查体步骤和总体原则。尽管你更喜欢称此为"实践",但是行为心理学家愿意称此为学习过程的最后行为。要完成最后行为,你需要施行书中描述的操作,同时需要有旁人观察以确定你应该掌握的操作已经掌握了。首先,复习第Ⅷ部分的学习目标,然后寻找一个合作者,按第Ⅳ部分 A~E 项大纲演练标准神经系统检查(详见简介)。

■ 第 1 章学习目标

学习目标与课本内容顺序一致,根据课本检查你的回答是否正确。

Ⅰ. 神经系统检查简介

　1. 神经系统各项检查的终点是观察体型、轮廓或一些自发的或诱发的行为。定义神经系统查体中的行为。

　2. 指出人类表现出的行为必须通过的两种效应器。

　3. 讨论如何将所有患者看作生物学意义平等的有机体,他们具有相同的需求和生命过程。这可以帮助医生公平地对待每一位患者。如果这种做法对你无效,可以同其他人讨论这一主题,并学习他人避免情感纠结的方法。

Ⅱ. 观察眼部

　A. 睑缘和虹膜的关系

　　1. 对眼部进行绘图,标出下面各结构,并在实体中(别人或镜中的自己)指出各结构:内外眦角、角膜缘、虹膜、瞳孔、泪阜和泪腺开口(图 1-2)。

　　2. 绘图显示在眼睛直视前方时角膜缘和上下睑缘的关系(图 1-3)。

　　3. 绘图显示在眼睛尽可能一侧注视时角膜缘与眦角和泪阜的关系(图 1-4)。

　　4. 描述睑裂角度的异常,并进行命名(图 1-5)。

　B. 内眦角的解剖变异

　　1. 绘出或描述内眦赘皮褶。

　　2. 对比内眦角异位和内眦赘皮褶(图 1-6 和图 1-7)。

　C. 内眦间距和眶间距

　　1. 定义眼部异常:内眦角异位、内眦赘皮褶、眶间距过宽、眼间距过小、眼睑下垂、眼球内陷、眼球外凸、无眼畸形、小眼畸形和巨眼畸形(图 1-7 和图 1-8)。

　　2. 命名哪两种眼睑内侧异常导致假性眶间距过宽。

　　3. 描述诊断骨性眼眶间距过宽和过窄的检查步骤。

　D. 瞳孔大小

　　1. 正常光线下,瞳孔的正常大小是多少毫米?

　　2. 定义瞳孔等大、瞳孔不等大、瞳孔缩小、瞳孔扩大和瞳孔异位。

　　3. 描述两种位于角膜近角膜缘的环,并指出其临床意义。

　　4. 描述从出生到年老瞳孔大小的正常变化。

　E. 睑裂的大小

　　1. 定义眼睑下垂。

　　2. 描述在甲状腺功能亢进症患者中可以见到的"类爬行动物眼位"体征。

　　3. 描述在睑裂水平可以观察到的眼球凸出及眼球内陷的影响。

Ⅲ. 面部、耳部、头发和皮肤的视诊

　1. 将检查者要进行系统观察的面部各部位按顺序命名。

　2. 绘出外耳各部位,并进行标注(图 1-9)。

3. 列出两种异常眉毛，并指出其临床意义。

4. 列出三种先天性皮肤异常，并指出其在神经系统疾病中的诊断意义。

5. 描述在胚胎发育过程中，面部哪些部位由鼻额突发育而来，哪些由鳃弓发育而来（图1-10和图1-11）。

6. 描述水平三分位法分出的面部各部位，有利于描述面部畸形（图1-12）。

7. 再次学习图1-13中所示的患者，写下异常，并与每张图的说明对比。

Ⅳ. 头部的触诊、听诊和神经血管检查

1. 描述在头颅触诊过程中触及的凸起或凹陷。

2. 演示如何对颞浅动脉进行触诊。

3. 描述和演示如何对头颈部杂音进行听诊（图1-14）。

4. 描述颈部杂音的类型及该杂音出现时提示有明显的颈动脉狭窄及成年人发生卒中的风险增加。

5. 描述怀疑鼻窦炎或乳突炎时，头面部的叩诊或压痛点。

Ⅴ. 婴儿头部的透光检查

1. 描述透光检查适应证。

2. 描述透光检查时，检查结果正常时手电筒周围光晕的大小。

3. 描述如何区别头皮水肿与帽状腱膜下积液。

4. 将手放置在头顶，对透光检查可见的积液部位，进行由浅至深的描述（图1-16）。

5. 说出透光检查有效的年龄范围。

Ⅵ. 颅骨和骨缝

1. 从组织学起源方面，指出颅底骨骼和头盖骨扁骨的不同。

2. 对颅底软骨化骨的骨骼进行命名（图1-17）。

3. 描述不动关节和动关节的不同，指出颅骨中有哪些动关节。

4. 背诵颅骨的囟门、骨骼及骨缝（图1-18）。

5. 指出哪些颅骨组成前囟的边界（图1-18）。

6. 按弹性由大到小的顺序对颅骨不动关节（软骨结合、囟门、骨缝）进行排列。

7. 描述新生儿和婴儿囟门的正常轮廓，指出哪两种检查方法可以证明其轮廓是否正常。

8. 描述检查婴儿前囟轮廓的适当时机，解释在婴儿挣扎或哭闹时为什么不适合对前囟的外形进行检查。

9. 描述在脑正常生长时，颅缝如何保持不裂开。

10. 描述颅缝平面是如何影响头颅外形的（图1-19）。

11. 解释什么是颅缝闭合，说出何时颅缝出现功能性闭合。

12. 指出前囟闭合的平均时间和范围。

13. 对婴儿进行头部检查时，哪三种体征说明存在颅内压增高？

Ⅶ. 头颅畸形：颅缝早闭、头颅塑形异常和先天畸形

1. 定义颅缝早闭。

2. 描述颅缝早闭对神经系统的负面意义。

3. 对比以下定义：宽短头、窄长头和扁平头、舟状头。

4. 描述尖头畸形的颅缝状态。

5. 描述颅缝早闭对眼眶和眼睛的影响。

6. 描述体格检查可以发现什么体征以诊断颅缝早闭。

7. 描述斜形头形成的两种原因，描述如何导致颊部和枕部突出（图1-21）。

8. 有哪些能检出颅缝早闭的放射学检查？

9. 描述产瘤的位置。

10. 描述头颅血肿与头皮下血肿、帽状腱膜下血肿鉴别的特征性表现。

Ⅷ. 头颅和脑的大小

1. 描述决定头颅大小的影响因素。

2. 绘出婴儿出生后OFC值正常的增长曲线，并且展示巨颅畸形和小颅畸形的OFC值增长趋势曲线（图1-23）。

3. 背诵记忆卡标出的出生时和1岁时头颅的平均大小。

4. 指出以下三方面的区别：巨颅畸形、脑积水、巨脑畸形。

5. 讨论 OFC 曲线在反映实际脑大小和重量方面的作用与局限性（图 1-24）。

6. 描述脑积水的两种定义（提示：根据有无颅内压增高）。

7. 举出 5 类导致巨颅畸形的原因（图 1-26）。

8. 描述鉴定受虐婴儿时的体征和并发症。

IX. 神经系统检查总则

1. 描述确保系统有序的神经系统查体的技巧和原则有哪些。

2. 描述几种有用的用于记录神经系统查体的测量方法和分级方法。

3. 在神经系统查体过程中有哪几种对比方法可以用来判断所查部位是否正常。

4. 解释"考虑环路"的应用或解释此术语为何可以成为神经内科医生的口头禅。

5. 背诵可应用于每个患者的系统性分析流程的五个问题（提示：第一个问题是"是否有……"）

6. 解释内科医生为什么要将通常的社会反应和情感反应转变为专业反应。

7. 讨论我们进行每项神经系统查体时，该持有什么态度，应该怀疑所检查部位是异常还是正常。

8. 像第 1 章的总学习目标描述的，如何通过视诊、触诊、叩诊、透光检查和听诊检查头面部。

（程燕飞　李晓光　译）

第 2 章　临床神经解剖学简要回顾

尤其是解剖学，你应该明白：假如你想治好任何疾病，那么你就必须要掌握它。

——John Halle（1529～1566）

Ⅰ.中枢神经系统（神经中轴）的大体结构

为了阐释神经系统检查，必须牢固地掌握基础神经解剖学，如果你正为此感到有压力，先区分一下两种神经解剖学，口头上的神经解剖适用于临床，而手头上的神经解剖是为了研究需要应运而生的（Blumenthal，2011；Goldberg，2014）。本章中明确区分了这两种。

A. 神经系统的两个主要部分

神经系统包括中枢神经系统（CNS）和周围神经系统（PNS）两个部分。

1. 中枢神经系统（等于神经中轴）由脑和脊髓组成，参见图 2-1。

2. 周围神经系统包括：

a. 脑神经及其神经节。

b. 脊神经及其神经节和神经丛。

c. 自主神经及其神经节、神经丛和神经。

3. 为了清楚地将周围神经系统自中枢神经系统中分离开，只需将所有脑神经和脊神经在其脑和脊髓的附着处剪断即可。

B. 中枢神经系统（神经中轴）各部的分段切割

1. 分离脑和脊髓：如图 2-1 所示，确定枕骨大孔，在孔的水平用解剖刀横行切断神经中轴，此切面恰好在延髓和颈髓的连接处。

a. 切面的嘴侧为脑。

b. 切面的尾侧为脊髓。

2. 脑的界定：脑由脑干、小脑、间脑和大脑半球组成。在图 2-1 内确认各部分。

3. 分离脑干与其余脑部，做如下切面。

a. 自大脑基底部中脑刚显露处切断神经中轴（图 2-1）（从技术上此断面走行从乳头体后沟到后连合），中脑的嘴侧断面紧接着间脑的尾侧面（图 2-1）。

b. 然后，分离小脑与脑干，在小脑脚与脑桥附着处将小脑脚切断（图 2-1 和图 8-3），保留脑干（Duvernoy，1991，1995）。

c. 将脑干分离成三部分：中脑、脑桥和延髓。分别在中脑脑桥连接处和脑桥延髓连接处切断（图 2-1 和图 2-20）。

d. 间脑和小脑保留。

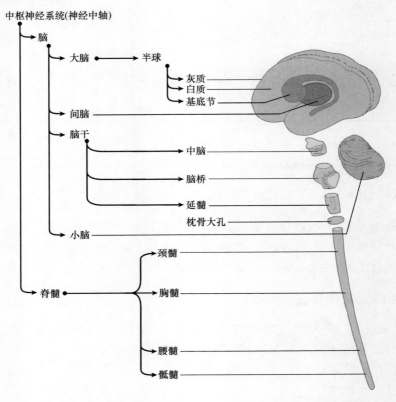

图 2-1　中枢神经系统（神经中轴）侧面观，显示其大体组成部分

4. 从大脑中分离出间脑，用一金属环将间脑挖出来，基底节和深部大脑白质包围着间脑。为了从大脑分离出这些结构，要在大脑基底部插入一金属环，此处间脑呈现出下丘脑的乳头体、漏斗和视交叉（图 2-20）。间脑挖出后，保留大脑。

5. 大脑的界定：大脑包括两个大脑半球。每个半球的切片显示大脑的组成包括：

a. 大脑皮质，位于大脑表面的一层，由神经元胞体和突起交错在一起形成（图 13-10）。

b. 深部白质，由神经纤维组成（图 13-10）。

c. 基底节（基底核），包含纹状体（尾状核和壳）、苍白球、伏隔核、黑质和底丘脑核组成的神经元团块。

d. 侧脑室，由充满脑脊液的脑内腔隙构成（图 13-1 和图 13-10）。

6. 学会复制图 2-1，此为核心知识。

C. 大脑的裂和沟

大脑表面有两种缝隙：裂和沟。

1. 标志性裂包括以下几部分。

a. 半球间（纵）裂，分开两侧大脑半球的裂（图 13-7）。

b. Sylvian 裂或称外侧裂，其前部分开颞叶和额叶，后部则区分颞叶和顶叶（图 2-2A）。

2. 标志性沟包括以下几部分。

a. 中央沟分开额叶和顶叶的外侧面（图 2-2A）。

b. 顶枕沟分开顶叶和枕叶的内侧面（图 2-2B）。

c. 距状沟将枕叶分隔为上、下两半（图 2-2B）。

D. 大脑各叶的分界

1. 每侧半球有 4 个主要的叶，即额叶、顶叶、颞叶和枕叶，如此命名是解剖学家按其所覆盖的各部颅骨确定的。

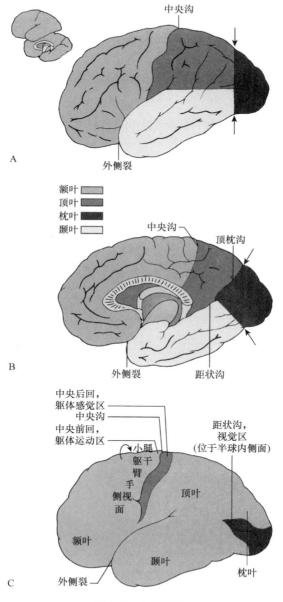

图 2-2　大脑分叶

A. 左大脑半球外侧面观。B. 右大脑半球内侧面观。上箭头：上枕前切迹；下箭头：下枕前切迹。C. 左大脑半球外侧面观，显示躯体运动区、躯体感觉区、视觉区和听觉区的定位；感觉运动皮质的小腿代表区延伸到半球的内侧面

2. 有的叶的边界是以自然标记划分的，其他有些则是人为画线确定的。学会画图 2-2A 和 B。然后自我测试 3～12 的填空题。

3. 中央沟的平面分隔的是<u>额叶</u>的后缘与<u>顶叶</u>的前缘。

4. 注意，在图 2-2A 中大脑半球呈 "U" 形围绕着外侧裂，裂的上方有额叶和顶叶，下方为颞叶，自中央沟的平面外侧裂向前、向后延伸（图 2-2A）。外侧裂的前部分隔其上方的<u>额叶</u>和其下方的<u>颞叶</u>。

5. 外侧裂的后部分隔其上方的<u>顶叶</u>和其下方的<u>颞叶</u>。

6. 在大脑半球外侧面，枕叶向上向前邻接<u>顶叶</u>，向下向前邻接<u>颞叶</u>。

7. 在大脑半球外侧面，将枕叶与顶叶、颞叶相区分的连线，<u>由上枕前</u>切迹连到<u>下枕前</u>切迹。

8. 在枕前切迹间连线的中点处，如何区分顶叶与颞叶？<u>画一水平线直达外侧裂</u>。

9. 在大脑半球内侧面，分隔枕叶与顶叶的自然分界是<u>顶枕沟</u>。

10. 描述在大脑半球内侧面如何区分枕叶和颞叶：<u>由下枕前切迹到距状沟与顶枕沟的交点间画一连线（图 2-2C）</u>。

11. 记忆法：只要了解一个叶的各个边界，就能明确划分所有 4 个叶的边界，这个关键的叶是<u>顶叶</u>。

12. 画出大脑内侧面和外侧面观的图形，界定和标注主要的裂、沟和叶，并与图 2-2A 和 B 进行比较。

E. 嗅叶和边缘叶

1. 神经解剖学前辈早已认识到嗅叶由嗅球、嗅束及与其邻接的皮质构成。观察图 2-3 显示的嗅叶，此叶含有的原始神经组织，越过中线连接两侧大脑半球，形成正中茎，由此两侧大脑半球向外扩展。

2. 由 4 个传统叶的内侧部分，布洛卡（Paul Broca，1824～1880）分出另一叶，即边缘叶（图 2-3）。

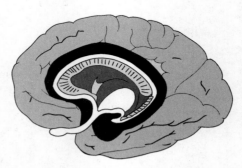

图 2-3　左大脑半球内侧面观，显示边缘叶（全部黑色环）和嗅叶（在边缘叶内的白色环区，以及由此向前、向下伸出的嗅球和嗅束）

3. 注意，在图 2-3 中边缘叶形成一个同心圆形的环，包围着由嗅叶形成的内环。就像角膜与巩膜一样，对于这样的解剖学连接一般称为边缘，故此命名为边缘叶。

所有脑叶的环形记忆法：顶叶是关键叶，只要了解了围绕外侧裂的大脑半球呈"U"形或"C"形，并能画出顶叶的边界，就可以区分额、顶、枕、颞各叶的边界。边缘叶或边缘环使 4 个叶都附着于大脑半球门（脐）。嗅叶则构成了此门。嗅球是由嗅叶环向前延伸形成的（图 2-3）。

F. 大脑皮质的功能定位

皮质的不同区域具有不同的功能。大脑皮质含有躯体运动区、感觉接受区、联络区及边缘区。

1. 躯体运动皮质

a. 主要躯体运动皮质恰位于中央沟前方的中央前回（图 2-2C）。此外还存在第 2 躯体运动皮质和附加运动区。

b. 躯体运动皮质发出锥体束，此束为支配随意运动的通路。锥体束的纤维也有发自中央后回的（Russell 和 DeMyer，1961）。

2. 感觉接受皮质：躯体感觉、听觉和视觉。

a. 躯体感觉接受皮质位于中央沟后方的中央后回（图 2-2C）。

i. 其接受来自丘脑（间脑）的躯体感觉通路。该皮质区所接受的一般躯体感觉通路可以产生意识性感觉，包括触觉、痛觉、温度觉及辨别觉（如位置觉和精细触觉）等。

ii. 躯体运动皮质和躯体感觉皮质对身体各部的代表区具有躯体倒立式布局（图 2-2C）。

b. 听觉感受皮质位于颞横回，此回形成外侧裂的底，为被顶叶所覆盖的颞叶隐蔽的部分（图 2-2C）。接受来自丘脑内侧膝状体的听觉通路。

c. 视觉感受皮质位于距状沟的上下两岸，接受来自丘脑外侧膝状体的视觉通路。

3. 联络皮质（图 2-2C 中的空白皮质）接受并发送信号到这些初级感觉感受皮质，把主要的感觉信息与其意义和运动反应联系起来。

4. 边缘皮质参与情绪、内脏活动、内分泌活动及各种行为活动的调整和表达。在种系发生上，边缘叶来自嗅觉系统并与之保留着密切的解剖学联系，包括杏仁体、海马结构、颞叶和下丘脑等结构（Gloor，1997）。

a. 海马、丘脑和边缘系环路也参与调节近期记忆功能。有些疾病，如单纯疱疹病毒型脑炎及其他边缘系脑病（脑瘤、抗体介导的疾病等）损伤到颞叶，致使患者丧失情绪表达能力和近期记忆，类似于弥散性脑病的症状。

b. 狂犬病毒可严重损伤海马，患者表现为与喉痉挛性疾病相关的恐水症。

c. 位于中线深部的脑瘤，如发生在透明隔、海马-穹隆、胼胝体及相邻的边缘叶的神经胶质瘤，也常会引起患者情绪方面的改变和失去近期记忆能力。

参考资料·中枢神经系统

Blumenthal H. Neuroanatomy. *Through Clinical Cases*. 2nd ed. Sunderland, MA: Sinauer Associates, Inc; 2011.

DeMyer W. *Neuroanatomy*. 2nd ed. Baltimore, MD: Williams and Wilkins;1998.

Duvernoy HM. *The Human Brain Stem and Cerebellum. Surface, Structure, Vascularization, and Three-Dimensional Section Anatomy with MRI*. New York, NY: Springer-Verlag; 1995.

Duvernoy HM. *The Human Brain. Surface, Three-Dimensional and MRI*. New York, NY: Springer-Verlag; 1991.

Gloor P. *The Temporal Lobe and Limbic System*. New York, NY: Oxford Univ. Press; 1997.

Goldberg S. *Neuroanatomy Made Ridiculously Simple*. 5th ed. Miami, FL: MedMaster Inc; 2014.

Russell JR, DeMyer W. The quantitative corticoid origin of pyramidal axons of Macaca rhesus. With some remarks on the slow rate of axolysis. *Neurology*. 1961;11:96–108.

Ⅱ. 神经元和神经元学说

A. 神经元定义

神经元是神经系统中最重要的细胞，每个神经元都由细胞核、胞体（核周体）及一至多个突起组成。

1. 绝大多数典型的神经元都具有两种突起，树突和轴突（图 2-4）。

a. 树突携带神经冲动向胞体传送。

b. 轴突携带神经冲动离胞体传送。

2. 有些神经元（单极神经元）的突起是不能用最简单的分类方法分出轴突和树突的。

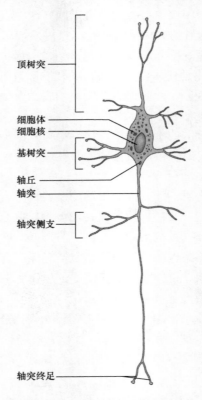

图 2-4　一个多极神经元的典型结构

（引自：DeMyer W. *Neuroanatomy*. 2nd ed. Baltimore，MO: Williams & Wilkins，1998）

B. 神经元的功能

1. 神经元的基本功能是联络。当受到刺激后，神经元产生神经冲动，并与其他神经元或效应细胞（腺细胞或肌细胞）发生联系，以兴奋或抑制后者。

2. 神经冲动可以作为动作电位被电子记录和测量仪描绘出来。所谓动作电位，是一个去极化的电波沿神经膜表面传播到轴突的终末足。终末足可与树突、胞体或与一个或多个神经元的轴突，也可以与效应细胞间形成突触，突触的结构包括：

a. 由轴突的终足所形成的突触前膜。

b. 突触间隙。

c. 另一个神经元或效应细胞形成的突触后膜。

3. 树突的分支可以增加神经元的表面积以使其可以接受大量的突触。同样，轴突的分支也可以增加突触的数量，使之分散到其他神经元或效应细胞。

4. 在突触部位，轴突终末或终足可释放一种化学物质，称为神经递质。神经递质可以越过突触间隙附着于突触后膜上的受体部位，以改变其电极化。

a. 兴奋性神经递质使突触后细胞去极化，因而可以促进电脉冲的产生。

b. 抑制性神经递质超极化突触后细胞，可以产生相反的电脉冲。

5. 最简单的联络环称为反射弧，它包括一个可以感受刺激的传入神经元，一个中枢的突触可以兴奋一个传出神经元，进而激活效应器。

6. 一个突触实际上就是一个单向阀门，在突触部位冲动从进入的轴突传向下一个神经元。在图 2-5 中，冲动的流向是□XWY/☑WXY/□YXW。

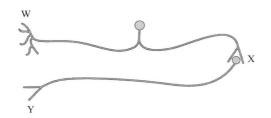

图 2-5　X 代表一个常规突触。W 为任何感觉神经终末终止于感受器。
Y 为分布于分泌细胞或肌纤维的任何一个运动神经末梢突触

C. 神经元学说的 6 个原则

神经元学说表明神经元是神经系统中解剖学的、功能的、方向的、遗传的、病理的和再生的单元（Shepherd，1991；Nicholls，Martin 和 Wallance，2001）。

1. 每个神经元都是一个解剖学单元。连续的外膜使每个神经元与所有其他的细胞相分离。

2. 每个神经元都是一个功能单元。神经元是具有接受、产生和传递神经冲动能力的最小单元。

3. 每个神经元都是一个方向性的单元。一般来说，神经元在传递冲动的环路中仅能单向传递，由树突传向轴突终末（单极细胞例外）。

4. 每个神经元都是一个遗传单元。每个神经母细胞都是由原始的前体细胞经有丝分裂发育而成。而后，神经母细胞继续分化成具有不同结构、生化特性和连接方式的各种特异性神经元群。

5. 每个神经元都是一个病理学单元。

　　a. 神经元的任何部分一旦与其胞体分离就将死亡，尽管细胞的其余部分尚可存活。如果胞体本身死亡，那么所有突起也将无法存活。

　　b. 虽然神经元的存活与死亡是个体性的，但是神经元的存活却是以群体或种类的方式出现的。因为存在着生物化学和结构上的遗传学差异，不同类型的神经元对疾病的易感性是不同的。某种致病因素，如遗传性缺损、病毒或毒素可能只会影响某一种易感的神经元类型，而其他种类的神经元则完好地存活。如果侵害视网膜的神经元，就可导致患者失明；假如侵害听觉神经元，就会使患者耳聋。

　　c. 这种特异的易感性将导致难以计数的遗传性或中毒性疾病发生，引起特殊种类神经元的系统性溃变。

　　6. 每个神经元都是一个再生的单元。绝大多数成熟的神经元是不能增殖的，但有些神经元的轴突是可以再生的。

　　a. 轴突切断后，与胞体分离的远端轴突将死亡，此过程为沃勒变性（Wallerian degeneration）。

　　b. 在神经元胞体存活的前提下，其周围的轴突被切断后是可以再生的。因此，周围神经可以有效地和有功能性地再生。但是，在人类的中枢神经系统内轴突形成的主要束被切断后，迄今还没有发现有效的再生。目前重要的研究领域之一就是如何促进轴突和神经元再生（Mehler 和 Kessler，1999；Ochs，1977；Tuszynski 和 Kordower，1998）。

　　7. 复习 Ⅱ C，直到能正确回答神经元学说的 6 个原则。

参考资料·神经元学说、溃变和再生

Mehler MF, Kessler JA. Progenitor cell biology. Implications for neural regeneration. *Arch Neurol*. 1999; 56:780-784.

Nicholls SG, Martin AR, Wallace BG. *From Neuron to Brain: A Cellular and Molecular Approach to the Function of the Nervous system*. 4th ed. Sunderland, MA: Sinauer Associates; 2001.

Ochs S. The early history of nerve regeneration beginning with Cruikshank's observations in 1776. *Med Hist*. 1977; 21: 261-274.

Shepherd GM. *Foundation of the Neuron Doctrine*. New York, NY: Oxford Univ. Press; 1991.

Tuszynski MH, Kordower J. *CNS Regeneration*. Orlando, FL: Academic Press; 1998.

Ⅲ. 脊髓、体节和脊神经

　　如何从纷繁复杂的系统发生理论中吸取对临床有用的精华。

A. 体节和神经中轴的节段性水平

　　1. 在个体和种系发生过程中，成对的组织团块、体节沿神经中轴的两侧发育，直到中脑水平（图 2-6A）。

　　2. 作为神经中轴的部分，脊髓和脑干发出神经到达体节或节段，构成神经系统的体节或节段水平。最嘴侧的体节神经是第 3 对脑神经，附着于中脑，也是最嘴侧的运动性脑神经。

3. 间脑和大脑是超节段水平的神经中轴。

4. 每个体节的原始细胞分化成生皮节、生肌节和生骨节。在表皮质的下面，生皮节扩展形成真皮。生肌节分化为肌肉，而生骨节变成骨。这些组织最终形成了人体的四肢和体壁。

B. 脊神经和神经成分理论

1. 每对体节都接受一对脊神经和一对脊动脉。脊神经的自主神经分支支配其所属的内脏器官。脊髓通过 30 对脊神经支配约 30 对体节，按其部位分别是颈 8、胸 12、腰 5 和骶 5 等各脊髓节段。

2. 每根脊神经都由后根和前根合并而成（图 2-6 和图 2-7）。

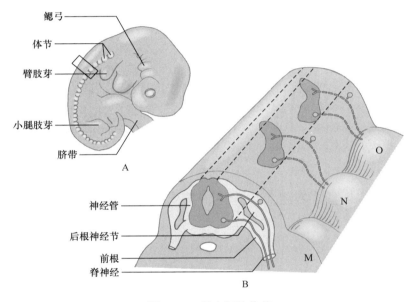

图 2-6　5 周人胚的体节

A. 神经中轴两侧连续排列的体节。B. 在图 A 中取出的一组放大的神经中轴和体节，注意，每个体节（M、N 和 O）接受一根神经（由一个后根和一个前根联合而成）

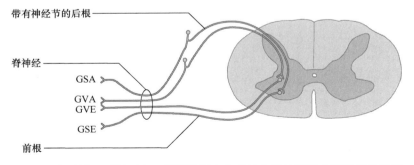

图 2-7　脊髓横切面显示在一根脊神经内含有的典型的四种功能类型的轴突

GSA，一般躯体感觉；GSE，一般躯体运动；GVA，一般内脏感觉；GVE，一般内脏运动

3. 关于神经成分的理论指出，神经根和周围神经携带有特殊功能类型的传入轴突和传出轴突。

a. 拜尔和麦金德（Bell 和 Magendie）法则指出，后根含感觉性轴突，前根含运动性轴突。通过脊髓内部灰质横切面图，明确反映出这种感觉、运动相分离的布局，后角主要是感觉性神经元，而前角主要是运动性神经元。

b. 注意，后根神经节胞体提供的有来自于生皮节、生肌节和生骨节的一般躯体感觉传入的轴突，以及来自内脏的一般内脏感觉传入的轴突（图 2-7）。

c. 注意，脊髓灰质前角内的胞体提供一般躯体运动的轴突，此类轴突支配起源于生肌节的骨骼肌。

d. 注意，由脊髓中间外侧角内的胞体（图 2-12A）提供的一般内脏运动的轴突，支配腺体和内脏平滑肌（需经一个中枢外神经节的突触）。实际上所有脊神经都含有四种成分：一般躯体感觉（GSA）、一般内脏感觉（GVA）、一般内脏运动（GVE）和一般躯体运动（GSE）。

4. 图 2-7 显示 GSA 或 GVA 的轴突，可以分别与其 GSE 或 GVE 的运动神经元形成单突触性的突触联系。按图 2-7 中所示神经冲动的走行追踪，并阅读所有环路的图解，起始于感受器终末，即 GSA 感受器，追踪神经冲动越过后根神经节向中枢传递到达运动神经元，运动神经元的兴奋引起由 GSE 轴突支配的骨骼肌收缩。

5. 画出并标注一脊髓横切面图，显示出灰质前、后角及其相连的前后根，注明它们的功能性神经纤维成分，用箭头指示冲动流始于感受器、止于效应器的走向，并对照图 2-7 核查你的图及标识。

C. 三种功能类型的神经元：传入（感觉）神经元、传出（运动）神经元和中间神经元

1. 除去视网膜，所有感觉神经元的胞体在脊神经均位于后根神经节内，在脑神经则位于其相对应的神经节内，包括三叉神经节、蜗神经节、前庭神经节、膝状神经节、嗅神经节等，以及视网膜内含有的类似神经节。

传入系统起源的规律：除了视觉，包括嗅觉在内的所有传入系统，都起源于被称为感觉神经节的神经元小结，这些小结分布在中枢神经系统之外的脑神经或脊神经内。

a. 传入轴突的分散（走向）：后根神经节内胞体的近端支（中枢端）进入中枢神经系统，然后传入轴突可形成如下突触（图 2-8）——在进入水平；在中枢内上升或下降一段以后；在中枢内交叉以后。

b. 传入轴突也可以与传出神经元形成单突触性的突触联系（图 2-7）或者与一个或多个中间神经元形成突触（图 2-8）。传入轴突和传出神经元间的中间神经元数可以从零到数个不等。

2. 传出神经元［运动神经元，下运动神经元（LMN）］

a. 包括躯体的下运动神经元和内脏的下运动神经元。脑干内还含有一组鳃弓传出（BE）的下运动神经元。

b. 这些下运动神经元的胞体位于中枢神经系统内，但它们发出的轴突进入周围神经系统到达其所支配的效应器。

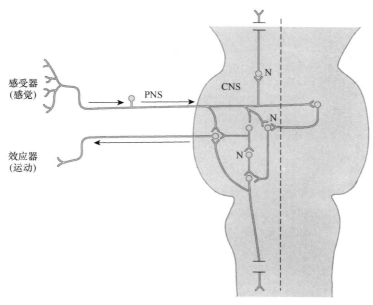

图 2-8　多突触的反射弧包括位于后根神经节内的 I 级感觉神经元，位于中枢神经
系统内的数量不等的中间神经元，以及支配效应器官的运动神经元

与图 2-7 所示的单突触反射弧比较。CNS，中枢神经系统；N，神经元；PNS，周围神经系统

3. 中间或插入性神经元位于传入和传出联合通路之间（图 2-8）。

a. 因为所有的中间神经元均位于中枢神经系统内，并没有进入周围神经，所以神经成分的理论不包括它们。

b. 中间神经元组成了全部中枢神经系统神经元的绝大多数，与只能引起简单肌肉颤动的直接的单突触反射弧相比较，由中间神经元参与形成的多突触环路更为复杂和具有更大的可塑性（图 2-8 和图 7-4）。

D. 体节迁移和原始神经支配法则

1. 种系发生的特化导致肢体和头部的发育掩盖了体节的简单的连续性分布，当体节向四肢延伸时其生皮节的近端部开始变窄，伴随着肢体的继续拉伸而变薄，最终形成生皮节 C_4 紧靠 T_2（图 2-9 和图 2-10）的布局。

2. 注意，C_7 生皮节延伸到中指，并将 C_5、C_6 生皮节与 C_8、T_1 生皮节分隔开。因而 C_7 可以视为是臂丛对称性的"中轴"（DeMyer，1998）。了解这一事实并掌握如下的记忆法，可为临床提供有价值的信息。

生皮节分布记忆法（图 2-10）：

在两耳之间向上的连线处 C_2 紧靠三叉神经，像"头巾"裹在头的后方。C_1 没有感觉支。
C_3 和 C_4 覆盖在肩部像个"披肩"样分布，正好是一个披肩所包裹的位置，因此记住 C_2、C_3 和 C_4 呈"包头的披肩"样分布。
C_5 到 T_1：记住 C_7 的记忆法。上肢的上面由上（近）向下（远）是 C_5、C_6 到 C_7。而上肢的下面由下（远）向上（近）返回为 C_7 到 C_8、T_1 和 T_2。

T_4：乳头平面。

T_{10}：脐平面。

L_1：腹股沟。

L_5：大趾（L 为大趾）。

S_1：小趾（S 为小趾）。

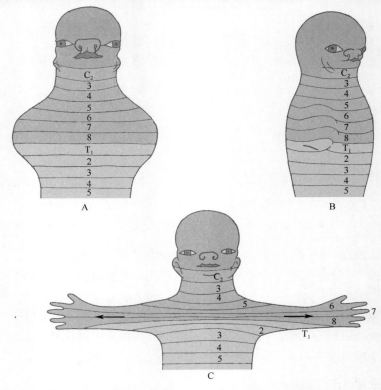

图 2-9　肢体的发育使生皮节改变了原有的位置

注意，C_2 是颈部的第一个生皮节，三叉神经司面部感觉（参见图 2-10）

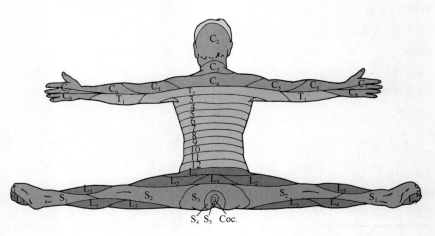

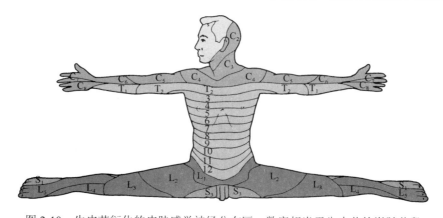

图 2-10　生皮节衍化的皮肤感觉神经分布区，数字相当于生皮节的脊髓节段

（引自：Haymaker W，Woodhall B. *Peripheral Nerve Injuries*，2nd ed. Philadelphia，PA：W.B.Saunders，1962）

3. 生肌节和生骨节也发生迁移。例如，颈部体节 3、4 和 5 的生肌节合并形成膈肌，它们迁移到 T_2 水平，并将其体节的神经一起拉下去，从而合并成膈神经，伴随着肌肉从颈部一起迁移。许多四肢肌肉的生成都含有不止一个生肌节，表 2-1 列出了骨骼肌的节段性神经支配，表 2-2 列出了一些临床上重要的反射的节段性水平。这些表可供参考。

表 2-1　肌的节段性神经支配

测试的动作	神经根	神经	肌
脑神经			
闭眼、嘬嘴、露齿	VII	面神经	眼轮匝肌、口轮匝肌等
提睑、运动眼球	III、IV、V	动眼神经、滑车神经、展神经	眼外肌
张口、闭口	V	三叉神经运动支	咀嚼肌，翼内、外肌
伸舌	XII	舌下神经	舌肌
发音和吞咽	IX、X	舌咽神经、迷走神经	腭、喉和咽肌
提肩、头前屈和转动	XI	副神经	斜方肌、胸锁乳突肌
臂部（臂丛）			
已伸臂内收	C_5，C_6	臂丛	胸大肌
固定肩胛骨	C_5，C_6，C_7	臂丛	前锯肌
臂外展启动	C_5，C_6	臂丛	冈上肌
屈臂外旋	C_5，C_6	臂丛	冈下肌
臂外展并上提 90°	C_5，C_6	腋神经	三角肌
屈旋后的前臂	C_5，C6	肌皮神经	肱二头肌
伸前臂	C_6，C_7，C_8	桡神经	肱三头肌
伸桡侧腕部	C_6	桡神经	桡侧腕长伸肌
屈半旋前之臂部	C_5，C_6	桡神经	肱桡肌
屈臂内收	C_6，C_7，C_8	臂丛	背阔肌
前臂旋后	C_6，C_7	骨间后神经	旋后肌

续表

测试的动作	神经根	神经	肌
伸近节指	C_7，C_8	骨间后神经	指伸肌
伸腕（尺侧）	C_7，C_8	骨间后神经	尺侧腕伸肌
伸近节示指	C_7，C_8	骨间后神经	示指伸肌
外展拇指	C_8	骨间后神经	拇短展肌
伸拇指	C_7，C_8	骨间后神经	拇长和拇短伸肌
前臂旋前	C_6，C_7	正中神经	旋前圆肌
桡侧屈腕	C_6，C_7	正中神经	桡侧腕屈肌
屈中指	C_7，C_8，T_1	正中神经	指浅屈肌
屈拇指近节	C_8，T_1	正中神经	拇短屈肌
拇指与小指对掌	C_8，T_1	正中神经	拇对掌肌
伸中节示指和中指	C_8，T_1	正中神经	第1、2蚓状肌
屈拇指末节	C_8，T_1	骨间前神经	拇长屈肌
屈第2、3指末节	C_8，T_1	骨间前神经	指深屈肌
屈环指和小指末节	C_7，C_8	尺神经	指深屈肌
小指内收和对掌	C_8，T_1	尺神经	小鱼际肌
伸环指和小指中节	C_8，T_1	尺神经	第3、4蚓状肌
拇指向示指内收	C_8，T_1	尺神经	拇收肌
屈小指近节	C_8，T_1	尺神经	小指短屈肌
手指外展和内收	C_8，T_1	尺神经	骨间肌
下肢（腰骶丛）			
由半屈位到屈髋	L_1，L_2，L_3	股神经	髂腰肌
由外旋位到屈髋	L_2，L_3	股神经	缝匠肌
伸膝	L_2，L_3，L_4	股神经	股四头肌
大腿内收	L_2，L_3，L_4	闭孔神经	长收肌、大收肌、短收肌
大腿外展和旋内	L_4，L_5，S_1	臀上神经	臀中肌
伸大腿	L_5，S_1，S_2	臀下神经	臀大肌
屈膝	L_5，S_1，S_2	坐骨神经	股二头肌、半腱肌、半膜肌
足（内侧）背屈	L_4，L_5	腓深神经	胫骨前肌
近端和远端趾背屈	L_5，S_1	腓深神经	趾长伸肌、趾短伸肌
大趾背屈	L_5，S_1	腓深神经	拇长伸肌
足外翻	L_5，S_1	腓浅神经	腓骨长肌、腓骨短肌
足跖屈	S_1，S_2	胫神经	小腿三头肌
足内翻	L_4，L_5	胫神经	胫骨后肌
屈足趾远节	L_5，S_1，S_2	胫神经	趾长屈肌
屈足趾中节	S_1，S_2	胫神经	趾短屈肌
屈大趾近节	S_1，S_2	胫神经	拇短屈肌
屈大趾远节	L_5，S_1，S_2	胫神经	拇长屈肌
肛门括约肌收缩	S_2，S_3，S_4	阴部神经	会阴肌

引自：Ropper AH, Samuels MA, Klein JP. Chapter 46. Diseases of the Peripheral Nerves. In: Ropper AH, Samuels MA, Klein JP. eds. *Adams & Victor's Principles of Neurology*, 10th ed. New York, NY: McGraw-Hill; 2014。

4. 原始的神经支配法则：一个体节的衍生物无论迁移到哪里，都会保留其原始体节的神经支配。即便是由几个体节所形成的肌和骨，每个脊神经仍然只支配由其原始体节直接演化的组织。只有胸腹壁由于没有肢体的发育，所以仍然保留着神经、肌肉、肋骨和肋间血管的原始体节顺序，没有迁移（图 2-10）。

5. 神经丛与相应的周围神经的分布。

a. 为了到达其原始体节，脊神经的轴突在颈丛、臂丛和腰骶丛内几经迂回，组合成周围神经到达四肢。

b. 由于胸腹部没有肢体，其神经也不形成丛。

c. 神经丛发出的周围神经含有来自不止一个脊髓节段的前、后根的轴突，因此发生在神经丛或其远端神经的损伤所引起的障碍往往要超过一个以上体节神经支配的范围。

d. 绘制感觉丧失和运动丧失的模式图，并与图 2-10 和图 2-11 中显示的比较，由检查者来确定患者的症状究竟是由后根（生皮节性）的损伤、神经丛的损伤所致，还是由周围神经的损伤所致。

表 2-2　脊髓反射的节段性神经支配

深（肌牵张）反射	浅反射	引起方法	正常反应	所涉及的节段
肱二头肌		轻叩肱二头肌腱	在肘部屈前臂	$C_5 \sim C_6$
肱三头肌		轻叩肱三头肌腱	在肘部伸前臂	$C_6 \sim C_7$
肱桡肌		前臂保持半旋前位时轻叩桡骨茎突	在肘部屈前臂	$C_5 \sim C_6$
屈指		轻弹指尖的掌面	屈手指	$C_7 \sim T_1$
腹壁肌牵张反射		中指放在腹直肌上，轻叩第12肋骨，或叩耻骨联合	腹壁收缩，当耻骨联合被叩击时，大腿内收	$T_8 \sim T_{12}$
	腹壁皮肤-肌反射	抚摸、轻划腹部上、下 1/4 区的皮肤	腹壁肌收缩，同时肚脐向刺激侧回缩	$T_8 \sim T_{12}$
	提睾反射	抚摸、轻划大腿上部内侧的皮肤	睾丸向上移动	$L_1 \sim L_2$
内收肌		轻叩胫骨内侧髁	大腿内收	$L_2 \sim L_4$
股四头肌		轻叩髌韧带	伸小腿	$L_2 \sim L_4$
小腿三头肌		轻叩跟腱	足跖屈	$L_5 \sim S_2$
	跖反射	抚摸、轻划足底	趾跖屈	$L_5 \sim S_2$
	肛门反射	触摸肛周皮肤	肛门括约肌收缩——"缩肛"	$S_4 \sim Co_1$
	球海绵体肌反射	触摸阴茎头皮肤	球海绵体肌收缩，尿道缩窄	$S_3 \sim S_4$

E. 脊髓神经丛发出的主要周围神经的节段性构成和运动支配

注意，学习 E 中的 1～3 内容，重点掌握主要周围神经的运动支配。此材料虽不要求死记硬背，但还是应该掌握。

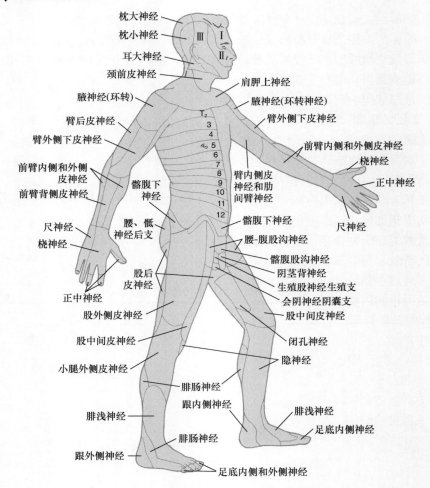

枕大神经
枕小神经
耳大神经
颈前皮神经
腋神经(环转)
臂后皮神经
臂外侧下皮神经
前臂内侧和外侧皮神经
前臂背侧皮神经
尺神经
桡神经
正中神经
股外侧皮神经
股中间皮神经
小腿外侧皮神经
腓浅神经
跟外侧神经

肩胛上神经
腋神经(环转神经)
臂外侧下皮神经
前臂内侧和外侧皮神经
桡神经
正中神经
臂内侧皮神经和肋间臂神经
髂腹下神经
腰-腹股沟神经
髂腹股沟神经
阴茎背神经
生殖股神经生殖支
会阴神经阴囊支
股中间皮神经
闭孔神经
隐神经
腓浅神经
足底内侧神经
足底内侧和外侧神经

T_2
3
4
5
6
7
8
9
10
11
12

腰、骶神经后支
股后皮神经
正中神经
腓肠神经
跟内侧神经
腓肠神经
髂腹下神经

图 2-11　周围神经的感觉神经分布区

周围神经可以含有来自于 1 个或多个体节的神经轴突。参照图 2-10 和图 2-11，临床医生就能确定患者的感觉丧失是属于生皮节性还是周围神经性分布（引自：Haymaker W，Woodhall B. *Peripheral Nerve Injuries*，Philadelphia，PA：W.B.Saunders，1945）

1. 颈丛的运动神经分布：C_1～C_4 神经根。

a. 此神经丛支配：①使头转动和张口的颈部肌肉；②与副神经共同支配的斜方肌；③膈肌。

b. 膈神经是人体内独一无二的最重要的神经，因其支配膈肌。此神经发自 C_3～C_5，C_4 通常提供的轴突最多。此神经的组成既可以前置由 C_2～C_4 组成，也可以后置由 C_4～C_6 组成。

2. 臂丛（C_5～T_1 神经根）的上肢运动神经支配：臂丛支配大量近侧的肩带肌，并发出 5 支主要的终末神经到上肢，具体如下。

a. 腋神经或称环转神经（C_5～C_6），是控制臂部上提的神经，因其支配三角肌。

b. 肌皮神经（C_5～C_7）是屈上肢的神经，在肩部可以屈臂，在臂部可以屈前臂。上肢唯一不受肌皮神经支配的屈肌是肱桡肌，此肌例外由桡神经支配，而桡神经是支配伸肌的神经。

c. 桡神经 $C_5 \sim C_8$ 是上肢的伸肌神经（伸肘、腕和指），但此神经并没有延伸到远端手指。具有屈肘功能的肱桡肌也是由桡神经支配的。

d. 要点：你能讲出提肩神经、屈肘神经，以及伸肘、伸腕和伸指神经的名称吗？

e. 正中神经（$C_6 \sim C_8$）是屈腕神经，支配前臂屈腕、屈指的长肌，并支配 5 块手肌，见 LLOAF/2 记忆法。

f. 尺神经（C_7 和 C_8）是屈指的神经。

i. 在前臂，尺神经单独支配尺侧腕屈肌，并与正中神经一起支配具有屈腕、屈指功能的指深屈肌。

ii. 在手部，尺神经支配全部骨间肌，第 4、5 蚓状肌和拇收肌。

3. 运动手指的肌。

a. 蚓状肌受正中神经和尺神经支配，可以屈掌指关节并伸指间关节。

b. 骨间肌受尺神经支配，可以屈掌指关节，伸指间关节，并可以使手指向两侧来回摇动（内收和外展手指）。

c. 通过拇指的运动可以检查控制其运动的 3 种运动神经。

i. 桡神经：伸拇指。

ii. 正中神经：拇指外展、拇指和小指对掌。

iii. 尺神经：拇指内收。

iv. 正中神经和尺神经：拇指短屈。

v. 第 7 章叙述有关这些动作的临床检查。

4. 以下提供的记忆法摘要，请仔细学习。

> 主要的臂丛神经（由 $C_5 \sim T_1$ 脊神经的前支组合而成）对运动支配的记忆法：
>
> 腋神经 $C_5 \sim C_6$：提肩（臂）（三角肌）。
>
> 肌皮神经 $C_5 \sim C_7$：屈肩、屈肘的神经（除肱桡肌被桡神经支配）。
>
> 桡神经 $C_5 \sim C_8$：伸肘、伸腕和伸指的神经，但不支配固有手肌及延伸的手指远端。
>
> 正中神经 $C_5 \sim T_1$：屈腕，并支配 5 块固有手肌，即 3 块鱼际肌和外侧 2 块蚓状肌。
>
> LLOAF/2（记忆法中的助记点）：LL，外侧的 2 块蚓状肌；O，对掌肌；A，拇短展肌；F，一半拇短屈肌。
>
> 尺神经 $C_7 \sim T_1$：尺侧腕屈肌和除拇对掌肌、拇短展肌和一半的拇短屈肌以外的全部手肌，以及具有屈掌指关节功能的骨间肌和内侧 2 块蚓状肌。
>
> 记忆要点：通过拇指的运动可以检查臂丛的 3 个长的运动神经。
>
> 伸：桡神经。
>
> 对掌：正中神经。
>
> 外展：正中神经。
>
> 内收：尺神经。

5. 腰骶丛（由 $L_1 \sim S_4$ 脊神经的前支合成）的运动神经支配：此丛提供了到臀部及髋关节外展和内收的近端的分支。到下肢的主要终末神经为以下神经。

a. 股神经（$L_2 \sim L_4$）：伸膝的神经。

　　b. 闭孔神经（$L_2 \sim L_4$）：大腿内收的神经。

　　c. 坐骨神经（$L_4 \sim S_3$）：屈膝关节，使足和趾屈与伸，并可使足内、外翻的神经。其是最大的周围神经，并由 3 种神经组成。

　　i. 腘绳肌（股后肌群）神经：其分支支配屈膝肌。

　　ii. 胫神经：其分支支配小腿后肌群。

　　iii. 腓总神经：其分支支配小腿前、外侧肌群。

　　d. 在发出到腘绳肌的分支后，坐骨神经在腘窝内分为胫神经和腓神经。

　　i. 胫神经（$L_4 \sim S_3$）：支配足和趾跖屈的肌，以及在足跖屈时使足内翻的肌。

　　ii. 腓神经（$L_4 \sim S_1$）：支配踝和趾背屈的肌，以及在足背屈时使足外翻的肌。

　　e. 阴部神经（$S_2 \sim S_4$）：躯体神经，支配尿生殖膈、肛门和膀胱括约肌，以及外生殖器官的感觉。

　　f. 盆内脏神经（勃起神经）：内脏神经，支配膀胱和内括约肌，也是支配阴茎和阴蒂勃起的血管运动神经。

F. 脊髓内的纤维通路

　　1. 学习图 2-12A～C 描绘的有关脊髓通路的命名和定位。图 2-12 中也包含关于脊髓损伤患者临床检查的基本资料。

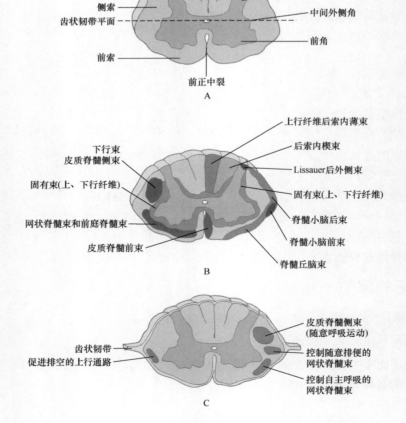

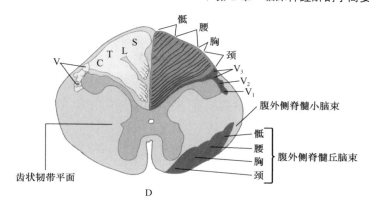

图 2-12　脊髓横切面

A. 脊髓各区的命名。注意，经齿状韧带的连线将脊髓分成背侧半和腹侧半；B. 白质内主要下行束和上行束的
定位；C. 管理内脏功能和呼吸的通路定位；D. 后索内和传导痛觉、温度觉的脊髓丘脑侧束内轴突的局部定位
（引自：DeMyer W. *Neuroanatomy*. 2nd ed. Baltimore，MD：Williams & Wilkins，1998）

> 　　脊髓横断面解剖学的记忆要点：经两侧齿状韧带的连线将脊髓划分为背侧和腹侧两
> 半（图 2-12A），脊髓灰质的感觉核、皮质脊髓侧束、脊髓小脑后束及后索的白质均处于
> 齿状韧带连线平面的背侧半。临床上所有可检查的功能都位于背侧半或其腹侧。

　　2. 脊髓通路内的纤维既可以发自中枢神经系统之外的后根神经节的神经元，也可以发
自中枢神经系统内的神经元。薄束、楔束和 Lissauer 背外侧束的纤维是由位于中枢神经系
统以外的后跟神经节内的 I 级感觉神经元发出的，而其他的束均发自中枢神经系统内的神
经元胞体。

　　3. 由 I 级纤维形成的薄束、楔束在脊髓后索内上行，与位于颈髓和延髓交界处（图 2-28）
的 II 级神经元形成突触。然后，II 级纤维交叉形成内侧丘系，内侧丘系的纤维上行到丘脑
与其躯体感觉核形成突触，由丘脑再发出的纤维上传到躯体感觉皮质。这一通路传导包括
位置觉、振动觉、精细触觉、压觉、两点辨别觉和运动方向感在内的深感觉。

　　4. 背外侧束的纤维由来自于后根神经节的 I 级感觉纤维组成，入髓后可在同一水平形
成突触，或是在脊髓内上升或下降 1～2 个节段再形成突触。这些 I 级纤维进入同侧的脊
髓灰质与 II 级神经元形成突触，而后发出的 II 级纤维交叉到对侧的前外侧索内上行组成脊
髓丘脑束。该束纤维传导痛觉、温度觉（图 2-12 和图 2-28）。

　　5. 另外一些脊髓丘脑束的纤维传导触觉，其 I 级纤维在脊髓后角内形成突触，II 级纤
维交叉上行到脊髓前外侧索内随传导痛觉、温度觉的通路一起上行。

Ⅳ. 脑干的解剖学结构

A. 临床神经学必须掌握

1. 脑干的 3 个纵行和 3 个横行的内容分区。
2. 脑干横切面中主要纤维束的定位及其交叉。
3. 脑神经的名称、序数及其成分。

4. 各脑神经核的定位。

5. 每个脑神经与脑的附着处，以及各自的出颅处。

B. 脑干的 3 个横行和 3 个纵行分区

1. 脑干的 3 个横行分区为中脑、脑桥和延髓（图 2-1），3 个连续的纵行分区为顶盖、被盖和基底（图 2-13）。

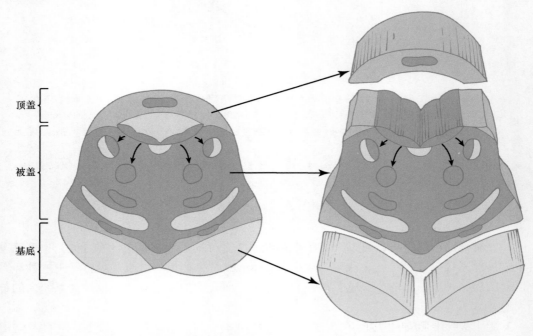

图 2-13　脑干概括性横切面分解观，显示 3 个纵行分区，即顶盖、被盖和基底

2. 顶盖（顶，指脑干的顶部）：包括中脑导水管顶部的四叠体板及构成脑桥、延髓间第四脑室顶的前髓帆和后髓帆。

3. 被盖（被覆，覆盖着基底的部分）：将顶盖与基底分隔的部分，由许多纤维束和极重要的神经元群组成的各种核团构成。

4. 基底（底部，脑干的底层）。

a. 中脑基底、脑桥基底和延髓基底（延髓锥体）：含有纵行的离皮质运动通路，包括锥体束和皮质脑桥束。

b. 此外，脑桥基底含有很多核团，因此形成巨大的隆起，这些核团接受皮质脑桥束的纤维并中继到达小脑，此通路构成了脑桥基底凸出的腹部（图 2-1、图 2-16 和图 2-17）。

C. 脑干的横切面布局

学习图 2-14，显示沿脑干长径的灰、白质分布的平面，图 2-15 至图 2-18 显示脑干的各个局部的差异，供参考。

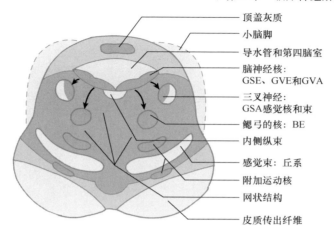

顶盖灰质
小脑脚
导水管和第四脑室
脑神经核：
GSE、GVE和GVA
三叉神经：
GSA感觉核和束
鳃弓的核：BE
内侧纵束
感觉束：丘系
附加运动核
网状结构
皮质传出纤维

图 2-14 脑干概括性横切面

BE，鳃弓运动；GSA，一般躯体感觉；GSE，一般躯体运动；GVA，一般内脏感觉；GVE，一般内脏运动

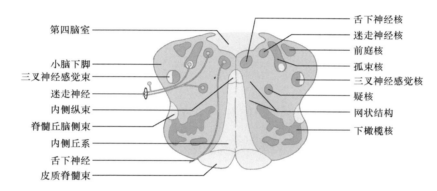

第四脑室
小脑下脚
三叉神经感觉束
迷走神经
内侧纵束
脊髓丘脑侧束
内侧丘系
舌下神经
皮质脊髓束

舌下神经核
迷走神经核
前庭核
孤束核
三叉神经感觉核
疑核
网状结构
下橄榄核

图 2-15 延髓横切面

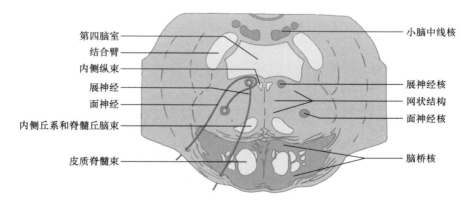

第四脑室
结合臂
内侧纵束
展神经
面神经
内侧丘系和脊髓丘脑束
皮质脊髓束

小脑中线核
展神经核
网状结构
面神经核
脑桥核

图 2-16 脑桥（尾侧）面神经水平的横切面

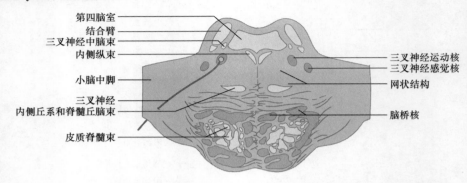

图 2-17 脑桥（嘴侧）三叉神经水平的横切面

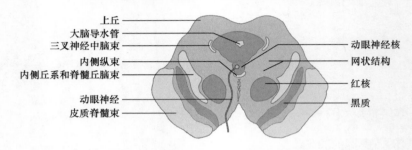

图 2-18 中脑动眼神经水平的横切面

D. 被盖的灰质由脑神经核、附属运动核和网状结构组成

1. 各脑神经核沿被盖分布，朝向其背侧半。鳃弓运动核位于一般躯体运动核的腹外侧（图 2-14）。

2. 附属运动核占据被盖的腹侧半，而在脑桥则例外，位于基底。

a. 中脑含有黑质和红核（图 2-18 和表 2-3）。

b. 脑桥基底含有脑桥核（图 2-16、图 2-17 和表 2-3）。

c. 延髓含有下橄榄核（图 2-15）。

3. 网状结构是指神经元的胞体、轴突和树突相混合交错的部分，填充在被盖内没被神经核或束占据的空隙中（图 2-14、图 2-18 和表 2-3）。很多区域的网状结构参与运动功能。

表 2-3 脑干主要脑神经核和束

结构	上颈髓	延髓	脑桥	中脑
一般躯体运动核（GSE）	前角运动神经元	舌下神经核（XII）	展神经核（VI）	动眼神经核（III） 滑车神经核（IV）
鳃弓运动核（BE）	副神经核（XI）	疑核（IX，X）	面神经运动核（VII）、 三叉神经运动核（V）	—
一般内脏运动核（GVE）	—	迷走神经运动背核、 泌涎核（IX，X）	泌涎核（VII）	缩瞳核（III）
一般内脏感觉核（GVA）	—	孤束核（IX，X）	—	—

续表

结构	上颈髓	延髓	脑桥	中脑
特殊内脏感觉核（SVA）（味觉）	—	孤束核（Ⅶ，Ⅸ，Ⅹ）	—	—
一般躯体感觉核（GSA）	后柱核	外侧楔核 三叉神经脊束核	三叉神经感觉主核	三叉神经中脑核
特殊躯体感觉核（SSA）	—	前庭核和耳蜗核（Ⅷ）		
附属运动核	—	网状结构 下橄榄核	桥基底网状结构	网状结构、黑质、红核
纤维束	皮质脊髓束、内侧纵束、脊髓小脑束、三叉神经脊束	皮质脑干束、皮质脊髓束、内侧纵束、小脑下脚、三叉神经脊束	皮质脑干束、皮质脊髓束、内侧纵束、小脑中脚、三叉神经脊束下行根	皮质脑干束、皮质脊髓束、内侧纵束、小脑上脚、三叉神经中脑根
丘系	脊髓丘系（脊髓丘脑束）、三叉丘系起始	内侧丘系、三叉丘系	脊髓丘系、内侧丘系、三叉丘系、外侧丘系	脊髓丘系、内侧丘系、三叉丘系、外侧丘系

E. 脑干的白质（图 2-14、图 2-18 和表 2-3）

1. 许多短的、中等的和长的上行及下行的纤维通路均经过脑干。其中有许多纤维是发自或到达脑干的网状结构和附属运动核团。

2. 内侧纵束（MLF）由前庭核与第Ⅲ、Ⅳ、Ⅵ对脑神经核和脊髓之间相互联系的纤维组成。其紧靠第四脑室和导水管的腹侧走行（图 2-14、图 2-18 和图 5-1）。

3. 所谓丘系（表 2-3、图 2-14、图 2-18 和图 2-28）是指由Ⅱ级感觉神经元发出的，终止于丘脑躯体感觉核的Ⅱ级感觉纤维，由丘脑中继到相应的大脑皮质感觉区。

4. 长的下行皮质传出运动束，包括锥体束和皮质脑干束，均走行于脑干基底部。

5. 由传入束和传出束组成的小脑通路，沿脑桥的外侧面和背侧面走行，并在此形成小脑脚使小脑附着于脑桥背面。

F. 脑干结构的回顾练习

1. 在纸上画两张图 2-14 的轮廓图，然后凭记忆在简图上画出白质的位置并标注其名称，再与图 2-14 进行比对。

2. 在另一张轮廓图中画出灰质并标注名称，再与图 2-14 比对。

3. 凭记忆画出代表性的脑干横切面的轮廓图，再填入并标注白质和灰质的结构，对照图 2-14 原图进行比较。

G. 脑干附加的神经元和束的功能意义

1. 附加的脑干环路扩展了中间神经元库，从而使其功能远超过脊髓的灰质。和脊髓的核一样，脑神经核也介导单突触的反射。但是在脑干网状结构内的附属运动核、四叠体板和小脑内的附加神经元可以提供多突触的环路，从而参与完成复杂的脑干反射，以控制姿势、眼和身体的运动、呼吸、进食，参与对体内平衡的调控。

2. 对脑干来说，前庭核和小脑的联系等于扩增了其附加的中间感觉神经元环路。耳蜗核和听觉通路的上橄榄核也相当于增加了其环路的神经元联系。

V.12 对脑神经解剖学综述

迄今所用的 12 对脑神经的分类法是由两个世纪前的一位德国医学生 Samuel Soemmering，1755～1830）提出的，根据从颅底的孔通过的不同神经与颅外的眼和口等器官间的相互联系而命名，仅有部分神经是按照其功能或主要分布命名的。尽管这样的命名比较随意，使用起来也不太方便，但只需假以时日，便可掌握并能为我们所用。

——C. Wilbur Rucker

A. 脑神经的序数和名称

1. 按定义，脑神经是指穿行于颅底主要孔之一的主要神经干，见表2-4。

表 2-4　脑神经在颅底的进出孔

颅前窝	I	筛板上的筛孔
颅中窝	II	视神经孔（管）
	III、IV、VI和第V脑神经的眼神经支	眶上裂
	第V脑神经的上颌神经支	圆孔
	第V脑神经的下颌神经支	卵圆孔
颅后窝	VII、VIII	内耳门
	IX、X、XI	颈静脉孔
	XII	舌下神经管

2. 脑神经的序数与其在颅底进出嘴尾侧的顺序是一致的（只有XI例外）。无独有偶，这一序数与脑神经和脑附着处的嘴尾侧顺序也几乎完全吻合（图 2-20）。

3. 每对脑神经的名称至少含有其成分、功能或神经分布中的任一或几个内容。

B. 脑神经的功能要点

学习表 2-6，此表以最简洁的方式列出了每对脑神经的主要功能，是最重要的简化式，必须将表 2-4～表 2-6 的内容牢记并能脱口而出。

表 2-5　脑神经的解剖学名称和相关功能

序数	名称	命名在功能或解剖学上的意义
I	嗅神经	嗅气味
II	视神经	视物
III	动眼神经	运动眼球
IV	滑车神经	支配通过滑车的上斜肌运动眼球
V	三叉神经	通过三大感觉支管理面部感觉

序数	名称	命名在功能或解剖学上的意义
VI	展神经	外展眼球
VII	面神经	支配面部表情肌运动
VIII	前庭蜗神经	平衡和听觉
IX	舌咽神经	感受舌的味觉和吞咽时兴奋咽
X	迷走神经	攀绕游走于从咽到结肠的内脏神经丛
XI	副神经	发自颈髓的神经元胞体，纤维入颅后再出颅，并携带副神经纤维到迷走神经
XII	舌下神经	在舌下走行

表 2-6　脑神经的功能

序数	功能
I	嗅觉
II	视觉
III、IV和VI	运动眼球，第III对脑神经还可以缩瞳
V	咀嚼和头面部的感觉
VII	面肌运动，泪腺、鼻腺和唾液腺的分泌及味觉
VIII	听觉、平衡觉
IX	味觉、吞咽，唾液腺分泌，监控颈动脉体和颈动脉窦
X	味觉、吞咽、提腭、发音，胸腹内脏的感觉和副交感运动
XI	转头、耸肩
XII	运动舌

C. 脑神经的特殊功能成分

有些脑神经保留了脊神经所含有的 4 种一般神经成分（GSE、GVE、GVA、GSA，参见图 2-7），但还有 1 种运动和 2 种感觉的 3 种特殊功能加入，使脑神经含有 7 种成分。

1. 特殊运动核为特殊的鳃弓运动（BE）核，支配由鳃弓衍化的骨骼肌。

2. 司味觉的特殊内脏感觉（SVA）纤维及特殊躯体感觉（SSA）纤维管理听觉和平衡（前庭）功能，两者均有其特殊的核团及通路。任何一对脑神经可能含有 7 种成分中的一种或几种，但是绝对不可能含有全部成分（表 2-7）。

D. 分类记忆法将脑神经分成 3 组：单纯特殊感觉组、体节组和鳃弓组

1. 根据种系发生和个体发生的资料和神经成分的理论，可将 12 对脑神经划分为 3 组。

a. 单纯特殊感觉组（SSSS）。

b. 体节组（躯体组）。

c. 鳃弓组。

表 2-7 脊神经内和三组脑神经内纤维的功能类型

神经	纤维的功能类型						
	GSE	BE	GVE	GVA	SVA	GSA	SSA
脊神经	+		+	+		+	
脑神经							
1. 单纯特殊感觉组							
I					+		
II							+
VIII							+
2. 体节组							
III	+		+			+*	
IV	+					+*	
VI	+					+*	
XII	+					+*	
3. 鳃弓组							
V		+					
VII		+	+	+	+	+	
IX		+	+	+	+	+	
X		+	+	+	+	+	
XI		+				+*	

* 第 V 对脑神经可以通过与体节组脑神经的吻合传导 GSA。

注：BE，鳃弓运动；GSA，一般躯体感觉；GSE，一般躯体运动；GVA，一般内脏感觉；GVE，一般内脏运动；SSA，特殊躯体感觉；SVA，特殊内脏感觉。

2. SSSS 组含有 3 对脑神经：I（嗅）、II（视）和VIII（听和平衡）。这些神经不含传出的运动纤维。另外 3 对脑神经VII、IX 和 X 传导另外一种特殊感觉，即味觉。

3. 体节组（躯体组）含有 4 对脑神经：III、IV、VI 和XII，因为这些脑神经支配的是头部体节的衍生物（眼肌和舌肌），所以这组脑神经与脊神经直接同源，都属于 GSE 类型。

4. 鳃弓组含有 5 对脑神经：V、VII、IX、X 和XI，支配鳃弓的衍生物（图 2-19）。鳃弓仅在头部发育，因此仅有脑神经含有 BE 纤维。

E. SSSS 组脑神经：I、II 和VIII

1. 脑神经 I 为嗅神经，由位于嗅黏膜内的嗅神经节的胞体发出的纤细轴突组成（图 9-1）。

a. 嗅神经节相当于脊神经的后根神经节。

b. 嗅轴突穿过筛板到达嗅球形成突触，参见图 2-20 中的嗅球。

2. 脑神经 II 即视神经，无论是从发育上还是从组织学上，均不能视为周围神经。

a. 视网膜和视茎是由间脑中的下丘脑外翻发育而成的（图 2-22）。视茎远端的视网膜正是神经中轴实壁向外扩展到体表而形成的，用以感受光线。

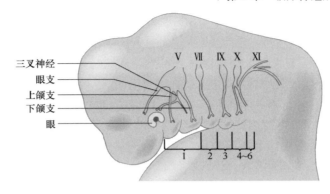

图 2-19　6 周人胚，显示鳃弓组脑神经（罗马数字）所支配的鳃弓（阿拉伯数字），
第 1 鳃弓分成两个突起，上颌突和下颌突

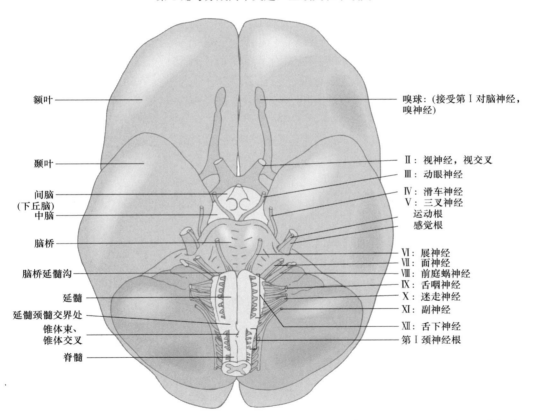

图 2-20　大脑腹侧面观，显示脑神经附着处。滑车神经起源于中脑的背面，故在此看不到其起点

　　b. 在近端，两视茎形成的视交叉仍然附着于下丘脑（图 2-20～图 2-26）。中枢神经系统的脱髓鞘性疾病，如多发性硬化症就是少突胶质细胞组成的髓鞘受到侵袭而使视神经受损。反之，另一类不同的疾病实际上损伤的是周围神经的施万细胞形成的髓鞘。

　　3. 脑神经Ⅷ为前庭蜗神经，携带来自于可以监听声音的蜗器与可以检测运动和重心变化的前庭器发出的传入纤维。在 3 对特殊感觉性脑神经中，只有第Ⅷ对具有典型周围神经的组织学特征。

F. 体节组脑神经：Ⅲ、Ⅳ、Ⅵ和Ⅻ

1. 最前端的头部体节的归宿及其神经。

a. 在脑干水平发生的多个体节历经艰苦的进化过程，仅有少数幸存下来。头部的生皮节退化了，但有些生肌节还保留着。第1颈的生皮节（C_1）通常也消失了。因此，最前端的生皮节是在 C_2 的水平（如果答不出这个问题可看图2-10）。

b. 前端的3个存活的生肌节奇迹般地转变成眼运动肌，原始的神经支配法则决定了这3个生肌节仍然保留其原始的神经。支配眼肌的3个体节组脑神经的序数是Ⅲ、Ⅳ、Ⅵ。（注：如果忘记了，那就复习表2-5并从12对脑神经中逐个筛选出答案。）

c. 支配由体节衍化的骨骼肌的神经必定含有□一般内脏感觉/☑一般躯体运动/□一般内脏运动的成分。

d. 我们可以假定任何提供 GSE 纤维到骨骼肌的神经，也含有该肌返回的本体感觉（GSA）的纤维。由于这些神经没有独立的后根神经节，其本体感觉的传入可能来自于一个集中的神经节的吻合支，这个集中的神经节就是第Ⅴ对脑神经的三叉神经（半月）节。

e. 在体节组脑神经节，仅第Ⅲ对脑神经含有来自于脑干的 GVE 纤维（表2-7）。这些 GVE 纤维支配缩瞳肌，参与调节瞳孔的大小，以及睫状肌参与调节晶体的厚度。所有体节组的脑神经都不含有返回中枢的 GVA 纤维。

2. 中部和尾侧部的头部体节的归宿：中部头节与其神经一起消失了，尾侧的头节贡献其生肌节到舌，其生骨节到颅底，但其生皮节消失了。虽然第Ⅻ对脑神经作为一个单独的神经干到达舌肌，实际上该神经是由几个体节发出的纤维组成的，因其没有支配任何内脏器官和特殊感觉，所以第Ⅻ对脑神经仅有两个成分：☑一般躯体运动/□一般内脏运动/□一般内脏感觉/☑一般躯体感觉。

3. 由于许多中间组体节的消失，导致第Ⅻ与第Ⅵ对脑神经之间和第Ⅵ与第Ⅳ对脑神经之间的多个体节核的缺失，在图2-21中注意这一间断。

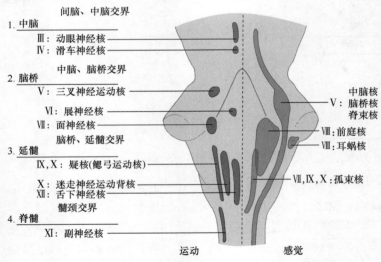

图2-21　脑干和颈髓上部脑神经核团背侧面观透视图

左边为运动核团，右边为感觉核团

4. 复习表 2-7 后完成表 2-8 总结躯体组脑神经所含的成分。

表 2-8　体节组脑神经的神经成分

神经成分	III	IV	VI	XII
一般躯体感觉	+	+	+	+
一般内脏感觉				
一般内脏运动	+			
一般躯体运动	+	+	+	+

G. 鳃弓组脑神经或"天赐的人面"

1. 对诗人约翰·弥尔顿（John Milton，1608~1674）来说，人类的面孔是天赐的，超越历史、穿越时空，由上帝创造出最终的模样。但对生物学家和比较解剖学家威廉·格雷戈里（William Gregory，1876~1970）来说，面部不过是由鳃弓和鼻额突逐渐进化而成的（图 1-10）。他描述"真正原始的面孔并不属于上帝创造的人类，而是源于志留纪前期的一种可怜的吸食泥浆的原索动物，当时在一些遥远沉寂的沼泽地中这种靠食腐烂生物维生的、带鳞的小动物，其面部已经钻出了我们的眼、鼻和口"。

2. 关于颊部、颌部和耳的生成，鳃弓取代了退化的头部体节，因此从鱼类到人类面部的形成可以说是鳃弓种系发生的重演。

3. 在基本的发育程序上鳃弓和体节有惊人的相同之处。

a. 鳃弓是成对的、连续分布的，每对鳃弓仅接受一对神经和一对动脉供应。参见图 2-19 并直接与图 1-10 进行比较。

b. 鳃弓衍生颊部、颌和耳部的皮肤、肌肉和骨。

c. 在整个衍化过程中，鳃弓的衍生物始终保留其原始的鳃弓神经。在第 6 章有每对脑神经的临床检查图解。本章表 2-5~表 2-7 为总体描述。

4. 复习鳃弓组脑神经并完成表 2-9。

表 2-9　鳃弓组脑神经概要

鳃弓序数	脑神经序数	脑神经名称	主要功能
1	V	三叉神经	
2	VII	面神经	
3	IX	舌咽神经	
4	X	迷走神经	
5~6	XI	副神经	

功能可核对表 2-6。

5. 完成表 2-10，复习三组脑神经。

表 2-10　三组脑神经各自特性摘要

脑神经组别	组别特性	组别神经
1	每个体节 1 对脑神经	体节组：III、IV、VI、VIII
2	每个鳃弓 1 对脑神经	鳃弓组：V、VII、IX、X、XI
3	不含运动纤维	单纯特殊感觉组：I、II、VIII

H. 脑神经与脑附着处的记忆法

1. 脑神经Ⅵ、Ⅶ和Ⅷ（一个体节的、一个鳃弓的及一个特殊感觉神经），以腹背顺序附着于脑桥延髓沟内，现在学习可以一劳永逸地记住（图 2-20）。

2. 通过对嗅神经和视神经在脑部独特附着部位的了解，可以很好地推断出其他脑神经的附着处。

a. 按序数第Ⅵ对以前的脑神经一定附着于脑桥延髓沟的嘴侧。

b. 第Ⅲ到Ⅴ对脑神经一定附着于第Ⅱ对脑神经的尾侧和脑桥延髓沟的嘴侧（图 2-20）。

c. 第Ⅷ对以后的脑神经一定附着于脑桥延髓沟的尾侧。

3. 在图 2-20 中，学习两边的标注并用不同颜色涂出每组脑神经，然后填出 4～14 项的答案。

4. 唯一具有颅外神经节并与由大脑基底外翻的球形成突触的脑神经是<u>Ⅰ</u>。

5. 间脑外翻的茎所形成的脑神经是<u>Ⅱ</u>。

6. 唯一具有真正周围神经组织学结构的 SSSS 脑神经是<u>Ⅶ</u>，它附着于脑干的<u>脑桥延髓沟</u>。

7. 最嘴侧的体节神经和最嘴侧的运动型脑神经是<u>Ⅲ</u>，它附着于□间脑/☑中脑/□脑桥。

8. 唯一从中脑顶盖（背面）发出的脑神经为第Ⅳ对滑车神经，图 2-20 中没有画出，背侧再没有其他脑神经。附着于中脑的两对脑神经是<u>Ⅲ</u>和<u>Ⅳ</u>。

9. 在脑桥凸出的腹部的外侧部附着的脑神经是<u>Ⅴ</u>。

10. 在脑桥延髓沟内按腹背侧的顺序附着的三对脑神经是<u>Ⅵ</u>、<u>Ⅶ</u>和<u>Ⅷ</u>。

11. 另外三对附着于延髓的脑神经是<u>Ⅸ</u>、<u>Ⅹ</u>和<u>Ⅻ</u>。

12. 唯一附着于脊髓的脑神经是<u>Ⅺ</u>。

> 注意，副神经属于脑神经，原因是它虽然经枕骨大孔进入颅腔，但它又通过颈静脉孔出颅，因此符合脑神经的定义（第Ⅴ部分中的 A1）。

13. 在图 2-20 中，注意，第Ⅲ、Ⅵ和Ⅻ对脑神经和第 1 颈神经在种系发生上具有同源性，均沿脑干的旁矢状线附着，记住这个规律。在图 2-20 中用彩笔将这些神经的附着处画一连线。

14. 鳃弓组脑神经（Ⅴ、Ⅶ、Ⅸ、Ⅹ和Ⅺ）附着于躯体组脑神经连线的☑外侧/□内侧/□连线，内含有躯体组脑神经（图 2-20）。

15. 凭记忆画出图 2-20。

Ⅰ. 脑神经核的定位

> 注意，在图 2-21 中用不同颜色彩笔连接体节组脑神经运动核和鳃弓组脑神经的运动核。所用颜色应与图 2-20 中画出体节组的一致。

接下来完成 1～11 题的填空，认真思考每个问题，从 1～12 对脑神经中逐个比较，选出正确答案。

1. 位于中脑内的脑神经核是<u>Ⅲ</u>和<u>Ⅳ</u>。

2. 位于脑桥内的脑神经运动核其纤维组成的脑神经是<u>Ⅴ</u>、<u>Ⅵ</u>和<u>Ⅶ</u>。

3. 骑跨在脑桥延髓交界处并接受第Ⅷ对脑神经的两个脑神经感觉核是<u>耳蜗核</u>和<u>前庭核</u>。

4. 位于延髓内的脑神经运动核，其纤维组成的脑神经是<u>Ⅸ</u>、<u>Ⅹ</u>和<u>Ⅻ</u>。

5. 位于延髓内孤立的感觉核称为<u>孤束核</u>。此核司内脏感觉功能，接受来自于延髓的鳃弓组神经是<u>Ⅸ</u>和<u>Ⅹ</u>。

6. 一个由脊髓延伸到中脑的脑神经核所属的脑神经是<u>Ⅴ</u>。

7. 在颈髓的嘴侧部有两个脑神经核，其一是感觉性为<u>Ⅴ</u>，其二是运动性为<u>Ⅺ</u>。

8. 唯一附着于大脑和中脑嘴侧的脑神经分别是<u>Ⅰ</u>和<u>Ⅱ</u>。

9. 表 2-11 在第 1 项列出按嘴尾侧顺序排列的鳃弓组脑神经，请完成表中的其他项内容。

表 2-11　序数、名称和鳃弓运动核的位置（嘴尾侧顺序）

脑神经序数	鳃弓运动核	所含核团的解剖学脑区位置
Ⅴ	三叉神经运动核	脑桥
Ⅶ	面神经核	脑桥
Ⅸ	疑核	延髓
Ⅹ	疑核	延髓
Ⅺ	副神经核	脊髓

10. 以正中矢状面为标准，描述躯体组脑神经所属核团的分布及该组神经在脑干的附着部位。然后参照躯体组脑神经描述鳃弓组脑神经的相关内容。

躯体运动核（GSE）都沿旁正中矢状面（即紧邻正中）或正中矢状面分布，同样这些神经的附着处也沿脑干的旁正中线排列。鳃弓运动核排成的一列更靠外侧，其神经附着处也靠外侧（鳃弓运动核与躯体运动核对应的实际位置是在其腹外侧，参见图 2-14～图 2-18 和图 2-21）。

11. 凭记忆画出图 2-21，确认你已经了解脑神经核的分布。

J. 学习鳃弓组脑神经：Ⅴ、Ⅶ、Ⅸ、Ⅹ和Ⅺ分布的"排除"记忆法

1. 首先，排除Ⅴ和Ⅺ。

a. 脑神经Ⅴ和Ⅺ的成分与分布相对较简单。

i. 两者都是感觉运动神经，并且只有鳃弓运动和一般躯体感觉的成分（表 2-1）。

ii. 它们既不含特殊感觉成分，也不含支配腺体或平滑肌的一般内脏运动（自主神经纤维）的成分（表 2-7）。

b. 脑神经Ⅴ含有来自面部皮肤和有关黏膜及腔隙的大量一般躯体感觉纤维成分（图 10-2），并携带鳃弓运动纤维支配咀嚼肌（图 6-1），同时返回这些肌的本体感觉，即一般躯体感觉的纤维。

第Ⅴ对脑神经记忆法：脑神经Ⅴ司面部和颌部的感觉（图 6-1）。

c. 脑神经Ⅺ携带鳃弓运动的纤维支配胸锁乳突肌和斜方肌，可使头转动和耸肩。脑神经Ⅺ仅返回少量伴随的本体感觉纤维，所以它更像体节组脑神经。

2. 鳃弓组脑神经Ⅶ、Ⅸ和Ⅹ共有的平面。注意，排除了脑神经Ⅴ和Ⅺ，余下的 3 对复杂脑神经Ⅶ、Ⅸ和Ⅹ都含有相同的成分并附着于共有的平面，但是其周围的走行各不相同，对照比较表 2-7 和表 2-12。

a. 脑神经Ⅶ、Ⅸ和Ⅹ这 3 对脑神经都携带鳃弓运动纤维，支配由鳃弓衍化的骨骼肌。

b. 脑神经Ⅶ、Ⅸ和Ⅹ这 3 对脑神经都携带一般内脏运动（GVE）纤维，即副交感神经的节前纤维，到达位于头部大外分泌腺之一内部的或附近的周围神经节，或是到达黏膜腺或内脏器官的内部或附近的神经节。

i. 脑神经Ⅶ发出一般内脏运动纤维可经蝶腭神经节换元，到达泪腺和鼻腔的黏膜腺（图 6-5 和图 6-6），或经下颌下神经节换元，到达颌下腺和舌下腺。

表 2-12　脑神经Ⅶ、Ⅸ和Ⅹ的成分及其周围分布

脑神经	鳃弓运动（BE）	内脏运动（VE）均为副交感性质	内脏感觉（VA）	味觉	躯体感觉（SA）
Ⅶ	到面部及面部开口的所有肌及镫骨肌	到泪腺、颌下腺及舌下腺，到头部处除腮腺外的所有大外分泌腺及鼻黏膜	来自于鼻咽后部及软腭	来自于舌前 2/3	耳的皮神经细支
Ⅸ	到管理吞咽的咽丛	到腮腺和咽黏膜	软腭和上咽部，颈动脉体和窦	来自于舌后 1/3	耳的皮神经细支
Ⅹ	到咽丛和喉肌（经副神经的副支）	到咽和喉的黏膜腺及胸腹部腺体和内脏平滑肌，到心脏的抑制性纤维	咽、喉及胸腹内脏	来自于会厌区	耳的皮神经细支

ii. 第Ⅸ对脑神经发出一般内脏运动纤维，经耳神经节换元，到达腮腺及咽部黏膜腺（图 6-9）。

iii. 第Ⅹ对脑神经发出一般内脏运动纤维，到咽和喉的黏膜腺及到胸腹内脏的平滑肌和腺体，远至结肠的脾曲（图 6-10）。

c. 第Ⅶ、Ⅸ和Ⅹ这 3 对脑神经都含有来自于腭咽黏膜的一般内脏感觉（GVA）纤维，第Ⅹ对脑神经还含有来自于胸腹内脏的感觉纤维（图 6-10）。

d. 这 3 对脑神经都含有司味觉的特殊内脏感觉（SVA）纤维，脑神经Ⅶ来自于舌前 2/3，Ⅸ来自于舌后 1/3，Ⅹ则来自于腭部的开口，按嘴尾侧顺序排列。

e. 这 3 对脑神经都含有来自于外耳道皮肤的一般躯体感觉（GSA）纤维，但不含有听觉和前庭觉的纤维，这些神经细支在耳部的分布恰好证明耳由几个鳃弓衍化而成的复杂的起源。第Ⅴ脑神经在面部的皮肤感觉区及第Ⅶ、Ⅸ和Ⅹ脑神经在耳部皮肤的纤细分支都是证明鳃弓皮节衍化的依据。

3. 根据对舌咽功能有关的腭、咽肌的神经支配，以及对颈动脉窦和颈动脉体的神经分布及对发音器官喉的神经支配，可以将脑神经Ⅸ和Ⅹ与面神经（Ⅶ）区分开。脑神经Ⅹ是盘绕于胸腹腔内脏到达脾曲的唯一自主神经。

4. 列出脑神经Ⅶ、Ⅸ和Ⅹ的 5 种神经成分：BE、GVE、GVA、GSA 和 SVA（表 2-7 和表 2-12）。

5. 脑神经Ⅶ的特性

a. 除分布于耳的 GSA 皮神经细支和具有重要临床意义的管理腭咽部的 GVA 神经之外，面神经的成分就只剩下 BE、GVE 和 SVA 了。这正是面神经在临床上最重要的成分（图 6-4 和图 6-5）。人们通过这对神经认识到管理眨眼、微笑、皱眉、哭、流泪、尝味、流涎及鼻腔分泌黏液等活动的面神经成分，从而得到一种记忆法。

面神经功能联想记忆法：流眼泪、流鼻涕、尝味道、流口水加上面部表情，除了提上

睑由动眼神经支配，以及三叉神经支配下颌的运动（图 6-5 和图 6-6）以外，所有面部的运动都是由面神经支配的。

b. 面神经虽穿过腮腺走行，但并不支配腮腺（图 6-5）。腮腺是由舌咽神经支配的。

Ⅵ. 网状结构

A. 网状结构的解剖学定义

1. 网状结构（RF）是由被盖的神经元松散组合成的一些核群，通过无数的、多突触的中间环路连接而构成。

2. RF 遍及由脊髓的嘴侧端到间脑尾侧的被盖。除了脑神经核团、附加运动核及传导通路的纤维束所占据的空间以外，RF 充满了几乎全部的被盖。

3. RF 接受由穿行于脑干的感觉神经、运动神经和自主神经的通路所发出的大量侧支，并通过返回通路到达中枢神经系统的各部。

B. 网状结构的功能

1. RF 的调节功能是多方面的，包括呼吸和意识。如果在脑桥中部横断，将 RF 分为嘴侧半和尾侧半，从而使其主要功能区分开。

2. RF 的嘴侧半或称为脑桥中脑半，发出上行通路到达丘脑和大脑皮质，这一上行网状激活系统参与调节意识状态和醒觉状态。第 12 章将讨论意识的神经解剖学。

3. RF 的尾侧半或称脑桥延髓半，参与调节多种重要的生命反射，包括呼吸、进食、体内稳态、血压和脉搏的控制、营养吸收和粪便排出、姿势和眼球运动的控制等。

a. RF 尾侧半损伤，如果能人工维持呼吸和血压，患者的意识是不受影响的。

b. RF 尾侧半通过脑神经 V、Ⅶ、Ⅸ、X 和Ⅻ实施对口鼻咽通道的控制，以完成进食、呼吸和发音等功能。

i. 进食相关的动作包括吸吮、咀嚼、唾液分泌和吞咽。

ii. 呼吸相关的动作包括发音、喷嚏、咳嗽、叹息和打嗝。为了发音和明确地表达语言及维持血中 CO_2 和 O_2 的水平，就需要面肌、口咽部、喉肌、膈肌、肋间肌和腹部肌的共同协调。

iii. 由脑神经Ⅸ和 X 支配的感受器及直接分布于延髓 RF 的神经元参与对呼吸功能和血气的调控。第 6 章将讨论呼吸的神经解剖学。

c. 脑桥延髓尾侧半的 RF 还参与胸腹内脏的自主神经反射，以控制血压、脉搏、支气管的口径、胃肠道的动力和排便的功能。

4. 脑桥 RF 对睡眠的调节作用非常重要。脑桥被盖损伤患者将失去快速眼动睡眠，并使非快速眼动睡眠的量大为减少。

Ⅶ. 间脑

A. 间脑构成

间脑包括上丘脑、背侧丘脑、腹侧丘脑（底丘脑）和下丘脑 4 个重要部分。这些结构构成了第三脑室的顶、侧壁和底（图 2-22 和图 13-10B）。

B. 上丘脑

上丘脑包括松果体、缰核和第三脑室的膜性顶板（图 2-22）。

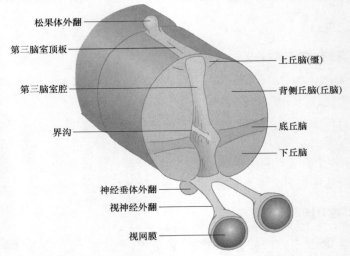

松果体外翻
第三脑室顶板
上丘脑(缰)
第三脑室腔
背侧丘脑(丘脑)
底丘脑
界沟
下丘脑
神经垂体外翻
视神经外翻
视网膜

图 2-22　胚胎间脑横（冠状）切面，显示其分界第三脑室的 4 个主要部分：
上丘脑、背侧丘脑、腹侧丘脑（底丘脑）和下丘脑

C. 丘脑（背侧丘脑）

1. 要了解大脑就必须了解丘脑。丘脑由各种不同的核团组成，参与调节所有精神功能、运动功能和感觉功能，包括认知、记忆、语言和情感的体验。

2. 丘脑接受上行的感觉通路（除去嗅觉），来自于 RF、小脑与基底运动核的上行运动冲动，上行的网状激活系统和边缘系统通路。

3. 丘脑皮质和皮质丘脑反馈的环路将丘脑的核团与大脑皮质的运动区、感觉区、联络区和边缘叶之间进行联系。无论是进入大脑皮质的还是由大脑皮质发出的纤维都要受到丘脑的调控。显然，丘脑的损伤将损害大脑皮质精神功能、运动功能和感觉功能，如引起痴呆、记忆丧失、语言困难及各种感觉和运动的缺失。

4. 丘脑含有 5 组核团。

a. 感觉核团接受视束及内侧、外侧、脊髓和三叉 4 个丘系的纤维，并中继到大脑皮质各相关感觉区（表 2-13）。只有嗅觉没有直接的丘脑中继核（Dutta 等，2013；Heckmann 等，2005）。

表 2-13　丘系的起源、丘脑的中继核及由丘脑发出的皮质投射

丘系和起源	丘脑中继核	皮质的投射区
脊髓丘系，脊髓灰质	腹后外侧核	中央后回躯体感觉皮质
内侧丘系，薄束核、楔束核	腹后外侧核	中央后回躯体感觉皮质
三叉丘系，三叉神经脊束核	腹后内侧核	中央后回躯体感觉皮质
外侧丘系，耳蜗核	内侧膝状体	颞叶颞横回，听觉感受区
视束，视网膜	外侧膝状体	枕叶距状皮质，视觉感受区

丘脑感觉中继记忆法：所有迄今所知的意识性感觉通路都是经过特异性丘脑感觉核中继到大脑皮质的，除了嗅觉。

b. 来自于小脑、RF 和基底运动核的冲动通过丘脑躯体运动核中继到大脑运动皮质。这些联系可以通过锥体束对运动皮质的传出进行调节。

c. 中线核和板内核群中继上行的网状激活冲动到达广泛的皮质区，传导警觉反应和意识。

d. 联络核团通过对额叶、顶叶、颞叶和枕叶的联络皮质的中继，参与介导认知功能（图 2-2C 和图 2-3）。联络皮质并不直接接受感觉通路或发出锥体束纤维。

e. 边缘核和边缘叶互相联系。

D. 底丘脑（腹侧丘脑）

底丘脑由 Luys 底丘脑核和属于基底运动核的未定带组成（图 2-32）。

E. 下丘脑

下丘脑参与控制体内平衡和自主神经功能及情绪表达，与边缘叶、海马、杏仁体、室周灰质和脑垂体协同作用。

参考资料·丘脑

Dutta TM, Josiah AF, Cronin CA, et al. Altered Taste and Stroke: A Case Report and Literature Review. *Top Stroke Rehabil*. 2013;20(1): 78-86.

Heckmann JG, Stössel C, Lang CJ, et al. Taste Disorders in Acute Stroke. A Prospective Observational Study on Taste Disorders in 102 Stroke Patients. *Stroke*. 2005;36:1690-1694.

Ⅷ. 大脑的联系和白质

A. 皮质联系的个体发生

1. 通过脑的个体发育了解大脑的通路是最好的途径。由大脑皮质胞体生长的轴突可以形成三种可能的通路：联络通路、连合通路和投射通路。

a. 联络通路：一个生长出来的轴突可以与一个同侧的皮质神经元联系，从而联络两个神经元的功能（图 2-23）。

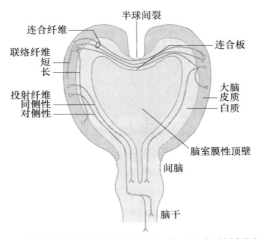

图 2-23　胚胎脑水平切面显示联络、连合和投射纤维的走行

（引自：DeMyer W. *Neuroanatomy*，2nd ed. Baltimore，MD：Willams and Wilkins，1998）

i. 许多长的和短的联络纤维在大脑白质内走行，以联系同侧半球内的不同皮质区。

ii. 最长的联络纤维可以直线延伸或弯成弧形穿行于白质内，联系额叶、枕叶和颞叶及各叶之间的区域（图 2-24）。

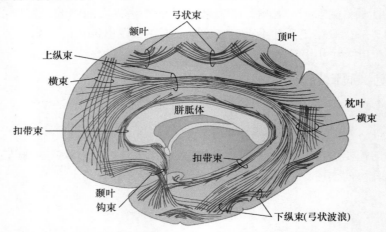

图 2-24　成熟大脑的矢状切面，显示联络纤维联系路径

b. 连合通路：一个生长出来的轴突越过中线终止于对侧的镜像部位，称为连合纤维。绝大多数连合纤维通过胼胝体走行（图 13-10A 和 B）。较小的连合纤维位于脑的各个水平。

c. 投射通路：一个生长出来的轴突可以终止于同侧或对侧的皮质下中间神经元或运动神经元（图 2-23）。这样的轴突可以将皮质的信号直线投射到下一个神经元。

i. 越过中线的轴突终止于非镜像部位，称为交叉，以区别于连合纤维的走行。

ii. 像连合纤维一样，交叉可以在脑的各个水平发生。

iii. 投射这个名词通常适用于中枢任何水平的传出联系，而非只限于皮质的投射。

2. 概括起来，一个生长出来的皮质轴突可以建立三种通路：<u>联络通络、连合通络和投射通络</u>。

3. 一个特定的轴突可以通过侧支化形成三种联系：联络的、连合的和投射的，如图 2-23 所示。

4. 连合纤维与交叉之间的主要区别是什么？

<u>连合纤维联系中枢神经系统两侧的镜像点的皮质或灰质核团，而交叉纤维则联系的是非镜像部位。</u>

B. 复习大脑白质内的通路

1. 联络通路：长的和短的纤维联系同侧大脑皮质区。

2. 连合通路：联系两侧大脑半球的镜像皮质区。

3. 皮质投射通路：大脑皮质与同侧的或对侧的皮质下神经元间的联系。主要的皮质投射包括皮质纹状体纤维、皮质丘脑纤维、锥体束（皮质延髓束和皮质脊髓束），以及皮质脑桥通路。

4. 丘脑皮质通路是指丘脑的核团与不同皮质区的联系。

5. 最大的传入、传出皮质通路包括粗大的皮质丘脑和丘脑皮质的环路，通过内囊的纤维或呈扇形分开，或呈漏斗状下行（图 13-10）。类似的扇形纤维可见于图 3-4～图 3-6 中的膝距束走行。

6. 大脑白质的损伤将中断各脑区之间及来自于丘脑的联系，引起大脑分离综合征。患者出现痴呆、语言障碍、运用不能、健忘、定位缺失及情感、意识和认知改变的症状。

Ⅸ. 感觉通路的对侧性：脑内的交叉和大脑感觉运动通路的对侧性法则

A. 视野的对侧代表区

1. 为了定位引起中枢神经系统通路中断的损伤，必须了解这些纤维交叉的部位。发生在交叉处嘴侧的损伤会引起对侧性的缺损，而交叉处尾侧的损伤则引起同侧性缺损（Cajal，1937；Rucker，1958）。

2. 为了阐明交叉，最令人信服的做法就是从观察空间内的"一支箭"开始。

a. 光的物理学性质和眼的物理性视觉（瞳孔的小孔成像效应）会在视网膜上形成一个颠倒而真实的映像（图 2-25 和图 2-26）。

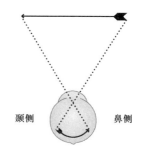

图 2-25　显示物像在视网膜上形成的翻转映像示意图

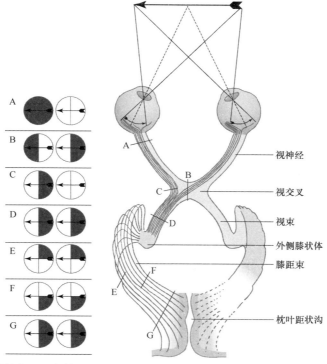

图 2-26　显示具有双眼立体视觉的高等动物的枕叶距状皮质上视野的局部定位投射示意图

小范围的空白区表示在外侧膝状体内视网膜膝状体纤维形成的突触部位。A～G 为损伤部位和由此引起的相应的视野缺损表现

b. 视网膜映像上的每一点都能在"箭"上找到与之对应的点，但是视网膜上的每一半所代表的却是对侧半的视野（图 2-26）。

c. 脑中会产生一个精神的映像，这个映像真实地演示或解释落在视网膜一半的映像正是来源于对侧真实物体。

3. 这些事实开启了一个令人感兴趣的理论，从系统发生来看，视觉系统的线路图依赖于以下内容。

a. 光的物理性质。

b. 眼的物理视觉。

c. 必须将各半视觉空间联合起来，才能使脑连贯地扫描出完整的视野。

4. 因为哺乳动物具有大脑皮质，所以视觉通路从视网膜到外侧膝状体（丘脑的一个核团），由此再经膝距纤维到达枕叶的距状皮质（图 2-26）。视交叉部位轴突半交叉具有的代偿作用使得这一通路携带的每个右半或左半视野的映像能以连续方式传递（图 2-26）。关键是，每侧半球感知的都是来自于对侧半空间的视野。

5. 感觉运动皮质小人倒立在旁中央区内。

a. 视网膜上被颠倒的映像不仅是两侧性的，而且是垂直位的，也是颠倒的（图 2-27）。因此，视网膜的下半接受的是上半的视野信息，并依此布局顺序投射到距状皮质（图 2-27）。

b. 这一垂直"箭"的颠倒可以说明在中央前回和中央后回的运动区与感觉区形成的是一个倒立的小人（图 2-27），而后脑必须完成一个翻转才能使视网膜的输入和外部的真实物体相一致。

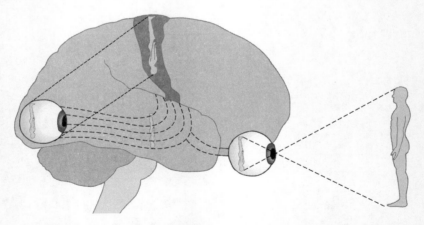

图 2-27 显示在视网膜上视野的倒转和随后在距状视皮质和旁中央区的感觉
运动皮质上视野倒转的表现

参考资料·视野的对侧性代表区

Ramony Cajal S. *Recollections of My Life, vol. VIII*. Horne Craige E, trans. Philadelphia, PA: Memoirs of the American Philosophical Society; 1937.

Rucker CW. The concept of a semidecussation of the optic nerves. *Arch Ophthal*. 1958;59:159-171.

B. 躯体感觉通路的对侧性

1. 大脑半球接受来自对侧半空间的视觉信息，也接受来自对侧半身体的躯体感觉信息。而后大脑半球的联络区可以很容易地将视觉刺激和来自对侧肢体的本体感觉及触觉刺激进行整合。

2. 躯体感觉通路的Ⅰ级、Ⅱ级和Ⅲ级神经元传导模式。

追踪一个躯体感觉通路，首先从感受器内分布的来自后根神经节的Ⅰ级神经元的终末开始（图 2-28）。

a. 后根神经元发出的周围支接受的刺激有代表浅感觉的触觉、痛觉和温度觉，还有代表深感觉的纹理觉、振动觉、位置觉、运动方向感、精细触觉和压力觉。

b. 中枢支与脊髓灰质内的Ⅱ级神经元形成突触。由Ⅱ级神经元发出的纤维经交叉后上行作为丘系到达丘脑。追踪一个感觉通路的关键因素就是Ⅱ级神经元的水平，因为交叉也就发生在这个水平。

i. 传导深感觉的Ⅰ级纤维进入脊髓白质，并在同侧后索内上行，到达位于延髓颈髓交界处的薄束核和楔束核形成突触（图 2-28 和图 10-14）。由薄束核、楔束核内的Ⅱ级神经元发出的纤维在此水平进行交叉（内弓状交叉）。交叉后的纤维在脑干对侧向嘴侧上行成为内侧丘系到达丘脑。

ii. 传导痛觉、温度觉的浅感觉的Ⅰ级纤维随其每个后根进入中枢神经系统，并与其进入水平或邻近处的Ⅱ级神经元形成突触。由这些Ⅱ级神经元发出的Ⅱ级纤维交叉到对侧脊髓白质的前外侧 1/4 索内上行。此Ⅱ级神经元的通路成为脊髓丘系，表明其上行终止于丘脑（图 2-28 和图 10-6）。

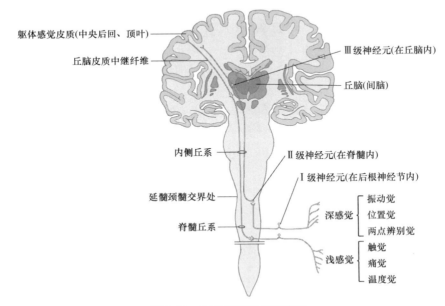

图 2-28　躯体感觉通路的交叉

深感觉通路的交叉集中在延髓颈髓交界处。痛觉、温度觉的突触则发生在脊髓的全长、Ⅰ级纤维进入脊髓的水平或与其靠近的水平。传导轻触觉冲动的纤维走行于这两个通路中

c. 作为浅感觉的触觉是通过后索和前索通路传导的，前索内的成分构成脊髓丘系的一部分（图 2-28）。

躯体感觉通路交叉水平的法则：一般躯体感觉通路在其 II 级神经元胞体所在核团的水平进行交叉。此法则适用于脊髓丘脑、脊髓小脑、触觉、痛觉、温度觉和后索的通路。

3. 躯体感觉通路的 III 级神经元位于丘脑的感觉中继核内。丘脑的神经元中继到同侧顶叶中央后回的躯体感觉皮质（图 2-28）。然后经联络纤维联系视觉区和躯体感觉区并与其他联络皮质相联系。

4. 嗅觉和听觉这两个特殊感觉通路被部分地排除于对侧性法则之外。它们的刺激物如气味和声音，与光线截然不同，可以绕过弯曲的角落越过各种障碍。与其他感觉通路相比，听觉的上行通路含有约相同数量的交叉和不交叉的纤维（图 9-7）。因此，单侧的中枢神经系统损伤通常不会引起严重的一侧性的听觉丧失。

C. 丘系和丘脑在感觉方面的作用

1. 除了嗅觉，一般躯体感觉和特殊感觉都通过丘系中继到一个特定的丘脑核，然后丘脑再中继一般躯体感觉信息到顶叶的<u>中央后回</u>。

2. 视网膜投射特殊躯体感觉（SSA）视觉到达丘脑的外侧膝状体，在这个感觉通路中，视束是丘系的类似结构，完全可以称为视丘系。另一 SSA 是听觉，通过外侧丘系投射到内侧膝状体，形成突触。

3. 中断一个已交叉的 GSA 通路，包括一个丘系，其丘脑核或再向上的通路乃至包括中央后回，可能引起的感觉丧失是□双侧性的/□同侧性的/☑对侧性的。

4. 学习表 2-13 然后填写下面的试题。

5. 管理面部感觉的三叉神经感觉核，发出纤维到达丘脑是通过<u>三叉</u>丘系。

6. 来自身体其余部分的躯体感觉冲动经过<u>内侧（或内侧和脊髓丘系）</u>丘系走行到丘脑。

7. 听觉通路走行到丘脑是通过<u>外侧</u>丘系。

8. 通常，丘系所含的纤维来自□ I 级/☑ II 级/□ III 级胞体，这些丘系的纤维已经<u>交叉过</u>中线。

9. 视觉的丘脑感觉中继核是<u>外侧膝状体</u>，而作为听觉的则是<u>内侧膝状体</u>。

10. 一个躯体感觉通路的 I 级神经元胞体位于<u>后根神经节</u>，而 III 级神经元则位于<u>丘脑</u>核。

D. 脑干的丘系联合

1. 在脑干内丘系联合成一个到达丘脑。

a. 内侧丘系固定地起源于后柱核（薄束核、楔束核），位于延髓颈髓的交界处（图 2-28）。

b. 当内侧丘系向嘴侧走行进入脑桥时，脊髓丘系和三叉丘系与之合并。内侧丘系的名称一直使用，甚至可以认为其成分在脑干各部位有所不同而已。在脑桥嘴侧，外侧丘系沿内侧丘系的背外侧缘并入。

2. 在脑干横切面中丘系的范围。

a. 没有长的通路沿顶盖走行，但是有一个小脑的通路穿过它。

b. 只有皮质传出束走行穿过基底。

c. 所有丘系都穿过被盖走行，在图 2-15～图 2-18 中追踪内侧丘系穿过被盖的走行。

E. 感觉是运动的基础

1. 在伸手捡一个物体时，你必须看好物体的位置，并引导你的肌肉向该物体运动。脑可以通过即时的或记忆中的来自视觉系统和躯体感觉系统的信息指导运动。经过交叉，这些系统携带的感觉信息由一侧到达对侧的大脑半球。

2. 接受来自对侧半空间的感觉信息的大脑半球也含有运动皮质，这些运动皮质可以通过锥体束来指导对侧肢体的随意运动。

Ⅹ. 随意运动通路的对侧性：锥体束

> 因而，我们似乎可以把锥体系统看作是一个中间的、一个共有的通路。就随意运动而言，由感觉系统启动，并持续地指导神经运动机制的活动。这个感觉的加入是产生随意运动的重要条件，除非我们认为这两者联系在一起，否则我们无法看到任何其他目的。
>
> ——F. M. R. Walshe

A. 锥体束的功能

1. 锥体束传导随意运动，始于位于中央前回的运动皮质及中央后回的较小范围。

2. 锥体束通过大脑深部的白质投射到脑干和脊髓内的中间神经元或传出神经元并形成突触。此束含有两部分，皮质脑干束和皮质脊髓束（图 2-29）。

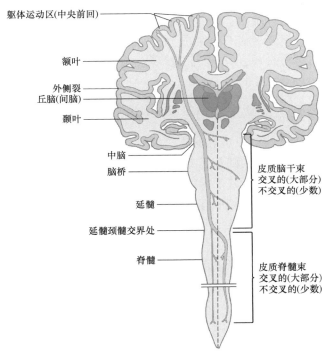

图 2-29　中枢神经系统冠状切面，显示由大脑运动皮质到脑干和脊髓的锥体束通路组成部分，皮质脑干束和皮质脊髓束

a. 皮质脑干束的纤维在不同水平交叉并与脑干的神经元形成突触（图 2-29）。图 5-1 显示的是最重要的皮质脑干束纤维交叉之一，此通路将随意运动和水平注视相结合。从大脑皮质开始时就预见随意运动并对其全程进行追踪。

b. 皮质脊髓束大部分在延髓颈髓交界处交叉，此处还有后索的感觉通路交叉（图 2-29）。尚有数量不定的皮质脊髓束纤维在同侧脊髓内下行。

B. 锥体束中断后引起的局部麻痹和瘫痪

1. 在大脑或脑干内，锥体束的中断会造成身体对侧大部分随意运动麻痹。身体一侧完全的或几乎完全的瘫痪称为偏瘫，更通俗地称为半身不遂。一侧的不完全麻痹称为轻微偏瘫。

2. 在交叉嘴侧锥体束的中断引起的偏瘫是受损侧的☐同侧/☑对侧。

3. 恰在锥体束交叉的尾侧锥体束的中断引起的偏瘫是受损侧的☑同侧/☐对侧。

4. 在大脑内锥体束中断影响的锥体束的两部分包括<u>皮质脑干束</u>和<u>皮质脊髓束</u>。

锥体束在其交叉的尾侧被中断，受到影响的仅有<u>皮质脊髓束</u>。

C. 锥体束及上、下运动神经元的概念

1. 广义来讲，上运动神经元包括从大脑发出的所有在脑干和脊髓内下行到下运动神经元的运动束，包括锥体束、红核脊髓束、顶盖脊髓束、网状脊髓束和前庭脊髓束。没有上运动神经元的纤维离开神经中轴。

2. 狭义上讲，上运动神经元仅指锥体束，临床上常使用这一定义。所有其他的运动通路，基底运动和小脑运动等统归于锥体外系。

3. 下运动神经元是指位于脑干内的或脊髓前角内的运动神经元，由它发出的纤维进入周围神经系统。躯体运动的下运动神经元包括鳃弓的和躯体的下运动神经元，都支配骨骼肌。而内脏运动的（自主神经的）下运动神经元则支配平滑肌和腺体。

D. 上运动神经元（锥体束）与下运动神经元麻痹的比较

1. 锥体束中断的标志性特征是麻痹或一部分随意运动的瘫痪，而不是单块肌肉的瘫痪。即便是表面看起来很简单的随意运动，通常也必须包含至少 2 块以上的肌肉参加。比如弯一下手指、噘一噘嘴唇或抬起手臂等简单活动，至少要有数块肌肉参加才能完成这些动作。因此，运动是数块肌肉活动的综合表现。

2. 下运动神经元（或称运动神经）中断的明显标志是仅表现为其所支配的单块肌肉的瘫痪，这种瘫痪称为下运动神经元瘫，以区别于上运动神经元瘫。

3. 如果患者出现一块肌肉或局限于一组肌肉的麻痹或瘫痪，其他方面的运动都正常，损伤应属于☐上运动神经元/☑下运动神经元。

4. 如果患者身体的一侧出现运动麻痹或瘫痪，而另一侧没受影响，损伤最有可能影响的是☑上运动神经元/☐下运动神经元。

a. 可将这个结论简要概括为：上运动神经元损伤，引起☑运动/☐肌肉麻痹；下运动神经元损伤，引起☐运动/☑肌肉麻痹。

b. 尽管这是一般规律，但在罕见病例中，运动皮质的微小损伤也会造成特定手指运动

的麻痹（Kim 等，2002）。

XI. 小脑损伤临床症状的单侧性

A. 小脑和运动皮质

1. 感觉系统、小脑、基底运动核、丘脑躯体运动核和运动皮质功能间相互调节。

a. 调节就意味着对随意运动的力量、速度、距离、幅度和轨迹的控制，以及对肌肉活动所需顺序的调控。

b. 锥体束传导大脑皮质运动区对随意运动中的肌肉的最后调控指令。运动系统不同组分的通路也遵循大脑对侧性的法则进行交叉。

2. 依据损伤影响小脑、感觉通路、丘脑或基底运动核的不同，因失去调控产生的临床后果也是不同的。

a. 小脑或其通路的损伤会导致随意运动中肌肉收缩的共济失调，这种不协调的运动称为小脑性共济失调（参见第 8 章）。在随意运动中患者还会出现震颤，但在静止时不会发生震颤。

b. 受影响的部位呈松软和低张力状。醉汉状态是所有小脑症状中最典型的例证。

3. 小脑的传入纤维来自以下几部分。

a. 延髓下橄榄核。

b. 感觉系统，尤其是本体感觉系统（脊髓小脑束和前庭系统）。

c. 大脑-小脑-大脑环路，在图 2-30 中追踪这一通路。

4. 携带小脑对大脑运动皮质调控作用的小脑传出纤维，发自小脑齿状核，到达丘脑躯体运动核，再由该核的纤维中继到达大脑运动皮质，在图 2-30 内追踪齿状核-丘脑-皮质通路。注意，此通路的交叉位于尾侧中脑（图 2-30）。

5. 接下来追踪锥体束通过其交叉下行（图 2-30）。小脑环路需要三个交叉才能最后到达并调控下运动神经元。

a. 皮质-脑桥-小脑通路交叉位于<u>脑桥基底</u>。

b. 齿状核-丘脑通路交叉位于<u>中脑尾部</u>。

c. 锥体束中皮质脑干束成分沿脑干各水平交叉，而皮质脊髓束成分的纤维交叉位于<u>延髓颈髓交界</u>水平。

B. 小脑症状的单侧性

1. 用小脑通路的两个交叉（图 2-30）和第三个交叉（如锥体交叉），解释：大脑半球的损伤引起对侧性运动症状，但小脑半球的损伤引起的是同侧性运动症状。

回路由一侧大脑运动区到达小脑半球，并返回大脑，期间经历 2 次越过中线的交叉。因此，一侧小脑半球可以对对侧大脑运动皮质发出的锥体束投射进行调节，以校正、协调肌肉的收缩运动。锥体交叉使得小脑半球同侧身体产生协调运动。

2. 一侧小脑半球的损伤可能引起☑同侧性的/□对侧性的共济失调，而位于中脑的齿状丘脑束交叉嘴侧部纤维的损伤可能引起□同侧性的/☑对侧性的共济失调。如果不能理解此答案，请查看图 2-30。

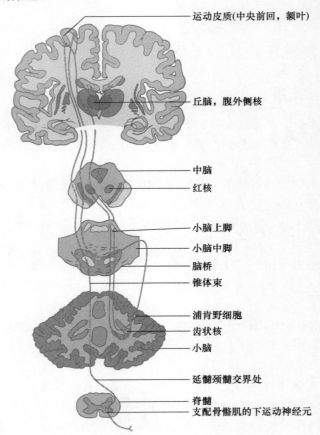

运动皮质(中央前回，额叶)

丘脑，腹外侧核

中脑
红核

小脑上脚
小脑中脚
脑桥
锥体束

浦肯野细胞
齿状核
小脑

延髓颈髓交界处

脊髓
支配骨骼肌的下运动神经元

图 2-30　大脑-小脑-大脑回路示意图

XII. 基底运动核损伤临床症状的单侧性

A. 定义

1. 参考图 2-31 学习纹状体的亚群。

2. 起初纹状体属于一个称为基底节的核群，它包括屏状核和杏仁核。现在杏仁核被归入边缘系统，而屏状核的功能目前尚不清楚。

3. 基底运动核位于大脑基底部的附近，它通过大量的反馈回路，最终通过丘脑中继到大脑运动皮质以完成对躯体运动功能的调节。

4. 综合起来，基底运动核参与构成锥体外系（图 2-31）。

5. 基底运动核损伤的临床症状。

a. 肌肉僵化。

b. 运动迟缓（启动困难并缓慢停止随意运动）。

c. 过度运动（不随意运动）。

i. 震颤，在静止时某部位频繁发生不随意运动。

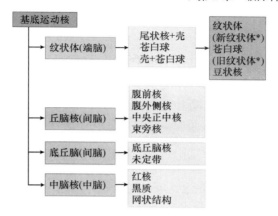

图 2-31　系统树图显示基底运动核（锥体外系）的组成及其在中枢神经系统中的定位

*已弃用的名词

ii. 典型的不随意运动称为舞蹈症、扭曲运动和肌张力异常。运动的类型和分布因受损核和通路的不同而不同（参见第 7 章）。

B. 基底运动核的联系和临床症状的单侧性

1. 基底运动核通过同侧丘脑的躯体运动核投射到大脑运动皮质（图 2-32）。

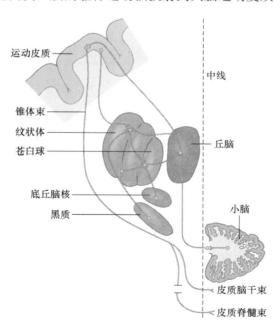

图 2-32　通过丘脑反馈到同侧大脑运动皮质的基底运动回路概括性联系示意图

通过锥体束的交叉可将基底运动核对运动皮质调节的影响投射到对侧半身

2. 一个单侧基底运动联系的损伤，由于运动皮质的失调和锥体束的交叉，引起的运动症状表现为对侧性。

3. 基底运动核通路是通过对大脑运动皮质的输出进行调节而起作用的，这个结论是基于如下事实，运动皮质或锥体束受损可导致对侧性不随意运动如舞蹈症的消失。当然，对侧的随意运动也消失。同样，如果失去了被锥体束支配的随意运动，那么共济失调也就不会发生了。这样我们就得出一个诡异的结论，锥体束的中断既麻痹了随意运动，也麻痹了不随意运动。这一论述恰好可以解释以前正常的脑受到后天的损伤所引起的症状。出生不久的婴儿的运动因为还没有受锥体束控制，所以其运动一定来源于锥体外系。

4. 基底运动核症状和小脑症状间的主要区别：共济失调仅出现于随意运动过程中，而不随意运动可以附加到静止的肌肉上或附加到随意动作上。由基底运动核损伤引起的几乎所有异常的不随意运动在睡眠过程中均可消失。

5. 复习表 2-14 运动系统损伤的临床综合征摘要。

表 2-14　运动系统不同水平损伤的临床综合征摘要

受损的运动系统水平	临床症状
下运动神经元	单块肌肉的麻痹
锥体束（上运动神经元）	在单瘫、偏瘫、截瘫或四肢瘫中所表现的运动麻痹
基底运动核	僵化
	运动迟缓
	姿势不稳
	不随意运动
	静止性震颤
	特殊形式的运动过度
	张力异常，手足徐动和舞蹈症
	症状可以是单侧的或双侧的
小脑	共济失调/张力减退/运动中震颤
	症状可以是单侧的或双侧的

XIII. 交叉和对侧性概要

学习表 2-15。

表 2-15　临床上重要的中枢神经系统感觉、运动交叉摘要

通路	交叉部位
视觉交叉	视交叉（图 2-26）
躯体感觉交叉	
痛觉、温度觉	后根纤维进入水平或附近（图 2-28）
轻触觉	两条路线：进入水平或附近，以及延髓颈髓交界处（图 2-28）
震动和位置觉（深感觉）	延髓颈髓交界处（图 2-28）
司呼吸功能的下行网状脊髓束	位于闩部延髓颈髓交界处，其他交叉的背侧（图 6-17）
锥体束	
皮质脑干束	沿脑干的不同部位（图 2-29）
皮质脊髓束	延髓颈髓交界处（图 2-29）
水平眼运动通路	
皮质脑干束	由中脑水平到脑桥嘴侧广泛性的交叉（图 5-1）
内侧纵束	靠近展神经（VI）水平的交叉可使内直肌起到与外直肌等同的作用，从而符合 Hering 法则（图 5-1）
大脑-脑桥-小脑-丘脑-大脑通路	由运动皮质下行的通路在脑桥处交叉，而向上返回丘脑和运动皮质的通路在中脑处交叉（图 2-30）

XIV. 大脑半球感觉和运动联系的对侧性法则综述

1. 对侧性法则适用于所有长的感觉通路和运动通路的交叉：一侧大脑半球接受来自对侧身体或对侧半空间的几乎所有的躯体感觉和视觉的信息，并且反过来还控制对侧身体的运动活动（Louis，1994）。

2. 用彩笔在图 2-28 和图 2-29 中画出锥体通路，然后在脑中追踪从一个躯体感受器来的神经冲动到达大脑皮质，并经过锥体束返回到运动神经元的通路（别忘了交叉）。

3. 表 2-15 概述了运动系统不同部位损伤的临床相关性。

参考资料·对侧性

Kim JS, Chung JP, Sang Ha. Isolated weakness of index finger due to small cortical infarction. *Neurology*. 2002; 58: 985-986.

Louis ED. Contralateral control: evolving concepts of the brain-body relationship. *Neurology*. 1994; 44: 2398-2400.

■ 第 2 章学习目标

Ⅰ. 中枢神经系统（神经中轴）的大体结构

　1. 画一张侧面观的简图，显示中枢神经系统的各主要部分（神经中轴，图 2-1）。

　2. 定义脑、大脑和脑干（图 2-1）。

　3. 按嘴尾侧顺序命名脑干横切的 3 个部分（图 2-1）。

　4. 叙述如何将脑干从大脑和脊髓处分离开。

　5. 按嘴尾侧序列命名脊髓的 4 个分段（图 2-1）。

　6. 在大脑的外侧面和内侧面图中，标注和叙述出 4 个大脑典型叶的分界（图 2-2）。

　7. 在大脑半球内侧面图上将嗅叶和 Broca 边缘叶涂色（图 2-3）。

　8. 叙述并画出躯体感觉、听觉、视觉和运动皮质的定位。

　9. 叙述大脑联络皮质的主要功能。

　10. 叙述边缘叶的主要功能。

Ⅱ. 神经元和神经元学说

　1. 画出并标注一个典型的神经元（图 2-4）。

　2. 定义突触并解释其功能。

　3. 解释神经元学说归纳的 6 个原则，说明神经元是神经系统中解剖学的、功能的、遗传的、病理的和再生的单元。

　4. 解释为什么众多的遗传性的、中毒性的和病毒性的疾病只能引起某一特殊类型的神经元群发生溃变，而其他神经元群却不受影响。

　5. 叙述中枢的与周围的轴突在再生方面的区别。

Ⅲ. 脊髓、体节和脊神经

　1. 定义体节，并叙述由其衍化的组织类型。

　2. 定义中枢神经系统的节段性和超节段性部分。

　3. 叙述关于后根和前根的 Bell 法则和 Magendie 法则。

　4. 画一张脊髓横切面图，显示脊神经的组成，并在典型的脊神经后根和前根内标注轴突的功能类型（神经成分）（图 2-7）。

　5. 描述传入神经元（Ⅰ级感觉）、中间神经元和传出神经元（运动神经元）三种类型的神经元胞体的位置，以及它们的轴突与中枢神经系统和周围神经系统的关系。

　6. 重点解释中间神经元的功能重要性（图 2-8）。

　7. 解释为何 C_4 生皮节毗邻 T_2（图 2-9 和图 2-10）。

　8. 背诵生皮节分布的记忆法。

　9. 解释为什么膈接受的神经支配来自颈 3、4、5 节段（原始神经支配保留法则）。

10. 解释为什么生皮节和周围神经在四肢的分布不同，而在胸部的分布是一致的（图 2-9～图 2-11）。

11. 重点叙述由脊髓神经丛发出的主要终末周围神经：环转神经、腋神经、肌皮神经、桡神经、尺神经、正中神经、股神经、闭孔神经、坐骨神经、胫神经、腓总神经、阴部神经和盆内脏神经等所支配的运动（如屈肘）。

12. 背诵 LLOAF/Z 记忆法，以了解正中神经的运动纤维支配。

13. 在一个病例中，患者除了大拇指可以自由运动外，整个前臂和手部都被石膏裹住，在这种情况下，如何探查患者桡神经、尺神经和正中神经运动功能是否完好。

14. 画一张脊髓横切面图，展示临床上重要束的定位（图 2-12）。

15. 比较在脊髓后索和前索内走行的躯体感觉通路的 II 级神经元位置的不同。

Ⅳ. 脑干的解剖学结构

1. 按嘴尾侧顺序命名脑干的 3 个分段（图 2-1）。

2. 按背腹侧顺序命名脑干的 3 个纵行分区（图 2-13）。

3. 画一张概括性的脑干横切面图，并标注灰、白质中临床上比较重要的结构（图 2-14 和表 2-3）。

4. 说出在中脑被盖腹侧部、脑桥基底和延髓被盖腹侧部存在的较大的附加运动核的名称。

5. 观察延髓、脑桥和中脑的横切面，叙述具有临床意义的主要束的定位。

6. 举例重点说明为什么脑干比脊髓有更多精细布局的中间神经元群（网状结构）。

Ⅴ. 12 对脑神经解剖学综述

1. 定义一对脑神经。

2. 答出每对脑神经的序数、名称和出颅的孔裂（表 2-4 和表 2-5）。

3. 简述每对脑神经的主要功能（表 2-6）。

4. 将脑神经分成 3 个功能组，列出每组所属的脑神经的序数（表 2-7）。

5. 叙述嗅神经和视泡的胚胎学起源。

6. 解释为什么中枢神经系统的脱髓鞘疾病会损伤视神经，而不是另 2 个特殊感觉神经，即第 I 和第Ⅷ对脑神经。

7. 做一个体节组脑神经所含神经成分的表格（表 2-8）。

8. 重点叙述嘴侧、中间和尾侧的头部体节的归宿。

9. 叙述面部的哪个部分是由鳃弓衍化的。

10. 叙述鳃弓和体节重要的形态学相似处。

11. 按腹背序列说出附着于脑桥延髓沟内的各脑神经名称，并思考如何帮助你记住其余各脑神经的附着处。

12. 画一张脑的腹面观示意图，显示各脑神经的附着处（图 2-20）。

13. 画一张脑干背面观的透视图，显示运动性和感觉性脑神经核的定位分布，可以一侧画运动核，另一侧画感觉核（图 2-21）。

14. 重点描述脑神经Ⅶ、Ⅸ 和 Ⅹ 在周围分布的相似处（表 2-12）。

15. 叙述为什么按嘴尾侧顺序排列的脑神经的周围分布或多或少地与脑干内Ⅶ、Ⅸ和Ⅹ脑神经核的嘴尾侧顺序相关（表 2-12）。

16. 做一个 12 对脑神经所含神经成分的表格（表 2-7）。

17. 背诵面神经功能的记忆法。

Ⅵ. 网状结构

1. 给网状结构下一个解剖学定义。

2. 重点描述网状结构的嘴侧（脑桥中脑）和尾侧（脑脑桥延髓髓）主要功能的不同。

Ⅶ. 间脑

1. 按背腹顺序说出组成间脑的 4 个主要部分（图 2-22）。

2. 重点叙述丘脑（背侧丘脑）到大脑皮质的投射。

3. 重点叙述丘脑的 5 个功能性核团分区。

4. 说出底丘脑所属的系统。

5. 重点讲述下丘脑的作用。

Ⅷ. 大脑的联系和白质

1. 说出由皮质神经元的轴突形成的三种通路的名称。

2. 比较连合纤维与交叉通路间的异同。

Ⅸ. 感觉通路的对侧性：脑内的交叉和大脑感觉运动通路的对侧性法则

1. 画出视觉通路，从视网膜到大脑皮质（图 2-26）。

2.画出从周围到大脑皮质的痛觉、温度觉传导通路（图 2-28）。

3.确切说明感觉运动皮质的躯体倒立式布局的代表区分布。

4.画出从周围到大脑皮质的浅感觉和深感觉的传导通路（图 2-28）。

5.叙述有关触觉从周围到大脑皮质的两个传导通路（图 2-28）。

6.解释在一个躯体感觉通路中，了解其Ⅱ级神经元定位的意义。

7.叙述各丘系的起源和终止，说出具体的核团和其皮质投射区的名称（表 2-13）。

8.描述内侧丘系在其延髓颈髓交界的起始处和其走行通过脑干嘴侧部时所含的纤维成分的不同。

9.在脑干的各横切面中确定丘系的新月形的定位分布（图 2-14～图 2-18）。

10.讨论感觉对运动功能的重要性。

Ⅹ.随意运动通路的对侧性：锥体束

1.说出锥体束的 2 个组成部分，并画出从起始到终止的锥体系通路（图 2-29）。

2.解释在脑内和脊髓内，锥体束中断引起瘫痪侧不同的原因。

3.定义上运动神经元和下运动神经元。

4.比较上运动神经元和下运动神经元损伤对运动功能及肌肉的影响。

Ⅺ.小脑损伤临床症状的单侧性

1.讨论小脑、基底运动核、丘脑和躯体感觉系统对运动功能调节的意义。

2.重点描述小脑的传入和传出联系。

3.通过简图的环路解释右侧小脑半球损伤所致的症状单侧性（图 2-30）。

Ⅻ.基底运动核损伤临床症状的单侧性

1.背诵组成纹状体的各部分（图 2-31）。

2.列出锥体外系的附加基底运动核（图 2-31）。

3.叙述基底运动核损伤引起的运动障碍（表 2-15）。

4.通过简图的环路重点解释右侧尾-壳核的损伤继发左侧肢体出现单侧性舞蹈样运动（图 2-32）。

5.解释锥体束的中断对随意运动和不随意运动的影响。

6.重点叙述下运动神经元、上运动神经元（锥体束）、小脑和基底运动核（锥体外系，表 2-15）的损伤所引起的主要临床症状。

ⅩⅢ.交叉和对侧性概要

遮盖表 2-15 的右列各项，逐条背诵左列各项交叉的部位。

（刘　克　曹承钢　译）

第3章 视觉检查

四季交替，但已与我无关，无论是清晨的甜蜜，或是春天的美景，或是夏天的玫瑰，或是羊群，或是牛群，或是美丽的容颜。

——John Milton（43岁时失明）

Ⅰ. 眼球解剖

试着在闭目的情况下画出图3-1。

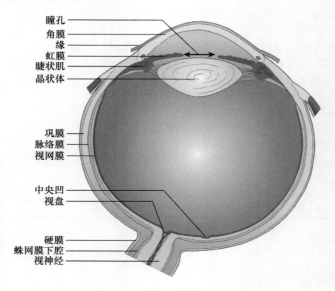

瞳孔
角膜
缘
虹膜
睫状肌
晶状体

巩膜
脉络膜
视网膜

中央凹
视盘

硬膜
蛛网膜下腔
视神经

图3-1 右眼水平断面俯视图

Ⅱ. 视神经系统的双重组成

A. 两对脑神经（Ⅱ和Ⅴ），将来自眼睛的刺激传入大脑

1. 视神经：第Ⅱ对脑神经，传导两种信号，即特殊感觉视觉及瞳孔收缩。
2. 三叉神经：第Ⅴ对脑神经，传入一般感觉。
a. 眼球疼痛。
b. 流泪反射。
c. 角膜反射。
d. 眼外肌的本体感觉。

B. 两个运动系统——周围运动系统和运动系统中枢，支配眼内肌和眼外肌

1. 眼球周围运动神经包括第III、IV、VI对脑神经和颈动脉交感神经。

2. 眼球中枢运动系统支配外周运动。中枢系统发现、注视、聚焦、追踪视觉目标。第III、IV、VI对脑神经支配眼外肌产生的这些运动。

C. 两次成像，一次真实的视网膜成像和一次脑产生的中枢性或视觉成像

1. 以一个箭头作为视觉目标（图 3-2）。

a. 视网膜分别得到一个倒置的真实成像，由眼睛的物理光学形成。

b. 神经生理程序将这一真实的视网膜成像转换成抽象的视觉成像。

2. 视觉成像的投射

a. 如图 3-2 所示，形成鼻侧的视网膜成像的光线来自所看到的物体的☑颞侧/□鼻侧。

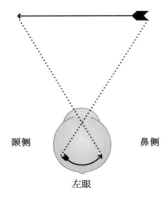

图 3-2　左眼单眼注视时的视网膜成像

　　b. 经过学习，我们将视网膜刺激点与对侧象限联系。因此，如果光线落在视网膜颞侧，大脑感知的物体位于□颞侧/☑鼻侧象限。

　　c. 若物体的成像落在视网膜鼻侧，我们能够在颞侧象限看到物体。同样，如果成像落在视网膜上部，我们可在下方象限中看到物体。

　　d. 视觉成像的投射法则规定：大脑将来自一侧视网膜的视觉成像投射至对侧象限。

　　e. 这个特殊的法则证实了感觉的普遍原则：所有的感觉系统中，大脑将传入冲动投射至起源处。如果一个电极刺激了右侧听神经，在声音从右侧象限传来的时候你将能听到。如果你碰撞了肘部的尺神经，你会感觉到电击感沿前臂传导到小指，即便是没有起源于手指本身的传入刺激。在每一个例子中，我们可以说，当传入刺激到达大脑时，大脑将它们投射至通常的起源处。

D. 视网膜的两个区域为中央区和周围区

1. 视网膜由中央圆形黄斑和以同心圆环绕黄斑的周围区组成（图 3-3）。

2. 视网膜有两种类型的感受器。

a. 黄斑区的视锥细胞。

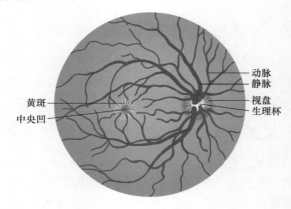

图 3-3 右眼眼底图

b. 周围区的视杆细胞。

3. 视网膜提供两个视觉区域，即中央区和周围区。每一个区域有两种功能。

a. 黄斑区的锥细胞调节中央区的两个功能。

i. 视敏度。

ii. 色觉。

视锥细胞功能的"C"字记忆法则：视锥细胞，位于黄斑中央区，调节视敏度和色觉。

b. 视网膜周围区，以同心圆围绕黄斑，为视杆细胞，调节周围区视觉的两个功能。

i. 暗视觉。

ii. 运动视觉。

4. 视网膜神经细胞层。

a. 光线通过刺激视网膜视锥细胞和视杆细胞引发视觉传入冲动及瞳孔收缩。

b. 单极视杆细胞和视锥细胞与视网膜邻近一层的双极细胞形成突触。

c. 双极细胞与多极节细胞层形成突触。多极细胞的轴突在视盘处以一种特殊方式聚集，穿透巩膜筛状板，形成视神经，在眼球后部显露，形成视交叉。

E. 视神经的双重传导通路

视神经起自视网膜后部，经过视交叉分成两支视束。每支视束包括两组轴突。

1. 一组轴突起自同侧颞侧视网膜（图 3-4）。

2. 另一组轴突来自对侧鼻侧视网膜。这两组轴突合成每只眼的右侧半和左侧半视野。

F. 视束的双重通路分支

视束在视交叉后传导视觉和非视觉轴突。非视觉轴突行至中脑前顶盖和下丘脑。

1. 视束的非视觉轴突到达中脑的顶盖和下丘脑。

a. 视网膜顶盖束在顶盖和中脑形成突触，支配瞳孔收缩（图 4-30）。

b. 视网膜下丘脑束在室旁核形成突触，调节白天的睡眠觉醒周期。

2. 视束的视觉轴突，即视网膜膝状体束，在丘脑的外侧膝状体形成突触（图 3-4）。

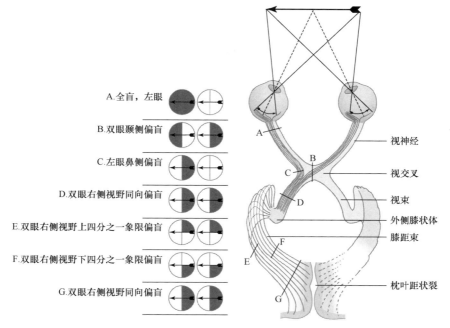

A. 全盲，左眼

B. 双眼颞侧偏盲

C. 左眼鼻侧偏盲

D. 双眼右侧视野同向偏盲

E. 双眼右侧视野上四分之一象限偏盲

F. 双眼右侧视野下四分之一象限偏盲

G. 双眼右侧视野同向偏盲

视神经

视交叉

视束

外侧膝状体

膝距束

枕叶距状裂

图 3-4　视网膜至枕叶距状裂的视觉传导通路

左侧的文字指不同部位的损伤引起的视野缺损

a. 膝状体距状裂束在初级视觉皮质（距状裂）形成突触（图 3-4～图 3-6）。

b. 围绕距状裂的皮质可解读视觉成像的意义和目的。

G. 距状裂皮质的双区

1. 初级视觉皮质沿着枕叶中部表面的距状裂形成上部和下部（第 17 区；图 2-2、图 3-4、图 3-5A）。

2. 黄斑的代表区为 17 区的枕极，其余的视网膜在前方定位对应（图 3-5B）。

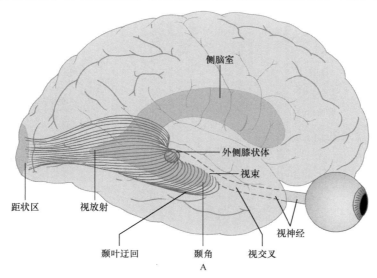

侧脑室

外侧膝状体

视束

距状区

视放射

视神经

颞叶迂回

颞角

视交叉

A

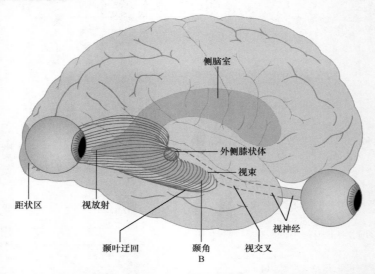

图 3-5　A. 从视网膜至距状区的视觉通路，右侧观；B. 从视网膜至距状区的视觉通路，
侧面观，半切位眼球向后移动覆盖大脑枕极

黄斑及上下半视网膜在距状区皮质代表区的记忆法则：画一个矢状切面的眼球并放置于半切的枕极，如图 3-5B 所示。眼球的黄斑置于枕极，即黄斑的投射位置。其余视觉皮质代表连续向前的视网膜的扇形部分。视网膜的上半位于距状区皮质的上部，视网膜的下半位于距状裂的下部。

H. 视觉通路回顾

全面深入地思考视觉传入通路，直至理解。首先，注意图 3-4，当双眼聚集在箭头上时，实际成像落在视网膜的相应部分。然后通过视网膜杆细胞、锥细胞、双极细胞层、多极细胞层、视神经、视交叉、视束、外侧膝状体和视放射到达距状沟周围的初级皮质（图 3-6）。

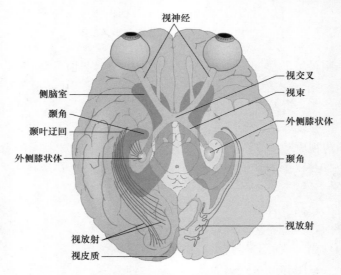

图 3-6　从视网膜至距状区的视觉通路，下面观

III. 视野

视野就是"被黑暗之海环绕的视觉岛"。

——Harry Traquair

A. 视野的定义

遮盖一只眼睛，剩下一只眼直视前方。该眼能看到的整个区域即为此眼的视野。

B. 视野的二重性

1. 基于视网膜视锥细胞视杆细胞的二重性，整个视野也由中央视野和周边视野组成。

2. 若患者主诉视敏度下降，无视物模糊如白内障，损伤最可能影响视网膜☑视锥细胞/☐视杆细胞或它们向大脑的通路。

3. 若患者主诉暗视觉减退但视敏度保存，损伤最可能影响视网膜☐视锥细胞/☐视杆细胞的☐中央区/☑周围区。

C. 中央视野的自我演示

1. 这个实验可演示中央视野惊人的有限。

中央视野仅达到 30°，然而直视前方时整个周边视野将近 180°。

a. 站在距离一长排书籍 1m 远的地方，或者短排可稍近一点，目的是使书延伸到周边视野的范围以外。

b. 紧盯一排书籍中间书的书名。不要转动眼球，你是否能读出位于两侧书的书名？☐能/☑不能

如果你能读出多于 1 本书的书名，你一定改变了注视点。重复实验。

2. 以下试验证明中央区的色觉。

注视中间的这本书，确保自己的位置，目的是使一排书籍能延伸到视野的外周极限。

a. 当你凝视正前方的书时，试着确定你能看到的外围最远的书的颜色。不要转移视线。

b. 试着确定外围最远的书的颜色之后，注视这本书。对比用中央视野和周边视野观察这本书的颜色如何变化？用周边视野观察，书是浅褐色的。用中央视野观察，它的色彩立即变得鲜明生动。

3. 做关于色觉的试验。

a. 在颞侧的周边视野放置一支彩笔，最好是红色，或者其他彩色的小物件。

b. 直视前方，直线移动彩色的物体至中央视野。在移动的过程中，颜色如何变化？物体越靠近中央，颜色越鲜艳。

4. 周边视野计的自我实证。

a. 闭上一只眼，另一只眼直视前方。伸直同侧手臂至一侧，示指向上。保持肘部伸展，手臂从肩部旋转。你第一次看到手指的点即为视野的颞侧周界。

b. 重复试验，一只眼睁开另一只眼闭上。这次伸开另一侧的手臂，直至看到手指。对

比同侧手臂，你是否不得不将对侧手臂移动更远？完成该实验。

c. 很明显，鼻子似乎会限制鼻侧视野。系统而言这可能是真的，但视网膜的范围本身限制了鼻侧视野的范围。

d. 要确定视野的纵向周界，可一只眼直视前方，将示指自上而下移动，然后自下而上移动。什么结构限制了视野的高度？<u>眉毛或眼睑</u>。如果患者上睑下垂，测试视野时需提起下垂的眼睑。

5. 测试中央视野和周边视野的重要性，某些疾病如视网膜炎和青光眼，某些药物如氨己烯酸可首先影响视杆细胞，引起周边视野的缩小；一些疾病，如老年性黄斑变性，损害视锥细胞引起中央视野的缺损；而另外一些疾病同时影响视锥细胞和视杆细胞，引起中央和周边视野的缺损。因此，查体者必须测试这两种视野缺损。

D. 视野和视野缺损的命名

1. 学习图 3-7 中视野的名称。

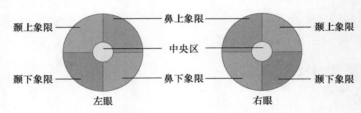

图 3-7　正常视野的名称

2. 视野缺损常常发生在一个象限或一半视野（图 3-4 和图 3-8）。单个象限偏盲称为象限盲。颞上象限盲，如图 3-8A 所示，其全称为左上颞<u>象限盲</u>。

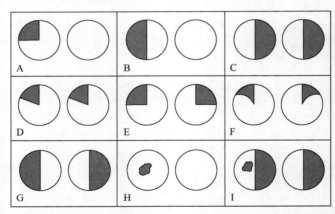

图 3-8　视野缺损的类型，暗区为盲区。患者的左眼在读者的左侧。想象你穿过患者的眼睛看

3. 一半视野的失明或者半侧缺损，如图 3-8B 所示，称为偏盲。全称为左眼颞侧偏盲。

4. 涉及相对应的象限或半侧视野，如右侧半，视野缺损称为同侧的、左侧或右侧。图 3-8C 中视野缺损的全称为<u>完全性右向偏盲</u>。

5. 视野缺损的"同向"或"相应"的意思是缺损与视觉通路的传导方式相对应，即双眼视野中视觉传导通路代表的视网膜和左右视野的视觉，参见图 3-4。当右侧同向偏盲的患者直视前方时，他☑右侧/□左侧失明，可看到□右侧/☑左侧。

6. 命名图 3-8D 中的视野缺损。<u>不完全左上象限同向偏盲。</u>

7. 非同向视野缺损常被称为异向，与同向相反（图 3-8E）。直接描述更加简易。因此，图 3-8E 中的视野缺损为完全双上颞<u>象限盲。</u>

8. 图 3-8F 中的视野缺损称为<u>不完全双上颞象限盲。</u>

9. 图 3-8G 中的视野缺损称为<u>完全双颞侧偏盲。</u>

10. 为什么图 3-8E～G 的视野缺损不是同向的？

根据视觉传导通路对应的左右半象限，视野缺损不在对应的区域。

11. 一个不等于象限缺损的不规则视野缺损称为盲点。盲点可以是中央的、中心盲点的、中央旁的或周围的。图 3-8 的视野缺损为左眼<u>中心</u>盲点。

12. 一个中心盲点混合一个盲点称为中心盲。中央旁缺损位于中央点附近但与其分离。

E. 视野缺损的解剖基础

回到图 3-4，以指导深入学习。

1. 复习并学习图 3-4 右侧的名称。

2. 注意来自右侧的光线落在右侧视网膜的鼻侧、左侧视网膜的颞侧。

3. 在视交叉，右侧视网膜鼻侧的轴索及左侧视网膜颞侧的轴索经过交叉形成视束。

4. 视网膜轴索与外侧膝状体神经元联系，其为丘脑感觉中转核团传递感觉冲动至大脑皮质。由外侧膝状体形成的传导束被称为视放射或膝状体距状束。

5. 用彩笔在图 3-4 中画出左侧视网膜鼻侧和右侧视网膜颞侧的传导通路，包括外侧膝状体。确信你画了图中的镜面像。

6. 图 3-4 中的 A～G 划过视觉传导通路的直线模拟不同的损伤部位。左侧为损伤导致的视野缺损的标注。

7. 注意，图 3-4E 中膝状体距状束的下级纤维损伤引起对侧同向象限盲（Ebeling 和 Reulen，1988；Hughes 等，1999；Lepore，2001）。学习与图 3-5B 相关的图 2-27，理解此发现。

8. 练习画从视网膜到视皮质的整个视觉通路。

9. 如图 3-5A 和图 3-6 所示，视觉传导通路经过大脑的真实途径。注意，视野检查分析颞叶和枕叶的完整性及顶叶的下属边缘。

10. 测试你是否掌握视野的解剖及眼球的记忆法则，将眼球移到颞叶，指出膝状体距状束前部的中断引起的视野缺损。记住上部视野落在视网膜下部。<u>对侧同向上部象限盲。</u>

IV. 中央视野的临床测试

A. 视敏度的测试

1. 对于天然的视野敏度范围的检测，让患者以一臂远的距离手持一张新闻打印纸。每只眼分开测试。患者可戴眼镜。虽然眼镜可通过矫正折射误差提高视敏度，但它不能改善眼睛、视网膜或视神经损伤导致折光介质的模糊而造成的视敏度受损。

a. 若病史或检查提示视觉问题，使用 Snellen 图表或 Jaeger 图表，或者 Rosenbaum 视觉测试手册对视敏度做定量评估，考虑请眼科医生给患者做视野测试。

b. 对于儿童或智力障碍的患者，使用打印在卡片上的大写字母 E，在上下左右放置之后，让患者指出交叉线的方向。

2. 测试部分性盲患者的视敏度，使患者数不同距离的手指。若患者不能数手指，明确患者是否能看到手动。若不能，确定光感是否存在，即将分析推至极限。若患者不能看到光亮，相应眼的视力为无光感。

3. 标准神经科查体不包括色觉测试。如有必要，使用 Ishihara 或相似的色觉卡片。

B. 使用 Amsler 方格表测试中央视野

1. 每只眼分开测试，患者注视距离 30cm 的方格中央的点（图 3-9）。

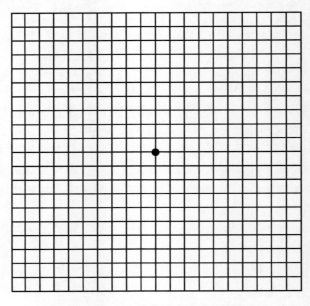

图 3-9　Amsler 方格表筛查中央视野的盲点

2. 询问患者是否能看到四个角，图表的方格是否有缺失或扭曲。

C. 正切屏中心视野检查

1. Amsler 方格表可用作快速筛查，但正切屏测试能够更精确地标记视野损害。

2. 患者坐在距离 $1m^2$ 或 $2m^2$ 的黑屏 1m 或 2m 远处，注视中心（另一眼遮住）。

3. 检查者将 1～5mm 的白色物体移过视野。在标记生理性盲点之后，检查者系统检查中央视野的病理性盲点。图表是医疗记录的一部分（图 3-10）。

4. 若床旁或诊室无切线屏，检查者可选择一个墙上的注视点，使用激光灯作为白点的替代品。

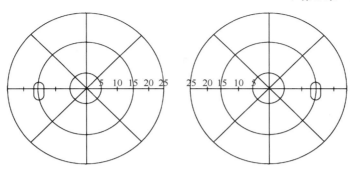

图 3-10 记录中央视野的图

D. 生理盲点的标记

1. 做如图 3-11 所示的实验。

左侧　　　　　　　　　　右侧

图 3-11 盲点的证实

a. 保持纸放置在 30cm 远处。

b. 遮盖左眼。

c. 注视左侧的"十"字,确保一直注视左侧的"十"字,但仍能看到右侧的"十"字。

d. 在你保持注视左侧"十"字并看到右侧的"十"字时,将脸缓慢移向这页纸。

e. 在眼睛离纸稍远一点,右侧的"十"字消失了。当继续移近时,它重新出现。若此现象未出现,停止注视左侧十字,再试一次。

f. 再一次遮盖左眼,注视左侧"十"字,将头部置于右侧"十"字恰好消失的位置。将铅笔尖置于盲点并缓慢移向左侧"十"字。当能看到笔尖时做一个标记。通过测试盲点,你能够画出周长。注意,如果你的视线摇晃,盲点将会出现不规则界限。远距离切线屏比近距离目标能够更精确地标记出盲点。

2. 找一个搭档。在一页纸上画一个小"X",并将纸固定在墙上,成为你自己的切线屏。搭档坐在 100cm 远处,标记出盲点,向着注视点,从远处将测试目标移动通过盲点。然后从盲点中心到外周描出轮廓。

3. 通常我们并不能识别出自己的盲点。我们专心于注视视线的一点而忽略了它。

4. 视盘的感觉神经元缺失导致盲点。通常盲点的直径取决于视盘的直径(图 3-12)。

5. 视盘水肿对盲点大小的影响:视盘水肿使盲

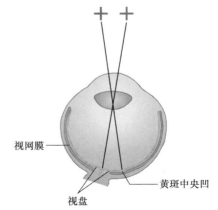

视网膜 ——

—— 黄斑中央凹

视盘 —

图 3-12 右眼水平半切位解释盲点

点增大，因为水肿损伤了视盘周围视网膜的功能（参考第Ⅶ部分的眼底检查法）。

E. 定位引起盲点或象限盲/半侧视野的损伤

1. 视网膜损伤，如出血或分泌物，阻挡光线到达感觉神经元或导致其损伤。盲点的产生取决于损伤的大小和位置。

2. 虽然理论上视网膜或视神经损伤可能引起象限盲或半侧视野损伤，实际上这种现象却从未发生。视网膜或视神经损伤通常引起中央盲点（与盲点相连的中央盲点）或中央旁盲点。存在这些盲点的患者会失去视力和色觉。

3. 视交叉、视束、膝状体距状束或视皮质受损，通常引起半侧视野缺损或象限盲（图 3-4）。

4. 视交叉以后包括视皮质的视觉通路受损，病灶越靠近视通路的后方，双眼视野受累越一致。

5. 一个患者突然视力下降但并未失明，如果病变位于视网膜，则大多数情况下是斑片状的病变。如果暗点扩大，检查者可以通过下述方法进行检查：将笔尖或一个白色的小物体（珍珠大小）缓慢从患者眼前移过。当然检眼镜检查也可以发现许多视网膜病变。视神经急性病变早期，眼底视网膜检查在数周内往往是正常的，数周后可发现视神经萎缩。正面视野计检查可发现眼底的斑点状病变，同时可确定视敏度下降的根本原因。

6. 图 3-8I 显示的为一位 53 岁患者的视野图，该患者有高血压病史，主诉头痛，突发右眼失明，左眼视物模糊。如何给该患者视野缺损情况进行命名？<u>完全性右侧同向偏盲，左上象限旁中心暗点。患者左枕叶脑梗死，导致右侧同向偏盲；近期左侧视网膜曾出现高血压性出血，导致暗点。</u>

F. 视野的整体缩小

上面我们已经对可组成图案的视野缺损进行了讨论，一些患者还可出现整体视野缩小，最常见的原因如下：

1. 癔症（参见图 14-6）。

2. 诈病。

3. 视盘玻璃疣。

4. 继发于视盘水肿的视神经萎缩。

5. 视网膜色素炎（视网膜周围性变性，局限性的黄斑变性）。

参考资料·视野

Bender MB, Bodis-Wollner I. Visual dysfunctions in optic tract lesions. *Ann Neurol.* 1978;3:187-193.

Brazis PW, Masdeu JC, Biller J. *Localization in Clinical Neurology*, 7th ed. Philadelphia, PA: Lippincott Williams and Wilkins, Wolters Kluwer Health, In Press. 2016.

Ebeling U, Reulen HJ. Neurosurgical topography of the optic radiation in the temporal lobe. *Acta Neurochir.* 1988;92:29-36.

Hughes TS, Abou-Khalil B, Lavin PJM, et al. Visual field defects after temporal lobe resection. A prospective quantitative analysis. *Neurology.* 1999;53:167-172.

Lepore FE. The preserved temporal crescent: clinical implications of an "endangered" finding. *Neurology*. 2001;57:1918-1921.

Trobe JD, Acosta PC, Krischer JP, et al. Confrontation visual field techniques in the detection of anterior visual pathway lesions. *Ann Neurol*. 1981;10:228-234.

Ⅴ. 周边视野的对照试验检查

A. 检查者和患者的位置

1. 检查者位于患者的正前方。先检查患者右眼，使检查者的左眼与患者右眼处于同一水平，两眼之间距离大约 50cm。患者将左眼用左手遮盖住（图 3-13）。

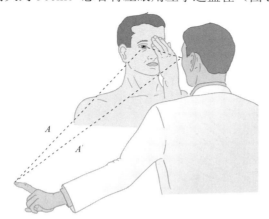

图 3-13　视野检查中患者和检查者的位置关系

距离 $A=A'$

2. 将左手示指放于自己的周边视野以外，即颞下象限。手指距检查者的眼睛和患者的眼睛等距离，如图 3-13 所示，$A=A'$。理想状态下手指应该在周边视野以外的地方，然后缓慢摆动手指，并以更加缓慢的速度向视中心移动。要求患者一看到摆动的手指就说"看到了"。最后将患者的视野周径和自己的对比，看是否一致。分别检查双眼的所有象限，每次都从视野的边缘开始检查。

3. 当用摆动的手指检查完视野后，可以再进行下一步检查以完善视野检查。在每只眼睛视野范围的 4 个象限内，让患者说出检查者摆出的手指数目。检查时，未被测试的眼睛需要被遮盖住，然后分别在不同视野象限里随机给出 1 个、2 个或 5 个手指（3 个或 4 个太复杂），让患者计数。

4. 为进一步精炼检查，检查者可以在 2 个视野象限内检查手指数目，或者在 2 个象限内同时用摆动的手指检查视野范围。

5. 除了检查周边视野，检查者可以通过让患者在视野象限内数手指数目的方法检查每个象限内的视野情况（Bender 和 Wollner 1978；Trobe 等 1981）。

B. 面对面视野检查的要点

1. 检查者和患者位于适当、舒适的位置。

2. 向患者清楚地陈述你想要患者怎样做。最好的说明是，"我需要您直接看我的眼睛，不要看别处。现在，我想知道你从这个角落能看到多远，当你一看到我摆动的手指就马上说'看到了'"。提示患者不要看你的鼻子。否则患者的双眼会出现会聚，你的视野和患者的视野就无法重叠。尝试将你的视盲点和患者的视盲点对比。

3. 检查每个视野象限的中心部位，大约是位于45°、135°、225°和315°的部位（图 3-14），而不是 0°、90°、180°和 270°的部位。如果你的检查是沿着水平轴或垂直轴进行的，你有可能会错过整个象限的视野缺损，这是由于缺损视野的边缘有可能是完好的。参见图 3-8A 的左眼。

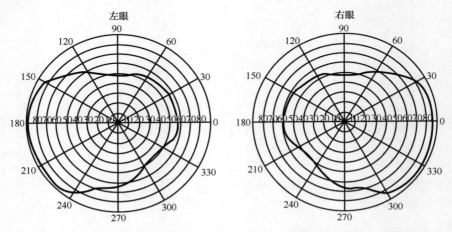

图 3-14　用视野计检查后视野边缘的连线。数字是从中央读出的度数

4. 面对面检查适用于大面积视野缺损的检查。所有的检查包括视力、Amsler 方格表测试和面对面检查，都要在数分钟内完成，上述检查完成后，往往便可以发现视野缺损或至少可以提示是否需要进一步行视野计检查。

C. 视野和盲点的定量绘图

1. 详细的周围视野图需要眼科或神经科医生进行视野测量。准确的视野测量可以发现欠规则轮廓，如图 3-14 所示，并不像文中所描绘的都是正圆形的。

2. 通过 Goldmann 手动动态视野测量或自动静态视野测量，可以补充切线屏和面对面视野检查的不足。两者中，Goldmann 检测可检查更大范围的颞侧视野，而自动静态视野测量法仅仅可检查中央 30°的视野（Lepore，2001）。

Ⅵ. 视觉抑制

A. 生理性视野抑制

1. 直视正前方一点，将手掌置于前额，手腕位于两眼之间，保持直视的状态。闭合一只眼睛然后再睁开。哪种情况下你能看到的手腕较多？☑睁一只眼/☐睁两只眼。

2. 通过闭一只眼，你可以证实来自腕部的光线到达了视网膜的感光区，尽管一只眼睁开时，腕部是可见的，但是双眼睁开时，放置于双眼之间的腕部几乎就消失了。该实验提示：双视野内侧重叠的部分在双眼视物时存在视觉抑制（图 3-15）。双眼视野重叠区的生理性视野抑制可消除视野中的干扰因素。

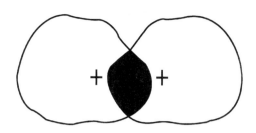

图 3-15　双侧视野的重叠区即阴影区存在生理性视野抑制

B. 病理性视野抑制

1. 失用性弱视：在婴儿期，如果一只眼睛存在外斜视或内斜视，婴儿会学着抑制来自于该眼的影像信息。如果这种抑制在早期数年持续存在，该患者的斜视侧眼将最终处于全盲状态，即使该眼视网膜和视通路在结构上是完好的。

2. 双重刺激时的视觉忽视或视力减退。

a. 固定前视。

b. 将双臂伸出，举在两侧的上或下象限处，双侧示指指尖向上。

c. 向前旋转双臂，直至示指刚进入双侧视野。注意，尽管你在直视前方，你仍然可以在周边视野中看到你的双侧示指指尖。出现在相反部位的两种刺激如两个手指，称为双重刺激。

d. 视野双侧刺激的检查：检查者和患者的位置为面对面视野检查时的位置，但双眼是睁开的。将手指放于颞下象限边缘，非视野外。摆动一个手指，然后令患者指出是哪一个手指在摆动。然后同时摆动双侧手指，让患者指出哪侧手指在动。正常人可以感知双侧刺激，并指出双侧手指的摆动。在颞上象限重复上述检查，然后在单眼状态下同时刺激鼻上、鼻下象限和颞侧象限。

e. 双重刺激时视觉忽视的结果和解读。

i. 当患者出现顶叶或顶枕叶病变时，这种病变常位于右侧，如果同时刺激患者双侧，患者不能感知到来自病变对侧的刺激。通常，当患者不能感知来自左半侧的刺激时，病变位于☑右侧顶叶/□左侧顶叶。

ii. 然而，面对面检查左侧视野时，无视野缺损，但可以出现左侧视野的视觉忽视。

f. 单一刺激可以检测出偏盲，而视力不集中需要通过<u>双重刺激</u>。

g. 一半视野失明称为<u>偏盲</u>。当同时刺激双侧一半的视野时，患者不能确认某半视野的刺激，称为<u>视觉忽视</u>。

h. 偏盲和视力不集中的不同在于：<u>偏盲指在单一视野中给单一刺激或双重刺激时无感知。视觉忽视指单一刺激时无偏盲，但在双重刺激时不能感知位于左侧或右侧的刺激。</u>

i. 右侧顶叶病变的患者也可出现左侧听觉和触觉失认（参见第 10 章）。

C. 皮质盲的神经-眼科学表现（双侧偏盲）

1. 双侧视觉皮质的毁损可以导致皮质盲。导致双侧皮质毁损的常见原因包括分水岭梗死相关的低灌注、缺氧、先兆子痫、可逆性后部白质脑病综合征（PRES）、伴高乳酸血症和卒中样发作的线粒体脑疾病（MELAS），或外伤、儿童微小头部损伤，或心脑血管造影操作过程中所致。皮质盲的特点如下：

　a. 完全失明，无光感并且对威胁性手势无反应。

　b. 在检查眼球活动度时，眼球不能顺利跟随检查者的手指移动，但意向性活动保留。

　c. 视动性眼震消失。

　d. 瞳孔对光反射存在，检眼镜检查正常，无眼震。

　e. 有时患者不承认失明，坚持认为视力仍然存在（Anton 综合征或视觉失认）。

2. MRI 检查可以确定双侧皮质病灶。

参 考 资 料

Acheson JF, Sanders MD. Vision. *J Neurol Neurosurg Psychiatry*. 1995;29:4-15.

Aldrich MS, Alessi AG, Beck RW, Gillman S. Cortical blindness: etiology, diagnosis, and prognosis. *Ann Neurol*. 1987; 21(2):149-158.

Bender MB, Bodis-Wollner I. Visual dysfunctions in optic tract lesions. *Ann Neurol*. 1978;3:187-193.

Brazis PW, Masdeu JC, Biller J. *Localization in Clinical Neurology*. 7th ed. Philadelphia, PA: Lippincott Williams and Wilkins, Wolters Kluwer Health, In Press. 2016.

Gross CG. Leonardo da Vinci on the eye and brain. *Neuroscientist*. 1997;3:347-354.

Harrington D. *The Visual Fields: A Textbook and Atlas of Clinical Perimetry*. 2nd ed. St. Louis, MO: C.V. Mosby; 1971.

Lepore FE. The preserved temporal crescent: clinical implications of an "endangered" finding. *Neurology*. 2001;57:1918-1921.

Liu GT, Volpe NJ, Galetta SL. *Neuro-ophthalmology*. Philadelphia, PA: W.B. Saunders; 2001.

Saigal G, Bhatia R, Bhatia S, Wakhloo AR. MR findings of cortical blindness following cerebral angiography: is this entity related to posterior reversible leukoencephalopathy? *AJNR*. 2004;25:252-256.

Shingleton BJ, O'Donoghue MW. Blurred vision. *N Engl J Med*. 2000;343:556-562.

Trobe JD, Acosta PC, Krischer JP, et al. Confrontation visual field techniques in the detection of anterior visual pathway lesions. *Ann Neurol*. 1981;10:228-234.

Ⅶ. 检眼镜

A. 概述

1. 到目前为止，应该了解学习检眼镜的目的。在正常人面前坐下，使用彩色铅笔绘出其眼底和眼底血管。要认真地、精确地、十分详细地绘出眼底。只有能绘出眼底，才能完全学会使用检眼镜。在病历中应该经常用绘画记录而不是文字描述。

2. 绘出眼底能使你系统地观察眼底。

B. 检眼镜检查

1. 首先检查者和患者都要摘掉眼镜，除非其中一人或两人都有十分严重的屈光不正。检查者的眼睛和患者的眼睛距离检眼镜越近，观察到的眼底范围就越大。

2. 检查室光线要暗，仅留微弱的背景光。

3. 嘱患者注视前方固定一点。

4. 提示患者正常呼吸，必要时眨眼。但检查者应避免对着患者面部呼气。患者和检查者都应该处于舒适的位置。建立一种"本体感受环路"，使患者的头部和检查者的手保持稳定（图3-16）。

5. 将检眼镜调至稍低一挡，避免光线太强。光线太强会导致瞳孔过度缩小，不利于观察视网膜，并且太强的光线会使患者因不适而躲闪。

6. 右手持检眼镜，移动右眼来观察患者右眼眼底。左手持检眼镜，移动左眼观察患者左眼眼底。否则会导致检查者和患者鼻尖相撞。使用检眼镜观察眼底时，双眼都需睁开。仅对来自检眼镜的视觉信息进行关注。随着使用检

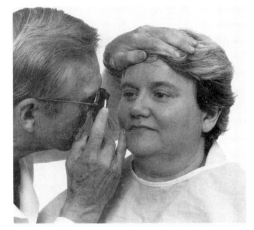

图 3-16 "本体感受环路"用于稳定检查者和患者，以便于检眼镜的使用

检查者双手和患者头部组成该环路

眼镜的时间不断积累，就能掌握这种技术，使你再使用检眼镜时能比较放松。检眼镜与患者眼睛的距离在 10～15cm，集中观察眼睛的正中，开始使用高倍凸透镜，观察角膜，然后逐渐减低凸透镜倍数，以逐步观察晶状体、玻璃体。在使用或不使用检眼镜时观察角膜是否存在浑浊，角膜缘处是否存在色素环。如果存在灰白色色素环，则为老年环；如果存在绿棕色色素环，则为 K-F 环——肝豆状核变性的特征性表现。

7. 然后根据检查者或患者眼睛屈光的情况，调整透镜度数，观察视网膜血管。当你看到一条眼底血管后，可沿该血管走行寻找到视盘的位置。现在学习图 3-3、图 3-17 和图 3-18。

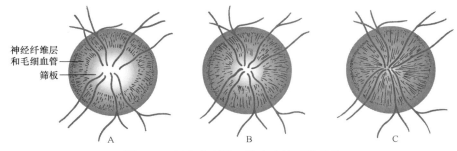

图 3-17 视盘生理性凹陷大小的正常变异

凹陷的大小取决于视神经在周边穿过筛板（A），还是在其表面穿过筛板（C）。A.凹陷直径大，注意血管和视神经之间白色的环形筛板及血管在穿透筛板部位的走行；B.凹陷直径中等，注意较小的白色环形筛板及血管之间较为紧凑的关系；C.正常视盘的生理性凹陷消失，血管起源于一点，假性视盘水肿眼底也表现如此

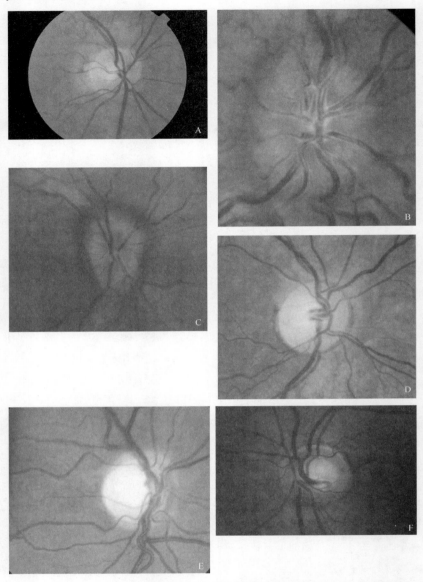

图 3-18　各种情况下的视盘照片

A. 正常；B. 视盘水肿；C. 假性视盘水肿；D. 原发性视神经萎缩；E. 继发性视神经萎缩；F. 眼底正常变异，生理性凹陷增大

（引自：Kathleen B. Digre and James J. Corbett. *Practical Viewing of the Optic Disc*. Boston：Butterworth Heinemann，2003）

8. 识别视盘周围的色素环，记录视盘颜色及是否存在生理杯。若存在，生理杯与视盘其他部位相比呈白色。识别细亮的动脉血管及粗暗的静脉血管。

9. 观察静脉在生理杯边缘弯曲处的搏动。静脉压略高于眼内压。双眼都检查时，可见的搏动能够在近 90%的正常患者中观察到（Levin，1978）。静脉搏动在颅压高于 190 mmH$_2$O 时消失。由于某些正常人也存在可见搏动的消失，搏动的存在比消失更重要。

10. 尽可能跟踪每一根动脉。定位黄斑——一个暗的、无血管的区域，距离视盘约为视盘直径两倍的距离。记录中央凹（黄斑中心）白色的反光。老年患者反光微弱。

11. 画出你搭档的眼球基底部。检查你的密切注意程度，回答下面的问题，在空白处写答案，你就能建立自己的眼底观察步骤。

　　a. 动脉和静脉直径的正常比值是多少？

　　b. 动脉反射光的条纹宽度是多少？

　　c. 正常情况下，动脉与静脉的交叉处有压痕吗？

　　d. 在视网膜动脉的上下颞支之间，你能数出多少根血管经过视盘？确定视盘中央是锐利的。

　　e. 视盘的哪个边缘有更多的色素？

　　f. 视盘的哪个边界——上侧、下侧、鼻侧、颞侧——通常看起来比对侧更模糊？

　　g. 视盘正常的颜色是什么？

　　h. 视盘的鼻侧还是颞侧更苍白？

　　i. 生理杯直径的正常范围是多少？（在看过一些人的眼睛之后再回答）

　　j. 黄斑到视盘的距离是视盘直径的多少倍？

　　k. 描述黄斑。

　　l. 基底部是绝对平滑还是革样的质地？

　　12. 现在，试着回答完问题之后，决定你是否重新画。这些问题不是为了吓唬人，或者你知道答案或不知道。你会再试一次吗？用责任感努力解决时，听惠特曼的诗：如果不能立即找到我，也应鼓足勇气继续寻找，这里未能找到，就应尝试别处，而我终将在某处驻足等你。

　　13. 表 3-1 为检眼镜检查常见的血管损害总结。

表 3-1　检眼镜检查发现的血管损害

栓子：静脉内药物使用者的粉状/粒状淀粉栓子；Hollenhorst 血小板；视网膜动脉的黄色胆固醇栓子；纤维血小板栓子；小动脉白色血栓；菌栓：视网膜出血点，中心白斑（Roth 斑）

外伤/蛛网膜下腔出血：视网膜和玻璃体之间的玻璃体下出血，是暴力受伤的婴儿特征性表现

视网膜中央动脉闭塞：视网膜苍白，变细的小动脉，以及红色黄斑（樱桃红斑）

视网膜中央静脉闭塞：广泛扩散的视网膜内出血，以及扩张的视网膜静脉

高血压视网膜病：铜线或银线样动脉，动静脉直径比改变，火焰样出血，棉絮样渗出，视盘水肿

糖尿病视网膜病：微小动脉瘤，硬性渗出，视网膜出血，玻璃体积血

C. 视盘水肿

　　1. 定义：视盘水肿是指模糊或突起的视盘（视神经起始或视乳头），是由神经纤维在通过视盘、穿过筛板、进入视神经的过程中产生的水肿导致的。视盘水肿可分为早期、完全、慢性和慢性萎缩性。

　　2. 病理生理：通常，视盘水肿是由颅高压经蛛网膜下腔传导入眼睛引起的，蛛网膜下腔伴随视神经全长（图 3-19）。其他原因包括眼球后外伤对视神经的直接压力。

　　a. 视网膜静脉在视盘聚集形成眼静脉，其进入视神经的视网膜末端。若其周围的压力升高，视网膜静脉的薄壁会塌下，堵塞视网膜静脉。

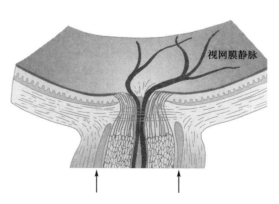

图 3-19　视盘及视神经截面箭头所示为蛛网膜下腔沿视神经延伸

b. 视网膜静脉和视盘毛细管扩张，渗出液进入视盘神经纤维及视网膜周围。静脉一旦破裂，将引起视盘或其周围的可见出血。

3. 进行性视盘水肿的检眼镜检查特征如下。

a. 充血的静脉引起视盘充血及静脉搏动消失。

b. 穿过视盘的神经纤维模糊，然后模糊的边缘突起。为看到突起，从检眼镜正面透镜（+8）开始，找到视盘，注视视盘的同时减少透镜强度。视盘的上下极开始模糊，然后是视盘鼻侧，最后为颞侧。某些上下极的模糊是正常的，尤其是正视眼或远视眼。在观察突起的视盘后，观察视网膜。

c. 视盘突起时，生理杯消失。视盘周围线状出血、碎片和火焰状出血及棉絮状渗出随后出现。

d. 当水肿从视盘向外扩散时，视盘周围褶皱出现在视网膜突出的视盘周围。

e. 从图 3-18 中，找出出现视盘水肿的视网膜及一处出血：□A/☑B/□C/□D/□E/□F。视盘周围线状出血位于静脉分叉处，恰好位于视盘上方。

D. 视盘水肿的鉴别诊断，其他视盘病变和假性视盘水肿

1. 表 3-2 列举了类似视盘水肿的情况。

2. 真性、假性视盘水肿的鉴别诊断。

a. 约 5% 的正常人会有某种程度上的模糊甚至视盘的轻度突起，这种情况称为假性视盘水肿，这需要与早期视盘水肿相鉴别。有经验的检查者很容易发现进展的视盘水肿，如出现视盘极度水肿，静脉充盈、出血。假性视盘水肿常导致不必要的检查，多数情况下，仔细的临床观察、基于图像和定期的视盘评估可得出正确良性假性视盘水肿的诊断。

表 3-2　易与视盘水肿混淆的视盘异常

有髓神经纤维：黄白色片状纤维由视盘辐射入视网膜
血管异常充血伴胶质细胞增生
巩膜小孔：视盘突出常在远视眼中出现，矢状位缩短
脉络膜疣（蜡样小体从下往上生长，可能突出于视盘）
假性视盘水肿和视盘炎：见如下部分

b. 在假性视盘水肿中，视盘边缘模糊，但中央而非周围部分突出，如同真正的视盘水肿，血管呈现视网膜前分支（图 3-20）。

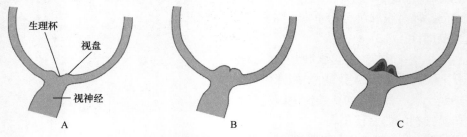

图 3-20　视盘在眼睛的水平切面示意

A. 正常视盘，表现为视盘边缘突起，以及生理杯的深度正常；B. 早期真性视盘水肿，表现为视盘边缘突起，以及生理杯开始变平；C. 假性视盘水肿，表现为血管视网膜前支、视盘中央突起，以及生理杯的消失

c. 某些假性视盘水肿患者的视盘突起可能来自脉络膜疣（玻璃状小体），从神经纤维层向上方压迫。

d. 脉络膜疣和假性视盘水肿通常影响白种高加索人及远视者而非近视者。若怀疑某个白种高加索人或远视患者为假性视盘水肿，应检查其家庭成员的眼底。若其他家庭成员同时有视盘模糊，则答案变得清晰。图 3-18 中假性视盘水肿的图为□A/□B/ ☑C/□D/□E/□F。

3. 两个进一步的测试帮助识别可疑病例的视盘水肿：测量盲点的大小和荧光染色试验。

a. 盲点的测量

i. 肿胀视盘的水肿使盲点变大。在脉络膜疣引起的假性视盘水肿中，盲点也会增大。

ii. 哪种视野检查能最准确地测量盲点：□对抗/□周长/☑切线屏。

iii. 虽然视盘水肿会增加盲点的大小，但视盘水肿本身不造成视野缺损，直到后期数周至数月。

b. 荧光染色试验：在手臂静脉注射荧光色素之后，拍眼底照。在视盘水肿中，荧光色素通过扩张的视网膜血管进入视盘。

c. 诊断视盘水肿，除了眼底检查，另外两个测试为盲点的测量和荧光染色试验。

4. 总结真性和假性视盘水肿的鉴别诊断，完成表 3-3。在右侧栏中填写"+"或"0"。

表 3-3　真性视盘水肿和假性视盘水肿的鉴别

项目	真性视盘水肿	假性视盘水肿
视盘特点		
充血、粉红色（血管扩张）	+	0
生理杯存在（早期）	+	0
边界暂时保存（早期）	+	0
中央高度突起（图 3-20B）	0	+
脉络膜疣（玻璃状小体）儿童常消失，成人中可见，视盘颜色灰黄、半透明，仅存在于白种高加索人中	+	0
血管特点		
扩张的静脉	0	+
静脉搏动存在	+	0
视盘使血管起源处模糊	0	+
动脉弯曲，表现为视网膜前分支，视盘未使血管起源处模糊	0	+
突出的脉络膜血管（来自缺失的视网膜色素）	0	+
出血	+	0
远视	0	+
盲点扩大	+	0*
荧光染色试验，显示出现渗出的血管	+	0

*若脉络膜疣引起假性视盘水肿。

E. 诊断视盘水肿的流程总结

1. 画图或拍照，仔细保存描述视网膜的临床记录。

a. 视盘颜色。

b. 视盘边缘的模糊程度及模糊的位置。记录任何可测量的视盘突起及突起的视盘边缘和周围视网膜的多普勒差异。

c. 生理杯是否存在。

d. 静脉充血或搏动。

e. 视盘周围褶皱。

f. 出血或分泌。

2. 测量患者的视敏度，在视盘水肿早期常保留，但患者往往会主诉视物模糊或持续数秒的失明。视神经炎或视盘炎导致的视盘水肿会引起中央视野的缺失，通常为单侧，而视盘水肿导致的常为双侧。

3. 将视野的盲点制表。

4. 考虑易与视盘水肿混淆的异常情况（表 3-2）。

5. 仔细进行一系列的检查。

F. 原发性和继发性视神经萎缩

1. 定义：起源于视网膜神经节细胞层的神经纤维穿过视盘组成视神经，视神经萎缩是视神经轴索变性及消失。

2. 视神经萎缩的发病机制（顺行性和逆行性轴索变性）。

a. 如果视网膜病变损伤了视网膜神经节细胞层的神经元细胞或是视神经轴索在穿越视盘前受到破坏，都会导致沃勒变性，出现视神经纤维变性和消失。

b. 如果病变累及视盘、视神经、视交叉或视束，视神经纤维轴索也会出现逆行性变性，导致视网膜和视盘处视神经纤维的消失。因此，在视网膜和视神经病变后，视盘因为缺少视神经纤维而变得苍白，这也向我们揭示了一个深奥的秘密：视神经纤维轴索和视网膜神经元是无色透明的。因为视盘下层是白色巩膜的一部分——筛板，那为什么视盘在正常情况下不是白色的呢？因为视网膜生理凹陷处无视神经轴索穿过，因此表现为白色。

i. 其一理论推测：毛细血管为视神经纤维提供营养并与其伴行，使视盘呈现粉红色。当视神经纤维轴索或视神经主质出现萎缩，则与其伴行的毛细血管也出现萎缩，导致这种粉红色消失。视神经萎缩时伴随的毛细血管丢失反映了一个普遍规律：器官的主质无论什么时候出现变性，其血供也会相应地减少。可以比较一下绝经前后卵巢毛细血管。视神经萎缩或视网膜受到破坏，其动静脉也会变小。

ii. 另一理论认为，神经纤维轴索的丢失改变了视盘对光线的反射情况，使视盘呈现苍白色。

3. 原发性视神经萎缩：视神经轴索和毛细血管的减少使视盘筛板暴露呈白垩色，视盘呈白色盘状，边界清楚，称为原发性视神经萎缩。在图 3-18 中选出原发性视神经萎缩的图片：□A/□B/□C/☑D/□E/□F。

4. 继发性视神经萎缩：长期视盘病变，如慢性视盘水肿或是视盘炎，可导致继发性视神经萎缩。视神经纤维消失，病灶内结缔组织增生，形成胶质瘢痕，从而使视盘呈现灰白色并且边界不清。无论是原发性还是继发性视神经萎缩，跨过视盘的视神经纤维数量均有减少，但结缔组织增生仅出现在□原发性视神经萎缩/☑继发性视神经萎缩。

5. 表 3-4 总结了原发性视神经萎缩和继发性视神经萎缩的不同点。

6. 在图 3-18 中选出继发性视神经萎缩的图片：□A/□B/□C/□D/☑E/□F。

表 3-4　原发性视神经萎缩和继发性视神经萎缩的不同点

原发性视神经萎缩	继发性视神经萎缩
视神经或视网膜急性病变后出现	继发于慢性视盘病变，常见于视盘水肿或视盘炎
视盘呈白垩色，边界清	视盘呈苍白色，边界因结缔组织增生而不清
筛板清晰可见	筛板模糊
视神经长期萎缩或萎缩严重时，其动静脉直径减小	动脉缩小，静脉可能扩张
可以仅影响视盘的一个扇区	无局限性全视神经受累

7. 需与视神经萎缩相鉴别的两种情况。

a. 生理性大视盘占据眼底。

b. 视神经发育不全，先天性小视盘和视神经通常伴有隔膜区、下丘脑、垂体的发育不全，称为视隔发育不全。

G. 视盘水肿、视盘炎和急性球后视神经炎的鉴别诊断

1. 炎症或中毒可累及视盘，导致视盘炎。炎症、中毒或脱髓鞘可以影响球后视神经（球后视神经开始出现髓鞘），导致球后视神经炎（图 3-21）。球后视神经炎患者出现视敏度及色觉的下降。

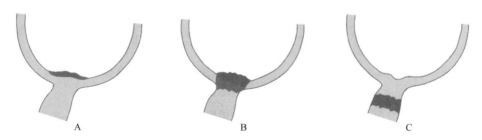

图 3-21　病变位置对视盘和视神经的影响

A. 视盘水肿；B. 视盘炎；C. 球后视神经炎

2. 仅用检眼镜，检查者不可能将视盘水肿和视盘炎区分开。视盘炎时，患者视力下降出现较早；视盘水肿时，患者视力在晚期会受累。

3. 急性球后视神经炎时，视盘和血管在早期正常。当炎症进展，损伤到视神经纤维的轴索时，视盘的视神经纤维和毛细血管会出现什么变化？ <u>视神经纤维和毛细血管变性消失。</u>

这时使用检眼镜检查，视盘表现为<u>原发性</u>视神经萎缩。

4. 注意关键点，视神经纤维和毛细血管萎缩需要数周时间，因此检查者在急性球后视

神经炎早期不能发现视神经萎缩。尽管此时患者视力可能已经消失，但眼底视盘仍看起来是正常的，患者和检查者都看不见什么。

5. 视盘水肿、视盘炎和急性球后视神经炎时，不同情况对视盘外观及视敏度的影响不同。

a. 如果检查者发现视盘水肿，但患者视力尚好，是视盘水肿。

b. 如果检查者发现视盘水肿，同时患者视力下降，是视盘炎。

c. 如果检查者发现视盘正常，但患者视力差或失明，是急性球后视神经炎。

> 回忆视盘水肿、视盘炎和急性球后视神经炎的不同：
>
> 1. 如果检查者和患者都能看见，诊断是：视盘水肿。
> 2. 如果检查者可看见而患者不能，诊断是：视盘炎。
> 3. 如果检查者和患者都不能看见，诊断是：急性球后视神经炎。

6. 许多损伤视神经的情况临床都有视神经炎的特点出现，这些情况包括甲醇中毒、胶原血管病及自身免疫性疾病如多发性硬化。

7. 视盘水肿时视力保存的情况也有例外，这个例外就是缺血性视神经病变。视神经缺血导致突发失明、视盘水肿和继发性视神经萎缩。50 以上患者相对常见，但儿童也有受累（Chutorian 等，2002）。

H. 对视盘模糊的病因总结

参见图 3-22。

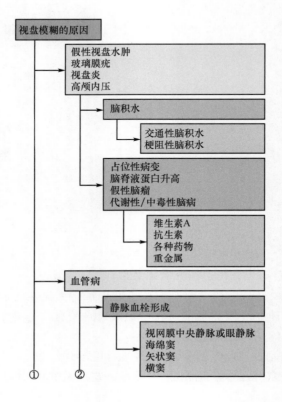

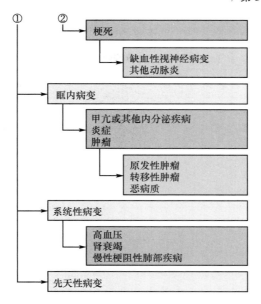

图 3-22　视盘模糊常见原因树状图

参考资料·检眼镜检查

Chutorian AM, Winterkorn JMS, Geffner M. Anterior ischemic optic neuropathy in children: case reports and review of the literature. *Pediatr Neurol*. 2002;26:358-364.

Digre KB, Corbett JJ. *Practical Viewing of the Optic Disc*. Boston, MA: Butterworth Heinemann; 2003.

Kaufman PL, Alm A. *Adler's Physiology of the Eye*. 10th ed. St. Louis, MO: C.V. Mosby; 2002.

Levin BE. The clinical significance of spontaneous pulsations of the retinal vein. *Arch Neurol*. 1978;35:37-40.

Ⅷ. 总结：视力、视野、视盘的临床检查和辅助检查

A. 常规检查

视敏度检查、直接检眼镜检查、Amsler 方格表测试和面对面视野检查。

B. 特殊辅助检查

眼底荧光造影、盲点测量。

参见第 5 章Ⅲ的 D 部分及表 5-7 对视神经系统的全面辅助检查。

参 考 资 料

Acheson JF, Sanders MD. Vision. *J Neurol Neurosurg Psychiatry*. 1995;29:4-15.

Brazis PW, Masdeu JC, Biller J. *Localization in Clinical Neurology*. 7th ed. Philadelphia, PA: Lippincott Williams and Wilkins, Wolters Kluwer Health. In Press. 2016.

Gross CG. Leonardo da Vinci on the eye and brain. *Neuroscientist*. 1997;3:347-354.

Liu GT, Volpe NJ, Galetta SL. *Neuro-ophthalmology*. Philadelphia, PA: W.B. Saunders; 2001.

■ 第 3 章学习目标

Ⅰ. 眼球解剖

画出视盘和中央凹平面的眼球截面图（图 3-1）。

Ⅱ. 视神经系统的双重组成

1. 描述哪些神经为视力的传入纤维，哪些支配眼球的本体感觉。

2. 描述视网膜新生血管的视觉相关功能。

3. 描述从感受器到视皮质的视觉通路。

4. 视网膜成像和视觉表象的不同（图 3-2）。

5. 描述大脑对视觉表象进行调整的定律，通过该定律，大脑可以将形成视觉表象的光线来源定位于正常位置。列举该定律的相关例子。

6. 描述中央和外周视网膜光感细胞的功能。

7. 复述视网膜黄斑功能的 C 原则。

8. 描述一侧视束轴索的视网膜来源（图 3-4）。

9. 描述视束的终点。

10. 描述从起源至视皮质神经冲动的传导（图 3-4）。

11. 描述怎样使用"将眼球放在视皮质"的方法来记忆视网膜在枕叶皮质的投射终点及各自所代表的视野。

Ⅲ. 视野

1. 描述一种简单的方法来自我检查中央视野视敏度和色觉的局限性。

2. 描述如何确定自己周边视野的周径，陈述哪部分视野范围最大。

3. 陈述哪些解剖结构限制了视野的高度。

4. 画出视网膜两侧视野至视皮质通路的简图。

5. 复述正常视野四分法的命名原则（图 3-7）。

6. 描述视觉通路不同部位的病灶造成视野缺损的特点，见图 3-4。

7. 垂体窝肿瘤向上扩张压迫视交叉中心部位后会对视野造成怎样的影响。

8. 描述前颞叶病变对视野缺损造成的影响。

Ⅳ. 中央视野的临床测试

1. 描述一下怎样在床旁对一个可以配合检查的孩子或成人进行中心视野检查，怎样对年龄小的儿童和智力缺陷的患者进行中心视野检查。

2. 描述 Amsler 方格表的使用方法（图 3-9）。

3. 说出正切屏测试适用于哪些疾病，说明怎样使用。

4. 指出暗点和视野缺损的不同之处。

5. 描述怎样证实自己视野中的暗点。

6. 描述视盲点产生的原因（图 3-12）。

7. 区别中心盲点、中心盲点的盲点和旁中心盲点的不同。

8. 常见全面视野缩小的原因有哪些。

Ⅴ. 周边视野的对照试验检查

1. 说明如何面对面检查周边视野（图 3-13）。

2. 解释检查者为什么将手指放在四分象限的中点来检查周边视野的范围，而不是直接将手指放在四分象限的垂直轴或水平轴进行检查。

Ⅵ. 视觉抑制

1. 描述怎样证明双眼鼻侧视野重叠区生理性视觉抑制的存在（图 3-15）。

2. 解释弱视时视觉抑制的原因和预防措施。

3. 区别同时视野受刺激的视觉抑制与视野偏盲的不同。

4. 说出视觉忽视常见的病变部位。

5. 描述皮质盲时神经-眼科学的发现，如病灶的部位及选择什么放射学检查来确定病变部位。

Ⅶ. 检眼镜

1. 绘出通过检眼镜看到的正常眼底图，并进行标注（图 3-3 和图 3-18A）。

2. 解释为什么检查者面对面使用检眼镜时要用右眼观察患者的右眼，却使用左眼检查患者右眼视野范围。

3. 描述在使用检眼镜时，如何使用"本体感受环路"方式来固定患者与检查者。

4. 说出应该使用哪种类型的透镜来观察角膜浅层及眼球中间的浅层。

5. 说出两种角膜周边的环。

6. 绘出生理性视杯正常变异的两极（图 3-17）。

7. 解释为什么正常视盘中央（生理性视杯）表现为白色，而周边表现为橘红色。

8. 说出怎样区分视网膜动静脉。

9. 说出视网膜动静脉直径的正常比例是多少。

10. 说出视网膜动脉与经视网膜动脉折射后光线之间的宽度比例。

11. 说出视盘边界哪边含色素最多。

12. 说出视盘边界哪边边缘更加锐利。

13. 说出视盘哪部分如内侧或外侧，显得更加苍白。

14. 说出怎样定位黄斑和中央凹，并描述其正常外观。

15. 描述检眼镜下正常视网膜的纹理情况。

16. 描述颅高压导致视盘水肿的解剖特点（图 3-19）。

17. 描述开始出现视盘水肿时眼底出现的变化。

18. 比较视盘水肿和假性视盘水肿的不同，在一系列眼底图中分别指出（表 3-3 和图 3-18）。

19. 指出视盘水肿需与哪些视盘解剖病变相鉴别（表 3-2）。

20. 说出明确视盘水肿的非检眼镜检查方法。

21. 比较原发性和继发性视神经萎缩的不同，并从一系列眼底图中分别指出（表 3-4 和图 3-18）。

22. 描述视盘水肿、视神经炎和急性球后视神经炎时检眼镜观察到的不同，并指出不同病变部位对视力的影响（图 3-21）。

23. 说出球后视神经炎或视神经、视交叉受到压迫性损伤时，出现检眼镜观察下较为明显的视神经萎缩所需要的时间。

24. 讨论部分性或全部性视神经病变在视敏度、颜色视觉、视野和视盘外观方面的不同影响。

25. 复述视盘模糊原因的分类（图 3-22）。

（陈健华　李秀丽　译）

第4章 周围性眼球运动系统检查

在检查和治疗眼球运动异常时，只有全面掌握异常症状及体征的生理机制才能做到游刃有余，因此在分析眼球运动异常之前首先需对眼球的感觉及运动系统的生理机制有全面的了解。

——Alfred Bielschowsky（1871～1940）

Ⅰ. 眼球调节和复视

A. 眼球运动系统的作用

1. 眼球运动系统会寻找、注视、聚焦并跟踪目标。总之，此系统需要精确的调节。调节可以理解为让中心光源落在视网膜中心凹上并使影像全部落在双侧视网膜上。

2. 双眼必须持续地调节，不管目标是固定还是运动，不管双眼是固定还是向各向转动，如水平、垂直、旋转、内收及外展运动。这种调节可以保证视物的清晰度和单一的神经影像，并可确保双眼视物的立体感。

B. 眼球运动调节，视轴和复视

1. 眼球运动查体前，首先让患者直视前方，这时眼球的位置被称为眼球的原位。理论上而言，此时患者应注视无穷远处。

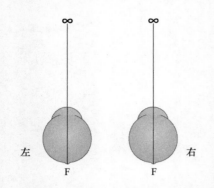

图4-1 眼球位于原位并注视无穷远时的视轴

F，中心凹

2. 从视网膜中心凹至其视野中心的连线被称为视轴。此线从视野中心直接延伸至视网膜中心凹，其间无任何折射。在图4-1中，直线F-∞代表眼球的视轴。

3. 当双眼在原位注视无穷远时，双视轴可以是□内聚/☑完全平行/□外散。

4. 在图4-2中画出双眼视近物处的视轴。

5. 注视近物时，双眼内收。因为必须双眼内收，被注视物的中心光线才能汇聚到视觉活动最活跃敏感的视网膜中心凹上。

6. 在图4-3中画出视轴（从视网膜中心凹至箭头的中心）。通过图4-3理解物体是如何在双侧视网膜上成像的。

C. 优势侧视轴的自查

1. 双眼睁开，注视对面的门把手。然后把示指放在距离眼睛20cm处，这时会发现

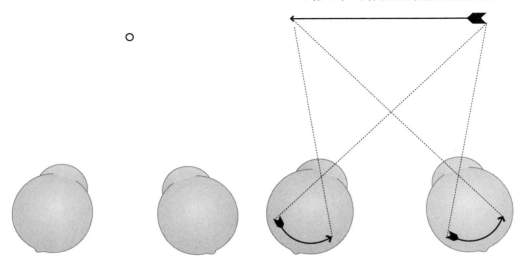

图 4-2　在空白处画出双眼注视近物时的视轴

图 4-3　双眼视轴对目标中心调试适当后即可在双侧视网膜上成像。沿着视轴的光线可以直接落于中心凹，其余的影像则会相应呈现于视网膜的颞侧或鼻侧（但不完全相同）

门把手似乎就在手指指尖上。必须确保首先注视门把手，同时可以看到手指。

2. 左右眼交替闭上，然后单眼注视门把手（如果你不会单眼闭上，可以用手遮挡），这时手指的影像会发生什么变化呢？

闭上一侧眼睛影像会移至一侧，但闭上对侧眼睛影像保持原位（如果可保证严格注视于门把手）。

3. 影像位置变化的解释：这种变化是由于注视时首先以优势侧眼球视轴为准对准目标，然后另一只眼球再调整角度。

D. 自我诱发生理性复视

1. 双眼睁开，注视门把手，之后举起手指使之与门把手相平。然后再先注视指尖，后注视门把手。转换注视目标时需全神贯注。

2. 在密切注视指尖时门把手呈现出怎样的影像或密切注视门把手时指尖呈现出怎样的影像？<u>转移注视目标时出现复视。</u>

3. 图 4-4 解释了出现生理性复视的原因。

a.在图 4-4 中，远处注视点的光线可直接落于视网膜中心凹上。其余光线则会根据距注视点的距离远近成比例地偏移视网膜中心凹。只有沿着视轴的光线才会完全落在每只眼睛的视网膜中心凹。

b. 为什么我们不长期复视？回忆一下之前人为造成的复视。我们通常已经学会控制生理性复视。只有我们人为破坏这种生理性控制时才会出现复视。我们只会关注那些没有双影的影像。

E. 压迫外眦诱发病理性复视

1. 按照图 4-5 将右手示指指尖按压右眼外眦。

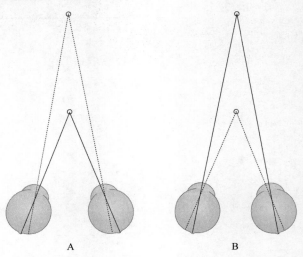

图 4-4　眼球注视由近点（A）移至远点（B）时所致的视轴（实线）变化

由视野其他位置起源的光线（虚线）会脱离中心凹及黄斑，从而导致生理性复视

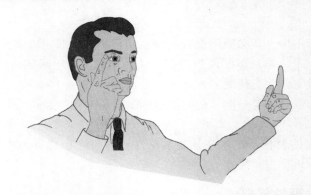

图 4-5　用一侧手指压迫外眦并注视对侧手指时可诱发复视

2. 平举左上肢，并注视左手示指。

3. 注视时，右手示指轻压右眼外眦。当压力变化时，即可体会到复视。若注视手指时未出现复视，那么可尝试注视屋内较远处物体。

4. 将伸出的手指放于水平位并重复上述试验。当手指转到某个角度时，你会感受到复视。变换位置时复视的程度可能会随之变化，取决于眼球偏移的程度。

5. 辨别复视伪像的方法：右手压迫右眼侧外眦，选择观察左手指诱发复视的最佳角度。

a. 出现复视，需辨别伪像。可以通过如下方法分辨：

i. 改变作用于眼球的压力，伪像会随之移动，而真像保持不动。

ii. 闭上被按压的眼睛。

iii. 注意观察哪个影像更清晰。你能解释为什么未压眼球所成影像较被压眼球所成影像更清晰吗？注视目标的光线直接落在未压眼球的光感分辨率高的视锥细胞上，而被压眼球则落于偏离黄斑的视杆细胞上（图 4-6），由人为机械因素所致。

b. 当出现复视时，将左手手指移向右侧。手指从起始位置移开后，复视像之间的距离会出现怎样的变化呢？复视像之间的距离会逐渐增大。

6. 压迫外眦诱发复视的机制

a. 眼球正常调节后呈现的视觉影像称为真像，而眼球失调节后呈现的视觉影像称为伪像。其实一个影像并不比另一个更真或更假，因为两影像均为大脑根据其接收的数据而呈现出来的。

b. 现在想象由垂直位手指诱发的复视（即使这样未造成复视，你可以按照下面的解释来理解），把垂直的手指放在中间，你有可能看到一个，经过训练，你有可能看到两种结果：在手指真实位置的左侧或右侧会看到另一个影像。被压迫眼球位置偏移的方向决定了伪像偏移的方向（图 4-6）。

7. 解释为何伪像出现在真像的右侧（图 4-6）。

因左眼内收时，右眼不能与之同步外展，导致右眼影像成像于视网膜鼻侧，最终导致像呈现于真像右侧（颞侧）。

8. 眼球压迫错位试验提示双眼必须协调运动才能使影像落在视网膜的对应区域，从而避免复视的出现并提高成像的准确性。

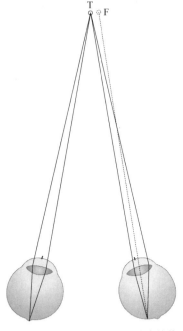

图 4-6　右眼不能外展时所致伪像位于真像右侧的原因示意

用彩色铅笔，从中心凹至角膜中心并最终至目标位置画出每只眼球的视轴。注意右眼视轴偏移目标 T 的距离。F，伪像；T，真像

Ⅱ. 眼外肌的作用

注解：每一个内科医生都必须学会检查眼球运动。首先需明确外直肌只有一个作用，即外展眼球；内直肌只有一个作用，即内收眼球。其他眼外肌都有多重作用，取决于眼球的位置。如果学习神经系统查体的时间有限，可以把总结眼球运动的图 4-18 粘贴在自己的笔记本上，直接跳过Ⅱ的 J 和 K 部分。如果你想全面理解眼外肌的运动，那么可以认真学习此章，本章为此设计出两个模型，可以更形象地理解并记忆眼球运动。

我发现很多学生认为浪费时间而拒绝制作模型。那么我想说：除非亲自观察并亲自在指间感受，否则你不可能真正理解眼球运动。Leonardo da Vinci（达·芬奇，1452～1519）的故事会消除你的疑虑，他解剖了很多人体尸体以明确眼外肌的功能，并设计了将肌肉断端连接在胶带上的方法以观察肌肉如何运动。为了体验肌肉运动的方式，可以准备相关材料来做以下两个模型。

1. 轴向转动模型需要准备以下材料。

a. 1 块黏土，1 块厨房海绵或 1 块口香糖。

b. 3 根牙签，如果有细长圆头的涂药棉棒更好。

2. 眼球转动模型需要准备以下材料。

a. 1 个柔软的可以插针的橡胶球，直径 2～3in（1in=2.54cm）。

b. 几根直针，最好有圆头。

c. 1 块皮革（可以取材于旧皮鞋）或塑料。

d. 剪刀。

A. 模型 1：眼球沿三轴的轴向运动

1. 眼球必须在其运动范围内通过调节视轴观察目标。为了在有限运动范围内达到无限活动度，眼球可沿着 3 个轴进行轴向运动：垂直轴、外侧轴和前后轴（图 4-7 A～P）。

2. 为了观察眼球的轴向运动，如图 4-7B 所示复制出模型 1 并标记好各轴。转动标记有垂直轴、外侧轴及前后轴的 3 根小棒，在你的拇指和示指间转动小棒并旋转模型。这时你能在指间体会到眼球转动是轴向转动，而不是偏心转动。用图 4-8 核对正确的眼球轴向运动。

B. 模型 2：眼球运动模型展示眼外肌的运动模式

1. 在橡皮球上，画出瞳孔和虹膜，并在其上标记出上述三轴的位置（图 4-9）。

2. 剪出 2 条皮条。用 MR 和 LR 分别标记，各代表内直肌和外直肌。假定该模型是右眼。

3. 在小皮条上画出箭头，代表其向量或代表肌肉收缩的方向（图 4-9 和图 4-11 上有标记的箭头）。

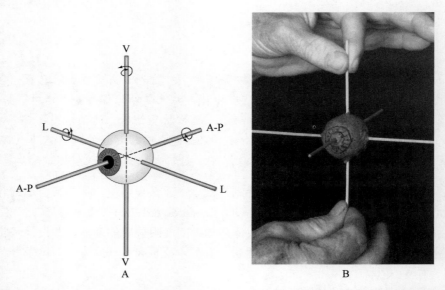

图 4-7　A. 眼球的 3 个旋转轴。A-P，前后；L，外侧；V，垂直。B. 如图所示握住模型，并转动上述三轴。通过手中的模型及指间的转动充分领会眼球沿上述三轴旋转的意义

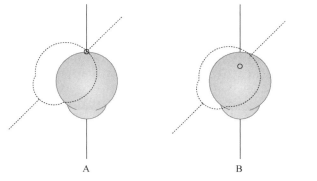

图 4-8　几种眼球旋转的方向示意

选择正确的轴向旋转：□A/□B/☑C

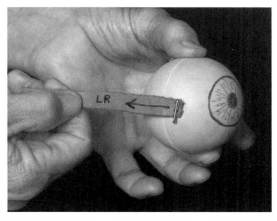

图 4-9　钉入皮革条的小球代表右眼，用左手握住小球，并用拇指及示指固定其垂直轴。

用右手向后牵拉 LR，眼球会沿着垂直轴向右侧转动（外展）。LR，外直肌

4. 在每个小皮条的前端粘一个小针并插入小球内。把小针沿着外侧轴的方向稍向前插入。如果在外侧轴后侧插入，那么其将是回拉眼球而非旋转眼球（图 4-9）。

5. 虽然眼球的实际运动与上述机械模型有差别，但是上述模型的演示能为我们理解眼球运动提供很有价值的资料。

C. 眼球运动类型及命名

1. 眼球通过垂直轴可内转或外转，通过水平轴可上转或下转，通过前后轴可内旋或外旋。
2. Ductions 是指单眼转动，另一只眼被遮盖，如单眼内收。
3. Versions 是指双眼平行同向运动，如上视或下视。
4. Vergences 是指双眼非平行运动，如辐辏运动或分散运动。

D. 内直肌和外直肌的作用

1. 眼球运动最简单的方式主要是通过 4 块肌肉沿着 2 个轴完成（图 4-10）。在图 4-10 中标记出各轴并记住 4 块直肌的名字，尤其注意其黏附眼球点位于眼球的前面。

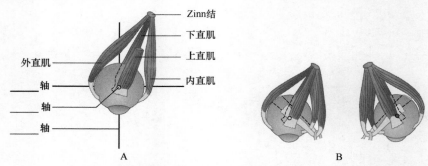

图 4-10　眼球运动肌肉的起源及嵌入点

A.右眼上面观，展示了眼球原位时 4 条直肌的起源及嵌入位点；B.双眼，展示了所有 6 条眼球运动肌肉

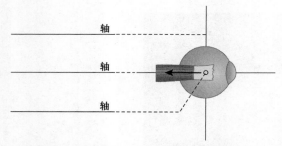

图 4-11　右眼的外侧面观，沿着外侧轴的方向牵拉外直肌（致眼球沿着外侧轴旋转）

2.用一只手的示指和拇指分别握住橡皮球垂直轴的上下端，另一只手拉紧一侧代表外直肌的小皮条。分别拉紧内侧或外侧的小皮条观察小球沿垂直轴的转动情况。学习图 4-11 并标记各轴。

3.通过模型可以发现以下事实，必须根据图 4-11 所示沿着箭头方向垂直向后拉紧代表内直肌和外直肌的小皮条，否则眼球会摇晃而不会展示其沿垂直轴转动的真实情况。

4.由于内直肌和外直肌收缩时有且只有一种作用，即内收或外展眼球，内直肌和外直肌沿着眼球的垂直轴旋转眼球。其他眼外肌与各向眼轴的关系复杂，它们作用的方向更多。

E. 上直肌的作用

1.取一个小皮条，用 SR 来标记上直肌，并标记一个箭头代表其向量或其牵拉方向。图 4-12B 标记了上直肌的收缩方向，沿着眼球的外侧轴旋转。用拇指及示指沿着外侧轴握住橡皮球并重复上述动作。这是上直肌的最基本作用。

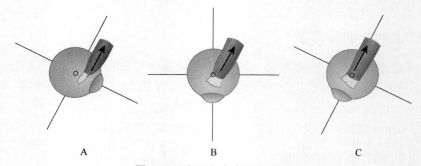

图 4-12　右眼和上直肌上面观

注意观察眼位改变所致肌肉嵌入位点与垂直轴关系的变化及肌肉有效运动的变化。

A.外展；B.正视；C.内收

2. 上直肌和下直肌根据不同的眼位、角度及收缩强度，还可以有第二种和第三种作用。为了理解眼球转动时眼外肌的不同运动，必须理解各眼外肌的起源和嵌入位点及其与视轴的关系。

3. 所有的直肌均起源于包绕视神经的 Zinn 环。从图 4-10（右眼的上面观）可以发现直肌的起源角度均指向☑外侧/□内侧。

4. 从图 4-12B 可以发现，眼球在原位时，上直肌走行于垂直轴的☑内侧/□外侧。

a. 我们发现上直肌的最基本作用是使眼球沿着外侧轴向<u>上</u>转动。

b. 为了分析上直肌的其他作用，根据图 4-12B 沿着垂直轴握住眼球并轻拉肌肉会发现眼球向内旋转。

c. 由于其在水平轴的稍内侧，上直肌的第二种作用是使眼球沿着垂直轴向内转动。仅能完成眼球内收的肌肉是<u>内直肌</u>，这个动作被称为<u>内收</u>。

5. 为了更好地观察上直肌的第二种及第三种运动功能，想象眼球在极端的内收位，如图 4-12A 和图 4-13 所示。沿着前后轴握住眼球并轻拉上直肌可以发现眼球转向内侧，如图 4-13 所示。你会发现眼球向内旋转。

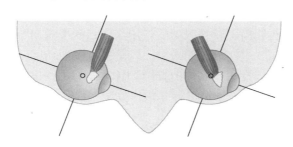

图 4-13　从上面观的角度展示双眼向左侧旋转时上直肌的收缩方向与视轴的关系

6. 现在你会发现上直肌可以上转眼球、内收眼球，并可以使垂直轴向内偏斜。向垂直轴内偏斜称为内旋，如图 4-14 所示。

7. 如图 4-14 所示，右眼沿着前后轴旋转并使垂直轴向内偏斜。这种运动被称为☑内旋/□外旋。

8. 图 4-14 中的左眼，其垂直轴向外旋转，因此被称为<u>外旋</u>。

9. 旋转是指眼球沿着眼球的<u>前后</u>轴转动。

10. 当眼球外展时，上直肌附着在眼球上的肌腱位置沿着垂直轴向外侧移动，如图 4-12C 所示。箭头的向量方向直接指向垂直轴。

11. 当眼球外展时，上直肌是否会发挥内收或内旋作用：□是/否（见下一题）。

12. 当眼球外展时，上直肌的内收及内旋功能受限，因此当眼球□内收/□向前/☑外展时其向上转动眼球的能力最大。

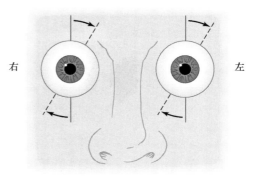

图 4-14　眼球的旋动

右眼所示为内旋，左眼所示为外旋。旋动的命名取决于垂直轴的顶端是向内（内旋＝内侧）或向外（外旋＝外侧）偏斜

13. 何种眼位时上直肌向上转动眼球的能力最差：<u>内收</u>。

14. 上直肌最基本的作用是<u>向上</u>转动眼球，这种作用在外直肌<u>外展</u>眼球时作用最显著。

a. 上直肌的第二种及第三种作用是<u>内收</u>及<u>内旋</u>眼球。

b. 检查右眼上直肌上提眼球的功能，让患者向何方向注视效果最好：<u>向上向右注视。</u>

F. 下直肌的作用

1. 下直肌和上直肌一样有相同的起源及嵌入点（图 4-10）。下直肌的基本作用是☑下转/☐上转眼球。

2. 它的第二种作用是<u>内收</u>眼球。

3. 为了分析下直肌的第三种作用，在橡胶球中再嵌入一个代表下直肌的小棍。按照前后轴握住小球并想象下直肌收缩时眼球会内收，当下直肌收缩时，垂直轴的上端会向☐内/☑外倾斜。

4. 垂直轴向外倾斜可被称为<u>外旋</u>，向内倾斜被称为<u>内旋</u>。

5. 上直肌和下直肌都可以使眼球向何向移动：<u>内收</u>。

6. 上下直肌的内收运动是不充分的，而内直肌是眼球内收运动最关键的肌肉。

7. 为了检查右眼下直肌向下转动眼球的作用，应该让患者向哪个方向注视效果最佳：<u>向下并向右（向下外）。</u>

8. 列举下直肌最基本的作用和其他两种附加作用：<u>向下；内收；外旋。</u>

G. 上斜肌的作用

1. 上斜肌起源于蝶骨小翼，在 Zinn 环的上方。它的肌腱通过骨性轴边缘的滑车连接至眼球后部（图 4-15A），这种连接方式与上下直肌有些相似，均靠在垂直轴的内侧。剪下一个小条，并标记为 SO（上斜肌），并在其上画出箭头代表其肌腱的向量方向。

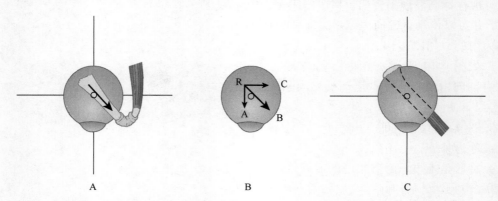

图 4-15　右眼上面观，展示了上斜肌和下斜肌的作用方式

A. 箭头的方向代表上述两条肌肉的收缩方向，其向量方向略偏向垂直轴内侧。注意观察向量 R-B，起源于 R，走行于垂直轴的后外侧。A. 上斜肌；B. 向量图；C. 下斜肌

2. 根据图 4-15B 的向量图表推算向量 R-B 的有效组成。

a. 向量 R-A 通过<u>外侧</u>轴☑向下/☐向上转动眼球。

b. 向量 R-C 通过<u>垂直</u>轴☑外展/☐内收眼球并通过<u>前后</u>轴☑内旋/☐外展眼球。

c. 向量 R-B 的作用包括<u>下转</u>、<u>外展</u>及<u>内旋</u>眼球。

3. 当眼球位于原位时上斜肌收缩时可致：

a. 基本作用是☑下转/□上转眼球。

b. 第二作用是□内收/☑外展/□上转眼球。

c. 第三作用是☑内旋/□外旋眼球。

4. 当眼球在原位时，拉动上斜肌可使其走行于垂直轴的内侧（如图 4-15A 箭头所示）。完成图 4-16，标注眼球内收时上斜肌的肌腱收缩方向与眼球垂直轴的关系。

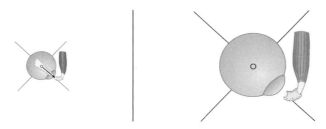

图 4-16　在右图标注当眼球内收时上斜肌的肌腱收缩方向与垂直轴的关系

左图为答案

5. 当眼球内收时，上斜肌的肌腱刚好在垂直轴上，因此当眼球<u>外展</u>或<u>内旋</u>时此肌肉向下转动眼球的功能被很好地保留。

6. 何种眼位可使上斜肌的最基本作用向下转动眼球表现得最充分：<u>内收</u>。

7. 临床检测上斜肌功能时最好让患者向何方向注视：<u>向内下</u>。

H. 下斜肌的作用

1. 下斜肌与其他眼外肌不同，起源于骨环的内下边缘。其他的眼外肌均不是从前面起源的，而是从眼球后面嵌入的。

2. 下斜肌沿着垂直轴内侧向后穿行。它与垂直轴的倾斜角度与上斜肌是相似的（图 4-15A 和 C）。

a. 其基本功能与上斜肌刚好是相反的。下斜肌主要是<u>上转</u>眼球。

b. 它的第二种作用是<u>外展</u>眼球，与上斜肌类似。

c. 它的第三种作用是<u>外旋</u>眼球，与上斜肌相反。

d. 上下斜肌均可使眼球<u>外展</u>。

3. 上斜肌的外展作用只有在外直肌外展眼球时才会被最大地发挥。当外直肌瘫痪时，上下斜肌不能启动外展，从而导致眼球不能外展。我们很快会遇到一个问题。上斜肌的第三种作用是内旋，是其临床上最重要的一种作用。因此，虽然内旋是其第三种作用，但不应忽视其看似微弱的功能。

Ⅰ. 眼外肌运动的向量图

1. 在图 4-17 的空格内填入向量箭头所代表的眼外肌名称。

2. 向量图标明各眼外肌的起源和嵌入点，可以加强读者记忆眼外肌的运动方向。也可以这么说，当眼球在原位时，<u>除外直肌外</u>的其他所有眼外肌的向量均偏向垂直轴内侧。

3.有 4 条眼外肌向量偏向于垂直轴内侧，它们还有其第二种和第三种作用。这 4 条眼外肌分别为上、下斜肌和上、下直肌。

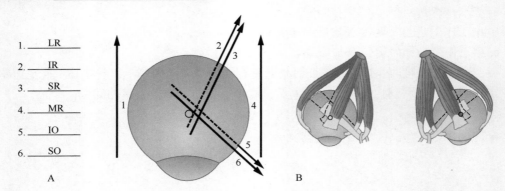

图 4-17　眼球上面观

A. 多个向量箭头代表右眼处于原位时各眼外肌的收缩作用方向。在 1～6 的横线处填写各向量所代表的眼外肌名称；
B. 6 条眼外肌，请将其与图 A 中所示的各向量配对

4.只有 1 种基本作用的眼外肌是内外直肌。

5.遮住表 4-1 的答案并回忆，必要时可以画图或使用模型以推断出答案。

表 4-1　各眼外肌的作用总结

肌肉	第一种作用	第二种作用	第三种作用
内直肌	内收		
外直肌	外展		
上直肌	上视	内收	内旋
下直肌	下视	内收	外旋
上斜肌	下视	外展	内旋
下斜肌	上视	外展	外旋

J. 眼外肌运动的助记式总结

内外直肌的唯一作用是使眼球内收或外展。

当眼球向外侧注视时，上下直肌的作用是使眼球上视或下视。总之，所有直肌司眼球转动的方向与其命名是相符的。

当眼球向内侧注视时，上下斜肌的基本作用分别是使眼球下视或上视，与其命名是相反的。

上斜肌内旋眼球，除非眼球向内注视。

下斜肌外旋眼球，除非眼球向外注视。

K. 眼外肌的协同运动

注：如果没有阅读 II 的 A～J 部分，那么可利用表 4-1 和图 4-18 完成下述内容。

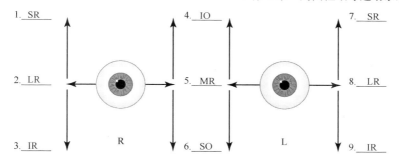

图 4-18　双眼向各主要方向注视时协同作用最强的各眼外肌群

在 1～9 横线处填写主要作用方向，如箭头所示的眼外肌名称。然后横向阅读该图表，如从 1 至 4 至 7，以分析
各个协同肌。因此，如向右上方向注视，右眼的上直肌（1）与左眼的下斜肌（4）为协同肌。L，左；R，右

1. 双眼的眼外肌联合运动可使双眼协调，若患者向左侧注视时出现复视，那么需怀疑左眼的外展或右眼的内收作用异常。

a. 左眼最强大的外展肌是<u>外直</u>肌。

b. 右眼最强大的内收肌是<u>内直</u>肌。

c. 双眼眼外肌为了完成协同注视，其相互间的作用称为协同作用。

2. 假设一个患者向上和向左注视时出现复视

a. 当左眼外展时，最强的上视肌是<u>上直</u>肌。

b. 当右眼内收时，其上直肌的上视作用由于其第二种作用<u>内收</u>及第三种作用<u>内旋</u>而减弱。

c. 当眼球内收时其上直肌的上视作用减弱，但可通过<u>下斜</u>肌来补充。

d. 当眼球内收时，上直肌上抬眼球的作用会☑减弱/□增加，而下斜肌上抬眼球的作用会□减弱/☑增加。

e. 双眼向左上注视时，向上转动左眼的肌肉<u>上直</u>肌与右眼的眼外肌有协同作用。右眼的协同眼外肌尤其是<u>下斜</u>肌可以补充上直肌因内收而减弱的上视作用。

f. 当眼球内收时哪个眼外肌的作用被抑制得最严重：<u>上斜肌</u>。

g. 当眼球外展时哪个眼外肌的作用被抑制得最严重：<u>下直肌</u>。

h. 当一个患者向右下方注视时有复视，那么应怀疑哪对眼外协同肌作用减弱：右眼的<u>下直肌</u>或左眼的<u>上斜肌</u>。

3. Hering 法则（Ewald Hering，1834～1918）：眼外协同肌接受来自神经系统的相同刺激，因此当右侧外直肌接受刺激向右转动眼球时，左眼的内直肌则接受相同的刺激，此规律被称为 Hering 法则。用自己的语言陈述 Hering 法则：<u>在双眼协同运动时，配偶肌（司双眼同向转动的眼外肌）接受相同刺激。</u>

4. 协同肌的作用总结。如果你学习了本章ⅡH～M 和ⅢA～H 部分的内容，那么完成图 4-18 所示的各眼外肌的收缩向量方向。

L. 拮抗眼外肌及其神经支配

1. 内直肌和外直肌可以很好地诠释眼外肌的运动规律，一只眼睛的眼外肌可以有相似和相反作用。在眼球完成某运动的过程中，一条或更多条肌肉的运动方向可完全相反。

2. 当肌电图的针电极插入眼外肌时可以记录出持续的神经冲动（被称为张力性神经冲动），这由眼球在原位时各眼外肌均存在轻微的张力所致。而其他骨骼肌在其放松无运动时是无电活动的。Sherrington 的相互抑制法则提出，当眼球协同运动时，眼球运动的眼外肌或眼外肌群快速激活，其拮抗肌群的作用则被抑制。当眼球运动停止时，张力性神经冲动保留。

3. 由于每对肌肉的协同拮抗作用，眼外肌会接受相同的神经冲动，一条肌肉收缩会平衡另一条肌肉，就像轻度紧张的橡皮条一样。因此，眼球的位置通常是固定的。

4. 如果出现眼外肌麻痹，其拮抗肌所接受的持续神经冲动会使眼球偏离其正常的位置。当外直肌（第Ⅵ对脑神经支配）麻痹时，眼球会☑向内/□向外转动。

M. 眼外肌运动复习

1. 列出 6 条眼外肌的起源和嵌入点及其与眼球转动相关的向量关系。

2. 肌肉均在眼球的远端嵌入（图 4-17）。

3. 当眼球在原位时，只有外直肌的向量方向是沿着垂直轴向外的（图 4-17）。

4. 只有下斜肌是从前部起源的，只有上斜肌是沿着滑车通过的。

5. 当一条眼外肌麻痹时推断出此时的眼位：眼球会转向麻痹眼肌作用的相反方向。

6. 推断只有一根神经完好时的眼位。

7. 区别根据眼外肌起源及嵌入点的力学机制推断出的可能运动及眼球位于最佳位置时该眼外肌的最强运动。

Ⅲ. 眼球运动异常的临床检查和眼球运动范围

A. 首先检查眼球角膜缘至眼睑的距离

首先让患者直视前方，检查其角膜缘与眼睑边缘的距离。然后观察眼球的大体排列不良的情况，尤其需要警惕先入为主的观念，因为有些患者的眼睑是不对称的，或有先天的内眦异位，这些情况在儿童中很常见。角膜反射是检查眼球排列不良的最好手段。

B. 角膜映光法（Hirschberg 法）

若条件具备，最好有一合作伙伴。但下述的说明假设你没有合作伙伴，同时需要准备一个小镜子。

1. 调暗屋内光线，并放置一个远光源，如一个灯泡或耳镜。

2. 面对光源并且直视前方，手持镜子摆在离自己越远的位置越好，以避免双眼内聚。观察光源反射在每个角膜上的位置。然后轻移镜子，尽量同时观察光源反射在角膜上的位置。哪一个才是角膜映光的确切位置？

经过仔细定位观察不难发现光源映射在角膜上的位置在角膜内侧。因为视轴并不完全与双眼的前后轴吻合，而是有轻微的偏差（图 4-19）。

3. 当观察角膜映光反射时，轻移镜子至一侧（或让你的伙伴转动其双眼）。如果双眼在各向注视时均可保持正常协同运动，那么光源在每个角膜上的映射点均会从角膜中心偏移相同的距离。在足够的范围内移动镜子，并追踪其在每只眼睛角膜表面映射点的位置。

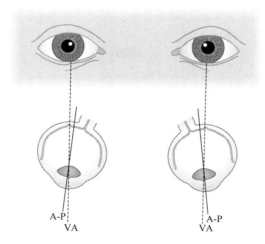

图 4-19　角膜映光影像位于角膜几何中心偏内侧的原因示意

患者直视前方，注视反射可自动调节使双视轴平行，以使平行光从无穷远直入中心凹。双眼的几何前后轴
实际则会略微偏移。A-P，前后轴；VA，视轴

4. 检查者观察眼球运动不协调主要可通过以下两种方式。

a. 角膜边缘至眼睑边缘的异常关系。

b. 角膜映光反射的不协调。

5. 为什么首先需明确是否存在角膜映光反射异常或角膜边缘关系异常？

因为体格检查的首要原则是找出异常，除非被证实没有异常。如果有任何疑问，可以复习第 1 章的相关内容。

C. 评估眼球运动范围的方法

1. 历史上，有很多眼科前辈尝试评估眼球的随意运动范围。

2. 进行正式的试验前首先使患者坐下，然后用一只手轻压患者头顶使之固定不动，从而仅允许眼球运动，以避免某些患者难以区别并控制眼球运动和头动。

3. 要求患者注视你的手指，手指需放在距患者 50cm 左右的地方，如图 4-20 所示的位置 1 处。

4. 要求患者水平移动眼球并注视位置 2 处，此为水平侧视时的最极端位置。为了检查眼球水平运动及辐辏运动功能，保持手指呈垂直状态。当检查眼球垂直运动功能时，保持手指呈水平状态。这样患者可以较容易地观察手指的移动方向并可发现很轻微的复视。

5. 在位置 2 处固定手指，观察角膜映光反射及角膜边缘与眼睑边缘的关系，并观察有无眼震（在第 5 章中讨论）。

6. 下一步移至位置 3 和 4 处，此为眼球向外上和外下运动的极限边缘，并重复步骤 4。

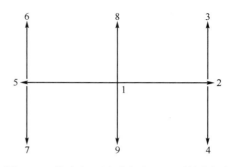

图 4-20　检查者可通过上述"H"状图移动
手指以检查眼球运动

7. 移动手指至原始位置，并移至位置 5 处，重复上述观察，后移至位置 6 和 7 处并重复上述观察。

8. 把手指移至位置 1 处，告知患者"盯住我的手指"，并逐渐向前移动手指直至患者的鼻子边缘。注意观察辐辏反射及伴随的瞳孔收缩。通常在手指距离鼻子数厘米以外眼球的辐辏反射会自动消失。

9. 最后水平放置你的手指，并嘱患者跟随手移至位置 8 和 9 处。

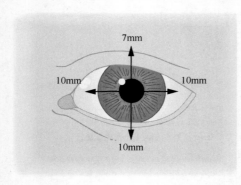

图 4-21　眼球运动范围

10. 图 4-21 用单位毫米标明了眼球正常运动范围。可以发现上视的幅度最小。弥漫的大脑病变常会损害眼球的上视功能，但中脑病变则会选择性地损害眼球的上视及下视功能。

11. 由于患者在注视你的手指过程中有可能出现复视，当你询问患者时，最好选择以下哪种问题？

　a. ☐ 你看到两个手指而非一个手指，是不是？

　b. ☐ 你有复视吗？

　c. ☑ 你是看到了一个手指还是两个手指？

12. 学生经常会选择上述 a 或 b 的错误答案。第一个问题有可能会误导患者，因为患者希望医生知道到底发生了什么。第二个问题应用了医学术语，复视对患者来说是陌生的。提类似问题时需要遵循一定的原则。

　　避免提有暗示性的问题并避免应用医学术语。不管患者经历如何，尽量提其容易理解的问题。

13. 如果患者提出有复视，那么把室内的光线变暗并让患者注视弱光源如耳镜灯以观察角膜映光反射，如图 4-20 所示。

D. 遮盖、去遮盖试验

当观察完眼球在原位及上述眼球运动运动范围的试验后，下面需要完成遮盖、去遮盖试验（图 4-22）。

1. 把你的拇指放在患者的两眼之间，如图 4-22 所示。

2. 让患者注视远方。告诉患者一定要注视远方，这一点极其重要。

3. 将手指移动至一只眼睛前，然后移回至鼻梁，最后再移至另一只眼睛前。大拇指没有必要遮挡全部视野，只需遮挡中心视野即可，即网膜中心凹位置。在把拇指从一个位置移至另一个位置的过程中观察角膜映光反射在两只眼睛上有无偏差。

4. 遮盖、去遮盖试验的解释：当遮住一只眼睛时需要另一只眼睛聚焦。当两只眼睛均注视时，没有眼球运动，这代表患者没有眼球运动不协调。当眼球的中心视野被遮挡后出现运动则提示眼球的运动协调功能有缺陷。

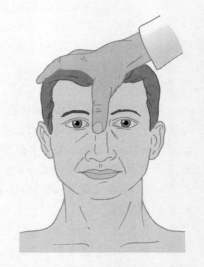

图 4-22　遮盖、去遮盖试验静止位置时检查者的拇指摆放位置

E. 斜视：根据眼球运动异常而命名

1. 描述上述眼球不协调的术语称为斜视。外行人通常会用 "squints" 或 "cross-eyed" 来形容内斜视，用 "wall-eyed" 来形容外斜视。

2. 斜视的定义：斜视是眼球在任何眼位做角膜映光反射时出现的不协调，可检测出眼位偏移。这是一种☑实践操作性/□解释性的定义，并解释。

<u>通过可理解、可识别的方式对斜视进行定义。实践操作性定义非个人的主观感受，而是详细描述了每个必需的步骤和操作。</u>

a. 假设我们这样定义，"斜视是一只眼睛注视前方时其视轴的任何明显偏移"。这是□实践操作性/☑解释性的定义。

这种定义以想象出的 "视轴" 作为基础，并没有表达出观察者将如何亲自发现斜视的方法。

b. 内科医生必须清晰地分辨出实践操作性定义与解释性定义的区别，很多字典对上述概念的差别解释得含混不清。假设你想弄清楚 1m 到底有多长。有的字典会如此解释：1m 是沿着地球经线从赤道至极地间距离的千万分之一。这很明显，得用一种物体来解释 1m 有多长。不妨用以下解释："1m 是按照国际标准 0℃时铂铱条相邻两条横纹之间的距离。"这种定义可以让你通过实际操作发现 1m 到底有多长，你可以在铂铱条旁边标记出 1m 的确切长度。通过上述实验你可以真切体验 1m 的真实长度。

c. 作为可以用最好的试验来验证其存在的可操作性定义，斜视是<u>眼球在任何眼位做角膜映光反射时发生的不协调而检测出的眼位偏移</u>。

3. 斜视可根据其相关眼球的偏移方向来命名。

外斜视：眼球向外偏移。

内斜视：眼球向内偏移。

上斜视：眼球向上偏移。

下斜视：眼球向下偏移。

4. 需要根据其左右眼来完成全部命名。因此，左眼外斜视意味着其左眼向□内/☑外/□上/□下偏移。

5. 如果双眼均向外侧偏移，那么称为双眼<u>外</u>斜视。

6. 如图 4-23A～D 所示，每个患者均直视前方。首先需明确自己面对患者，然后据此分辨患者的左、右眼。

F. 单眼斜视患者的遮盖、去遮盖试验分析

1. 从图 4-24A 开始，第 1 步从图示的最下面开始，让患者直视前方。此患者用其优势眼（左眼）自由注视，可发现其存在☑右眼/□左眼内斜视。

2. 第 2 步，检查者的拇指遮挡住右眼的中心视野，双眼的协调性没有发生任何变化。

3. 第 3 步，检查者的拇指移动到患者的鼻梁上，双眼仍然保持相同的视轴角度。

4. 第 4 步，检查者指导患者向远处注视并遮挡住患者的左眼。患者的右眼为了将光线捕捉到中心凹上而出现移动，这时其左眼会向内旋转。

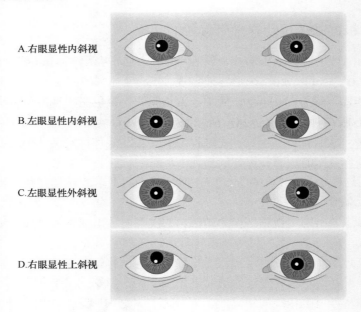

A.右眼显性内斜视

B.左眼显性内斜视

C.左眼显性外斜视

D.右眼显性上斜视

图 4-23 不同斜视时的角膜映光反射位置

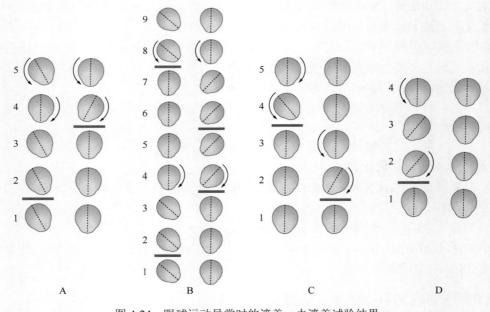

A B C D

图 4-24 眼球运动异常时的遮盖、去遮盖试验结果

可阅读文章获取解释（修改自：Strabismus JA. In：Holt L,ed. *Pediatric Ophthalmology*. Philadelphia，

PA：Lea & Febiger，1964，Chap. 20，210-259.）

5. 第 5 步，检查者重新将拇指放到患者的鼻梁上，眼球注视会转移至优势眼（左眼）。

6. 右眼外斜而不是内斜的患者会出现类似的情况。如果有兴趣，可以按照图 4-24A 画出右眼外斜时的情况，从步骤 1 至步骤 5。仔细学习图 4-24A 所示内容。

G. 交替斜视的遮盖、去遮盖试验分析

1. 仔细学习图 4-24B。第 1 和第 2 步患者有明显的眼球不协调称为☑右眼/□左眼内斜视。

2. 在图 4-24B 接下来的步骤中让患者自由观察，变换视角。第 1 步患者用左眼注视，第 5 步患者用右眼注视，与图 2-24A 所示患者在自由注视时仅用左眼注视不同。因为在图 2-24B 中患者的双眼可以交替向内偏斜，这种斜视被称为交替内斜视。

3. 仔细学习图 4-24B，想象患者的眼球向外偏斜，这种情况被称为交替内斜视。

H. 遮盖、去遮盖试验在评估隐性斜视中的作用

1. 当一个正常人注视无限远时，这时双视轴是平行的。在视网膜上所成的像"融合"成一体，双眼的视觉需要在中枢融合后进而成像。当正常睁眼时，这种融合关注反射可以使我们密切注视目标。

2. 某些患者，最初始检查时并未发现其眼球存在任何异常，但是当其中一只眼球的中心视野被遮盖时，眼球会出现偏移。当除去遮盖，中心视野恢复后，融合固定反射可立即恢复正常眼位。中心视野被遮盖时出现而在中心视野恢复后消失的眼球偏移称为隐性斜视。

3. 当患者有自由的中心视野时出现的眼球偏移称为显性斜视，仅在中心视野被遮盖时出现的斜视称为隐性斜视。

4. 遮盖、去遮盖试验的关键步骤是遮盖中心视野。

5. 区别显性斜视与隐性斜视必需的步骤是什么？去除眼睛的遮盖恢复正常视野。

6. 仅在中心视野被遮盖时出现的眼球向内偏斜或内收称为□隐性外斜视/□隐性上斜视/☑隐性内斜视。

7. 患者在有自由视野的情况下出现的明显眼球向内偏斜称为隐性外斜视。

8. 仅在中心视野遮盖时出现的眼球外展称为隐性外斜视。

9. 仅在中心视野遮盖时出现的眼球上视称为隐性上斜视。

助记词：如果你区别斜视（tropia）和隐斜（phoria）有困难，试试记住斜视 tropia 中的 t 是公开（overtly）睁开（turned）眼睛。

10. 图 4-24C 画出了隐性外斜视的遮盖、去遮盖试验。仔细学习。这种隐性偏移如图 4-24C 中所示被称为交替隐性内斜视（隐性内斜视多数为双眼均受累，因此用交替形容并非必要）。

a. 假设图 4-24C 中所示的步骤 5 中当除去遮盖后右眼并未恢复正常。这种内侧偏斜并非每次都可以通过恢复中央视野而恢复，称为☑右侧/□左侧隐性内斜视。

b. 如果患者的一只眼睛在去除中央遮盖后，有时可恢复原位，有时不能，这种情况称为☑间歇性/□交替性隐性斜视。

11. 完成 11a 和 11b 的相关定义，通过相关的临床检查手段如何区别隐性斜视与显性斜视。

a. 显性斜视是眼球的☑显性/□隐性偏斜，没有相应的角膜映光反射并且角膜边缘与眼睑边缘的关系也是异常的。

b. 隐性斜视是眼球的□显性/☑隐性偏斜，在遮盖、去遮盖试验中眼球会因为中心视野的遮盖而出现移动，当中心视野恢复后眼球又恢复至原位。

12. 可尝试将图 4-24D 所示的异常进行命名，尤其注意步骤 3。因为这个患者在起初及结束时眼球均处于正常位置，其中一只眼睛的偏移仅间断出现。因此，图 4-24D 所显示的异常可称为间歇性右眼隐性斜视。

13. 图 4-24D 中所示的异常应称为显性而非隐性斜视，因为右眼即使在中心视野恢复的情况下仍有明显的偏移。

I. 隐性斜视的临床分型

1. 为了分析隐性斜视的原因，可将其分为两种类型。

a. 麻痹性，由神经肌肉损伤导致。

b. 非麻痹性，通常是一只眼睛的中心视野受损，从而导致注视功能降低：折射异常，角膜和晶状体混浊（折射介质）或斑点损伤。

2. 协同肌的神经或肌肉损伤导致麻痹性隐性斜视。

a. 一条眼外肌麻痹，使其对抗肌作用凸显，从而使眼球☑背离/□朝向麻痹肌肉的作用方向。

b. 当患者向麻痹侧肌肉的收缩方向注视时，正常眼球的运动幅度较麻痹侧大。因此会☑增加/□减弱隐性斜视和复视的程度。

c. 当眼球向麻痹肌肉收缩作用的方向转动时，麻痹侧眼球转动明显受限，而此时因大脑过度驱使麻痹肌肉而使其协同肌肉收缩强度增大，因此当右眼外直肌麻痹时，患者向右侧注视时其□右眼/☑左眼内收过度。应用 Hering 法则解释上述表现。

d. Hering 法则说明神经系统激动协同肌的效果是等同的。如果一条眼外肌麻痹，患者会通过增加神经冲动的传导来增加麻痹侧眼肌的收缩强度。而这时协同肌会接受等同的神经刺激致其收缩强度增大。

3. 利用遮盖、去遮盖试验来分析神经肌肉性隐性斜视。学习 Richard Scobee 的关于麻痹眼球及健侧眼球遮盖、去遮盖试验所致的原发性及继发性眼球偏移的详细描述。

原发性偏移是健侧眼球固定时麻痹侧眼球发生的偏移。继发性偏移是麻痹侧眼球固定时健侧眼球发生的偏移。通常，继发性眼球偏移会比原发性眼球严重。

原发性眼球偏移的例子。假设左侧外直肌麻痹，右眼主视，患者用右眼注视其正前方的物体。右眼的内直肌和外直肌是正常肌肉，在注视前方时需要一个正常的神经传入冲动。根据 Hering 法则，传给右眼内直肌和外直肌的神经传入冲动会等同地传给左眼的内直肌和外直肌。左眼的外直肌麻痹，不能对正常的冲动做出正常的反应；而左眼的内直肌是正常的，故其作用不能被其麻痹的拮抗肌平衡。因此，左眼的内直肌看似作用过度，使得左眼眼球向鼻侧内收。这种偏移虽然微弱但确实存在，并可被称为左眼内侧隐性斜视。这是在健康眼球固定时麻痹侧眼球的偏移——原发性偏移。

继发性眼球偏移的例子。假设左眼外直肌麻痹，左眼主视，患者用左眼注视其正前方的物体。这时左眼外直肌为了执行正常的功能，因为其已麻痹，所以必须接受更强的神经传入冲动，而其协同肌，右眼的内直肌，根据 Hering 法则会接受相同的过度的神经传入冲动，从而使右眼眼球内收。这就是当麻痹侧眼球固定时所致的健侧眼球偏移——继发性偏移。

继发性偏移通常比原发性偏移严重，其原因显而易见。

4. 原发性及继发性偏移可以用来解释此定律，负责注视的眼球决定了双眼的神经传入冲动的多少。这是在本章刚开始时介绍的 Hering 法则的最直接的应用。

注视时为增加麻痹侧眼肌的肌力，中枢神经系统必须增加向其传导的神经冲动。

5. 不同头位时的神经肌肉（麻痹）性隐性斜视。

a. 为了避免复视，患者会通过转动及倾斜头部来代偿麻痹侧眼肌的功能。面部转动提示司水平运动的眼肌麻痹，下颌抬高或压低提示司垂直运动的眼肌麻痹，头部倾斜提示司旋转运动的眼肌麻痹。

b. 患者会把头转向麻痹肌肉的收缩方向。为避免复视，右眼外直肌麻痹的患者会倾向于把头部转向右侧，这样左眼会外展，可以尽量与内收的右眼保持一致。

c. 当右眼的上斜肌麻痹时，上斜肌主要负责的右眼☑内旋/□外旋功能减弱。

d. 此时会导致眼球外旋。因此，这时患者会使其头部向□右侧/☑左侧倾斜来代偿以减少复视。

e. 持续的头部倾斜或转动称为斜颈。肌肉麻痹是其常见的原因之一。单侧急性或获得性上斜肌麻痹，患者会把头转向麻痹肌肉的反方向，把面部转向同侧并下压下颌——上述所有的动作均是想使上斜肌的作用最小化（Brazis 等，2016）。

6. 新生儿的神经肌肉性隐性斜视：抑制性弱视。

a. 隐性斜视的新生儿会抑制异常眼球的成像，此种现象被称为抑制性弱视或失用性弱视。如果在出生第一年内这种抑制现象长期存在，即使视网膜和视通路的结构正常，异常的眼球也有可能全盲。这种去除视觉影像中混淆因素的抑制性作用的强度可强大到使其永远难以恢复视力。

b. 抑制性弱视所致的单眼全盲是可以避免的，方法很简单，仅需用眼罩遮盖健康眼球，从而使其不得不使用异常眼球。

c. 抑制性弱视不单在隐性斜视时出现，在可致视网膜成像异常的多种单眼疾病中均可出现如折射异常、折射介质混浊或视网膜损伤。

d. 对于新生儿千万不能忽视其眼球偏移或其他视觉障碍，因为其有可能完全彻底放弃异常眼球。对每个新生儿的严格全面的检查可以尽早发现其眼球异常，并避免其发展至全盲。

J. 非麻痹性或共同性隐性斜视与麻痹性隐性斜视

1. 对于这两种不同类型的斜视，共同性斜视在眼球向各向注视时均有斜视，而非共同性斜视的眼位不同时，眼球偏移的位置也不同。

2. 眼肌麻痹时，双眼球转动不协调，一只眼球转动的幅度与另一只眼球相比多少有差异。因此，我们可以把麻痹性隐性斜视归为非共同性隐性斜视。在共同性隐性斜视或非麻痹性隐性斜视，双眼睁开时双眼球在各向均有相同程度的异常，但当单眼接受检测时，每只眼睛均有正常的视野和正常的转动范围。

3. 检查者需要在如图 4-20 所示的 9 个主要方向完成遮盖、去遮盖试验。如果双眼在向各个方向注视时均有相同程度的偏斜，则称为☑共同性/□非共同性隐性斜视。

4. 共同性斜视可以是间歇出现的，但当其出现时，眼球的偏斜在各向注视时均是相同的。对于由神经肌肉损伤所致的隐性斜视，当眼球转动时，双眼球的角度会出现怎样的变化？ <u>当眼球转向受累肌肉的收缩方向时，双眼偏移的程度会增大。</u>

5. 共同性斜视通常由眼球成像功能异常所致，如角膜薄翳、严重的折射异常、白内障或黄斑病变。如同视网膜重建了一个偏移正常位置的新黄斑，并导致视轴偏移到新的黄斑上。

6. 患者分别用正常及异常眼球交替注视。患者会学会抑制非主视眼球的视力，就像你可以学会两只眼睛同时睁开应用单眼显微镜或检眼镜一样。因此，患者会交替用一只眼球抑制另一只眼球。当双眼交替注视时，抑制性弱视就不会出现。

7. 共同性隐性斜视的临床特点

a. 当眼球在原位向各向注视时，眼球偏移的程度是☑相同的/□不同的。

b. 与非共同性隐性斜视对比，进行遮盖、去遮盖试验时共同性隐性斜视的原发性与继发性偏移是☑相同的/□不同的。如果不同，那么患者应是非共同性隐性斜视。

c. 当单眼注视时，眼球则会表现出完全的活动度。没有一条肌肉是麻痹的。

8. 麻痹性眼肌麻痹本质上与□共同性/☑非共同性斜视是同一意义。

9. 非麻痹性眼肌麻痹本质上与<u>共同性</u>斜视是同一意义。

10. 完成表 4-2，并在合适的行列中做出正确的标记。

表 4-2　麻痹性斜视与非麻痹性斜视的鉴别诊断[*]

临床特点	麻痹性斜视（非共同性）	非麻痹性斜视（共同性）
眼球运动时出现眼球偏斜	√	
遮盖一侧眼球后，对侧眼球运动完全正常		√
继发性偏移较原发性偏移更明显	√	
继发性偏移与原发性偏移相同		√
单眼常出现透光或折射异常		√
斜视较早出现并存在复视	√	
多伴有代偿的头位转动或倾斜	√	

* 上述规则适用于大部分患者。若斜视病史较长，角膜的纤维化、挛缩、偏心固定或融合会增加诊断的难度。

K. 复视的规律及临床分析

1. 重复压迫外眦试验以获得复视。把手指从右侧移至左侧并观察真伪影像间距离的变化。通常模糊的影像是伪像。以下是复视规律之一，伪像通常会比真像模糊。

a. 如果伪像呈现在目标手指的右侧（由右侧外直肌麻痹所致），那么当目标手指向□左侧/☑右侧移动时，真伪像之间的距离会增大（图 4-25）。

b. 如果伪像在左侧，那么当目标手指向☑左侧/□右侧移动时，真伪像之间的距离增大。

c. 当眼球尽量转向一侧时，一个影像消失，你能解释吗？

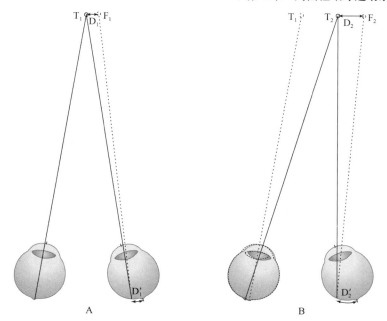

图 4-25　复视规律图解：向复视伪像侧注视时，真伪像之间的距离会增加

目标从 T_1 位置移至 T_2 位置，但麻痹侧右眼并没有转动。D_1，距离 1；D_2，距离 2；F_1，伪像；F_2，真像

那是因为鼻子遮挡住了传入一只眼球的光线，大脑不再接受两个使人困惑的影像。

2. 当将手指从中点移开时，真伪像之间的距离会☑增加/□减少/□保持不变。除非你想自己弄明白，不然最好参照下一部分。

3. 复视像间距离增大原因的解释。

a. 如图 4-25A 所示，左眼注视目标时，在其中心凹上接收到了真实影像的信号，这时大脑会在目标影像的真实位置 T_1 上呈现出其影像。右侧偏斜眼睛在中心凹的鼻侧接收到真实影像的信号，这时大脑会在目标影像的真实位置的右侧 F_1 上呈现其影像。

b. 如图 4-25B 所示，正常左眼跟随目标至其右侧 T_2 位置，而麻痹右眼则保持在原位不动，因此当目标向右侧移动时，真实影像会向视网膜的左侧移动（鼻侧）。大脑所呈现出的影像则会向右移动，因此 $D_2 > D_1$。

4. 不管伪像如何偏移，它总是偏离于真像。真像总是位于目标的中心位置。这是复视的另一规律，伪像总是在真像的旁边。

5. 如果伪像在真像的右侧，如图 4-25A 所示，眼球则向左侧偏斜。伪像成像于眼球偏移方向的□相同/☑相反方向。

a. 如果伪像成像在真实影像上方，那么受累眼球的偏移方向是□向上/☑向下。

b. 如果伪像偏左侧，那么受累眼球偏移方向是向☑右/□左。

6. 复视的另一规律：伪像总是成像于眼球偏移方向的□相同/☑相反方向。

7. 在图 4-25 中，伪像成像于右侧，右眼外展受限使其目标难以落在中心视轴上。因此，上述图标所描述的是<u>外直肌</u>麻痹。

8. 复视的另一规律：伪像总是成像于☑朝向/□远离受累麻痹肌肉的正常收缩方向。

9. 因此，当患者向麻痹侧肌肉收缩方向注视时或视轴偏移至上述方向时，复视像之间

的距离会 ☑增加/减少。

10. 总结复视的成像规律。

a. 真像或伪像哪个更清晰：<u>见内容 K1</u>。

b. 周围成像规律：<u>见内容 K4</u>。

c. 成像方向与眼球偏移位置规律：<u>见内容 K6</u>。

d. 伪像成像方向与麻痹肌肉收缩方向之间的关系规律：<u>见内容 K8</u>。

11. 总之，应用角膜映光反射试验及复视规律可以让我们明确诊断麻痹肌肉。没有必要死记上述规律，当需要时可以轻压你的眼外眦（你的"阿拉丁神灯"），并回忆之前的一系列训练，尤其是图 4-25 的内容。

L. 复视的临床检测总结

1. 观察角膜映光反射：在眼球直视前方及向各向注视时注意标记其位置（图 4-20）。

2. 复视程度最大时的眼位分析：当移动手指让患者向各向注视时，当真伪像距离最大时让患者告知。将一块红色的玻璃放置于一只眼球前面可以在眼球运动检测时更好地追踪两个影像。两像之间距离最大时的眼位可以提示麻痹侧眼肌的收缩方向。

3. 分辨成像为伪像的眼睛：成伪像的眼球侧眼肌异常。伪像是位于周边的影像。可以通过交替遮盖双眼的视野来辨别。当遮盖正常眼球时，正中清晰的影像消失。当遮盖异常眼球时，外周模糊的影像消失。

4. 解释眼球运动异常时的责任眼肌（图 4-18 和表 4-1～表 4-4）。

M. 病例分析

1. 患者主诉向左注视时有复视。越向左看，复视像之间的距离越大。

a. 负责向左侧注视的肌肉分别是右眼的<u>内直肌</u>和左眼的<u>外直肌</u>。

b. 当遮盖右眼时，正中影像（真实影像）消失。当遮盖左眼时，外周影像（虚假影像）消失。因此，异常受累眼球是☑左/□右眼，受累肌肉是□右/☑左眼的<u>外直肌</u>。

2. 另一个患者主诉向上注视时有复视，并且当向左上方注视时复视像之间的距离最大。

a. 左眼负责上述运动的肌肉是<u>上直肌</u>，右眼则是<u>下斜肌</u>。

b. 当遮盖右眼时，中心影像消失。当遮盖左眼时，外周影像消失。因此，受累眼球是□右/☑左眼，受累肌肉是□右/☑左眼的<u>上直肌</u>。

N. 根据眼球运动神经受损的原因进行定位诊断

1. 中枢或外周所致的眼球运动神经或其他神经损伤的临床表现是不同的。在追溯病因时，要将其起源的神经核到神经末梢一起考虑。

2. 中枢损害通常会损伤长束。

a. 中脑第Ⅲ对脑神经核损伤时会有多种表现：齿状核丘脑束受损时会出现共济失调，红核附近的区域受损时会出现对侧震颤，红核背内侧受损时会出现垂直性注视障碍（参见第 5 章），中脑基底部损伤时会出现偏瘫（图 2-18）。

b. 脑桥基底部第Ⅵ对脑神经核损伤时会出现偏瘫，因为在该处其与锥体束相交

（图 2-16）。

3. 在外周每根神经都与周围其他的神经或结构相关联，因此其损伤会影响不止一个结构。

a. 海绵窦中有Ⅲ、Ⅳ、Ⅴ、Ⅵ对脑神经和颈动脉交感神经，且以各种方式相关联（参见第 8 章）。

b. 眼眶内损伤根据受损神经的不同会导致各种不同的临床表现。Brazis 等（2016）总结了眼球运动神经损伤时所致的各种临床综合征。

4. 很多疾病可以引起复视和眼肌麻痹，但并不直接作用于眼球运动神经，如重症肌无力、甲状腺功能亢进症、肉毒素中毒、糖尿病、动脉炎、动脉瘤、炎症、原发性肿瘤及转移瘤。因此，必须全面地考虑问题，需要考虑有无神经肌肉接头疾病、肌肉本身疾病、邻近解剖结构异常及系统性疾病的可能。

参 考 资 料

Brazis PW, Masdeu JC, Biller J. *Localization in Clinical Neurology*. 7th ed. Philadelphia, PA: Lippincott Williams & Wilkins, Wolters Kluwer Health. In Press, 2016.

Shaunak S, O'Sullivan E, Kennard C. Eye movements. *J Neurol Neurosurg Psychiatry*. 1995;59:115-125.

Helveston E. A two-step test for diagnosing paresis of a single vertically acting extraocular muscle. *Am J Ophthalmol*. 1967;64:914-915.

Keane JR. Fourth nerve palsy: historical review and study of 215 inpatients. *Neurology*. 1993;43: 2439-2443.

Von Noorden GK. *Binocular Vision and Ocular Motility*. 5th ed. St. Louis: Mosby; 1996.

Ⅳ. 折射和调节

A. 凹透镜及凸透镜的折射原理

1. 为了更好地理解透镜，首先需要了解棱镜，棱镜将光线向其基底部折射（图 4-26A）。

a. 两个基底相接的棱镜构成凸透镜或会聚透镜（图 4-26B）。

b. 两个基底相背的棱镜构成凹透镜或发散透镜（图 4-26C）。

c. 将棱镜的边缘变圆使其成为近似透镜的形状，从而可使其减少着色及球面像差。

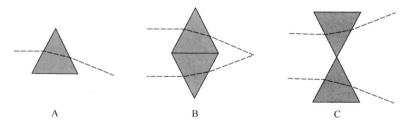

图 4-26　棱镜折射定律为将光线向其基底部折射（A）。基底部相连的两个棱镜即组成会聚透镜或凸透镜（B），尖部相连的两个棱镜即组成发散透镜或凹透镜（C）

2. 棱镜或透镜折射紫光的能力较红光强，因此会导致着色像差，因为光线会分散而不会聚在同一点上。透镜上的任何曲度异常会导致球面像差（散光）。

3. 针孔会遮挡大量折射度较中心光线更大的外周光线，因此会减少着色及球面像差（图 4-27D）。

B. 正常眼球的光线折射

眼球的折射介质包括角膜和晶状体，学习图 4-27。

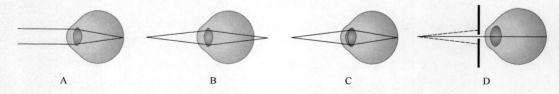

图 4-27　点光源不同折射情况时的眼球横剖面示意图

A. 正视眼，远程物体的平行光线聚焦于视网膜。B. 正视眼对近程视物未调节合适。近程物体的光线通过眼球折射作用而偏移，最后聚焦于视网膜后侧。C. 正视眼对近程物体调节合适。晶状体增厚以加强其折射能力，使得折射后的光线最终落于视网膜上，而非视网膜后侧。D. 针孔效应，针孔阻挡了外周大量光线，仅允许中央非折射光线穿过视网膜

C. 调节反射

1. 眼球的近视调节反射需要 3 条眼肌来完成。

a. 辐辏反射：内直肌（骨骼肌）。

b. 瞳孔收缩：虹膜上的瞳孔括约肌（平滑肌，副交感神经）。

c. 晶状体增厚：睫状肌（平滑肌，副交感神经）。

2. 上述 3 条眼肌的功能。

a. 通过内直肌调节将视轴固定在近侧物体上（图 4-3）。

b. 虹膜上的瞳孔括约肌收缩时导致瞳孔缩小，可出现针孔效应（图 4-27D），减少球面及着色像差。

c. 晶状体增厚可以增加近处物体的分散光线的折射。睫状肌的收缩可使晶状体悬韧带放松，通过其自身的弹性使其厚度增加。

3. 因此，在近视物体调节反射时会发生三种结果：视轴内聚，瞳孔缩小，晶状体增厚。

4. 虽然首先意愿驱动注视近物的动作，神经系统已将上述三种动作合并成一个调节反射。因此，自动会聚双眼时，神经系统会自动调节导致瞳孔缩小及晶状体增厚。完成表 4-3。

表 4-3　调节反射及其相关作用肌肉

列举调节反射时的三大事件	列举相关责任肌肉
辐辏反射	内直肌（骨骼肌）
瞳孔收缩	瞳孔括约肌（平滑肌）
晶状体增厚	睫状肌（平滑肌）

D. 近视和远视

1. 学习图 4-28。

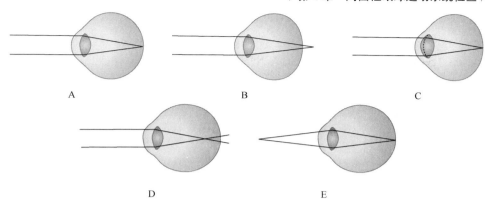

图 4-28 点光源光线与眼球前后径及折射功能的关系

A. 正视。眼球的折射能力与眼球的前后径匹配。远处的平行光线无须调节即可直接聚焦于视网膜上。近处物体的发散光线需增加晶状体厚度以最终折射聚焦于视网膜上。B. 远视。与眼球的折射功能相比，其直径太短。因而平行光线最终聚焦于视网膜后侧。C. 远视的调节作用。远视时需增加晶体厚度以加强折射功能，进而使平行光线最终聚焦于视网膜上。当注视近物时，远视眼会毫无保留地发挥其调节功能。D. 近视。与眼球的折射功能相比，其直径太长。平行光线最终聚焦于视网膜前侧。E. 近视眼注视近处物体。仅需少量或无须调节作用，近处物体的发散光线即可适当地聚焦于视网膜上

2. 如果对近处和远处物体的视力均佳，则称为☑正视/□近视/□远视。

3. 看远处时，正视者的调节肌肉处于□紧张/☑放松状态。

4. 远视力佳但近视力差者，称为□正视/□近视/☑远视。

5. 远视时，平行光线聚焦成像于视网膜的☑后方/□前方/□正上方。

a. 远视患者在看近处及远处物体时需要调节肌肉放松，从而增加晶状体的厚度。

b. 通常，调节反射仅在近距离观察物体时发挥作用。远视患者为了将像尽量呈现于视网膜上总是需要一定程度的调节反射起作用。

6. 远视力差但近视力佳者，称为□正视/☑近视/□远视。

a. 近视时，平行光线聚焦成像于视网膜的☑前方/□正上方/□后方。

b. 调节反射的 3 个组成成分中，哪个不利于近视患者尝试看近处物体？请解释。

<u>晶状体增厚不利于近视。近处物体的光线在穿过晶状体前更加发散，因此需要将成像向后移动以尽量成像于视网膜上，但晶状体增厚则会使成像向前偏移。</u>

7. 在便签纸上画出 3 个眼球，分别代表正视、远视和近视，并标出平行光线经过其折射后的成像位置。

E. 显性斜视和隐性斜视与折射异常的关系

1. 在人生最初的几个月，新生儿必须学会双眼注视并学会将两只眼的影像融合。新生儿的眼球太短，难以满足正常的折光需求。随之逐渐成熟，眼球会变长。

2. 相对于其晶状体而言，新生儿的眼球太短，因此新生儿基本上可以说是□近视/□正视/☑远视。然而，因新生儿的眼球较小，故其远视能力仍欠佳。

3. 随着眼球直径的增加及发育成熟，远视逐渐变成正视。如果儿童在出生时接近正视，而不是远视，那么当其眼球直径逐渐增加时其会进展成<u>近视</u>。

4. 相对于其晶状体的折射功能，新生儿的眼球直径偏小，因此新生儿倾向保持其晶状体处于较厚状态。换言之，它们基本上一直处于调节状态。观察近处物体时，新生儿需发

动其双眼更多的调节功能。这种情况有可能克服其本身的远视情况。

　　a. 因为调节功能之一即是内聚双眼，所以观察远视儿童的双眼会发现其经常处于内收状态，这种情况称为□显性内斜视/☑隐性内斜视/□显性外斜视/□隐性外斜视。

　　b. 严重的远视会致使其双眼出现持续的内收偏斜，这种情况称为显性内斜视。

　　c. 因为折射介质异常或神经肌肉疾病有可能导致双眼内收。儿童的双眼睑异常有可能会被误认为是内斜视，因为虹膜色素边缘较眼睑内缘太近。给上述两种异常状态命名：眼角异位或内眦赘皮（图 1-6）。

　　5. 假设新生儿在长大后会变成近视。随着年龄的增加，其眼球体积会增大，他会逐渐出现越来越☑重/□轻的近视。因此，神经系统会调整并减少调节反射作用。

　　a. 当调节功能减弱时，儿童的眼球会倾向于☑向双侧外展/□向内会聚。

　　b. 起初，双眼仅是有倾向外展，这被称为隐性外斜视；后期，如果外展明显且长期存在，则称为显性外斜视。

　　6. 显性或隐性斜视一般均伴有折射异常。

　　a. 儿童的隐性或显性内斜视需警惕有无折射异常致双眼□近视/□正视/☑远视可能。

　　b. 儿童的隐性或显性外斜视需警惕有无双眼☑近视/□正视/□远视可能。

　　7. 哪类儿童在观察学校黑板上内容时会较困难，注意鉴别神经科及眼科原因，是☑近视/□远视？

F. 远视眼，视物模糊，近视和远视

　　1. 在正常成年人接近 42 岁时，他们在阅读报纸或观察近处物体时会发现视物模糊。那么此时鉴别诊断需考虑神经科或眼科原因。

　　2. 随着年龄的增长，晶状体的弹性能力逐渐减弱。在完成调节功能时其不能自如地增厚以增加其折射功能，从而导致远视眼。

　　哪类人会较早出现远视眼，☑远视者/□近视者？并解释。

　　本身即有远视的人会较早出现远视眼，因为远视本身即已使调节功能过度应用。晶状体弹性下降即会导致视物模糊。近视时无须动用太多双眼的调节功能，因为当调节功能减退时并不会太多影响近视。

　　3. 在远视患者的眼前放置小孔是否可改善其近视力及是否可鉴别视物模糊是源自黄斑或视神经病变？☑是/□否，并解释。

　　针孔会遮挡近处物体很多发散光线，因此仅允许中央光线抵达视网膜。小孔就像小瞳孔一样。小孔所起的作用就像是晶状体增厚增加折射功能。因此，如通过小孔可明显改善视力则可以除外黄斑或视神经病变。

　　4. 凸透镜或凹透镜的视差检测。

　　a. 视差检测可以较快地检测出近视或远视患者的眼镜是否合适。在进行视差检测时，在一步之外的任何位置垂直拿住眼镜，并交替分别向左右两侧移动眼镜。

　　b. 对于发散透镜，光线会向移动透镜的方向移动。近视患者需要发散透镜将成像向☑后/□前移动以最终落在视网膜上。

　　c. 对于会聚透镜，光线会向移动透镜的反方向移动。远视患者需要会聚透镜将成像向前移动以最终落在视网膜上。

d. 总结。

i. 对于用以校正近视的透镜，影像会向移动透镜的方向移动。

ii. 对于用以校正远视的透镜，影像会向移动透镜的反方向移动。

5. 如果你已完全理解上述内容，那么解释为何有远视眼的近视患者在读报时摘掉其眼镜，而有远视眼的远视患者（其之前有较好的调节）在阅读时需戴上眼镜，但观察远处时则摘掉？问题是有远视眼的近视患者还是有远视眼的远视患者会获益于半框或双焦点的凸透镜？<u>某种程度上，老师和本文的作用均有限。若你完全理解了本文，自然会得出正确答案。</u>

G. 一些导致视物模糊的常见原因

1. 可见于各种年龄的视物模糊原因：畸形、感染、血管增殖或阻塞性疾病、视网膜色素变性或其他中枢神经系统退行性疾病（有些表现为樱桃红黄斑）、糖尿病、新生物、视网膜脱落、外伤、偏头痛和中毒（甲醇）。

2. 不同年龄阶段视物模糊常见的原因。

a. 出生至儿童期：折射介质异常，散光和折射功能异常。

20/300～400	出生，眼球较小
20/40～60	1 岁
20/30	3 岁
20/20	5 岁

b. 在儿童后期，5～7 岁的儿童，随着其眼球的生长，近视儿童的近视程度逐渐严重，因此必须距离黑板越来越近。

c. 年轻成年人：神经炎、Lever 遗传性视神经病和其他神经病变。

d. 40～45 岁年龄人群

i. 远视眼：晶状体丧失其弹性，从而使近物难以聚焦（手臂的长度太短使其难以放在足够远的地方以看清报纸）。

ii. 青光眼：症状包括眼内压增高、杯状视盘、瞳孔增大和外周视野缩小。

e. 50 岁以上的人群

i. 白内障和黄斑变性，通过眼科检查均可被诊断。

ii. 严重的视网膜病变。

iii. 颞动脉炎和缺血性视神经病变。

参考资料·视物模糊及失明

Chutorian AM, Winterkorn JMS, Geffner M. Anterior ischemic optic neuropathy in children: case reports and review of the literature. *Pediatr Neurol*. 2002;26:358-364.

Fine SL, Berger JW, Maguire MG, et al. Age-related macular degeneration. *N Engl J Med*. 2000;342:483-491.

Miller NR, Newman NJ, Biousse V, et al. *Walsh and Hoyt's Clinical Neuro-ophthalmology*. 6th ed. Philadelphia, PA: Lippincott Williams & Wilkins; 2005.

Shingleton BJ, O'Donoghue MW. Blurred vision. *N Engl J Med*. 2000;343:556-562.

V. 眼球运动肌群的神经支配

A. 眼外肌及眼内肌的分类

1. 每只眼球有 11 条眼球运动肌肉, 4 条平滑肌和 7 条横纹肌。它们起源于中胚层, 因此横纹肌由第Ⅲ、Ⅳ和Ⅵ对脑神经支配。学习图 4-29。

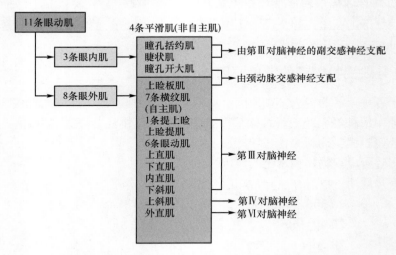

图 4-29 根据其类型及神经支配对 11 条眼外肌进行分类

注意上睑板肌是唯一一条既是平滑肌又是眼外肌的肌肉

2. 眼轮匝肌, 司闭眼的括约肌属于面肌群, 受第Ⅶ对脑神经支配。

B. 眼外肌的外周神经支配

6 对神经支配双眼, 4 对司运动, 2 对司感觉 (表 4-4)。

表 4-4 司眼球运动的 6 对脑神经的传入及传出神经支配

神经	支配肌肉	失神经支配时的临床表现
传出		
脑神经Ⅲ (动眼神经)	横纹肌: 上、内和下直肌; 下斜肌	复视, 眼球外展并向下转
	上睑提肌	上睑下垂 (自主上抬眼睑麻痹)
	平滑肌: 瞳孔缩小肌、睫状肌	瞳孔扩大, 对光反射消失; 晶状体增厚不能
脑神经Ⅳ (滑车神经)	横纹肌: 上斜肌	复视, 向下内注视时更重; 眼球外旋; 头向麻痹侧眼球的反方向倾斜
脑神经Ⅵ (展神经)	横纹肌: 外直肌	复视, 向麻痹侧注视时更加明显; 眼球内收位
颈动脉交感神经	平滑肌: 上睑板肌	霍纳综合征 (上睑下垂、瞳孔缩小、偏侧面部无汗、血管扩张)
传入		
脑神经Ⅱ	视觉传入	盲
脑神经Ⅴ	角膜/结膜传入	角膜麻痹; 角膜反射消失
	本体感觉传入	尚不知道的临床表现

1.4 对司运动的神经，其中 3 对是一般躯体传出纤维：第Ⅲ、Ⅳ和Ⅵ对脑神经。

a. 上述 3 对神经中的 2 对各司一条眼外肌的运动：第Ⅵ对脑神经司外直肌，第Ⅳ对脑神经司上斜肌。第Ⅲ对脑神经司其余的眼外肌和 3 条眼内肌中的 2 条。

b. 第Ⅲ对脑神经还包含副交感神经纤维。这些纤维支配 3 条眼内肌中的 2 条，瞳孔括约肌和睫状肌。

2. 眼球的第四类运动神经——颈动脉交感神经，支配眼内肌的第 3 条肌肉，瞳孔开大肌和临床上非常重要的一条眼外肌，即上睑板肌。颈动脉交感神经从颈动脉的海绵窦水平向上延伸至眶上裂并最终到达眼球，并与其他眼球运动神经伴行。

3. 根据表 4-4 完成下述填空。

4. 第Ⅲ对脑神经

a. 第Ⅲ对脑神经称为<u>动眼</u>神经。

b. 第Ⅲ对脑神经支配的眼外肌包括<u>内直肌、上直肌、下直肌、下斜肌和上睑提肌</u>。

c. 第Ⅲ对脑神经支配两对眼内肌和所有的眼外肌，除去<u>外直肌</u>和<u>上斜肌</u>。

d. 第Ⅲ对脑神经支配提上睑的肌肉，即<u>上睑提肌</u>。

5. 第Ⅳ对脑神经

a. 第Ⅳ对脑神经为<u>滑车</u>神经。

b. 第Ⅳ对脑神经支配有滑车的眼外肌，即<u>上斜肌</u>。

c. 上斜肌有多种作用：<u>下视</u>、<u>外展</u>及<u>内旋</u>眼球。

6. 第Ⅵ对脑神经

a. 第Ⅵ对脑神经即<u>展</u>神经，支配<u>外直</u>肌。

b. 外直肌的唯一功能即<u>外展</u>眼球。

Ⅵ. 瞳孔的检查

A. 瞳孔检查的方法

1. 在正常照明、没有直射阳光的房间内，让患者注视前方远处以避免调节反射影响瞳孔。

a. 正常瞳孔呈现黑色、等大、正圆并且对光反射及调节反射敏感。正常的瞳孔一般是在虹膜的正中位置或轻微偏向内下。非黑带白的瞳孔多提示角膜或晶状体混浊。

b. 比较双侧瞳孔的大小并以毫米为单位记录其直径。检测瞳孔直径，可将瞳孔与一系列以毫米为单位的圆圈对比后判断（Litvan 等，2000）。

i. 观察是否存在双侧瞳孔不等大。通常良性先天性瞳孔不等大的双侧瞳孔的反射是正常的。

ii. 观察瞳孔边缘有无模糊快速的震动，这称为虹膜震颤。虽然多数情况下是良性，但有些会伴随代谢性脑病。

c. 观察边缘有无 K-F 环或老年环，后者可能提示存在高脂血症。

2. 检查瞳孔扩大和扩大滞后现象。

a. 调暗屋内的光线并在 5～15s 后立刻观察瞳孔的大小。

b. 正常瞳孔散大，通常在光线调暗 5s 内出现，由交感神经支配的瞳孔开大肌收缩所致。

　　c. 瞳孔散大时间延迟提示交感神经功能异常（霍纳综合征）或强直性瞳孔[埃迪（Adie）瞳孔；参见表 4-5]。

表 4-5　阿-罗瞳孔和 Adie 瞳孔的鉴别诊断

特点	阿-罗瞳孔	Adie 瞳孔/综合征
一侧性	通常双侧	通常单侧
大小	瞳孔缩小	轻度瞳孔开大
瞳孔周边	不规则	规则（正常圆形）
虹膜萎缩	存在	不存在
对光反射	无（直接或间接）	直接或间接对光反射非常迟钝；移开光源后仍保持强直收缩状态
对黑暗反应	无瞳孔开大	瞳孔开大迟钝；再暴露于光线后保持强直收缩状态
调节反射	收缩	非常缓慢地收缩；放松后仍保持强直性收缩状态
对散瞳剂反应	弱或无	反应正常
其他神经系统特点	多由梅毒所致；若存在脊髓痨，患者会出现脊髓后索的症状和肌肉牵张反射消失	良性病变，多伴随有肌肉牵张反射消失；无脊髓后索症状：Adie 综合征
性别比例	梅毒男性较女性多见	70%女性/30%男性

　　3. 检测直接和间接瞳孔对光反射。

　　a. 让患者注视房间内远处，分别将手电筒从眼球的外侧向内侧移动并照亮其眼球。观察单侧照射时双侧瞳孔收缩的程度是否相同。瞳孔收缩后会逐渐散大。

　　i. 被光线照射侧的瞳孔收缩称为直接对光反射。

　　ii. 被光线照射对侧的瞳孔收缩称为间接对光反射，通常瞳孔的直接和间接对光反射的程度是相同的。

　　b. 避免突然将手电筒从正前方直接照射患者的双眼，理由如下：

　　i. 患者会不由自主地注视光线并进行调节反射。

　　ii. 强光会导致不适，尤其当患者合并有怕光、智力减退或痴呆疾病时。

　　4. 摆动手电筒试验，交替性光照检查法是将光线从一只眼球逐渐移向另一只眼球，在两眼间交替移动并照射 3～5s。观察双侧瞳孔的反应。如果患者有一侧视神经病变（如视神经炎），当光线从正常眼球移至病变侧眼球时瞳孔会散大而不是保持同等的收缩（Marcus-Gunn 瞳孔或相对性传入性瞳孔障碍）。

　　5. 如果房间内光线够暗，则可以进行检眼镜检查。

　　6. 为追溯眼球运动异常持续的时间，如瞳孔不等大或上睑下垂，可请患者提供一张面部旧照进行对比。

　　7. 练习上述瞳孔检查的方法。

　　8. 为了方便记忆瞳孔的各种反射，很多检查者会用 PERLA（pupils equal and react to light and in accommodation）来代表"瞳孔等大，对光及调节反射灵敏"。但我们经常发现 PERLA 成了"瞳孔检查时经常粗心大意"（pupillary examination really lax）的代称。应记录为"瞳孔直径 3mm，等大，居中，光反射及调节反射正常，瞳孔可适时扩大"，这是较详细的检查记录。这样的基本记录无论是对急性起病入院后神经系统体征随时有变化的患者还是症状隐匿变化的慢性患者来说都是至关重要的。

B. 瞳孔对光反射的路径

1.学习瞳孔对光反射的路径可以让你终身受益，其他人也可由此获益。瞳孔对光反射的评估对昏迷、脑血管病、脑肿瘤及脑外伤的患者至关重要。通过图 4-30 学习其传导通路。

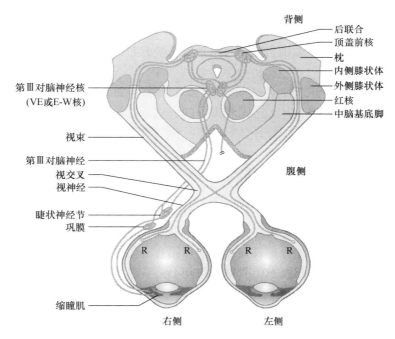

图 4-30　瞳孔收缩的传入（视神经）和传出（第Ⅲ对脑神经）路径示意

如图显示为中脑嘴部的横切面，包括膝状体和间脑的枕核，仔细分析并学习该图。R，视网膜受体（修改自：Crosby E，Humphrey T，Lauer E. *Correlative Anatomy of the Nervous System*. New York，Macmillan Company，1962.）

a.学习左边的名称，右边是对正常解剖结构的标记。

b.与典型的反射弧相同，瞳孔对光反射包括感受器、传入纤维、中枢核突触、传入纤维和效应器。首先从光感受器开始，视杆细胞及视锥细胞。分析任何反射时通常均应从感受器开始，追踪冲动传入脑干并传回效应器的通路。

c.注意视交叉处轴突的内外侧是如何交叉的。

d.注意当冲动传至中脑后，它们向第Ⅲ对脑神经的副交感核即 E-W 核是双侧传导的。因此，当光线刺激一侧眼球时会引起双侧瞳孔的同等收缩。间接瞳孔反射的瞳孔收缩的程度与直接瞳孔反射的程度相同。

e.传出到眼球的神经轴突仍然通过双侧第Ⅲ对脑神经。根据副交感神经系统的一般规律，副交感核轴突突触的神经节（睫状神经节或巩膜神经节）距离睫状肌和瞳孔括约肌（效应器）较近。这条传出通路不仅用于瞳孔对光反射，还用于调节反射。

2.在便签纸上画出瞳孔对光反射的传导通路，并与图 4-30 比对。

3. 病例分析：患者双侧瞳孔等大，左眼直接对光反射消失，但右眼被光照时，左眼间接对光反射存在，那么病变位于□右侧视束/□左侧第Ⅲ对脑神经/☑左侧视神经。

4. 描述上述患者的交替性光照检查结果。

参见本章 A4 部分。

C. 瞳孔的生理基础及药物作用

1. 眼球包含 3 条眼内肌，均是平滑肌：瞳孔开大肌、瞳孔括约肌和睫状肌。

a. 虹膜的瞳孔括约肌和瞳孔开大肌可以调节瞳孔的直径。

i. 瞳孔开大肌的纤维沿着瞳孔的边缘呈放射状排列，像轮胎的辐条一样。

ii. 瞳孔括约肌沿着瞳孔的边缘呈括约肌样排列。

b. 睫状肌亦是括约肌，通过放松悬韧带来调整晶状体的厚度。睫状肌并不控制瞳孔的大小。

2. 平滑肌在管腔脏器中的作用：平滑肌调节如肠道、支气管、血管、输尿管、膀胱等器官的内腔直径。但有趣的是，作为唯一通过改变其直径而作用的内脏，心脏由横纹肌组成，并不是由平滑肌组成。横纹肌收缩快速有力，平滑肌则司缓慢的张力性收缩。

3. 瞳孔开大肌和瞳孔括约肌

a. 与眼外肌一样彼此间有拮抗肌群和张力性神经支配，瞳孔开大肌和瞳孔括约肌之间作用相反并共同调节瞳孔的大小。

b. 瞳孔括约肌是副交感能和胆碱能的，瞳孔开大肌是交感能和肾上腺素能的（Low，2008）。通常交感与副交感的神经冲动是相互平衡的。当瞳孔大小调节至某一新尺寸时，瞳孔散大及瞳孔缩小的向量间是相互平衡的。因此，瞳孔开大肌与瞳孔括约肌之间的平衡作用最终决定了瞳孔的大小。

c. 交感或副交感系统，若其中一个系统有病变或受药物阻滞，则另一个系统作用亢进。瞳孔的最终大小由传入神经冲动作用于相关肌肉所定。

i. 副交感失神经支配会导致□瞳孔扩大/☑瞳孔缩小。

ii. 交感失神经支配会导致□瞳孔缩小/☑瞳孔扩大。

4. 瞳孔散大

a. 眼科医生从来都不在散瞳前进行检眼镜检查。从药理学角度，可以通过激动☑交感/□副交感神经系统或阻断□交感/☑副交感神经系统致瞳孔散大。

b. 当拟交感或拮抗副交感药物致瞳孔扩大后，患者此时暴露于光线下会明显不适，这种症状称为怕光。哪类药物会麻痹睫状肌以增加晶状体厚度：□交感/☑副交感拮抗药物。

c. 虽然散瞳药物会导致短暂的视物模糊，但是这对检查眼底的附属结构是必需的。新生儿瞳孔对散瞳剂的作用较迟钝。

i. 将环喷托酯加入 1%的眼用溶液中，每隔 15min 在新生儿的双眼中各滴 2 滴，共 3 次，或用 1%的托吡卡胺或 2.5%的肾上腺素，为了减少烧灼感和流泪，可提前应用局部麻醉剂如丙美卡因和眼用溶液。

ii. 年长的患者每只眼睛各用 1~2 滴，并可在 15~20min 后重复。

d. 由于瞳孔散大可以引起眼内压增高，对于 40 岁以上的成年人在应用散瞳剂前需首先测量眼压。2%的 40 岁以上的成年人有青光眼。散瞳剂引起的急性青光眼对于有远视的患者风险更大。

5. 光线以外其他决定瞳孔大小的因素

a. 眼球或虹膜的局部病变。

b. 局部或全身作用于自主神经系统的药物。

c. 情绪激动：其拟交感作用会导致瞳孔散大及心动过速。

d. 睡眠或困倦：其拟副交感作用会导致瞳孔缩小和心动过缓。

e. 年龄：胎儿的瞳孔是散大的且直到妊娠 30～32 周时才会出现对光反射（Isenberg 和 Vazquez，1994）。出生时瞳孔是小的，青少年时期瞳孔逐渐增大。随着年龄的增长，瞳孔逐渐变小，反应逐渐变慢，直到老年后瞳孔再度变至最小并对各种反射迟钝。小瞳孔通常给人以贪婪吝啬的印象，而大瞳孔通常给人感性及亲和的印象。因此，有些女性为变得更加漂亮应用阿托品扩瞳。

D. 病例分析 1

一名 51 岁的女性因高血压入院。患者无任何视觉异常主诉，实习生记录其眼球运动正常。数小时后再次检查发现其右侧瞳孔散大，但无上睑下垂、斜视、眼底异常、视野异常及其他眼球运动异常。其右眼的直接及间接对光反射消失，调节反射时双瞳无缩小。左眼的直接及间接对光反射正常，并且调节反射时双瞳均缩小。最好的推断解释是：①□患者右眼失明并合并右眼第Ⅲ对脑神经病变。②□患者右眼视神经完好但存在第Ⅲ对脑神经病变。③☑患者的右眼滴了散瞳剂。

1. 选项①被排除的原因是双眼的视力均良好，并且左侧瞳孔的间接对光反射存在提示右眼视神经传入路径及右侧视网膜完好。选项②被排除的原因是患者并无上睑下垂或其他的眼球运动异常。所以只剩下选项③。

2. 上述强调的导致瞳孔散大、对光反射消失的一个常见原因是实习生或住院医师为了更好地进行眼底检查而在患者眼中滴入了数滴散瞳剂。但是，实习生忘记记录应用了散瞳剂。上述提示我们必须时刻牢记反射通路，尤其是神经肌肉接头和反射弧中经常提及的效应器。最终的教训是使用散瞳剂后一定要在病历里有所记录。

E. 病例分析 2

1. 一名 24 岁的男性因为头外伤主诉头晕，但神志清醒。他的左眼转向外下，不能反射性或按指令转向内侧，但是另一眼球可以完全按指令转动。当患者尝试向右下注视时，其左眼内旋，但仍向外下注视。左侧瞳孔散大固定。没有应用任何眼药记录。右侧瞳孔直接及间接对光反射和调节反射存在。这个患者最有可能的病变位置是其□左侧视神经/□右侧视神经/□左侧第Ⅳ对脑神经/☑左侧第Ⅲ对脑神经/□单一神经病变难以解释上述眼球运动异常。

2. 对于头外伤患者需要应用散瞳剂吗？□是/☑否，并解释。

对于急性损伤患者，观察瞳孔反射是非常重要的。对于意识水平下降的患者避免应用散瞳剂。

3. 列举应用散瞳剂的 2 条禁忌证：青光眼和意识水平下降。

F. 眼球的副交感神经麻痹综合征（眼内肌麻痹）

1. 由第Ⅲ对脑神经的副交感核的副交感神经支配的肌肉是☑眼内/☐眼外的☑平滑肌/☐骨骼肌。

2. 第Ⅲ对脑神经的副交感核轴突是司瞳孔缩小的唯一神经传导通路。因为第Ⅲ对脑神经的副交感核和交感核轴突均起源于相同的神经核并经相同的周围神经传导，所以第Ⅲ对脑神经损伤通常会损伤上述轴突，但也有例外情况。列举单一副交感神经损伤后所致的症状和体征。

近视力下降（睫状肌麻痹）和瞳孔散大，对光反射和调节反射消失（瞳孔括约肌麻痹）。

3. 除头外伤外，导致第Ⅲ对脑神经损伤的原因还包括缺血、糖尿病、第Ⅲ对脑神经病变、Willis 环动脉瘤、新生物和炎症。第Ⅲ对脑神经的缺血性病变通常不累及瞳孔，而动脉瘤所致的第Ⅲ对脑神经麻痹通常会累及瞳孔（Brazis 等，1991）。

G. 面部及眼部交感神经麻痹所致 Bernard-Horner 或霍纳综合征

1. 眼球的交感神经传导通路：这条通路显示了所有交感神经支配的典型特点。

a. 起源于下丘脑神经元轴突的上运动神经元通路沿着脑干被盖下降至脊髓，学习图 4-31。

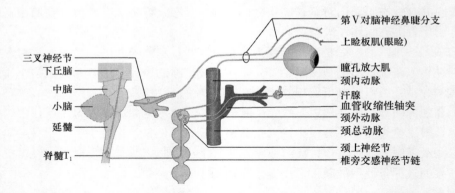

图 4-31　交感神经从下丘脑（间脑的一部分）至瞳孔开大肌和上睑板肌、面部的汗腺和颈动脉
交感神经丛的传导通路示意图

b. 上运动神经元向起源于脊髓灰质中间外侧柱的副交感核下运动神经元传递神经冲动。

i. 脊髓的交感神经传导通路从 T_1 延伸至 L_2 和 L_3。

ii. 传导至眼球的轴突源于 $T_1 \sim T_2$（又称 Budge 睫脊中枢）。

助记符：T_1 至 L_2 和 L_3

c. 交感神经系统的副交感核轴突是交感神经传导通路的二级神经元，从脊神经发出至每个脊旁神经节旁，并与其发生突触联系。

d. 起自脊旁神经节的上颈段颈上交感神经，其三级轴突包绕在血管周围并作用于其效应器。

e. 颈部交感神经作用于全部颈内和颈外动脉血管内壁的平滑肌层。

i. 颈外动脉将交感神经突触传递至面部的汗腺。

ii. 颈内动脉将交感神经突触传递至各眼内肌和头前部的汗腺。

f. 交感神经支配两对眼球运动肌肉：<u>上睑板肌</u>（眼外肌）和<u>瞳孔扩大肌</u>（眼内肌）。

g. 提示：含有二级轴突的神经节的位置在交感和副交感系统中是不同的。

i. 交感神经系统的神经节位于交感神经链。

ii. 副交感神经系统的神经节位于其效应器的旁边。

2. 病例分析：一名 21 岁的男性因颈部穿刺伤而伤及其一侧面部的交感神经。列举其可能出现的症状。

<u>一侧上睑下垂，瞳孔缩小，无汗症和面部潮红。</u>

3. 上述面部交感神经受损的四大症状即被称为 Bernard-Horner 或霍纳综合征。虽然眼球内陷在受累人群中经常出现，但这主要由上睑下垂所致。

a. 解释眼球交感神经失支配后所致瞳孔缩小的原因。

<u>瞳孔开大肌和瞳孔括约肌互相拮抗。当瞳孔开大肌麻痹后，瞳孔括约肌起主导作用。</u>

b. 在交感神经麻痹后，缩小的瞳孔的对光反射及调节反射将更明显，因为这时肌肉接收到额外的收缩刺激，而不是之前简单的"张力"刺激。

c. 单侧的霍纳综合征在调暗屋内的光线后双侧瞳孔不等大的程度会更加明显。瞳孔散大在起初的 5s 内是通过交感神经刺激所致。正常瞳孔在 5s 内会散大，而异常瞳孔会延迟散大甚至保持其原有大小。瞳孔不等大的程度在 15～20s 会缩小，因为这时异常眼球的副交感神经作用会减弱。

d. 在强光下，正常瞳孔有可能会缩小至霍纳综合征瞳孔的大小。因此，瞳孔缩小有可能是因未在昏暗房间内检查所致。

4. 霍纳综合征的组成分析：面部交感神经的失神经损伤所致症状取决于其交感神经传导通路受损的部位。

a. 如果损伤位于颈外动脉交感神经传导通路的远端，患者出现的失交感神经症状包括<u>上睑下垂</u>和<u>一侧瞳孔缩小</u>。

b. 如果损伤位于颈外动脉交感神经传导通路的近端（在下丘脑和颈内动脉之间），除了上睑下垂和瞳孔缩小，患者还会出现霍纳综合征的另外两个表现：<u>一侧面部无汗</u>和<u>血管扩张</u>。

c. 在结膜表面最易观察血管扩张。

d. 先天性偏侧霍纳综合征患者，如 Erb 臂丛损伤，同侧虹膜通常会出现异色症。

5. 眼球交感神经通路的临床检查方法：面睫反射或脊髓睫状体反射。

a. 为检测眼球的交感神经通路，紧捏住面部（第 V 对脑神经传入）或颈部（C_2 或 C_3）的皮肤 5s。双侧的瞳孔会迅速扩大，这就是面睫反射或脊髓睫状体反射。

b. 做这项检测时最好是在明亮还是黑暗的房间内，患者注视近端还是远端？并解释。

<u>最好在微暗的房间内让患者注视远方，为避免强光刺激及调节反射掩盖交感视经反射所致的瞳孔散大。</u>

6. 霍纳综合征的原因：除了外伤，其他的重要病因包括脑干梗死致下丘脑的下行轴突受损（图 4-31、表 10-4），肺尖、颈部、颅底和眶周的新生物或炎性占位，颈部动脉病变如头颈部动脉夹层或动脉瘤。新近出现的霍纳综合征需要仔细寻找有无上述原因。

H. 肌肉伸肌反射消失所致的异常瞳孔反射

1. 由神经梅毒所致的脊髓痨及阿-罗瞳孔（Douglas Argyll Robertson，1837～1909）和 Adie 强直瞳孔综合征（William Adie，1886～1935）的特点是肌肉牵张反射消失和瞳孔反应异常（表 4-5）。

2. 糖尿病所致的神经病变也可导致瞳孔反射异常及伸肌反射消失。阿-罗瞳孔在无脊髓痨的神经梅毒患者中也可出现。表 4-5 表明了必须检查瞳孔对光反射及调节反射的原因。

参考资料·瞳孔检查

Brazis PW. Localization of lesions of the oculomotor nerve: recent concepts. *Mayo Clin Proc.* 1991;66:1029–1035.

Isenberg SJ, Vazquez M. Are the pupils of premature infants affected by intraventricular hemorrhage? *J Child Neurol.* 1994;9:440–442.

Litvan I, Saposnik G, Maurino J, et al. Pupillary diameter assessment: need for a graded scale. *Neurology.* 2000;54:530–531.

Low PA, Benarroch EE. *Clinical Autonomic Disorders.* 3rd ed. Philadelphia, PA: Lippincott Williams & Wilkins; 2008.

Ⅶ. 上睑下垂的临床评估

A. 眼睑上抬

1. 上睑板肌（Müller 肌）和上睑提肌，这 2 条肌肉司上抬眼睑，可调节上下眼睑间的垂直距离。

a. 上睑板肌属于平滑肌，对上抬眼睑起辅助作用，由颈部交感神经支配。

b. 上睑提肌属于横纹肌，对上抬眼睑起决定作用，由第Ⅲ对脑神经支配。

2. 做以下试验以进一步理解上抬眼睑的作用。

a. 直视镜子，上睑板肌和上睑提肌的共同作用决定了眼裂的大小。保持头部不动，向上并向下移动镜子以观察上睑的上抬及下拉。

b. 在保持眼球不动的情况下上抬或下拉眼睑，在保持上睑不动的情况下上转或下转眼球。你能完全分割眼球和眼睑的运动吗？ ☑是/□否，在这里找不到答案，需要独自分析后得出结论。

c. 上睑提肌在眼球垂直活动时可致眼睑快速地上抬或下拉。眼睑上抬在眼内肌上抬眼球时自动出现，上睑提肌是骨骼肌。当眼球向下转动时，中枢神经神经系统使其下拉眼睑。

3. 上睑提肌麻痹可导致以下症状。

a. 严重的上睑下垂较上睑板肌麻痹更严重。

b. 上视时眼睑不能上抬。

4. 患者由交感神经异常导致上睑下垂，当其上视时其上睑是否会上抬？ ☑是/□否，因为上睑提肌未受损，其在眼球向上转动时可自动上抬眼睑。

5. 交感神经及第Ⅲ对脑神经所致上睑下垂的鉴别诊断：完成表 4-6 的第 2 及第 3 列。

表 4-6 第Ⅲ对脑神经和交感神经所致上睑下垂的鉴别诊断

特点	第Ⅲ对脑神经损伤	交感神经通路损伤
瞳孔缩小		+
瞳孔开大	+	
对光反射和调节反射		+
通常伴有斜视	+	
上视时眼睑上抬		+
正常排汗	+	

B. 上睑下垂的原因

1. 有时上睑下垂并不是由第Ⅲ对脑神经或交感神经病变所致的。重症肌无力，其提上睑肌力弱是由其神经肌肉接头处的胆碱能神经递质作用下降所致的。由神经或神经递质传导异常所致的上睑下垂称为神经源性上睑下垂。由肌营养不良所致的上睑下垂称为肌源性上睑下垂。有些上睑下垂是先天性的，伴或不伴其他异常。外伤或炎症引起的眼睑水肿有时也会导致上睑下垂。关键是在分析上睑下垂及其他所有神经系统体征时，必须仔细全面地考虑所有可能的病变，包括效应器，并将体征与其他的查体结果及病史综合考虑。导致上睑下垂的原因包括以下方面。

a. 中枢：下丘脑、脑干或脊髓。

b. 周围：第Ⅲ对脑神经和交感神经。

c. 神经递质：神经肌肉接头。

d. 肌肉：肌源性、先天性、炎性或外伤。

e. 其他原因包括眼睑水肿或上睑提肌腱鞘断裂。

2. 由第Ⅶ对脑神经病变所致的贝尔面神经麻痹，眼睑有可能会下垂遮盖眼球。通常额肌收缩可上抬眉头。贝尔面神经麻痹时，上睑下垂由嵌入眉头的额肌麻痹所致。这种原因所致的上睑下垂可通过上抬眉头试验来验证。检查者让患者上抬眉头可判断上睑下垂是否为第Ⅶ对脑神经麻痹所致，但是第Ⅲ对脑神经麻痹也可出现上述情况（Ohkawa 等，1997）。

3. 大脑半球所致的上睑下垂：急性卒中合并偏瘫的患者有可能会出现单侧或双侧上睑下垂。病变部位在右侧大脑半球较左侧更常见。上睑下垂有可能在病变同侧。这种上睑下垂的病因尚不甚清楚。双侧完全的上睑下垂提示脑疝可能（Averbuch-Heller 等，2002）。

4. 重症肌无力的上睑下垂通常具有波动性，在检查过程中会出现疲劳现象，受累侧上睑被迫做上抬动作时其疲劳症状会更明显。冰袋试验有可能会改善重症肌无力患者的上睑下垂症状。在这一试验中，将冰袋放置在重症肌无力患者的一侧眼睑上（双侧眼睑均闭合）。2min 后观察眼睑的位置。上睑下垂的程度通常会改善，因为这样会改善神经肌肉接头间递质的传递。

5. 上睑下垂与其他的症状和体征类似，要像揭秘一样仔细研究。每种症状都有很多鉴别诊断的可能性，因此检查者需要全面系统地分析。鉴别神经源性上睑下垂的 2 个要点：

a. 上睑提肌麻痹所致的上睑下垂通常会伴随第Ⅲ对脑神经受损的其他体征。

b. 上睑板肌所致的上睑下垂通常会伴随颈动脉交感神经受损的其他体征。

参考资料·复视

Averbuch-Heller L, Leigh RJ, Mermelstein V, et al. Ptosis in patients with hemispheric stroke. *Neurology*. 2002;59:620–624.

Ohkawa S, Yamasaki H, Osumi Y, et al. Eyebrow lifting test: a novel bedside test for narrowing of the palpebral fissure associated with peripheral facial nerve palsy. *J Neurol Neurosurg Psychiatry*. 1997;63:256–257.

Ⅷ. 脑神经联合损伤所致的综合征

A. 中枢神经系统的脑神经解剖路径

1. 动眼神经（或其他神经）受损因其受损部位在中枢及外周的不同有不同的临床表现。判断神经受损的部位时通常需从其起源即神经核一直到其神经末梢。

2. 中枢性损害除了其相应的核受损外，其邻近结构长束通常也会受累。

a. 中脑损伤导致第Ⅲ对脑神经麻痹，有可能会损伤齿状丘脑束，从而导致对侧共济失调和震颤；或如果致红核的背内侧受累，会致下视麻痹；如果致中脑基底部受累，会致偏瘫（图2-18）。

b. 脑桥基底部受损致对侧偏瘫的患者有可能会出现第Ⅵ对脑神经麻痹，因为在上述部位，第Ⅵ对脑神经与锥体束伴行（图2-16）。

B. 眼球运动神经的周围支联合受损的临床综合征

1. 第Ⅱ对脑神经，司眼球运动的第Ⅲ、Ⅳ与Ⅵ对脑神经和第Ⅴ对脑神经，以及颈动脉交感神经均需经过海绵窦，其位于岩骨和眶上裂的顶端。通过图4-32可发现第Ⅲ、Ⅳ对脑神经及第Ⅴ对脑神经的V_1和V_2支均走行于海绵窦的外侧面，而第Ⅵ对脑神经则走行于窦腔内。窦腔内亦走行颈内动脉的虹吸部。视交叉则刚好位于垂体柄的上面。

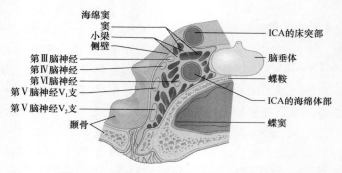

图 4-32 海绵窦和垂体的冠状位切面图示

ICA，颈内动脉

2. 其临床症状和体征包括第Ⅴ对脑神经眼支分布区的疼痛或麻木，眼球运动神经麻痹，包括上睑下垂，可以源自交感神经或第Ⅲ对脑神经和由第Ⅱ对脑神经或视交叉受累所致的视觉障碍。颈动脉-海绵窦瘘还会出现眼球突出。痛性眼肌麻痹和部分交感神经麻痹是其最重要的特征。根据上述特定神经的受累，上述综合征的名称为 Gradenigo 综合征、

Tolosa-Hunt 综合征（Brazis 等，2016）或 Raeder 副三角综合征（Goadsby，2002）。通常其原因是炎症、新生物、外伤、颈内动脉瘘或动脉瘤。

3. 需谨记很多疾病可导致复视或眼肌麻痹，但并不直接作用于眼球运动神经，如重症肌无力、甲状腺功能亢进症、肉毒素中毒和肌病。因此，鉴别诊断时需考虑神经肌肉接头、肌肉、邻近解剖结构和系统性疾病如内分泌疾病的可能性。

C. 其他脑神经联合受损综合征

1. 脑桥小脑角损伤通常会累及位于内听道的第Ⅶ和Ⅷ对脑神经，有时亦会累及第Ⅵ和第Ⅸ对脑神经，复习图 2-20。

2. 第Ⅸ、Ⅹ和Ⅺ对脑神经均在颈静脉孔处联合出颅，复习表 2-4。

参考资料·脑神经联合损伤所致的综合征

Brazis PW, Masdeu JC, Biller J. *Localization in Clinical Neurology*. 7th ed. Philadelphia, PA: Lippincott Williams & Wilkins, Wolters Kluwer Health. In Press. 2016.

DeMyer W. *Neuroanatomy*. Baltimore, MD: Lippincott Williams & Wilkins; 1998.

Goadsby PJ. "Paratrigeminal" paralysis of the oculopupillary sympathetic system. *J Neurol Neurosurg Psychiatry*. 2002;72:297-299.

D. 病例分析

1. 一位 34 岁的女性突发复视，如图 4-33A 所示。

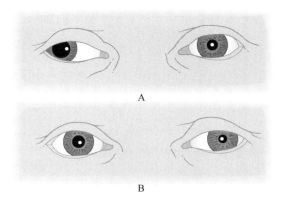

图 4-33　两位患者眼部异常表现

2. 其右眼不能内收、上视及下视，但当其努力向左下注视时可内旋。其右侧上睑在上视时不能上抬。左侧瞳孔的直接和间接对光反射正常。其他所有的神经系统检查均正常。上述表现提示右侧第Ⅲ对脑神经受损（脑血管造影发现后交通动脉瘤压迫了刚从中脑出颅的第Ⅲ对脑神经）。

E. 病例分析

1. 如图 4-33B 所示，一位 21 岁的女性主诉左眼深部疼痛数周。向左侧注视时可诱发复视。数周后出现左侧上睑下垂。查体发现其存在上视时可纠正的上睑下垂、瞳孔缩小和左眼轻度外展受限。其双眼在原位时，角膜映光反射正常。除上述体征外未发现其他神经系统异常。患者拿出一张旧照片并证实其上睑下垂是新近出现的。其病变仅局限于一对脑神经吗？如果不是，哪些神经受累？

这位患者有交感神经源性上睑下垂，轻度的外直肌麻痹，提示第Ⅵ对脑神经受累，疼痛提示第Ⅴ对脑神经受累。

2.由于该患者仅表现为上睑下垂和瞳孔缩小，无半侧面部无汗，受损部位应在颈外动脉的交感神经传导通路的远端。

3.交感神经传导通路和第Ⅵ对脑神经联合受损的部位在海绵窦区域。此区域亦有第Ⅴ对脑神经感觉支走行。因此，有些病变是逐渐侵犯颅底邻近的感觉神经及运动神经。

4.鼻咽镜发现软组织占位，影像学检查提示有颅底骨质破坏，活检提示鼻咽癌，已有颅底和海绵窦浸润并包绕颈内动脉，且损坏颈内动脉交感神经和第Ⅵ对脑神经。此种类型的痛性眼肌麻痹称为 Tolosa-Hunt 综合征。

Ⅸ.视力及眼球运动的周围神经检查总结

现在可返回至标准神经系统检查并演练ⅤA部分。

■ 第 4 章学习目标

Ⅰ.眼球调节和复视

1.解释中心凹的概念及功能。

2.描述眼球位于原位的定义。

3.画出正常眼球的视轴。

4.描述眼球在观察近处和远处物体时视轴的差异。

5.描述如何区分主视眼。

6.描述可以说明生理性及病理性复视的自测试验。

7.阐述复视的真伪像概念。

8.解释为何压迫眼球内眦后诱发复视的伪像较真像模糊不清。

Ⅱ.眼外肌的作用

1.描述眼球转动的 3 个轴向。

2.解释眼球的转向和聚散。

3.通过眼球模型列出各眼外肌的起源和附着点，并说明其功能（图 4-9）。

4.制作一个图表，展示上直肌与上斜肌在眼球内收、前视、外展时的功能区别（图 4-12 和图 4-15）。

5.根据除了外直肌以外其他所有的眼外肌均在偏向于垂直轴的内侧定律画出所有眼外肌的收缩向量图标（图 4-17）。

6.列出表格总结眼球运动肌肉在其原始、第二种和第三种作用时的眼球运动方向（表 4-1）。

7.记住直肌的命名是与其肌肉的作用方向相关的。

8.阐述协同肌的定义，陈述 Hering 法则，并画出图表总结协同肌（图 4-18）。

9.列举使内收眼球上抬的眼肌名称和使外展眼球上抬的眼肌名称。

10.解释为什么某一条眼外肌麻痹后眼球偏移的方向是可预见的。

Ⅲ.眼球运动异常的临床检查和眼球运动范围

1.描述并示范如何进行角膜映光反射检查。

2.解释进行角膜映光反射时，当眼球在原位时为何成像会偏向于角膜几何中心的偏内侧（图 4-19）。

3.解释为何进行角膜映光反射较观察其边缘至眼睑边缘的距离更可靠。

4.描述并演示如何进行眼球运动范围检查的试验（图 4-20）。

5. 说出正常情况下眼球运动范围最小和弥漫性脑损伤及年龄增长后眼球运动功能下降最快的眼球运动方向（图 4-21）。

6. 描述并演示如何进行遮盖、去遮盖试验（图 4-22）。

7. 试验性及解释性定义有何不同，并举例说明。

8. 给出显性斜视的试验性定义并列出用来形容各向眼球偏移的专业术语。

9. 通过一系列角膜映光反射对各种显性斜视进行命名（图 4-23）。

10. 描述并解释一系列图表结果所示的遮盖、去遮盖试验的结果（图 4-24）。

11. 如何区别显性斜视与隐性斜视。

12. 解释患者为何用患侧眼球注视时所引起的眼球偏斜较用健侧眼球注视时更明显（解释为何继发性眼球偏移较原发性眼球偏移更严重）。

13. 描述新生儿及不同头位时对显性斜视的影响。

14. 定义抑制性弱视，并描述其病因及预防措施。

15. 描述当眼球内旋力弱时头位如何转动以代偿并减少因右侧上斜肌麻痹所致的复视。

16. 描述麻痹性和非麻痹性显性斜视的临床鉴别诊断要点（表 4-2）。

17. 解释复视定律。

　　a. 伪像较真像模糊。

　　b. 伪像在真像的周边。

　　c. 伪像成像于麻痹侧眼球偏移的反方向。

　　d. 伪像成像于麻痹侧眼肌的作用方向。

　　e. 真伪像之间的距离在眼球向麻痹眼肌的作用方向转动时会增加（图 4-25）。

Ⅳ. 折射和调节

1. 画图标明凸透镜与凹透镜的作用机制，并说明棱镜的作用法则（图 4-26）。

2. 描述调节（近）反射的 3 个组成部分。

3. 说出有上述作用的各个肌肉的名称（表 4-3）。

4. 画出图表并标明平行光线在近视患者、正视患者及远视患者的聚焦位点（图 4-27）。

5. 描述近视眼与远视眼和隐性内外斜视及显性内外斜视的关系。

6. 描述年龄相关的老花眼及其对近视眼与远视眼的不同影响。

7. 描述针孔试验对近视、远视及老花眼的不同影响。

8. 解释为何针孔试验可以纠正老花眼或折射异常所致的视物模糊，而黄斑或视神经损伤则不受其影响。

9. 描述如何应用平行光试验来验证患者的眼镜是用来纠正远视还是纠正近视的。

10. 解释为何之前有近视的老花眼患者在阅读报纸时需摘掉眼镜，而之前正视的老花眼患者视近物时需戴上眼镜。

11. 列举与年龄相关的导致视物模糊的几种原因。

Ⅴ. 眼球运动肌群的神经支配

1. 写出 11 条眼内外肌的名称并分类（图 4-29）。

2. 列举支配眼球运动肌肉的脑神经名称及数量。解释并描述上述神经受损时出现的临床症状（表 4-4）。

3. 列出支配眼球运动肌肉的脑神经核的名称并说明其在脑干的位置。

Ⅵ. 瞳孔的检查

1. 解释为何在进行瞳孔对光反射检查时需要患者注视远方。

2. 描述正常瞳孔的大小和形状。

3. 示范如何检查瞳孔。

4. 对比阿-罗瞳孔和 Adie 强直瞳孔。利用表 4-5 的左侧一列进行比对。

5. 描述瞳孔的直接和间接对光反射。

6. 描述正常人的瞳孔直接和间接对光反射是否相同。

7. 解释为何检查者不能突然将手电筒置于患者双眼的正前方。

8. 在交替性光照检查时分别描述单侧视神经受损或单侧第Ⅲ对脑神经受损时双眼的直接和间接对光反射有何特点。

9. 列举在对瞳孔进行检查后必须在病历上记录的内容。

10. 画图标明瞳孔对光反射的传导通路（图 4-30）。

11. 列出眼内肌的名称及其支配神经。

12. 列出每个眼内肌的神经递质的药理学分类。

13. 描述通过激动或阻滞副交感神经或交感神经对瞳孔大小的影响并解释瞳孔为何会出现上述变化。

14. 说明拟交感作用药物或拮抗副交感药物会如何影响调节反射并解释原因。

15. 解释散瞳剂在眼球检查中的作用并描述其对患者视野的影响。

16. 描述散瞳剂对眼内压的影响。并说明哪个年龄阶段的人更易受到上述影响。

17. 描述影响瞳孔大小的因素，包括年龄。

18. 画出从颅内至眼内肌的副交感传导通路。说明上述传导通路受损时所致眼肌麻痹的临床表现（图 4-30）。

19. 画出交感神经的神经传导通路并对比副交感神经节与交感神经节所在位置的不同（图 4-31）。

20. 描述霍纳综合征，并解释在从中枢至眼眶的交感神经传导通路上不同损伤部位所致的不同临床表现。

21. 描述脊髓睫状反射。

22. 获得性霍纳综合征常见的原因是什么？

23. 列举瞳孔异常和肌肉伸展反射异常所致的三种疾病。

24. 解释在常规检查时为何需要进行瞳孔对光反射及调节反射检查。

Ⅶ. 上睑下垂的临床评估

1. 列出上抬眼睑的肌肉名称及其神经支配。

2. 描述可用于鉴别第Ⅲ对脑神经和交感神经异常所致的上睑下垂的临床要点（表 4-6）。

3. 描述如何全面地考虑并分析上睑下垂传出路径异常的可能原因。

Ⅷ. 脑神经联合损伤所致的综合征

1. 解释"联合综合征"的概念。

2. 列举位于海绵窦内和前额及垂体窝基底部的脑神经名称。

3. 描述由海绵窦损伤所致的临床综合征的核心临床特点。

4. 列举海绵窦综合征的常见原因。

5. 列举位于脑桥小脑脚和颈静脉孔的脑神经联合受累的临床综合征名称。

（杨 璐　李晓光　译）

第 5 章　中枢性眼球运动系统检查

Ⅰ. 调控眼球运动的中枢神经系统

A. 快速及慢速眼球运动（Dell'Osso 和 Daroff，1999）

1. 生理性快速眼球运动，即扫视运动，包括以下内容。

a. 所有随意的水平及垂直眼球运动。

b. 眼震反射的 kickback 相，包括病理性及温度变化或视觉刺激引起的生理性反射。

c. 睡眠中的快速眼球运动。

2. 病理性快速眼球运动，眼阵挛和眼扑动比其他的随意快速眼球运动更快（详见后述）。

3. 慢速眼球运动包括以下内容。

a. 平稳追踪运动。

b. 聚合运动（辐辏/离散）。

c. 前庭性和视动性眼震的偏离相。

B. 神经系统查体需检查的 5 个眼球运动系统

5 个中枢系统共同调控随意性眼球运动及反射性眼球运动（Bender，1980；Bender 等，1998）。视觉目标的随意选择首先需要通过扫视运动使眼球随目标移动，随后自然地完成固定、会聚、追随及注视（聚合及调节运动）（表 5-1）。

表 5-1　主要的 5 个眼球运动系统

系统	功能或特性
扫视系统	产生所有的随意运动及反射性眼球运动的快速相（额叶）
注视（位置保持）系统	固定并保持眼球停留于目标，锁定双眼，使双侧视网膜图像融合为单一视觉图像（枕叶）
平滑追踪系统	使眼睛停留于运动的目标（枕叶）
聚合系统	视近或视远时使眼球会聚或离散
逆转系统	前庭和颈部本体感觉系统：代偿头部运动，眼球逆转，以保持注视目标

1. 扫视系统：扫视为快动或快停。若扫视运动中出现眼球颤动，则称为齿轮样眼球运动（Kennard 等，1994）。

a. 扫视运动的自我检查

i. 向前直视，同时保持头部静止，眼球一直向右运动然后定住。

ii. 保持头部静止，尽量非常缓慢地使眼球连续而平稳地从右向左运动。注意眼球的运动是否平稳、连续或出现眼球颤动。你会体验到眼球的快速运动，即扫视运动。对其他人进行此项检查，观察他们的扫视运动。

b. 不能平稳地完成随意的眼球运动。所有的随意眼球运动均包括扫视运动。

c. 额叶被盖皮质核束通路被认为是所有扫视运动的调节中枢（图 5-1）。

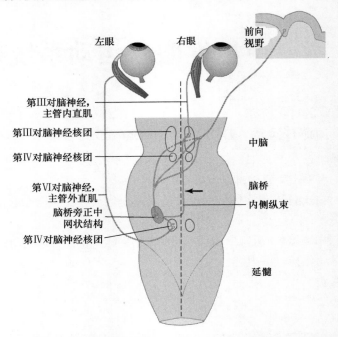

图 5-1　脑干背侧面示司随意眼球同向侧向运动的皮质延髓通路

d. 其他运动区包括黑质、上丘、小脑蚓部、顶核、网状结构及前庭系统参与调控扫视运动及其精确性。

e. 检查扫视的准确性：检查者将示指放在距离患者 18in（45cm）处，让患者注视示指。移动示指，让患者往不同的方向注视。扫视的精确性取决于小脑蚓部的背侧部与顶核的联系。

2. 注视（位置保持）系统

a. 选定某一视觉目标，完成随意扫视运动，固定反射使眼睛停留于目标，使双侧视网膜图像融合为一幅清晰的视觉图像。转移目标需要进行另一次扫视运动，使眼球快速移动至新的目标物。固定反射可在头部运动时将眼球固定于目标物。

b. 固定反射及图像融合由视网膜-膝状体-枕叶-被盖通路和视网膜-枕叶-额叶-被盖通路调控。

3. 平滑追踪系统

a. 平滑追踪系统的自我检查

i. 保持头部静止，始终向前。

ii. 眼睛一直向右移动，将手指放在距离 30cm 处，眼睛注视手指。手指由左向右缓慢移动，仅用眼睛跟随其移动。如果能完全保持头部不动而眼睛注视移动的手指，则为平滑追踪而并非扫视运动。

iii. 练习诱发其他人的平滑追踪运动。

b. 平滑追踪系统使眼睛停留于运动的目标。

药物中毒包括乙醇可导致不规则或快速而不是平滑的针对活动物体的追踪运动。

c. 平滑追踪运动由视网膜-膝状体-枕叶-额叶-被盖通路调节。

4. 聚合系统

a. 辐辏或离散系统确保双侧视网膜图像融合，并在视近或视远时保持适宜的屈光度。它还能在目标靠近或远离时保持眼睛停留于目标物。调节反射由此系统调节。

b. 聚合系统有赖于视网膜-膝状体-枕叶-被盖通路。

5. 逆转系统

a. 眼球逆转系统的自我检查

i. 将手指置于前面一臂远处，然后保持手指静止，注视手指并水平及垂直地移动头部。

ii. 眼睛会反射性地相对于头部运动呈逆向旋转，以保持注视目标物。

b. 在清醒患者，两个系统共同使眼睛停留于目标。

i. 眼球注视系统。

ii. 本体感受系统。它起源于前庭及颈部，使眼球逆向旋转，即前庭-动眼反射运动。

c. 对于无法注视的昏迷患者，检查者可移动患者的头部（玩偶眼检查）来检查眼球逆转系统（VOR）。VOR 详见第 9 章和第 12 章。由于患者在昏迷状态下无法注视，眼球逆转运动有赖于前庭-动眼反射。

6. 总结

a. 平滑追踪系统使眼球随目标物移动。

b. 如果意识清醒的患者移动头部，注视反射及前庭-动眼反射使眼球停留于静止的目标。

c. 如果患者意识不清，则只存在本体感受反射，因为患者无法注视。

7. 前述关于眼球运动的 5 个系统较为复杂，进行下文所给出的练习，可有助于记忆。

> 5 个眼球运动系统的记忆方法。
>
> 1. 伸出手指并看着它，扫视系统会使眼睛移动至目标，这就检查了额叶被盖通路。
>
> 2. 注视系统使眼睛锁定于目标直到扫视运动或反射运动使之脱离目标，这就检查了视网膜-膝状体-枕叶-被盖通路。
>
> 3. 向左右或上下移动手指，平滑追踪系统保持眼睛注视目标，这就检查了水平同向运动和垂直同向运动通路。
>
> 4. 保持手指静止，向左右或上下移动头部，眼球逆转系统保持眼睛注视目标，这就检查了前庭和颈部本体感受和注视通路。
>
> 5. 手指靠近或远离眼睛，聚合系统调节眼睛的角度使目标落在中央凹上，同时启动反射调节。这就检查了视网膜-膝状体-枕叶-被盖通路。

8. 上述检查提及静止的头部或静止的目标，如果头部和眼睛均转向目标物，VOR 引起与头部和眼球运动相反的逆转运动，起到抑制作用。

C. 随意眼球水平同向运动皮质脑桥通路

1. 垂直同向和水平同向眼球运动由不同的通路调节。眼球随意水平同向运动始于额叶的后下部皮质，止于脑桥被盖区（图 5-1）。

2. 皮质通路终止于靠近脑桥中线的脑桥旁正中网状结构（PPRF），后者负责产生水平眼球运动。这一区域发出纤维到同侧展神经核。展神经核再发出纤维经第Ⅵ脑神经至同侧外直肌，同时发出纤维通过内侧纵束（MLF）到达对侧的内直肌亚核。内直肌亚核支配内直肌。因此，刺激右侧的 PPRF 或展神经核时，眼睛同时偏向右侧（Frohman 等，2001；图 5-1）。

3. 水平凝视通路的损害表现

a. 与眼球水平运动有关的锥体交叉处以上的皮质传出通路损害时，会导致眼球偏向同侧（"眼球看着病灶"），因为对侧通路完整，所以继续传导紧张性支配。

b. 锥体交叉处以下损伤时，导致眼球偏向病灶的对侧。

4. 单侧内侧纵束的损害表现

a. 如果右侧的内侧纵束损害（图 5-1 箭头所示），向左看时右眼不能内收（Ross 和 DeMyer，1966）。

b. 向左凝视时除内收肌麻痹外，患者左眼还可出现眼球震颤，图上无法显示该特征性表现，这样的眼球震颤被称为眼震。因此，内侧纵束的第二体征是对侧眼球外展时出现眼震。眼球静止时无眼震，眼震仅在外展时出现。眼球运动的伴随症状是复视和振动幻视。

c. 内收眼球麻痹和外展眼球的眼震这两个体征，只在向内侧纵束病灶的对侧注视时出现。

i. 辐辏反射时眼球可正常内收。

ii. 辐辏反射及垂直眼球运动的皮质延髓通路直接到达的中脑第Ⅲ及第Ⅳ脑神经核团的下运动神经元，而不是经由脑桥回到内侧纵束。

d. 左侧内侧纵束损害，向哪侧凝视会出现复视和斜视？（从图 5-1 找出答案，用彩色铅笔画出左侧大脑半球的传导通路）

☑向右看/☐向左看/☐向前看

e. 内侧纵束综合征的症状与体征。

i. 单侧内侧纵束损害的体征包括斜视和单侧眼震，它们仅在患者向对侧注视时出现。其他的眼球运动包括垂直同向凝视和瞳孔反射正常保留。

ii. 单侧内侧纵束损害的症状包括复视和振动幻视。

iii. 水平凝视时患者的患侧眼球不能☐外展/☑内收，对侧眼球☑外展/☐内收时出现眼震。

f. 描述图 5-1 所指平面双侧内侧纵束损害的体征。

主动（外展）侧眼球向对侧凝视时出现单侧眼震。随从（内收）侧眼球向双侧内收不能。其他眼球运动和瞳孔反射保留。

g. 双侧内侧纵束损害的患者的眼球在调节反射中能会聚吗？

☑能/☐不能，请解释原因。会聚通路不经过内侧纵束直接进入中脑。

D. 主管水平凝视的双侧额叶皮质被盖通路损害（凝视核上性麻痹）

1. 如果到达脑干的双侧额叶视野通路受损，患者不能产生扫视运动，无法随意地向任意方向看，但是前庭眼球逆转反射仍然能使眼球向双侧运动。患者常有进行性痴呆或严重的双侧脑血管病，因此可能出现垂直凝视功能部分受损。

2. 随意性眼球运动麻痹导致前庭-动眼反射和注视反射容易变得过度活跃（"释放"）。

反射引起眼球的充分运动实际上说明眼球运动系统的下运动神经元是完整的，且导致眼球麻痹的原因是核上性的，即上运动神经元损害。患者在眼球运动过程中不能随意终止注视，必须眨眼或转动头部来终止保持注视反射的传出反射弧通路。在儿童中这种先天性的表现被称为 Cogan 眼球运动不能综合征。

3. 温度变化诱发的慢速偏离相或眼球动力性眼震会保留，但是扫视运动中的回转消失，因为扫视运动有赖于额叶视野的完整性。

4. 进行性核上性麻痹的另一种形式被称为 Steele-Richardson-Olszewski 综合征，首先影响垂直眼球运动，通常自下向上（Liu 等，2001；Steele，1994），最后累及水平运动。责任病灶位于中脑和基底前脑结构。

E. 垂直眼球运动的皮质通路

1. 垂直眼球运动通路广泛起源于额顶叶皮质。与聚合通路类似，它们直接投射至中脑，并未沿脑桥下降再返回至内侧纵束。

2. 眼球向上同向运动的皮质通路沿被盖的背侧走行至向下运动通路（Bhihdayasiri 等，2000）。

a. Parinaud 综合征：松果体肿瘤、中脑出血或阻塞性脑积水等引起中脑背侧受压，在累及向下凝视通路前会选择性损害眼球的上视运动。同时常出现瞳孔的辐辏麻痹和近光分离现象。

b. 贝尔现象（Sir Charles Bell，1774～1842）

i. 多数患者用力闭眼时，眼球自动向外上方转动，被称为贝尔现象，通常于随意的眼睑闭合或睡眠时出现，但是眼轮匝肌用力收缩引起的眼睑闭合可能掩盖这一现象。

ii. 核上性麻痹患者的随意上视运动，若出现贝尔现象则说明中脑及下运动神经元是正常的。

iii. 贝尔现象最常见于面神经受损导致的面肌瘫痪、眼睑闭合不能时。特发的面神经损害被称为贝尔麻痹（参见第 7 章）。

3. 眼球同向下视运动的皮质通路经中脑被盖背内侧到达红核。某些病灶选择性地损害红核，眼球的垂直和水平运动保留（Bhihdayasiri 等，2000）。病灶破坏了内侧纵束头侧间位核（riMLF）的联系，主管垂直眼球运动的脑干扫视中枢（图 5-2），而脑桥旁正中网状结构是脑干水平扫视中枢（图 5-1）。

F. 下运动神经元性（核性）、核间性、核上性视通路损害的比较

1. 第Ⅲ、Ⅳ或Ⅵ脑神经的下运动神经元损害引起单侧或一组眼外肌麻痹，反射及随意运动不能使眼肌收缩，患者出现复视和斜视。

2. 核间性通路损害，如内侧纵束损害，仅引起相关通路的麻痹表现，其他反射和随意运动仍然能支配眼肌收缩，患者仅在该通路参与调节时出现复视，如内侧纵束综合征。

3. 眼球运动系统的上运动神经元即核上性通路损害，受累的是眼球的随意同向运动，而不是单个眼外肌的运动，反射仍然能支配眼肌，患者不会出现复视。我们可以得出有关眼球的这一结论，上运动神经元性损害引起☑眼球运动障碍/□眼肌麻痹，而下运动神经元

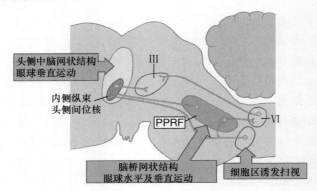

图 5-2　脑干矢状面

内侧纵束头侧间位核和脑桥旁正中网状结构（PPRF）是产生扫视运动的脑干中枢。riMLF 司垂直扫视运动，PPRF 司水平扫视运动。这些区域及其皮质输入通路的病变可引起随意垂直或水平眼球运动必需的扫视运动障碍。PPRF，脑桥旁正中网状结构（修改自：Kennard C，Crawford TJ，Henderson L.A pathophysiological approach to saccadic eye movements in neurologic and psychiatric disease.*J Neurol Neurosurg Psychiatry* l994；57：881-885）

受损导致□眼球运动障碍/☑眼肌麻痹。

4. 实际上，内侧纵束综合征强调了这样一个规律，如果某一眼肌仅在特定运动中表现为麻痹，但能正常参与其他类型的眼球运动，那么责任病灶不可能在下运动神经元。

G. 有关支配头部居中和眼球居中的中枢

1. 头部居中和眼球居中倾向的自我检查。无目的、放松地向前凝视一会儿。凝视、出神或发呆这些现象即使在婴儿也很常见，特别是许多发育迟滞、学习能力低下的儿童。但如果你向一侧、向上或向下充分注视，不舒适感很快使你转向正中，即基础头位。以下动作能让你感受到希望头位或眼位居中的倾向。

a. 舒适地坐下，选定一个远离你左边的目标，尽量靠后，把头特别是眼球转向左侧并尽量长时间注视目标，可以眨眼但不能影响注视。当眼球处于偏离位时，注意体会下你的自身感觉及你能保持眼球处于偏离位置的时间。现在你就可以尝试。

b. 保持头部及眼球偏离一段时间，有时仅仅 30s，随着不舒适感增加，生理需要就会使你把头部和眼球转向基础位。否则你会感到焦虑、眩晕、视物模糊甚至头痛等不适。无论怎样，当你转回基础体位时都可以感到明显的放松。生物均有保持眼球和头部向前的需求。实际上，许多大脑受损的患者无法保持偏离位超过 30s，这一体征被称为运动保持困难。

c. 任何原因引起眼球偏离，不论随意的或反射性的，均会触发扫视运动，让眼球转回到基础位，除非被意志控制，如之前的试验。在眼球偏离试验中，抑制扫视回转反射需要通过自身努力克服眼球偏离时希望转回到中间位的倾向。

2. 许多因素共同决定头部和眼球在特定时刻的位置。

a. 特定情境下个人意愿、情感状态、生存需求、优势寻求及视觉展示的吸引力。

b. 头位与空间、运动、重力及前庭系统的运动相关。

c. 视觉的亮度及状态。

d. 眼球的折射能力及视觉目标的距离。

e. 双眼注视及图像融合的需求。

3. 决定头部及眼球位置的相关因素的来源：控制头部及眼球位置的因素来自神经轴的不同层面，如后部额叶皮质（Gaymard 等，2000）、基底运动核团、间脑、网状结构、小脑甚至脊髓的头侧部分。因此，任一层面的损害均能影响头部及眼球的运动与位置。

a. 某些因素使头部及眼球保持某一位置，其他因素则起相反作用。总的来说，这些相反的作用力主要引起紧张性神经支配，眼内肌与眼外肌的持续主动收缩使之保持反向的张力，从而形成特定的眼位。头部和眼球处于基础位，并非由于缺少刺激，而是因为所有因素相互抵消了。

b. 为避免混乱，一些环路参与整合及平衡这些因素。虽然头居中及眼居中中枢并非存在于某一具体位置，但这一中枢平衡左右及上下各种因素的概念解释了一系列临床现象。

4. 对立作用因素的一些实例

a. 正常情况下，右侧大脑半球趋于使头部及眼球转向左侧，左侧大脑通过使之转向右侧而达到平衡状态。双侧大脑半球的相关矢量主动进行相互对抗及平衡。自学图 5-3。

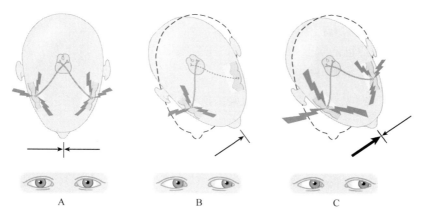

图 5-3　头部居中和眼球居中中枢（同向凝视系统）位于额叶后部（锯齿线）

A～C 的箭头代表源于一侧的矢量强度，使头部和眼球转向对侧。注意到达脑桥的皮质延髓通路及其交叉，与图 5-1 相联系。A. 正常静息状态。矢量相互平衡，头部和眼球向前方直视；B. 病灶损伤了左侧同向凝视中枢，来自右侧中枢的矢量起反向作用，使头部及眼球转向左侧；C. 致痫病灶引起右侧同向凝视中枢的过度放电。右侧大脑半球的矢量比左侧更强。头部和眼球偏向左侧，但与图 B 的原因完全不同

b. 任何持续的眼球或头部同向偏离均提示中枢神经系统通路的病变。如果只有单侧眼球偏离，则病灶位于下运动神经元或神经肌肉接头处。

H. 破坏性的脑损伤对眼位及头位的影响

1. 右侧大脑半球的突发大面积病变可损伤皮质延髓束及皮质脊髓束，导致完全性左侧偏瘫。这一病变同时使右侧大脑半球的支配作用消失，而后者能使眼球和头部转向左侧（图 5-3B）。

2. 你认为上述患者的头部及眼球会□居中/□转向左侧/☑转向右侧。请解释原因。

病灶消除了让头部及眼球转向左侧的右侧大脑半球的矢量。左侧大脑半球的矢量则起相反作用。因此，头部及眼球转向右侧，背离麻痹一侧而转向病灶侧。

3. 头部和眼球偏离最常出现在病变的急性期（Tijssen 等，1991）。头部居中和眼球居中机制可进行快速调节，但是偏瘫持续存在。

I. 刺激性病灶对头位及眼位的影响

1. 某些大脑病变刺激皮质神经元，使之过度激活。这样的刺激性病变可导致痫性发作。皮质电刺激可有类似的作用。假设患者在将头部及眼球转向左侧时出现局灶性痫性发作，你推测患者的致痫病灶在□右侧/☑左侧额叶（图 5-3C）。

2. 癫痫放电过程中，左侧的过度刺激超过了右侧的正常支配作用。痫性发作消退后，过度放电使癫痫病灶的神经元出现代谢性疲劳，使之进入短暂的无功能期。左侧大脑病变引起的痫性发作后的短时间内，头部及眼球会转向哪一侧？□右侧/☑左侧。请解释原因。

因为左侧眼球和头部转动中枢被耗竭，右侧则起相反作用。头部及眼球转向左侧，这与癫痫发作过程中转动的方向相反。

J. 中脑上端综合征（中脑导水管综合征、顶盖前综合征）

1. 许多控制眼球及瞳孔运动的核团和通路位于中脑顶盖、顶盖前、被盖及导水管周围灰质。其控制的运动包括向上和向下凝视、垂直眼球联合运动、瞳孔大小、眼裂大小、聚合运动及第Ⅲ脑神经相关运动（表 5-2）。

表 5-2　中脑头侧综合征（中脑导水管综合征、顶盖前综合征）

瞳孔改变：瞳孔不等大，瞳孔扩大，瞳孔异位，对光反射及调节反射消失

眼睑异常：眼睑挛缩（Collier 征），瞬目过少，缓慢凝视，反向上睑下垂

核上性向上或向下凝视麻痹：或联合向上或向下凝视麻痹

辐辏/调节反射

眼震：会聚眼震或会聚回缩眼震，向上凝视时出现垂直眼震、跷跷板眼震

第Ⅲ脑神经麻痹

斜视：第Ⅲ脑神经或假性外展麻痹（Pullicino 等，2000），丘脑性内斜视、偏斜视

头部倾斜

动眼神经危象：双眼的强迫性偏斜，常见于帕金森综合征

2. 单纯上视麻痹被称为 Parinaud 综合征。

3. 除中脑导水管综合征外中脑的体征实际上还包括以下内容。

a. 动眼神经危象。

b. 轻度到重度意识障碍。

c. 偏瘫或四肢瘫。

d. 去大脑强直。

e. 中枢神经性过度换气。

f. 震颤或共济失调。

4. 基底动脉尖综合征由基底动脉、大脑后动脉的终末分支闭塞引起。这些动脉为中脑-间脑交界区及颞枕叶内下侧提供灌注。梗死可引起中脑、下丘脑或颞枕叶区受损的多

个体征，包括意识丧失，后者与闭塞区域、栓塞的程度及侧支循环相关。

参考资料·调控眼球运动的中枢神经系统

Bender MB. Brain control of conjugate horizontal and vertical eye movements. A survey of the structural and functional correlates. *Brain*. 1980; 103: 23-69.

Bender MB, Rudolph SH, Stacy CB. The neurology of the visual and oculomotor systems. In: Joynt RJ, Griggs RC, eds. *Clinical Neurology*. Vol. 1. Philadelphia, PA: Lippincott Williams & Wilkins; 1998, Chap. 12, 1-132.

Bhihdayasiri R, Plat GJ, Leigh J. A hypothetical scheme for the brainstem control of vertical gaze. *Neurology*. 2000; 54: 1985-1993.

Brazis PW, Masdeu JC, Biller J. *Localization in Clinical Neurology*. 7th ed. Philadelphia, PA: Lippincott Williams and Wilkins. Wolters Kluwer Health. In Press. 2016.

Frohman EM, Zhang H, Kramer PD, et al. MRI characteristics of the MLF in MS patients with chronic internuclear ophthalmoparesis. *Neurology*. 2001; 57: 762-768.

Gaymard B, Siegler I, Rivaud-Pechoux S, et al. A common mechanism for the control of eye and head movements in humans. *Ann Neurol*. 2000; 46: 819-822.

Kennard C, Crawford TJ, Henderson L. A pathophysiological approach to saccadic eye movements in neurologic and psychiatric disease. *J Neurol Neurosurg Psychiatry*. 1994; 57: 881-885.

Leigh RJ, Zee DS. *The Neurology of Eye Movements*. 4th ed. New York, NY: Oxford Univ. Press; 2006.

Liu GT, Volpe NJ, Galetta SL. *Neuro-ophthalmology. Diagnosis and Management*. Philadelphia, PA: W.B. Saunders; 2001.

Pullicino P, Lincoff N, Truax BT. Abnormal vergence with upper brainstem infarcts: pseudoabducens palsy. *Neurology*. 2000; 55: 352-358.

Ross A, DeMyer W. Isolated syndrome of the medial longitudinal fasciculus in man. *Arch Neurol*. 1966; 15: 203-205.

Steele JC. Historical notes [on progressive supranuclear palsy]. *J Neurol Transm*. 1994; 42: 3-14.

Tijssen CC, van Gisbergen JAM, Schulte BPM. Conjugate eye deviation: side, site, and size of the hemispheric lesion. *Neurology*. 1991; 41: 846-850.

K. 非对称性紧张性颈反射

非对称性紧张性颈反射（ATNR，Magnus-deKleijn 反射）：是对侧视野、本体感觉、触觉、强握反射及随意眼球运动的整合，也是婴儿如何发现自己双手的综合表现。

1. 引出 ATNR 的方法

a. 将婴儿置于仰卧位，安静地、轻轻地、缓慢地将婴儿的头部转向一侧并保持至少 30s，然后将婴儿的头部完全转回到对侧（图 5-4）。

b. 正常情况下婴儿会将同侧的手和腿伸直，而对侧的肢体屈曲。因为头转向一侧，所以手进入视野（Magnus，1926）。

c. 在 2～4 个月大的正常婴儿中，ATNR 姿势可持续一段时间，这种反射现象也可以很快消失。在这一时期，婴儿学习注视和触及物体，并将原始的强握反射转变为随意抓取物品。

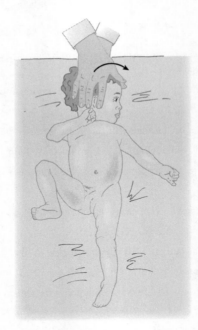

图 5-4　紧张性颈反射的检查方法

本图中为检查者将婴儿的头部转向一侧，引起同侧肢体伸直而对侧屈曲

2. ATNR 的生理机制：缓慢转头刺激颈部的位置感受器（快速转头引起逆转前庭反射）。传入通路自头侧进入脑干网状结构。通过网状脊髓通路完成这一反射。

3. ATNR 的解释

a. 因为头部和眼睛看到伸直的手，紧张性颈反射（TNR）可作为眼手协调的早期表现。通过视觉和本体感觉，婴儿发现自己伸直的手。如果手触及物体，强握反射会使手指握紧物体。就这样，随着空间拓展，眼睛开始学习定向，并通过锥体束的联系，手学习抓取视觉目标。ATNR 证实了视野、本体感觉、触觉和对侧运动控制的整合作用。这一顺序精妙地解释了对侧大脑感觉运动支配的原理（参见第 2 章）。

b. 按照正常的发育时间表，ATNR 和强握反射等原始行为随着大脑通路优势的建立而消失。婴儿自发或检查者诱发引起 ATNR 姿势过度持续存在，提示运动系统发育不良。ATNR 出现越多，持续时间越长，婴儿越不正常。ATNR 突出且持续存在，会影响坐位及随意运动。

4. 大龄儿童或成人有时可再次出现 ATNR，这是由于严重脑干或大脑病变阻断了皮质延髓束及其他运动通路，大脑对于脑干的优势地位丧失。其他原始反射也可再次出现在老年和痴呆患者中（参见第 11 章）。

5. ATNR 总结

a. 当婴儿的头转向一侧时，同侧肢体会□屈曲/☑伸直，同时对侧肢体会☑屈曲/□伸直。

b. 上述定义是☑操作性的/□解释性的。操作性定义是通过讲述事实或操作步骤以揭示某一现象。

c. 给出 TNR 的解释性定义。

<u>TNR 是原始脑干反射，可促进婴儿形成正常的眼手（视觉运动）协作。</u>

6. 1 个月大的婴儿 TNR 或其他原始反射过度持续存在有何预后意义？

TNR 持续存在提示上运动神经元较脑干反射的优势落后于发育时间表。婴儿通常表现为永久性上运动神经元运动障碍。

参考资料·非对称性紧张性颈反射

Magnus R. Cameron Prize Lectures on some results of studies in the physiology of posture. *Lancet*. 1926;2:531–536, 585-588.

Ⅱ. 眼震

A. 定义

眼震是指眼球的非随意、节律性震动，可为生理性，也可为病理性。

1. 生理性眼震由以下动作触发。

a. 旋转（旋转木马）。

b. 注视转动的鼓上的条纹（视动性眼震）。

c. 终点凝视。

2. 病理性眼震常见于以下病变。

a. 视网膜、视交叉等屈光介质病变。

b. 前庭终器或神经病变。

c. 脑干被盖及小脑病变（Leigh 和 Zee，2006）。

3. 间脑或大脑病变很少引起眼震。丘脑病变、婴儿视网膜病变或下丘脑病变，如视神经发育不良或神经胶质瘤，可导致混合型眼震。大脑病变可引起局灶凝视麻痹。虽然临床表现一般能够诊断眼震的病因，但通常仍需进行头颅 MRI 检查。

B. 眼震的症状

1. 眼震的伴随症状

a. 振动幻视：所视物体晃动明显。

b. 眩晕：运动感，通常感到自己或周围环境旋转（参见第 8 章）。

c. 恶心：伴或不伴呕吐。

d. 视物模糊。

2. 是否出现症状取决于发作的速度、持续时间及病灶部位。正如先天或早期起病的斜视通常并不引起复视一样，先天性或早期起病的眼震并不引起相应症状。

C. 眼震的体征

对患者的眼震特点能够准确描述即可，并不需要记住眼震的众多类型及病因。根据表 5-3 中列举的临床特点及下面的树状图（图 5-6 和图 5-7）即可获得各种眼震可能的诊断。从描述眼震的平面、类型开始，如果是跳动性眼震，还需要描述其方向。

1. 注意眼球运动的平面（表 5-3）。

a. 水平性：眼球绕垂直轴摆动。

b. 垂直性：眼球绕侧轴摆动。

c. 旋转性（扭转性）：眼球绕前后（A-P）轴旋转。

d. 混合性。

表 5-3　眼震的临床分析步骤

1. 注意眼球运动平面（水平、垂直、旋转或混合），类型（跳动型或摆动型），以及如果是跳动型眼震，注意其方向（单向或双向）

2. 注意眼震的类型，摆动型或跳动型

3. 如果患者有跳动型眼震，注意眼震快速运动的方向

4. 注意幅度和频率

5. 注意眼震是双眼对称、单眼还是分离性的（双眼运动幅度或方向不同）

6. 注意眼震是在基础位置还是异常位置出现，以及主要方向凝视时对眼球运动的影响

7. 寻找眼震最微弱或消失的盲点

8. 检查头位或姿势改变对眼震的影响

9. 分别遮盖单侧眼睛，通过检眼镜的放大作用检查对侧眼睛以发现潜在的眼震

10. 观察眼睑、面部、下颌、舌、腭、咽部、颈部或肢体的相应节律性运动（腭及眼球肌阵挛）

11. 在选定的患者中检查视动性眼震，包括 Romberg 征（参见第 10 章），过指试验和冷热刺激试验

12. 可行眼震电图和放射影像学检查

眼震平面的记忆方法：根据眼球旋转的 A-P 轴、侧轴、垂直轴这 3 个轴写出眼球可能的运动平面。

i. 在水平性眼震中，眼球绕垂直轴旋转。

ii. 在垂直性眼震中，眼球绕侧轴旋转。

iii. 在旋转性眼震中，眼球绕 A-P 轴旋转。

e. 因此，眼震的平面是（次序不分先后）：

i. 水平性。

ii. 垂直性。

iii. 旋转性。

iv. 混合性。

2. 注意眼震的类型，摆动型或跳动型。

a. 跳动型眼震有快和慢的成分。

b. 摆动型眼震像钟摆或节拍器，眼球表现为均匀往复、有节奏地振动。

c. 如果往复均匀，那么患者有摆动型眼震。

d. 如果往复不均匀，那么患者有跳动型眼震。

3. 如果患者有跳动型眼震，注意眼震快速运动的方向。

a. 跳动型眼震的方向是指快速运动成分的方向。

b. 如果眼震向右侧跳动，我们判断眼震的方向是向右。

　　c. 如果快速运动成分始终向一个方向跳动，那么眼震为单向。如果跳动的方向随眼球运动的方向变化，则眼震为双向。从正中区域观察眼震方向的变化。

　　d. 按系统命名法标注跳动型眼震的指定方向：常规指定快速运动的方向为跳动型眼震的方向，但偏离相或慢速运动相也非常重要（Leigh 和 Zee，2006）。慢速运动通过触发扫视回转反射引起眼震。慢速运动系统包括平滑追踪、视动性眼震、聚合运动及由前庭刺激诱发的眼震慢速相。这些慢速运动可以保持眼睛平稳停留于视觉目标（凝视-保持机制），所以病理性眼震提示慢速运动系统失衡。

　　4. 注意幅度及频率。

　　5. 注意眼震是对称双眼性、单眼性还是分离性的。分离性眼震中两只眼睛的振动幅度或方向不同（Shawkat 等，2001）。

　　6. 注意眼震发生在基础眼位或异常眼位，向一侧凝视时眼球运动对眼震的影响（图 4-20）。明确眼震的频率、幅度或方向是否随着眼球固定于基础眼位和视野转换（包括会聚运动）而变化。跳动型眼震于患者向快速运动方向注视时最明显（Alexander 规律），这与随意性扫视与反射性扫视叠加有关。

　　7. 寻找双向眼震最细微或消失的盲点。

　　8. 检查头位变化对眼震的影响。

　　a. 快速短距离旋转患者的头部，尝试 Dix-Hallpike 手法（参见第 9 章）。

　　b. 通过眼-拇指旋转试验检查前庭-动眼反射是否消失。患者坐于旋转的凳子，伸出一只手臂，垂直握住拇指，注视拇指。检查者同时向左右旋转患者的头部、身体及拇指。如果眼睛脱离拇指并出现眼震，患者可能存在小脑或中枢性前庭通路病变。试着自己做这项简单的试验。

　　9. 分别遮盖单侧眼睛，通过检眼镜的放大作用检查对侧眼睛，以发现潜在的眼震。这一手法可以消除凝视的影响而使轻微的眼震更容易被发现。

　　10. 观察眼睑、面部、下颌、舌、腭、咽部、颈部或肢体的相应节律性运动（腭及眼球肌阵挛）。

　　11. 在选定的患者中检查视动性眼震，包括 Romberg 征（参见第 10 章）、过指试验和冷热刺激试验。

　　12. 可行眼震电图和放射影像学检查。

D. 眼震的相关规律

这些通用规律不适用于某些特例，但有实用价值。

1. 跳动型眼震。

a. 中枢性和周围性前庭病变可引起跳动型眼震。

b. 单向跳动型眼震往往起源于前庭。

c. 获得性双向水平眼震几乎总是起源于中枢，并通常提示脑干病变、中毒或代谢异常。

d. Alexander 规律：跳动型眼震于患者向快速运动方向注视时振动幅度最大。

e. 跳动型与摆动型眼震可含有旋转运动的成分。

2. 外周性与中枢性眼震的区别。

a. 区分二者最重要的两个特征是中枢前庭性眼震为单向，周围性眼震可被视觉注视所抑制。注视对中枢性眼震的影响很小（Hotson 和 Baloh，1998）。

b. 周围性眼震，特别是含有扭转成分的垂直性眼震，往往起源于中枢，而单纯垂直性或单纯旋转性眼震则不然。

c. 获得性摆动型眼震通常由脑干梗死、小脑梗死、肿瘤或多发性硬化引起。

d. 位置性眼震可在周围性前庭病变或中枢病变时出现。

e. 获得性周围性眼震持续时间短，而中枢性眼震持续时间长。

3. 颅后窝/小脑病变引起的眼震。

a. 小脑病变或药物引起的特征性双向性眼震由注视诱发，有平滑追踪障碍，扫视精确度下降，扫视启动变慢。

b. 小脑相关或其他中枢性眼震不会引起视觉抑制或很轻微。

c. 小脑绒球和副绒球病变引起下跳性眼震，平滑追踪障碍，注视诱发性眼震及回跳性眼震。

d. 上跳性和下跳性眼震，特别是在基础眼位，提示颅后窝病变（Hirose 等，1998；Janssen 等，1998）。

e. 下跳性眼震以慢速上移及快速下降为特征，提示可能存在枕骨大孔损伤，如 Chiari 畸形（Wagner 等，2008）。

f. 旋转性眼震可来源于延髓病变。

4. 其他规律。

a. 眼震的特征并不能用于鉴别无传入通路异常的先天性眼震和传入通路异常导致的眼震。

b. 注视诱发的眼震既可见于中枢神经系统病变，也可由引起眼球运动障碍的神经肌肉病变所致。

c. 某些眼震在向上注视时仍保持水平方向，如先天性眼震、周围前庭性眼震或周期交替性眼震。

d. 单侧耳部半规管行冷水灌注可诱发同侧急性前庭功能异常，出现快速相向对侧的眼震及眩晕，Romberg 征检查时向同侧倾斜及过指现象（参见第 9 章）。

E. 眼震具体类型的诊断流程

1. 在图 5-5 中，根据平面（形式）总结眼震的类型及方向（如果是跳动型眼震）。

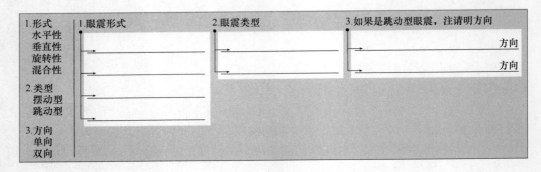

图 5-5　眼震按形式、类型及方向分类

2. 将表 5-3 及图 5-5 的数据与临床病史相结合，归纳得到摆动型眼震和跳动型眼震的鉴别诊断流程图（图 5-6 和图 5-7）。熟悉流程图但不必去记忆。注意摆动型眼震提示眼球本身病变或中枢病变，单向跳动型眼震提示前庭周围或中枢联络纤维的病变。

3. 周围性与中枢性前庭眼震的鉴别见表 5-4。

4. 位置性前庭眼震的鉴别见表 5-5。

位置性眼震检查方法及 Romberg 检查详见第 9 章。

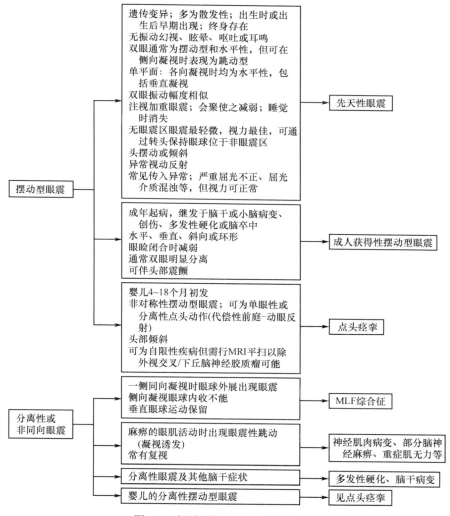

图 5-6　摆动型眼震的鉴别诊断流程

F. 一些少见的非眼震性重复眼球运动

1. 眼球浮动：类似下跳性眼震的一种眼球运动，表现为快速下降及慢速上移至基础眼位的运动，但是与眼震不同，它并无节律性，频率较低，2～12 次/分，通常由血管病变（出血常见）、炎症、肿瘤、创伤或脱髓鞘累及脑桥所致，也可在小脑病变压迫脑桥时出现。患者通常昏迷、四肢瘫痪，缺乏其他自发性或诱发性眼球运动。

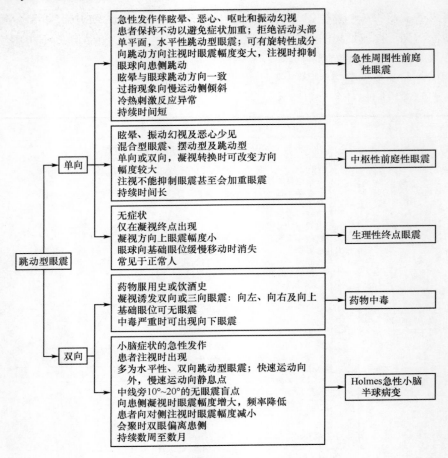

图 5-7　跳动型眼震的鉴别诊断流程

2.眼球扑动：指间断爆发的闪电样快速眼球运动。它可在眼阵挛之前或同时出现，被定义为快速、无序、或多或少持续一定时间、无节律、多方向的闪电样眼球跳动（"扫视躁狂症"）。

a.眼球扑动和眼阵挛可为散发或与儿童神经母细胞瘤和成人内脏恶性肿瘤相关。

b.它们属于无慢速成分的快速眼球运动，而眼震通常提示慢速眼球运动系统的异常。

3.随意"眼震"：某些 Munchausen 综合征或假性癫痫患者可做出类似眼震的快速眼球颤动或闪动，但由背靠背扫视组成（Davis，2000）；记住：所有自发动作都是跳动性的。诊断性特征有以下五部分。

a.眼球运动为水平方向，偏离均等。

b.仅可持续一小段时间，通常短于 15～30s，因为它需要极度专注。

c.最常伴有会聚运动。

d.患者经常眨眼或闭眼。

e.让患者改变注视方向可使眼震停止。

G. 眼震电图

眼震电图由神经-眼病专科医生或耳鼻喉科医生完成，通过分析眼震波形提供视觉定量数据（Dell' Oss 和 Daroff，1999）。

表 5-4　周围性与中枢性前庭眼震的鉴别

症状或体征	周围性（终器）	中枢性（核性）
眼震的方向	单向；快速运动向病灶对侧	双向或单向
单纯水平性眼震无旋转成分	少见	常见
垂直或单纯旋转性眼震	从不出现	可出现
视觉注视	抑制眼震及眩晕	无抑制
眩晕程度	重	轻
旋转方向	朝快速运动方向	易变
过指方向	朝快速运动方向	易变
Romberg 征倾倒方向	朝快速运动方向	易变
头部转动的影响	影响 Romberg 征	无影响
症状持续时间	有限（分钟、天、周），但反复出现	当时
耳鸣或耳聋	常有	通常无
常见病因	感染（迷路炎）、梅尼埃病、神经元炎、血管病、创伤、中毒	血管性、脱髓鞘性及肿瘤性疾病

表 5-5　周围性与中枢性位置性前庭眼震的鉴别

症状或体征	周围性（终器）	中枢性（核性）
潜伏期	2～20s	无
持续时间	50s 内消失	持续超过 1min
疲劳性	重复时消失	可重复
位置	某一位置出现	多个位置均出现
眩晕	往往出现	偶尔出现，仅有眼震
眼震方向	单向	位置不同则方向不同
出现率	常见（85%患者）	少见（10%～15%患者）

参考资料 · 眼震

Brazis PW, Masdeu JC, Biller J. *Localization in Clinical Neurology*, 7th ed. Philadelphia, PA: Lippincott Williams & Wilkins. Wolters Kluwer Health. In Press. 2016.

Davis BJ. Voluntary nystagmus as a component of a non-epileptic seizure. *Neurology*. 2000; 55: 1937.

Dell'Osso LF, Daroff RB. Nystagmus and saccadic intrusions and oscillations. In: Glaser JS, ed. *Neuro-ophthalmology*. 3rd ed. Philadelphia, PA: Lippincott Williams & Wilkins; 1999, Chap. 11, 369-400.

Hirose G, Ogasawara T, Shirakawa T, et al. Primary position upbeat nystagmus due to unilateral medial medullary infarction. *Ann Neurol*. 1998; 43: 403-406.

Hotson JR, Baloh RW. Acute vestibular syndrome. *N Engl J Med*. 1998; 339: 680-685.

Janssen JC, Larner AJ, Morris H, et al. Upbeat nystagmus: clinicoanatomical correlation. *J Neurol Neurosurg Psychiatry*. 1998; 65: 380-381.

Leigh RJ, Zee DS. *The Neurology of Eye Movements*. 4th ed. New York, NY: Oxford Univ. Press; 2006.

Shawkat FS, Kriss A, Russell-Eggitt I, et al. Diagnosing children presenting with asymmetric pendular nystagmus. *Dev Med Child Neurol*. 2001; 43: 622-627.

Wagner JN, Glaser M, Brandt T, et al. Downbeat nystagmus: aetiology and comorbidity in 117 patients. *J Neurol Neurosurg Psychiatry*. 2008; 79: 672-677.

Ⅲ. 眼球运动临床检查规律的总结

A. 眼肌运动的规律

1. 眼球的轴性旋转规律：六对眼外肌围绕以下三个轴线之一旋转眼球——A-P 轴、垂直轴或水平轴（图 4-1）。

2. 眼外肌的居中力或偏心力：提供"居中"力的眼肌只有一种基础旋转运动，而那些提供"偏心"力的眼肌可引起基础、第二级及第三级旋转运动。除了外直肌其他眼外肌收缩时，其用力方向均经过垂直轴内侧（图 4-17）。因此，眼肌收缩时，提供偏心力的肌肉会根据眼位的不同而改变其用力的方向（图 4-12～图 4-16）。

3. 眼内肌及眼外肌的正向紧张拮抗性神经支配规律

a. 单侧眼球的眼内肌及眼外肌接受同等的紧张性神经支配，并呈拮抗作用（表面上看睫状肌是一个特例，但晶状体的弹性亦是其对抗力）。

b. 紧张性神经支配能主动保持眼位。当眼睛静止时，一侧肌肉的拉力与另一侧相平衡。

i. 一侧肌肉麻痹后，眼位、瞳孔直径的变化均由紧张性神经支配的正常拮抗肌决定。

ii. 核性、神经性或神经肌肉病变可引起单个眼肌麻痹，导致斜视和复视。

iii. 持续单眼偏斜见于外周病变，持续性双眼同相偏斜见于中枢病变。

B. 眼球运动中枢调控的规律

1. 眼球同向注视及运动的规律：除了双眼会聚注视运动外，双侧眼球在注视和运动时为共轭运动。推论：同向注视和运动过程中双眼不同轴时往往提示异常。

2. 相关眼外肌接受同等神经支配的 Hering 规律：通过相互作用使双眼向指定方向移动的肌肉接受同等神经支配。这一规律保证双眼运动一致，保持同向注视，使相应部位的视网膜图像一致，避免视物模糊及复视。

3. 水平和垂直同向眼球运动的不同通路的规律：司随意水平同向眼球运动的核上性通路起源于额叶后下部皮质，循环下行至脑桥被盖，再经内侧纵束上行返回至中脑（图 5-1）。直接比较可以发现，垂直眼球运动通路起源于更加广泛的皮质，直接到达顶盖前区和中脑，并未循环下行至中脑。

a. 同向向上眼球运动通路经中脑背侧到达同向向下眼球运动通路。

b. 推论：局部病灶可选择性导致水平或垂直注视麻痹及向上或向下注视麻痹。

4. 额顶叶被盖通路调控扫视运动的规律：额顶叶眼球运动通路调节所有的扫视运动，

包括随意眼球运动、前庭或视动反射引起眼球偏离后的复位眼球运动及睡眠中的快速眼球运动。推论：快速及慢速眼球运动（慢速追踪和前庭偏离）起源于不同的通路，故局部病灶可选择性损害某一通路。

5. 正向头居中和眼居中机制的规律

a. 双侧大脑均产生使头部及眼睛转向对侧的紧张性冲动，向上和向下方向的运动支配起源于双侧皮质。

b. 正常情况下，使头部及眼睛转向对侧的冲动相互抵消。眼睛倾向于处于基础眼位，如果将眼睛偏向一侧时，紧张性冲动会促使眼睛回复至基础眼位（图 5-3）。

c. 任何原因引起眼睛偏离基础眼位，扫视逆转均使眼球回复至基础眼位。推论：任何持续水平或垂直眼球偏离的现象均提示某一居中系统存在冲动缺失或过强所引起的失衡。

i. 某一核上性眼球运动通路受损导致双眼持续同向偏斜，其方向由正常通路决定（图 5-3B）。

ii. 刺激某一核上性眼球运动通路导致双侧眼球向同侧出现持续偏斜（图 5-3C）。

6. 视觉调节反射的顶枕叶调控规律

a. 视觉介导、临床可测的眼球运动反射包括注视、融合、追踪、聚合及视动性眼震。

b. 以上所有均需要完整的传入弧，后者起自视网膜，并由膝状体-枕叶-顶叶-被盖和枕叶-额顶叶-被盖通路调节。

7. 眼球运动中反射和随意调节的竞争规律：反射性调节可引起注视、融合、追踪、聚合及视动性眼震，但正常人能通过意志控制反射。双侧随意通路阻断后，注视反射可增强或"过度活跃"，患者如果不眨眼或不转头就无法将眼睛从目标移开。

8. 逆转规律：转头时，起源于前庭和颈部的本体感觉反射及注视反射使眼睛转向与头部运动相反的方向，使眼睛停留于目标，从而锁定视觉目标。推论：眼球逆转反射消失提示一个或多个通路受损。意识障碍引起随意运动及注视消失，以及转头引起前庭刺激（玩偶眼检查）或冷热刺激无法诱发眼球的逆转反射均提示周围性或脑干被盖前庭系统损害。

C. 回顾五大眼球运动系统记忆法

D. 中枢性眼球运动障碍的临床检查要点（表 5-6）

E. 眼睛检查的总结

1. 常规临床眼睛检查的五部分。

a. 视力及视野：Snellen、Rosenbaum 和 Amsler 方格表。

b. 外周视野：对比。

c. 眼球运动：检查主要注视方向和五大眼球运动系统（表 5-1）。

d. 瞳孔：对光反射及调节反射。

e. 检眼镜检查。

i. 前节：外眼至晶状体。

ii. 后节：玻璃体、视网膜和视盘。

表 5-6　中枢性眼球运动障碍的临床检查要点

眼球运动类型	检查方法
正常活动或环境刺激的自发运动	询问病史同时进行检查。检查眼球运动的范围、持续时间、有无偏斜及运动过度，如眼震
随意注视及随意眼球运动	检查者让患者向前直视远处物体，然后眼睛向左右、上下移动，观察眼球运动的稳定性和范围
视觉注视眼球运动：平滑追踪	患者眼睛追踪检查者的手指并在最大范围内随之移动
聚合运动	让患者注视近处和远处的物体；检查者将手指由远处向患者鼻尖移动，让患者盯着检查者手指，观察眼位和瞳孔变化
注视反射	患者向前直视，检查者将患者头部逐渐向左右、上下转动
校准锁定	患者向前直视时，检查者先遮盖一侧眼睛再放开，观察另一侧眼睛在矫正注视时是否存在偏离（遮盖、不遮盖试验），然后检查另一侧
视动性眼震	让患者注视旋转的鼓面或移动的条带
非视反射性眼球运动	
刺激性眼震*	用冷热水注入外耳道
位置性眼震*	将患者头部置于多个位置
眼球逆转检查（玩偶眼检查）*	检查者双手将患者头部快速转动（用于昏迷患者）
联合眼球运动（贝尔现象）	检查者将患者眼睑分开，观察患者尝试闭合眼睑时的非随意上视眼球运动

*在第 9 章中讨论。

2. 表 5-7 总结了常规眼睛检查以外的补充检查。

表 5-7　常规眼睛检查以外的补充检查

检查	目的
间接检眼镜	详细检查视网膜
裂隙灯显微镜	检查角膜表面及屈光介质
正切暗点计屏	检查中心视野
视野检查法	检查中心及外周视野
视动性眼震	检查视网膜、额枕叶皮质及脑干被盖通路
马多克斯杆试验	检查眼球偏离
红玻璃检查	检查复视图像
棱镜	量化眼球校准障碍
被动牵拉试验	检查眼外肌是否存在机械性受限
腾喜龙试验或冰袋试验	检查重症肌无力
荧光血管造影	鉴别视盘水肿与假性视盘水肿；潜在黄斑病变
位置变换	检查前庭系统功能
冷热刺激	检查前庭系统功能
旋转	检查前庭系统功能
超声	测量眼球直径
眼震电图	记录眼震波幅类型

检查	目的
眼电图	记录眼球运动
电子视网膜成像	测量视网膜功能
视觉诱发反应	检查视网膜-膝状体-距状沟通路
脑电图	记录视觉相关枕叶电活动
CT/MRI	检查眼眶结构
头颅 MRI	检查视通路解剖结构

Ⅳ. 眼睛检查练习

至此，已经把有关眼部神经系统检查的内容分别进行了介绍，在实际应用中需要把各个检查项目组合起来，形成一个连续的检查过程。如果你是一名渴望提高命中率的网球运动员或是一名演员，就能够很简单地明白其中的道理。对于一个伟大的演员，当准备扮演医生的角色时，他会通过反复排练来把握住每个细节，从而演绎出一个专业医生的印象。医生也是在展现一门艺术。如果你想给患者一个专业的印象，在进行眼部检查时，就需要将标准神经系统检查进行反复练习，直到你在检查第Ⅱ、Ⅲ、Ⅳ、Ⅵ对脑神经及其中枢性通路时，能将这些步骤优美、连贯地完成。那么你就能对 Blaise Cendrars 说："我们已经破译了所有难解的内容，我们已经将这些分散的段落整合成了最美丽的篇章。"

你所练习的标准神经系统检查的 5 个步骤包含了最基本的检查内容。对于有眼部症状主诉的患者，有时还需要更加深入地进行检查。可参考表 5-7 中的项目，用以补充第Ⅴ部分基础检查中 A 项的不足。

■ 第 5 章学习目标

Ⅰ. 控制眼球运动的中枢神经系统

1. 理解扫视的定义并列举扫视包括的眼球运动。
2. 叙述 5 个主要的眼球运动系统及其通路（记忆法：举起你的手指并看着它）。
3. 自皮质到眼肌画出调控随意同向水平眼球运动的通路（图 5-1）。
4. 描述右侧内侧纵束受损的临床表现。
5. 解释为什么内侧纵束受损后，眼球会聚时一侧眼球不能外展。
6. 描述主管随意水平同向注视的双侧皮质延髓通路受损时，眼球运动的变化。
7. 比较随意垂直眼球运动和会聚运动通路与水平眼球运动通路的差别。
8. 描述向上注视和向下注视通路在顶盖前-中脑平面的位置差别。
9. 描述 Parinaud 综合征及相关表现。
10. 解释随意上视麻痹患者出现的贝尔现象。
11. 解释为什么上运动神经元（核上性）病变引起运动障碍，下运动神经元病变引起眼肌麻痹。
12. 用矢量解释头居中和眼居中中枢的概念。
13. 解释一侧大脑半球急性破坏性病灶对头位及眼位的影响，并与同侧大脑半球的刺激性致痫病灶相比较（图 5-3）。
14. 描述提示导水管周围顶叶前-顶叶-被盖区域受损的数个神经-眼睛表现（导水管综合征）。
15. 描述怎样引出 ATNR，应该出现什么反应及对检查结果的临床解读（图 5-4）。
16. 解释 ATNR 是怎样体现对侧大脑感觉运动神经支配的。

Ⅱ. 眼震

  1. 眼震的定义。

  2. 描述获得性眼震的常见伴随症状。

  3. 根据平面（形式）、类型及方向将眼震进行分类。

  4. 描述哪种眼震提示单侧眼球病变，哪种眼震提示前庭或神经病变。

  5. 描述上运动神经元麻痹后诱发眼球运动以证实下运动神经元完整性的数个手法（提示：参见表 5-6，虽未正式列举）。

  6. 根据你所在的专业领域确定你对眼震的知识需要掌握和练习的程度。如果你想研究神经病学则需要学习很多，儿科医生或全科医生则需要学习一部分，但如果你想在整形科或皮肤科发展，那么只需要学习少部分。

Ⅲ. 眼球运动临床检查规律的总结

  1. 解释Ⅲ中 A 和 B 各项眼球运动规律的临床应用。

  2. 演示视觉及眼球运动的标准神经系统检查（标准神经系统检查的 F 及表 5-5）。

  3. 描述眼球随意运动麻痹后，通过诱发眼球运动以证实下运动神经元未受损的几个手法。

（杨洵哲　译）

第6章 运动性脑神经Ⅴ、Ⅶ、Ⅸ、Ⅹ、Ⅺ和Ⅻ的检查

就像我说的那样，需要指出的是，这几篇论文中所述及的神经是人类产生表情的工具，无论是新生儿的微笑，还是垂死者的痛苦。

——Charles Bell（1774～1842）

Ⅰ. 第Ⅴ对脑神经的运动功能：咀嚼

A. 咀嚼的功能解剖

1. 三叉神经运动支仅支配咀嚼肌。临床意义上，其所有运动轴突仅支配咀嚼肌，包括咬肌、颞肌、翼内和翼外肌。三叉神经没有传出纤维分布至腺体和平滑肌，也无特殊感觉传入纤维（表2-7）。

2. 咬合

a. 将指尖置于下颌角前上方2cm处，反复用力咬，然后放松几次，触摸到的肌肉即为咬肌，是最容易触诊的咀嚼肌。

b. 其他咬合肌包括起于颞窝进入下颌骨的颞肌和翼内肌。

3. 下颌侧向运动：下颌从一侧向另一侧移动。咀嚼不仅需要咬合，还需要翼外肌产生的下颌侧向、碾磨及张开动作。

a. 图6-1示翼外肌起于颅骨基底，进入下颌骨髁状突附近。

b. 由于颅骨基底是固定的，所以翼状肌收缩时仅产生下颌运动。左右侧翼状肌平行收缩时牵拉下颌向前运动（图6-1）。

c. 如果仅右侧翼状肌收缩，下颌尖部向□右侧/☑左侧移动。

d. 如果患者下颌可以向右侧移动，不能向左侧移动，是由于☑右侧/□左侧翼状肌瘫痪。

e. 翼外肌的第二个运动功能为张口，因为嵌入下颌颈，所以能产生张口动作。

f. 如果患者张口时下颌沿中线向前下方移动，则为双侧翼外肌平行收缩。

g. 如果左侧翼外肌收缩，下颌尖部不仅向☑右侧/□左侧移动，并且向□上/☑下移动。

4. 翼外肌的两个主要功能：下颌侧向运动及张口。

5. 余下的三叉神经运动支支配的下颌骨肌肉均负责闭口。这些肌肉包括咬肌、颞肌、翼内肌。

B. 三叉神经下运动神经元损害

1. 三叉神经核周体或轴突单侧毁坏导致同侧所有咀嚼肌完全瘫痪。

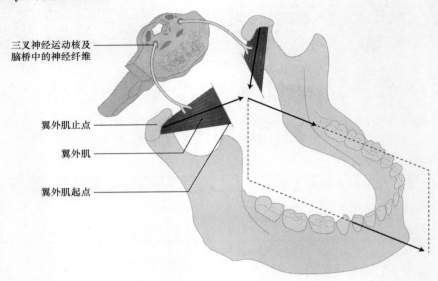

三叉神经运动核及
脑桥中的神经纤维

翼外肌止点

翼外肌

翼外肌起点

图 6-1 翼外肌的神经支配及其运动功能

如果双侧平行收缩，下颌尖部向前移动。如果一侧肌肉收缩，下颌尖部向对侧移动。注意仔细查看向量图（肌肉之间的箭头）

2. 所支配的肌肉萎缩。肌萎缩和瘫痪是下运动神经元损害（LMN）的两个显著特征。哪一块咀嚼肌最容易触及萎缩：咬肌。

C. 三叉神经上运动神经元支配

1. 按照普遍原则，一侧大脑半球发出上运动神经元轴突至对侧三叉神经核。然而，对侧支配定律需要一些限定。你可以随意地弯曲一侧手指，但却不能随意地收缩半侧肛门括约肌或半侧咽喉部肌肉。那些近端（中轴）肌肉，如那些负责躯干伸展、咀嚼和吞咽的肌肉，通常接受相同数量的交叉和未交叉的上运动神经元轴突支配，习惯上产生对称性动作。对侧支配定律最适用于单侧独立性运动，如手部的活动。因此，我们发现：

a. 多数近端（中轴）肌肉通常对称收缩，接受□主要同侧/☑双侧/□主要对侧上运动神经元支配。

b. 远端（四肢）肌肉通常单侧收缩，主要接受□同侧/□双侧/☑对侧上运动神经元支配。

2. 由于双侧上运动神经元支配，单侧上运动神经元损害不会引起咀嚼肌严重的或持久性单侧瘫痪（Willoughby 和 Anderson，1984）。一般来说，上运动神经元损害不会选择性引起某一周围神经支配的一块或一群肌肉瘫痪。

D. 三叉神经运动功能临床检查

注意：依照他们描述的检查自己。

1. 望诊：观察鬓角和面颊是否有颞肌和咬肌萎缩。颞肌充满颞部。即使患者咬牙，颞肌也难以触及，但是颞肌萎缩以后，颞部塌陷。在肌强直性肌营养不良患者中，咀嚼肌和胸锁乳突肌萎缩，见图 1-13I。某些个体咬肌肥大、强壮突出。

2. 触诊：以检查咬肌萎缩，要求患者反复用力咬住牙齿并松开几次，同时触摸双侧肌肉，可以感觉到指尖下肌肉耸起和放松。

3. 检查闭颌力弱。

a. 要求患者用力咬牙。

b. 将一只手掌后部置于患者下颌尖，另一只手放在患者额部。用力压下颌尖。你必须用另一只手撑住患者头部，因为下颌关闭是一个非常有力的动作，你不希望同时检查颈部肌肉和下颌闭合的力量。原则上每次检查一块肌肉或某一有限的肌群。

c. 如果患者诉咀嚼易疲劳，如重症肌无力，嘱患者在检查前咀嚼一段时间。

4. 检查翼外肌力弱。

a. 要求患者用力张口。观察下颌尖是否对齐上中切牙缝。一侧翼外肌力弱将导致下颌偏向☑同侧/□对侧（图6-2）。

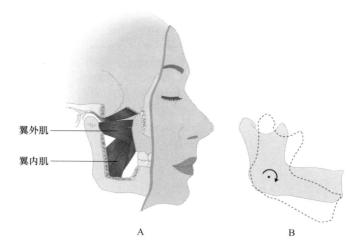

图6-2　A. 患者用力张口时翼外肌压低下颌尖部的功能。翼外肌向前牵拉也可产生张口动作，因为下颌悬挂固定、围绕侧轴旋转。B. 箭头标示旋转

b. 然后要求患者侧移下颌。

c. 用手掌后部用力将下颌推向中心时要求患者用力将下颌保持在一侧。你的另一只手按压对侧面颊骨支撑患者头部。

5. 一个忠告：不要急拉或突然用力检查下颌肌肉，尤其对于老年或缺齿患者，否则可能导致颞下颌关节脱位。

6. 为确保你可以检查三叉神经运动功能，先检查自己和同伴。别仅仅坐在那里，站起来检查！教科书不能替代你自己双手的本体感觉经验。

E. 分析这例 46 岁男性患者的咀嚼困难

检查显示左侧颞肌和咬肌萎缩瘫痪。张口时下颌偏向左侧。下颌不能用力向右侧移动。没有其他肌肉无力。这些征象提示□右侧/☑左侧/□双侧☑一个下运动神经元/□一个上运动神经元损害。解释：瘫痪累及三叉神经其中一支神经支配的肌肉。瘫痪完全伴肌肉萎缩。萎缩无力肌肉位于左侧，病损阻断了三叉神经。

Ⅱ. 面神经的运动功能

A. 面部运动的功能解剖

1.除下颌上抬和眼睑上抬之外，面部能产生的其他每一个运动均由面神经支配（这里仅学习面神经下运动神经元，见图 6-3）。

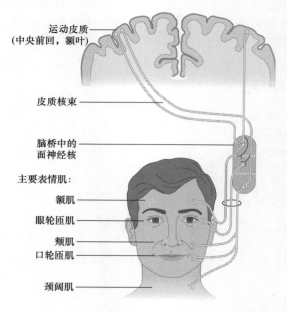

运动皮质
（中央前回，额叶）

皮质核束

脑桥中的
面神经核

主要表情肌：

额肌

眼轮匝肌

颊肌

口轮匝肌

颈阔肌

图 6-3　面部肌肉的上、下运动神经元支配

虚线示交叉和不交叉至眼轮匝肌的神经数量因人而异。因此，上运动神经元损害后肌肉瘫痪的程度也不同

2. 对着镜子尽可能做每一个面部动作，包括扭动鼻和耳。（推测你的小狗用哪根脑神经竖起它的耳？）

3. 完成表 6-1 的工作。对着镜子做检查者用以测试面部肌肉的指令动作。

表 6-1　由面神经支配的面部肌肉测试摘要

检查者指令	观察	被测试肌肉
皱额或看天花板	检查不对称	额肌
用力闭眼不让我扒开	检查皱纹不对称；尝试分开眼睑	眼轮匝肌
口角向后，做微笑状	检查鼻唇沟不对称	颊肌
皱起颈部皮肤或口角用力向下	检查不对称	颈阔肌

4. 面肌功能

a. 表情如皱眉头或笑时。

b. 收缩唇部以吹口哨、吹气、吐痰；讲话时的唇音；吞咽和其他进食动作。

c. 控制和保护面部缝隙：睑裂、口裂、鼻孔、嘴唇和外耳道。

d. 大声时通过镫骨肌收缩抑制听小骨过度运动。镫骨肌麻痹后，普通的声音听起来令人不舒适得响亮，称为听觉过敏。

B. 面神经的轴内轴外（颅内颅外）解剖

1. 学习图 6-4，并与图 2-14 总的脑干横断面进行比较。

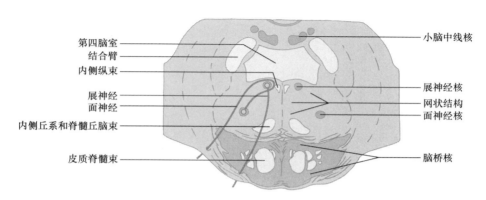

第四脑室
结合臂
内侧纵束
展神经
面神经
内侧丘系和脊髓丘脑束
皮质脊髓束

小脑中线核
展神经核
网状结构
面神经核
脑桥核

图 6-4　脑桥尾部水平横断面，包括展神经核和面神经核

2. 注意面神经特殊地向内环绕展神经核。在图 6-4 中用彩笔在对侧描绘展神经和面神经的走行。

3. 脑桥被盖部含有 3 个脑神经运动核：三叉神经、展神经和面神经（图 2-21）。

4. 脑桥基底部走行皮质脊髓束（锥体束）至脊髓的下运动神经元。

5. 在离开脑桥前，面神经环绕展神经核。

6. 三条脑神经位于脑桥延髓沟内。从腹侧至背侧依次为展神经、面神经和听神经（如果你答错了，请复习图 2-20）。

7. 作为典型周围神经，面神经不越过中线。

8. 如果病变破坏面神经核、轴突的颅内段或周围神经干，导致☑同侧/□对侧所有面肌瘫痪。

9. 面神经的唯一感觉功能临床检查是味觉（参见第 8 章）。

10. 面神经功能的记忆策略：粗略看，掌握面神经似乎无望，见图 6-5。

a. 面神经的三根神经：一般内脏运动纤维（图 6-6A）、促分泌神经（图 6-6B）和味觉神经（图 6-6C）负责唾液分泌。

b. 记住，除了面部活动以外，面神经还支配：

i. 味觉：通过膝神经节负责舌前 2/3 味觉。

ii. 鼻涕分泌：副交感神经轴突经由翼腭神经节分布至鼻黏膜。

iii. 眼泪分泌：副交感神经轴突经由翼腭神经节分布至泪腺。

iv. 唾液分泌：副交感神经轴突通过颌下神经节。

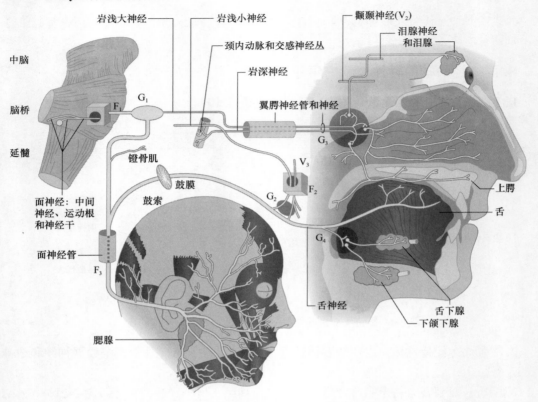

图 6-5　面神经的完整分布图

F：F$_1$ 为内耳孔，F$_2$ 为卵圆孔，F$_3$ 为茎乳孔；G：G$_1$ 为膝状神经节，G$_2$ 为耳神经节，G$_3$ 为翼腭神经节，G$_4$ 为下颌下神经节；
V：V$_2$ 为三叉神经上颌支，V$_3$ 为三叉神经下颌支（引自：DeMyer W. *Neuroanatomy*，2nd ed.Baltimore：Williams & Wilkins，1998）

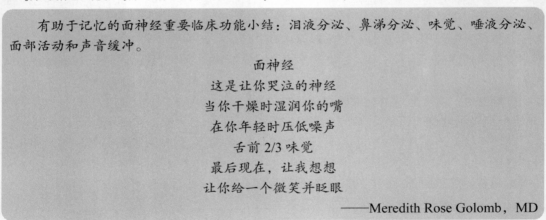

有助于记忆的面神经重要临床功能小结：泪液分泌、鼻涕分泌、味觉、唾液分泌、面部活动和声音缓冲。

面神经

这是让你哭泣的神经

当你干燥时湿润你的嘴

在你年轻时压低噪声

舌前 2/3 味觉

最后现在，让我想想

让你给一个微笑并眨眼

——Meredith Rose Golomb，MD

　　c. 面神经近端完全切断导致同侧面瘫、干眼症、鼻腔干燥、味觉丧失、口干和听觉过敏。

　　d. 面神经远端走行过程中不同部位的损害引起的临床症状不同。沿着面神经走行思考能推理出病变部位。例如，在面神经管（图 6-5 面神经管）内切断面神经，将导致同侧面瘫，不会引起其他近端损害的临床症状。面肌的下运动神经元瘫痪称为贝尔麻痹。

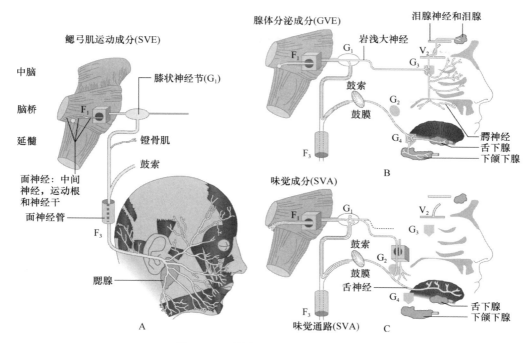

图 6-6　三种神经组成的面神经分布

A.一般内脏运动神经；B. 促分泌神经；C. 味觉神经（引自：DeMyer W. *Neuroanatomy*, 2nd ed.Baltimore：Williams & Wilkins，1998）

e. 吉兰-巴雷综合征（Guillain-Barré syndrome，GBS）患者可以出现双侧周围性面瘫（面肌双瘫）。结节病和莱姆病也可以导致双侧周围性面瘫（May 和 Schaitkin，1999）。

C. 面神经的上运动神经元支配和中枢性面瘫

1.通过了解单侧各种面部表情的程度，你可以解开中枢性面瘫的疑问，并牢牢地记住。

2.对着镜子做表 6-2 列出的动作。

表 6-2　单侧面部表情检查

动作	结果
每侧口角收缩一次	单侧运动，每个健康人都能完成
一只眼睛眨一次；看镜子同时收缩对侧眼轮匝肌	大部分人可以完成，某些人不能单独眨一只眼睛，一侧眨眼同时伴有对侧眼轮匝肌一定程度的收缩
每侧眉毛挑起一次	很少有人能完成这个动作，但是每个人都可以双眉同时抬起；这个动作基本是双侧性的

a. 最自如的单侧面部运动通常是□额纹抬高/□闭眼/☑唇内缩。

b. 最不自如的单侧面部运动通常是☑额纹抬高/□闭眼/□唇内缩。

c. 各种面部运动的实用性可以解释梯度单侧运动。注意进食时您所做的单侧动作来操纵食物并将食物从你的面颊部（颊肌）清除。实际上，面瘫的主要不适之一就是食物存于颊部。单侧额部运动没有实用性，我们通常平行活动双额。尽管通常情况下双侧同时眨眼，但有时需要仅闭一只眼睛。因此，一侧眼睑运动的实用性介于口角收缩和皱额之间。

3. 身体最自由、独立单侧运动的部位如手和嘴唇，接受来自□双侧大脑半球/☑主要对侧大脑半球/□主要同侧大脑半球的上运动神经元支配。

4. 习惯上对称的近端动作如咀嚼和吞咽，接受来自双侧大脑半球同样数量（让我们说50/50）的上运动神经元轴突。

5. 支配最自如、独立单侧运动的上运动神经元轴突比例，交叉和未交叉的分别占90/10。对于中等程度独立的单侧运动，这一比例为 60/40，以此类推。

6. 现在预测单侧皮质延髓束损伤以后面部肌肉无力的表现。患者瘫痪最明显的是□皱额/□闭目/☑嘴唇收缩，瘫痪最轻的是☑皱额/□闭目/□嘴唇收缩。

7. 急性、严重上运动神经元切断后面瘫。

a. 大范围急性上运动神经元损害，如大面积脑梗死，通常出现闭目无力（不全麻痹），伴嘴唇收缩麻痹，甚至额肌不同程度麻痹。由于这些患者有闭目无力，如果检查者不了解单侧面部运动的梯度性，可能不会考虑对侧皮质核束而错误地诊断为一侧面神经损害。

b. 严重上运动神经元损害的急性期，在有意识的运动和情绪表达如微笑过程中，病变对侧嘴唇收缩瘫痪。

c. 上运动神经元损害慢性期，尤其是双侧上运动神经元损害的患者，在做有意识动作时嘴唇收缩持续无力，在情绪表达时甚至加重（Monrad-Krohn 现象），参见本章Ⅷ。

D. 面神经运动功能临床检查

1. 在采集病史的同时开始对患者进行面部望诊。

a. 请注意，在说话和情感表达时，面部肌肉整体发挥作用。面部可能过度活动或活动减少。很多疾病，如肌萎缩（图 1-13I）、帕金森病和抑郁，面部表情减少，患者看起来仿佛戴着面具，称为面具脸。

b. 面部检查可见到的过度或不自主运动包括眼睑痉挛，可以导致眼睑紧闭以致患者看不见东西；半侧面肌痉挛，一侧面神经支配的所有肌肉颤搐、抽动、舞蹈或徐动，参见第7章。

c. 接着检查面部表情、眨眼和鼻唇沟的不对称性。鼻唇沟起于唇边，弓形止于鼻孔上缘。通过观察鼻唇沟深浅和活动的不对称来检测部分上运动神经元损害后单侧嘴唇收缩无力。分别在嘴唇放松、微笑及说话（大声说 EEE）时对着镜子看鼻唇沟。先天性的轻微不对称比较常见。

2. 与同伴一起完成表 6-1。通常能比较快地示范想要得到的动作并给予命令。在完成表 6-1 时，注意闭目的力量。同伴最大力量闭目时是否能扒开他的眼睛？不要急着寻找答案，从同伴或自身的实践中寻找答案。

E. 面瘫患者分析

1. 图 6-7 和图 6-8 所示患者，被要求微笑时向后拉口角，同时闭紧双眼。演示这个动作的目的是确保你明白口角偏向的一侧为健侧，不能移动的一侧为患侧。面瘫患者提供病史时可能说"脸歪向某一侧"，仿佛那侧不正常。尤其要比较面部活动的不对称性和咀嚼肌大小的区别。

2. 描述图 6-7 患者的异常。确保你从头发开始系统地逐一检查面部轮廓和特征。

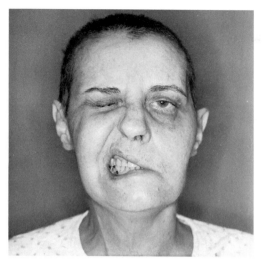 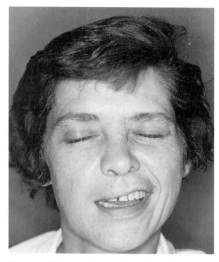

图 6-7　面瘫病例 1，患者被要求微笑的同时，
双眼紧闭并向后咧口角

图 6-8　面瘫病例 2，患者被要求微笑的
同时，双眼紧闭并向后咧口角

a. 图 6-7 中的患者左侧闭目无力，如图中所示眼轮匝肌收缩不能，眼周无"鸟爪印"皱纹。左侧口角瘫痪。当患者上视时，左侧不能皱额。这种左侧所有面肌完全瘫痪的情况提示□右侧/☑左侧面神经或者□右侧/□左侧皮质核束损害。

b. 物理诊断行家还会检查出患者左侧颞窝空虚、左侧咬肌凹陷，提示咬肌萎缩，则为<u>三叉神经</u>损害。

c. 如果你错过了这些发现，记住必须比较身体的两侧，专门寻找这样的不对称。图 6-7 中的患者接受了三叉神经瘤（神经鞘瘤）切除术。肿瘤膨大进入脑桥小脑角，破坏了三叉神经和面神经，但是左眼外展充分，提示<u>展</u>神经保留。

d. 你是否也纳闷她的头发为什么如此短？那是手术前剃光后刚刚长起来的。

e. 这个患者是少数尝试闭眼时不显示贝尔现象的患者之一。如果发生贝尔现象，眼球将转向<u>上方和某种程度向外（参见第 4 章）</u>。

3. 描述图 6-8 中患者的异常。

a. 图 6-8 中患者右侧口角不能收缩，右侧眼裂闭合力弱，上睑暴露更广泛，右眼周围缺乏皱纹。这种健侧"鸟爪印"皱纹是由眼轮匝肌成串收紧的括约动作产生的。当图 6-8 中患者上视时，她的双侧额纹对称。这样，在患者的右侧面部，额部运动活跃，眼睑闭合力弱，口角收缩瘫痪。这种患者右侧面肌的梯状无力提示病损位于□右侧/□左侧面神经或□右侧/☑左侧皮质核束。

b. 图 6-8 所示患者，左侧大脑中动脉闭塞导致左侧大脑半球梗死之后出现中枢性面瘫。

参考资料·面神经

May M, Schaitkin BM. *The Facial Nerve*. 2nd ed. New York, NY: Thieme Medical Publishers; 1999.

Peitersen E. Bell's palsy: the spontaneous course of 2,500 peripheral facial nerve palsies of different etiologies.

Acta Otolaryngol. 2002; 549(Suppl.): 4-30.

Ⅲ. 舌咽神经和迷走神经的运动功能

A. 舌咽神经和迷走神经周围支分布

学习图 6-9 和图 6-10。

B. 咽喉部舌咽神经和迷走神经下运动神经元支配

1. 舌咽神经和迷走神经支配的骨骼肌自咽弓发出。舌咽神经和迷走神经传出纤维由疑核发出，疑核位于□中脑/□脑桥/☑延髓。

2. 舌咽神经仅完整地支配一块肌肉（茎突咽肌）。由于这块肌肉辅助吞咽，所以临床上无法检查其独立的功能。余下的舌咽神经和迷走神经传出纤维支配咽缩肌。由于这些肌肉作为一个整体负责吞咽，所以无法在床旁检查单个咽缩肌的功能。

3. 迷走神经支配的骨骼肌的助记法：按腭、咽、喉的首尾顺序，在三叉神经的辅助下支配腭肌，在舌咽神经辅助下支配咽缩肌，独立支配喉肌。

4. 即使完全切断三叉神经，临床上也几乎不影响软腭功能。因此，我们可以说腭、咽、喉的运动功能受<u>舌咽神经</u>和<u>迷走神经</u>支配。

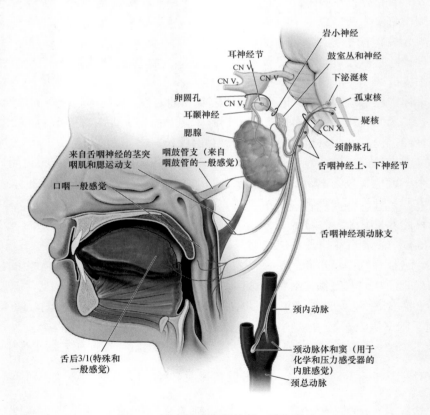

图 6-9　迷走神经支配的腭、舌和咽

其运动纤维支配茎突咽肌和中咽缩肌。感觉纤维传递来自颈动脉体和颈动脉窦的舌的味觉、咽反射、血管收缩、心脏抑制和呼吸反射（引自：Morton DA，Foreman K，Albertine KH. Chapter 17.Cranial Nerves.In：Morton DA，Foreman K，Albertine KH. eds. *The Big Picture：Gross Anatomy*. New York，NY：McGraw-Hill；2011）

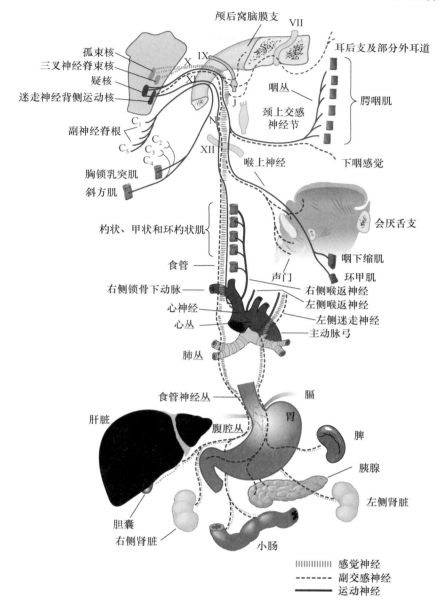

图 6-10　迷走神经支配的腭、咽、喉和胸腹内脏

腭支支配腭垂肌；咽、喉支负责这些结构的感觉和运动功能（引自：Waxman SG. Cranial Nerves and Pathways.In:
Waxman SG，ed. *Clinical Neuroanatomy*，27e. New York, NY: McGraw-Hill；2013）

　　5. 舌咽神经和迷走神经传递来自腭和咽部的感觉，喉部的感觉单独由迷走神经传递。
因此，舌咽神经和迷走神经是腭和咽部的感觉运动"哨兵"，而<u>迷走神经是喉部单独的感</u>
<u>觉运动神经</u>。

　　6. 舌咽神经还含有来自颈动脉窦传递压力感受反射及来自颈动脉小体传递压力感受
和化学感受反射的传入神经纤维。

C. 正常吞咽

1. 吞咽需要球部肌肉和呼吸肌的精密配合，接受来自额下回后部、岛叶前区、基底运动核、间脑、网状结构和小脑的神经网络支配（Newton 等，1994；Zald 和 Pardo，1999）。这个网络中不同部位的病变均可导致吞咽困难。中央前回最下部病变和额下回后部病变可以影响吞咽而不伴有构音困难（Wiles，1991），尽管两者常常并存。

2. 吞咽动作由舌启动：主动将食物团送至腭弓。舌肌运动完全由舌下神经支配（如果你不知道，将 Ⅰ～Ⅻ 对脑神经排序以寻找正确答案）。

3. 来自软腭的舌咽神经输入纤维反射性完成吞咽动作（Perlman 和 Schultze-Delrieu，1997）。食物团刺激软腭上抬，将食物团由鼻咽部送至口咽部。咽缩肌收缩，喉部抬升，声带关闭。

4. 吞咽需要来自三叉神经、舌咽神经和迷走神经的信号，运动动作受三叉神经、面神经、舌咽神经、迷走神经和舌下神经调节。这些神经之间相互联系的区域位于延髓的孤束核、呼吸中枢的近端，作为吞咽中枢，协调吞咽和呼吸动作，避免误吸（Newton 等，1994；Smith Hammond，2006）；Ⅳ 中 G 部分描述了吞咽障碍疾病即吞咽困难的临床检查）。

5. 保持你的下颌张开，尝试吞咽并保持嘴唇分开。经过努力你有可能成功，但是通常情况下，吞咽需要嘴唇合拢、下颌关闭。三叉神经支配下颌关闭，面神经支配嘴唇合拢。

D. 软腭的临床生理学

1. 迷走神经咽丛支配的腭垂肌将软腭向上和向后摆动，接触咽后壁。这个动作将鼻咽密封，与口咽分隔（图 6-11）。

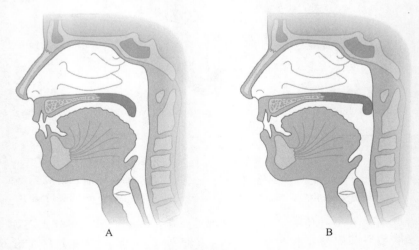

A   B

图 6-11 头部矢状位切面

A.放松状态下软腭的位置；B.软腭抬升时的位置，将鼻咽和口咽隔断

2. 如果没有软腭适当抬升，当你喝水时液体就会流入你的鼻腔，当你说话时空气会逸进你的鼻腔，结果是用"鼻腔"吞咽和说话。因为液体和气体是流动的，我们可以达成一

致，软腭和喉部其他鳃弓肌控制着口咽、鼻咽、食管和喉气管开口处的流量。舌咽神经和迷走神经支配、守护和控制头部内孔，三叉神经（感觉）和面神经（运动）支配外孔（眼、口、耳和鼻孔）。

3. 鼻咽气道保持开放直至软腭抬升。软腭抬升阻止任何东西从口腔进入鼻腔。因此，以下情况时软腭抬升。

　　a. 吞咽。

　　b. 吹口哨或吹喇叭。

　　c. 发出特定的声音。

E. 迷走神经和舌咽神经的上运动神经元支配

1. 软腭、咽和声带的动作双侧同步。知道这一事实，你就可以预测来自每侧大脑半球交叉和未交叉的上运动神经元纤维数目相同（50/50）。

2. 因为通常接受双侧上运动神经元支配，所以单侧上运动神经元损害引起的偏瘫很少导致单侧软腭无力（Willoughby 和 Anderson，1984），但是急性偏瘫患者常表现有轻度构音障碍（约 60%）。

参考资料·舌咽神经和迷走神经，吞咽和吞咽困难

Groher ME. *Dysphagia*: *Diagnosis and Management*. 3rd ed. Boston, MA: Butterworth Heinemann; 1997.

Newton HB, Newton C, Pearl D, et al. Swallowing assessment in primary brain tumor patients with dysarthria. *Neurology*. 1994; 44: 1927-1932.

Perlman AL, Schultze-Delrieu KS. *Deglutition and Its Disorders: Anatomy, Physiology, Clinical Diagnosis, and Management*. San Diego, CA: Singular Publishing Group; 1997.

Smith Hammond GA, Goldstein LB. Cough and aspiration of food and liquids due to oral-pharyngeal dysphagia ACCP evidence based guidelines. *Chest*. 2006; 129(Suppl.): 154S-N168S.

Wiles CM. Neurogenic dysphagia. *J Neurol Neurosurg Psychiatry*. 1991; 57: 1037-1039.

Willoughby EW, Anderson NE. Lower cranial nerve motor function in unilateral vascular lesions of the cerebral hemisphere. *Br Med J*. 1984; 289: 791-794.

Zald DH, Pardo JV. The functional neuroanatomy of swallowing. *Ann Neurol*. 1999; 46: 281-286.

Ⅳ. 脑神经在言语中的作用

A. 言语的基础生理学

1. 讲话需要一个风箱，即肺和呼吸肌，将空气气流通过喉和上呼吸道压出。

2. 讲话需要一个发声振动器，即声带。

3. 讲话需要分节发音器，即软腭、舌、唇和下颌。

4. 讲话需要共振器，即咽腔、口腔和鼻腔的通道与洞穴。

5. 讲话需要神经控制，即上、下运动神经元。第 11 章讨论言语的脑部回路和言语障碍的脑部疾病。

B. 迷走神经在发声中的作用

古罗马医生波格门的盖伦在外科手术试验中被小猪的尖叫声困扰。但是,他的好奇心驱使他继续研究。因为没有麻药,他通过卒中来消除尖叫声。核实了声音来源于喉以后,他发现切断喉返神经可以使小猪沉默,这也让我们知道了这些神经的功能。

C. 言语清晰度

1. 发声与调音:喉部发声后,调音使声音形成语言。通过耳语这句话,你可以清楚地将发声和调音分开。窃窃私语的时候,你不出声,但是仍然完美清晰地阐述每一个字。清晰言语包括浊音和非浊音的混合声音。

2. 唇音:对着镜子看你嘴唇的同时,大声背诵字母表的每个字母,再尝试没有任何唇部动作情况下重复每个字母。在表 6-3 中,核对这些需要强有力唇部动作的声音。

3. 舌音:大声背诵表 6-4 的字母,核对这些需要强有力舌肌动作的声音。

4. 元音

a. 与元音 A、E、I、O 和 U 比较,发 D、G 和 J 声时需要强烈的舌部动作。在背诵元音时,用压舌板压住舌头可以了解发元音时舌部的动作。

表 6-3 需要唇部用力动作的字母发音(唇音)

有力的唇音	有力的唇音	有力的唇音	有力的唇音
A	H	O	V
B	I	P	W
C	J	Q	X
D	K	R	Y
E	L	S	Z
F	M	T	
G	N	U	

表 6-4 需要舌尖用力上抬的字母发音(舌音)

有力的舌音	有力的舌音	有力的舌音	有力的舌音
A	H	O	V
B	I	P	W
C	J	Q	X
D	K	R	Y
E	L	S	Z
F	M	T	
G	N	U	

b. 元音需要软腭上抬。大多数语音不需要软腭完全封闭鼻咽部,而是减小鼻咽缝隙,使空气从阻力最小的口腔绕行。只有少数的声音需要软腭完全关闭。

　　i. 爆破音：K 或浊辅音 G，如 G 在 good 里面。

　　ii. 元音：持续的 EEEEE……或 Ah……

　　c. 临床医生传统上要求患者说"啊"来检查软腭上抬。元音 E 需要软腭紧闭，但是患者可以在张口时轻松地说"啊"，容许软腭视诊。作为软腭功能的一个测试方法，可以要求患者重复说"We see three gray geese"。

　　5. 爆破音

　　a. 爆破音需要空气瞬时受阻碍并突然释放。试试这个试验：将你的手掌窝成杯状并保持放在你嘴唇前方。大声说"Puh, puh, puh；M, M, M；kuh, kuh, kuh"。

　　b. 前述发音中的两个音会让你感觉到一股强气流喷向手掌。没有强烈地排出空气，因此不是爆破音的是 M（"em"）。

　　c. 发爆破音时，为了将所有空气转向口腔，软腭必须切实封闭鼻咽。因此，如果患者元音和爆破音发音良好，则说明腭咽（软腭）瓣关闭良好。

　　6. 齿擦音和摩擦音

　　a. 齿擦音是咝咝声或哨声。将手掌窝成杯状放在你嘴上，维持用力说"SSS……"或一个延长的"Hisssss……"感觉到气流吹向你的手掌了吗？

　　b. 摩擦音为高频摩擦或沙沙声。将手掌窝成杯状放在嘴前，用力读"V，V，V……Z，Z，Z……"和"F，F，F……"。

　　c. 完全不用舌和唇的情况下，再试试摩擦音和咝咝声。你能说吗？

　　d. 为了发出咝咝声和摩擦音，你必须用力将一股强气流通过唇、舌和牙齿形成的一个小缝隙。腭咽瓣必须完全或大部分关闭以保证空气从鼻腔转向口腔。

　　7. 清辅音：许多言语声调如咝咝声和爆破音，不需要出声。举一个这种清辅音的例子，说 Shhhh，P，T 和 K。由此，完整的言语声调需要☑清晰发音/☐发声，非完整的言语声调需要☐清晰发音/☑发声。

D. 言语障碍疾病术语表

　　1. 缄默症是指不能或拒绝说话。虽然神经肌肉病可以导致缄默症，但是缄默症通常反映大脑或思想水平的阻断如痴呆或癔症性缄默症，或者传入阻滞如聋哑症。选择性缄默症儿童可能在所有公共场所和学校拒绝讲话，但是在家里谈吐自如。在某些接受颅后窝手术（大部分为肿瘤）的儿童病例中观察到，小脑中间部分急性损伤，伴或不伴神经核团受累，能引起一个言语错乱谱，包括短暂性缄默（Jones 等，1996）。

　　2. 发声困难是指发声不清（讲话声音由喉部产生），如声音嘶哑或痉挛性发声困难。

　　3. 构音困难是指仅仅言语清晰度差。不涉及语言内容、单词、语法、韵律和词汇。可以由大脑或小脑的中枢性病变、中毒（如乙醇）或者神经肌肉病引起。通常发生于锥体束走行部位的病变，患者往往伴有其他锥体束征。卒中患者伴随的锥体束征程度从构音困难、中枢性面瘫至构音困难和手笨拙综合征，构音困难和共济失调性轻偏瘫或者构音困难和偏瘫，大多数病变位于左侧小脑或脑干（Okuda 和 Tachibana，2000；Urban 等，2001）。第11 章讨论言语声律障碍和失语。

E. 轻鼻音和重鼻音

1. 轻鼻音时，少量的空气通过鼻腔。

a. 将你的两侧鼻孔一起捏住，说"Good morning"。

b. 鼻腔无气流导致"Good morning"转变成"Good bordig"，就像感冒引起的鼻腔黏膜肿胀。这种情况是□重鼻音/☑轻鼻音。

2. 重鼻音时，大量的空气通过鼻腔。由于肌无力或机械性缺陷，如腭裂，软腭不能遮挡口咽，这种情况被称为腭咽闭锁不全（帆帘软腭）。鼻音过重患者可能患有☑软腭闭锁不全/□鼻腔阻塞，而鼻音过轻患者可能患有□软腭闭锁不全/☑鼻腔阻塞。

3. 一个常见的、不幸的却又可预防的错误。

a. 因错误区分发音时的鼻音轻重，导致治疗中的严重错误。当上腭抬起时，它会触到咽背侧壁（图 6-11）。儿童咽后壁上的腺样组织可能会肥大，填充咽腔。肥大的腺样组织会导致说话时☑鼻音过轻/□鼻音过重。

b. 一些神经源性软腭无力或黏膜下腭裂患者会有鼻音过重，但检查者可能错误地认为是腺样组织肥大。实际上，腺样组织会使腭咽闭合的需要降低。对鼻音过重的患者，切除腺样组织会使发音情况□更好/☑更差。解释原因。

<u>去除腺样组织使上腭靠近，从而增加了关闭鼻咽部的距离。此时，上腭无力者更无法防止鼻腔漏气了。</u>

F. 口吃：不自主地停顿和重复导致语句不流畅

1. 当我们说话时，都会有短暂的停顿和重复，儿童比成人明显。但口吃者的停顿和重复会妨碍交流。患者通常在单词的第一个音节结巴并重复，也可能是中间或最后一个音节。

2. 虽然情绪紧张会加重口吃，但口吃的原因仍不清楚。对口吃者进行常规的床边神经系统检查无法提供任何神经功能障碍的证据。

G. 第Ⅸ和Ⅹ对脑神经的运动功能检查

1. 发声

a. 询问病史时，检查者会很自然地评估患者的发声情况。如果发音完全正常，就不需要正式检查，否则需要单独检查发音机制。

b. 通过 K，L，M 试验检查软组织、软腭、扁桃体和舌，以检查发声情况。用"Kuh，Kuh，Kuh"检查<u>软腭（腭咽瓣）</u>的功能；"La，La，La"检查<u>舌</u>的功能；"Mi，Mi，Mi"检查<u>唇</u>的功能。

c. 大多数语言迟缓或构音障碍的婴儿或幼儿需要全面的听力检查。

2. 吞咽困难

a. 轻度到中度吞咽困难的检查。给患者一杯 150ml 的自来水，嘱其以大于 10ml/s 的速度喝完（Nathad Warawala，1992）。

b. 任何吞咽困难的患者都可能误吸食物或液体进入肺脏，引起吸入性肺炎。如果患者有误吸病史或吞咽唾液都明显困难，应避免行吞咽检查。在确定误吸风险时，咳嗽缺陷可能和吞咽困难一样重要（Smith Hammond 等，2006）。

3.腭和喉的神经系统检查

a.当患者说"啊"时，观察扁桃腺弓在向前、向中间靠拢形成软腭的过程中是否对称。观察腭弓及腭弓上结构，而不是腭垂。在镜子中观察你自己软腭的活动。

b.学生常把腭垂不对称误认为软腭麻痹。

不要管腭垂，观察腭弓是否对称（图6-12）。

c.图6-12A显示的是一个正常人说"啊"时的表现；图6-12B显示的是一个软腭麻痹患者的情况。请问是哪一侧麻痹？☑右侧/□左侧。

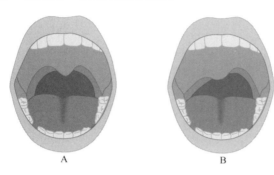

图 6-12　腭弓

A.当一个正常人说"啊"时，腭弓对称上抬；B.当一个单侧腭无力的患者说"啊"时，
腭弓上抬不对称，提示一侧腭帆提肌无力

d.咽反射是软腭上抬的另一个检查。用压舌板触碰一侧扁桃腺弓，然后换一侧。咽反射的传入神经弧主要是第Ⅸ对脑神经，传出神经弧是第Ⅹ对脑神经。

e.如果患者说"啊"时腭无法上抬，但咽反射时可以，患者可能是☑上运动神经元/□下运动神经元/□肌肉病变。

f.如果病史和查体没有构音障碍或吞咽困难的任何证据，可省略咽反射。因为这既不舒服，又没必要。此外，大量的健康老人可能没有咽反射。

g.软腭上抬受限的原因包括上运动神经元病变、下运动神经元病变、先天畸形（如腭裂）、肌病、局部软组织病变和腭咽大小差异。软腭上抬受限的分析很困难，并不是非此即彼。

4.声音嘶哑和单侧迷走神经病变

a.很多机械性或神经性的喉部疾病会导致声音嘶哑。声带麻痹可能导致声音嘶哑，但并非所有患者。因此，除了听声音、看软腭，可能还需要用喉镜检查一下声带。

b.单侧声带麻痹时，由于声带松弛振动，常出现带喘息的刺耳声音或颤音，并可能引起喘鸣和缺氧。

i.此外，调节音高的环甲肌（由喉上神经支配）麻痹时，会出现声音音高单调不变。

ii.迷走神经完全断裂会引起咽缩肌麻痹，导致吞咽困难和构音障碍。

5.听过很多患者说话后，你可以通过声音的节奏、音律（言语声律障碍）和音质来识别不同疾病。发音困难常是一些潜在疾病的特征，甚至是有诊断意义的表现。

a.脑瘫的患者哭叫或说话时，语速慢得像滚动的齿轮，声音尖锐高调且有严重的构音障碍，即使没见到患者都能诊断。

b. 猫叫综合征，即第 5 号染色体短臂缺失综合征（又称 5p-综合征）的婴儿哭声高调，像猫叫。患者的核型分析可明确诊断为第 5 号染色体短臂缺失。

c. 甲状腺功能减退症的患者，声音深沉刺耳。

d. 震颤麻痹（帕金森症）的患者，由于肌强直，正常的语音变调障碍：所有声音都是一个调，即"单音调言语"。小脑疾病的患者表现相反：有些音读得过重，有些读得过轻；声音由一个音量变到另一个，即所谓的断续言语。

e. 构音不清的最常见原因是乙醇或其他药物中毒。

f. 表 6-5 列出了言语障碍的分类。

表 6-5　言语障碍的分类

发声困难：声音的音调、音色和音量异常	命名性
痉挛性发声困难	纹状体内囊性
声嘶	丘脑性
青春期"尖叫声"	缄默症
发声性抽动（Tourette 综合征）	选择性
构音障碍：声音的发音障碍	癔症性
腭的	耳聋性
舌的	模仿言语症：固定地、非交际地重复单词或句子
唇的	发育障碍
摩擦音和咝咝声	综合性精神发育障碍（缺乏交际性语言）：智力低下和自闭症
爆破音	口吃：语言中断或不自主地停顿
言语声律障碍：旋律、重音、节奏和语调异常，并使语义改变	结巴：重复、延长或插入音节或整个单词
失语症：无法把文字作为交流时表达或接收的符号	混乱：以音节丢失为特征的快速讲话
Broca（运动性）	由特定运动系统病变引起的言语障碍
Wernicke（感觉性）	共济失调性言语（醉酒性言语）：小脑病变
传导性	痉挛性构音障碍（假性球麻痹性言语）：双侧皮质延髓束病变
全脑性	单音调言语：帕金森病/黑质病变
经皮质运动性	言语迟缓，舞蹈样，张力障碍性和手足徐动样言语：锥体外系病变
经皮质感觉性	
经皮质混合性	

H. 缄默症、发声困难、构音障碍和吞咽困难的辅助诊断流程

任何一个患者，尤其是婴幼儿或儿童，当出现发音或吞咽障碍时，需考虑如下检查。

1. 听力检测：听力异常的患者发音也不正确。

2. 直接喉镜检查。

3. 口咽至气管平片。

4. X 线照相术，经常联合"吞钡"来观察上腭和咽部的运动。

参考资料·言语、发声困难和构音障碍

Aronson AE. *Clinical Voice Disorders*. 3rd ed. New York, NY: Thieme Medical Publishers; 1990.

Jones S, Kirollos RW, Van Hille PT. Cerebellar mutism following posterior fossa tumor surgery. *Br J Neurosurg*.

1996; 10(2): 221-224.

Nathadwarawala KM, Nicklin J, Wiles CM. A timed test of swallowing capacity for neurological patients. *J Neurol Neurosurg Psychiatry*. 1992; 55: 822-825.

Okuda B, Tachibana H. Isolated dysarthria. *J Neurol Neurosurg Psychiatry*. 2000; 68: 119-120.

Pollack MA, Shprintzen RF, Zimmerman-Manchester KL. Velopharyngeal insufficiency. The neurological perspective. A report of 32 cases. *Dev Med Child Neurol*. 1979; 21: 194-201.

Urban PP, Wicht S, Vukurevic G, et al. Dysarthria in acute ischemic stroke. Lesion topography, clinicoradiologic correlation, and etiology. *Neurology*. 2001; 56: 1021-1027.

Ⅴ. 第Ⅺ对脑神经的运动功能

A. 第Ⅺ对脑神经的功能性解剖

1. 第Ⅺ对脑神经包括两部分：脊髓及副部。因此，它的全名是<u>脊髓副</u>神经。

2. 脊髓部分支配胸锁乳突肌（SCM）和斜方肌的头部。

3. 副部附属于迷走神经。副纤维源自延髓疑核，在加入第Ⅹ对脑神经支配咽喉部之前几乎和第Ⅺ对脑神经的近端部分伴行。神经系统检查的是脊髓部分。

B. 胸锁乳突肌

1. 学习图 6-13。

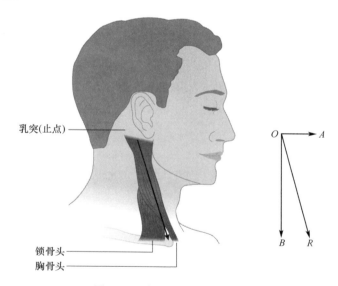

乳突(止点)

锁骨头
胸骨头

图 6-13　胸锁乳突肌的起止点

向量图的斜箭头（*OR*）为拉力的实际线，它分解成使头向前转到对侧的水平向量（*OA*）和向同侧倾斜的垂直向量（*OB*）

2. SCM 起自<u>胸骨</u>和<u>锁骨</u>，止于<u>乳突</u>。

3. 记忆方法：为了一次记住 SCM 的所有功能，用你的拇指和示指摆成"C"形，放在胸锁乳突肌上（图 6-14A）。

a. 现在先把头摆正，一手放在胸锁乳突肌上，另一手放在额前往后推，同时头往前压。

你会觉得双侧 SCM 的强烈收缩（图 6-14B）。

b. 头回到中正，然后完全向右侧斜（是斜，不是转）。在这个动作中，你会感觉右侧 SCM 的收缩（图 6-14C）。

c. 下一步试着把头用力转向左侧（是转，不是斜）。你会觉得到右侧 SCM 的强烈收缩（图 6-14D）。

d. SCM 使头☑向前弯/☐向后仰。

e. SCM 使头转向☐同侧/☑对侧。

f. SCM 使头斜向☑同侧/☐对侧。

g. 转头时单侧 SCM 的功能就像是移动下颌骨时单侧翼状肌的功能使头☐转向/☑远离肌肉收缩的那一侧。

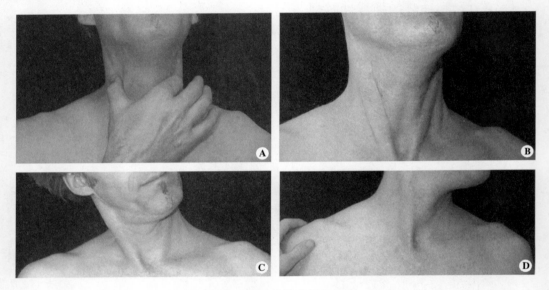

图 6-14　SCM 功能的记忆方法

A. 用拇指和示指摆成 "C" 形，放在胸锁乳突肌上。B. 头朝后仰，手指可以感受到双侧 SCM 的收缩。B～D 上没有画手，以更清楚地显示肌肉的收缩。你在感受肌肉活动时，把手保持在 A 的位置。C. 把头斜向右侧（是斜，不是转），感受右侧 SCM 的收缩。D. 把头转向左侧（是转，不是斜），感受右侧 SCM 的收缩。因此，SCM 的功能是使头向前弯、向同侧斜和向对侧转

4. SCM 功能的记忆方法：用拇指和示指摆成 "C" 形，放在胸锁乳突肌上，然后把头抵着另一手向前伸、转动、倾斜。

C. 斜方肌

1. 斜方肌起自枕部和所有颈椎棘突、胸椎棘突的中线，止于锁骨和肩胛骨。

2. 第XI对脑神经只支配斜方肌的头侧部（Donner 和 Kline，1993），使肩上抬（图 6-15）。颈丛神经支配剩下的肌肉。

D. 第XI对脑神经支配肌肉的临床检查

1. 检查 SCM 和斜方肌的大小及对称性。

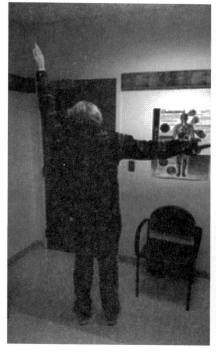
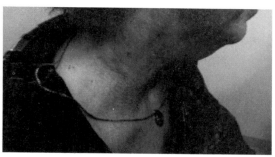
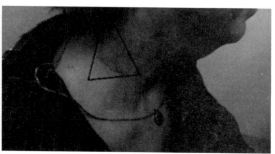

图 6-15　淋巴结活检后孤立性脊髓副神经麻痹，单独出现斜方肌无力

2. 下一步使肌肉放松或收缩并触摸。

3. 试着用表 6-6 列举的方法检测另一个人的 SCM 和斜方肌的力量。

表 6-6　第XI对脑神经运动功能的临床检查

指令	检查方法
1. "把头转向左侧，不要让我把它推回去"	把你的右手放在患者的左脸颊上，左手放在右肩上扶住他，试着把他的头用力往中线方向推。再向右转，重复一次。当患者向左转头，你往中线方向推时，你在检测☑右侧 SCM/□左侧 SCM/□斜方肌
2. "把头尽可能向前伸"	把手放在患者的额头，往后推。你的另一个手怎么放才能扶住患者 向前推隆突（C_7） 在这个动作中，你检查☑SCM/□斜方肌使头向前推的功能
3. "试着把耳和肩膀靠拢。保持住，不要让我把肩往下推"	把你的手放在患者的肩膀上，往下按。前后观察有没有翼状肩，斜方肌或前锯肌无力时可能出现

4. 第 1 步时，你为什么要把手放在患者的脸颊上，而不是下颌骨？

你不要同时检查翼外肌和 SCM。每次检查 1 块肌肉。此外，从侧方用力推下颌可能会使颞颌关节分离，特别是对于无齿或年老的患者。

E. 第XI对脑神经的上运动神经元支配

1. 急性单侧大脑半球病变使上运动神经元（锥体束）中断，会导致对侧偏瘫。假如病变同侧的 SCM 无力，患者头转向病变同侧。但是，在转头时，同侧的肌肉可能比对侧 SCM 发挥更大的作用（Fitzgerald，2001）。在偏瘫侧的脑干尾部，SCM（及其他可能参与转头的颈肌）可能是唯一保持肌力的肌肉（Willoughby 和 Anderson，1984）。相反，斜方肌和其他肌肉一样出现偏瘫同侧的麻痹。因此，这些瘫痪的肌肉受经典的对侧上运动神经元支配（Brazis 等，2016；Thompson 和 Thickbroom，1997）。

2. 上运动神经元轴突到 SCM 的走行，目前尚不清楚。临床证据表明，支配 SCM 的上运动神经元纤维主要来自同侧大脑半球，这些纤维直接支配 SCM，而不是交叉到下运动神经元或者通过双重交叉回到同侧（Gandevia 和 Applegate，1988；Marcus，1989）。但是，颅磁场刺激研究提示支配神经主要来自对侧，同侧只占很小一部分。

参考资料·第Ⅺ对脑神经

Brazis PW, Masdeu JC, Biller J. *Localization in Clinical Neurology*. 7th ed. Philadelphia, PA: Lippincott, Williams, and Wilkins, Wolters Kluwer Health. In Press, 2016.

Fitzgerald T. Sternocleidomastoid Paradox. *Clin Anat*. 2001; 14: 330-331.

Donner TR, Kline DG. Extracranial spinal accessory nerve injury. *Neurosurgery*. 1993; 32: 907-910.

Gandevia SC, Applegate C. Activation of neck muscles from the human motor cortex. *Brain*. 1988; 111: 801-813.

Marcus JC. The spinal accessory nerve in childhood hemiplegia. *Arch Neurol*. 1989; 46: 60-61.

Thompson ML, Thickbroom GW, Mastaglia FL. Corticomotor representation of the sternocleidomastoid muscle. *Brain*. 1997; 120: 245-255.

Ⅵ. 第Ⅻ对脑神经的运动功能

A. 舌的功能解剖

1. 第Ⅻ对脑神经支配舌的运动。由于第Ⅻ对脑神经走行在舌下方，因此命名为<u>舌下</u>神经。

2. 颏舌肌的运动

a. 要了解第Ⅻ对脑神经病变对舌运动的影响，需学习颏舌肌的运动。注意图 6-16，每块颏舌肌以三角形表示。

i. 颏舌肌的尖部起自下颌骨尖部，其坚硬、无法弯曲、不易移动。

ii. 颏舌肌的根部以扇形打开，插入舌的根部，其柔软、肌肉丰富、易移动。因此，颏舌肌对称收缩一定会把舌根☑拉向前方/□拉回后方。

b. 如果伸舌居中，左右的<u>颏舌</u>肌必须以相同的力量收缩。

c. 如果患者试图伸舌居中，但却偏向右侧，说明☑右侧/□左侧颏舌肌无力。

3. 比较图 6-16 中的颏舌肌和图 6-1 中的翼外肌的运动。显然，伸舌和伸下颌的机制是一样的。伸出居中来自对称的肌肉运动。比较这两块肌肉和 SCM 的运动。对于这三块肌肉，当单侧收缩时，都会使之向□同侧/☑对侧运动。

4. 使舌伸向右侧的肌肉是□右侧/☑左侧的<u>颏舌</u>肌。

5. 使下颌伸向左侧的肌肉是☑右侧/□左侧的<u>翼外</u>肌。

6. 使头转向右侧的肉眼可见的肌肉是□右侧/☑左侧的 <u>SCM</u>。

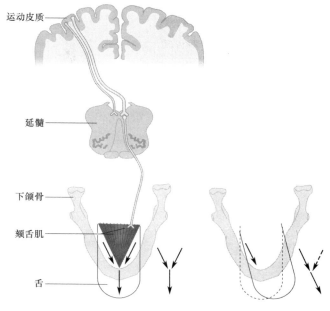

图 6-16　颏舌肌的运动和神经支配

右图显示，当右侧颏舌肌收缩时，它会把右侧舌根拉向前方，从而使舌尖伸出并偏向左侧

7. 当舌在口腔内时，患者可以舌尖偏向非麻痹侧，但不能偏向麻痹侧；相反，在口腔外，则偏向麻痹侧。颏舌肌作为舌外肌，可使舌前伸；作为舌内肌，使未伸出的舌尖侧向运动（Riggs，1984）。

B. 第XII对脑神经的下运动神经元病变

注意图 6-16，每根脑神经XII支配一侧舌。虽然我们只提到了颏舌肌，但舌的大部分是肌肉。当脑神经XII中断时，同侧舌的肌纤维会萎缩。因此，脑神经XII中断的征象是同侧舌肌萎缩和伸舌时偏向同侧。

C. 第XII对脑神经的上运动神经元支配

1. 图 6-16 显示一侧半球发出交叉和不交叉的纤维到舌下神经核。用彩色铅笔画出来自左侧运动皮质到上运动神经元和下运动神经元的支配神经。请注意，稍微粗点的线代表交叉纤维，表示其在皮质延髓束中的比例更大些。在这方面，舌的上运动神经元神经支配和 □抬额/☑闭眼/□龇牙 的神经支配最像。

2. 有 10%～15% 的患者，当单侧皮质延髓束病变时，出现伸舌偏斜。因此，如果右侧大脑半球病变会出现伸舌偏斜，舌会偏向 □右侧/☑左侧，根据图 6-16 找出答案。

3. 解释为什么患者病变的部位不是神经肌肉接头或肌肉本身。对于癔症性偏瘫，如果出现伸舌偏斜，典型的是偏向假定瘫痪肢体的对侧（Keane，1986）。

4. 由于支配腭神经核的皮质延髓束和皮质脊髓束在脑干有部分伴行，不可能出现单独损伤支配舌的皮质延髓束的情况。因此，如果上运动神经元病变影响舌的运动，患者常表现为上运动神经元型的面肌麻痹和显示上运动神经元型的面瘫及明显偏瘫。

D. 第XII对脑神经的临床检查

1. 静息时观察舌

a. 观察舌是否存在第XII对脑神经病变的最可靠征象：半侧舌肌萎缩。但是，如果疾病影响双侧下运动神经元，如肌萎缩性侧索硬化症，则会导致双侧舌肌萎缩。

b. 触诊可以帮助确定可疑的半侧萎缩。戴上橡胶手套，用拇指和示指依次触诊半侧舌肌。

2. 检查舌的运动和偏斜

a. 告诉患者"尽可能把舌向前伸出来，保持住"。检查舌中缝是否和两中门齿的间隙对准。在镜子中检查自己的舌是否对准。

b. 接着，病史或有发现提示存在延髓问题，告诉患者交替向左和向右移动舌，再试着用舌尖去触碰鼻尖和下颌尖部。在伸舌时，舌尖应该可以远远地超出牙齿。许多疾病可以损害舌的运动。

i. 由上运动神经元或下运动神经元中断导致的无力。

ii. 肌病。

iii. 强直，如帕金森病。

iv. 失用（参见第 11 章）、智力低下、痴呆或严重的精神疾患，如抑郁症或精神分裂症。

3. 舌肌的力量：舌肌的力量本身难以评估。把你的手指按在患者的面颊上，嘱其用舌顶住面颊。当你在采用这种很不可靠的评估检查时，把自己的舌顶在面颊上。

4. 舌肌的不自主运动

a. 正常舌上出现波痕常提示没有完全放松。嘱患者活动舌，等放松后再次观察。一侧舌上有波痕，且那一侧存在无力和萎缩，则提示肌束颤动（参见第 7 章），支持下运动神经元病变的诊断。但病理性肌束颤动和正常的舌肌波痕很难通过临床观察来区分。

b. 存在不自主运动如舞蹈症或手足徐动症（参见第 7 章）的患者无法保持舌前伸。嘱患者伸出舌，保持 30s。

c. 智力低下或脑瘫患儿往往有一个动作，称为吐舌习惯。每当母亲把食物放到婴儿的嘴里时，舌头把食物吐出来，导致喂养困难。

5. 构音障碍：舌的上运动神经元通路，即皮质舌通路中断会导致构音障碍。一侧的下面部肌无力或甚至轻偏瘫常和构音障碍伴随出现。有时孤立的腔隙性梗死（一个小梗死灶）会使皮质舌纤维与运动皮质中断，导致构音障碍，但没有轻偏瘫的其他征象（Urban 等，2001）。

E. 区分舌的单侧上运动神经元和下运动神经元无力

1. 如果伸舌偏斜，则患者存在上运动神经元或下运动神经元病变。

假设伸舌偏向左侧，如果病变是上运动神经元，则累及☑右侧/□左侧半球。

肌无力常较□严重/☑轻微。

2. 舌的单侧上运动神经元和下运动神经元无力的临床区分基于其他支持上运动神经元或下运动神经元的肌肉运动方面的证据。第XII对脑神经的单侧下运动神经元病变的最好证据是：<u>同侧舌肌萎缩，伸舌向同侧偏斜。</u>

F. 病例分析

1. 图 6-17 中的患者被要求向前伸舌，描述存在的任何异常。
<u>舌显现右侧萎缩和舌尖向右侧偏斜。</u>

2. 这些临床发现提示☑右侧/□左侧☑第XII对脑神经/□皮质延髓束中断。

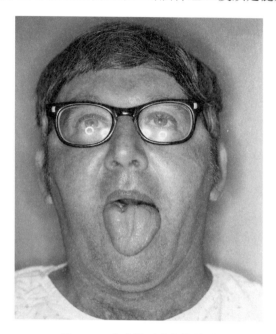

图 6-17　患者被要求向前伸舌

3. 图 6-17 中的患者存在延髓胶质瘤，损害了第XII对脑神经的纤维。

参考资料·第XII对脑神经

Brazis PW, Masdeu JC, Biller J. *Localization in Clinical Neurology*. 7th ed. Philadelphia, PA: Lippincott, Williams, and Wilkins, in preparation.

Keane JR. Wrong-way deviation of the tongue with hysterical hemiparesis. *Neurology*. 1986; 36: 1406-1407.

Riggs JE. Distinguishing between extrinsic and intrinsic tongue muscle weakness in unilateral hypoglossal palsy. *Neurology*. 1984; 34: 1367-1368.

Urban PP, Wicht S, Vukurevic G, et al. Dysarthria in acute ischemic stroke. Lesion topography, clinicoradiologic correlation, and etiology. *Neurology*. 2001; 56: 1021-1027.

VII. 多发性脑神经麻痹、病理性疲劳及重症肌无力

A. 多发性脑神经麻痹的症状及体征

如果患者表现出复视、吞咽困难、发声困难或构音障碍，尤其当这些症状间断出现时，或医生发现无法解释的眼肌、面肌或球部肌肉麻痹，表现为上睑下垂、斜视或说话时鼻音轻度升高，应考虑重症肌无力。这些患者的肌无力症状在休息时很少表现出来，如在早晨

刚起床时，但随着肌肉的使用如看、说、吞咽或是咀嚼等动作，无力的症状会逐渐加重。体温升高常会导致症状加重，而寒冷时症状会减轻。这种病理性疲劳，特别是当出现于脑神经支配的肌肉时，是重症肌无力的特征之一。这些患者的骨骼肌运动终板处乙酰胆碱的传递存在障碍。诊断依赖于病理性疲劳的临床表现，重复神经刺激后波幅递减，给予胆碱能药物后反应恢复，以及运动终板处乙酰胆碱受体抗体或血清阴性患者中肌肉特异性激酶（MuSK）抗体的存在。

B. 脑神经支配肌肉病理性麻痹的体格检查

1. 医生根据患者的病史或肌无力的表现确定需要检查的肌肉。如果患者主诉双眼复视或上睑下垂，应检查眼肌；如果主诉吞咽困难、构音障碍或呼吸困难，应检查口咽肌及呼吸肌。检查时可以让患者反复或持续做某一动作，从而发现潜在的肌无力。要保证患者充分的合作及努力。

2. 检查上睑下垂和斜视时，应仔细地测量眼裂的高度并记录眼肌运动的范围。尤其要注意眼球向上运动的范围，这是眼球各个方向运动范围中最小的。让患者的眼睛盯住你的手指向各个方向运动。然后再次测量眼裂的高度及眼球的运动范围。冰袋测试对于肌无力造成的上睑下垂有诊断意义（Chatzistefanou 等，2009）。测试眼球侧向运动的能力可以通过在反复运动前后分别测量角膜缘与内眦或外眦之间的距离，或是使患者持续侧视一段时间。口咽肌肉功能的检测可以通过测量患者朗读或大声数数的时间长短及喝下一杯水的时间（参见IV 中 G3）。让舌反复从一侧摆动至另一侧可以测试舌肌的肌力。测试咬肌时可让患者咀嚼指定次数的口香糖或石蜡。测试上腭肌时可让患者持续发"EEEE"，观察持续时间。测试呼吸肌时可测量患者在过度通气前后的肺活量。一个可以替代肺活量测试的快速定量且不需要仪器的方法可以用于重症肌无力及其他神经性病变患者呼吸功能不全的检查：先让患者深吸气，然后从 1 开始大声数数，1s 数一次。正常的成年人可数至 25，你可以自己体验一下。这些测试的意义是通过一些定量的可以测量的指标证明肌肉的重复收缩会导致病理性疲劳或胆碱能药物可以使肌力恢复。

C. 重症肌无力中病理性疲劳的电生理检查

重症肌无力电生理检查的方法是重复刺激周围神经，并测量肌纤维产生的动作电位的幅度。重复神经刺激可以使重症肌无力患者肌肉收缩的幅度逐渐减小。重复神经刺激试验（Jolly 试验）提供的数据是完全客观的，和重复运动试验相比，电生理检查不需要患者的积极配合。单纤维肌电图的分析对诊断也有帮助。

参考资料·重症肌无力

Chatzistefanou KI, Kounis T, Iliakis E, et al. The ice pack test in the differential diagnosis of myasthenic diplopia. *Opthalmology*. 2009; 116: 2236-2243.

D. 多发性脑神经麻痹或无力的常见病因总结

1. 重症肌无力。
2. 吉兰-巴雷综合征（包括 Miller Fisher 综合征）。

3. 慢性基底性脑膜炎。

4. 糖尿病。

5. 颅底及鼻咽部肿瘤。

6. 肉毒毒素中毒。

7. 肌强直性营养不良（所有脑神经支配肌肉的广泛无力，尤见于颞肌、咬肌、胸锁乳突肌，较少累及眼外肌；图 1-13I）。

Ⅷ.假性球麻痹与球麻痹：脑神经的上、下运动神经元损伤

A. 球麻痹

医生们对上、下运动神经元损伤有多种术语，这是医学发展的痕迹。早期的解剖学家将延髓看作脊髓的球样扩张。因此，他们将延髓称为"球"部，将延髓及其发出的脑神经Ⅸ、Ⅹ、Ⅻ的麻痹称为"球麻痹"，而将由上运动神经元病变造成的语言和吞咽功能障碍称为"假性球麻痹"，因为这些病变并不位于延髓或其发出的脑神经。上运动神经元发出的到延髓的纤维称为"皮质球束"。习惯上，皮质球束也指所有从皮质发出的到脑干的纤维，尤其是指到脑神经Ⅲ～Ⅻ的下运动神经元纤维。但是，"球麻痹"一词只用作描述脑神经Ⅸ、Ⅹ、Ⅻ的下运动神经元麻痹。正如古语所说的，"愚蠢的一致性是人类思想里的妖怪"（Ralph Waldo Emerson，1803～1882）。所以，球麻痹指的是脑神经☑Ⅸ～Ⅻ/□Ⅲ～Ⅻ的□上/☑下运动神经元麻痹。

B. 假性球麻痹综合征

1. 急性双侧的皮质延髓纤维中断如双侧脑梗死，患者可出现迟钝、昏睡、失声或精神错乱，并失去说话及吞咽的能力。皮质延髓纤维损害的恢复期或慢性损害会使患者出现一种特征性的综合征，称为假性球麻痹。

a. 患者说话及吞咽的起始动作缓慢，有严重的构音障碍或几乎缄默。

b. 患者的声音呈一种极为紧张的音调和音质。

c. 患者可以反射性地吞咽或咀嚼，但是不能有意识地发起这些动作。患者打哈欠的时候可以张开嘴，但却不能主动地张嘴。

d. 患者常表现出极端的情绪波动，常一分钟前还在大哭，而现在就在大笑，像开关水龙头一样。患者面部在大多数时间是不动的，像面具一样，但当患者哭泣或大笑时，面部会随着情绪而剧烈运动。奇怪的是，当询问他们时，他们常不能表达出与其哭泣或大笑的行为一致的情感（Lieberman 和 Benson，1977）。有时患者可表现出不合实际的突然的大笑，被称为"前驱的笑声"（Parvizi 等，2009）。成人中最常见的病因是双侧的脑卒中、肌萎缩侧索硬化或其他退行性疾病（Wortzel 等，2008）。痴笑性癫痫是另一种病因，常由下丘脑错构瘤引起。

e. 儿童假性球麻痹常见于由先天发育异常、缺血缺氧或脑炎引起的双侧侧裂岛盖部或岛叶病变（Christen 等，2000；Gratten-Smith 等，1989）。

2. 因此，我们可以知道与支配肌肉运动的情绪表达相关的上运动神经元通路和意识控制的运动通路不同，但还不知其具体的路径。情绪表达行为的运动通路和来自边缘系统的产生情绪体验的通路是相互独立的。

a. 脑神经下运动神经元病变导致□情绪运动/□意识运动/☑情绪及意识运动的缺失。

b. 急性双侧上运动神经元病变开始时可导致意识性及情绪性的面部运动缺失，但在慢性期情绪表达可以加重。

c. 总结假性球麻痹的临床特征及其受累的通路。

参照 B1 部分，你囊括了所有特点吗？

3. 表 6-7 中列出了上、下运动神经元麻痹的不同术语。很明显，上运动神经元和下运动神经元麻痹可以简洁且全面地表达。

表 6-7 上、下运动神经元麻痹的同义表述

上运动神经元麻痹	下运动神经元麻痹
中枢性麻痹	外周性麻痹
假性球麻痹	真性球麻痹
上节段性麻痹	节段性/核性麻痹
核上性麻痹	核下性麻痹

参考资料·假性球麻痹

Christen HJ, Hanefeld F, Kruse E, et al. Foix-Chavany-Marie (anterior operculum) syndrome in childhood: a reappraisal of Worster-Drought syndrome. *Dev Med Child Neurol*. 2000; 42: 122-123.

Grattan-Smith PJ, Hopkins IJ, Shield LK, et al. Acute pseudobulbar palsy due to bilateral focal cortical damage: the opercular syndrome of Foix-Chavany-Marie. *J Child Neurol*. 1989; 4: 131-136.

Lieberman A, Benson DF. Control of emotional expression in pseudobulbar palsy. *Arch Neurol*. 1977; 34: 717-719.

Parvizi J, Coburn KL, Shillcutt SD, et al. Neuroanatomy of pathological laughing and crying: a report of the American Neuropsychiatric Association Committee on Research. *J Neuropsychiatry Clinc Neurosci*. 2009; 21: 75-87.

Wortzel HS, Oster TJ, Anderson CA, et al. Pathological laughing and crying. Epidemiology, pathophysiology and treatment. *CNS Drugs*. 2008; 22(7): 531-545.

IX. 呼吸运动的神经病学

A. 呼吸器官的四个功能

1. 气体交换。
a. 维持血气及 pH 的稳态。
b. 通过咳嗽、吸气及打喷嚏清洁气道。
2. 吮吸及吹气。
3. 表达情感：叹气、笑、哭、惊叹、嘘声、屏气和过度换气。
4. 语言。

B. 呼吸运动的神经解剖

1. 呼吸驱动的来源：驱动呼吸运动的主要结构有两个，前脑及脑干网状结构。脊髓本身不能够产生呼吸，呼吸的驱动信号从大脑向下传递。因此，在延髓颈髓交界处将脊髓与大脑分离会导致完全且不可逆的窒息。

2. 前脑与呼吸的意识和情绪控制

a. 前脑通过锥体束调节呼吸的意识控制，尤其是语言。

b. 前脑也可通过锥体及锥体外通路调节情绪控制的呼吸，尤其是大笑及哭泣。通过控制呼吸表达情绪的例子还包括焦虑时的过度通气、婴儿屏气发作及叹气等。

3. 网状结构与呼吸的自主控制

a. 发自延髓网状结构的网状脊髓束可以控制自主呼吸，负责维持血气及 pH 的稳定。

b. 从中脑-脑桥到延髓颈髓交界处的网状结构的尾侧半可产生驱动呼吸的节律，并控制和延髓中脑神经相关的反射（吞咽、咀嚼、泌乳、咳嗽及呃逆等），调节控制血压及脉搏。尾侧网状结构的双侧永久性损伤会导致呼吸及相关反射的不可逆性损害。

c. 延髓的网状结构发出的网状脊髓束是一条对生命的维持十分重要的通路。该束支配控制呼吸肌的下运动神经元，尤其是膈肌和肋间肌。网状脊髓束在颈髓延髓交界处交叉，也就是闩的腹侧，随后走行于脊髓腹外侧，控制膈肌和肋间肌的活动（图 6-18）。

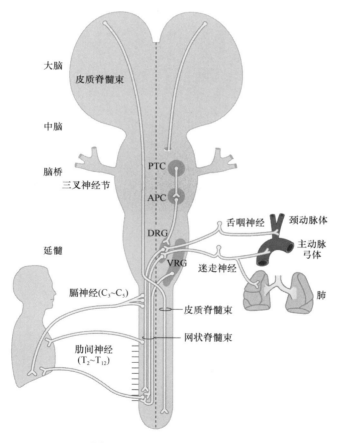

图 6-18　呼吸的神经解剖基础

皮质脊髓束支配 C_3 到 T_{12} 的运动神经元，从而控制主动呼吸，而网状脊髓束则负责控制自主呼吸。APC，窒息中枢；DRG，背侧呼吸组神经元，主要负责吸气，与迷走神经背核发生联系；PTC，呼吸调节中枢；VRG，腹侧呼吸组吸气及呼气神经元，与疑核及背侧疑核发生联系（引自：DeMyer W. *Neuroanatomy*. 2nd ed. Baltimore, MD: Williams & Wilkins; 1998）

d. 膈神经是身体最重要的神经。只要膈神经完整，呼吸驱动沿网状脊髓束下行，患者就可以维持膈肌的正常运动，从而得以生存，即使当脊髓在膈神经尾侧发生横断（$C_3 \sim C_5$）导致肋间肌麻痹后，患者仍可以呼吸。经皮刺激膈神经及膈肌肌电图可以直接对呼吸运动的下运动神经元进行评估（Markand 等，1984）。

e. 图 6-19 中是一位因臀位生产导致脊髓横断伤的婴儿。患者表现出腕关节背屈，这是由于患者屈肌麻痹而伸肌完好。控制伸肌的运动神经元位于屈肌的尾侧。病变未累及发自 $C_3 \sim C_5$ 的膈神经，却阻断了所有 C_7 水平的脊髓内上行及下行的纤维，导致肋间神经的锥体系及网状结构来源的支配消失。因为膈肌下降时肋间肌不活动，患儿吸气时胸骨会下陷，而腹部突出，这被称为腹式呼吸（图 6-19）。患儿双腿特征性的屈曲姿势由慢性脊髓横断导致（屈曲性截瘫；图 6-19）。

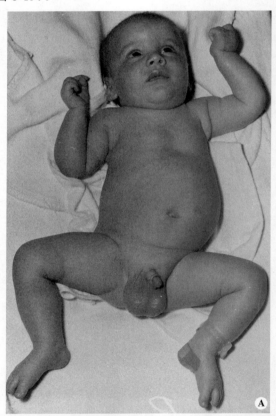

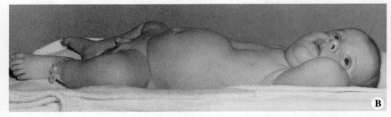

图 6-19　一位因臀位生产导致脊髓 C_7 处截断的 8 周大婴儿

（引自：DeMyer W. Anatomy and clinical neurology of the spinal cord. In: Jognt RJ, ed. *Clinical Neurology*.

rev. ed. Philadelphia，PA：Lippincott；1990）

4. 咳嗽：网状结构尾侧的另一个呼吸相关的功能是咳嗽。咳嗽是一种由腹肌控制的空气爆发性的排出，是一种重要的保护性反应，可以在刺激性气体、呕吐物或异物的刺激下清洁气道。多种损伤中枢神经或外周神经的疾病可以损伤咳嗽反射，从而导致肺炎。医生应注意任何有呼吸困难症状的患者是否可以咳嗽。气流的定量测量法是评估患者神经肌肉能力是否可以完成咳嗽的最有效方法（Smith Hammond，2001）。

C. 奥丁之诅咒及意识性呼吸与自主呼吸的区分

1. 患者有完整的锥体束，但网状脊髓束被破坏，见于以下情况。

a. 延髓网状结构的双侧损伤。

b. 闩处网状脊髓束受损（图 6-18）。

c. 网状脊髓束在脊髓腹外侧走行时受损（图 2-12C）。

2. 网状脊髓束受损的患者自主呼吸能力下降，但清醒时仍可以呼吸，因为来自前脑的信号可通过锥体束下传。睡眠时这种传递停止。因此，患者在睡眠中可因窒息而死亡。这种情况称为奥丁之诅咒（Ondine curse）。为了避免这种情况发生，患者必须永远保持清醒，失去了享有安静的呼吸及甜蜜梦境的睡眠机会。

3. 相反，如果锥体束损伤而网状脊髓束完整，呼吸的意识控制受损，但自主呼吸仍可使患者生存。这样的患者因为锥体束的损伤会表现出假性球麻痹的症状，如Ⅷ中讨论的。

D. 偏瘫低通气

偏瘫会导致轻度呼吸运动受限。因为一些患者锥体束中交叉的神经元比其他患者更多，因此不同的患者上运动神经元受损的表现有轻有重。锥体束损伤可导致对侧膈肌及肋间肌的运动减弱，但只见于意识控制的呼吸，而非自主呼吸（Polkey 等，1999）。

参考资料·呼吸

Markand O, Kincaid JC, Pourmand R, et al. Electrophysiologic evaluation of diaphragm by transcu taneous phrenic nerve stimulation. *Neurology*. 1984; 34: 604-614.

Polkey MI, Lyall RA, Moxhan J, et al. Respiratory aspects of neurological disease. *J Neurol Neurosurg Psychiatry*. 1999; 66: 5-15.

Smith Hammond CA, Goldstein LB, Zajac DJ, et al. Assessment of aspiration risk in stroke with quantification of voluntary cough. *Neurology*. 2001; 56: 502-506.

Ⅹ. 脑干症状、体征的定位诊断

图 6-20 中总结了脑干病变的临床表现，一种重要而有特征性定位意义的组合是中脑、脑桥及延髓处病变同侧脑神经的麻痹伴随病变对侧感觉及运动障碍的体征。例如，右侧脑神经Ⅵ的麻痹伴随左侧锥体束征可以由脑桥基底部的病变引起。

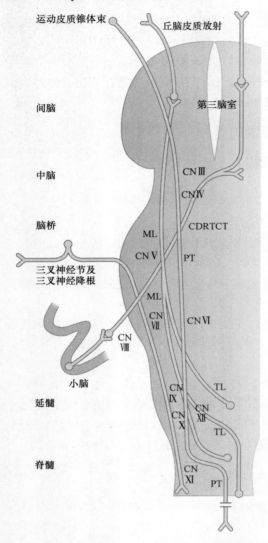

运动皮质锥体束　丘脑皮质放射

间脑

第三脑室

中脑

CN III

CN IV

脑桥

CDRTCT

ML

CN V　PT

三叉神经节及
三叉神经降根

ML

CN
VII

CN VI

CN
VIII

小脑

延髓

CN
IX　TL

CN
XII

CN
X　TL

脊髓

CN
XI　PT

损坏性病变后的临床表现

间脑

单侧病变：对侧偏身感觉障碍，包括面部［ML 及其终末核团（腹后核）］；对侧非自主运动障碍，尤其是偏身颤搐（底丘脑核和红核-底丘脑纤维）

双侧病变：运动不能，意识丧失；陈-施呼吸，尤其当病变累及两侧大脑时

中脑

单侧病变：半侧脑神经（III）麻痹，瞳孔开大；意向性或姿势性震颤（CDRTCT）或对侧偏身颤搐、半身不遂、偏身感觉障碍，包括面部（ML）

双侧病变

基底部：四肢麻痹、假性球麻痹

顶盖区：意识障碍、过度通气、去大脑强直、帕金森病（SN）

脑桥

单侧病变：单侧脑神经（V、VI 或 VII）麻痹，角膜反射消失；痛觉和温度觉消失（三叉神经降根）；对侧偏瘫（PT）和对侧面部及肢体偏身感觉障碍，依三叉神经降根及三叉丘系的损害程度而定；眼震、眩晕及恶心（VP 和 RF）

双侧病变

基底部：四肢麻痹（闭锁综合征）

顶盖区：意识障碍（如果头侧半脑桥损伤）；呼吸消失或串式呼吸（如果尾侧半损伤）；眼震、眩晕、恶心、呕吐（VP 和 RF）

延髓

单侧病变：单侧脑神经麻痹，咽（第 IX、X 对脑神经），腭（第 X 对脑神经）或舌（第 XII 对脑神经），霍纳综合征；吞咽困难；呃逆；角膜反射消失（有时）；面部痛觉和温度觉消失（三叉神经降根）；对侧偏瘫（PT），对侧躯体感觉障碍（ML）；眼震、眩晕、恶心、呕吐（VP 和 RF）

双侧病变：四肢瘫痪，共济失调性呼吸或呼吸暂停，低血压

图 6-20　脑干病变的定位诊断

CDRTCT，小脑-齿状核-红核-丘脑-皮质束；CN，脑神经；ML，内侧丘系；PT，锥体束；TL，三叉丘系；RF，网状结构；SN，黑质；VP，前庭通路（引自：DeMyer W. *Neuroanatomy*. 2nd ed. Baltimore，MD：Williams & Wilkins；1998）

XI. 脑神经运动功能的筛查步骤

A. 初步观察

你可以准确且系统地检查所有脑神经的运动功能吗？在采集病史时工作就可以开始了，你已经观察到患者眼睛的运动及眨眼睛的动作、面部活动的程度及对称性和及眼裂的宽度，注意到了患者是否存在眼球突出，听到了患者发声及唇、舌和上腭的发音，观察到了不自主的唾液吞咽动作。如果以上都是正常的，那么该患者脑神经的运动功能就不会存在太多问题，但你还必须进行一些必要的检查（Brazis 等，2016；DeMyer，1998；Samaii 和 Jannetta，1981；Wilson-Pauwels 等，2002）。

B. 45s 内完成脑神经运动检查

首先检查眼睛的运动。本章开篇列出了眼球运动度检查的提纲。然后医生可以在 45s 内流畅地完成对合作的正常患者的所有脑神经运动功能的检查，注意是 45s。找一个搭档按照表 6-8 中的内容进行练习，直到你达到了 45s 的目标。

表 6-8　脑神经运动功能的续贯检查法

神经	医生的指令	观察及试验的内容
Ⅲ，Ⅳ，Ⅵ	"看我的手指"	按照第 4 章及图 4-20 中的方法移动手指，注意观察有无不对称的对光反射、睑-缘关系、眼震及会聚时的瞳孔缩小，询问有无复视
	"看天花板"	观察额纹及眼球运动是否对称
	"紧闭双眼，不要让我将它们打开"	观察外眦处纹理是否对侧，并试图将患者的眼睑分开
Ⅶ	"将口角后缩"或"微笑"	观察鼻唇沟是否对称。如果患者语言不正常则让患者发唇音
	"努力将口角向下缩"	观察运动及皮肤纹理是否对称
Ⅴ	"上下颌用力咬住"	触摸咬肌
	"用力将口张开"	观察两门齿内侧的切迹是否有偏移
	"将下颌移至一侧"	将下颌向回推，对侧再重复
Ⅻ	"用力伸舌"	观察有无偏移、萎缩及震颤。如果患者语言异常则测试舌音
	"将舌从一侧移向另一侧"	观察有无无力或运动减慢
Ⅹ	"说'啊'"	观察上腭上抬是否对称。如果存在语言或吞咽障碍则测试上腭发音及咽反射
Ⅺ	"将头转向一侧，对抗我的力量"	试图将头推向中间。观察并触摸胸锁乳突肌，再检查对侧
	"用肩膀触摸耳"	试图将患者的肩膀向下压

参考资料·脑神经

Brazis PW, Masdeu JC, Biller J. *Localization in Clinical Neurology*. 7th ed. Philadelphia, PA: Lippincott, Williams, and Wilkins. Wolters Kluwer Health. In Press. 2016.

DeMyer W. *Neuroanatomy*. Baltimore, MD: Williams & Wilkins; 1998.

Samii M, Jannetta PJ. *The Cranial Nerves*. New York, NY: Springer-Verlag; 1981.

Wilson-Pauwels L, Akesson EJ, Stewart PA, et al. *Cranial Nerves in Health and Disease*. Philadelphia, PA: BC Decker; 2002.

■ 第 6 章学习目标

Ⅰ. 第 Ⅴ 对脑神经的运动功能：咀嚼

1. 用一个词说出第 Ⅴ 对脑神经的运动功能。

2. 说出由第 Ⅴ 对脑神经支配的咀嚼肌的名称。

3. 描述翼外肌的运动及单侧翼外肌麻痹时对下颌运动的影响（图 6-1 和图 6-2）。

4. 描述第 Ⅴ 对脑神经核的上运动神经元（皮质延髓束）神经支配。

5. 演示临床检查咀嚼肌的步骤。

6. 演示如何摆放手来检测翼外肌的力量。

7. 描述检查老年或无齿患者的下颌力量时操作不当的并发症。

8. 描述第 V 对脑神经运动分支单侧完全中断患者视诊、触诊和肌力检查的临床发现。

Ⅱ. 面神经的运动功能

1. 列举你面部的主要运动（除了下颌骨），并说出对应的肌肉名称（表 6-1 和图 6-3）。

2. 背诵检测面肌运动的指令（表 6-1）。

3. 在脑桥的横截面上，划出第 Ⅵ 和 Ⅶ 对脑神经起点和纤维走行（图 6-4）。

4. 描述第 Ⅶ 对脑神经近端中断后对听力的影响。

5. 描述第 Ⅶ 对脑神经如何分成三根的记忆法（图 6-6）。

6. 背诵第 Ⅶ 对脑神经的所有重要临床功能的记忆法（提示：从眼泪开始）。

7. 说出一个正常人最容易和最不容易完成的单侧面部运动（表 6-2）。把这种现象和运动单侧或双侧上运动神经元神经支配相联系。

8. 描述当第 Ⅶ 对脑神经病变（下运动神经元）时的面肌麻痹表现，并与皮质延髓束病变相比较。把麻痹侧与下运动神经元或上运动神经元的病变侧联系起来。

9. 解释为什么急性上运动神经元病变有时会导致口轮匝肌和下面部肌肉的麻痹。

10. 描述检查面部中等上运动神经元麻痹患者时的临床发现。

11. 描述把一个正常人紧闭的双眼撑开是否容易。

12. 描述上运动神经元病变慢性期对常见面部意向性和情感性动作，如微笑的差别。

13. 描述面具脸，并说出几个可引起该表现的疾病。

14. 列举几个观察患者脸部时可看到的不自主运动的类型。

15. 画出第 Ⅶ 对脑神经的走行，并记忆不同部位病变时的不同临床表现（图 6-5 和图 6-6）。

Ⅲ. 舌咽神经和迷走神经的运动功能

1. 说出哪对脑神经发出重要运动和感觉神经纤维支配上腭、咽和喉。如果需要，可使用 ⅢB 的记忆法。

2. 描述正常的吞咽动作。说出参与神经及其支配的肌肉。

3. 描述软腭的运动和功能（图 6-11），说出与运动密切相关的脑神经。

4. 发两个需要腭完全关闭的声音。

5. 说出严重而持久的单侧腭麻痹是否提示上运动神经元或下运动神经元病变，并解释原因。

Ⅳ. 脑神经在言语中的作用

1. 区分发声和发音。

2. 自己演示如何发出需要剧烈嘴唇运动和舌运动的声音。

3. 发一个摩擦的、咝咝的清辅音和爆裂音。

4. 背诵一个需要腭完全关闭的元音。

5. 定义失声、发声困难、口吃、构音障碍、吞咽不能、吞咽困难。

6. 区分鼻音过重和过轻的发声，并和鼻咽开口的大小相联系。

7. 解释为什么对于鼻音过重的患者，去除腺样组织反而可能加重发声。

8. 背诵检测腭、舌和唇发音时嘱患者发出的三个音。

9. 说出支配腭、舌和唇发声的肌肉的脑神经。

10. 描述吞咽困难的床旁定量检查。

11. 画一幅显示单侧软腭麻痹患者的软腭形状的图。说出当你观察腭弓是否无力时嘱患者发的声音（图 6-12）。

12. 描述如何引起咽反射。说出介导该反射的传入和传出反射弧的脑神经。

13. 描述单侧声带麻痹对患者声音的影响及支配除了环甲肌以外的喉肌的神经。

14. 说出支配环甲肌的神经及其中断后的影响。

15. 说出一些可引起腭咽部关闭不全的神经、神经肌肉或解剖原因。

16. 说出最终确定声带麻痹的唯一方法。

17. 说出检测发声延长或明显构音障碍的婴儿或幼童时你必须检测的感觉脑神经。

Ⅴ. 第 Ⅺ 对脑神经的运动功能

1. 解释为什么第 Ⅺ 对脑神经被命名为脊髓副神经。

2. 命名两个临床可检测的第 XI 对脑神经支配的肌肉。

3. 描述胸锁乳突肌的运动，并演示如何在自己身上用"C"形来记忆这些运动。

4. 演示胸锁乳突肌和斜方肌的临床检查方法（表 6-6）。

5. 解释在转头时检测胸锁乳突肌的肌力时，是压患者的面颊还是下颌。

6. 描述偏瘫对两侧胸锁乳突肌运动的影响。

Ⅵ. 第 XII 对脑神经的运动功能

1. 用向量图解释颏舌肌的运动（图 6-16）。

2. 解释"翼外肌、胸锁乳突肌和颏舌肌都使他们支配的部位向对侧转动"。

3. 说出第 XII 对脑神经下运动神经元麻痹时的典型征象及区分下运动神经元和上运动神经元舌无力的表现。

4. 演示临床检查舌的运动功能的步骤。

Ⅶ. 多发性脑神经麻痹、病理性疲劳及重症肌无力

1. 说出脑神经支配肌肉病理性疲劳的常见症状。

2. 说出当患者主诉以上症状时你应想到哪些神经肌肉疾病。

3. 描述重症肌无力的神经化学变化。

4. 描述对怀疑重症肌无力的患者如何选择进行病理性疲劳检查的肌肉。

5. 说出肌肉病理性疲劳的临床、电生理及药理检查的原则。

6. 说出病理性疲劳的几种床旁定量检查方法。

7. 说出一种简单定量且不需用仪器的呼吸功能不全的检查方法。

8. 说出腾喜龙的药理作用。

9. 说出腾喜龙试验的步骤及如何在试验中确保患者的安全和舒适。

10. 说出腾喜龙试验时可能出现的症状和体征。

11. 说出如何决定该使用多少腾喜龙及应何时终止试验。解释为何要滴定腾喜龙的用量而不是给一个预定的剂量。

12. 说出一些可以导致多发性脑神经麻痹的疾病。

Ⅷ. 假性球麻痹与球麻痹：脑神经的上、下运动神经元损伤

1. 解释什么是球麻痹。

2. 描述假性球麻痹对患者情感表达的影响。

3. 描述假性球麻痹对患者语言、吞咽及面部运动的影响。

Ⅸ. 呼吸运动的神经病学

1. 说出呼吸系统各部分的功能。

2. 描述呼吸驱动的来源。

3. 举例说明呼吸器官参与的情绪表达。

4. 对比说明网状结构吻侧半和尾侧半的功能差别。

5. 描述脑桥延髓网状结构对呼吸产生的作用及其与延髓脑神经共同调节的呼吸相关反射。

6. 描述与呼吸有关的网状脊髓束的起源、走行及下运动神经元终点（图 6-18）。

7. 说出对呼吸维持最重要的一对外周神经，并说出它发自哪个脊髓节段。

8. 说出评价膈神经及膈完整性的一个实验室检查方法。

9. 说出调节自主呼吸和意识参与呼吸的通路。

10. 说出哪条通路负责在睡眠时维持自主呼吸，解释什么是奥丁之诅咒。

11. 描述 C_7 横断患者的姿势及当这位患者呼吸时其特征性的胸部及腹部运动（图 6-19）。

Ⅹ. 脑干症状、体征的定位诊断

1. 按照从上到下的顺序说出脑干三个部分的名称及各个部分中的脑神经运动核团（图 6-20）。

2. 从中脑开始，描述中脑、脑桥、延髓单侧损伤后的典型同侧及对侧的体征（图 6-20）。

Ⅺ. 脑神经运动功能的筛查步骤

从眼球运动检查开始，在 1min 内依次背出所有脑神经（Ⅲ～Ⅻ）运动功能检查的指令并解释其手法（表 6-8）。

（卢　强　译）

第7章 躯体运动系统检查
（不包括脑神经）

一个强健男人的神色，不仅表现在他的脸上，也在他的肢体与关节上，特别是在他臀与腕的关节上，在他的步态上，在脖颈的仪姿上，在腰与膝的弯曲上……看着他走过，如同一首最美的诗，甚至更美。

——Walt Whitman（1819～1892）

Ⅰ. 检查身体轮廓、姿势和步态

A. 初步检查

1. 从你看到患者的一刻起就可开始运动系统检查。观察患者的每一个活动：如何坐、站、走路，注意手势、姿态和总体运动情况。不露声色地观察患者（尤其是婴儿或精神病患者），其自发活动往往比正式检查能提示更多的信息。

2. 正式检查时要让患者脱掉衣物，站在灯光下。为了尊重隐私，内衣可以保留，但有时也需要脱掉以完成检查。如果身体 1/3 被遮挡，你只能检查 2/3。"公鸡打鸣前，你们中的一个将违反此诫言：你要给每个患者脱衣服。"患者来看医生时，可能已预想须脱衣检查，所以看患者裸体时，你所产生的焦虑可能要比患者本人更甚。

3. 接下来要做的是琢磨，即考虑患者身型体格。以相同年龄段及性别的正常人，或者患者家庭成员的外形和比例为标准，与患者比较。检查者可以从患者的异常体形，诊断一系列综合征，有时只是看看轮廓就一目了然，如蜘蛛指综合征、软骨发育不全、侏儒症和唐氏综合征等。

4. 再接下来，观察患者的肌肉大小和轮廓，观察是否有萎缩或肥大、身体不对称、关节排列不齐、肌颤、震颤和不自主运动等症状。按从头到脚的顺序，依次观察面—颈—肩—上臂—前臂—手—胸—腹—大腿—小腿—脚，观察每一个部位时，都要进行左右两侧的对比。

B. 站姿和步态检查

1. 接下来观察患者的站姿，站立姿势的稳定性和笔直程度。然后要求患者在房间随意行走，观察步态。观察是否存在走路不稳、宽基步态和手臂摆动少等情况。要求患者用脚趾、脚跟行走，并用脚跟接着脚尖串联（沿直线）行走。要求进行深度膝盖弯曲。要求儿童用单脚跳和跑步。观察患者行走是整个神经系统检查中最重要的一部分。在对如何进行神经系统全面检查有一个很好的概念之后，第 8 章结束时详细分析了步态。

2. 现在练习神经系统标准检查Ⅵ A 部分的 5 个步骤。是的，我会要求你按部就班地演示。

Ⅱ. 肌力检查原则

> 注意：除了检查另一个人的肌力，你还能学到如何用你的力量与其他人抗衡。

A. 匹配原则

选择的这些运动必须与你的手臂和手的肌力相匹配。铁棒即使丧失大部分强度，它依然太硬，难以用你的双手弯曲。相反，湿纸巾阻力太小。要准确测定肌力，选择的运动不能太强以致无法抗衡或太弱以致无法判断其阻力。

B. 长度肌力原则

临床检查时，肌肉处于最短的位置时其作用力最强，肌肉处于最长的位置时其作用力很小或根本没有。

1. 要了解长度肌力原则，可通过图 7-1 检查肱二头肌和肱三头肌的肌力。你必须做课程要求的练习。第一次做此检查时，你会发现自己是犹豫不决及笨拙的，这就是为什么你必须常练习，去找"感觉"或配合感。在所有肌力检查中，参加者必须尽最大力量，但力量要缓慢逐渐增强，不要猛拉。

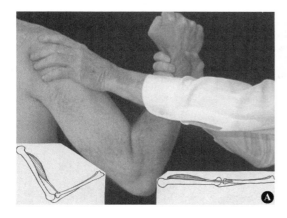 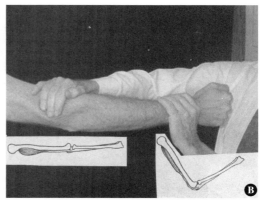

图 7-1　肌力和长度的关系

检查者用一只手握住患者的手腕，拉或推，同时用另一只手稳定患者的肘或肩部。A. 检查者检查肱二头肌肌力时手的位置。检查者用右手拉，正好与患者肱二头肌肌力匹配。左手扶住患者，左侧的插图显示肱二头肌是屈曲的，在其最短最强的位置。右侧插图显示肱二头肌最长最弱的位置；B. 检查肱三头肌的位置，检查者用右手压在患者肘正上方，左手压在相反方向。图片显示在手臂伸展或屈曲时肱三头肌的长度。你必须在另一人手臂屈曲和伸展时实际操作，体会在两个位置上肌力的巨大差别

2. 肱二头肌牵拉检查，肱二头肌对肱二头肌，在检查者的肌肉和患者的肌肉较量时，能完美地体现抗衡原则。

3. 肱二头肌和肱三头肌的肌力与其长度相关：肌肉在☑最短/□中间/□最长的位置时作用力最强。

4. 现在检查患者颈部屈肌和伸肌的力量。在检查这些动作时，将一只手放在患者的额头或枕部，另一只手放在患者前胸或后背，提供支撑和抗力。

5. 为了检查颈部屈肌的力量，让患者的头用力向后伸，然后你用手抵抗其颈部后伸。

接下来检查颈部伸肌的力量，让患者的头部尽量前低绷紧，下颌抵胸部，然后抬头伸直。颈部屈肌在颈部☑屈曲时/□伸展时最强，在该位置屈肌☑最短/□最长。

6.接下来比较颈部屈肌与颈部伸肌的最大力量。做一个屈颈或伸颈动作，其中一个肌力远远超过另一个，是哪一个？

7.为了确定我们是否已经发现长度肌力原则，通过膝关节完全屈曲及伸展检查股四头肌和腘绳肌的肌力。在膝关节充分伸展时，股四头肌☑最强/□最弱和☑最短/□最长（因此证实长度肌力原则）。

8.一般来说，如检查肌肉有肌无力或力弱，要准确检查其肌力，需从患者能用力的位置开始，如颈部屈曲位。但对非常强壮的肌肉，要使其处于不利于发力的位置以适合你的肌力范围。为了减少肱三头肌正常的肌力力量，使其置于检查范围，检查时需让患者肘部☑完全屈曲□完全伸展。请解释。<u>肘部弯曲时，肱三头肌最长，因此最无力。</u>

9.当肘部伸展时，肱三头肌力量太强，检查者难以操作。它在肌力下降后仍然有较强力量。

> 注意：骨动力学家关于骨骼肌最短时最有力的长度肌力定律，与心脏静息时心肌纤维长度增加心肌收缩输出增加的 Starling 定律不同。

C.肌肉抗重力原则：如何记住最强壮的肌肉

1.肌肉以激动-拮抗成对工作（Berrymann Reese，2012）。成对肌肉中的一个，其力量常远远强于另一个，如颈部伸展肌远远超过屈曲肌。成对肌肉中哪个更强没有普遍规律，只能单独记忆。如果观察一个四足动物或最好是处于四足位置的人，我们的解决方案就出来了（图 7-2）。强大的肌肉均属于四足动物的姿势性抵抗重力系统。

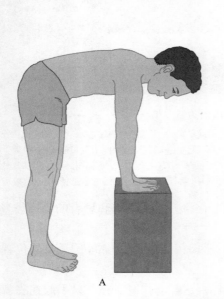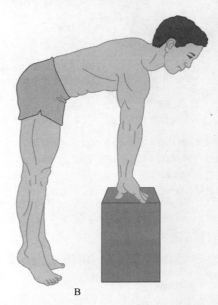

图 7-2 像四足动物一样姿势的人

A.放松；B.用手指和脚趾站立

2. 像图 7-2A 和图 7-2B 所示的姿势站起来，重要的是像图 7-2B 中所示的姿势。注意肱三头肌如何扣定上肢，对抗重力牵拉下坠，如股四头肌扣定下肢一样。颈部伸肌支撑头部。臀部和背部伸肌支撑躯干，在人站立时，对抗使其下坠的重力；跳跃或移动时，也是一样。当人跳跃或移动时，手和脚的杠杆作用向下。支持或维持站立姿势以对抗重力牵拉导致其下坠的肌肉，与跳跃和移动时对抗重力的肌肉，构成抗重力肌肉系统。对抗重力的肌肉，其肌力总是远远超过其拮抗肌。

3. 扣定、移动和跳跃时对抗重力的肌肉，肌力超强，利用此原则，预测反向运动时肌力最强的肌肉：手腕☐外展/☑屈曲；躯干☑外展/☐屈曲；脚☐背屈/☑跖屈；足趾☐外展/☑屈伸。

4. 运用对抗重力理论解释某些动作，如上肢外展，可能会有困惑。当上肢外展时，手臂会对抗重力的下拉，但外展肌不支持站立的骨骼对抗动物站立、跳跃或移动时的重力下坠；因此，手臂抬举和外展肌不是姿势性对抗重力的肌肉，而它们的拮抗肌群才是。作为姿势性抗重力肌肉的例子是胸肌和背阔肌。胸肌防止动物站立时前臂从躯干脱离出来（想象一下撑开长颈鹿腿的杠杆作用）。当四足动物移动或跳跃时，背阔肌向后牵拉前肢，将肩膀向前向上拉以对抗重力。因此，肩部内收肌及屈肌的力量远超过其相对的肌群，即外展肌及伸肌。这样考虑臀部肌群的话，哪一个力量更强？☐臀外展/☑臀内收。请解释。

如果你不能解释答案，再次阅读最后一段。另举一个例子，想一想在行走时，足背屈的动作和足底跖屈的动作。足背屈抬高脚以对抗重力的牵拉，而只要将脚的位置放好并有跖脚趾的动作，跖屈肌就可以再次发力，以保持姿势、跳跃或移动。

5. 用对抗重力理论不仅能预测哪个肌肉最强，也能预测它们有多强。即使你的上肢和手部处于对抗重力的最有力的位置，它们的肌力仍无法抗衡抗重力的肌肉，如弯曲的手指、脚、脚趾（图 12-13）。在它们最强位置的肌肉，如弯曲的头部、张开的下颌、外展的手臂、弯曲的髋部、背屈的手腕和脚一样，你手臂和手的肌力差不多等于或刚超过非对抗重力的肌肉力量。

6. 作为最后的奖励，抗重力理论解释了一个非常重要的姿势，称为去大脑强直，可见于昏迷的患者，此时患者的姿势可设定由整个抗重力系统肌肉的收缩造成（图 12-13）。

D. 参与原则

这是最常被忽视的技巧。对于所有肌力检查和整个神经系统检查，检查者必须激发患者的竞争精神，以获得最好的效果（第 1 章，Ⅸ C₄；DeMyer，1998）。让患者挑战游戏：“我想检查你有多强。每个检查你都要做到最好。不要让我赢。”

Ⅲ. 肌肉无力的检查技术

A. 按从头到脚的序列

1. 按从头到脚的自然秩序检查肌肉，因为这样不需要记忆。检查完脑神经肌肉，只需继续按颈—肩—臂—前臂—手—胸—腹—大腿—小腿—脚的顺序，并不断进行左右两侧比较。

2. 如果病史提示需要检查患者关节的运动范围，在肌力检查前，检查者可先做此检查。如果检查关节运动范围，可先要求患者全方位活动关节，然后你尝试被动地操纵关节。如果有活动范围受限，那肌力检查就需在受限范围内精确评估，以避免之前的关节与骨骼疾病的影响。

B. 颈部屈肌和伸肌无力的检查

1. 颈部伸肌通常较强，超过检查者手臂和手的肌力。

2. 对相对力弱的颈部屈肌，检查者可要求患者将头部置于什么位置，适宜进行肌力检查？屈曲。

C. 肩胛带肌肉无力的检查

1. 斜方肌和脑神经一起检查。

2. 检查肩部和手臂运动。让患者向前、向两侧、向后上举过头伸展手臂。在正面和背面观察。让患者站在从头顶射下的灯光下，患者肩胛骨边界会有阴影。观察肩胛运动，特别是肋骨背侧缘的翼状部分，让患者伸展上肢顶住墙可使翼状肩胛突显。

3. 通过检查手臂自由外展和抬举，评价这些活动的肌力。让患者（或伙伴）将手臂向两侧伸直（外展）。向下压手臂让患者对抗。在哪里压，要视情况而定。如果你是一个健壮的男性而患者是女性，在肘关节的近端下压以减少你的杠杆效应。如果你是女性而患者是男性，在前臂或手腕远端下压以提高你的杠杆效应。选择一个点，下压的力量约等于和你的患者相应身高、体重、年龄、性别的标准肌力。这里你必须摸索积累自己的经验，根据表 7-1 进行。

表 7-1　检查肩带肌肌力的方法

行动	指令和手法
上肢抬举	要求患者将上肢向两侧伸展，以和患者肌力相当的力量在患者两臂即你所期望检查的部位按压
上肢向下内收	上肢在两侧伸展，患者对抗你抬高
上肢在胸壁交叉内收（胸大肌）	上肢在身前伸展手腕交叉于胸部，尝试将其分开
肩胛骨内收	患者手置于髋部，让肘部尽可能向后。站在患者后面，检查者尝试向前推
翼状肩胛骨	让患者俯卧撑或尽力推墙，用伸开的双臂支撑身体

4. 手臂外展比较复杂，需要冈上肌参与以启动该动作，三角肌运动将上肢抬举至肩高，肩胛旋转并继续抬高到垂直位置。前锯肌和斜方肌让肩胛骨绕着胸壁。前锯肌瘫痪（胸长神经）导致肩胛骨离开胸壁形成翼状肩。

5. 让患者手臂伸展到两侧开始检查背阔肌肌力。检查者在肘部向上施力。这块肌肉非常强壮，容易感觉到并看到。为了检查肌肉运动，在患者剧烈自主咳嗽时检查者进行触诊。这个检查对癔症性手臂瘫痪有用，因为动作是自发的。

D. 上臂肌肉无力的检查：肘的屈曲和伸展

1. 肘屈：患者屈曲前臂。用一只手抵住患者肩膀，另一只手抓住患者手腕，并尝试拉直患者前臂。这是用你的肱二头肌和患者的较劲。当一个普通人与其他相同年龄和性别的普通人比赛时，结果会是僵持，因此用于检查非常理想（图 7-1A）。

2. 肘伸：如果你没有想过这个问题，你可能会试图检查处于伸展位扣定肘关节的肱三头肌。但是，肱三头肌是一个对抗重力的肌肉，非常强壮。一个普通人对另一个普通人，扣定-伸展的肘部会轻松获胜。反之，如果患者扣定的上肢伸展失败，说明患者肱三头肌显著无力。如果做更细的检查，需像检查肘屈肌时一样，让患者肘部屈曲，抓住患者手腕抵住其前臂的伸展，这种手法使肱三头肌处于不利位置，如果普通人对普通人，检查者可能勉强赢。由于这一检查对抗力量几乎相等，比起在上肢伸展位置，能更好地提示肱三头肌肌力的轻微下降。

E. 前臂肌肉无力的检查：手腕屈伸

1. 腕屈：患者握成拳头，使手腕弯曲以对抗你试图伸展它的力量。手指环绕患者的拳头，屈曲自己的手腕，如此你可用自己的手腕屈曲对抗患者的手腕屈曲。用另一只手握住患者的手腕。其他手法的对抗无法胜过手腕屈肌，因为它们是非常强壮的对抗重力的肌肉〔想象正在跳跃的四足动物（图 7-2B）〕。

2. 腕伸：将患者的前臂放在其大腿或桌面上做支持。患者随后将手腕完全竖起（背屈），你尝试用你的手掌放在患者指关节上往下压。患者的手腕伸展时，相对无力的腕伸肌与你上肢和手的肌力相当。

F. 手指肌肉无力的检查

1. 全面检查和触诊大、小鱼际肌隆起的大小和不对称性。观察骨间肌萎缩。老年人可表现出明显的骨间肌萎缩。

2. 手指外展内收：仔细搞清楚如何让你的肌力与患者的相当。

a. 首先查第一背侧骨间肌。用你的手触诊第二掌骨旁的软组织，即拇指和示指之间部分。第一背侧骨间肌将示指从中指移开，靠向拇指。在该动作中可触诊自己的肌肉以明确。

b. 要检查患者的背侧骨间肌，用你的右手示指指骨末端侧面对抗患者右手示指指骨末端，两块肌肉相匹配，这是一个理想的检查（图 7-3）。

c. 通过手指动作，学习如何用你的手指外展肌及内收肌和患者的相对应。

3. 指伸：患者手掌向下伸出手和手指过伸。只需把你的手翻过来，将指甲背压在患者的指甲背上。然后，你可以仔细观察你自己的手指伸肌肌力与患者相对应的情况。

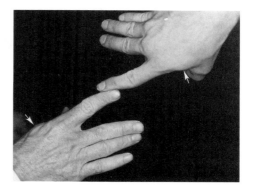

图 7-3　使检查者手指力量与患者对抗的方法
请注意检查者和患者第一背侧骨间肌的隆起（箭头）

4. 指屈：握力是整体的力量。

a. 要求患者挤压你的手指：用一只手抓住患者的手腕以固定手臂，并用另一只手的两个手指给患者抓。在检查中可加一些乐趣和竞争，使患者发挥最大肌力，特别对儿童有效，如说："不要让我的手指溜走。"同时尝试让你的手指从患者的手里挣脱。

b. 做这个试验：用你的手尽可能紧握住铅笔。请注意，你的手腕会自动轻轻背屈。在你手腕处于正常自然紧握位置上时，让你的搭档尝试从你手里拉走铅笔。然后让你的手腕尽可能弯曲及尽可能背屈，并要求你的合作伙伴在各种情况下拉出你握着的铅笔。手指握力最强时，手腕是□强烈弯曲/☑部分背屈/□完全背屈。

c. 该试验表明，手腕部分背屈时握力最强，部分背屈是手的功能位，在前臂或手腕上打夹板治疗骨折或在瘫痪患者康复时将手腕吊起，需选择此位置。这就是所谓手的功能位置，是手指屈肌肌肉完全缩短的位置，能够发挥最强的握力。进一步屈曲手腕，只增长屈肌肌腱，但不进一步缩短手指屈肌。因此，手的这一动作与肌肉在最短的位置时肌力最强的规律并不矛盾。如果现在你理解了这一切，请说出你抓住凶手的手腕哪个位置可迫使其放下刀？请解释。

迫使凶手的手腕弯曲。首先你的手有机会控制凶手的手腕伸肌；其次凶手弯曲的手腕不能再有力地握刀，刀可能从他手里脱落。

G. 腹部肌肉无力的检查

1. 位置：患者仰卧（面朝上），要求患者坐起或抬高腿或头部。与此同时观察腹部肌肉收缩时脐的运动。

2. 做这个试验：仰卧的同时，在上述动作中一直将示指放在自己的脐部触诊。如果所有四肢肌肉肌力相当，脐仍保持在中央。当患者试图抬高头部或腿部时，如果下腹部肌肉无力，上腹部的肌肉完好，脐的位置会发生什么变化。脐会向下☑/向上□移动（完好的肌肉将脐拉往它们的方向）。

a. 在一般情况下，如果有些腹部肌肉无力，在腹部完好肌肉的有力收缩牵拉下，脐会向☑同向/□背向移动。

b. 脐移动检查对脊髓病变水平定位帮助极大。脐对应脊髓胸段 T_{10}（图 2-10）。在 T_{10} 水平脊髓横断损害时，该水平以下所有肌肉麻痹。当 T_{10} 水平脊髓病变的患者收缩腹部肌肉时，由于下腹部肌肉瘫痪，脐☑向上/□向下移动（Beevor 征）。

Beevor 征也可见于面-肩-肱型肌营养不良症患者，在典型病例中常有表现，但在其他神经肌病中少见（Eger 等，2010）。

H. 背部大肌肉无力的检查

一般患者背部太强壮，无法以手法检查。有两个检查可以做。

1. 让患者俯卧，要求患者拱起背部，顶住胃部。检查和触诊脊旁肌。

2. 让患者的腰部向前弯曲、挺直。如果患者不能完全完成此动作，不要尝试对抗患者以伸直弯曲的腰部，否则可能会造成背扭伤或椎间盘突出。

I. 髋带肌无力的检查

1. 髋屈：患者坐位，将膝盖抬起，保持腿弯曲。用你的手掌尝试将其膝盖压下。屈肌是相对无力的非对抗重力肌肉，在弯曲位置有一定优势。

2. 大腿外展和内收：患者坐位，让患者的腿外展，你尝试用手按在膝盖外侧使其合在一起。然后让患者腿内收（贴在一起），将你的双手放在两个膝盖内侧，尝试拉开膝盖。

如果在患者双腿分开后检查内收肌的力量有些不方便。

3. 髋部伸展：患者俯卧位，将膝盖抬离桌面，并坚持住。将你的手放在腘窝处，并尝试将膝盖压回桌面。

J. 大腿肌肉无力的检查

1. 膝伸肌

a. 膝盖深度弯曲就可以检查股四头肌，其为非常强壮的对抗重力肌肉，如果在最有力的位置活动，通常无法用手法检查。要检查股四头肌，需将其放在一个机械性的不利位置，从膝盖☑弯曲/□中间/□伸直开始。

b. 患者俯卧位，让患者尝试用脚后跟触碰臀部，造成膝部极度屈曲，抓住患者的脚踝，阻止伸直腿。比较两腿伸直的力量。

2. 膝屈（腘绳肌）：让患者膝盖保持在 90°角，你抓住患者的脚踝尝试将其伸直。

K. 脚踝和脚趾运动无力的检查

1. 让患者足背屈、内旋及外翻。观察并触诊腿，通过手法检查这些运动的力量。

2. 通常足跖屈的力量比较强大，无法用手法检查。在步态检查时让患者用脚尖走路，你就已经知道跖屈肌可以负担患者整个体重。

3. 让患者脚趾弯曲或伸直，检查者尝试将其按回中间位置。大脚趾的哪个动作最强，□伸展/☑屈曲？请解释。<u>当然，屈曲！该动作是跳跃或移动，该动作只是将脚抬至另一个跳跃或移动的地方吗（图 7-2）？</u>

L. 常规体检中肌肉无力的筛选性检查与完整的检查

1. 每个患者的每一块肌肉都进行肌肉无力检查会浪费时间。对筛查性的查体，选几块肌肉做选定动作的检查，如标准神经科查体Ⅵ C 部分所概述，进行演练。

2. 有神经系统症状和体征的患者，需要深入检查。从病史和初步评估起，检查者先选择检查关键的肌肉并决定在什么情况下做检查。例如，如果患者主诉劳累后无力，在检查前让患者爬楼梯。如果患者的肌肉在寒冷时"冻结"，就把手臂放在冰水中，并要求患者重复收缩。如果患者写字时肌肉抽筋，就让其写字。始终要重现任何能诱发症状的情况。

3. 特定的神经损害及嵌压性神经病变的诊断，需要详细地检查每块肌肉，可对照节段性及周围性神经支配模式的图表（表 2-1、图 2-10 和图 2-11）。在《周围神经系统检查》便携本中有肌肉检查指南，可作为口袋书（O'brien，2010；Jenkins，2008）。嵌压性神经病变与局灶性神经病变可参见 Arnold 和 Elsheikh（2012）及 Stewart（2000）。

M. 肌力检查和记录

1. 表 2-1 列出了通常检查的肌肉或运动。检查者可以使用一个词，如瘫痪、严重无力、中等无力、轻度无力和正常范围；或用数字评估，从 0～5 分（表 7-2）。

表 7-2 记录肌肉力量的数字评分（英国医学研究委员会）

分数	说明
5	正常肌力
4	可全方位移动关节对抗重力，但检查者可以控制该动作（估计肌力的百分比）
3	移动部位能完全对抗重力，但不能对抗任何阻力
2	能移动，不能对抗重力
1	只有微弱的肌肉收缩，但不能移动关节
0	完全瘫痪

2. 为提高肌力测定的敏感性与可重复性，可使用便携、便宜、省时并可静态及动态测量肌肉收缩的装置（El Mhandi 和 Bethoux，2013），如手持肌力计或动态肌力计（Berrymann Reese，2012；Lanska，2000；Vanpee 等，2014）。临床应用时，手持装置可数字化测量肌力（Goonetilleke，Madarres-Sadeghi，Guiloff，1994；Schrama 等，2014），要记住充分参与的原则，其中强调患者的努力也是提高精度的因素（Daum 等，2014；Kendall 等，2005）。

3. 在图表中记录患者实际检查的运动或肌肉。如果患者在以后随访中显示肌肉无力，该记录可提供可靠的文件用于比较。

N. 总结

练习标准神经系统检查中Ⅵ A、B 和 C 部分，你还记得步骤吗？如忘了，那就是现在练习的理由。

参考资料·肌力检查

Arnold WD, Elsheikh BH. Entrapment neuropathies. *Neurol Clin.* 2013; 31: 405-424.

Berrymann Reese N. *Muscle and sensory testing*, 3rd ed. St. Louis, Saunders; 2012.

Daum C, Hubschmid M, Aybek S. The value of 'positive' clinical signs for weakness, sensory and gait disorders in conversion disorder: a systematic and narrative review. *J Neurol Neurosurg Psychiatry.* 2014; 85: 180-190.

DeMyer W. Pointers and pitfalls in the neurologic examination. *Semin Neurol.* 1998; 18: 161-168.

Eger K, Jordan B, Haberman S, et al. Beevor's sign in fascioscapulohumeral dystrophy: an old sign with new implications. *J Neurol.* 2010; 257: 436-438.

El Mhandi L, Bethoux F. Isokinetic testing in patients with neuromuscular disease: a focused review. *Am J Phys Med Rehabil.* 2013; 92: 163-178.

Goonetilleke A, Madarres-Sadeghi H, Guiloff RJ. Accuracy, reproducibility, and variability of hand-held dynamometry in motor neuron disease. *J Neurol Neurosurg Psychiatry.* 1994; 57: 326-332.

Jenkins DB. *Hollinshead's Functional Anatomy of the Limbs and Back.* 9th ed. Philadelphia, PA: W.B. Saunders; 2008.

Kendall FP, McCreary EK, Provance PG, et al. *Muscles Testing and Function with Posture and Pain.* 5th ed. Baltimore, MD: Lippincott Williams & Wilkins; 2005.

Lanska DJ. William Hammond, the dynamometer, and the dynamograph. *Arch Neurol.* 2000; 57: 1649-1653.

O'Brien M. *Aids to the Examination of the Peripheral Nervous System.* 5th ed. Philadelphia, PA: Elsevier Health

Sciences; 2010.

Schrama PPM, Stennedberg MS, Lucas C, van et al. Intraexaminer reliability of hand-held dynamometer in the upper extremity: a systematic review. *Arch Phys Med Rehabil*. 2014; 95: 2444-2469.

Stewart JD. *Focal Peripheral neuropathies*. 3rd ed. Baltimore, MD: Lippincott Williams & Wilkins; 2000.

Thijs RD, Notermans NC, Wokke JHJ, et al. Distribution of muscle weakness of central and peripheral origin. *J Neurol Neurosurg Psychiatry*. 1998; 65: 794-796.

Vanpee G, Hermans G, Segers J, et al. Assessment of limb muscle strength in critically ill patients: a systematic review. *Crit Care Med*. 2014; 42: 701-711.

Ⅳ. 肌肉直接叩击

体检时，在观察、触诊及肌力检查后，接着进行叩击检查并不奇怪。

A. 肌肉叩击应激性示范

1. 暴露你的二头肌，用叩诊锤（战斧型）叩击其肌腹，在叩击部位你会看到一个浅浅的窝或波纹。快速叩击后迅速将锤子移开，波纹非常短暂。

2. 直接叩击产生的肌纤维收缩来自肌纤维本身固有的应激性。这不是条件反射，也不依赖神经支配（Brody 和 Rozear，1970）。事实上，肌肉失神经支配后，叩击应激性仍然存在，甚至会增加，因为失神经支配的肌纤维有超应激（Walter Cannon，1871～1945）。在肌肉叩击导致短暂去极化时，在有神经传导阻滞的神经系统疾病中，远端神经元的超敏化使其产生突出及夸大的反应，特别在其神经支配区（Magistris 和 Kohle，1996）。

B. 叩击后肌肿胀

有时在叩击部位会出现一个孤立而明显的隆起，很快达到其最大范围并持续数秒，称为肌肿胀（或肌丘）。这是因为释放钙后，肌质网再摄取钙是较"缓慢"的，会出现电静息，此可被肌电图记录。肌肿胀可以出现在一些正常人中，但更常出现于衰弱状态（如营养不良）或代谢失代偿状态，如尿毒症及黏液性水肿。

突出的肌肿胀可出现于各种神经系统疾病，肢带肌型肌营养不良 2A 型与 2B 型、炎性肌病、管状肌病（Mahjneh 等，2007）及波纹状肌病。波纹状肌病叩击后，有明显及强烈的收缩，被动拉伸时可出现短期自行滚动或波纹状的肌强直发作，因此得名（Sundblom 等，2010）。波纹状肌病由 caveolin-3 突变所致（有段时间，认为波纹状肌病与重症肌无力一样，是自身免疫病），caveolin-3 与肌细胞 T 管有关，此可解释患病肌肉的叩击表现。

C. 叩击后肌强直

肌强直是一种神经肌病的表现，会有疼痛或肌肉自行强烈收缩后不能放松。要引出此情况，可将你的手放在桌上，手掌朝上。用叩诊锤尖迅速叩击鱼际肌隆起。正常情况下由于叩击应激性，拇指反弹一下，但如果你的拇指从手掌慢慢抬起、立住，这就有问题，你有叩击肌强直。

D. 肌肉强直收缩

1. 让患者紧握拳头，保持 10s，听到指示后尽快张开手指。肌强直的患者无法迅速张开手指，手腕因为持续性"收缩后状态"或放松延迟而不自主屈曲。

2. 请患者尽可能紧地闭上眼睑，保持 5s。当患者试图睁眼睑时，肌强直使其保持闭合。反常性眼闭合性肌强直常出现于离子通道病性非萎缩性肌强直患者及在行特殊的重复神经刺激试验时（短期疲劳试验）（Trivedi 等，2013）。

3. 肌电图出现或不出现肌强直样放电有助此类疾病的诊断（Heatwole 等，2013；Dubowitz 等，2012；Karpati 等，2010）。此类疾病可分为肌肉萎缩型与非萎缩型，肌肉萎缩型包括萎缩性肌强直 1 型与 2 型（1 型是 19 号染色体 q13.3 上 CTG 重复序列的改变，而 2 型是 3 号染色体 q21 上 CCTG 重复序列的改变，使信使 RNA 异常，进而影响细胞膜上的氯离子通道）；非萎缩型包括（Statland 等，2014）先天性肌强直（氯离子通道病）、先天性副性肌强直、乙酰唑胺反应性肌强直与周期性麻痹（三类都是离子通道病）。肌强直放电可由肌电图分辨，但临床上各种肌病（如管状肌病、酸性麦芽糖酶缺乏症）及一些药物副作用（如安妥明、青霉素等）也可出现肌强直。

E. 叩击后肌肉反应摘要

1. 列出三个叩击后直接的肌肉反应：叩击应激性、叩击肌肿胀和叩击肌强直。
2. 正常人叩击自己的肌肉会出现应激性。
3. 有些正常人叩击会出现肌肿胀。
4. 正常人叩击后不会出现肌强直，表明其为原发性肌肉疾病即肌病。
5. 除了强直性肌病，叩击大部分肌病如 Duchenne 型肌营养不良症患者的肌肉，疾病损害了肌肉的收缩性能，所以肌肉很少或没有收缩现象。那些没有肌强直肌病的肌肉叩击应激性会减少或缺失，而失神经支配的肌肉叩击应激性会增加。

参考资料·肌病

Brody JA, Rozear MP. Contraction response to muscle percussion: physiology and clinical significance. *Arch Neurol*. 1970; 23: 259-265.

Darras BT, Jones HR, Ryan MM, et al. *Neuromuscular Disorders of Infancy, Childhood, and Adolescence. A Clinician's Approach*. 2nd ed. London: Academic Press; 2014.

Dubowitz V, Sewry CA, Oldfors A. *Muscle Biopsy*: *A practical approach*. 4th ed. London: Saunders Ltd.; 2013.

Harper PS. *Myotonic Dystrophy*: *The facts*. 2nd ed. Oxford: Oxford Univ. Press; 2009.

Heatwole CR, Statland JM, Logigian EL. The diagnosis and treatment of myotonic disorders. *Muscle Nerve*. 2013; 47: 632-648.

Karpati G, Hilton-Jones D, Bushby K, et al. *Disorders of Voluntary Muscle*. 8th ed. New York, NY: Cambridge Univ. Press; 2010.

Magistris MR, Kohler A. Contraction response to muscle percussion is increased in peripheral nerve conduction block. *Neurology*. 1996; 47: 1243-1246.

Mahjneh I, Lamminen A, Tuominen H. Episodic muscle pain, stiffness, and weakness associated with tubular aggregates and myoedema. *Eur J Neurol*. 2007; 14: 569-571.

Statland J, Phillips L, Trivedi JR. Muscle channelopathies. *Neurol Clin*. 2014; 32: 801-815.

Sundblom J, Stålberg E, Österdahle M, et al. Bedside diagnosis of rippling muscle disease in cav3 p.a46t mutation carriers. *Muscle Nerve*. 2010; 41: 751-757.

Trivedi JR, Bundy B, Statland J, et al. Nondystrophic myotonia: prospective study of objective and patient reported outcomes. *Brain*. 2013; 136: 2189-2200.

Ⅴ. 肌肉牵张反射检查

A. 肌肉牵张反射的生理学

1. 进化将肌纤维完善成收缩"发动机"。各种刺激如神经冲动、化学因素、电击等或机械变形如叩击，均可引起肌纤维的收缩反应。

2. 和个别肌纤维的叩击应激性相对应，牵拉肌肉会导致整块肌肉反射性收缩。肌肉牵张反射的牵张敏感性受体由一小组肌纤维即肌梭组成（Banks 和 Barker，2004）。

> 助记符：记住肌梭为"肌肉中的肌肉（图 7-4）"。

3. 肌梭的牵张效应

a. 肌梭的肌纤维起源于并插入肌束膜结缔组织，最终和肌腱是连续的。如图 7-4 所示，如果关节伸展，肌腱牵拉肌束膜和肌梭。关节的屈曲造成肌梭松弛。

b. 为了在整个肌肉长度范围保持牵拉敏感性，在肌肉长度变化时，肌梭必须重新调整其长度。

c. 部分屈曲会暂时性放松肌梭张力。肌梭的肌纤维通过轻微收缩保持其原有的张力。

d. 在部分伸展时，肌梭调整，略延长以维持原有的紧张度。

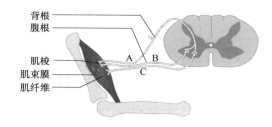

图 7-4　肌梭神经支配

肌梭是微小的特殊化的肌纤维囊，位于肌肉赤道平面。它们有传入（A）和传出（B）轴突。常规肌纤维只接收传出的轴突（C）

4. 肌梭的神经支配

a. 每个肌梭有其自身的传入和传出的轴突维持其固有的张力，如图 7-4 所示，传入轴突 A 和传出轴突 B。在肌梭外的常规肌纤维，只有传出的轴突，由轴突 C 发出。

b. 为对牵拉做出反应，肌梭通过轴突 A 发出传入冲动至神经轴。为对慢性牵拉做出反应，肌梭发出间歇性的异步信号。肌梭迅速调整到新的长度并恢复到活动的基线水平。

c. 如果快速牵拉，实质上是瞬时的，所有肌肉的肌梭以百位数同步发送强烈的传入冲动到中枢神经系统。强大的传入冲动刺激常规肌纤维的下运动神经元（LMN）。由此下运动神经元放电造成临床明显的肌肉收缩，即肌肉牵张反射。图 7-4 中的轴突 C 是传出轴突。

d. 启动肌肉牵张反射的是☑肌梭/☐常规肌纤维的牵拉，但由此产生的整个肌肉抽搐是☐肌梭/☑常规肌纤维收缩的结果。

5. 在肌肉牵张反射启动时，肌肉"收缩"将肌肉两端紧密拉在一起。肌梭的张力暂时☑减少/□增加。因此，肌梭突然停止"点火"，之后肌肉牵张反射突然结束。

6. 当肌肉在一个新的长度处于休息状态时，紧张的肌梭如何调整？
<u>肌梭重置其紧张度至基线水平。</u>

7. 解释为什么只有快速牵拉才能引出肌肉牵张反射。

<u>所有肌梭必须迅速"点火"，造成下运动神经元同步放电。如果牵拉速度太慢，肌梭"点火"缓慢和不同步，肌梭调整到新的长度，并无法发出足够强的冲动造成下运动神经元放电。</u>

8. 直接叩击肌膜刺激肌纤维收缩，这种现象被称为<u>叩击肌肉的应激性</u>。

9. 相比叩击应激性，肌肉的反射应激性取决于特殊牵拉受体受牵拉后启动的强大传入冲动，称为<u>肌梭</u>。

10. 传至肌肉的所有传出轴突被阻断后，叩击应激性或肌肉牵张反射如何丧失？请解释。
<u>肌肉失神经支配会让肌肉牵张反射消失，它依赖于反射弧的完整性（图 7-4）。叩击应激性取决于肌纤维的内在属性。失神经支配后它维持原状或增高（失神经支配靶器官 Cannon 超敏定律）。</u>

11. 为了引出肌肉牵张反射和避免叩击应激性，检查者通过叩击肌腱牵拉肌肉，而非直接叩击肌肉。叩击肌肉不仅造成肌纤维直接收缩，也牵拉肌梭。在两种情况下肌肉均抽搐，但临床上检查者不能区分原因。在肌腱上的叩击可仅牵拉肌梭引起收缩。

肌梭与 Golgi 张力感受器提供肌肉的长度与收缩速度的信息，控制肌肉伸展张力，联合进行身体姿势和活动的控制（Prowske 和 Gandevia，2012；Kistemaker 等，2013）。

参考资料·肌肉牵张反射的生理学

Banks RW, Barker D. The muscle spindle. In: Engel AG, Franzini-Armstrong C, eds. *Myology*. 3rd ed. New York, NY: McGraw-Hill; 2004, 489-509.

Kistemaker DA, Knoek Van Soest AJ, Wong JD, et al. Control of position and movement is simplified by combined muscle spindle and Golgi tendon organ feedback. *J Neurophysiol*. 2013; 109: 1126-1139.

Prowske U, Gandevia C. The proprioceptive senses: their roles in signaling body shape, body position and movement, and muscle force. *Physiol Rev*. 2012; 92: 1651-1697.

B. 引出肌肉牵张反射的技术

1. 握住叩诊锤，并叩击。

a. 叩诊锤可让你进行快速叩击，肌梭瞬时产生牵拉引出肌肉牵张反射。你必须学习如何挥动锤子，给一个清晰的刺激，而不能像喙啄。同样的技术也适用于你使用本课程图示的泰勒战斧锤、长 Tromner 锤或巴宾斯基锤（Lanska，1999；Pinto，2003）。我喜欢战斧型的叩诊锤，因为长柄的锤子在检查摇篮中的婴儿或插着线管的重症监护患者时不容易处理。叩诊锤柄应该有凸出的两侧，以适应拇指和示指尖端，使检查者轻松地握住它，轻快地完成叩击。圆形或八角形手柄的叩诊锤，会从你的手中飞出，除非你握得很紧，而这意味着你只能喙啄，而不是叩击。叩诊锤的选择并无定规，没有哪种比其他明显好（McGee，2001）。

　　b. 叩诊锤喙啄是引出肌肉牵张反射的错误方式。要考虑的第一个错误技术就是叩诊锤喙啄。新手用所有手指紧紧握住叩诊锤柄喙啄目标，而不会使用手腕动作。回想婴儿如何紧紧握住拨浪鼓，猛击或喙啄，全部使用手臂的动作，并没有手腕动作。紧紧握住你的叩诊锤手柄，用这种不正确的方式去喙啄桌面（边做边体会，如果你体会出什么是错的，你就会明白什么才是正确的。喙啄是学生最常见的错误）。

　　c. 挥动叩诊锤是引出肌肉牵张反射的正确方式。用拇指和示指轻松地握住锤柄，使其悬吊起来，允许它像钟摆一样摆动。将锤柄当作鸟，握得太紧，它会死；握得太松，它会飞走。图 7-5 显示了放松的手腕和手指如何将最大的终末速度传递至叩诊锤锤尖，理论上扔出但实际上没有放手。

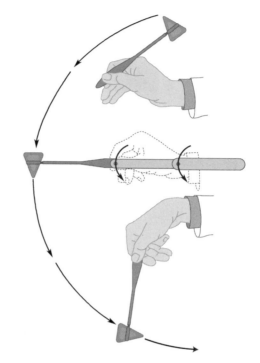

　　i. 肘伸展的同时加上手腕的摆动以进一步增加锤尖的速度，从而进行轻快的叩击，瞬间也牵拉所有肌梭，成功引出肌肉牵张反射。

　　ii. 在硬桌面 30cm 以上的位置握住手腕进行练习。首先用拇指和示指捏住叩诊锤锤柄，使锤柄向后靠在示指末端指节（图 7-5），然后摆动手腕，将叩诊锤锤尖甩出，叩击桌面。如果叩诊锤锤尖的速度足够快，手腕和握力足够放松，叩诊锤锤尖会反弹回来，落在你拇指和示指之间的缝隙，从而返回到图 7-5 的起始位置。不断练习，直到你可以练成这种灵活的手腕，找到一种甩鞭的感觉，确实扔出锤尖使其

图 7-5　使用叩诊锤进行轻快叩击的技巧，动作要领在于放松，手腕和手指起到双重支点的作用

来回摆动，但没有真正松开手柄。作为一个会灵活摆动手腕的检查者，你可以自豪地引出肌肉牵张反射，而那些紧握拳头者，因为他们不正确的喙啄式叩诊，而使检查失败。

　　2. 在神经系统检查中引出肌肉牵张反射。

　　a. 患者坐或仰卧，检查的部位要静止，肌肉放松。通常最好的位置是处于完全伸展和完全屈曲之间。肌肉的回应和锤子叩击的动力学取决于关节角度（Lin 等，1997）。肘、膝和踝关节的标准角度大约是 90°。

　　b. 通过图 7-6～图 7-18 检查你自己（有可能的部位）和合作伙伴的反射。左右两侧成对地检查反射，直接比较。

　　c. 在检查膝反射（股四头肌反射）时，患者坐在桌子边缘腿吊着（图 7-12 或图 7-13 双膝斜放）。坐姿时，也可行钟摆试验，此时重力就可使股四头肌发生牵张反射。检查腿放松，托至水平位置，放手让其自由摆动，可观察钟摆程度，通常腿停止摆动前，可以有三次摆动。通常情况下，脚在一条直线上精确地来回摆动。痉挛可减少摆动的幅度和数量（Fowler 等，2000），并使脚不规则摆动、旋转或侧向圆弧样摆动。

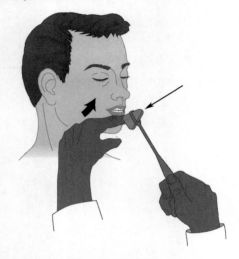

图 7-6　下颌反射

让患者下颌放松，检查者将手指横放于下颌，轻快地
叩击。在图 7-6～图 7-18 中，细箭头显示叩诊锤叩击
的方向，粗箭头显示肢体反应方向

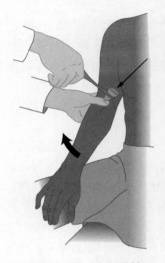

图 7-7　肱二头肌反射

检查者将拇指轻轻放在患者的肱二头肌肌腱和两头腱
膜上。检查者轻快地叩击他的拇指指甲

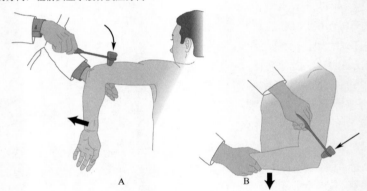

图 7-8　肱三头肌反射

A. 将患者前臂环绕于你手上，叩击肱三头肌肌腱；B. 将患者的前臂放在你手上，叩击肱三头肌腱

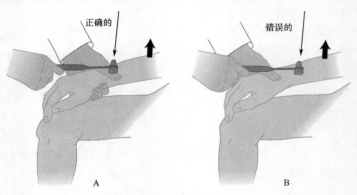

图 7-9　肱桡肌反射

用一只手将患者前臂托起，将拇指放在桡骨头上。A. 叩诊锤叩击检查者的指甲，而非患者桡骨；B. 不要叩击患者
未受保护的骨头。检查者可以并排托起两前臂，准确比较两臂的反射

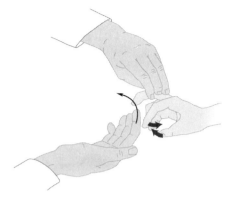

图 7-10　手指屈曲反射（Tromner 法）

检查者托起患者完全放松的手，向上轻弹患者远端指骨，就像将水弹起到空中。患者手指和拇指的反射反映了手指屈肌的牵拉

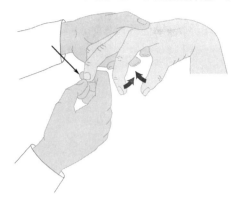

图 7-11　手指屈曲反射（霍夫曼征）

检查者按住末端指节，允许它向上翻。指节的伸展牵拉屈肌肌肉，引出手指和拇指反射。这一方法仅仅在肌肉牵张反射非常活跃时有效

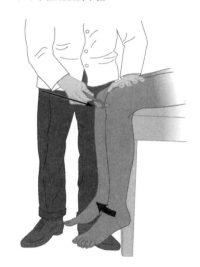

图 7-12　股四头肌反射

患者坐位，检查者轻快地叩击髌骨肌腱。将手放在患者膝盖上，检查者可以看到并感觉反射的幅度

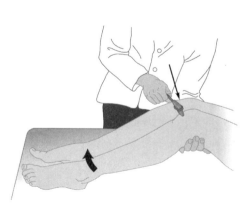

图 7-13　股四头肌反射

患者仰卧位，检查者弯曲患者的腿，叩击髌骨肌腱。叩击使肌腱变形，将牵拉传给肌肉

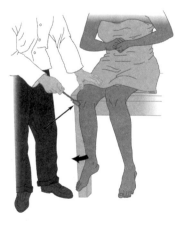

图 7-14　拉手法加强股四头肌反射（Jendrassik 手法）

在检查者叩击肌腱时，患者双手扣住用力向外拉

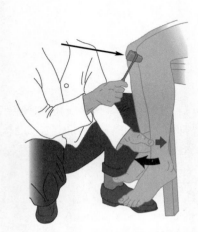

图 7-15 反压法股四头肌反射

检查者用拇指对患者胫骨轻微施压（小箭头）。患者股四头
肌轻微绷紧抵抗拇指压力。检查者叩击股四头肌肌腱

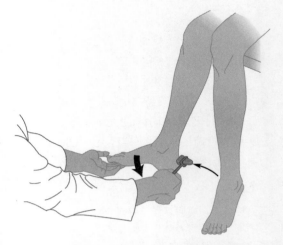

图 7-16 患者坐位，小腿三头肌反射

患者完全放松腿。检查者背屈其脚，绷紧小腿三头肌肌肉，
如果没有反射，尝试加强法

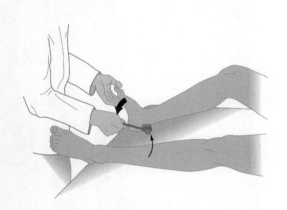

图 7-17 患者仰卧位，小腿三头肌反射

患者膝盖弯曲和放松，检查者背屈患者的脚，使小腿三头肌
肌肉绷紧。如果未引出反射，尝试加强法

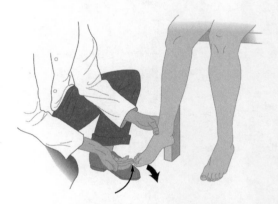

图 7-18 足趾屈曲反射（Rossolimo 征）

一种肌肉牵张反射，手法与图 7-9 演示的手指屈曲法
相同。拍击脚跖球部也可引出足趾屈曲

3. 甲状腺功能减退症患者将腿吊在桌子边缘做检查时，股四头肌反射会出现"死机"
反应（Woltman 征；Burkholder 等，2013）。腿在伸展末期，下降到弯曲位置前会出现短
暂停滞。在低温状态、糖尿病、舞蹈病也可能出现"死机"反射。

4. 肌肉牵张反射潜伏期可以用肌电图（EMG）记录，可用于鉴别慢性炎性脱髓鞘性多
发性周围神经病（CIDP）和慢性特发性轴突性多发性周围神经病（CIAP）。CIDP 的肌肉
牵张反射潜伏期常有延长，甚至在牵张反射可正常引出时（van Dijk 等，1999）。

C. 如果第一次没有引出肌肉牵张反射，该怎么办

1. 轻快地叩击：确信你在挥动叩诊锤，而不是啄啄。

2. 改变肌肉的机械张力：屈曲或伸展关节改变肌腱的张力，用拇指适当按压肌腱

（图 7-7）。

3. 尝试加强

a. 肌肉牵张反射的 Jendrassik 加强手法：一种简单的方法可以增强牵张反射，让患者的一块非检查的肌肉自主强烈收缩，当经过多次试验无法引出股四头肌反射时，在你叩击股四头肌腱时（图 7-14），要求患者将手指并拢扣住，用力向外拉。Jendrassik 加强手法不直接改变肌梭或运动神经元的兴奋性，但可以抑制上升性运动通路上的"抑制"性通路，使手臂肌肉的上运动神经元（UMN）受到短暂抑制，从而增加下肢下运动神经元的兴奋性，使肌肉牵张反射加强（Gregory 等，2001；Nardone 和 Schieppati，2008；Passmore 和 Bruno，2012；Stam 等，1989；Wartenberg，1945）。咬牙也能加强上下肢的肌肉牵张反射，可能通过其他机制，但有时对上肢的肌肉牵张反射有相反作用（Boroojerdi 等，2000；Sato 等，2014）。

b. 反压加强法：如果 Jendrassik 手法失败，让患者非常轻地拉紧正在测试的肌肉，使其能抵抗检查者为检查而施加的轻微压力，如图 7-15 所示。肌肉过于紧张会阻碍叩诊锤伸展其肌梭。

4. 肌肉牵张反射缺失：如果所有手法失败，就可得出肌肉牵张反射缺失的结论，这通常意味着存在病理状态，也有一些例外。

a. 婴儿或女孩，由于缺乏突起的肌腱，如肱二头肌，可能难以引出肌肉牵张反射。

b. 婴幼儿由于髌骨发育缺陷，难以通过叩击肌腱使股四头肌肌腱伸展。让婴儿斜躺着，腿几乎伸直，然后叩击肌腱。

c. 在神经功能联系不能或神经性休克如急性脊髓横断后，肌肉牵张反射可能开始被抑制，但在接下来数周会变得亢进。

D. 分析引出肌肉牵张反射的临床问题

1. 你想给一个 38 岁，坐着的意识清晰的女性引出肱二头肌反射，她的手臂应放在她的大腿上，弯曲并交叉（图 7-7）。

2. 如果你已经进行了轻快的叩击，但没有引出肌肉牵张反射。在得出患者没有肱二头肌肉牵张反射的结论之前，你必须进行尝试的手法是改变拇指对肌腱的压力，以稍微不同的角度重新放置肘部（介于 90°～120°；Keles 等，2004）。让她"绷紧"她的腿部肌肉以加强牵张反射（伸展她的腿）（反压加强法在手臂反射不方便）。

3. 同一个患者，患者坐位时你没有引起股四头肌和小腿三头肌肌肉牵张反射。在得出她没有股四头肌肌肉牵张反射结论之前，你尝试做什么手法？

通常轻快地叩击肌腱。下一步，在你叩击股四头肌肌腱时，要求患者两手反扣住牵拉。然后要求患者对抗你对胫骨的轻微压力，这就是"牵拉法"（Jendrassik 手法）和反压加强法的例子。

4. 对于跟腱反射，使用 Jendrassik 手法，然后使用反压手法。让患者足底轻微弯曲，当你用手指按脚底并向上抬时，用另一只手叩击跟腱。如果这些手法无法引出股四头肌或小腿三头肌肌肉的牵张反射，让患者仰卧，双腿尝试在不同位置屈曲或让患者跪在椅子上。为成功引出跟腱反射，多次反复练习可能是唯一捷径（Josephson 等，2010）。

E. 肌肉牵张反射的系统命名法

1. 根据效应或运动的部位命名肌肉牵张反射，如股四头肌肌肉牵张反射、膝腱反射（图 7-12）、小腿三头肌肌肉牵张反射或踝反射（图 7-16）。

2. 叩击肌腱引出肌肉牵张反射的现象使肌肉牵张反射有一个过时的、误导性的名称，即"深部腱反射"。这个名称暗示肌腱含有受体。事实上，肌腱受体抑制肌肉牵张反射。Robert Whytt 在 1763 年已经认识到牵拉刺激足够引起肌肉收缩（Pearce，1997）。

1885 年，Sir William Gowers（1845~1915）指出，"因此，似乎最可取的是完全放弃"腱反射这一说法。根据以上解释，该现象依赖于肌肉的反射应激性，这与"肌腱-肌肉现象"已无关，肌腱的参与并不是其产生的必要条件。被动的牵张是其发生的基本要素，是一个共同必要条件，因此可以更方便地称其为肌牵张收缩。其所依赖的应激性取决于这块肌肉的反射动作，依赖于脊髓支配。

3. Gowers 将一个复杂的知识体系合成为一个词，即"牵张"，但其合理翔实的术语诉求已经变得置若罔闻。各类医学生都在学习"深部腱反射"，几乎普遍不懂引出肌肉牵张反射的肌梭机制和适当刺激。

F. 使用简笔画评估和记录肌肉牵张反射

1. 有两种肌肉牵张反射分级评分法：NINDS（National Institute of Neurological Disorders and Stroke）以 1~4 级评分来分级肌肉牵张反射（表 7-3），而 Mayo 临床反射量表则分为 9 级（Hallet，1993；Manschot 等，1998）。早期研究质疑其准确性与一致性（Manschot 等，1998），但现认为他们的准确性无明显差异（Dafkin 等，2013），我们常选用 NINDS 评分，因为其更有代表性。有些检查者要求阵挛为 4 分（Bradley，1994），但其他人不这么认为（Hallett，1993；Litvan 等，1996）。有些检查者喜欢用语言说明而非数字（Manschot 等，1998）。

表 7-3　肌肉牵张反射分级

0	无反射
1	反射减弱
2	正常
3	亢进
4	阵挛

2. 由于描述正常人的数值范围广，相对于不对称或身体的一个部分和另一部分之间的差异，分配给肌肉牵张反射的绝对数值是不那么重要的。简笔画显示肌肉牵张反射，像之后所示其他反射的解释一目了然。请注意图 7-19A，一个正常人，可能无法得到手指和脚趾屈曲的肌肉牵张反射（图 7-10、图 7-11 和图 7-18）。随着年龄增加，肌肉牵张反射会减退（Chandrasekhar 等，2013），膝腱反射和踝反射会因疾病（腓神经疾病足下垂；Sadjapour，1979）或职业病（经典芭蕾舞演员；Goode，1982）而继发性缺失。

a. 图 7-19B 显示的反射模式为<u>左侧反射减弱</u>。

b. 图 7-19C 显示的反射模式为<u>左侧股四头肌反射亢进，小腿三头肌和左脚趾反射消失</u>。

c. 图 7-19D 显示的反射模式为<u>左手臂反射消失</u>。

3. 机械叩诊锤连接至肌电图，可将肌肉牵张反射量化记录，可以细化分级和解释反射的细微差异，Lemoyne 等（2008）描述了其中一种，但这些装置在临床应用的局限性与滞后性显而易见。

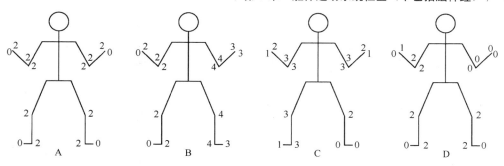

图 7-19　简笔画记录肌肉牵张反射的方法

参考资料·肌肉牵张反射

Boroojerdi B, Battaglia F, Muellbacher W, et al. Voluntary teeth clenching facilitates human motor system excitability. *Clin Neurophys.* 2000; 111: 988-993.

Bradley WG. Myotatic reflex scale. *Neurology.* 1994; 44: 1984.

Burkholder DB, Klaas JP, Kumar N, et al. The origin of Woltman's sign of myxedema. *J Clin Neurosci.* 2013; 20: 1204-1206.

Chandrasekhar A, Abu Osman NA, Tham LK, et al. Influence of age on patellar tendon reflex response. *PLoS ONE.* 2013; 8(11): e80799. doi: 10.1371/journal.pone.0080799

Dafkin C, Green A, Kerr S, et al. The accuracy of subjective clinical assessments of the patellar reflex. *Muscle Nerve.* 2013; 47: 81-88.

Fowler EG, Nwigwe AI, Ho TW. Sensitivity of the pendulum test for assessing spasticity in persons with cerebral palsy. *Dev Med Child Neurol.* 2000; 42: 182-189.

Goode DJ. Loss of patellar and achilles tendon reflexes in classical ballet dancers. *Ann Neurol.* 1982; 39: 323.

Gowers W. *Diagnosis of Diseases of the Brain and of the Spinal Cord.* New York, NY: William Wood; 1885.

Gregory JE, Wood SA, Proske U. An investigation into mechanisms of reflex reinforcement by the Jendrassik manoeuvre. *Exp Brain Res.* 2001; 138: 366-374.

Hallett M. Myotatic reflex scale. *Neurology.* 1993; 43: 2723.

Josephson SA, Gillum LA. An intervention to teach medical students ankle reflex examination skills. *Neurologist.* 2010; 16: 196-198.

Keles I, Balci N, Beyazova M. The effect of elbow position on biceps tendon reflex. *Neurol India.* 2004; 52: 350-352.

Lanska DJ, Lanska MJ. John Madison Taylor (1855-1931) and the first reflex hammer. *J Child Neurol.* 1990; 5: 38-39.

Lemoyne R, Dabiri F, Jafari R. Quantified deep tendon reflex device, second generation. *J Mech Med Biol.* 2008; 8: 75-85.

Lin JP, Brown JK, Walsh EG. Soleus muscle length, stretch reflex excitability, and the contractile properties of muscles in children and adults: a study of the functional joint angle. *Dev Med Child Neurol.* 1997; 39: 469-480.

Litvan I, Mangone CA, Werden W, et al. Reliability of the NINDS myotatic reflex scale. *Neurology.* 1996; 47:

969-972.

Manschot S, van Passel L, Buskens E, et al. Mayo and NINDS scales for assessment of tendon reflexes: between observer agreement and implications for communication. *J Neurol Neurosurg Psychiatry*. 1998; 64: 253-255.

McGee S. Examination of the reflexes. In: McGee S, ed. *Evidence-based Physical Diagnosis*. Philadelphia, PA: Saunders; 2001: 772-793.

Nardone A, Schieppati M. Inhibitory effect of the Jendrassik maneuver on the stretch reflex. *Neurosci*. 2008; 156: 607-617.

Passmore SR, Bruno PA. Anatomically remote muscle contraction facilitates patellar tendon reflex reinforcement while mental activity does not: a within-participants experimental trial. *Chiropractic & Manual Therapies*. 2012; 20: 29.

Pearce JMS. Robert Whytt and the stretch reflex. *J Neurol Neurosurg Psychiatry*. 1997; 62: 484.

Pinto F. A short history of the reflex hammer. *Pract Neurol*. 2003; 3: 366-371.

Sadjapour K. Loss or diminution of ankle reflex in peroneal neopathy and foot-drop. *Ann Neurol*. 1979; 2: 175.

Sato H, Kawano T, Saito M, et al. Teeth clenching reduces arm abduction force. *Exp Brain Res*. 2014; 232: 2281-2291.

Stam J, Speelman HD, van Crevel H. Tendon reflex asymmetry by voluntary mental effort in healthy subjects. *Arch Neurol*. 1989; 46: 70-73.

van Dijk GW, Wokke JHJ, Notermans NC, et al. Diagnostic value of myotatic reflexes in axonal and demyelinating polyneuropathy. *Neurology*. 1999; 53: 1573-1576.

Wartenberg R. *The Examination of Reflexes*. Chicago, IL: Year Book Medical Publishers; 1945.

Ⅵ. 反射弧中断后伴随反射减弱和消失的临床表现及肌电图表现

A. 反射消失和反射弧

1. 反射消失是病理性的，除脚趾和手指，特别是一些婴儿和女性缺乏突出的肌腱可无肌肉牵张反射。有些人存在广泛的反射消失或亢进，为正常范围内的极限，这些人肌肉大小和肌力正常，感觉也是正常的。在分析反射消失或反射亢进时，你必须考虑反射弧（图7-4）的传入支和传出支。

2. 要考虑反射弧必须从刺激和受体开始，合适的刺激使肌肉突然受牵张，如果没有引出反射，那么需要自问：刺激合适吗？当你的第一次尝试失败后，总结引出反射的临床手法。<u>实施更轻快的叩击，改变手指的压力使肌腱绷紧或重新定位，并尝试加强。</u>

3. 两种加强的方法

a. 让患者收缩一组未检查的☑强壮/□无力的肌肉（Jendrassik 手法）。

b. 让患者收缩正在检查的□强壮的/☑无力的肌肉（反压法）。

4. 运用适当的刺激引出肌肉牵张反射，下一步就是要通过反射弧思考，考虑肌梭和传入支的完整性，临床上我们不能直接检查肌梭的完整性，但作为一个整体，可以检查传入支。

a. 传递肌梭传入的神经或脊神经后根的阻断将中断其他感觉传入，因此传入弧阻断造成的反射消失会导致感觉丧失。

b. 肌肉感觉传入的阻断会导致瘫痪？ □是/☑否。请解释。

只要上运动神经元和下运动神经元到肌纤维的常规通路完好无损，就能够运动。例如，在脊髓痨中有选择性背根轴突变性。由于肌梭传入轴突丢失，患者反射消失和有感觉性共济失调，但可以运动。

5. 当知道刺激是合适的，且传入弧完整时，下面考虑的就是下运动神经元，反射弧的传出（我们不考虑下运动神经元传入轴突的突触，因为临床上不能对其评估）。"下运动神经元"一词包括神经元胞体及其轴突。许多疾病累及下运动神经元的胞体。其中最特殊的是脊髓灰质炎，就是破坏下运动神经元，而对背角或传入纤维的影响较小。脊髓灰质炎患者因为破坏了反射弧的传出，但保留了感觉，只有肌肉牵张反射丧失。

6. 在下运动神经元胞体后要考虑通过腹侧根和周围神经的传出轴突，传出轴突可能因机械损伤如切割或嵌压阻断。许多中毒和代谢性疾病如铅中毒可能主要影响传出轴突，导致运动神经病变。其他毒素如砷常影响传入和传出轴突，导致感觉运动性神经病变。不管什么原因，不论传入系统是否受累，下运动神经元胞体或轴突损害对肌肉的影响基本相同：无力、萎缩及肌肉牵张反射丧失。

7. 在传入弧接下来要考虑的就是神经肌肉接头。导致神经肌肉接头冲动传递缺陷的两种疾病是重症肌无力（Sieb，2013；Le Panse 和 Berrih-Aknin，2013）和肉毒中毒（Rossetto 等，2014）。重症肌无力是一种症状波动性疾病，反射完全消失并不常见。其他神经肌肉接头疾病主要包括 Lambert-Eaton 综合征（LEM）（Evoli 等，2014）和其他几种先天性疾病（终板乙酰胆碱酯酶缺乏、乙酰胆碱受体不足、慢通道综合征和快速通道综合征），其他若干自身免疫性疾病及遗传、中毒和药物有关的情况（Darabid 等，2014；Engel 等，2015）。

8. 反射弧的最后水平是效应器——肌肉。许多肌病包括肌营养不良、炎性疾病和代谢性肌病，随着无力加重也会导致反射消失（Darras 等，2014；Karpati 等，2010）。反射弧的传入支和传出支保留完好，但损害的肌肉无法应答。

9. 列出在反射弧中有临床显著意义的部分，从刺激开始。

感受器、传入轴突、下运动神经元（包括传出轴突）、神经肌肉接头和效应器（肌肉）（图 2-5）。

参 考 资 料

Darabid H, Perez-Gonzales AP, Robitaille. Neuromuscular synaptogenesis: coordinating partners with multiple functions. *Nature Rev Neurosci.* 2014; 15: 703-718.

Darras BT, Jones HR, Ryan MM, et al. *Neuromuscular Disorders of Infancy, Childhood, and Adolescence. A Clinician's Approach.* 2nd ed. London: Academic Press; 2014.

Engel AG, Shen XM, Selcen D, et al. Congenital myasthenic syndromes: pathogenesis, diagnosis and treatment. *Lancet Neurol.* 2015; 14: 420-434.

Evoli A, Liguori R, Romani A, et al. Italian recommendations for Lambert-Eaton myasthenic syndrome (LEMS) management. *Neurol Sci.* 2014; 35: 515-520.

Karpati G, Hilton-Jones D, Bushby K, et al. *Disorders of Voluntary Muscle.* 8th ed. New York, NY: Cambridge Univ. Press; 2010.

Le Panse R, Berrih-Aknin S. Autoimmune myasthenia gravis: autoantibody mechanisms and new developments on immune regulation. *Curr Opin Neurol*. 2013; 26: 569-576.

Rossetto O, Pirazzini M, Montecucco C. Botulinum neurotoxins: genetic, structural and mechanistic insights. *Nat Rev Microbio*. 2014; 12: 535-549.

Sieb JP. Myasthenia gravis: an update for the clinician. *Clin Exp Immun*. 2013; 175: 408-418.

B. 神经肌肉疾病对肌肉大小的影响

1. 正常肌肉的使用性肥大和失用性萎缩

a. 正常肌肉的大小取决于是否使用。举重运动员的肌肉因为使用而肥大。如果不使用，肌肉也会发生失用性萎缩。例如，经石膏固定的肢体肌肉在 24h 内开始出现失用性萎缩。去掉石膏后，肌肉恢复工作，使用后会肥大，恢复其正常大小。

b. 上运动神经元损害导致麻痹或瘫痪，减少肌肉使用。因此，肌肉会有一定程度的失用性萎缩，但萎缩多少也和下运动神经元损害程度或肌病有关。

c. 如果下运动神经元病变损害轴突，肌纤维发生失神经支配性萎缩，严重萎缩导致肌纤维死亡，除非有神经再支配发生。

d. 正常的肌肉在过长时间休息后会有失用性萎缩，而肌肉去除神经支配会有失神经支配性萎缩。

2. 肌病，原发性肌肉疾病，可能还造成肌纤维死亡，这种萎缩称为肌源性萎缩。列出三种类型的肌肉萎缩。

a. 因为长期失用导致失用性萎缩。

b. 因为下运动神经元损害导致失神经支配性萎缩。

c. 原发性肌肉损害导致肌源性萎缩。

d. 在一些肌病，尤其是杜氏肌营养不良症，某些肌肉经历假性肥大阶段，发生萎缩之前先出现肥大。

3. 不发育、发育不全和萎缩的区别

a. 不发育（肌肉发育不良）是指肌肉没有发育。发育不全意味着肌肉没有发育到正常大小。

b. 任何类型的肌肉萎缩（失用性、失神经支配性或肌病）是指肌肉曾经大小正常，后来体积减小。

c. 这些不同的术语使检查者能界定肌肉体积减小的机制。

4. 测量四肢周长：如果病史或检查提示可能会影响肌肉大小的某种疾病，测量周长最大部分并在图表中做记录，比较左右两侧。

C. 神经肌肉疾病的运动单位和肌电图

1. 运动单位的定义：一个运动单位是一个下运动神经元与其轴突通过神经肌肉接头支配的所有肌纤维。

a. 每一个运动神经元发出的轴突可支配数个或数百个肌纤维。在一些小肌肉如眼外肌中，每个运动轴突只支配几个肌纤维（可能只有一个；Haugen 和 Bruenech，2005）。在大肌肉如臀大肌或股四头肌中，每个运动轴突可能支配数百个肌纤维，如图 7-20 所示。

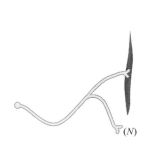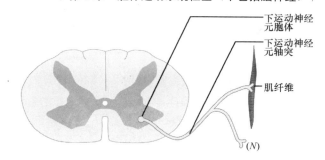

下运动神经元胞体

下运动神经元轴突

肌纤维

图 7-20　脊髓横断面和运动单位

运动单位由一个运动神经元胞体、轴突和轴突支配的所有肌纤维组成。N 代表从零到数百个肌纤维。较大的肌肉有较大的 N 值。将围绕图 7-20 定义的运动单位和答案栏的插图比较

b. 如果正常的下运动神经元发出神经冲动，□一些/☑所有的/□没有运动单位的肌纤维会收缩。

2. 运动单位和肌束震颤

a. 运动单位的肌纤维分组为成束的肌肉（肌束）。如果一个运动单位放电，检查者可以看到肌纤维束收缩，在患者的皮肤下可见小的波纹或抽搐，这种抽搐就是束颤。你可能经历过眼睑的抽搐，这就是束颤。检查者可以看到肌束颤动，患者可以看到并感觉到。

b. 定义运动单位：<u>一个下运动神经元与其轴突及其支配的所有肌纤维。</u>

c. 如果一个运动单位放电，检查者会看到什么？术语是什么？<u>小的肌肉抽搐，称为肌束颤动。</u>

3. 肌纤维颤搐：当运动单位成组长时间异常放电时，它们术语可见的、波纹样、蠕动样的肌肉活动，称为肌纤维颤搐。肌肉或长或短连续地痉挛，可能呈局灶性或节段性出现，并有时可能只影响面部肌肉甚至眼部肌肉。一些周围神经总体超兴奋的综合征会表现出肌肉痉挛、束颤、颤搐与假性肌强直。其最常见于 Isaacs 综合征（神经性肌强直），此自身免疫病以持续的肌肉抽动、肌纤维颤搐及肌肉肥大、体重减轻和多汗为主要特点，并在肌电图上可见自发的运动电位（Ahmed 和 Simmons，2015）。

4. 痛性痉挛：是肌肉持续收缩，持续数秒到数分钟，通常由锻炼造成，可通过伸展肌肉缓解。肌电图显示 200～300 脉冲/秒的高频率运动单位放电。

5. 肌电图

a. 通常情况下，只有经过上运动神经元或其他传入的刺激后，运动单位才放电。将针插入正常静息状态的肌肉，连接到放大器和示波器，在静息期骨骼肌记录不到电活动。当运动单位放电时，示波器屏幕上显示肌纤维去极化所造成的众多电位。这种肌肉电活动的记录称为肌电图（Preston 和 Shaprio，2013），如图 7-21 所示。

b. 疾病状态的下运动神经元的膜表面变得不稳定，神经元可能会发放自发的随机的冲动，而不是只在应答相应的刺激时才发放冲动。所有连接到运动神经元轴突的肌纤维都收缩，导致自发性肌束颤动（图 7-21）。有些没有神经元疾病的正常人，尤其在运动后，也可出现良性肌束震颤。

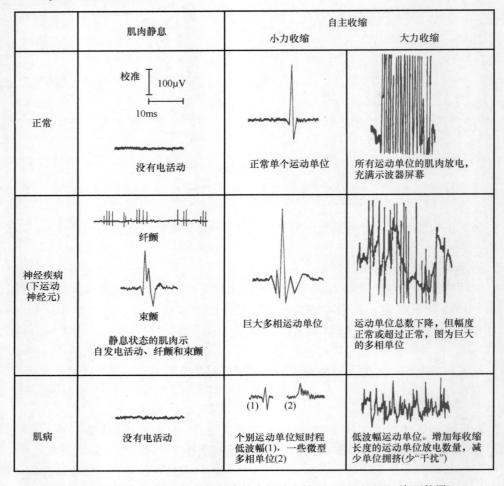

	肌肉静息	自主收缩	
		小力收缩	大力收缩
正常	校准 $100\mu V$ $10ms$ 没有电活动	正常单个运动单位	所有运动单位的肌肉放电，充满示波器屏幕
神经疾病（下运动神经元）	纤颤 束颤 静息状态的肌肉示自发电活动、纤颤和束颤	巨大多相运动单位	运动单位总数下降，但幅度正常或超过正常，图为巨大的多相单位
肌病	没有电活动	(1) (2) 个别运动单位短时程低波幅(1)，一些微型多相单位(2)	低波幅运动单位。增加每收缩长度的运动单位放电数量，减少单位拥挤（少"干扰"）

图 7-21　肌电图（示波器）描记肌肉的电活动（经 Dr. Mark Dyken 许可使用）

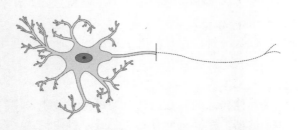

图 7-22　显示神经元和轴突，已与胞体的代谢机制失去联系的远端轴突的沃勒（顺轴突）变性

6. 沃勒变性和失神经肌电图

a. 如果神经细胞胞体死亡，其轴突也死亡。和胞体完全分离后，轴突也死亡。死亡的轴突和髓鞘溶解的过程被称为沃勒变性（August Waller，1816～1870），见图 7-22。

b. 轴突横断和沃勒变性后，失神经支配的肌纤维将不随意志收缩，而因传入刺激或周围神经干的直接电刺激而收缩，检查者仍然可以通过直接叩击引起失神经支配的肌纤维抽搐，直到其最终死亡。

7. 肌纤维颤动

a. 定义：肌纤维颤动是随机的，个别失神经支配的肌纤维的自发性收缩，运动轴突沃勒变性后失神经支配的肌纤维经历一段时间的过度兴奋期（Cannon 的失神经支配结构过敏法则）。肌纤维为了弥补神经冲动的缺乏，似乎更容易放电。因此，个别肌纤维膜自发性去极化和纤维收缩。由于单个肌纤维的体积小，检查者看不见纤维性颤动，但示波器可以记录下来（图 7-21）。

b. 损害下运动神经元时细胞膜自发性去极化引起可见的肌肉抽搐称为<u>肌束颤动</u>，而极个别失神经肌纤维自发性去极化称为<u>肌纤维颤动</u>。

c. 检查者可以看到的运动单位抽搐称为<u>肌束颤动</u>，但需要示波器才"看到"的个别肌纤维收缩称为<u>肌纤维颤动</u>。

8. 下运动神经元死亡后，肌束颤动停止。它们只发生在神经元异常但保持完整的时候。纤颤在失神经支配约 3 周后开始，并且只要失神经支配的肌纤维仍然存活就持续存在，直至失神经性萎缩的最后阶段，即肌纤维死亡时。

9. 定义肌束颤动和肌纤维颤动，包括检查它们的操作和它们的病理生理学。

<u>肌束颤动：是成组肌束的收缩，可由临床检查或肌电图特征波检测到。它们提示下运动神经元细胞膜过度兴奋的状态，自发性去极化，导致运动单位所有肌纤维的收缩。</u>

<u>肌纤维颤动：是个别失神经肌纤维的自发性收缩，由肌电图特征波检测到。它们提示失神经支配后的肌纤维处于过度兴奋的状态。</u>

10. 巨大多相运动单位：由肌电图记录，与正常运动单位相比，巨大多相波有较高的幅度和复杂的形式（图 7-21）。失神经支配的肌纤维诱发邻近的完整的轴突芽生出新的轴突终端，轴突放电时，它不仅会激活原来的肌纤维，而且会激活先前失神经肌纤维相邻的肌纤维。大量的肌肉芽生纤维放电导致肌电图上出现巨大多相电位。

11. 钆增强磁共振成像也可以提供有关神经支配和营养不良的肌肉诊断信息（Wattjes 等，2010）。

D. 下运动神经元损害的临床和肌电图综合征总结

1. 下运动神经元损害的临床综合征，包括麻痹、瘫痪、萎缩、肌束震颤和受累肌肉反射消失（表 7-7）。在临床实践中，各种失能（如感觉与运动）症状、对称性及其发展均可用作鉴别诊断及病因诊断（Barohn 和 Amato，2013）。

2. 下运动神经元损害的肌电图综合征。由自发性个别运动单位放电称为<u>肌束颤动</u>，个别肌纤维自发性收缩称为<u>肌纤维颤动</u>，肌电图运动单位的表现为<u>巨大多相运动单位</u>。

参考资料·肌电图和神经传导速度的研究

Ahmed A, Simmons Z. Isaacs syndrome: a review. *Muscle Nerve*. 2015; Article first published online.

Barohn RJ, Amato AA. Pattern-recognition approach to neuropathy and neuronopathy. *Neurol Clin*. 2013; 31: 343-361.

Haugen BK, Bruenech JR. *Histological analysis of the efferent innervation of human extraocular muscles*. In: Jan-Tjeered De Faber. Transactions 29th European Strabismological Association Meeting. Boca Raton: CRC Press; 2005: 91-94.

Preston DC, Shapiro BE. *Electromyography and Neuromuscular Disorders—Clinical-electrophysiologic Correlations*. 3rd ed. New York, NY: Elsevier, Saunders; 2013.

Wattjes MP, Kley RA, Fischer D. Neuromuscular imaging in inherited muscle diseases. *Eur Radiol*. 2010; 20: 2447-2460.

E. 在反射弧中的不同部位损害区别

> 注意：下面问题的正确答案可能超过一个。

1. 麻痹或瘫痪发生于伴随之后的其中一个或多个☐背根损害/☑下运动神经元损害/☑肌病。

2. 失神经萎缩发生于伴随之后一个或多个☐背根损害/☑下运动神经元损害/☐肌病。

3. 感觉丧失发生于伴随之后一个或多个☑背根损害/☐下运动神经元损害/☐肌病。

4. 肌肉牵张反射缺失发生于伴随之后一个或多个☑背根损害/☑下运动神经元损害/☑肌病。

5. 完成表7-4，区分各种与反射弧损害相关的神经肌肉综合征。请注意肌张力低下（四肢发软）可发生于反射弧的任何水平。

表 7-4   临床症状和损害的可能诊断水平的反射弧*

临床症状	可能的诊断		
	背根损害	下运动神经元损害	肌病
反射消失、肌张力低下、感觉丧失、没有萎缩、四肢无力或肌电图异常	1☑	2☐	3☐
无力、反射消失、萎缩、肌张力低下、肌束颤动、肌纤维颤动、无感觉丧失	1☐	2☑	3☐
无力、反射消失、萎缩、肌束颤动、肌纤维颤动、肌张力低下和感觉丧失	1☑	2☑	3☐
无力、反射消失、萎缩、肌张力低下、无感觉丧失、肌束颤动或肌纤维颤动	1☐	2☐	3☑
无力、反射减弱、萎缩、肌张力低下、叩击肌强直、无感觉丧失、肌束颤动、肌纤维颤动	1☐	2☐	3☑

* 正确答案需要检查各列中三种选择之一。

F. 病例分析

52 岁男性，入院前 3 周开始出现剧烈恶心、呕吐和出血性腹泻。入院前 4 天患者胃肠道症状消退，四肢开始出现剧烈疼痛，并出现腿部无力。检查结果显示脑神经完好，手部肌肉轻微麻痹和腿部严重无力，远端最明显，手臂反射亢进，下肢反射消失。手辨别针刺觉和轻触觉困难。双脚几乎麻木。患者入院时并无肌肉萎缩，但第 10 天内开始明显，入院时肌电图检查没有自发电活动，但提示肌束颤动或肌纤维颤动。住院后 3 周，对临床上无力和反射消失的肌肉做了第 2 次肌电图，提示肌束颤动和无数肌纤维颤动。

1. 该患者☐只有运动/☐只有感觉/☑合并感觉运动神经病变。

2. 根据病史和检查结果，感觉性神经病变的证据是：<u>剧烈疼痛症状，远端感觉丧失，反射消失</u>。

3. 运动神经病变的证据是<u>最初无力和反射消失；后来萎缩、肌束颤动和肌纤维颤动</u>。

4. 严重的肠胃不适之后的神经系统疾病提示中毒。神经系统疾病可能会滞后暴露于毒素数天或数周。患者的尿液砷含量高，是他妻子下的鼠药。

5. 患者在出现神经病变的临床体征 3 周后才发生肌束颤动和肌纤维颤动。这是出现失神经支配的表现通常所需的时间。即使用刀切断神经，到 3 周或以上，肌纤维颤动才出现。完成表 7-5。

表 7-5　急性运动神经病变神经系统体征的发生时间

体征	早期	中期	晚期
轻瘫，瘫痪，反射消失	☑	☐	☐
萎缩	☐	☑	☐
肌纤维颤动和肌束颤动	☐	☐	☑

6. 是否局限于传入轴突的损害，引起肌肉萎缩、肌束颤动和肌纤维颤动？□是☑否。请解释。

<u>肌肉萎缩、肌束颤动和肌纤维颤动提示传出损害。</u>

参考资料·砷中毒

London Z, Albers JW. Toxic neuropathies associated with pharmaceutic and industrial agents. *Neurol Clin*. 2007; 25: 257-276.

Willmott AD, White C, Dukelow SP. Fibrillation potential onset in peripheral nerve injury. *Muscle Nerve*. 2012; 46: 332-340.

Ⅶ. 肌肉牵张反射亢进和阵挛的临床分析

A. 腱反射亢进的原因

1. 腱反射亢进存在多种原因。图 7-23 显示每种体征对应多种可能的诊断。

2. 在分析任何查体发现时，首先要问"这是否只是正常变异"。肌肉牵张反射亢进有可能属于正常变异。病理性反射亢进最常见的原因是大脑和下运动神经元之间的上运动神经元通路的阻断。上运动神经元损害可使一侧的肌肉牵张反射增强，同时检查者也可发现这一侧的无力，即偏瘫。通过体征的临床表现或模式结合病史即可诊断。

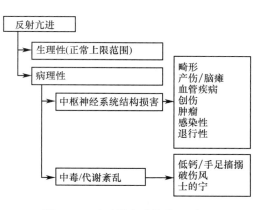

图 7-23　腱反射亢进的常见原因

B. 阵挛

1. 阵挛是一种不自主的节律性往复运动（每秒 5～8 次，频率可逐渐降低，并于 4～5 次后稳定），可累及任何肌肉，一般由肌肉的快速牵张引发，但有时也可自发出现（Boyraz 等，2015）。阵挛是上运动神经元阻断和腱反射通路兴奋性增加导致肌肉牵张反射亢进的另一种表现，肌肉和结缔组织的黏弹性改变导致了该现象发生（de Vlugt 等，2012）。肌肉牵张反射极度亢进时，痛觉和寒冷刺激即可引出阵挛（Dimitrijevic 等，1980）。

2. 引出阵挛的手法

a. 让患者完全放松，为引出踝阵挛，患者膝关节稍屈曲，从而使小腿三头肌放松。

b. 如图 7-24 所示，手持患者足的远端，轻快地将足向上、稍向外推动。向上推动后，手指对患者足底持续向上用力。如果在你持续用力期间，足呈持续性伸屈运动，则称为持续性阵挛阳性。

c. 为引出腕阵挛，只需使患者的手向上快速运动。

d. 为引出髌阵挛，让患者下肢伸直、放松。用拇指和示指夹住髌骨，沿大腿方向快速向下推动，牵拉股四头肌。持续向下用力以维持阵挛。

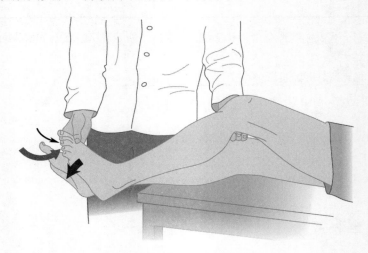

图 7-24　引出踝阵挛的手法

检查者将患者的足部向上、稍向外推动（细箭头），粗箭头表示向下的反应

3. 阵挛的机制

a. 患者足快速背屈，可牵拉小腿三头肌肌梭（图 7-25A），小腿三头肌以单次肌肉牵张反射响应，导致足趾屈（图 7-25B，粗箭头）。

b. 检查者继续用手指轻微推动患者足底，第一次肌肉牵张反射导致的足趾屈停止后，手指向上的推力使足再次背屈（图 7-25C，细箭头）。这一动作可引出小腿三头肌的下一次肌肉牵张反射。之后只要检查者维持手指的推力，就会继续引发这一过程。

c. 存在病理性反射亢进时，检查者通过维持手指的推力，可以很容易地持续引出阵挛。

4. 应用同样的快速推动手法引发腕阵挛、手指阵挛或下颌阵挛。

5. 解释为什么检查者必须轻快地推动以引出阵挛？

<u>轻快地牵拉肌梭，启动传入冲动。</u>

6. 阵挛的临床解释

a. 某些正常人存在生理性反射亢进，会出现数次阵挛，这种情况称为非持续性阵挛。在成年人中，只有持续性阵挛才是异常的。

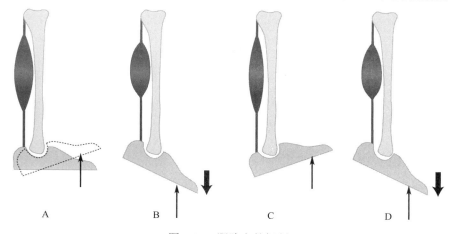

图 7-25 踝阵挛的机制

细箭头代表检查者向患者足底施加的轻微的向上推力，粗箭头表示反应

b. 有些正常新生儿可能出现一些非癫痫性运动，如震颤、颤抖或睡眠性肌阵挛（Huntsman 等，2008）。虽然往往是良性的，合并轻微窒息史的颤抖与发育异常风险增高有关。一些存在极度生理性腱反射亢进的正常新生儿存在运动或重力引发的持续性肌阵挛，但一般在 1 年内消失（Kramer 等，1994）。这种现象会累及下颌骨和四肢。通过叩击肌腱、摇动床或婴儿的自发运动简单地引出肌肉牵张反射时，可能诱发一系列阵挛。要证明该动作是阵挛，通过握住肢体防止其继续牵张就能立即中止。这种手法不会使震颤和癫痫发作停止（但让婴儿吮吸检查者手指能够使震颤停止）。新生儿癫痫发作是病情严重，需尽早发现。其他的一些综合征与惊跳反射过度有关（如意外的声音或视觉刺激导致的不自主运动），但是新生儿的过度惊吓综合征存在病理意义，其特点包括广泛肌肉僵直、夜间肌阵挛和对声音、触觉与视觉刺激的惊跳反射过度（Dreissen 和 Tijssen，2012）。抑制性甘氨酸受体相关的基因突变是该病病因，导致脑干和脊髓的突触抑制反应受影响。

7. 给阵挛一个操作性定义，即描述手法和反应。

阵挛通常是由快速牵拉肌肉引起的一系列节律性往复运动。

8. 给出持续阵挛的病理生理机制和临床解释。

阵挛是由牵拉肌梭引起的一系列反复的肌肉牵张反射，提示上运动神经元（锥体束）损害。

9. 在哪个年龄段很多正常人存在阵挛？新生儿和婴幼儿。

注意：这里给出的阵挛定义并不适用于描述全面运动发作中使用的术语，如强直阵挛性发作。癫痫发作中往复运动的原因是中枢神经元的高度同步化的异常放电，而不是持续的肌肉牵张反射。

参考资料·阵挛

Boyraz I, Uysal H, Koc B, et al. Clonus: definition, mechanism, treatment. *Med Glas* (*Zenica*). 2015; 12: 19-26.

de Vlugt E, deGroot JH, Wisman WHJ, et ak. Clonus is explained from increased reflex gain and enlarged tissue viscoelasticity. *J Biomech*. 2012; 45: 148-155.

Dimitrijevic MR, Nathan PW, Sherwood AM. Clonus: the role of central mechanisms. *J Neurol Neurosurg Psychiatry*. 1980; 43: 321-332.

Dreissen YEM, Tijssen MAJ. The startle syndromes: physiology and treatment. *Epilepsia*. 2012; 53(Suppl 7): 3-11.

Huntsman RJ, Lowry NJ, Sankaran K. Nonepileptic motor phenomena in the neonate. *Paediatr Child Health*. 2008; 13: 680-684.

Kramer U, Nevo Y, Harel S. Jittery babies: a short-term follow-up. *Brain Dev*. 1994; 16: 112-114.

VIII. 肌张力异常：肌张力增高和肌张力减低

> 注意：课程进展到到这一阶段，可知上运动神经元损害综合征由轻瘫或瘫痪、腱反射亢进和阵挛组成。此外，还要了解上运动神经元综合征（表 7-5）的另一种组成部分，即肌强直，这就需要对肌张力进行全面讨论。

A. 定义

肌张力是检查者操作患者静息关节时感受到的肌肉阻力（除重力或关节病外）。

B. 肌张力的自我示范

1. 把你的右前臂交叉放在大腿上，手腕自然下垂。然后将前臂旋后，桡侧在上。这条手臂完全放松后，用左手抓住右手，尽可能充分地屈伸手腕。

2. 当你的主动手活动放松手时，主动手会感到轻微阻力。这种被动运动的轻微阻力是正常的肌张力。韧带决定关节运动的最终范围。

3. 现在试着放松你的肘部，并用另一只手屈伸前臂，但现在你必须对抗重力。与同伴做这些练习。

4. 这些练习有两个目的：亲身体验肌张力，并体会肢体完全放松的难度。当患者不能放松时，请不要失去耐心。要保持耐心，直到检查的部位完全放松，再判断肌张力。

C. 肌张力的起源

通常情况下，被动运动的肌肉阻力有两个组成部分。

1. 肌肉的弹性，这种弹性通常是轻微的，除非存在纤维化。

2. 运动单位放电的数量和速度是关键因素。运动单位放电的数量和速度取决于以下情况。

a. 肌梭和皮肤、肌腱、关节及骨骼的其他受体对下运动神经元的刺激。

b. 锥体系和锥体外系对下运动神经元刺激或抑制。因此，肌张力取决于运动单位的活性，由周围神经系统和中枢神经系统对下运动神经元的各种兴奋性和抑制性冲动的代数和决定。

c. 因为有许多途径可影响肌张力，其理论复杂且矛盾，我们将主要关注操作的发现及其临床意义。因此，我们将避免只关注解释、说明，而不关注操作技术。

3. 你可以轻松地推测出肌张力的两种可能改变，张力太高称为肌张力增高，张力太低称为肌张力减低。

D. 肌张力增高

1. 两种最常见的高张力状态是肌强直和肌僵直。相对少见的是反向张力（Gegenhalten）。

2. 肌强直：作为操作性定义，肌强直是指检查者轻快地活动患者静息肢体时产生的初始制动或阻力及其此后出现的顺应性。制动和顺应过程类似于打开一个普通折刀的刀片。刚打开时，刀片有阻力，但伸直以后很快顺应。肌张力中的类似现象称为折刀样肌强直（图 7-26）。

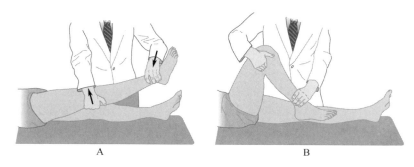

图 7-26　引出折刀样肌强直的方法

A. 检查者用一只手抬起患者的腿，将另一只手放在患者膝下。同时尽可能轻快地将放在踝部的手向下推，
另一只手向上抬。B. 肌强直的腿制动，然后至弯曲位，就像一个折刀合起来

a. 引出折刀样肌强直所需要的动作提示刺激影响了肌梭，很可能是增强或异常的高尔基腱反射。根据这种解释，当关节被动屈曲时（图 7-26），对抗肌（股四头肌）张力增加，激活相应的高尔基肌腱器，从而引起高尔基腱反射，对抗肌放松，拮抗肌（腘绳肌）收缩。肌腱反射敏感性增加是这一改变的基础，腱反射亢进、阵挛和肌强直则是衍生物。虽然反射亢进、阵挛及折刀样肌强直的强度通常平行一致，有时其中一种更明显。这些变化的病理生理学尚不清楚。折刀样强直一般在上肢的屈肌和下肢的伸肌更明显。

b. 目前提到的锥体束或上运动神经元损害，由肌腱反射敏感性增加导致的三种现象包括反射亢进、阵挛及折刀样肌强直。

c. 根据脊髓反射弧的上运动神经元失神经支配后导致肌强直，目前已尝试多种疗法，通过阻断反射弧的周围部分和脊髓部分来缓解肌强直［需要记住，肌强直同时导致阳性（如肌张力增加）和阴性（如无力）症状，因此治疗肌强直时可能使隐藏的改变（如无力）表现出来（Thibaut 等，2013）］。

3. 肌僵直：作为操作性定义，肌僵直是指检查者缓慢活动患者静息关节时，在整个运动过程中感受到的肌肉阻力增加。整个运动过程中稳定一致的阻力就像弯曲一根焊条或铅管。因此，有了铅管样肌僵直的名字。它涉及关节活动的主动肌和拮抗肌。

a. 肌僵直提示基底运动环路存在锥体外系损害。更具体地说，帕金森病中有投射到纹状体的黑质多巴胺能神经元损害。肌僵直的病理生理学机制尚未确定。

b. 齿轮现象经常与帕金森病肌僵直同时出现。检查者缓慢活动肘或腕时，在整个运动过程中感觉到肌僵直好像一系列类似齿轮样的制动。这显然反映了帕金森病中静止性震颤的叠加，即使震颤未必明显。帕金森病有多种震颤类型，但齿轮现象中出现的静止性震颤具有一定的特点，一般由触发震颤的基底节和产生震颤的小脑-丘脑-皮质环路功能异常所致（Helmich 等，2012）。

c. 在肌张力增高的检查中，不在操作范围的身体部位的自主运动会增高肌张力（Froment 手法；Broussolle 等，2007）。例如，在检查肘部肌张力或观察静止性震颤时，检查者可让患者来回转头。

4. 反向张力

a. 定义：检查者试图使患者某一部分向任何方向活动时，患者每次出现的程度和范围上对等的对抗就是反向张力（Hobbelen 等，2006）。这是一种对等的反应。

b. 反向张力的自我示范：将你的手掌按在一起，同时保持手掌接触时存在持续的轻微压力，向左、向右、向上、向下活动双手。想象一下，一只手作为患者的和另一只手作为检查者的。如果一只手增加压力，增快速度或者绕弯，另一只手也会出现同等程度的动作。就像跳交际舞时的领步和跟步一样。一只手追寻另一只手时，产生的平衡、本体感觉性阻力或对抗，就是反向张力。患者静息时不一定存在肌僵直。当检查者试图活动患者肢体时，患者肢体在回应接触时的轻微僵硬就是检查者可感觉到的反向张力。

c. 反向张力的临床意义：反向张力见于痴呆患者，经常合并意识缺失和步态失用（参见第 11 章）。进行肌张力检查时，一些正常人不能完全放松，也可表现为对检查者被动运动的某部位的反向张力样阻力。

E. 肌强直和肌僵直复习

1. 给出一个折刀样肌强直的操作性定义。

<u>参见 D2 部分。</u>

2. 给出一个铅管样肌僵直的操作性定义。

<u>参见 D3 部分。</u>

3. 折刀样肌强直提示☑锥体束/□锥体外系的损害，而铅管样肌僵直则提示□锥体束/☑锥体外系损害。

4. 需要轻快刺激引出的体征

a.☑折刀样肌强直。

b.□铅管样肌僵直。

c.☑高反应性的肌肉牵张反射。

d.☑阵挛。

e.□反向张力。

5. 为什么在第 4 项体征检查时需要轻快刺激引出？

<u>要激活肌梭传入冲动并在肌梭调整到新的长度前使下运动神经元放电。</u>

F. 肌强直和肌僵直的鉴别

病灶可影响锥体及锥体外系通路，造成肌强直和僵直混合存在（特别是脑瘫）。检查者通常可以区分两者（表 7-6）。

表 7-6　肌强直和肌僵直的临床鉴别

肌强直*	肌僵直†
偏瘫侧折刀样现象，四肢瘫痪、单肢瘫或截瘫	铅管现象，通常伴齿轮现象及静止性震颤，但在四肢也可能是"偏侧"分布
检查者快速地牵拉静息肢体可引出折刀样现象，一种制动和顺应的感觉	检查者缓慢地活动患者静息肢体，引出僵直的铅管样阻力
阵挛和高反应性肌肉牵张反射	没有阵挛，肌肉牵张反射可能无改变
病理征阳性	病理征阴性
通常在一组肌肉明显，如上肢屈肌、膝关节的伸肌及踝关节跖屈肌	通常同等程度影响成组的拮抗肌
肌肉完全静息时的肌电图未激活	患者肌肉尽可能放松时肌电图显示有电活动的趋势

* 锥体综合征的一部分。

† 锥体外系综合征的一部分。

参考资料·肌强直和肌僵直

Broussolle E, Krack P, Thobois S, et al. Contribution of Jules Froment to the study of Parkinsonian rigidity. *Mov Disord*. 2007; 22: 909-914.

Helmich RC, Hallett M, Deuschl G, et al. Cerebral causes and consequences of parkinsonian resting tremor: a tale of two circuits? *Brain*. 2012; 135: 3206-3226.

Hobbelen JSM, Koopmans RTCM, Verhey FRJ, et al. Paratonia: a Delphi procedure for consensus definition. *J Geriatr Phys Ther*. 2006; 29: 50-56.

Thibaut A, Chatelle C, Ziegler E, et al. Spasticity after stroke: physiology, assessment and treatment. *Brain Inj*. 2013; 27: 1093-1105.

G. 肌张力减低（软瘫）

1. 定义：肌张力减低是检查者在操作患者静息关节时感觉到的阻力下降。肌张力低下的患者一般表现为关节运动范围增加，如膝关节过伸（膝反张）或跟腱松弛。

2. 肌张力减低的原因（图 7-27）。

3. 反射弧水平或周围神经肌肉系统损害造成的肌张力低下。复习图 7-4。

a. 阻断周围神经或神经根传入纤维，可减少兴奋性传入冲动，从而降低肌张力。事实上，背根神经切断术用于治疗一些肌强直患者，降低肌张力。

b. 很明显，切断前根会导致肌张力低下，因为没有神经冲动到达肌肉。原发性肌病通过降低肌肉对张力性神经冲动的反应能力导致肌张力减低。

4. 肌张力减低周围原因鉴别：通常来说，临床鉴别取决于将所发现的表现归纳为某种综合征，如表 7-4 所示。

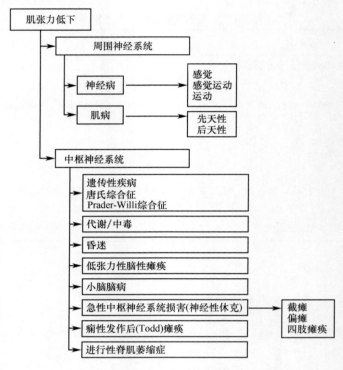

图 7-27　肌张力减低常见原因树形图

5. 肌张力减低的中枢原因（图 7-27）：尽管大脑、小脑和脑干的损害有时会导致肌张力减低，但病理生理学机制不明。许多先天性脑病，如唐氏综合征和 Prader-Willi 综合征造成严重的肌张力减低。痉挛性脑瘫（脑发育异常影响运动、保持姿势或平衡的能力）的患儿在发展成肌强直之前可能表现为低张力婴儿，或者他们也可能一直低张力。

6. 脑或脊髓（神经）休克造成肌张力减低

a. 定义：神经性休克是急性、严重上运动神经元损害后立即出现的低张力性完全瘫痪和所有反射消失的状态。通常情况下，慢性上运动神经元损害的患者表现出或多或少程度平行的肌张力增高、反射亢进和瘫痪的标准综合征。本文中休克指神经系统急性损害后造成的灾难性紊乱。根据损害部位，检查者可确定脑或脊髓休克。

b. 神经功能联系失能：运动系统的神经休克概念与神经功能联系失能的一般概念可融合。任何急性损伤后，症状和体征往往超出我们可以理解的急性传导束的阻断或神经元破坏。例如，急性的、严格意义上单侧枕叶梗死可能会导致在数小时至数天的完全性（双侧）皮质盲，特别是患者还存在反应迟钝。在这一时期结束后，患者会表现出预料中的视觉皮质单侧损害造成的单侧偏盲。Constantin von Monakow（1853～1930）将这种超过急性损害范围的远距离功能损害命名为神经功能联系失能（Carrerea 和 Tononi，2014）。目前，神经功能联系失能被定义为病灶与远隔部位之间结构或功能联系的改变，反映了脑形成的各种复杂网络。

c. 神经性休克或神经功能联系失能的原因提示病灶范围大，是急性和灾难性的，包括外伤、脊髓横断、大面积脑梗死或出血。

d. 如果神经休克的患者开始出现运动恢复，通常和肌肉牵张反射、肌强直和阵挛平行。

大多数起病缓慢的上运动神经元损害，患者早期出现肌肉牵张反射增加、阵挛和肌强直，不存在低张力阶段。因此，上运动神经元损害的临床症状取决于以下三种情况。

i. 发病迅速。

ii. 病灶的大小。

iii. 中枢神经系统急性损害后的恢复阶段。

H. 检查运动范围

1. 检查肌肉力量时，让患者自由活动四肢，检查者观察运动范围。检查肌张力时，检查者在尽可能大的范围内缓慢活动患者关节，患者保持完全放松。

a. 反射亢进和肌强直时，范围减小。肌张力减低和反射减低或无反射时，范围增加。

b. 通常情况下，你可以将患者腕部伸展和屈曲与前臂约成 90° 角，或足背屈与胫骨约成 45° 角。

c. 运动的范围根据患者的年龄和性别变化。新生儿的脚可以背屈触到胫骨。女性比男性的关节活动范围稍大，老人往往运动范围会减小。

2. 如果关节运动范围受限，你应该继续施压，但注意不要引起疼痛。关节可能进一步顺应。

a. 如果关节不顺应，就是固定挛缩。

b. 如果关节顺应，就是动态挛缩。

3. 按度记录运动范围，可使用精密测角仪或量角器。

参考资料·神经功能联系失能

Carrerea E, Tononi G. Diaschisis: past, present, future. *Brain*. 2014; 137: 2408-2422.

IX. 浅反射检查（皮肤肌肉反射）

注意：在家中完成下面的内容，检查自己的光脚。准备一个叩诊锤和折断的木质压舌板作为刺激物。

A. 浅反射与深反射

1. 刺激皮肤深层受体引出肌肉牵张反射，肌肉牵张反射归类于深反射。刺激皮肤和黏膜上的受体引出浅反射或皮肤肌肉反射（多突触表皮痛觉运动反射）。经适当的形式和部位刺激深受体或浅受体（Zafeiriou，2004），检查者可以引起每一块肌肉的反应。上运动神经元损害除了引出肌肉牵张反射亢进、肌强直和阵挛，浅反射的特性也改变。

2. 在神经系统检查中通常检查的浅表皮肤肌肉反射如下：

a. 角膜反射。

b. 咽反射。

c. 腹壁皮肤肌肉反射。

d. 缩肛反射和球海绵体肌反射。

e. 跖反射（所有反射中最重要的）。

B. 引出跖反射的标准技术

1. 让患者仰卧，四肢完全放松，对称放置，膝关节伸直或稍微弯曲、稍朝外。保持足部温暖。

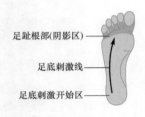

足趾根部(阴影区) →

足底刺激线 →

足底刺激开始区 →

图 7-28　右足底
箭头标示划足底。请注意停止于阴影区前（足趾根部）

a. 检查者使用压舌板锯齿状的断头或棉签的木头端划足底外侧（图 7-28）。

b. 如果用正确的长度、速度和压力划足底，姆趾正常情况下会跖屈。上运动神经元受损后，姆趾在跖趾关节背屈，这种现象称为巴宾斯基征（Joseph Babinski，1857～1932；Babinski，1898；van Gijn，1996a，1996b；图 7-33）。

2. 因为足底敏感或怕痒，有些患者，特别是老年、痴呆或偏执患者，可能认为刺激足底的动作不必要、荒谬，甚至有敌意。评价下面的语句和选择最能确保患者放松和合作的语句。

☐a. "我在你的脚底挠痒，你要挺住。"

☐b. "我要划你的脚底，你要挺住。"

☐c. "我要刺激你的脚底，你要挺住。"

☑d. "我会轻轻地压你的脚，如果不舒服，告诉我。"

语句 a 会让儿童或青少年发笑将足移开。语句 b 不受烧灼性痛性周围神经病或痴呆患者欢迎。语句 c 使用了专业术语，且并未告知患者你打算做什么。语句 d 是正确的。

3. 接下来，用一只手握住患者的足踝，保持足的位置，控制划足底的力量。

4. 将刺激物放在患者足跟处，慢慢地沿着足底划（图 7-28）。沿着足☐内侧缘/☑外侧缘/☐中心线路。

5. 足底刺激的特点

a. 长度是足底刺激显著影响因素之一。图 7-28 显示在靠近足趾根部处停止划，划到足趾根部可引出不可预知的足趾运动。

b. 另一个影响因素是用力大小。

c. 划足底的第三个影响因素是速度。

d. 因此，划足底的三个重要影响因素是<u>长度</u>、<u>压力</u>和<u>速度</u>。

6. 跖反射自我演练

a. 检查你自己的足。如果有可能，可检查另一个人的。试用不同速度、压力和长度，从足跟一直划到靠近足趾根部。

b. 刺激自己足底，你不得不犯哪项 B1 部分定位指示中的错误？

<u>你坐着，你的腿是弯曲的，许多肌肉收缩。你弯曲的躯干和不对称的姿势。如果这个答案你错了，重读 B1 部分。</u>

c. 通过划自己的足，你将学会用轻微力量划足底。感觉神经病患者足底极敏感（感觉过敏），不能容忍足底丝毫刺激。因此，总是以很轻微的力量划足底，甚至先划足外侧面（Chaddock 手法；图 7-34B），这一区域没有足底敏感（就像自己很难让自己发痒，可以指导患者自己引出跖反射，观察反应）。

C. 成功引出反射的标准

1. 反射，顾名思义，由对特定刺激做出的相对不变的反应组成。再现性是在引出任何反射时的目标，在跖反射中就是足趾屈曲或伸展。如果没有反应或反应不恒定，你的刺激可能是错误的，再尝试一次。

a. 首先考虑长度。如果已从足跟开始，保持在足底，你不能划得更长。你必须绕开足趾。能增加长度的办法就是在足趾根部横向划过。

b. 如果改变长度后你没有重现反应，改变划的速度。

c. 如果改变了划的长度和速度，使用轻微力量依然不成功，就增加力度，但要使疼痛缩短，并在患者的耐受范围内。

2. 说出证明你正确进行了足底刺激的标准。

足趾运动的再现性，无论屈曲或伸展。

D. 总结足底刺激的标准方法

1. 在足底刺激前，写一段声明预先告知患者。

"那么，你的声明让你放心吗？"

2. 描述足底刺激的正确位置。

仰卧，放松，身体所有的部位对称，双腿伸直或膝关节略屈曲、稍向外，足放松。

3. 为什么要在足趾根部前停止划足底？

这样会产生不可预知的足趾运动。

4. 如果你没有划出反射或反射有变化，最可能的解释是什么？

刺激的长度、速度或力量不当。

E. 跖反射弧解剖

1. 反射产生区及可以引出反射的区域，正常跖反射是第一骶皮节（S_1）。研究 S_1 皮节的区域和它与 4～5 腰椎皮节（L_4～L_5）的关系，如图 7-29 所示。

2. 盖住图 7-29，在图 7-30 上描记 S_1 皮节的阴影。

3. 任何反射的临床分析需要考虑"反射弧"，根据考虑反射弧的第一原则，我们开始于受体。

4. 由于皮肤含有受体神经末梢，跖反射列为☑浅/□深反射。

5. 学习图 7-31，然后回答 a～f 项。

a. 跖反射的反射产生区是 S_1 皮节。

b. 传入神经或胫神经是坐骨神经的分支。

c. 介导跖反射的是脊髓腰椎（L_4～L_5）水平和骶骨（$S_{1～2}$）水平。

d. 坐骨神经到接近膝关节时分为两个大分支。趾屈肌的分支是胫神经和趾伸肌的分支是腓神经。

e. 分出胫神经和腓神经分支的神经是坐骨神经。

f. 切割什么神经将阻断正常跖反应反射弧中传入和传出部分，留下趾伸肌支配：胫神经。

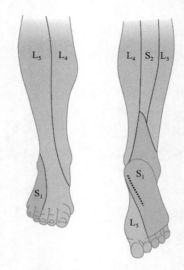

图 7-29 足部的皮节

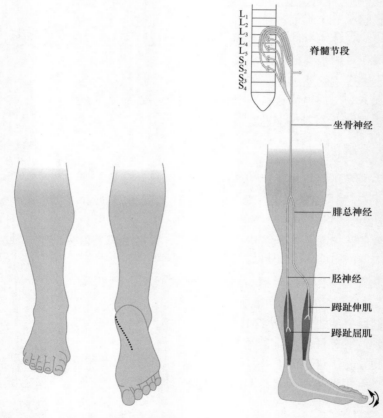

图 7-30 足底 S₁ 皮节覆盖区的空白图　　　图 7-31 跖反射的反射弧

F. 足底刺激的生理学

1. 疼痛和跖反射：足底刺激会导致发痒、压力和疼痛等伤害性感觉。有效的足底刺激主要作用于皮肤上的痛觉感受器。然而，无法可靠地推断是哪个受体引出的反应，因为刺激可激活数种类型的传入神经末梢。

2. 叠加与跖反射

a. 图 7-32 显示了患者神经电刺激的示波模式。图 7-32A 中短刺激未引出反应。只增加刺激持续时间就可引出反应（图 7-32B）。

b. 需要增加刺激引出反应，就是叠加。传入冲动必须叠加至某种最低数量，才能使支配肌肉的下运动神经元放电。如图 7-32 所示，一个刺激要引出反射，必须持续一定时间，这就是所谓时间叠加。

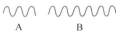

图 7-32　电刺激的示波模式

c. 假设物体在受试者皮肤上运动 500μm，他没有感觉到运动。而同样时间内检查者将物体移动 1000μm，他感觉到了运动。因为物体作用的皮肤面积增加而发生反应。这充分体现了☑空间/□时间的叠加。

3. 当检查者引出跖反射时，直到刺激物达到足趾根部，足趾才动。这种反应的延迟表明发生了某种叠加。

a. 从足跟到足背移动刺激物，需要一定时间，提示时间叠加是必要的。

b. 移动刺激物可连续刺激更多的受体的事实，也提示可能发生空间叠加。

4. 因此，让足趾肌肉收缩，运动神经元的中枢兴奋状态通过时间和空间的叠加增加。

G. 跖反射中主动-拮抗收缩的作用

1. 不同反射中足够的刺激、活动肌肉的数量和整体的复杂程度不同。相对简单的肌肉牵张反射涉及有限的肌肉收缩。在某些反射中，拮抗肌与原发运动的主动肌同时收缩。在其他反射中，主动肌收缩抑制拮抗肌（Sherrington 交互抑制法）。

2. 在正常的跖反射中，我们可以看到足趾跖屈，知道有趾屈肌的收缩。有时刺激足底的第一反应是轻微趾屈，然后恢复到背屈。问题是，是否存在趾伸肌和对抗的屈肌同时收缩而屈肌占优势，或是否趾伸肌没有收缩。病理条件或实验室实验如何证明趾伸肌和趾屈肌肌肉在跖反射中同时收缩？如果你解决这些问题时需要帮助，参考下面的提示：

a. 首先考虑反射弧（图 7-31）。一个特定部位的病变或注射普鲁卡因，能帮助回答这个问题吗？

b. 如果足趾向趾屈肌的方向移动，你如何检测伸肌收缩？

c. 你要用肌电图吗？

3. 第 2 项的答案

a. 有临床思路的研究者会寻找趾屈肌肌肉瘫痪的患者，其来自足底的传入冲动完好。这种情况可能会出现在肌肉损害后支配屈肌肌肉的神经运动支阻断，或脊髓灰质炎患者支配屈肌的下运动神经元正好被破坏，剩下的所有来自足底的传入轴突和传出轴突均完好地到达伸肌。

b. 实验室思路的研究者会应用足底刺激屈肌和伸肌时同步记录肌电图。

c. Landau 和 Clare（1959）从他们的肌电图研究中得出结论，在回应足底刺激时，足趾的屈肌和伸肌同时收缩，是这些肌肉机械竞争的结果。但 Van Gijn（1996a，1996b）不同意他们的肌电图研究结论。在脊髓水平，有些整合性的机制决定是否发生屈曲或伸展。

H. 足底刺激的正常变化和屈曲反射

1. 屈曲反射

a. 一些正常人在刺激足底后会出现轻微的（或完全没有）足趾或腿部运动，所谓"哑足"（mute sole）。关节炎、外伤或有足趾手术史可能会阻止足趾运动。如果存在机械因素阻止足趾运动，可以触诊踇长伸肌肌腱的运动。

b. 大多数正常人在刺激足底时通常会回撤自己的脚，屈曲大踇趾，即正常的跖反射或屈曲反射。回撤动作就像踩到大头针一样的反应，是一种保护性反射，包括踝关节背屈及膝关节和髋关节屈曲，即三联屈曲反射。在你进行足底刺激时，可观察到阔筋膜张肌、腘绳肌和胫前肌明显地收缩，但成年人中可持续存在的是阔筋膜张肌的轻微收缩。刺激足底时观察这些动作。自 Babinski 最初描述以来，踇趾的背屈动作与踝关节、膝关节和髋关节的三联屈曲动作的协同已经被公认为跖反射的整体部分（Babinski，1898）。

2. 小足趾可能呈扇形展开，但这并不是跖反射中恒定存在的或临床上很重要的部分。

I. 足底刺激的病理变化

1. 腰骶部脊髓上运动神经元损害后，大踇趾背屈，而不是跖屈，因此称为伸跖反射、伸趾征或巴宾斯基征（图 7-33A）。

2. 为了更好地交流，简单地说患者存在跖屈反应或跖伸反应。如果你报告巴宾斯基征，不用啰嗦地说患者巴宾斯基征阳性。因为没有阴性的巴宾斯基征。足趾背屈的体征要么存在，要么不存在。

3. 在刺激足底后正常人有下肢回撤的屈曲反射，在存在伸趾体征时通常会更加突出和刻板。虽然解剖学上足趾向上的运动称为伸展，由踇长伸肌介导，但在生理学上这一运动缩小了关节角度，而被认为是屈曲，该运动属于下肢的整体屈曲反射（图 7-33B）。解剖学上的足趾伸肌实际上是屈肌，因为缩短了下肢。

4. 有些患者自主地背屈或摆动踇趾，无法判断是否是伸趾表现。要劝告患者放松后再试一次。挣扎的孩子、有些存在不自主性运动障碍或脑瘫的患者踇趾可能下意识或自发性背屈，也可能出现强直性伸展。要找出真正的伸趾体征就要仔细关注足底刺激时足趾伸展和屈曲协同作用的关系。真正的伸趾体征要符合以下四个条件。

a. 划足底数厘米产生时间和空间的叠加后，足趾通常就开始伸展。有些患者，特别是截瘫患者，很轻微或短暂的刺激，甚至粉扑或空气，都可能引起伸展。

b. 当持续刺激足底时，足趾会维持强直性伸展。

c. 刚刚停止刺激后，足趾即刻慢慢地返回中立位置（漂回中立位置）。足趾回归的模式在确定反应性质时和伸展模式一样重要。

d. 三重屈曲协同总是在某种程度上发生，最好通过检测或触诊阔筋膜张肌掌握情况。

5. 因此，检查者必须确认足趾的行为确实与足底刺激有关系，是诱发出的，并依赖于足底刺激。腿部的任何屈曲均显示类似相关性。要符合反射的条件，用 Sherrington 的话来讲，就是反应展示的是"机器般的结果"。

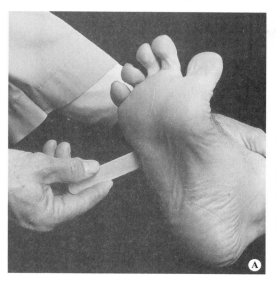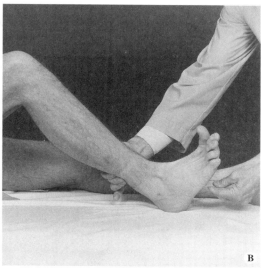

图 7-33　足底刺激的异常反应

A. 刺激上运动神经元病变患者的足底，其大姆趾伸展（背屈）；B. 屈曲回撤反射（三联屈曲反射）
由刺激足底引出的踝关节背屈及膝关节和髋关节的屈曲组成

6. 医生解释伸趾反应是锥体束解剖学或病理生理学阻断的体征（van Gijn，1996a，1996b）。然而，研究提示伸趾反应是紧挨着皮质脊髓束的皮质网状脊髓束受损所致，皮质网状脊髓束正常情况下抑制屈曲反射，在皮质脊髓束受损时往往同时受损。损伤后，屈曲反射释放，导致伸趾反应（Lance，2002）。可逆的病理生理条件也导致短暂性伸趾体征，伴或不伴上运动神经元综合征的其他表现，包括中毒代谢性昏迷、癫痫发作后偏瘫（Todd 麻痹）、脑震荡、挫裂伤、短暂性脑缺血发作和偏瘫型偏头痛。患者即刻和完全的恢复表明是短暂的病理生理状态，而不是锥体束通路的解剖阻断（van Gijn，1996b）。

J. 关于婴儿的跖反应

1. 对婴幼儿伸趾反应的频率，观察者持有不同意见。为婴儿做检查时，使其仰卧、醒着、不哭，将头放在中线位置。正常的婴幼儿足趾的反应各不相同，取决于刺激质量。当你下一次检查婴幼儿时，用你的指甲尖轻轻划一下，像爱抚一样，足趾就会伸展。用你的拇指肚（不是指甲），按在足趾根，足趾会屈曲。两类刺激都不会引起不适。拇指压力会引出足底抓握反射，与足趾伸展相争。然后进行足底的标准刺激。引出的反应是伸展还是屈曲一方面很大程度上取决于刺激的类型，如是否为伤害性的疼痛，是简单触摸还是按压，另一方面取决于刺激物本身（Zafeiriou，2004）。

2. 因此，姆趾的伸展，虽然在年长者是病理性的，但在婴幼儿中并不一定就表示有上运动神经元病变，不要认为新生儿出现伸趾反应（Gupta 和 Gupta，2003）。在一般情况下，婴儿年龄接近 1 岁时，伸趾反应消失，屈趾反应出现。将足底把握反射检查包括在内，会为检查者增加重要信息。正常婴儿该反射应该活跃和明显。该反射在出生后前 6 个月的缺失，提示神经系统发育不良（Zafeiriou 等，1999；Futagi 等，2010）。

3. 对比婴儿和年长者伸趾反应的临床意义。

正常婴儿可显示伸趾反应或屈趾反应，取决于刺激的性质。就年长者而言，持续的伸趾反应提示上运动神经元损害。

K. 上运动神经元损害后跖反射产生区和刺激的变化

1. 为了引出跖反射，需要结合刺激部位、长度、速度和压力。通常跖反应的反射产生区，无论是正常或病理性的，是 S_1 皮节。绘制一只脚，画出皮节，对照图 7-29 进行核对。

2. 严重的结构性损害如脊髓完全横断后，伸趾体征和腿屈曲回撤等失去定位特点或特异性。几乎损害水平尾侧皮肤的任何部分任何刺激均导致足趾伸展，具有较强的屈肌协同作用或屈肌痉挛。

3. 引出浅跖反射的附加手法

a. 除了巴宾斯基征，其他许多以人名命名的手法可从表浅刺激引出足趾运动（van Gijn，1996b）。这些手法，特别是那些 S_1 皮节以外的手法，一般都没有 S_1 皮节内的刺激有效，但提示接受区域扩大。在正常人中，这些刺激通常不能引出趾屈反应，但上运动神经元损害后，可能就会引出趾伸反应，就像巴宾斯基手法（图 7-33）。

b. 众多以人名命名的手法代表不同的现象，但生理上，简单来说，这些手法揭示下肢屈曲反射的脊髓以上的控制缺失。自己和伙伴按图 7-34 的手法试验，关注每一个手法的刺激特性。

描述性的名称	以某人姓名命名的手法	手法	
A. 跖趾反射	巴宾斯基	沿着足底侧面移动物体	A
B. 没有	查多克	沿着足外侧端移动物体	B
C. 跟腱趾反射	谢弗	用力挤压跟腱	C
D. 胫趾反射	奥本海姆	用指关节按患者的胫骨并向下移动	D
E. 小腿足趾反射	戈登	短暂挤压小腿肌肉	E

| F.针刺趾反射 | 宾 | 足部背外侧表面多个点轻针刺 | | 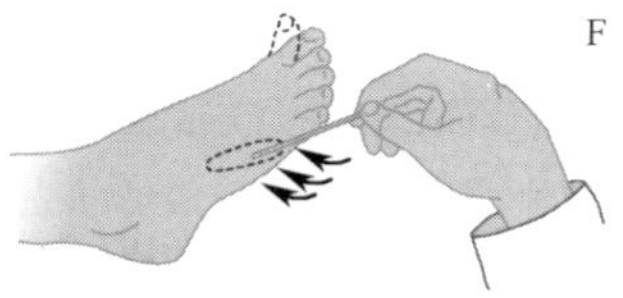 F |
| G.趾牵张反射 | 贡达，Stransky | 短时间向外、向下拉第四趾后突然放开 | | 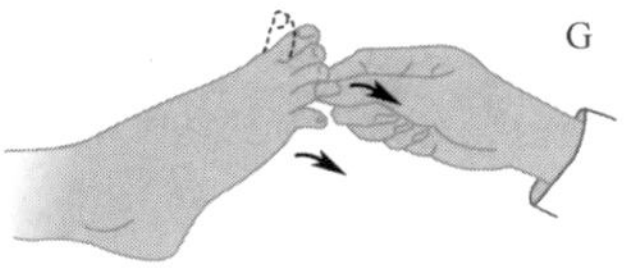 G |

图 7-34　引出伸趾体征的方法

c. 你能否识别在图 7-34 中使用的常见刺激的生理表现？

每个手法，刺激作用一定时间，不止一个点刺激皮肤，会导致伤害性的或不舒服的感觉。我们可以推断这些手法通过一个空间和时间叠加，扩展了接受区域，伤害性刺激引出跖反应。

d. 你现在自己可以发现新的体征。将拇指指甲沿着你的胫骨滑下来：你现在已经发现了一种新的体征。用挤压鸡眼法（引出伸趾反应的一个非常有效的方法），你又会有另一个体征，如此等等。来自 S_1 皮节引出的反应是最恒定和有用的。如果刺激 S_1 皮节引出了可信的、可重复的反应，其他手法都是多余的。有时刺激足底后出现模棱两可的反应，可再做另一个手法如奥本海姆或戈登手法，同时进行的足底刺激可能会增加足趾背屈。然而，没有证据显示其他手法更准确，但查多克手法和巴宾斯基手法对于确定是否存在伸趾或屈趾可能最具可重复性（Singerman 和 Lee，2008）。

e. 如果你想很熟练地掌握所有的以人名命名的手法，试试下面的助记符。

> 助记符：以人名命名的手法引出的伸趾体征（图 7-34）。
> B 是巴宾斯基，刺激脚底。
> C 是查多克，刺激脚侧方。
> G 是贡达，握住第四趾。
> Go 是戈登，握小腿。
> O 是奥本海姆，胫骨手法。
> S 是谢弗，挤压跟腱。

参考资料·伸趾体征和跖反应

Babinski J. Du phénoméne des orteils et de sa valeur sémiologique. *Semin Med.* 1898; 18: 321-322.

Futagi Y, Suzuki, Y, Goto M. Neural mechanism and clinical significance of plantar grasp reflex in infants. *Pediatr Neurol.* 2010; 43: 81-86.

Gupta A, Gupta P. Neonatal plantar response revisited. *J Paediatr Child Health.* 2003; 39: 349-351.

Lance JW. The Babinski sign. *J Neurol Neurosurg Psychiatry.* 2002; 73: 360-362.

Landau W, Clare M. The plantar reflex in man, with special reference to some conditions where the extensor response is unexpectedly absent. *Brain.* 1959; 82: 321-355.

Singerman J, Lee L. Consistency of the Babinski reflex and its variants. *Eur J Neurol.* 2008; 15: 960-964.

van Gijn J. *The Babinski sign*: *a centenary*. Utrecht: Universiteit Utrecht; 1996a.

van Gijn J. The Babinski sign: the first hundred years. *J Neurol*. 1996b; 243: 675-683.

Walshe FMR. The Babinski plantar response, its forms and its physiological and pathological significance. *Brain*. 1956; 79: 529-556.

Zafeiriou D, Tsikoulas IG, Kemenopoulous GM, et al. Plantar response profile of high-risk infants at one year of life. *J Child Neurol*. 1999; 14: 514-517.

Zafeiriou D. Primitive reflexes and postural reactions in the neurodevelopmental examination. *Pediatr Neurol*. 2004; 31: 1-8.

L. 上运动神经元损害患者出现伸趾体征缺失的原因，如何避免被欺骗

1. 病例分析

24 岁男性，跳水时在游泳池底部撞到头，导致其头部剧烈向后甩。他的颈部受伤不久后查体，发现完全瘫痪，所有深浅反射均消失，C_5 以下完全麻痹。只靠膈肌呼吸。急性、软瘫性、无反射性下肢无力，需要鉴别周围神经损害［如急性炎症性脱髓鞘性周围神经病（AIDP）或吉兰-巴雷综合征］和急性上运动神经元损害。直接叩击胫前肌可引发 AIDP 踝部背屈，上运动神经元损害则相反，这一发现可指导进一步紧急处理（Lehn 等，2014）。

a. 急性、严重的脊髓损伤后出现的完全性瘫痪、肌张力低下和反射消失的阶段被称为<u>脊髓（或神经）休克</u>。

b. 在 8 天之后，他的肌肉牵张反射恢复，变得非常亢进。出现伸趾征，感觉开始恢复。伤后 15 天，出现完全性上运动神经元综合征，但又出现一些微弱的自主运动。受伤 8 周后，他能够活动所有四肢。受伤 6 个月后，他有左腿反射轻微亢进和左侧伸趾征，但走路正常。

c. 患者的脊髓挫伤暂时阻断了所有通过病灶部位的冲动传递。恢复后他仍然有遗留体征，表明左侧脊髓部分上运动神经元轴突存在永久性损伤。

d. 因此，上运动神经元损害后没有伸趾征的原因之一是脊髓或脑（神经）休克。

2. 腓总神经嵌压性损伤

a. 腓总神经嵌压性神经病变可能使趾伸肌支配阻断而不出现巴宾斯基征。因任何原因造成上运动神经元或下运动神经元损害而瘫痪的患者，均可能因嵌压损伤腓总神经，因为瘫痪的腿休息时呈外旋位，长时间处于同一位置，神经在腓骨头和床面或床边护栏之间受压（图 7-35）。

b. 感觉你的腓骨头。将你的指尖向远端移动半厘米左右。要感觉腓总神经，紧紧按压腓骨和用指尖来回移动。由于神经有角度斜向下降和向前跨腓骨（图 7-35），你应该感到它在你的指尖来回滑动。

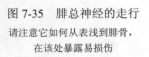

图 7-35 腓总神经的走行
请注意它如何从表浅到腓骨，
在该处暴露易损伤

3. 腓总神经麻痹和足下垂

a. 腓总神经绕过腓骨小头，并走行到"腓管"（腓骨长肌和腓骨之间）。腓总神经的损

害导致足下垂，因为它支配所有的脚和趾伸肌。患者不能背屈足和足趾，行走时足趾拖曳。如果患者上运动神经元瘫痪恢复，这种残留的腓神经麻痹也无法恢复到满意的步态。医生必须采取适当措施保护瘫痪患者和骨折时打夹板患者的腓总神经、尺神经和其他神经。

b. 二郎腿腓总神经麻痹：这是因神经位置表浅造成足下垂常见的原因。患者坐着，一个膝盖交叉到另一个膝盖上时压迫神经。交叉你的腿，并注意腓总神经如何在腓骨、髌骨和另一条腿外侧髁之间受到压迫。

4. 给出明确上运动神经元损害后伸趾征消失的两个不同原因。

脊髓或脑休克；反射弧的损害如腓总神经损伤；感觉神经病变传入冲动的丢失等。

5. 即使排除上述解释，有些上运动神经元损害的患者也无法显示伸趾征或其他上运动神经元综合征的表现。这些病例往往存在运动系统损害的其他表现如与正常侧相比无力、快速轮替运动障碍，或足跟行走不稳（Haddad，2008）。然后，上运动神经元受损的疾病还可能不出现腱反射亢进，缺乏上运动神经元体征不代表没有上运动神经元受累（Kaufmann 等，2004；Rhee 等，2009；Swash，2012），而出现伸趾征则是上运动神经元受累的很好指标（Isaza Jaramillo 等，2014）。

6. 另一种需要描述的现象是多巴反应性肌张力障碍患者的纹状趾（Horstink 等，2004），可能代表一种过度强化的浅反射，多巴胺治疗后可缓解。这些病例在站立、行走时出现姆趾明显背屈，平躺刺激足底时，伸趾会持续较长时间（达 25s）。若治疗后缓解，仍不清楚这一现象是代表一过性上运动神经元受损，还是基底节区受损。

参考资料·腓总神经病变和伸趾征消失

Haddad FS. A precursor to the Babinski sign. *Acta Neurochir*. 2008; 150: 91.

Horstink MWIM, Haaxma C, Bloem BR, et al. Babinski, pseudo-Babinski, and dystonia. *Arch Neurol*. 2007; 64: 1207-1208.

Isaza Jaramillo SP, Uribe CS, Garcia Jimenez FA, et al. Accuracy of the Babinski sign in the identification of pyramidal tract dysfunction. *J Neurol Sci*. 2014; 343: 66-68.

Kaufmann P, Pullman SI, Shungu DC, et al. Objective tests for upper motor neuron involvement in amyotrophic lateral sclerosis (ALS). *Neurology*. 2004; 62: 1753-1757.

Lehn AC, Dionisio S, Airey CA, et al. The tibialis anterior response revisited. *J Neurol*. 2014; 261: 1340-1343.

Marciniak C. Fibular (peroneal) neuropathy: electrodiagnostic features and clinical correlates. *Phys Med Rehabil Clin N Am*. 2013; 24: 121-137.

Rhee JM, Heflin JA, Hamasaki T, et al. Prevalence of physical signs in cervical myelopathy: a prospective, controlled study. *Spine*. 2009; 34: 890-895.

Swash M. Why are upper motor neuron signs difficult to elicit in amyotrophic lateral sclerosis? *J Neurol Neurosur Psychiatry*. 2012; 83: 659-662.

M. 引出腹壁浅反射和提睾反射的技术

1. 划腹壁四个象限或大腿内侧皮肤引出的腹壁浅反射和提睾反射（图 7-36）。

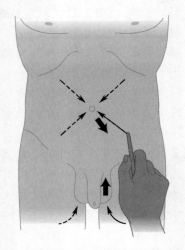

图 7-36 引出腹壁浅反射和提睾反射的方法
细箭头表示检查者划的方向。粗箭头表示反应方向。
脐向刺激象限的方向抽搐

2. 使用折断的压舌板或棉签的木头端，在自己和合作伙伴身上练习引出浅表腹壁反射。相对于跖反射，刺激可移动得快一点，几乎就是拂手动作，引出脐向刺激的象限抽动。伙伴可以坐着或躺下。你可能无法获得自己的反射，但通过尝试，你会知道：

a. 刺激有些不舒服。

b. 腹部肌肉过度紧张会掩盖腹壁皮肤肌肉反射。因为你不得不弯曲或抬起头，可能会让肌肉太紧张，但腹肌稍紧张可能加强反应。

3. 刺激腹壁皮肤反应，脐抽动通常☑靠向/□远离受刺激象限。

4. 刺激男性大腿，通常出现☑同侧/□对侧/□两侧睾丸☑上抬/□下降。女性当然没有这种反射。

5. 腹壁刺激和足底刺激有相同的属性。患者将感受<u>不愉快的（伤害性）</u>刺激及需要<u>空间</u>和<u>时间</u>叠加。

6. 因此，考虑到患者舒适性，刚开始刺激腹壁时应轻柔。

7. 上运动神经元损害对腹壁和提睾反射的影响：上运动神经元损害后，这些浅反射将消失或至少暂时消失。

8. 腹壁和提睾反射的自然史

a. 你可能会发现在正常的婴幼儿中很难引出腹壁反射。无论是婴幼儿或成人，必须放松以忍受某种程度的不舒服或发痒的感觉。腹肌紧张会掩盖反应。婴幼儿成熟后出现腹壁反射。反复刺激会出现耐受，电生理检测也显示了这一现象（Satom 等，1993）。健康的青少年或青年人腹壁反射可能不对称，在某些象限消失，但不会总是在一侧消失、另一侧出现（Yngve，1997）。该反射的正常变异限制了其诊断价值。然而，脊柱侧弯患者单侧腹壁反射消失，虽然不常见，但提示相应脊髓异常或脊髓空洞（Saifuddin 等，2005）。

b. 在正常老年人、焦虑或肥胖患者或多次生产腹壁松弛的妇女中腹壁反射往往缺失。

c. 提睾肌为横纹肌，由来自 L_1、L_2 神经根的生殖股神经支配，作用是维持睾丸温度，不需要自主控制。神经生理学证据显示皮质神经元支配提睾肌（Ertekin 等，2005），在上运动神经元损害的急性期，提睾和腹壁反射往往消失。后期这些反射可能恢复。若脑的病灶发生在生命早期，如脑性瘫痪，这些反射一般会恢复。对于急性阴囊疼痛的年轻男性，提睾反射消失对于诊断睾丸扭转非常有用（Paul 等，2004）。

9. 婴幼儿的哪两个浅反射的正常表现在成年人中提示上运动神经元的阻断？

<u>伸趾反应和腹壁反射消失。</u>

N. 肛门收缩（S_2、S_3 和 S_4）和球海绵体反射（S_3 和 S_4）

1. 针刺或搔刮肛门周围皮肤导致肛门括约肌快速、抽动样收缩，所谓肛门收缩（Rossolimo，1891）。咳嗽或喷嚏可引出类似反射（Chan 等，2004）。直接刺激尿道（尿道-肛门）或膀胱（膀胱-肛门）可引出类似反射，防止排尿时大便失禁。脊髓横断一般不累及肛门反射。

2. 针刺龟头引出球海绵体肌的反射性收缩，可用手指（戴手套）按压患者会阴部检测球海绵体反射（针刺也引出肛门收缩），另外类似的还有阴蒂-肛门反射。

3. 进行这些检查以研究提示腰骶部脊髓、马尾或腰骶丛损害的尿失禁或勃起功能障碍等症状，这些检查不是日常神经系统检查的一部分。神经电生理检查对肛门直肠疾病诊疗也很有帮助（Lefaucheur，2006）。

参考资料·腹壁、提睾和肛门反射

Chan CLH, Ponsford S, Swash M. The anal reflex elicited by cough and sniff; validation of a neglected clinical sign. *J Neurol Neurosurg Psychaitry*. 2004; 75: 1449-1451.

Ertekin C, Bademkiran F, Yildiz N, et al. Central and peripheral motor conduction to cremasteric muscle. *Muscle and Nerve*. 2005; 31; 349-354.

Lefaucheur JP. Neurophysiological testing in anorectal disorders. *Muscle and Nerve*. 2006; 33: 324-333.

Paul EM, Alvayay C, Palmer LS. How useful is the cremasteric reflex in diagnosing testicular torsion? *J Am Coll Surg*. 2004; 199 (Suppl 3): 101.

Rossolimo G. Der Analreflex, seine physiologie und pathologie. *Neurologisches Centralblatt*. 1891; 4: 257-259.

Saifuddin A, Tucker S, Taylor BA, et al. Prevalence and clinical significance of superficial abdominal reflex abnormalities in idiopathic scoliosis. *Eur Spine J*. 2005; 14: 847-853.

Satom K, Horai T, Hirakawa S. Electrophysiological study of the superficial abdominal reflexes in normal men. *Clin Neurophy*. 1993; 89: 113-119.

Yngve D. Abdominal reflexes. *J Pediatr Orthop*. 1997; 17: 105-108.

O. 记录反射

1. 简笔画可方便地显示几个日常引出的反射（图 7-37）。将肌肉牵张反射记录为 0 到 4+，用向上或向下的箭头记录足趾反应，用 0 表示腹壁和提睾反射消失，如果模棱两可或勉强存在用±，正常活跃用+。

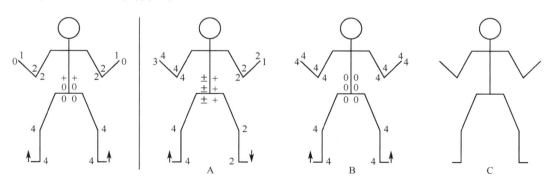

图 7-37 上运动神经元损害后反射改变的记录

2. 图 7-37A 描绘☑偏瘫/□四肢瘫/□截瘫。

3. 图 7-37B 描述□偏瘫/☑四肢瘫/□截瘫。

4. 病例分析：考虑第 10 胸椎水平脊髓横断后截瘫患者。第 9 和第 10 胸椎节段支配腹壁上半部分，第 11 和第 12 胸椎节段支配腹壁下半部分。因此，上运动神经元体征只出现在胸 10 远端。填写图 7-37C 以显示预期的反射模式。

5. 图 7-37C 中患者的脐移向什么方向，如果他取平卧位，并试图抬高他的头部和肩膀。请解释。<u>脐向上迁移（Beevor 征），因为腹直肌上部收缩，但下腹部肌肉瘫痪。</u>

6. 检查者也可以使用腹部肌肉牵张反射定位胸 10 损害。将手指置于四个象限中的一个，像引出肱桡肌反射一样轻快地叩击（图 7-9）。对比下半部两个象限亢进的反应与上半部两个象限正常或可忽略不计的反应。

Ⅹ. 标准"教科书"中的上、下运动神经元损害综合征及其变异型概要

A. 完成表 7-7，对比慢性上、下运动神经元损害的典型所见

表 7-7　上运动神经元与下运动神经元损害的临床特征

上运动神经元	下运动神经元	特征
√		瘫痪以偏瘫、四肢瘫痪或截瘫分布，不在单个肌肉
	√	瘫痪的单块肌肉或成组肌肉以根及周围神经分布
√		失用性萎缩（后期和轻微）
	√	失神经萎缩（早期和严重）
	√	肌肉束颤和纤颤
√		肌肉牵张反射亢进
	√	肌肉牵张反射减退或缺失
√		阵挛
√		折刀样肌强直
	√	肌张力低下
√	*	腹壁反射、提睾反射消失
√		伸趾征

*直接支配腹肌的下运动神经元疾病损害反射，但局限于其他下运动神经元的疾病则否。

B. 锥体束（上运动神经元）综合征的临床变异

沿锥体束（皮质脊髓束和皮质核束，图 2-29）走行的损害水平决定无力的分布和其他上运动神经元体征。对于步态的影响，请参阅第 8 章结束时关于步态的描述。

1. 标准偏瘫分布：从皮质到脑桥延髓交界任何水平的锥体束单侧阻断导致对侧身体及下半部面部肌肉无力（图 6-8B）。

a. 瘫痪的程度取决于病灶阻断了多少锥体束轴突，以及有多少交叉和非交叉轴突的个体差异。为了估算构成皮质脊髓束的轴突数量，进行了延髓每个锥体的轴突计数，最终接

受了 100 万这一数量（DeMyer，1959）。然而，既往组织学技术的局限性提示这一数量可能被高估，实际数量明显要少，为 50～70 000（Wada 等，2001）。

小的穿支动脉阻塞所致的小脑和脑干深部小的腔隙性梗死能够导致独特而特征性的神经系统表现（Bailey 等，2012；Fisher，1982）。其中一种类型是纯运动性偏瘫，是由于内囊、放射冠、脑桥基底部和延髓的腔隙性梗死累及这些部位的皮质脊髓束，纤维的分布决定了无力的不同（Melo 等，1992；Jang，2011）。

b. 无力的程度和分布具有高度特征性，提示在大脑、中脑和脑桥水平锥体束阻断。无力或瘫痪累及对侧面部下半部肌肉和对侧肢体。延髓水平的损害通常不累及面部，部分皮质-面部投射纤维下降到延髓水平才交叉过中线，导致该水平的病灶对应的面瘫模式（Urban 等，2001），表现为肢体同侧面瘫（Claus 等，1998）。

在四肢，远端肌肉比近端肌肉受影响更大，手指动作受累最重。单侧、腭、咽和喉麻痹不常见，但对侧胸锁乳突肌受影响（参见第 6 章）。在自主性呼吸时对侧半膈肌无力，在不自主呼吸时双侧作用（参见第 6 章）。上运动神经元阻断时屈肌和伸肌同等瘫痪，这和传统意见相反（Thijs 等，1998）。

2. 单瘫：由于锥体束纤维按离散的躯体皮质定位排列，运动皮质或内囊小的病灶可能会导致对侧一只手臂或一条腿无力，或罕见的只有一个或几个手指运动无力（Kim，2002；Takahashi 等，2002）。腿区投射纤维的损害会导致对侧下肢单瘫。一侧胸段脊髓锥体束阻断导致同侧腿单瘫。

3. 双侧偏瘫：脑桥延髓交界头端某处损害阻断双侧锥体束，下面部和四肢双侧偏瘫。患者还表现出假性球麻痹。

4. 痉挛性两侧瘫：胎儿期或围生期的双侧脑损伤可能导致双侧锥体束综合征，但对腿影响较手臂大。延髓肌相对幸免。这与双侧偏瘫的手臂-腿无力梯度相反。痉挛性两侧瘫往往有不自主运动，如手足徐动症。

5. 假性球麻痹：锥体束中皮质核束（或大脑或脑干水平的所有传导束）双侧阻断导致双侧口咽肌肉无力，表现为吞咽困难、构音障碍和痉挛性发音困难，患者表现出强哭和强笑（Work 等，2011；参见第 6 章）。

6. 闭锁综合征：脑桥基底部或大脑脚双侧锥体束阻断导致除眼球垂直运动以外所有自主运动的上运动神经元性瘫痪。患者仍然清醒，但就像被"锁住"一样不能动。参见第 12 章。

7. 四肢瘫：在延髓尾端或颈髓双侧锥体束阻断时，面部不受累，但躯干和四肢自主运动性瘫痪。患者失去膀胱和肠道的自主控制及呼吸的自主控制。在延髓头端水平离开延髓支配面部和延髓部肌肉的皮质核束纤维免损害（Jagiella 和 Sung，1989）。

8. 截瘫：颈段脊髓尾端的锥体束双侧阻断，上肢不受累，但双腿瘫痪，膀胱和肠道失去控制。

C. 关于与上、下运动神经元损害相关的肌肉牵张反射存在或缺失的警告

1. 虽然一般规则认为，下运动神经元损害导致反射减低或消失，上运动神经元损害造成反射亢进，现在你知道，在上运动神经元损害的急性期，肌肉牵张反射可能暂时消失。

2. 吉兰-巴雷综合征的患者通常呈上升性弛缓性麻痹，从下肢开始。患者通常也出现

预期的反射消失。在该神经病变中有些轴索型患者的肌肉牵张反射可保留甚至亢进（Yuki 和 Hirata，1998）。因此，中枢性或周围性麻痹，即神经病变和脊髓病变之间的区别难以仅根据临床判断。肌电图通过定位周围神经系统损害和区分脱髓鞘型与轴突型帮助鉴别诊断（Rinaldi，2013）。

D. 急性脊髓横断后立即检查瘫痪和感觉障碍

1. 在延髓颈髓交界或在 $C_1 \sim C_3$ 节段的脊髓横断（图 2-5）会导致完全呼吸暂停、四肢完全瘫痪及损害尾端完全麻痹。除非给予机械通气，患者会因缺氧在数分钟内死亡。网状脊髓束阻断，血管收缩张力停止向下传递到脊髓中间外侧柱交感神经节前神经元，血压也下降。如果损害在 T_1 尾段（截瘫），感觉运动缺陷只影响躯干和双腿。

2. 在脊髓休克阶段，患者失去损害水平尾端所有躯体运动反应和大多数内脏运动反应。患者显示躯体肌肉弛缓性麻痹、膀胱括约肌弛缓性（失张力）麻痹、肠麻痹和大小便失禁。所有的深浅反射和大多数自主反射消失。如果任何内脏相关功能仍然存在，通常是肛门括约肌张力。

3. 逐渐地，典型上运动神经元体征包括肌肉牵张反射增强、肌强直，以及出现伸趾征、反射性膀胱和肠道排空。相比之下，缓慢的脊髓压迫造成开始就出现痉挛性瘫痪，患者不经过脊髓休克阶段。

4. 脊髓休克期后横断损害的脊髓孤立于大脑，可以介导简单的运动，如肌肉牵张反射和屈曲回撤反射。它也可以调节反射性出汗、立毛、排尿、排便和射精（虽然患者没有感觉），但它不产生任何自主运动、呼吸驱动或与呼吸相关的反射，如咳嗽、打喷嚏和呃逆。这些反射需要延髓和脊髓肌肉的协同作用。综上所述，孤立的脊髓可以反射性地使某些肌肉抽动、流汗、射精、反射性排尿和排便，但孤立的脊髓不能呼吸或进行自主运动。这些运动需要完整的、来自大脑的网状脊髓束和皮质脊髓束的支配。

E. 病例分析

1. 病史：61 岁男性，早上醒后出现复视，无法移动右半身。他发现右半身轻度麻木和刺痛。当他呼叫妻子时，他注意到自己言语不清。他有多年糖尿病和高血压病史。

2. 查体结果：患者意识清晰，合作，精神好；左眼转向下外，瞳孔扩张，不能内收；有轻度构音障碍；右侧肢体严重无力，右侧下面部无力，右下肢弛缓性麻痹和反射稍减低；左侧有屈跖反射，但右侧无反射；右侧的痛觉和触觉减弱。

3. 损害定位

a. 在继续本课程之前，你可能想提出哪里有损害，损害是什么。图 2-15～图 2-18 可以帮助你复习脑干横截面。

b. 定位单一病灶解释患者的查体结果，首先收集需要解释的数据。迟缓性无力呈偏瘫分布，表明急性休克期锥体束的阻断。轻微感觉结果表明有些感觉通路参与。瞳孔扩张，左眼向下向外的位置及不能内收表明第Ⅲ对脑神经麻痹。因此，检查者应该考虑"环路"，通过审视锥体束走行，试图确定与体感通路及第Ⅲ对脑神经有解剖关系的某个部位。

c. 左侧第Ⅲ脑神经下运动神经元麻痹，伴右下肢偏瘫提示☑中脑/□脑桥/□延髓的□右侧/☑左侧损害（图 2-16）。

d. 左侧内侧丘系轻微累及可以解释右侧感觉障碍，表明损害从基底部扩展到被盖。

e. 磁共振成像显示中脑被盖斑片样透明影和中脑基底明显的梗死，其中第Ⅲ对脑神经贯穿其内侧。在中脑水平躯体感觉通路通过内侧丘系越过中线。复习图 2-18，看中脑损害如何解释第Ⅲ对脑神经麻痹、右侧锥体束征和右侧感觉结果。该患者有脑干损害的典型定位发现：一侧脑神经麻痹及另一侧（图 6-19）长束征。

f. 此患者有什么正常结果表明中脑背侧大部分完好？［提示：复习图 2-18 和图 6-19 能看到如果损坏会引出临床症状的结构，他是否有中脑头端综合征的体征（表 5-2）或左侧肢体的小脑体征？］

广泛特别是双侧中脑背盖损害会导致左下肢共济失调或震颤、左侧第Ⅲ脑神经麻痹、垂直凝视、辐辏眼球震颤、严重的感觉丧失或昏迷。

4. 临床病程：数天后，右侧肌肉牵张反射亢进，并出现肌强直、阵挛和典型的伸趾征。患者手臂或手指运动没有任何恢复，只能穿戴支具以行走。第Ⅲ脑神经麻痹改善，但仍然有复视。感觉减退消失，表明内侧丘系只有短暂性脑缺血。

5. 到面神经核的皮质核束纤维的走行。

由于患者的偏瘫还包括面部，说明皮质核束轴突在中脑基底部。脑桥基底的梗死通常会累及面部。延髓（延髓锥体）基底部梗死非常罕见，往往不累及面部。这些事实告诉你脑干到面部的纤维是如何走行的。

皮质核束纤维在脑桥被盖部离开第Ⅶ对脑神经核后一般伴随其他到脑桥尾端的锥体束纤维走行。延髓锥体损害时支配面部的上运动神经元纤维完好，因为它们已经离开了传导束，但有时皮质-面部纤维可能在交叉前到达延髓水平（Ropper 等，1979；Urban 等，2001）。

参考资料·锥体束

Bailey EL, Smith C, Sudlow CLM, et al. Pathology of lacunar ischemic stroke in humans—a systematic review. *Brain Pathol*. 2012; 22: 583-591.

Claus SP, Kappelle LJ, Ramos LMP, et al. Stroke vignette: infarction of the medullary pyramid with hemiparesis including the face. *Cerebrovasc Dis*. 1998; 8: 245.

DeMyer W. Number of axons and myelin sheaths in adult human medullary pyramids. *Neurology*. 1959; 9: 42-47.

Fisher CM. Lacunar strokes and infarcts: a review. *Neurology*. 1982; 32: 871-876.

Jagiella WM, Sung JH. Bilateral infarction of the medullary pyramids in humans. *Neurology*. 1989; 39: 21-24.

Jang SH. Somatotopic arrangement and location of the corticospinal tract in the brainstem of the human brain. *Yonsei Med J*. 2011; 52: 553-557.

Kim JS, Chung JP, Ha SW. Isolated weakness of the index finger due to small cortical infarction. *Neurology*. 2002; 58: 985-986.

Melo TP, Bogousslavsky J, van Melle G, et al. Pure motor stroke: a reappraisal. *Neurology*. 1992; 42: 789-798.

Rinaldi S. Update on Guillain-Barré syndrome. *J Peripher Nerv Syst*. 2013; 18: 99-112.

Ropper AJ, Fisher CM, Kleinman GM. Pyramidal infarction in the medulla: a cause of pure motor hemiplegia sparing the face. *Neurology*. 1979; 29: 91-95.

Takahashi N, Kawamura M, Araki S. Isolated hand palsy due to cortical infarction; motor hand area. *Neurology*. 2002; 58: 1412-1414.

Thijs RD, Notermans NC, Wokke JHJ, et al. Distribution of muscle weakness of central and peripheral origin. *J Neurol Neurosurg Psychiatry*. 1998; 65: 794-796.

Urban PP, Wicht S, Vucorevic G, et al. The course of corticofacial projections in the human brainstem. *Brain*. 2001; 124: 1866-1876.

Wada A, Goto J, Goto N, et al. Are there one million nerve fibers in the human medullary pyramid? *Okajimas Folia Anat Jpn*. 2001; 77: 221-224.

Work SS, Colamonico JA, Bradley WG, et al. Pseudobulbar affect: an under-recognized and under-treated neurological disorder. *Adv Ther*. 2011; 28: 586-601.

Yuki N, Hirata K. Preserved tendon reflexes in Campylobacter neuropathy. *Ann Neurol*. 1998; 43: 546-547.

XI. 运动通路损害后缺损和释放现象的概念

> 在智慧的年代，在黑暗的时刻，事实如流星般从天空洒落，没有被质疑，没有被整合，如果日日编织，所得的智慧足以让我们疗伤治病。但是却没有纺织机，让我们将它织成布缕。
>
> ——Edna St. Vincent Millay（1892～1950）

A. 缺损和释放现象的理论

迄今为止，神经系统损害的阳性和阴性效应的出现似乎令人费解，但在缺损和释放现象的理论下，我们可以归纳如下：

1. 缺损现象是患者神经系统损害后感觉运动功能丧失，如运动损失或视力丧失。

2. 释放现象是神经系统损害后感觉运动功能增加或首次出现。释放现象可能是正常运动的放大，如高兴奋性肌肉牵张反射。或一个新的反应如第一足趾从屈曲到伸展（巴宾斯基征）行为的变化。

B. 上运动神经元（锥体束）损害后的缺损和释放现象

1. 复习上运动神经元综合征（表 7-7）的组成成分，将典型期或慢性期看到的缺损和释放现象列表。

a. 缺损的现象：<u>麻痹或瘫痪、轻度失用性萎缩、腹壁和反射提睾反射消失可能会恢复。</u>

b. 释放现象：<u>高兴奋性肌肉牵张反射、阵挛、痉挛和伸趾征。</u>

2. 伸趾征被归类为□缺损/☑释放现象，因为<u>这是一个在上运动神经元损害之前不会出现的新的行为或反应。在上运动神经元损害后出现或释放。</u>

3. 在锥体束阻断后的急性期，特别是脊髓横断后，患者可能只显示☑缺损/□释放，而没有□缺损/☑释放现象。

C. 释放现象的病理生理学

1. 损害阻断了抑制过度活动功能的连接，有些完好的通路积极驱动着过度活动，出现释放现象。

2. 是否锥体束阻断能单独解释所有上运动神经元综合征的释放现象仍不清楚，但临床医生通过假设锥体束阻断是出现完全性上运动神经元综合征的必要和充分条件，在定位上几乎不会错误。然而，其他感觉通路和运动通路的参与也影响上运动神经元综合征中各个组成部分的表达和程度。

D. 下运动神经元损害后的缺损和释放现象

我们可以发挥想象力，将缺损–释放的概念扩大到周围神经系统，甚至感觉通路。

1. 下运动神经元损害后的缺损现象

a. 节段性或周围神经分布区的单个肌肉麻痹或瘫痪。

b. 肌肉牵张反射减弱或缺失。

c. 失神经萎缩（早期和严重萎缩）。

2. 下运动神经元损害后的释放现象

a. 肌束颤动。

b. 肌纤维颤动。

3. 肌束颤动是由于下运动神经元损害"释放"神经细胞膜的去极化机制，允许运动单位随机放电。肌纤维颤动时，失神经支配"释放"个别肌纤维的去极化机制，允许它们随机放电。

E. 自主神经运动轴突阻断后的缺损现象

1. 平滑肌麻痹和乏力，从而蠕动功能、推进功能和排空功能缺失。

2. 血管运动麻痹、血管扩张、直立性低血压和勃起功能障碍。

3. 无汗。

4. 营养改变包括脱发、皮肤萎缩和指甲营养不良。

F. 周围神经损害后的自主神经释放或刺激现象

在某些情况下，周围神经损害（或脊髓损害）出现自主神经释放征象，包括多汗和血管收缩，而不是无汗和血管扩张（参见第 10 章）。

G. 基底运动核损害后的缺损和释放现象

参见XIIM 部分。

XII. 不自主运动障碍

A. 自主运动和不自主运动的概念及自由意志概念的介绍

1. 我们有自由意志才能体验自己。这种体验引导我们凭直觉将行为分类为自主性和不自主性。但是，我们可能对呼吸、膀胱排空和肠道排空及姿势反射等横跨自主-不自主二分法的行为产生困惑。例如，你可以自由意志地屏住一段时间呼吸，但最终你必须呼吸，你没有选择。采取行动的生理要求（即发出某种行为）压倒了意志。精神病患者经常体验自己的行为，甚至他们的想法是非自愿或由外部力量指示的。患者来找医生是因为他们体验了无法控制的行为和想法。

2. 凭借可操作的定义，我们可以确定某些运动和行为是自主的或不自主的。

B. 自主运动和不自主运动的定义（行为）

1. 自主运动是一个标准正常人可以根据自己或观察者的命令启动或停止的运动。

2. 不自主运动是一个标准正常人无法根据自身或观察者的命令启动或停止的运动。

a. 由神经病学家严格定义的不自主运动是指在基底运动核、网状结构和小脑环路中可识别的结构或生化损害引起的肌肉收缩的模式（震颤和其他运动序列）。

b. 广义的不自主运动概念也可以包括外周和中枢起源的所有肌纤维收缩，从肌纤维颤动到癫痫发作。

3. 写出第 1 章开篇介绍的行为的定义：

_____。

4. 重读以上 B 中 2a、2b 部分，并以行为一词替代运动。它对行为的定义会给你不同的感受。

C. 确定自主和不自主运动的临床操作

神经损害导致不自主的运动模式，可从病史、体格检查中识别，有时需要实验室检查，如肌纤维颤动。临床分析不自主运动的操作如下：

1. 明确运动开始的时间、什么情况触发或减轻运动、与睡眠和情绪的关系及随着时间推移的演变。换句话说，病史如何？

2. 描述运动的模式，它们的分布、速度、幅度和力度。换句话说，体格检查发现了什么？

3. 体格检查举足轻重，在大多数情况下，无须依赖患者的主诉就可以识别。因为大多数不自主运动都有刻板、可识别的模式，见到即可诊断（图 15-4）。

D. 一些正常的不自主运动

1. 生理性联带运动：联带运动是一个自主运动，伴随着一个不自主运动或自动运动。如果你自主闭上眼睛，你的眼球自动上翻（贝尔现象）。行走和手臂摆动。身体前倾和腿部肌肉的自动支撑。可以应用这些例子识别其他联带运动（提示：眼睛的辐辏是什么）。意志参与联带运动的程度各不相同。你不能阻止贝尔现象，但当你行走时可以停止摆动双臂。

2. 肌阵挛性抖动

a. 肌阵挛性抖动是单块肌肉或一组肌肉突然的、短暂的、电击样不自主抽搐。肌阵挛性抽搐可以出现在单块肌肉，如肱二头肌，也许在不熟悉的工作后或者在熟睡时，更广泛的惊跳反应可能会导致头部直立样抖动。脑干网状激活系统的突然放电导致头部肌阵挛性抖动和意识突然恢复。肌阵挛可能出现在静息状态、由自主运动诱发（运动性肌阵挛）或由多种刺激诱发时（刺激敏感性肌阵挛或反射性肌阵挛）。

b. 在许多中枢神经系统疾病中出现的癫痫性肌阵挛性抖动，常治疗困难。一种情况下的生理性却是另一种情况下的病理性。

c. 肌阵挛性抖动不同于肌束颤动。请定义肌束颤动。

<u>肌束颤动是下运动神经元及其肌纤维束随机放电产生的肌肉颤动（运动单位放电）。</u>

d. 整块肌肉或肌群的抽搐被称为<u>肌阵挛</u>抖动，而单束肌肉的抽搐称为<u>肌束颤动</u>。

3. 良性肌束颤动

a. 肌束颤动出现在一些正常人中，特别是运动后。如果没有无力或下运动神经元疾病的其他征象，诊断就是良性肌束颤动。眼睑抽搐就是一个例子。

b. 什么样的临床结果和肌电图结果能够区别病理性和良性肌束颤动？

<u>如果是下运动神经元疾病引发了肌束颤动，检查者应该找到下运动神经元综合征的全部表现：无力、反射减低或消失、肌张力减低和失神经萎缩，肌电图可见肌纤维颤动和巨大多相运动单位支持诊断。</u>

4. 生理性震颤：参见下文 G. 部分。

E. 震颤

1. 定义：震颤是节律性、不自主、身体一个或多个部位的震荡（图 7-38）。

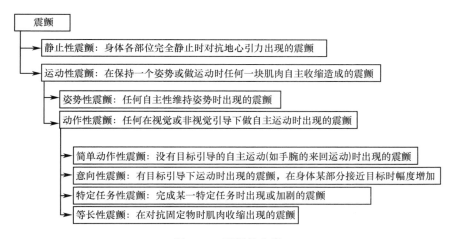

图 7-38　震颤的分类

2. 震颤的临床特点：不同类型震颤的分布、频率和幅度各不相同，可以发生在静息状态，也可以在自主肌肉收缩时出现。对药物的反应、对睡眠和情绪的反应及发病机制也不相同（Elias 和 Shah，2014）。

a. 分布：震颤最常累及头部、下颌、舌、腭和手，但也可能影响躯干或下肢。

b. 频率：震颤的频率为 3～12 次/秒。

c. 幅度：震颤从几乎难以察觉到粗大。

d. 与静息和自主肌肉收缩的关系：震颤分为两大类，即静止性震颤和动作性震颤。运动性震颤出现在自主肌肉收缩时，或是移动一部分身体或是保持自主姿势。运动性震颤包括姿势性震颤、动作性震颤、等长性震颤和特定任务性震颤等类型（图 7-38）。

e. 震颤对药物的反应：药物可能增加或减少震颤。锂盐治疗通常伴发震颤。抗胆碱药物或多巴胺可减少帕金森病震颤。乙醇和普萘洛尔可减少生理性或原发性震颤，而肾上腺素增加生理性或原发性震颤。通常在停用乙醇和其他药物后出现震颤或哆嗦。

f. 震颤对睡眠和情绪的反应：像几乎所有不自主运动一样，震颤一般在情绪压力大时加重，而在平静时减轻或消失，睡眠期间停止。

g. 震颤的损害部位：没有单一的"震颤中心"存在。运动基底核（图 2-31）、下橄榄核和小脑的反馈环路阻断后通常会出现震颤。周围神经病偶尔会发生震颤。

3. 不同震颤类型的临床特点：在三种状态下检查患者的震颤情况，静息、保持一个姿势、运动。

a. 静止性震颤是身体部位被支撑以对抗重力或完全静息时出现的震颤。让患者取坐位或斜靠，放松上肢，前臂由大腿支持。观察手指和手部震颤。

i. 静止性震颤一般在自主运动时消失，但在精神压力下如倒计数、行走时或移动身体另一部分时加重。

ii. 检查者让患者从一侧向另一侧移动头部，可以诱发出细小的或隐性手部静止性震颤，或震颤的幅度增加（Froment 手法）。

iii. 静止性震颤是帕金森病的高度特征性表现。

b. 姿势性或位置维持性震颤出现在维持任何姿态时，如维持抬头、躯干直立或伸展双臂。姿势性震颤属于动作性震颤（图 7-38），"动作"是指将身体某部位保持在一定位置的持续性自主收缩。当双手向前方伸展时，出现每秒数个周期规律的节律性震颤。如果患者用手指触摸鼻子，可能会出现意向性震颤。当患者的手指靠近鼻子并试图停下手指而保持一定位置，震颤可能再次出现或较前加重，称为终点震颤或终末震颤。当手指确实触摸到鼻子时，震颤可能减轻或不变。当患者将手收回放在腿上，静息时，任何这样的动作性震颤完全消失。

c. 运动性震颤或意向性震颤（也称为共济失调性震颤）可能出现在任何自主运动时。静息时，手部保持静止，但运动时如患者进行指鼻试验，轻度至中度偏差就会使手部偏离直线路径。意向性震颤和终点震颤以不同程度与组合出现。它们提示小脑及其传出通路的损害。

d. 任务特异性震颤出现在特定任务时，如书写。直立性震颤是一种少见症状，表现为下肢细微、快速、16 次/秒的震颤，主要出现在患者站立时，通常与不稳感或害怕跌倒合并存在，行走或靠在周围物体时缓解（Yaltho 和 Ondo，2014）。

e. 混合性震颤：一种特殊类型的混合性震颤，出现在静止时、保持姿势时和随意运动时，具有大而不规则的振幅，经常在中脑创伤或其他中脑损害后出现。福尔摩斯震颤（Holmes 震颤，丘脑震颤、中脑震颤或红核震颤）通常累及一侧上肢近端，并且在损害和出现震颤之间具有可变的延迟，是由黑质纹状体多巴胺能和小脑-丘脑通路内的功能障碍所致。

震颤在原发性肌张力障碍中很常见，在晚发型肌张力障碍患者中约占 17%，包括姿势性震颤和运动性震颤，通常在休息时不出现，一般（但并非全部）累及受肌张力障碍影响的身体部位（Defazio 等，2013），与原发性震颤的分布不同提示它们是不同的疾病实体。

患者手画螺旋可能是一种潜在的筛选方法，在原发性震颤中似乎具有单个优势性主轴，而肌张力障碍性震颤则缺乏这种表现（Michalec 等，2014）。

F. 震颤波动曲线记录

1. 从这些波动曲线记录中，确定震颤的类型和病理生理基础。

a. 患者安静地坐在椅子上，连接至手部的加速度传感器记录震颤（图 7-39）。

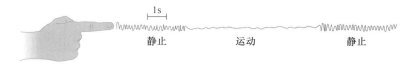

图 7-39　震颤的波动曲线记录 1

b. 震颤的频率为 <u>5～6</u> 次/秒。

c. 由于震颤在静止时出现，但在意向性运动中消失，它属于☑静止性/□意向性/□姿势性震颤。

d. 这种类型的震颤提示锥体外系通路损害，是<u>帕金森综合征</u>（疾病）的特征。

2. 患者坐位，保持安静，双臂向前伸展，与肩同高，仅出现轻微不稳定。图 7-40 显示了当患者试图用示指去触碰鼻子时的震颤。在她触及鼻子后，震颤有所增加。

a. 图 7-40 所示震颤称为<u>运动性、意向性或共济失调性</u>震颤。

b. 它提示□锥体束/□基底节/☑小脑通路的损害。

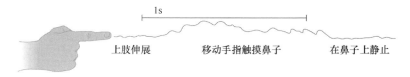

图 7-40　震颤的波动曲线记录 2

3. 患者安静坐位时没有震颤，但当她伸直双臂时出现震颤（图 7-41）。

a. 在她触及鼻子后，震颤加重。在最初阶段（图 7-41）显示的震颤，当时患者的手臂伸展且静止，称为□静止性/□生理性/☑姿势性震颤。

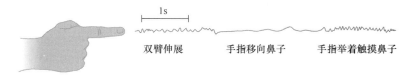

图 7-41　震颤的波动曲线记录 3

b. 它提示<u>小脑</u>或其传出通路的损害。

c. 因为在运动过程中它可能会减轻，姿势性震颤像☑帕金森/□意向性/□原发性震颤。

d. 写出帕金森震颤的全部临床特点：<u>帕金森震颤出现在静止时，低振幅，频率规则，约为 5 次/分，运动和睡眠时消失，有情绪压力时加重。</u>

G. 几种常见的震颤综合征的临床特点

1. 生理性震颤

a. 生理性震颤的自我证明：在示指和相邻的手指之间插入一张大纸，并将手臂向前伸直。纸张沙沙的响声表现出生理性震颤。震颤频率约为 10 次/秒。

b. 生理性震颤一般振幅偏低，相对较快（6～13 次/秒），在运动时或身体某部分保持一个姿势时最明显。儿童期为 6 次/秒，成年期为 8～13 次/秒，在老年期恢复至约为 6 次/秒。

c. 生理性震颤是由神经介导的震荡和呼吸运动及心脏运动的冲击效应（心脏射血容量描记图）组合的结果。因此，它具有神经和机械的起源。

2. 情绪性震颤是一种正常现象，不同于心因性震颤，是一种增强的生理性震颤。它在静息时出现，在自主运动时恶化：演说新手颤抖的膝盖及颤抖的声音即为见证。从个人的经验来说，你应该知道，情绪性震颤是☑迅速/□非常缓慢的，振幅□很高/☑相对低。

3. 原发性（家族性）震颤

a. 这种常染色体显性遗传或散发性疾病的频率类似于生理性震颤的频率，在 4～12 次/秒，但振幅更大。尽管原发性震颤多为家族性出现，但其遗传学尚未完全确定（Kuhlenbäumer 等，2014）。

b. 它主要影响手部，可能会影响头部、延髓肌肉和声音。它通常出现在持续的姿势中，但在自主运动期间也可能会出现，在患者处于静止状态时一般减弱或消失。震颤很少累及舌、躯干和下肢（Kuhlenbäumer 等，2014）。

c. 虽然原发性震颤的病理生理学模型显示它起源于下橄榄核中的起搏神经元（橄榄-小脑输出），但目前认为其起源于浦肯野细胞内，继而导致分子层和颗粒层内的重塑，可能代表一种神经退行性疾病（Louis，2014）。

4. 原发性与症状性腭震颤（以前称为腭肌阵挛）

a. 原发性腭震颤具有原发性震颤的特征，但是患者可能会听到咔哒声，睡眠时震颤消失。原发性腭震颤缺乏相关的神经功能缺损（如构音障碍、眼球震颤和共济失调），因而与继发性腭震颤的缓慢震颤（肌律失常）有所不同。最近有学者提出，原发性震颤可能由 3 个重叠的变异组成：震颤可变、可抑制但违背意志发生的心因性，部分自主和暂时可抑制的继发性，以及完全控制、无残疾，被认为是"特殊技能"的自主性（Zadikoff 等，2006；Stamelou 等，2012；Biller 和 Espay，2013）。

b. 症状性腭震颤的频率为 110～160 次/分，可能会影响来自鳃弓的其他延髓肌肉。因为持续存在违反了睡眠期间不自主运动消失的规律。它在对侧齿状核与同侧红核和下橄榄核之间的三角区（格莫三角）受到损害后出现，具有不同的延迟。它与肥大性橄榄核变性有关，这是一种罕见的跨突触变性，导致受累结构的扩大而非萎缩。

5. 帕金森震颤（Helmich 等，2012）

a. 帕金森震颤具有 3～6 次/秒的频率和低度到中度的振幅。用指尖敲击桌面，每 5 秒 25 次，观察这种震颤的两个特点：中等频率和相对较低的振幅。震颤在静止时出现，在精神和情绪紧张时加重，但在自主运动时消失或减轻，在睡眠时消失。经常呈非对称性出现。通常影响手部和手指，拇指与其他手指指腹相对发出沙沙响声，类似于搓丸，因此其名字又称为搓丸样震颤。头部的自主运动会加剧震颤（Froment 手法）。

b. 4～8 次/秒的姿势性震颤也与经典的静止性震颤一样频繁发生，有时很难区分原发性震颤和帕金森震颤（Thenganatt 和 Louis，2012）。

c. 从中脑黑质发出到纹状体的多巴胺能通路变性导致帕金森病，但其他神经元也有变性。静止性震颤、铅管样肌强直和运动迟缓的帕金森三联征可以作为一个疾病实体出现，或者合并相关的广泛神经元变性，称为帕金森叠加综合征（Bhidayasiri 和 Reichmann，2013；Stameloua 和 Hoeglinger，2013）。

d. 帕金森震颤不同于大多数震颤之处在于自主运动时□增加/☑减少，类似于其他不自主运动之处在于情绪紧张时☑增加/□减少及睡眠时☑消失/□增加。

e. 帕金森病的静止性震颤是运动增多，与患者整体运动减少形成对比，后者称为运动迟缓。矛盾的是，一种不可抗拒的移动需要、一种称为静坐不能的生理命令（参见Ⅻ P 部分）也困扰着患者，需要突然、不停地变换体位，对抗运动迟缓和肌肉强直。对于一位特定患者，一个或更多体征可能更为突出。因此，一位患者主要表现为震颤，而另一位患者主要表现为肌强直。帕金森病的基本运动体征包括以下四点。

i. 静止性震颤。

ii. 铅管样肌强直，在检查肌张力时经常伴有"齿轮"样感觉。

iii. 总体运动迟缓。

iv. 姿势不稳。

f. 喉部肌肉强直的衍生体征是音调变化消失，导致特征性的单调音调，即单音调言语，并且单词混在一起（Walsh 和 Smith，2012）。面部肌肉强直导致情绪表达缺乏，即面具脸。

g. 动眼危象是眼睛或眼睛和头部向上偏移的痉挛，常见于脑炎后帕金森综合征，动眼危象也可能发生在基底运动核的其他疾病中。自己总结一下帕金森综合征的运动表现。

h. 用于帕金森综合征病程中随访患者状态变化的神经系统评估量表。

6. 周围神经病性震颤：这种震颤通常为动作性，发生在多种获得性或遗传性周围神经病中，脱髓鞘型比轴索型更常见（Saifee 等，2013）。震颤主要是姿势性震颤和动作性震颤，但为什么有些患者发生震颤尚不清楚，神经病变的严重程度、本体感觉丧失、无力或疲劳之间似乎没有明确的关系。

7. 药物和中毒诱发的震颤：一些震颤如甲状腺功能亢进症、锂盐治疗、谵妄及药物过量或撤药（包括乙醇），具有上述一种或多种震颤的特征，或来自增强的生理性震颤（Mehta 等，2015）。当任何新的不自主运动出现时，都要谨慎地检查患者的用药，因为每种异常运动都曾被描述或归因于药物。

8. 心因性震颤具有不一致、复杂的模式，随环境变化（Thenganatt 和 Louis，2012）。这些震颤大部分是动作性震颤，往往突然发生，有时自发缓解。在注意力分散或对侧手部自主运动时震颤减轻，或在检查肌张力时震颤短暂停止。心因性疾病的其他临床表现参见第 14 章。

H. 与震颤鉴别的疾病

1. 阵挛是重复的肌肉牵张反射。

2. 扑翼样震颤由持续姿势的突然终止造成，可能有周期性或伪节奏性频率。为引出扑翼样震颤，要求患者将手臂伸直，手腕背屈。然后手腕会周期性下垂，并立即重新伸展。它首先在肝性脑病中被描述，也出现在其他代谢性-中毒性脑病中和小脑-丘脑-皮质环路结构性损害后（Poewe 和 Djamshidian-Tehrani，2015）。任何新的不自主运动的出现都可能提示潜在的全身性疾病，可以通过治疗潜在的疾病来解决，因此早期诊断是至关重要的。

3. 肌阵挛

a. 肌阵挛是指部分肌肉或肌肉群电击样、闪电样快速收缩或放松（如负性肌阵挛）。单个运动非常简短，但可能为重复性。它们的速度和幅度不规则，可呈对称性或非对称性（Lozsadi，2012；Espay 和 Chen，2013）。

b. 当局限在一组肌肉时称为局灶型肌阵挛或节段型肌阵挛。

c. 当广泛分布时称为多灶型肌阵挛或多发肌阵挛。

d. 肌阵挛可在大量代谢性疾病、中毒性疾病、退行性疾病和各种类型癫痫中出现，可能来自脊髓水平（脊髓固有肌阵挛，van der Salm 等，2014）、皮质或皮质下水平的损害（Carr，2012）。

e. 多发肌阵挛、舞蹈症、严重共济失调、惊跳和多发抽动之间的区别有时很困难。

f. 一种独特的眼阵挛肌阵挛综合征（舞蹈眼综合征）作为一种自身免疫性疾病和神经母细胞瘤的远隔效应累及儿童，人格改变很常见，特别是易怒。

4. 节律性肌阵挛或家族性皮质肌阵挛性震颤和癫痫（FCMTE）。患者显示间歇性短暂抖动，不规则或有节奏，频率较慢，并且通常限于节段水平。这些抖动具有高频（7～18 次/秒）特征，并且脑电图中经常出现癫痫样放电（Licchetta 等，2013）。

5. 部分性癫痫持续状态（Kozhevnikov）：患者的一组肌肉在数周、数月至数年内日夜持续性低频抖动。脑电图显示局灶性癫痫样放电，存在多种病因，相关的预后多变（Mameniskienev 等，2011；Vein 和 van Emde Boas，2011；Kravljanac 等，2013）。慢性进行性炎症综合征现在被认为是一个独立的疾病实体（Rasmussen 综合征或 Rasmussen 慢性脑炎）。

I. 震颤复习

在继续阅读之前，通过实际模仿动作，复习震颤性运动增多（图 7-38～图 7-41）。如果觉得有必要，整理你自己的表格或制作自己的鉴别诊断树形图。

参考资料·震颤和帕金森综合征

Bhidayasiri R, Reichmann H. Different diagnostic criteria for Parkinson disease: what are the pitfalls? *J Neural Transm*. 2013; 120: 619-625.

Biller J, Espay AJ. Nosography of the "essential": volitional palatal tremor. *Neurology*. 2013; 81: 772-773.

Carr J. Classifying myoclonus: a riddle, wrapped in a mystery, inside an enigma. *Parkinsonism Rel Disord*. 2012; 18(S1): S174-S176.

Defazio GH, Gigante AF, Abbruzzese G, et al. Tremor in primary adult-onset dystonia: prevalence and associated clinical features. *J Neurol Neurosurg Psychiatry*. 2013; 84: 404-408.

Elias WJ, Shah BB. Tremor. *JAMA*. 2014; 311: 948-954.

Espay AJ, Chen R. Myoclonus. *Continuum (Minneap Minn)*. 2013; 19: 1264-1286.

Gajos A, Bogucki A, Schinwelski M, et al. The clinical and neuroimaging studies in Holmes tremor. *Acta Neurol Scand*. 2010; 122: 360-366.

Helmich RC, Hallett M, Deuschl G, et al. Cerebral causes and consequences of parkinsonian resting tremor: a tale of two circuits? *Brain*. 2012; 135: 3206-3226.

Hero B, Schleiermacher G. Update on pediatric opsoclonus myoclonus syndrome. *Neuropediatrics*. 2013; 44: 324-329.

Kravljanac R, Djuric M, Jovic N, et al. Etiology, clinical features and outcome of epilepsia partialis continua in cohort of 51 children. *Epilepsy Res*. 2013; 104: 112-117.

Kuhlenbäumer G, Hopfner F, Deuschl G. Genetics of essential tremor: meta-analysis and review. *Neurology*. 2014; 82: 1000-1007.

Licchetta L, Pippucci T, Bisulli F, et al. A novel pedigree with familial cortical myoclonic tremor and epilepsy (FCMTE): clinical characterization, refinement of the FCMTE2 locus, and confirmation of a founder haplotype. *Epilepsia*. 2013; 54: 1298-1306.

Louis ED. Essential tremor: from bedside to bench and back to bedside. *Curr Opin Neurol*. 2014; 27: 461-467.

Lozsadi D. Myoclonus: a pragmatic approach. *Pract Neurol*. 2012; 12: 215-224.

Mameniskiene R, Bast T, Bentes C, et al. Clinical course and variability of non-Rasmussen, nonstroke motor and sensory epilepsia partialis continua: a European survey and analysis of 65 cases. *Epilepsia*. 2011; 52: 1168-1176.

Mehta SH, Morgan JC, Sethi KD. Drug-induced movement disorders. *Neurol Clin*. 2015; 33: 153-174.

Michalec M, Hernandez N, Clark LN, Louis ED. The spiral axis as a clinical tool to distinguish essential tremor from dystonia cases. *Parkinsonism Rel Disord*. 2014; 20: 541-544.

Poewe W, Djamshidian-Tehrani A. Movement disorders in systemic disease. *Neurol Clin*. 2015; 33: 269-297.

Saifee TA, Schwingenschuh P, Reilly MM, et al. Tremor in inflammatory neuropathies. *J Neurol Neurosurg Psychiatry*. 2013; 84: 1282-1287.

Stamelou M, Saifee TA, Edwards MJ, et al. Psychogenic palatal tremor may be under recognized: reappraisal of a large series of cases. *Mov Disord*. 2012; 27: 1164-1168.

Stameloua M, Hoeglinger GU. Atypical Parkinsonism: an update. *Curr Opin Neurol*. 2013; 26: 401-405.

Thenganatt MA, Louis ED. Distinguishing essential tremor from Parkinson's disease: bedside tests and laboratory evaluations. *Expert Rev Neurother*. 2012; 12: 687-696.

Van der Salm SMA, Erro R, Cordivari C, et al. Propriospinal myoclonus: clinical reappraisal and review of literature. *Neurology*. 2014; 83: 1862-1870.

Vein AA, van Emde Boas W. Kozhevnikov epilepsy: the disease and its eponym. *Epilepsia*. 2011; 52: 212-218.

Walsh B, Smith A. Basic parameters of articulatory movements and acoustics in individuals with Parkinson's disease. *Mov Disord*. 2012; 27: 843-850.

Yaltho TC, Ondo WG. Orthostatic tremor: a review of 45 cases. *Parkinsonism Rel Disord*. 2014; 20: 723-725.

Zadikoff C, Lang AE, Klein C. The 'essentials' of essential palatal tremor: a reappraisal of the nosology. *Brain*. 2006; 129: 832-840.

J. 运动增多的非震颤类型

1. 一些运动增多症状显示的特征性临床表现可预测可能的损害部位（表 7-8）。

表 7-8 运动障碍和基底运动核损害的临床病理相关性

运动障碍	典型损害部位
舞蹈症：多发、快速、随机运动（"坐立不安"），通常在四肢肌肉最严重	纹状体：萎缩、自身免疫性疾病，也可能在下丘脑红核损害后出现
手足徐动症：缓慢、扭动动作，在四肢肌肉中最严重	纹状体和丘脑弥漫性髓鞘增生，如脑瘫
肌张力障碍：长程、持续扭曲运动，中轴肌肉最严重	基底运动核的遗传性损害、获得性损害或药物性损害
偏身投掷动作：半侧身体失去控制的投掷运动	对侧下丘脑核出血性损害，通常为高血压患者
帕金森病（震颤麻痹）：手指 5～6 次/秒搓丸样静止性震颤、铅管样肌强直和运动不能	黑质变性
静止性、姿势性和终末震颤（福尔摩斯震颤或红核震颤）	中脑损害，红核和小脑上脚区域，经常为创伤后

2. 舞蹈症是指不间断的、随机的、中等快速的运动，如做鬼脸、抬高手指或手臂、行走时错步、讲话时中断。总体而言，舞蹈症类似于"坐立不安"，身体的一部分或另一部分一直在摇摆。动作类似于舞蹈家编排的舞蹈动作，或者可能是更好的描述，他们模拟正常运动的片段。例如，在你开始做一个不恰当的运动（也许是抬手挖鼻孔）后的某段时间，可能突然决定中途停止，或者开始这样的运动后，你可能会转为梳头动作。舞蹈症患者可能会采用这种策略。然而，观察者可以察觉到初始运动连续性的停止或转移。舞蹈症状的起源尚未确定，但似乎导致了预期运动中促进和抑制之间的不平衡（Hallet 和 Obeso，2015）。

3. 手足徐动症是指手指和四肢缓慢扭动的运动。如果严重，手足徐动症会影响言语和一些肢体近端运动。这些运动起伏不定，一般不维持在一个固定的姿势。手足徐动症往往伴随或在锥体束部分阻断后，特别是脑瘫和痉挛性四肢瘫或双侧瘫患者。快速、随机、坐立不安的运动，称为舞蹈症，与称为手足徐动的缓慢扭动的远端运动形成对比。

4. 肌张力障碍是指持续性或间歇性肌肉收缩引起的异常运动和（或）姿势，常重复出现。肌张力障碍性运动一般为模式化的扭曲动作，可以合并震颤，常因随意动作诱发或加重。长时间持续的肌肉收缩将身体的某个部分保持在一个位置，可能导致纽结饼样的身体姿势，伴固定的脊柱侧弯及关节挛缩。

a. 局灶型肌张力障碍如痉挛性斜颈和书写痉挛，可能会或多或少影响受限制的肌肉群。

b. 肌张力障碍持续性的姿势偏移不同于舞蹈症的快速运动和称为手足徐动症的缓慢扭转，主要是身体远端的运动。

c. 虽然肌张力障碍传统上被归为锥体外系运动障碍，遗传形式的病变部位和病理生理学未知（Klein，2014），但肌张力障碍可由基底运动核已知的、获得性损害引起，并且神经影像提供了基底节和丘脑皮质网络是其病理生理学的主要决定因素的证据（Obeso 等，2014；Stoessl 等，2014）。

5. 偏身投掷运动是指半侧身体猛烈的投掷运动。Ballista 意味着投掷，如同"ballistics"

一词。患者的手臂用力摆动，就像试图甩掉一条蛇。偏身投掷运动通常突然出现在老年高血压患者中。病变是可预测的。一种特殊的、界限分明的出血破坏了对侧下丘脑的丘脑下部核（Luys 核）或其周围通路。这种杏仁大小和杏仁形状的间脑核属于基底运动核。偏身投掷动作也可能由尾状核、壳核、苍白球、中央前回或丘脑核损害导致（Hawley 和 Weiner，2012）。

6. 抽动是面部、舌、上肢或发声器官快速的、快如闪电的、刻板的不自主运动（Martino 和 Mink，2013）。与之前的运动症状增多不同，如果患者只有一种类型的抽动，则每次运动的顺序都是相同的。然而患者可能有多种类型的抽动。我们所有人都会表现出轻微的抽动：皱额、眨眼、提裤子或耸肩。运动员表现出很多抽动样动作，如当篮球运动员准备罚球，或网球运动员准备发球。情绪紧张时抽动加重，注意力集中时不太明显，而睡眠时经常消失。虽然大多数抽动是低振幅的，但是剧烈的抽动可能会将患者抛在地板上，从而类似夸张地被称为惊跳的惊吓反应。在已讨论的运动障碍中，抽动快速并且通常为低度到中度的振幅，最接近于☑舞蹈症/□手足徐动症/□偏身投掷运动。

7. 多发性抽动秽语综合征：有些抽动被认为是心因性的，但它们在一种称为抽动秽语综合征（Tourette 综合征）的器质性疾病中表现突出，其有三个主要特点。

a. 多发性抽动随时间变化。

b. 不自主的呼吸动作，伴随着尖叫、吠叫、嚎叫、抽鼻子或哼唱，有时是不自主的咒骂声。

c. 人格特征：有时呆板、强迫、粗鲁及注意力缺陷多动障碍（Shprecher 等，2014）。

K. 运动增多的已命名类型之间的连续性

肌张力障碍、手足徐动、舞蹈症和抽动代表着不自主运动连续性的"中转站"，而不一定是离散的实体。它们在速度上的差异可能比在任何其他方面的差异更为显著。抽动和舞蹈症是最快的，每个动作以秒或更短的时间来计算。接下来是手足徐动症，持续时间稍长些，为数秒。然后是肌张力障碍，持续数秒到数分钟，甚至更长的时间，如在痉挛性斜颈中，这是肌张力障碍的一种形式，其中头部可保持长时间偏斜。

> 作为简单的 1、2、3 助记法，把每个抽动想象为短于 1s（但相同的抽动可重复），每个舞蹈症动作持续 1s，手足徐动持续 1～3s（但动作可能相互转化），肌张力障碍持续 3s 到数分钟或更长的时间。

偏身投掷运动与舞蹈症的不同之处在于更剧烈的振幅和单侧性。偏侧舞蹈症也可以出现，但它以双侧性最常见，如亨廷顿舞蹈症或西德纳姆舞蹈症。

L. 药物诱发的锥体外系运动综合征和迟发性运动障碍

各种镇静剂、抗精神病药、抗抑郁药及其他药物可导致多种运动障碍（Mehta 等，2015）。这些化学损害的影响类似于解剖损害的影响，出现运动减少和运动增多，从帕金森病到肌张力障碍。不自主运动经常主要影响面部、口、颊和咽部运动，伴有发音障碍和吞咽困难（Meige 综合征）。不幸的是，迟发性运动障碍可能是永久性的，并且非常难治。用于治疗帕金森病的左旋多巴也会产生运动障碍。

M. 基底运动环路损害后的缺损现象和释放现象的概念

一般性讨论参见本章Ⅺ部分。

1. 基底运动环路损害后的缺损现象包括运动迟缓、步态障碍、面具脸和语音抑扬丧失。

2. 释放现象包括称为铅管样肌强直的肌张力增高、震颤（通常某一部位静止性震颤）、静坐不能，以及运动增多如抽动、舞蹈症、手足徐动症、肌张力障碍和偏身投掷运动。释放现象的概念是否适用于这些现象需要一些想象力。这个概念极少用于过度行为的其他综合征，如多动。

N. 不自主运动障碍评分量表

各种评分量表如异常不自主运动量表使检查者能够量化各种不自主运动，以确定残疾程度、随访病程和治疗效果（Herndon，2006）。

O. 运动功能障碍的一些简单、一般性检查：书写、手指拍打速度、阿基米德螺旋和日常生活活动

这些检查在分析大多数运动障碍时有用，特别是偏瘫患者、震颤患者、肌强直患者或共济失调患者，不仅用于鉴别诊断，还用于了解功能性残疾。

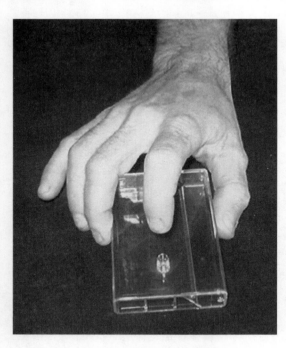

图 7-42　患者叩击塑料录音带盒时手的位置
检查者倾听叩击的速度和节奏

1. 书写：观察患者自发书写，如果怀疑运动障碍或大脑疾病，写一个句子并口述。像步态一样，大多数运动障碍影响书写。小脑疾病的共济失调性书写困难、肌强直导致的小写征、原发性震颤的书写困难都会生动地表现出来。

2. 手指叩击速度

a. 技术：为了方便地代替实际的计数器进行床边测试［手指敲击测试（FTT）；Strauss，2006］，将一副扑克牌或者一盒普通的录音带（如果还可以找到）放在桌上，让患者用拇指和中指握住，用示指自由叩击（图 7-42）。让患者以舒适的速度叩击数秒，以避免疲劳（Arias 等，2012）。检查者应首先演示测试方法。正常受试者在被要求尽可能快地叩击时，速度大约为每 10 秒 50 次。儿童和老年人叩击速度较慢。

b. 扑克牌（或本例中的卡式录音带盒）有三个用途。

i. 检查者可以迅速了解患者的精细动作技能。

ii. 失用患者很难确定位置或者拿起和整理盒子有困难。

iii. 最重要的是录音带盒可以放大声音，因此检查者可以估计速度和节奏。耳比眼睛可

以更好地察觉出左右手之间的细微差别。

c. 因为该检查关注整个中枢运动系统和周围运动系统，痉挛、肌强直、共济失调及神经肌肉疾病会明显减慢手指敲击的速度，检查者会很容易听到小脑患者的节奏紊乱。

3. 阿基米德螺旋

a. 技术：患者将笔放在一张纸的中心，画一个环绕中心点的螺旋线，用笔环绕数次，一直到周围。

b. 不同之处在于，肌强直患者使螺旋变窄，但其线条相当规则；共济失调患者的螺旋线不规则性内外交织；原发性震颤患者的线条明显地连续摇摆不定。

4. 日常生活中的任务：检查者应经常选择观察患者系纽扣、用剪刀、系鞋带、喝水及穿衣服的动作。

参考资料·运动增多和手指叩击

Arias P, Robles-García V, Espinosa N, et al. Validity of the finger tapping test in Parkinson's disease, elderly and young healthy subjects: is there a role for central fatigue? *Clin Neurophys*. 2012; 123: 2034-2041.

Hallet M, Obeso J. Where does chorea come from? Cortical excitability findings challenge classic pathophysiological concepts. *Movt Disord*. 2015; 30: 169-170.

Hawley JS, Weiner WJ. Hemiballismus: current concepts and review. *Parkinsonism Rel Disord*. 2012; 18: 125-129.

Herndon RM. *Handbook of Neurologic Rating Scales*. New York, NY: Demos Vermande; 2006.

Klein C. Genetics in dystonia. *Parkinsonism Rel Disord*. 2014; 20(S1): S137-S142.

Martino D, Mink JW. Tic disorders. *Continuum* (*Minneap Minn*). 2013; 19: 1287-1311.

Mehta SH, Morgan JC, Sethi KD. Drug-induced movement disorders. *Neurol Clin*. 2015; 33: 153-174.

Moritz CH, Haughton VM, Cordes D, et al. Whole-brain functional MR imaging activation from a finger-tapping task examined with independent component analysis. *Am J Neuroradiol*. 2000; 21: 1629-1635.

Obeso JA, Rodriguez-Oroz MC, Stamelou M, et al. The expanding universe of disorders of the basal ganglia. *Lancet*. 2014; 384: 523-531.

Shprecher DR, Schrock L, Himle M. Neurobehavioral aspects, pathophysiology, and management of Tourette syndrome. *Curr Opin Neurol*. 2014; 27: 484-492.

Stoessl AJ, Lehericy S, Strafella AP. Imaging insights into basal ganglia function, Parkinson's disease, and dystonia. *Lancet*. 2014; 384: 532-544.

Strauss E, Sherman EMS, Spreen O. *A Compendium of Neuropsychological Tests: Administration, Norms, and Commentary*. 3rd ed. Oxford: Oxford Univ. Press; 2006.

P. 静坐不能、不安腿综合征和多动：运动的冲动

1. 静坐不能是指不休息地运动，连续转换位置，有时不停地走动。当被问及时，患者经常称他们肌肉中有一种实际的运动冲动（Burkhard，2014）。静坐不能通常出现在帕金森病、其他基底运动核疾病及精神药物治疗时（Patel 等，2014）。

2. 不安腿综合征（Ekbom 综合征）：患者在试图休息或睡眠时，感到一种不可抗拒的冲动，需要来回移动腿部。没有任何意志力量可以对抗病理生理性需求使腿部保持静止，

漫无目的、不停乱动的双腿使患者难以入睡。行走或伸展等运动可以部分或完全缓解症状（Silber 等，2013）。过度锻炼或一些药物（如抗组胺药）可能会诱发不安腿综合征。

3. 注意缺陷/多动障碍（ADHD）：在儿童和青少年中首次诊断是依据他们的行为症状严重或与他们的发育年龄不相称，且无其他解释。其特点是注意力不集中、多动和冲动，或这些症状的组合，影响患者的日常功能或活动。症状通常持续到成年，并与经济和学校负担有关（如未能完成高等教育）（Feldman 等，2014）。在美国，它是目前在儿童中诊断的最普遍的神经发育疾病（9.5%），但也有观点认为它可能被过度诊断（Coon 等，2014）。

在正常的行为发育中，随着时间的推移，执行功能允许组织行为、目标设定和维护，这反映在目标导向、自我组织和灵活的行为中。情绪调节提供了对动机奖励的适当反应，正如适当的情绪反应所证明的那样。在 ADHD 中，这两种认知能力都可能受损，并导致观察到的行为。

有证据表明，ADHD 的遗传方面表现为双胞胎的发病率增加，以及另一个相关家庭成员的风险更高。然而，ADHD 不太可能代表一种疾病，更可能是一种异质性疾病。诊断继续依赖于可能反映潜在神经生物学起源的症状；注意力不集中、无序可预测学业问题，多动-冲动可预测不良的社会交往。功能性神经影像研究显示与皮质成熟延迟、大规模神经网络及其连接性延迟相关（Matthews 等，2014）。

4. 自残：患者无论奖罚，通过咬伤、抓伤或猛击的方式强迫性地造成自伤。撞击头部的婴儿或儿童尤其让父母苦恼。尽管一般见于智力低下的患者，但一些智力正常的个人抓伤、咬指甲、挖鼻孔或抓嘴唇，或者以其他方式强迫性伤害自己（神经性皮炎）以应对克服意志力的某些病理生理要求。

5. 刻板的行为举止：许多智力发育障碍、自闭症谱系疾病的个体和一些其他方面正常的儿童及成年精神病患者表现出重复性行为，包括快速旋转、摇摆、拍打、抚摸、扮鬼脸、舔舌和说话。Rett 综合征的儿童表现为特征性的手部扭动。这些行为及上述讨论的许多行为介于自主和不自主之间，进一步扩展了自由意志的概念。

Q. 癫痫

1. 定义：癫痫是由异常超同步神经元放电引起的患者在心理状态、运动状态或感觉状态的任何改变。

2. 不自主癫痫运动可能包括强直性痉挛、阵挛性痉挛和肌阵挛性抽搐，影响全部或部分的身体，或为复杂性自动症，表现为在复杂部分性（精神运动）发作期间的大笑和混乱状态。

3. 如果癫痫导致异常运动，患者通常会失去意识和对发作期失忆，脑电图监测通常会记录到癫痫样活动。然而，在一些癫痫样运动中，患者意识保留（参见第 13 章）。

R. 在区分心因性运动障碍和其他运动障碍时避免陷阱

1. 心因性运动障碍可能与运动障碍疾病相似，参见第 14 章。

2. 焦虑或情绪紧张使得几乎所有运动增多的疾病恶化，但大多数症状在患者放松或睡眠时减轻或消失。只有少数异常的不自主运动在睡眠中发生：睡眠性肌阵挛、腭震颤、梦游症和一些癫痫发作。

3. 在一种疾病演变过程中，运动增多的形式及肌张力降低或增高的程度可能发生变化。因此，以弛缓性偏瘫开始的可能最终是痉挛性偏瘫。单纯的手足徐动症可能最终为肌张力障碍，其中患者进行自主运动的努力与手足徐动或肌张力障碍性痉挛的程度相平行。扭转性肌张力障碍是病理生理决定肌肉收缩的典型例子，而不由患者"意志"决定。

4. 精神药物、乙醇和毒品经常导致运动减少性或运动增多性运动障碍。在震颤或任何其他新发运动障碍的鉴别诊断中要考虑药物因素。

5. ADHD 儿童的父母会因无力应付他们的孩子而出现心烦意乱、情绪低落和挫败感。通常孩子的多动会以执行检查者要求时的草率的、疯狂的方式表现出来。但是，如果孩子在检查期间很平静（有些儿童会这样），检查者可能会错误地得出结论，父母是"过度焦虑"。通常的问题是不够焦虑的医生，而不是过度焦虑的父母。因此，对患者立刻检查能够很好地识别锥体外系起源的标准的运动增多，但在某些情况下如果观察期过短，可能识别不出多动的孩子。在下次就诊时，在会面前让孩子在候诊室停留相当长的一段时间。然后在孩子污损你的办公室装饰、将玩具散乱扔在接待室各处（实际上并没有玩任何玩具）、激怒其他患者、逼疯你的接待员之后，你就会理解父母的困境。

S. 病例分析

患者是一个智力正常的 47 岁女子，出生时轻度痉挛性脑瘫。自幼年起数十年来她的运动障碍没有变化。拍照片时，要求她向前伸展手臂，尽可能保持稳定。她在休息或步行时出现相似的动作。单个运动持续 2～3s，具有低等到中等的力度和幅度，但在连续模式中相互融合。如图 7-43 所示，该运动应归类为<u>手足徐动症</u>。

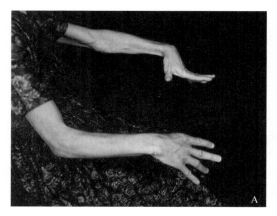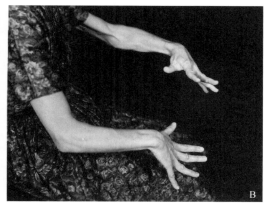

图 7-43　不自主运动的动作序列

T. 根据可操作定义总结不自主运动（运动增多）

1. 为了临床诊断，已经定义了广义的运动增多，包括由神经系统损害引起的任何周围或中枢起源的额外的肌肉活动。

2. 对于 a～u 项的临床特点，在横线处写下正确的描述性诊断。在可能的情况下，模仿所描述的运动障碍。

 a. 肌电图检测到的失神经肌纤维的自发随机收缩：<u>肌纤维颤动</u>。

 b. 通过临床检查和肌电图检测到的小部分肌肉的自发随机抽搐：<u>肌束颤动</u>。

 c. 一块肌肉或成组肌肉的突然自发收缩，可能模拟惊跳反应：<u>肌阵挛样抖动</u>。

 d. 具有强迫性人格特征的患者中自发刻板的肌肉收缩序列，在面部肌肉中最突出：<u>抽动</u>。

 e. 身体自发强直性或阵挛性抽搐，常伴意识丧失：<u>癫痫</u>。

 f. 自发快速运动，模拟正常运动的片段，通常四肢最突出：<u>舞蹈症</u>。

 g. 手指和四肢自发扭转运动，可能影响面部和中轴肌肉：<u>手足徐动症</u>。

 h. 四肢和中轴部位自发长时间持续偏斜，伴主动肌和拮抗肌交替收缩，最终可能导致固定畸形：<u>肌张力障碍</u>。

 i. 或多或少不停的（在觉醒时间）、失去控制的、半身投掷运动，通常见于老年高血压患者：<u>偏身投掷运动</u>。

 j. 眼睛和头部自发向上偏斜，通常和静止性震颤及铅管样肌强直一起见到：<u>动眼危象</u>。

 k. 不可抗拒的腿部活动，尤其在患者试图休息或睡觉时：<u>不安腿综合征</u>。

 l. 儿童不间断的、受驱动的、通常是烦人的或攻击性的行为：<u>运动增多</u>。

 m. 静止时 6 次/秒震颤，意向性运动时减轻或消失：<u>帕金森（静止性）震颤</u>。

 n. 运动进行中的不规则震颤，但静止时没有震颤：<u>意向性（共济失调）震颤</u>。

 o. 向前伸手时的快速震颤，进行运动时减轻，保持新的姿势时再次出现：<u>姿势性震颤</u>。

 p. 手部的 10 次/秒震颤，经常有家族模式：<u>原发性（家族性）震颤</u>。

 q. 一种难治性运动增多，通常面部运动、唇运动和舌运动明显，长期摄入精神药物后出现：<u>迟发性运动障碍</u>。

 r. 帕金森病患者运动不休止的状态，以不可抗拒的不断转换姿势为特征：<u>静坐不能</u>。

 s. 当双臂伸展、手腕背屈时，持续姿势突然放松：<u>扑翼样震颤</u>。

 t. 长时间波浪样、起伏样或蠕虫样肌肉收缩，呈局灶性或广泛分布，与成组的运动单位重复放电相关：<u>肌纤维颤动</u>。

 u. 躯干和四肢的不规则、快速、低振幅、广泛运动，常伴眼阵挛：<u>肌阵挛</u>。

参考资料·注意缺陷－多动障碍和不自主运动

Burkhard PR. Acute and subacute drug-induced movement disorders. *Parkinsonism Rel Disord*. 2014; 20(S1): S108-S112.

Coon ER, Quinonez RA, Moyer VA, et al. Overdiagnosis: How our compulsion for diagnosis may be harming children. *Pediatrics*. 2014; 134: 1013-1023.

Feldman HM, Reiff MI. Attention deficit-hyperactivity disorder in children and adolescents. *N Engl J Med*. 2014; 370: 838-846.

Matthews M, Nigg JT, Fair DA. Attention deficit hyperactivity disorder. *Curr Top Behav Neurosci*. 2014; 16: 235-266.

Patel N, Jankovic J, Hallett M. Sensory aspects of movement disorders. *Lancet Neurol*. 2014; 13: 100-112.

Silber MH, Becker PM, Earley C, et al. Willis-Ekbom disease foundation revised consensus statement on the management of restless legs syndrome. *Mayo Clin Proc*. 2013; 88: 977-986.

XIII. 躯体运动系统检查概要

示范运动检查，从初步检查步态、姿势、震颤和异常运动开始，然后是触诊、肌力测试和肌张力检查，最后进行深反射检查、叩诊和浅反射检查。

■ 第 7 章学习目标

Ⅰ. 检查身体轮廓、姿势和步态
1. 描述在进行各部位和肌肉正式检查前评估患者运动系统的初始步骤（标准神经系统检查参见Ⅵ A 部分）。
2. 描述开始运动检查的光线和初步观察结果。
3. 描述要进行哪些比较来确定身体部位或观察结果是否异常。
4. 描述确保有序地进行骨骼肌肉系统检查的原则。
5. 演示和描述进行步态检查的顺序和观察结果。

Ⅱ. 肌力检查原则
1. 解释以下哪个选项提供了最好的肌肉力量测试：检查者可以很容易克服的运动、检查者几乎可以匹配的运动或比检查者强壮得多的运动。
2. 将肌肉力量及其长度关联起来（长度-力量定律）以应用于临床测试（图 7-1）。
3. 演示如何应用长度-力量定律将非常强壮的肌肉力量最小化，或将无力肌肉的力量最大化以使其肌力更接近检查者的手臂肌力和手部肌力。
4. 描述在下颌、颈部、躯干、肩部、肘部、腕部、手指、髋部、膝部和踝部中哪些运动是最强的，并解释四足动物姿势（图 7-2），以及体位性对抗重力肌肉的概念，提供一种简单的方式以记住这些运动的相对肌力。
5. 解释为什么足的背屈肌肉不属于对抗重力肌肉，即使在行走时它们抬起足部对抗重力。
6. 陈述记忆原则，正常人的哪些运动或位置检查者刚好可以用手和手臂相对位置大致匹配，而哪些运动或位置检查者甚至无法通过手法相对来对抗。

Ⅲ. 肌肉无力的检查技术
1. 陈述引导肌肉检查顺序的原则。
2. 演示如何检查作用于肩、肘、腕和手关节的肌肉力量。
3. 演示如何匹配患者的手指力量（图 7-3）。
4. 演示如何检查患者的握力，解释手功能位的概念。
5. 演示如何检查腹部肌肉的力量。
6. 描述第 10 胸椎水平脊髓横断损害患者脐迁移检查（Beevor 征）的结果。
7. 演示如何检查背部肌肉力量和作用于臀部、膝关节、踝关节和足部关节的肌肉力量。描述主动肌和拮抗肌作用于这些关节的相对力量。
8. 演示肌肉力量的整个筛选检查（除脑神经外，标准神经系统检查参见ⅥC 部分）。
9. 描述临床上记录肌力检查的定量量表。

Ⅳ. 肌肉直接叩击
1. 定义和描述肌肉的叩击激惹性、叩击肌水肿和叩击肌强直。陈述这些是否正常或是病理性，如果是病理性，可能提示什么。
2. 演示诱发肌强直的一些不同方法。
3. 描述正常肌肉、失神经支配肌肉和肌病性肌肉对直接叩击反应的区别。

Ⅴ. 肌肉牵张反射检查
1. 命名肌肉牵张反射受体。
2. 画一张图表，展示肌梭和常规肌纤维的神经支配（图 7-4）。
3. 描述肌梭对肌肉延长或缩短的反应。
4. 解释为什么只有快速牵拉肌肉才能引出肌肉牵张反射。
5. 对比传出神经切断对肌肉的叩击激惹性和对肌肉牵张反射的影响。
6. 解释为什么检查者叩击肌腱，而非肌肉本身会引出肌肉牵张反射。

7. 描述和演示用叩诊锤诱发肌肉牵张反射的正确技术，区别摆动锤子和将锤子喙喙样使用（图 7-5）。

8. 描述检查者诱发股四头肌反射后，痉挛状态对腿部摆动的影响。

9. 演示在标准神经系统检查中用来诱发肌肉牵张反射的顺序（图 7-6～图 7-18）。

10. 演示如何防止诱发肱桡肌反射时伤及患者。

11. 描述首次尝试肌肉牵张反射失败后又如何顺利完成的过程。

12. 描述两种加强肌肉牵张反射的方法。

13. 描述即使反射弧在解剖学上完整，但检查者可能无法诱发出肌肉牵张反射的一些条件或情况。

14. 描述婴儿腿部引起股四头肌反射的位置。

15. 解释为什么传统术语深部腱反射是肌肉牵张反射的误称。

16. 通过简笔画记录在正常人中诱发出的典型肌肉牵张反射，并给出分级系统的正常范围（图 7-19 和表 7-2）。

17. 解释为什么从右到左比较肌肉牵张反射的幅度比反射的绝对值更具信息性。

Ⅵ. 反射弧中断后伴随反射减弱和消失的临床表现及肌电图表现

1. 描述如何"思考"反射弧（图 7-4）来分析反射减低或消失。

2. 描述当病变仅阻断反射弧的传入支或传出支时，在感觉和运动中发现的主要差异。

3. 解释肌肉的失用性萎缩、失神经萎缩、肌病性萎缩之间的差异。

4. 定义以区分肌肉萎缩、未发育和发育不良。

5. 绘制和定义一个运动单位（图 7-20）。

6. 定义肌束颤动及临床表现。

7. 定义肌纤维颤动。

8. 定义痛性痉挛。

9. 描述肌电图。

10. 定义沃勒变性（图 7-22）。

11. 定义肌纤维颤动，并描述如何检测。

12. 区别肌纤维颤动和肌束颤动。

13. 叙述肌纤维颤动的一般规律。

14. 描述巨大多相运动单位的发病机制和检测。

15. 说出一个将失神经支配或营养不良肌肉可视化的放射学方法。

16. 描述感觉丧失、反射消失、肌张力减低、肌束颤动、肌纤维颤动和叩击肌强直等各种组合如何将损害定位到脊神经后根、下运动神经元、周围神经或肌肉（表 7-4）。

17. 描述在下运动神经元损害（表 7-5）急性发作后出现无力、反射消失、萎缩和肌纤维颤动的相对时间。

Ⅶ. 肌肉牵张反射亢进和阵挛的临床分析

1. 概述反射亢进的常见原因（图 7-23）。

2. 描述上运动神经元损害和下运动神经元损害对于肌肉牵张反射幅度影响的差异。

3. 演示如何诱发阵挛，并讨论其临床意义（图 7-24）。

4. 解释为什么检查者必须做一个轻快的初始动作来诱发阵挛。

5. 区分非病理性（非持续性或未完成）和病理性（持续性）阵挛。

6. 描述如何终止新生儿生理性阵挛，以区分震荡动作和震颤或癫痫。

Ⅷ. 肌张力异常：肌张力增高和肌张力减低

1. 给出肌张力的可操作性定义。

2. 陈述形成肌张力的两个主要因素。

3. 给出痉挛和肌强直的可操作性定义，并演示如何诱发（图 7-26 和表 7-6）。

4. 描述齿轮现象，并与折刀现象相比较。

5. 描述诱发痉挛和肌强直通路的差异。

6. 描述诱发痉挛和肌强直所需的运动速度的差异。

7. 描述周围神经系统和中枢神经系统可能会导致肌张力减低的某些疾病（图 7-27）。

8. 定义神经性休克（神经功能联系不能、脑或脊髓休克）和描述这种状态在损害发生的严重性和快速性上意味着什么。

9. 比较神经性休克常见的运动体征与慢性上运动神经元损害常见的运动体征。

10. 描述如何检查和记录关节的运动范围。

IX. 浅反射检查（皮肤肌肉反射）

1. 解释将反射分为浅反射和深反射的原因。

2. 叙述标准神经系统检查诱发的浅反射（提示：按从头到脚的顺序叙述）。

3. 陈述正确诱发足跖反射的终点标准。

4. 叙述让患者为足底刺激做好准备的一句话。

5. 演示如何通过刺激足底诱发足跖反射（图 7-28），并描述正常人通常的第一足趾运动。

6. 说出用于诱发足跖反射的三个脑卒中的生理显著变量。

7. 解释为什么检查者对第一个刺激施加非常小的压力以诱发足跖反射。

8. 描述诱发足跖反应时患者的位置。

9. 陈述巴宾斯基手法刺激的皮节，描述足跖反射的传入反射弧和传出反射弧，说出神经、脊髓节段和累及的肌肉群名称（图 7-29 和图 7-31）。

10. 陈述诱发足跖反射需要叠加的两个类型。

11. 描述在正常人刺激足底后通常伴随第一足趾足跖反射的下肢运动。

12. 描述用于研究足跖反射是否应作为判断主动肌和拮抗肌收缩之间的平衡或仅仅是一种主动肌收缩的方法。

13. 描述上运动神经元损害的患者足底刺激后第一足趾的反应（图 7-33A）。给出两个名字。

14. 描述通常伴随足底伸肌反应的下肢的额外运动（图 7-33B）。

15. 当患者存在伸趾征时，描述第一足趾相对于施加和撤回刺激的行为时间。

16. 陈述存在伸趾征时哪个传导束被阻断。

17. 说出几个短暂的病理生理状态，其中没有实质性锥体束解剖性阻断而出现伸趾征或上运动神经元综合征的其他表现。

18. 描述婴幼儿足底刺激的足趾反应。

19. 陈述婴幼儿足抓握反射缺失的预后意义。

20. 描述脊髓横断后伸趾征感受区域的范围发生的变化。

21. 演示几种除了标准足底刺激外其他诱发伸趾征的方法（图 7-4）。陈述大多数这些操作的刺激的共同生理特性。

22. 陈述患者有明确的上运动神经元损害但可以不显示伸趾征的不同原因。

23. 演示如何触诊腓总神经（图 7-35）。

24. 陈述足下垂患者通常累及的神经和常见的损害部位。

25. 描述跨膝关节麻痹。

26. 演示如何诱发腹壁反射和提睾反射并描述正常反应（图 7-36）。

27. 陈述产生腹壁-提睾反射和足跖反射刺激的共同生理属性。

28. 描述急性上运动神经元和慢性上运动神经元损害后腹壁反射及提睾反射的特征性改变。

29. 陈述腹壁浅反射的缺失并不一定提示上运动神经元阻断的一些情况。

30. 描述如何诱发肛门收缩和球海绵体肌反射，并陈述介导这些反射的脊髓水平。

31. 用简笔图展示如何记录正常人、偏瘫患者和 T_{10} 慢性损害患者的典型深反射与浅反射（图 7-37）。

32. 描述 T_{10} 脊髓损害患者仰卧位试图抬高头部时脐部会发生什么情况。

X. 标准"教科书"中的上、下运动神经元损害综合征及其变异型概要

1. 叙述缓慢变化或慢性上运动神经元损害产生的临床征象。

2. 比较上运动神经元综合征与下运动神经元综合征（表 7-7）。

3. 定义以区分下述上运动神经元不同部位损害引起的综合征的临床术语：偏瘫、单瘫、双偏瘫、痉挛性双瘫、假性球麻痹、闭锁综合征、四肢瘫和截瘫。

4. 描述在急性脊髓 C_1 横断后运动变化、感觉变化和自主神经变化。

5. 描述脊髓休克对内脏深浅反射和躯体深浅反射的影响。

XI. 运动通路损害后缺损和释放现象的概念

1. 定义缺损现象和释放现象，并将急性上运动神经元和慢性上运动神经元损害的体征归类为其中一个。

2. 将缺损现象和释放现象的概念应用于下运动神经元损害的临床表现。

3. 将缺损现象和释放现象的概念应用于周围神经系统损害后的自主神经功能障碍的临床表现（提示：对出汗和血管舒缩张力的影响）。

XII. 不自主运动障碍

1. 给出自主运动和不自主运动的可操作性定义。

2. 描述一些正常的不自主运动或生理性联带运动。

3. 描述贝尔现象。

4. 定义肌阵挛性抖动并描述正常的肌阵挛性抖动的一种情况。

5. 区别肌阵挛性抖动与肌束颤动。

6. 陈述哪些异常的临床结果或肌电图结果可区分良性和病理性肌束颤动。

7. 定义震颤。

8. 展示如何演示自己的生理性震颤。

9. 描述在震颤鉴别诊断中涉及的临床特点。

10. 定义震颤的临床类型并模仿它们（图 7-38）。

11. 描述原发性震颤的临床特点。

12. 从临床特点和损害部位区分原发性腭震颤和症状性腭震颤。

13. 给出帕金森病震颤的临床特点。

14. 列出帕金森病的主要神经系统体征。

15. 描述帕金森病对面部表情和言语的影响。

16. 定义或描述搓丸样震颤、铅管样肌强直、齿轮样、静坐不能和动眼危象。

17. 描述帕金森震颤、意向性（共济失调）震颤、姿势性震颤和终末震颤，或静止性震颤、意向性震颤和姿势性（红核）震颤组合的损害部位或受影响的系统。

18. 描述"肌阵挛"一词的一些不同应用，以及临床上与肌阵挛区分困难的一些运动障碍。

19. 定义和模仿舞蹈症、手足徐动症、肌张力障碍，并进行运动速度排名。

20. 叙述舞蹈症、手足徐动症（在脑瘫中）、肌张力障碍、偏身投掷运动及终末震颤、姿势性震颤和红核震颤通常损害的部位。

21. 描述局灶型肌张力障碍的一种类型。

22. 描述偏身投掷运动，并陈述常见的损害部位。

23. 定义抽动，并说出一种由多发性抽动和强迫性特征所组成的综合征的名称。

24. 说出精神药物引发的运动障碍的名称。

25. 描述迟发性运动障碍中不自主运动的常见部位。

26. 通过应用缺损现象和释放现象的基本定义，将基底运动核损害的体征归类。

27. 描述一些由运动能力的一般检查如书写、手指叩击速度和阿基米德螺旋等显示的一些运动异常。

28. 举例说明由超越患者意愿的病理生理需求引起的过度活跃或受驱动的行为。

29. 描述不安腿综合征。

30. 陈述 ADHD 儿童的多动如何不同于标准锥体外系的运动增多。

31. 列出一些在神经精神疾病如孤独症、精神发育迟滞、精神分裂症和痴呆症中出现的刻板举止。

32. 描述锥体束切断对自主运动和锥体外系起源的异常不自主运动的影响。

33. 解释为什么在检查室短时间观察孩子可能会导致医生误诊 ADHD 儿童。

34. 讨论确定哪个决定因素（自由意志、病理生理要求、反射或无意识动机）导致任何特定行为的难度。

XIII. 躯体运动系统检查概要

演示运动检查（标准神经系统检查参见Ⅵ A～G 部分）。

（李力波　范思远　王　琳　译）

第 8 章　小脑功能障碍检查

无论他的顾虑有多大，当他进一步理解分娩时力量会作用于头顶，不仅会损伤大脑和小脑，而且会挤压大脑并将其推向小脑时，才知道它是主管理解的部位！天使和牧师捍卫我们！哭吧神父——哪种灵魂可以承受这种冲击？没人知道为什么智慧的网络像我们看到的如此破碎；所以我们大多数最优秀的头脑还不及凌乱的丝绦，都困惑，内心都混乱。

——Laurence sterne（1713～1768）

Ⅰ. 小脑的功能

A. 小脑不包括哪些功能

1. Laurence Sterne 准确地讽刺了他那个时代所推断的神经生理学，后者将小脑的功能定义为理解。然而，小脑显然较预期更多地参与了认知、情感及自主神经功能的调控（Buckner，2013）。小脑损伤可引起小脑认知障碍综合征，可表现为执行功能、视空间、语言及行为情感功能受损和颅后窝综合征，后者多见于儿童小脑肿瘤术后的患者。目前认知功能障碍与小脑的具体组织学定位尚无共识，但有学者提出，小脑前叶、后叶内侧第Ⅵ和第Ⅷ小叶为小脑的感觉运动中枢；部分后叶第Ⅵ和第Ⅶ小叶执行小脑的认知功能；小脑后蚓部和顶核则是小脑边缘系统的解剖基础（Buckner，2013；De Smet 等，2013）。

2. 目前无临床证据表明小脑与意识相关。

3. 尽管小脑与诸多感觉纤维有联系，但目前无临床证据表明小脑与感觉感知相关。Holmes 等反复强调未在小脑疾患的临床检查中发现任何感觉障碍（Holmes，1939；van Gijn，2007）。

B. 小脑包括哪些功能

1. 小脑在临床检查中最明确的功能是协调随意肌的收缩。所谓协调包括调节随意肌收缩的速度、程度、强度及次序。此外，小脑还隶属于协调大脑皮质、基底节运动核团、丘脑和网状结构的感觉运动网络系统（De Smet 等，2013）。

2. Hughling's Jackson（1834～1911）提出，"协调功能涉及神经系统的多个领域，不可能孤立完成"。不仅感觉系统参与其中，视觉系统、触觉系统和听觉系统均有传入纤维与小脑联系，此外，协调功能的完成还需关节、肌肉和前庭系统的本体感觉传入。

3. 大脑需精心安排相关肌肉收缩的顺序、速度和强度，以完成从 A 点移至 B 点的运动。骨骼肌本体感受器和其他感受器时刻向小脑传递信息，包括肢体的位置、运动、关节角度，以及肌肉和关节的紧张度等，也就是说，在肌肉和骨骼肌进行杠杆运动时，需一个可发现并纠正其错误的内部模型时刻运行（Ebner 等，2011；Manto 等，2012）。小脑对上述信息进行整合后，可直接反馈至大脑皮质或通过网状结构并经由网状脊髓束穿出，以完成协调肌肉的收缩，进而完成随意运动并保持随意姿势（Mottolese 等，2013；Thach，2014）。因此，小脑异常的关键临床检查即是发掘其有无随意运动和随意姿势的异常。

4. 现在，如果你理解了小脑的功能，可以回答下述问题：你可以检查瘫痪患者或昏迷患者的小脑功能吗? □能/☑不能，并解释。

<u>因为昏迷患者或瘫痪患者无自主运动且无法保持自主姿势。</u>

5. 小脑损伤患者的神经心理学评分通常较低，且更易出现性格改变，如淡漠、脱抑制或社会行为学异常（De Smet 等，2013）。通过标准运动检查，目前尚不能将特定认知障碍或情感障碍定位于小脑。调控运动一度被认为是小脑的主要功能，浦肯野细胞则是唯一可参与运动学习的神经元（Galliano 和 De Zeeuw，2014）。小脑与广泛皮质区和边缘系统的丰富双向联系，以及对其细胞结构和微电活动的生理学特点的深入探究为其主要功能为协调运动，其他为调控语言、认知和行为功能，这些提供了重要的循证依据（Cerminara 和 Apps，2011；Chadderton 等，2014；Llinás，2014；Cerminara 等，2015）。

参考资料·小脑

Buckner RL. The cerebellum and cognitive function: 25 years of insight from anatomy and neuroimaging. *Neuron*. 2013; 80: 807-815.

Cerminara NL, Apps R. Behavioral significance of cerebellar modules. *Cerebellum*. 2011; 10: 484-494.

Cerminara NL, Lang EJ, Sillitoe RV, et al. Redefining the cerebellar cortex as an assembly of non-uniform Purkinje cell microcircuits. *Nature Rev Neurosci*. 2015; 16: 79-93.

Chadderton P, Schaefer AT, Williams SR, et al. Sensory-evoked synaptic integration in cerebellar and cerebral cortical neurons. *Nature Rev Neurosci*. 2014; 15: 71-83.

De Smet HJ, Paquier P, Verhoeven J, et al. The cerebellum: its role in language and related cognitive and affective functions. *Brain Lang*. 2013; 127: 334-342.

Ebner TJ, Hewitt AI, Popa LS. What features of limb movements are encoded in the discharge of cerebellar neurons? *Cerebellum*. 2011; 10: 683-693.

Galliano E, De Zeeuw CI. Questioning the cerebellar doctrine. *Prog Brain Res*. 2014; 210: 59-77.

Llinás RR. The olivo-cerebellar system: A key to understanding the functional significance of intrinsic oscillatory brain properties. *Front Neural Circuits*. 2014; 7: 96.

Manto M, Bower JM, Comfort AB, et al. Consensus Paper: roles of the cerebellum in motor control—the diversity of ideas on cerebellar involvement in movement. *Cerebellum*. 2012; 11: 457-487.

Mottolese C, Richard N, Harquel S, et al. Mapping motor representations in the human cerebellum. *Brain*. 2013; 136: 330-342.

Thach WT. Does the cerebellum initiate movement? *Cerebellum*. 2014; 13: 139-150.

Van Gijn J. From the Archives. Symptomatology of cerebellar tumours; a study of forty cases. by T. Grainger Stewart (Registrar) and Gordon Holmes (Resident Medical Officer, National Hospital, Queen Square, London). *Brain* 1904; 27: 522-591. With The symptoms of acute cerebellar injuries due to gunshot injuries. By Gordon Holmes. *Brain* 1917; 40: 461-535. With the cerebellum of man. By Gordon Holmes. Brain 1939; 62: 1-30. *Brain* 2007; 130: 4-7.

Ⅱ. 小脑的解剖

A. 小脑的 3 个小叶

命名说明：小脑及中枢神经系统的其他组分都有很多不同的命名方式。虽然 Bolk 命名法（Glickstein 和 Voogd，1995）经常被使用，但本书选择应用 Larsell 命名法（1972）。Apps 和 Hawkes（2009）对易混淆的命名及新近的小脑组织命名法给出了专业的指导及解释。

1. Larsell 将小脑横向分为 3 叶，纵向分为 3 部分，位于中间的小脑蚓部及其两侧的小脑半球。学习图 8-1。

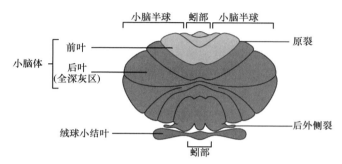

图 8-1　小脑背面观示意图（Larsell 命名法）

事实上，从小脑背面观是看不见蜷缩在下面的绒球小结叶的（图 8-2）

2. 与图 8-1 的示意图不同，图 8-2 真实展示了卷曲在下方的绒球小结叶。标记各个小叶。

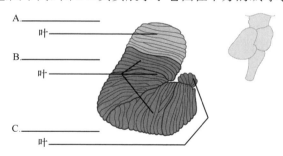

图 8-2　小脑右外侧观示意图

右侧的插图显示小脑与脑干的解剖关系，用 A、B、C 标记脑叶

B. 小脑的系统发育

1. 系统发育史可使我们更好地理解各种小脑临床综合征。小脑由前庭核团演化而来，其前庭系统的起源性决定其与前庭神经及核团在脑桥延髓连接处永久保持着密切联系——神经系统起源保留法则。

2. 前庭本体感受器主要提供与重力相关的头部运动及头部位置的相关信息。无四肢原始动物仅需极少量小脑即可协调中轴肌完成眼、头和躯干的定位功能。完成此功能的脑叶称为绒球小结叶（因其主要的传入纤维来自于前庭系统，故其还有一个常用名为前庭小脑或古小脑）。

3. 所有高级动物均保留了前庭小脑及其协调中轴肌运动的功能，但之后出现的四肢迫使小脑衍生出新功能，即必须要同时协调中轴肌（躯干）及四肢肌（肢体）的运动。从四足行走进化至双足直立对步态协调功能提出了更高的要求。小脑的第二部分逐步演化以接受来自躯干和四肢的更多本体感觉输入，即小脑前叶（亦称脊髓小脑，但此种命名法容易让人误解其仅接受来自脊髓的纤维投射，亦或根据其起源演化顺序称为旧小脑）。

4. 小脑的第三部分，与大脑、皮质运动区、锥体束、脑桥基底部和下橄榄核均有广泛联系。皮质脑桥小脑通路和橄榄小脑通路向小脑的最新部分传入信息，即小脑后叶（有时会强调其接受来自脑桥的纤维投射而称为桥小脑，但其纤维投射并非仅源自脑桥，故此命名法易引起歧义，而根据其起源演化顺序则可称为新小脑）。下橄榄核向小脑的 3 个叶均有纤维投射。

5. 总结：小脑由 3 个叶组成，根据其起源和主要传入纤维的不同可分为前叶、后叶和绒球小结叶（Baizer，2014；Butts 等，2014；Smaers，2014）。完成表 8-1。

表 8-1 小脑各脑叶的主要传入通路

小脑脑叶	主要传入通路
小脑前叶（脊髓小脑）	脊髓小脑束
小脑后叶（大脑小脑）	皮质脑桥小脑束
绒球小结叶（前庭小脑）	前庭小脑束
所有脑叶	橄榄小脑束

6. 每个小叶的病变可导致不同的临床综合征。根据临床表现，检查者可推断出病变的位置及类型（表 8-3）。

C. 三对小脑脚及其传导通路

1. 三对小脑脚将小脑固定于脑桥上：包括小脑上脚（吻侧）、中脚和下脚（尾侧）。这三对脚囊括了小脑的所有传入传出纤维（Roostaei 等，2014）。切断这三对小脑脚可使小脑完全与脑干离断（图 8-3）。

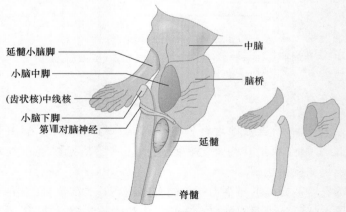

图 8-3 显示各小脑脚的脑干右侧观示意图

右边插图为各小脑脚的分解示意图

2. 三对小脑脚各将小脑固定于脑干的某一部分：□中脑/☑脑桥/□脊髓。因此，小脑的所有传入纤维和传出纤维均需经过脑桥和某一小脑脚。

3. 小脑中脚是成分最简单的小脑脚，基本上仅接受桥小脑纤维的投射。

> 　　通过"L"记住小脑中脚：最大、最侧面、最简单和起源最晚（Largest，Lateralest，simpLest and phylogenetically Latest）。小脑中脚在所有小脑脚中最大，它是小脑投射的最大通路，也是脑桥（脑干的最大组成部分）的最大组成部分，并最终止于小脑的最大脑叶，即小脑后叶；其组成在各小脑脚中最简单，仅包含一种纤维，即桥小脑纤维。

4. 小脑下脚的联系纤维可通过其邻近结构进行推断：脊髓小脑束、延髓和前庭神经。因此，小脑下脚接受脊髓小脑背束、三叉小脑束、橄榄小脑束的传入纤维及延髓网状结构和前庭神经核的传入纤维和传出纤维。

5. 小脑上脚（或结合臂）向前经过脑桥腹侧进入中脑（图 8-3）。其内包含小脑终止于对侧红核和丘脑的重要传出纤维。技艺高超的神经解剖学家发现脊髓小脑背侧束通过小脑下脚直接进入小脑，脊髓小脑腹侧束则通过小脑上脚进入小脑，但其实这并无太多临床价值。关键是所有的脊髓小脑束均终止于小脑前叶，特别是其蚓部，因此小脑前叶又被称为"脊髓小脑"。这些纤维司颈部、躯干和四肢关节及肌肉的本体感觉传入。发出上述纤维的神经元亚群亦可接受脊髓中枢模式发生器的脊髓中间神经元和下行束的调控。如此体系即可将各种预期及非预期的与运动相关的本体感觉及其他信息均传递给小脑（Stecina等，2013）。

D. 小脑脚的重点概述

1. 为激活肌肉的随意收缩，大脑会通过皮质桥小脑通路联系小脑，此通路主要终止于小脑后叶。

2. 皮质桥小脑通路主要走行于小脑中脚。

3. 负责传出功能的小脑脚是小脑上脚（吻侧）。

4. 橄榄核、前庭和脊髓小脑背侧束的传入纤维和小脑的传出纤维主要走行于小脑下脚（尾侧）。

5. 起源于前庭系统并保留了与其联系最紧密的小脑叶是绒球小结叶。

6. 脑桥延髓沟内的三对脑神经中走行于最背侧、距小脑下脚最近的是第Ⅷ对脑神经。走行于腹侧、距小脑脚最远的是第Ⅵ对脑神经（如果没记住，可参照图 2-20）。

E. 小脑环路

1. 小脑的主要传入纤维

a. 脊髓小脑通路，通过小脑下脚和上脚进入小脑前叶（旧小脑、脊髓小脑）。

b. 皮质脑桥小脑通路，通过小脑中脚主要终止于小脑后叶（新小脑、大脑小脑）。

c. 前庭小脑通路，经过小脑下脚主要终止于绒球小结叶（古小脑、前庭小脑）。

d. 橄榄小脑通路，经过小脑下脚终止于所有小脑小叶。

e. 传入纤维在向小脑皮质投射的同时也有侧支纤维投射至小脑深部核团。

2. 小脑的内部环路：所有传入纤维通过小脑白质进入小脑并最终止于小脑皮质的大浦

肯野神经元（Cerminara 等，2015）。浦肯野神经元的轴突是小脑皮质的唯一传出纤维。通过小脑白质，其主要与小脑的深部核团建立突触联系，少部分与前庭神经核团有直接突触联系。小脑最大的深部核团是齿状核，位于第四脑室顶。学习图 8-4。

传入纤维 → 小脑皮质的浦肯野细胞 → 中线核 → 传出纤维

图 8-4　小脑冲动传递通路示意图

3. 小脑的外部环路：皮质-脑桥-小脑-丘脑-锥体束环路。

a. 下文介绍一个定律：大脑半球病变表现为对侧运动症状，而小脑半球病变则表现为同侧症状。如果能够学习并理解病变与临床表现相关性的实际环路就更加完美了（图 8-5）。学习这方面的知识有百益而无一害，你肯定有机会验证其实用性。

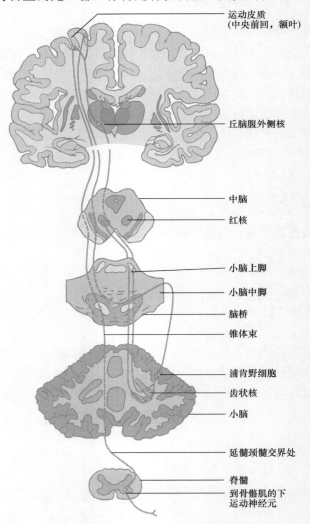

图 8-5　大脑-小脑-大脑环路示意图

小脑接受大脑皮质的信息反馈并通过锥体束影响下运动神经元，进而协调随意运动。从运动皮质开始追溯此环路。
大脑-小脑-大脑环路的两次穿越中线及锥体交叉决定了一侧小脑半球病变表现为同侧肢体症状

b. 通过如下方法掌握图 8-5。

i. 学习所标记的结构名称。

ii. 从额叶中央前回的运动皮质开始，追溯从大脑皮质向下传递至小脑皮质，继而折返至大脑皮质，并最终传递至下方锥体束的运动冲动。

iii. 用彩色铅笔在图 8-5 的另一侧画出上述环路，切记一定要包括突触，可用符号"Y"标记。

c. 通过一次锥体交叉，大脑半球控制□同侧/☑对侧躯体的随意运动。

d. 通过两次纤维交叉及锥体交叉，小脑半球最终协调☑同侧/□对侧躯体的肌肉收缩。

e. 因此，一侧小脑半球病变可导致其☑同侧/□对侧肌肉运动不协调。

Ⅲ. 小脑功能障碍的临床体征

A. 发现小脑功能障碍的关键

小脑功能障碍的四大主征包括共济失调，震颤（意向性和姿势性），尤其在急性病变中更易出现肌张力降低和乏力。Taxis 意思是"井然有序"。Ataxia 意思是"杂乱无章"，用于描述小脑功能障碍则表示随意运动或保持随意姿势时的肌肉收缩不协调。小脑功能障碍不是肢体无力或感觉障碍，而是小脑协调运动能力的障碍。

> 通过观察醉酒者可以更好地帮助我们记忆小脑功能障碍的临床表现。

镇静剂如乙醇可选择性影响前庭小脑神经元。如果你曾经历醉酒或见过醉酒者，即会理解其各种症候群。醉酒者不能协调其随意肌的收缩。因此，当其站立时会左右摇摆（想保持自主姿势时），行走时会步履蹒跚或跌倒，说话时会言语含混不清，注视时会出现眼震，其四肢则表现为松软下垂。当其手指指向某一目标（如鼻子）时会出现震颤，且越接近目标震颤程度越剧烈。如果用专业术语来描述，上述小脑症候群可定义为：

1. 随意运动的不协调性即可称为共济失调（Klockgether，2008；Pandolfo 和 Manto，2013）。周围神经病变或脊髓后索病变可导致感觉性共济失调，如梅毒所致的脊髓痨，其本体感觉传入严重受损（Koike 等，2010；Tong 等，2013）。

2. 头、躯干及肢体为保持特定姿势所致的震颤称为姿势性、位置性或静态型动作性震颤（所谓"动作"是指维持随意姿势时的肌肉活动性收缩，参见图 7-38）。这种头部及躯干每秒数次的不稳定震颤可见于小脑功能障碍，但通常特异性不高、定位不明确。

3. 肢体接近目标时的震颤称为意向性、终点性或动作性震颤。典型小脑病变引起的震颤根据其病变类型可表现为单侧或双侧，其频率通常低于 5Hz。

4. 不协调的含混的语言与其他神经源性的构音异常一样均称为构音障碍。

5. 不协调的眼球震动称为眼震。

6. 关节和肌肉松弛称为肌张力减低，更多见于儿童。

7. 患者还会出现认知功能减退、无逻辑性、脱抑制和社会行为学异常。

8. 列举小脑功能障碍的主要临床体征（提示：按照从头眼部开始向尾部的顺序，参照醉酒者表现）。

眼震，构音障碍，姿势性、上肢运动及步态共济失调，意向性震颤，肌张力减低和性格改变。

9. 另一种常见的非小脑功能障碍所致的神经源性震颤可见于帕金森病。这种震颤在肢体☑静止/☐进行随意运动时出现，在☐静止/☑进行随意运动时消失。

B. 小脑功能障碍对语言的影响

小脑功能障碍患者的构音障碍包括语速减慢、言语含混和吟诗样语言。吟诗样语言就是患者的声音变化从低到高，如同吟诗般从一个高度到另一个高度。患者协调发声肌肉的能力下降，易导致音节错读或词语错读，有时亦会导致发声过响或唠叨不停（Ogawa 等，2010；Urban，2013）。与姿势性震颤类似，声音亦可发抖。小脑功能障碍似乎对儿童的语言功能影响不大，但儿童小脑肿瘤术后可能会出现一特殊缄默期（Pitsika 和 Tsitouras，2013）。

C. 小脑功能障碍对眼球运动的影响

小脑功能障碍会引起眼震、眼球扫视障碍、眼球追随顿挫、眼动启动缓慢和斜视（Kheradmand 和 Zee，2011；Eggenberger，2014；Thurtell，2014）。小脑眼震多在眼球随意运动时出现，凝视时亦可诱发，参照图 5-7。

让患者直视前方，将双手示指分别置于其双侧颞侧视野以检测其是否存在眼球扫视障碍。令患者先注视一个手指，再注视另一个手指，然后令其快速重复上述指令数次，以观察其眼球扫视完成情况。

D. 共济失调姿势及步态的临床检查

> 注意：亲自实践，并与搭档互相演练，可以更快地学习并掌握这些检查要领。

1. 症状性小脑病变通常会引起步态及姿势的异常（站立姿势）。我们可观察患者站立时有无左右摇摆或行走时有无共济失调步态，以明确其有无自主姿势或步态异常。醉酒者站姿不稳及步态蹒跚无须太多言辞形容（侧冲是指行动时左右摇晃）。小脑病变患者为代偿其站姿及步态不稳，多会出现站立时双脚分开或行走时步基增宽，就像蹒跚学步的孩子或部分失能的老人一样。我们所观察到的上述表现不仅包括了小脑功能障碍所致的运动及眼动异常，还包括了患者为应对其平衡功能异常且出于安全考虑所做出的适当调整（Ilg 和 Timmann，2013）。

2. 考查患者的协调能力并避免代偿性步基增宽，可令其双脚并拢站立。同理，为发现步态不协调，可应用每个警察均知晓的检测方法：令患者沿直线足跟抵着足尖行走，即串联行走测试。这是检查共济失调步态最敏感的方法。现在站起来并试着串联行走，你会发现窄步基行走时确实需要一定的平衡能力。

3. 评价步基是否增宽，首先需了解正常人行走时其足跟落地的位置与正中线的关系。不妨先娱乐一下，猜一猜足跟内缘落地的位置与矢状正中平面的关系：☑正好落在其中线上/☐偏离 2.5cm/☐偏离 3～5cm/☐偏离超过 5cm。

4. 除非患者的大腿太粗，否则其足跟的内缘会正好落在正中线上。下次观察别人行走时可仔细辨别。或注意犬走钢丝时，后腿整齐、精确地落脚。

5. 你可以沿着用绳子拉出的一条直线或利用地板上的直线向前行走；然后分开腿，每只脚各偏移中线 2～3in（1in=2.54cm）继续行走。你会发现如此小的偏移即可引起行走时左右摇摆。小脑功能障碍的基本体征就是站立或行走时左右摇晃和步基增宽。

E. 上肢共济失调的临床检查

1. 姿势性震颤和指鼻试验时的上肢震颤

a. 让患者向前伸直上肢。保持此自主姿势，观察其上肢有无晃动，确切地说有无姿势性震颤。令患者手指置于其鼻尖前侧不远处，并保持上肢水平上抬位，亦可检查其上肢有无姿势性不稳或姿势性震颤（Alusi 等，2000）。

b. 当患者上肢伸直平举后，再令其将示指放置于鼻尖上。

i. 为了让患者更好地完成，可告知："移动手指，使您的指尖刚好落在鼻尖上。不要失误！"

ii. 观察患者有无共济失调、震颤（意向性动作性震颤），以及是否准确地将指尖放置于鼻尖上（辨距障碍）。

iii. 让患者重复完成该检查 3 次（然后完成跟胫试验）。如果对结果有疑问，可让患者反复指其鼻尖和检查者的手指数次以进一步明确。

c. 双手平伸时出现的震颤称为<u>姿势性震颤</u>。

d. 手指指向鼻尖或目标时出现的逐渐加重的震颤称为<u>动作性震颤的位置意向型</u>。

2. 一侧的小脑体征提示☑同侧/□对侧小脑功能障碍，因为经过了□一次/☑两次/□三次（图 8-5）交叉。

3. 辨距不良：共济失调患者，当其力图指向特定目标时，如完成指鼻试验中的指鼻动作，常会因其无法控制相关肌肉收缩的协调性而致最终未达或超过指定目标。

4. 检查共济失调和辨距不良的快速轮替试验。

a. 快速轮替所致共济失调——辨距不良的专业术语为轮替动作障碍，这是一个长短格的三音步诗，"This is the fórest prímévál：dysdiádókokinésia"。这样描述本质上是无差异的。其旨在描述完成快速轮替动作时肌肉收缩的不协调性。

b. 让患者伸出双手，并令其完成快速旋前旋后动作，越快越好。分别检查其单手及双手完成上述动作的情况。共济失调侧的手完成上述动作时有时完成过度，有时完成不到位，并通常较正常侧速度慢（图 8-6）。

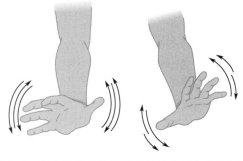

图 8-6　双手旋前和旋后检查共济失调与辨距不良

注意观察正常右手侧转幅均等，而共济失调左手侧转幅不等

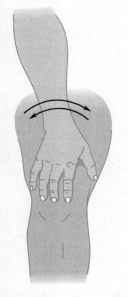

图 8-7 大腿拍击试验检查共济失调和辨距不良

小脑病变患者拍打时规律不整，并且在翻转手心手背完成该检查时总是动作过度或动作不充分

（图 8-8）。

3. 小脑功能障碍患者缺乏正常的回弹反射。

a. 令患者将其双上肢向前平伸。

b. 抓住患者的手腕向下按压，并告知患者尽量将其双手腕维持水平位，然后突然放手。正常人上肢会上移一小段距离，之后很快回弹并保持在其起始位置。小脑病变患者则会上移较大距离，并会上下摆动数次。

c. Angel（1977）指出神经科医生错误地认为过冲现象即是"Holmes 回弹体征"（或 Stewart-Holme 征；Pearce，2004），但实际上这种异常出现的本质由回弹前的抑制作用失败所致。痉挛肢体也会出现回弹过度。

4. 手臂牵拉试验也会提示过度摆动。

a. 检查者大力外拉患者弯曲的前臂。当检查者突然放手时，小脑病变患者不能抑制其上肢的回弹（图 8-9）。

b. 警示：注意观察图 8-9 检查者如何放置其前臂保护患者的面部，以防其手臂无法停止而摆动过度。

c. 另一项检查称为大腿拍击试验。需分别检查其单手及双手完成上述动作的情况。首先向患者示范该动作要领，即手掌及手背交替且有节律地拍击自己的大腿，越快越好。每次拍击时需听到声响。令患者按照上述要领完成检查。检查者可通过视听发现共济失调侧手的速度减慢及节律异常（图 8-7）。听觉较视觉更易发现异常节律。

d. 熟练掌握此项检查后你会发现：仔细聆听后会发现拍击左右腿的音调有轻微但肯定的差异。我们不知该如何解释，但差异确实存在。

5. 手指敲击试验：注意聆听有无节律异常及速度减慢（Strauss，2006），参见图 7-42。

F. 上肢的过冲检查试验

1. 小脑病变患者在突然或意外的外力作用时难以保持其固有姿势。令患者闭上双眼站立，并将双上肢平伸。

2. 告诉患者，"我要轻拍你的手臂，请保持不动，不要让我推动你的手臂"。检查者快速用力地敲打患者的手腕背侧，力度足以使其上肢移动。正常人的上肢会快速返回其初始位置，小脑病变患者的上肢则会过度摆动数次

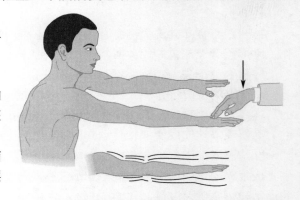

图 8-8 手腕敲击试验旨在发现患者在保持特定随意姿势的肢体突然受到外力作用时有无过度摆动的情况，细箭头显示的方向为检查者打击的方向

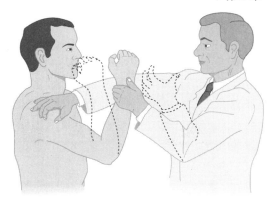

图 8-9　手臂牵拉试验

检查小脑在肌肉自主收缩张力突然消失后，其协调运动和维持特定姿势的功能

G. 运动分解

1. 运动分解是指患者会将运动分解为数个动作完成。患者用上肢摸到鼻尖的动作可分解为两部分。

动作 1：抬举上肢至鼻尖水平。

动作 2：将指尖移至鼻尖，如此则会导致动作效率降低、时间延长。

2. 正常人会用最优化和有效的行动轨迹同时完成上述动作。Gordon Holmes（1876~1965）在其著作中总结了有关小脑运动分解及其他相关的检查方法（1939）。如有兴趣可阅读，定会获益匪浅。

H. 下肢共济失调的检查：跟膝胫试验和足跟敲击试验

1. 跟膝胫试验可作为共济失调步态检查的补充。患者仰卧位（或坐位）。令其将足跟准确放置于对侧膝盖上，并让其维持此姿势数秒以观察有无姿势性震颤，然后让其沿着胫骨直线向下滑动，并向其强调需尽可能准确地完成此动作。

2. 足跟敲击试验，让患者将其足尖放于对侧胫骨前某点，上下敲击，越快越好。小脑病变患者会出现敲击不准（辨距不良）和节律异常（轮替运动障碍）。

3. 可自己体验上述检查。你会发现这些看似简单的动作其实需要相当的能力才能完成。当你完成上述动作时有无发现自己的下肢摇摆。

I. 肌张力减低的临床检查

1. 肌张力可定义为<u>检查者活动患者放松的肢体时所感受到的肌肉阻力</u>。

2. 被动运动时可发现关节活动度增加。

3. 肌张力减低的检查

a. 静息时，肌张力减低患者会表现为较懒散的体态，正常人一般不能耐受破布娃娃样或坍倒样姿势。在正常人群中，肌张力可起到一定限制关节活动度的作用。

b. 行走时肌张力减低患者会呈现出松散、下垂及关节松弛样的姿态。上肢摆动不当、膝关节轻微向后屈曲（膝反张）、头及躯干来回摆动——破布娃娃样步态，如同醉汉。

4. 小脑功能障碍患者的钟摆样动作及低张力肌肉牵张反射：小脑病变患者肌肉牵张反射异常，可通过简单的股四头肌反射证实。令患者坐下，其下肢可在桌边自由摆动。股四头肌反射诱发后，正常人下肢摆动 1~2 次后即可停止。但小脑病变患者的下肢会来回摆动数次，像钟摆一样，无法像肌张力正常者那样抑制下肢的摆动。

5. 描述如何检查小脑病变患者的肌张力减低。<u>被动活动患者肢体，观察有无破布娃娃样姿势及步态，并观察有无钟摆样肌肉牵张反射。</u>

J. 小脑病变对力量和耐力的影响

小脑病变患者有可能会出现轻度乏力，如虚弱、疲乏和少动等。通过肌力计检查可发现肌肉大力收缩时存在肌力下降，尤其在急性肌张力减低期（Pamdolfo 和 Manto，2013）。小脑皮质与大脑皮质运动区间的反馈调节通路（图 8-5）有可能解释其乏力。此通路的破坏有可能改变大脑皮质运动区的传出冲动。

K. 小脑功能障碍的临床检查总结

1. 学习图 8-10，该图总结了小脑功能障碍的各项运动检查。练习该树形图中所示的各项检查以确保熟练掌握。

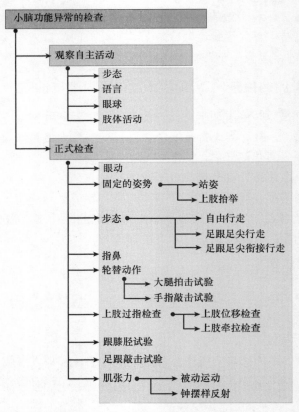

图 8-10　小脑功能障碍的各项运动检查

2. 可量化的临床检查方法能使小脑功能障碍的检查更加标准化（Morton 等，2010）。

L. 小脑各种临床综合征的环路定位复习

在图 8-11 中画出大脑-脑桥-小脑-齿状核-丘脑-皮质-脊髓环路，并与图 8-5 相对比。

Ⅳ. 病例分析及小脑四大综合征

A. 病例 1

1. 现病史：患者，62 岁，女性，晨起行走时发现向左侧倾倒。她感到头晕伴呕吐，后挣扎至床上。当她呼喊丈夫时，发现其言语含糊。既往有高血压病史多年，60 岁时罹患心肌梗死。

2. 查体：患者神志清楚，查体合作，精神正常。轻度构音障碍。双向眼震，向左侧注视时眼震加剧。轻微左侧上睑下垂及左侧瞳孔缩小，左侧角膜反射减弱，左侧面部痛觉减退。右侧躯干及肢体的痛觉、温度觉下降，右侧面部感觉正常。发"啊"时，左侧软腭抬举无力。其余的脑神经检查正常。在帮助下才能行走，左侧肢体略无力伴明显肌张力减低。左侧指鼻试验和跟膝胫试验提示存在严重共济失调，左侧肢体轮替障碍。左侧上肢摆动过度。左侧股四头肌反射呈钟摆样摆动。跖反射存在。

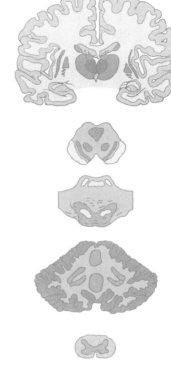

图 8-11　在空白处绘制大脑小脑锥体通路

3. 定位诊断：在阅读下文前先尽量自己进行定位诊断（Grimaldi 和 Manto，2012）。可先复习图 2-15～图 2-18 的脑干横断面。定位诊断或探究致病机制前，首先要收集需释疑的临床资料（表 8-2）。左侧共济失调和其他小脑体征提示病变位于□蚓部/□右侧小脑半球/☑左侧小脑半球。

表 8-2　病例 1 定位诊断所见（与图 10-17 对照）临床体征

临床体征	解剖基础
左侧共济失调、肌张力减低、轻度无力	左侧小脑半球病变
左侧肌肉牵张反射呈钟摆样	左侧小脑半球病变
双向眼球震颤，向左注视时明显（图 5-7）	左侧小脑半球病变
左侧上睑下垂、瞳孔缩小（霍纳征）	左侧交感神经下行通路受损
左侧软腭麻痹	左侧第 X 脑神经受损
左面部痛觉减退	左侧第 V 脑神经下行根性损伤
除面部以外的右偏身痛觉减退	左侧交叉后的脊髓丘脑束受损

4. 复习眼震树状图（图 5-6 和图 5-7）并说明患者的眼震方向是否对定位诊断有帮助，如有帮助，定位在何处。

有帮助，定位在左侧小脑半球。

5. 非小脑病变表现：单纯的小脑病变并不会导致感觉障碍或脑神经麻痹，尚有其他部位病变导致上睑下垂、瞳孔缩小（霍纳征）、左侧角膜反射减弱、左侧软腭麻痹和右侧肢体感觉缺失。

6. 临床病理相关性

a. MRI 显示左侧延髓外侧和左侧小脑半球梗死灶。延髓背外侧梗死灶内走行着自主神经下行纤维、第 V 对脑神经的下行神经根和脊髓小脑束的上行纤维（图 2-15～图 2-18，尤其注意图 10-23A）。

b. 自下丘脑下行至延髓被盖并终止于 T_1 和 T_2 的中间外侧细胞柱的自主神经纤维受损可导致霍纳征。

c. 第 V 对脑神经的下行根性损伤可导致同侧角膜反射减弱和面部痛觉、温度觉消失（图 10-2）。

d. 交叉后上行传导痛觉、温度觉的脊髓丘脑束受损可导致对侧肢体的痛觉、温度觉减退（图 2-28 和图 10-23B）。

e. 眩晕和呕吐由延髓网状结构与前庭系统的联系纤维受损所致。眩晕同时伴有脑干病变所致的感觉障碍提示非周围性眩晕（Nozaki 和 Yamada，2012）。

f. 分析小脑和延髓病变的原因首先需明确颅后窝的动脉血供。小脑后下动脉负责延髓背外侧和被覆其上的小脑血供。由于患者有高血压病史，其可能的诊断是延髓背外侧综合征（Wallenberg 综合征或小脑后下动脉综合征），由椎动脉颅内段闭塞或夹层所致的小脑后下动脉供血区缺血性梗死所致（Kim，2003；Fukuoka 等，2012；Balami 等，2013；Ogawa 等，2015）。根据病史、查体、神经解剖、血供分布和可能的病理生理机制，综合分析后做出诊断。

延髓内侧梗死（Dejerine 综合征）表现为同侧舌肌瘫痪和对侧肢体及躯干（不包括面部）的感觉障碍与偏瘫。Opalski 综合征是延髓背外侧综合征的变异型（更靠下），表现为同侧偏瘫（其起源仍不明确，有可能由交叉后同侧皮质脊髓束损伤或小脑损伤引起的肌张力减退所致），腱反射亢进，Babinski 征阳性和对侧痛觉、温度觉减退（Kim，2003；Herman 等，2009；Chen 等，2013）。医学上的诸多综合征，解剖学可以帮助我们逐一甄别，但我们遇到的很多真实病例与各经典综合征相比，其临床表现常不完全，其为病变受累程度不同所致（Kim，2003）。解剖学我们需要认真学习，而名祖名词仅是历史对其的认可。

g. 如果不考虑其延髓体征，病例 1 则表现为典型的小脑半球综合征（主要为小脑后叶综合征），即病变同侧的全部小脑体征（表 8-3），如典型的双向眼震。图 8-12A 展示了小脑半球综合征的单侧体征。完成表 8-3 的 C 列和 D 列。

表 8-3　按照临床体征分区对应的病变部位进行分类的四大小脑综合征

A	B							C	D
体征分布	构音障碍	上肢过冲	肌张力减低	共济失调			眼震	根据病损小脑部位分类的综合征名称	最常受累的脑叶
				上肢	步态和躯干	下肢			
1. 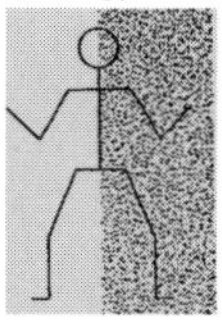	+	+	+	+	+	+	Homes 双向无特定点	半球综合征	后叶最常见，偶见前叶
2. 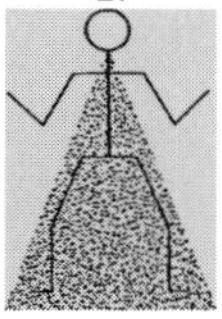	0	±	+	+	+	+	0	蚓部吻侧综合征	前叶
3. 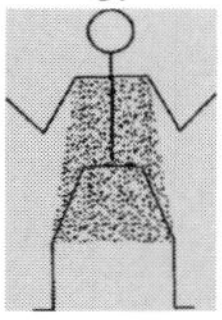	0	0	±	0	0	±	不定	蚓部尾侧综合征	绒球小结叶和后叶
4. 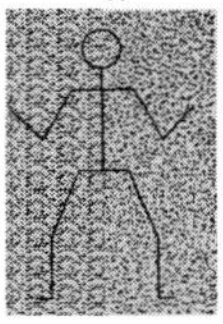	+	+	+	+	+	+	+（不定）	全小脑综合征	所有小叶

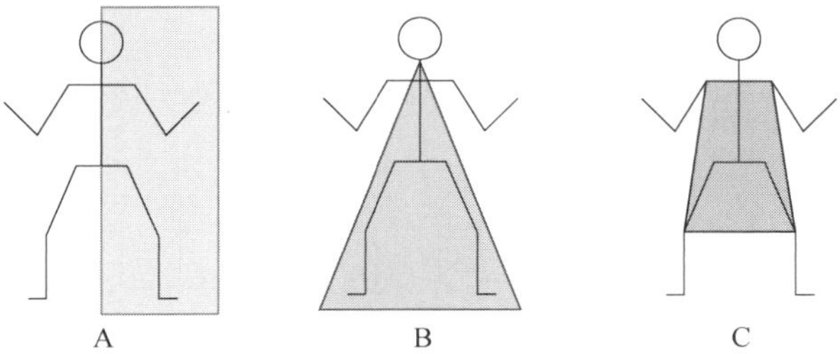

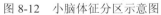

图 8-12　小脑体征分区示意图

A.小脑半球综合征的体征分布区（此例为左半球）；B.蚓部吻侧综合征的体征分布区；C.蚓部尾侧综合征的体征分布区

　　h. 小脑半球综合征可见于各种急性小脑半球病变：梗死、脓肿、外伤、出血、肿瘤和脱髓鞘疾病。

　　i. 总结延髓背外侧（小脑后下动脉）综合征。同侧：<u>小脑半球体征、角膜反射减弱、面部痛觉减退、霍纳征和腭肌麻痹</u>。对侧：<u>不包括面部的肢体和躯干的痛觉、温度觉减退</u>（表 8-2）。

B. 病例 2

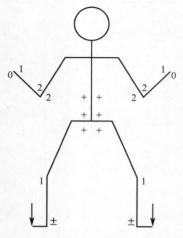

图 8-13　病例 2 的火柴棍示意图演示

1. 现病史：患者，48 岁，男性，过度饮酒 13 年，经常因醉酒、抽搐和酒后谵妄入院治疗。近 3 年其步态愈加不稳，家人认为其清醒时的步态与醉酒者无异。患者于检查前 3 天停止饮酒。

2. 查体：患者未饮酒，但看起来营养不良且不修边幅。时间定向力下降。脑神经检查正常。无眼震及构音障碍。有些许震颤，但上肢指鼻试验、轮替试验和过冲试验完成尚可。坐位或站位时存在轻度躯干不稳。行走时步态不稳、步基增宽，不能走一字步。跟膝胫试验提示存在共济失调。膝腱反射呈钟摆样摆动。注意图 8-13 所示小腿股三头肌牵张反射为±。慢性酗酒者多会伴有不同程度的周围神经病变。

3. 病程：入院后 5 天，患者出现严重的谵妄，表现为高热和抽搐，并最终因严重高热致死。尸检后，小脑蚓部矢状切面观可发现其吻侧各叶均存在严重萎缩。镜下显示吻侧蚓部及毗邻小脑前叶均存在严重的神经元缺失。

4. 临床病理相关性

a. 图 8-12 中的哪一幅反映了病例 2 的小脑体征分布？□A/☑B/□C。

b. 吻侧蚓部及毗邻皮质属于小脑脑叶的哪部分？☑前叶/□后叶/□绒球小结叶。

c. 吻侧蚓部通过<u>脊髓小脑束</u>接受下肢和躯干的本体感觉。

d. 提示小脑蚓部吻侧萎缩的临床征象包括典型的小脑受累下肢体征、轻度躯干共济失调、轻微或无上肢共济失调、无构音障碍及眼震（Victor 等，1959；Sullivan 等，2010；Laureno，2012；Pitel 等，2012）。

e. 小脑体征的不同变化组合对提示病变位置很有意义。小脑体征最不易累及☑脑神经肌肉/□上肢/□躯干/□下肢，最易累及□脑神经肌肉/□上肢/□躯干/☑下肢。

C. 病例 3

1. 现病史：6 岁男孩，行走困难 3 个月，伴进行性加重的头痛和呕吐。既往活泼好动，近来不喜跑动及玩耍。

2. 查体

a. 脑神经检查发现可疑视盘水肿。向两侧凝视时存在轻度对称性跳跃性眼震，快相方向为凝视侧。眼球稍移向中线侧眼震即可消失。行走时步态欠稳，不能走一字步。时而向右倾斜，时而向左倾斜。其指鼻试验、跟膝胫试验和快速轮替试验及过冲试验在平卧时均无异常。然而垂直体位时，其身体则会摇摆不定，不管是坐位、站位或行走时。换言之，患儿存在明确的轴性或躯干型共济失调。感觉检查正常。图 8-14 反映了其类型。

b. MRI 检查提示颅后窝肿瘤阻塞第四脑室，导致导水管、第三脑室和双侧脑室扩大，即梗阻性脑积水（图 1-25C 和图 1-25D）。颅后窝开颅术后提示髓母细胞瘤侵犯绒球小结叶和后蚓部。

3. 临床病理相关性

a. 根据眼震树状图，分析其眼震类型（图 5-6 和图 5-7）：假眼震。

b. 假眼震通常无病理学意义，并且与肿瘤无明确的相关性。检查者需判断其是否新发或之前即存在或根本无相关性。可疑的足趾背伸体征和呕吐有可能与延髓受压和颅内压增高有关。因颅缝裂开，患者并未出现第四脑室梗阻时很常见的视盘水肿。

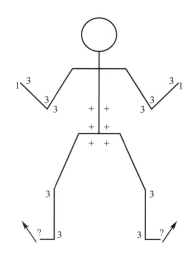

图 8-14　病例 3 的火柴棍示意图演示

c. 这名 6 岁男孩的临床局灶体征是典型的姿势平衡失调或躯干型共济失调，表现为难以维持自主直立体位，如坐位、站位或走一字步。但其卧位时的小脑检查基本正常。前庭小脑和小脑前庭系统间的联系中断是导致上述姿势异常的原因，轴性共济失调和不能走一字步是典型的绒球小结叶综合征或小脑蚓部尾侧综合征的表现（后蚓裂综合征主要见于第四脑室肿瘤切除后致后蚓部裂开的儿童患者，因越过中线协调下肢和躯干的前庭纤维及视觉纤维的离断严重影响了走一字步或单脚跳的完成，而对手指、上肢及下肢的自主运动影响则较小）。（Bastian 等，1998）。目前的手术，多通过内镜技术进入第四脑室，可避免出现上述综合征（Di Ivea 等，2012），但通常我们计划太多，"地狱的大门太窄了"（John Milton，1608～1674）。巨大的肿瘤和紊乱的颅后窝解剖结构限制了研究的进一步开展。

d. 图 8-12 的哪一幅反映了病例 3 的小脑体征分布？□A/□B/☑C。

D. 小脑四大综合征的总结

1. 绒球小结叶的小结位于蚓部尾侧，可将病例 3 的尾侧蚓部综合征与病例 2 的吻侧蚓部综合征及病例 1 的小脑半球综合征进行对比。当我们对各种诱因导致的全小脑双侧受累的小脑综合征进行分析判断时，首要步骤即是根据其临床特点进行分类，有无可能符合如下小脑四大综合征。

2. 共济失调主要表现在下肢，脑神经不受累，这是小脑蚓部吻侧（前叶）综合征的典型表现。

3. 共济失调主要表现为步态和姿势不稳（轴向共济失调），四肢未受累或轻度受累，这是小脑蚓部尾侧（绒球小结叶）综合征的典型表现。

4. 小脑体征局限于单侧肢体是小脑半球（后叶）综合征的典型表现。

5. 小脑四大综合征的表格汇总：学习表 8-3 中列举的临床特点，并在 C 和 D 列中填写你的答案。

6. 仔细学习表 8-3 各列，定会在其展示的信息中有重要收获。不难发现，在小脑四大临床综合征中均有步态异常。步态不协调在四大小脑临床综合征中普遍存在（Bastian，1998；Ilg 和 Timmann，2013）。直立姿势和正常步态的维持需要大脑和小脑的整个感觉系统和运动系统的共同参与。因此，步态检查，尤其是能否走一字步，是最有效的发现有无小脑功能障碍及其他神经系统病变的临床检测方法。

E. 四大小脑综合征的病因学分析

1. 本章的第 I 部分指出，识别各种小脑综合征有助于推测病变性质。小脑蚓部吻侧综合征可由酒精中毒和营养不良所致。小脑蚓部尾侧综合征通常提示存在小脑中线肿瘤，如髓母细胞瘤、室管膜瘤或星形细胞瘤。小脑半球综合征多由急性毁损性病变所致，如梗死、出血、肿瘤、脓肿或外伤。全小脑综合征由累及全部小脑的病变所致，常见原因包括维生素缺乏（如维生素 E）、中毒或代谢障碍、脱髓鞘、免疫介导、副肿瘤、遗传性（常染色体隐性或显性遗传性小脑共济失调）或非遗传性变性病性共济失调（如多系统萎缩——小脑型）（Pandolfo 和 Manto，2013）。因此，通过分析小脑综合征的类型可以帮助我们明确或限定可能的诊断，进而安排最有价值的检查以确诊。

2. 全小脑综合征的鉴别诊断难度最大，因其病因众多，从遗传性家族性疾病至药物中毒均有可能。间歇性全小脑症状提示可能由代谢性原因所致，可通过测定氨基酸和有机酸明确，或提示脱髓鞘疾病可能，如多发性硬化。单根小脑血管疾病根据其供血范围不同"相对较易"诊断（Ye 等，2010；Venti，2012），但小脑梗死起病时最常见的症状是眩晕和头痛，神经系统局灶体征可能表现不充分（Lee 和 Kim，2013；Masuda 等，2013）。

3. 最后的提醒：小脑或颅后窝占位性病变通常较危险。颅后窝内容物向上可通过小脑幕裂孔疝出，向下可通过枕骨大孔疝出或直接压迫延髓呼吸中枢（参见第 13 章）。

V. 小脑功能障碍的临床检查总结

又到了演练时间！你能够给出正确指令，仔细观察并完成发现小脑功能异常的检查吗？仔细学习图 8-10。如果严格按照标准的神经系统查体步骤，你肯定会完成肌张力和肌肉牵张反射检查，其主要表现为钟摆样动作和肌张力减低。

参 考 文 献

Alusi SH, Worthington J, Glickman S, et al. Evaluation of three different ways of assessing tremor in multiple sclerosis. *J Neurol Neurosurg Psychiatry*. 2000; 68: 756-760.

Angel RW. The rebound phenomenon of Gordon Holmes. *Arch Neurol*. 1977; 34: 250.

Apps R, Hawkes R. Cerebellar cortical organization: a one-map hypothesis. *Nature Rev Neurosci*. 2009; 10: 670-681.

Baizer JS. Unique features of the human brainstem and cerebellum. *Front Hum Neurosci*. 2014; 8: 202. doi: 10. 3389/fnhum. 2014. 00202

Balami JS, Chen RL, Buchan AM. Stroke syndromes and clinical management. *Q J Med*. 2013; 106: 607-615.

Bastian AJ, Mink JW, Kaufman BA, et al. Posterior vermal split syndrome. *Ann Neurol*. 1998; 44: 601-610.

Butts T, Green MJ, Wingate RJT. Development of the cerebellum: simple steps to make a 'little brain'. *Development*. 2014; 141: 4031-4041.

Cerminara NL, Lang EJ, Sillitoe RV, et al. Redefining the cerebellar cortex as an assembly of non-uniform Purkinje cell microcircuits. *Nat Rev Neurosci*. 2015; 16: 79-93.

Di Ieva A, Komatsu M, Komatsu F, et al. Endoscopic telovelar approach to the fourth ventricle: anatomic study. *Neurosurgical Review*. 2012; 35(3): 341-349.

Eggenberger ER. Supranuclear eye movement abnormalities. *Continuum (Minneap Minn)*. 2014; 20: 981-992.

Fukuoka T, Takeda H, Dembo T, et al. Clinical review of 37 patients with medullary infarction. *J Stroke Cerebrovas Dis*. 2012; 21: 594-599.

Glickstein M, Voogd J. Lodewijk Bolk and the comparative anatomy of the cerebellum. *Trends Neurosci*. 1995; 18: 206-210.

Grimaldi G, Manto M. Topography of cerebellar deficits in humans. *Cerebellum*. 2012; 11: 336-351.

Hermanna DM, Jung HH, Bassetti CL. Lateral medullary infarct with alternating and dissociated sensorimotor deficits: Opalski syndrome revisited. *Eur J Neurosci*. 2009; 16: e72-e74.

Holmes G. The cerebellum of man. *Brain*. 1939; 62: 1-30.

Ilg W, Timmann D. Gait ataxia—Specific cerebellar influences and their rehabilitation. *Movt Disord*. 2013; 28: 1566-1575.

Karatekin C, Lazareff JA, Asarnow RF. Relevance of the cerebellar hemispheres for executive functions. *Pediatr Neurol*. 2000; 22: 106-112.

Kheradmand A, Zee DS. Cerebellum and ocular motor control. *Front Neur*. 2011; 2: 53.

Kim JS. Pure lateral medullary infarction: clinical–radiological correlation of 130 acute, consecutive patients. *Brain*. 2003; 126: 1864-1872.

Klockgether T. Ataxia. In: Hallet M and Poewe W, eds. *Therapeutics of Parkinson's Disease and Other Movement Disorders*. New York: Wiley-Blackwell; 2008, Chap. 27, 407-415.

Koike H, Atsuta N, Adachi H, et al. Clinicopathological features of acute autonomic and sensory neuropathy. *Brain*. 2010; 133: 2881-2896.

Larsell O, Jansen J. *The Comparative Anatomy and Histology of the Cerebellum. The Human Cerebellum, Cerebellar Connections, and Cerebellar Cortex*. Minneapolis: University of Minnesota Press; 1972.

Laureno R. Nutritional cerebellar degeneration, with comments on its relationship to Wernicke dis-ease and alcoholism. *Handb Clin Neurol*. 2012; 103: 175-187.

Lee H, Kim H. Nystagmus in SCA territory cerebellar infarction: pattern and a possible mechanism. *J Neurol Neurosurg Psychiatry*. 2013; 84: 446-451.

Masuda Y, Tei H, Shimizu S, et al. Factors associated with the misdiagnosis of cerebellar infarction. *J Stroke Cerebrovas Dis*. 2013; 22: 1125-1130.

Morton SM, Tseng Y, Zackowski KM, et al. Longitudinal tracking of gait and balance impairments in cerebellar disease. *Mov Disord*. 2010; 25: 1944-1952.

Nozaki A, Yamada M. An easy diagnostic tool distinguishing lateral medullary infarction from peripheral vertigo. *Clin Neurol Neurosurg*. 2012; 114: 68-69.

Ogawa K, Yoshihashi H, Suzuki Y, et al. Clinical study of the responsible lesion for dysarthria in the cerebellum. *Inter Med*. 2010; 49: 861-864.

Ogawa K, Suzuki Y, Oishi M, et al. Study of 46 patients with lateral medullary infarction. *J Stroke Cerebrovasc Dis*. 2015; 5: 1065-1074.

Pandolfo M, Manto M. Cerebellar and afferent ataxias. *Continuum (Minneap Minn)*. 2013; 19: 1312-1343.

Pearce JMS. Historical note: Sir Gordon Holmes (1876-1965). *J Neurol Neurosurg Psychiatry*. 2004; 75: 1502-1503.

Pitsika M, Tsitouras V. Cerebellar mutism: a review. *J Neurosurg Pediatrics*. 2013; 12: 604-614.

Roostaei T, Nazeri A, Sahraian MA, Minager A. The human cerebellum: a review of physiologic anatomy. *Neurol Clin*. 2014; 32: 859-869.

Smaers JB. Modeling the evolution of the cerebellum: from macroevolution to function. *Prog Brain Res*. 2014; 210: 193-216.

Stecina K, Fedirchuk B, Hultborn H. Information to cerebellum on spinal networks mediated by the dorsal spinocerebellar tract. *J Physiol*. 2013; 591: 5433-5443.

Stolze H, Klebe S, Petersen G, et al. Typical features of cerebellar ataxic gait. *J Neurol Neurosurg Psychiatry*. 2002; 73: 310-312.

Stoodley CJ, Schmahmann JD. Evidence for topographic organization in the cerebellum of motor control versus cognitive and affective processing. *Cortex*. 2010; 46: 831-844.

Strauss E, Sherman EMS, Spreen O. *A Compendium of Neuropsychological Tests: Administration, Norms, and Commentary*. 3rd ed. Oxford: Oxford University Press; 2006.

Sullivan EV, Rose J, Pfefferbaum A. Physiological and focal cerebellar substrates of abnormal postural sway and tremor in alcoholic women. *Biol Psychiatry*. 2010; 67: 44-51.

Thurtell MJ. Diagnostic approach to abnormal spontaneous eye movements. *Continuum (Minneap Minn)*. 2014; 20: 993-1007.

Tong M, Lin L, Zhang H, et al. Spectrum and characterization of movement disorders secondary to neurosyphilis. *Parkinsonism Rel Disord*. 2013; 19: 441-445.

Urban PP. Speech motor deficits in cerebellar infarctions. *Brain Lang*. 2013; 127: 321-326.

Venti M. Cerebellar infarcts and hemorrhages. *Front Neurol Neurosci*. 2012; 30: 171-175.

Victor M, Adams R, Mancall E. A restricted form of cerebellar degeneration occurring in alcoholic patients. *AMA Arch Neurol*. 1959; 1: 579-688.

Ye BS, Kim YD, Nam HS, et al. Clinical manifestations of cerebellar infarction according to specific lobular involvement. *Cerebellum*. 2010; 9: 571-579.

Ⅵ. 姿势及步态检查

A. 姿势及步态检查的重要性

如果仅有一次机会进行诊断，我们需安排最重要的神经系统检查，即观察患者的起身、站立和行走。首先需观察患者如何起身并如何保持直立平衡，然后让患者自由前后行走。行走时，需注意观察其有无步伐不整、缺乏足跟-足趾联动动作、行走不稳、步基增宽、不自主运动增多及上肢摆动减少或过多。观察患者转身动作是否流畅或有分解。其次检查小腿三头肌肌力，并让患者足跟或足尖行走以观察其是否平衡。下一步令其走一字步（足跟足尖沿一条直线行走）。最后，要求其深蹲。可要求儿童跑步和单足跳。注意整个过程中患者理解并完成上述指令的情况。智力发育异常、痴呆、精神异常、对立违抗性障碍的患者需要更多的哄劝才能完成检查。

如果患者起身、站立和行走均完全正常，那么基本可推断其运动系统是完全正常的。如果患者的运动系统是完全正常的，那么基本上可以说其感觉系统也是正常的。如果患者可以完全正确地完成指令，无任何疑惑及犹豫，那么基本上可以判断其智力状态和感知功能正常。如果运动功能、感觉功能和智力均正常，那么可预判其神经系统基本正常的可能性极大。当然，所有的神经系统查体必须全部完成才能证实之前的推断。维持正常步态需要外周和中枢神经系统多个通路协同完成，包括下达运动指令、对抗重力、支撑并完成翻正反射的通路；调节肌肉收缩速度、规律和强度的通路；完成肢体间相互运动的通路；调整触觉、本体感觉和视觉的通路。肌肉、神经、脊髓、小脑、脑干、基底节或大脑病变均有其特征性的步态改变。因此，步态异常特征有助于定位诊断及探究病因。

B. 步态的发展演化

步态检查可从天生就会无意识性或反射性迈步的新生儿开始。如果检查者垂直抱住新生儿，并让其足尖接触床面，即可发现新生儿会反射性抬腿并交替迈步。随后自主站立和自主躯干控制会取代无意识性迈步，手扶沙发或被父母扶住时可自行迈步行走，称此为巡游步态。大约 1 岁，幼儿可自由行走，但其为幼儿学步步态，表现为步基增宽、短小、急促、步伐不规则，上肢呈半屈曲位，并有频繁的跌倒（可表现为三步一扑通）。幼儿学步期后，儿童逐渐发展为正常成熟步态，表现为步基变窄、踵趾迈进、反身运动和上肢协调摆动等（Haywood 和 Getchell，2014）。步态的发展顺序可反映新生儿生长发育的普遍规律，即与生俱来的所谓原始反射或行为均出现于所有的自主动作之前。因此，微笑、咀嚼、吸吮、抓握、呼吸和行走在大脑成熟到完全可自主控制前均是反射性完成的。

C. 神经肌病步态

我们先从神经肌肉系统开始，逐步学习至大脑病变。如果想尽量多地学习知识，我们建议您不妨起立模仿下述步态。首先可站起并模仿幼儿步态。如果幼儿表现为马蹄内翻足样步态，那么其异常步态取决于其足内翻或足外翻的类型。如果有胫骨扭转，幼儿会表现为足内翻或足外翻步态。很多马蹄内翻足畸形患者的治疗无须外科手术（Mindler 等，2014）。很多肌病患者（肌营养不良和多发性肌炎）会出现近端肌肉如肩部、背部及臀部肌肉的无力。由于脊旁肌无力，这些肌病患者会有特征性步态，通常表现为行走时前后摇摆、鸭步样及脊柱前凸。由于其近端肌肉无力，肌病患者会出现上下诊床费力，尤其从坐位或卧位站起时会更加困难。所以肌病患者会出现 Gower 征，即双手扶持大腿以支撑并使躯干直立（Chang 和 Murbarak，2012）。

一名 4 岁男孩，足掌着地行走，足跟不着地，表现为足尖行走步态，3 岁之前出现可视为正常（Williams 等，2014）。跟腱紧绷限制了足部背屈达 90°左右。此种步态可出现在杜氏肌营养不良、痉挛性截瘫、自闭症和智力下降的儿童中。但是这种步态在有些跑跳正常的儿童中亦会出现，但其并无上述疾病，有可能由特发性或家族性神经系统疾病而非肌肉骨骼系统问题所致。

另一例患者行走时足掌难以离开地面，因其双足背屈麻痹致趾下垂或足下垂步态。患者会代偿性将膝盖抬高以尽量使足背屈，然后再跨步着地。对于单侧或双侧足下垂患者，检查者无须视诊，仅听闻其行走时发出的拍击声即可推测诊断。单侧足下垂步提示单侧腓总神经的机械性或压迫性病变，常见于盘膝麻痹。双侧足下垂或跨阈步态提示对称性远端周围神经病变，可由中毒、代谢或遗传因素所致，如酒精中毒性神经病变或 Charcot-Marie-Tooth 型进行性腓骨肌萎缩症。

胫神经麻痹与腓神经麻痹不同，可导致足跟下垂样步态。患者双足可背屈，但无法跖屈。坐骨神经完全麻痹可导致连枷足样步态，患者既不能背屈也不能跖屈。现在你明白检查者让患者足跟足尖行走的意义了。这些检查不仅可以检查本体感觉和平衡，还可以检查坐骨神经支配的所有肌肉。

D. 感觉性步态

脊髓痨、后索病变或感觉性共济失调步态与双侧足下垂或跨阈步态类似，但也有其自身鲜明特点。脊髓痨患者，梅毒感染可致其脊髓后索和后根变性（Berger 2011；Pandey 2011；Zhang 等，2013）。由于缺乏位置感，患者会过度抬高双膝，并双足重落于地。感觉性共济失调使其行走时步伐不规整伴步基增宽。患者时常不知道其双腿的位置，以致其在床上常会掀开床单以观察其双足及双腿的位置。脊髓痨患者为了代偿其位置觉的缺乏，需利用视觉提示帮助站立。遮住双眼后代偿消失，患者就会出现摇晃或倾倒，即 Romberg 征阳性（参见第 10 章），而小脑功能障碍患者此项检查多可通过。脊髓后索病变所致跨阈步态与腓肠神经麻痹所致双足下垂步态的不同点是其双足背屈肌力正常，由感觉性共济失调所致的步伐不整、下肢位置觉和振动觉缺失、肌肉牵张反射缺失及 Romberg 征检查异常。阿-罗瞳孔及梅毒血清学检查阳性（表 4-5）可与其他脊髓后索病变相鉴别，如恶性贫血所致的亚急性联合变性或脊髓小脑变性。有经验的检查者不会将盲人缓慢、谨慎、摸索状的盲人步态与上述各种步态混淆。

另一例患者有足底痛并表现为痛觉过敏样步态。患者足部着地时会极其小心，尽量令其减少负重，并会伴随皱眉蹙额及双肩耸起，并会尽快抬起足部。这种因疼痛而减少负重的步态，称为防痛步态。如果疼痛局限于单侧足掌底部，需怀疑莫尔顿（Morton）跖痛症，一种痛性趾间神经瘤。如果仅姆趾受累，需警惕痛风。如果为双侧疼痛，患者像光足在热地板上行走，需考虑存在所有足趾痛觉过敏，常见于远端痛性周围神经病变，病因包括代谢障碍、中毒、酒精中毒或营养缺乏。当患者主诉脚痛时，需仔细检查患者的鞋子——其穿鞋方式即可揭露疾病本质——注意观察鞋的大小、形状，并与其足的大小、形状对比，尤其需注意跟高。

另一例患者表现出跟痛或后背痛特定姿势，其步态为防痛步态。患者主诉为放射至姆趾的剧烈疼痛，这很可能由椎间盘膨出压迫 L_5 神经根所致。咳嗽或直腿抬高试验可引起放射至足部的剧痛。从椅子站起时，需双手支撑以保持背部平直和腰部曲线平坦。站立时，不敢用痛侧下肢负重，并会尽快抬起（防痛步态）。痛侧下肢跟腱较负重侧摸起来更松软。行走时，患者尽量不让痛侧下肢负重，步伐表现为僵直、缓慢及小幅，足跟基本不着地，以避免诱发疼痛。通常患者的躯干会向疼痛对侧倾斜。

上肢神经病变也可能导致特征性步态异常。腕横韧带压迫正中神经后导致的腕管综合征会引起手部剧痛，严重时可夜间痛醒。患者晚间起床后在房间内边踱步边翻转或摇晃手腕以缓解疼痛，此种步态称为夜间翻手步态，具有肯定的诊断意义。孤独症或其他智力发育异常的儿童会表现出各种重复性翻手步态，这是一种特殊的自我刺激行为。

E. 小脑共济失调步态

小脑病变可导致进行随意运动及维持随意姿势时的共济失调，即站立或行走时身体摇摆不定。单侧小脑病变导致同侧小脑体征，常见病因包括肿瘤、梗死或脱髓鞘。急性小脑病变常会导致患者向一侧倾倒（偏侧、前侧或后侧）。双侧小脑体征如全小脑综合征，常提示中毒、代谢或家族遗传性疾病，如表现为复发、缓解病程，则需考虑多发性硬化。单纯表现为下肢和步态的共济失调，上肢轻度或基本不受累，无构音障碍或眼震，此为小脑蚓部吻侧综合征的特征性表现，通常继发于酒精中毒。若合并存在痛性周围神经病变则可能会出现防痛步态。单纯的躯干性共济失调提示绒球小结叶或小脑蚓部尾侧病变，肿瘤是最常见的病因（Bastain 等，1998；Marquer 等，2014；表 8-3）。特发性震颤患者有时也会出现其自身未察觉的步态及平衡改变（Hoskovcová 等，2013）。

F. 痉挛步态

偏瘫步态，行走时患侧下肢呈画圈样，拖曳足趾，足掌着地，同侧上肢通常呈部分屈曲状置于一侧，很少会松散无力地放在一旁，其上肢及手部受累一般较下肢严重，因屈肌痉挛手常呈握拳状。病变常见于梗死、肿瘤或外伤。下一例患者行走时双下肢僵直，与跨阈步态正好相反。因需对抗自身肌肉痉挛的阻力，其行走时如涉水样，又好似在黏稠的蜜糖中前行，其双膝相互交错呈剪刀样，表现为痉挛步态。如患者因脑瘫导致双侧痉挛步态，其下肢常较其正常发育的胸部、肩部和上肢短小。双侧痉挛性瘫痪的患者与双侧偏瘫的患者不同，痉挛性瘫痪者下肢症状重，上肢症状轻，基本不伴言语或吞咽障碍（Chan 和 Miller，2014），而双侧偏瘫患者常有假性球麻痹，且上肢较下肢力弱。脑瘫患者行走时双下肢内收严重，呈剪刀样步态。有些双侧痉挛性瘫痪患者行走时双膝呈屈曲状，此为痉挛性双瘫蹲伏步态（Chang 等，2010）。患者双膝弯曲如同在水中或蜜糖中行走。单纯的痉挛性步态或截瘫步态，无感觉障碍，出生后即出现，提示单纯皮质脊髓束损伤，如家族性痉挛性截瘫。如果患者除了痉挛还有脊髓后索及小脑受累，则还会出现步基增宽、步态不稳和步伐不整——痉挛性共济失调步态，多提示脊髓小脑变性或多发性硬化。

G. 基底节运动核团步态

患者行走时表现为舞蹈样步态，其手指及上肢的活动明显增多。舞蹈样动作的随机出现会扰乱步伐的一致性。站立时会出现步基增宽。伴明确家族史的舞蹈症和痴呆提示亨廷顿舞蹈病的可能。风湿热病史、急性起病的舞蹈症及性格变得过于挑剔，多提示小舞蹈病的可能。手足徐动症患者行走时会加剧其手指和上肢的活动。手足徐动合并中度痉挛性双瘫或双侧偏瘫的步态，称为痉挛性手足徐动步态，通常提示基底节或丘脑会出现大理石样状态改变，多继发于围生期缺氧。患者的踇趾在行走时可能会不由自主地背伸，称为纹状趾。

肌张力障碍可见于儿童，如一名 9 岁患儿表现为间断性足部内翻，从而影响走路，则称之为肌张力障碍马蹄内翻足步态。晚期，其肌张力障碍导致的躯干及骨盆扭转可致其躯干明显前倾。患者可能会出现巨大不规整步伐，躯干前仰后合，则称之为骆驼步态，其臀部和肩部会后凸或侧凸，颈部则会代偿性转向对侧，以保持头部垂直。看起来似心因性，但其实这是一种遗传病，即肌张力障碍性进行性脊柱前凸性步行困难。对于早期即出现肌张力障碍的患者或亲属进行 *DYT* 基因检测是必要的。不自主运动患者向后行走或跳舞时表现较其向前行走时好。

另一例患者，表现为帕金森样步态，静止性震颤，自主运动后消失，身体前倾，起立及行走时动作迟缓，步幅小，上肢摆动少，转身时犹如雕像在底座上旋转。患者不会出现小脑病变所致的步基增宽。检查者轻推患者（事先提醒，并注意保护以防跌倒），会致其快速小碎步样前冲或后退，重心不稳，容易摔倒，称为慌张步态。此类小碎步的患者转体亦会出现慌张步态。帕金森病由黑质的退行性变所致，抗精神病药物亦可导致帕金森综合征。原发性进行性冻结步态属于帕金森病范畴，有多种病因，左旋多巴疗效欠佳（Nutt 等，2011；Perez-Lloret 等，2014）。患者起步、转身或应对某些刺激时会出现冻结，他们会表现为运动迟缓和面具脸。病情会进行性加重，逐渐出现跌倒及轮椅依赖。

H. 高水平步态障碍

步态障碍通常会在各种痴呆症状出现前显现（Verghese 等，2002）。这些老年患者行走时表现为曳行，小幅步，足部抬起幅度小，即小碎步步态（步态失用，下肢帕金森综合征或 Burns 共济失调）。当其说话时，脚步就会停止，引用下面这句略带鄙夷但很形象的俗语，"他不能边走路边嚼口香糖（此例为边走路边说话）"。很多生活在疗养院的老年患者行走时即表现为上述步态，可由神经系统变性病阿尔茨海默病或 MRI 所示脑室旁病变导致的血管性认知功能减退所致（Masdeu 等，1989；Benson 等，2002；Snijders 等，2007）。

疗养院中可见很多患者存在头部前屈、头部低垂甚至头部下垂的现象。这些患者长时间缺乏身体垂直感，因其身体常会蜷缩在轮椅中，并会在头部低垂及身体蜷曲的状态中睡着。这种姿势可见于神经肌肉病变所致的颈肌无力，但也常见于痴呆、帕金森综合征，这种全脊柱前屈状态又可称为驼背（Jankovic，2010），通常伴随步态障碍。

下一例患者在动作启动时如起身、站立或行走时会出现明显障碍。平躺时则下肢活动正常。从椅子站起时，会上下晃动数次才能完成。行走时，需数次努力才能迈开步伐。患者通过上述努力后常会出现些许困惑，他们似乎像是在努力寻找消失的运动印记或正确启动行走程序的按钮。这种启动困难可只表现为反复踩在同一位点，如同费力地把脚从厚重的黏土中拔出一样，可称为跳舞熊步态。进一步发展，其双足会如同被磁铁吸引一样紧粘在地面上。他人观察或患者描述的上述小步幅、宽步基、抬脚困难的步态（吸铁石征或吸铁石步态、皮质-皮质下步态、步态推进障碍、运动阻滞）称为原发性进行性冻结步态，但其神经病理生理机制目前仍不清楚（Nutt 等，2011；Perez-Lloret 等，2014）。总体上讲，老年人出现临床明显的步态异常后，其严重程度与死亡率明显相关（Wilson 等，2002）。

有些患者会出现步态异常、痴呆和尿失禁三联征，并伴有 CT 或 MRI 证实的脑室扩张。他们行走时步速缓慢、步幅不等，上述症状可由脑积水或脑萎缩所致的脑室扩张引起。所谓正常颅内压脑积水，Bret 等（2002）指出在儿童中亦会出现，所以用慢性脑积水命名更适合，通过减少或分流脑脊液减压，以期获得短期不持续疗效（Stolze 等，2001；Klassen

和 Ahlskog，2011；Lenfeldt 等，2012），但其病理生理机制仍不清楚。

I. 心因性步态

年轻的内科医生需亲眼目睹才能全面理解心因性步态障碍患者的立行不能。患者随时随地会表现出各种倾斜、扭转和起伏不定的特殊姿势。完成上述多种诡异的动作而不跌倒，从侧面证明其肌力、平衡、共济和感觉系统均完好无损（参见第 14 章）。然而，不能与某些奇怪的不自主运动相混淆，尤其是肌张力障碍性骆驼步态或功能性神经系统异常所致的局灶痫性发作。Lempert 等（1991）列举了心因性步态的六大特点，但是所有的运动障碍均可有心因性诱因（不代表人为失调）（Thenganatt 和 Jankovic，2015）。

1. 时刻波动。

2. 过度缓慢或犹豫。

3. Romberg 征检查时过度摆动，分散注意力后可改善。

4. 过度消耗能量的姿势。

5. 小心翼翼，步伐受限，像在冰面上行走。

6. 突然屈膝而未跌倒。

为了更好地学习其他精神疾病对步态的影响，可观察精神病院中患者行走时的步态。在这里基本上很难发现步态正常的患者。绝望行走、唉声叹气、双肩下垂、低头凝视地面，很有可能是一名抑郁症患者。另一名手指拧住、眉头紧缩的患者，很有可能的诊断是激越性抑郁症。一名不修边幅的中年患者，行走时小心谨慎，伴步幅短小、步伐不整、步基增宽，并可见其纤细的四肢与膨隆的腹部极不相称。饮酒造成了其轻度肩带肌无力、腹水、小脑蚓部吻侧综合征和痛性感觉性神经病变所致的脚掌感觉过敏。另一名青年成年患者表现为轻微帕金森步态，很有可能是服用大量抗精神病药物的精神分裂症患者。另一名年轻患者，边走路边比划似乎在与人交谈，其实是一名正处于幻觉中的精神分裂症患者，其药量不足或尚未起效。另一名神色冷峻的患者，行走时格外小心并充满疑虑地注视四周，其患有严重的偏执型精神分裂症（Lallart 等，2012）。一名青少年，会自行踩踏每个裂缝，拍打每扇门，并骤然停止上述动作，转身开始说粗话，其患有致残性强迫性抽动秽语综合征。一名头发斑白的老人，目标混淆，方向不明，小步行走伴痴呆，很有可能是一名阿尔茨海默病患者。孤独症或智力低下儿童的步态亦有其鲜明特点，通常与其行为的刻板动作相关，如反复拍手。因此，步态通常能反映患者的精神及神经功能状态。

各位读者，若我们对步态的检查有些许过度，那么敬请原谅。综观全部的神经系统检查，没有哪项检查能如此迅速、全面地发现问题。

参考资料·步态分析

Bastain AJ, Mink JW, Kaufman BA, et al. Posterior vermal split syndrome. *Ann Neurol*. 1998; 44: 601-610.

Benson RR, Guttmann CRG, Wei X, et al. Older people with impaired mobility have specific loci of periventricular abnormality on MRI. *Neurology*. 2002; 58: 48-55.

Berger JR. Neurosyphilis and the spinal cord; then and now. *J Nerv Ment Dis*. 2011; 199: 912-913.

Bret P, Guyotat J, Chazal J. Is normal pressure hydrocephalus a valid concept in 2002? A reappraisal in five questions and proposal for a new designation of the syndrome as "chronic hydrocephalus." *J Neurol Neurosurg Psychiatry*. 2002; 73: 9-12.

Chan G, Miller F. Assessment and treatment of children with cerebral palsy. *Orthop Clin N Am*. 2014; 45: 313-325.

Chang FM, Rhodes JT, Flynn KM, et al. The role of gait analysis in treating gait abnormalities in cerebral palsy. *Orthop Clin N Am*. 2010; 41: 489-506.

Chang RF, Mubarak SJ. Pathomechanics of Gowers' sign: a video analysis of a spectrum of Gowers' maneuvers. *Clin Orthop Relat Res*. 2012; 470: 1987-1991.

Haywood K, Getchell N. *Life Span Motor Development*. 6th ed. Champaign: Human Kinetics; 2014.

Hoskovcová M, Ulmanová O, Sprdlík O, et al. Disorders of balance and gait in essential tremor are associated with midline tremor and age. *Cerebellum*. 2013; 12: 27-34.

Jankovic J. Camptocormia, head drop and other bent spine syndromes: heterogeneous etiology and pathogenesis of parkinsonian deformities. *Mov Disord*. 2010; 25: 527-528.

Klassen BT, Ahlskog JE. Normal pressure hydrocephalus. How often does the diagnosis hold water? *Neurology*. 2011; 77: 1119-1125.

Lallart E, Jouvent R, Hermann FR, et al. Gait and motor imagery of gait in early schizophrenia. *Psychiatry Research*. 2012; 198(3): 366-370.

Lenfeldt N, Hansson W, Larsson A. Three-day CSF drainage barely reduces ventricular size in normal pressure hydrocephalus. *Neurology*. 2012; 79: 237-242.

Marquer A, Barbieri G, Pérennou D. The assessment and treatment of postural disorders in cerebellar ataxia: a systematic review. *Ann Phys Rehabil Med*. 2014; 57: 67-78.

Mindler GT, Kranzl A, Lipkowski CAM, et al. Results of gait analysis including the Oxford Foot Model in children with clubfoot treated with the Ponseti Method. *J Bone Joint Surg Am*. 2014; 96: 1593-1599.

Snijders AH, van de Warrenburg BP, Giladi N, et al. Neurological gait disorders in elderly people: clinical approach and classification. *Lancet Neurol*. 2007; 6: 63-74.

Snijders AH, Haaxma CA, Hagen YJ, et al. Freezer or non-freezer: clinical assessment of freezing gait. *Parkinsonism Relat Disord*. 2012; 18: 149-154.

Stolze H, Kuhtz-Buschbeck JP, Drucke H, et al. Comparative analysis of the gait disorder of normal pressure hydrocephalus and Parkinson's disease. *J Neurol Neurosurg Psychiatry*. 2001; 70: 289-297.

Thenganatt MA, Jankovic J. Psychogenic movement disorders. *Neurol Clin*. 2015; 33: 205-224.

Verghese J, Lipton RB, Hall CB, et al. Abnormality of gait as a predictor of non-Alzheimer's dementia. *N Engl J Med*. 2002; 347: 1761-1768.

Williams CM, Tinley P, Curtin M, et al. Is idiopathic toe walking really idiopathic? The motor skills and sensory processing abilities associated with idiopathic toe walking gait. *J Child Neur*. 2014; 29: 71-78.

Wilson RS, Schneider JA, Beckett LA, et al. Progression of gait disorder and rigidity and risk of death in older persons. *Neurology*. 2002; 58: 1815-1819.

Zhang HL, Lin LR, Liu GL, et al. Clinical spectrum of neurosyphilis among HIV-negative patients in the modern era. *Dermatology*. 2013; 226: 148-156.

第 8 章学习目标

Ⅰ. 小脑的功能

1. 根据临床观察，简明扼要地描述小脑在运动中所起的作用。

2. 陈述本体感觉传入小脑的重要性。

3. 陈述昏迷或瘫痪患者无法进行小脑功能障碍检查的原因。

Ⅱ. 小脑的解剖

1. 根据 Larsell 命名法说出小脑 3 个小叶的名称，并说出每个小叶主要传入纤维的名称（表 8-1）。

2. 在小脑背面观示意图上画出 Larsell 命名的 3 个小叶的分界，并标出小脑半球和小脑蚓部（图 8-1）。

3. 陈述小脑的哪个小叶在解剖和系统发育上与前庭神经的联系最密切。

4. 陈述小脑 3 个脑叶系统起源的名称（表 8-1）。

5. 陈述 3 对小脑脚的名称。描述将小脑固定于脑干上的位置及毗邻解剖结构（图 8-3）。

6. 叙述小脑中脚的"L"记忆法。

7. 描述每个小脑脚的主要传入纤维和传出纤维。

8. 描述冲动进入小脑后的传导路径，从传入纤维开始（图 8-4）。

9. 说出最终从小脑皮质传出冲动的小脑神经元名称。

10. 从大脑皮质运动区开始，画出皮质-小脑-皮质环路示意图（图 8-5）。

11. 逐一描述其传导束交义的情况，如大脑半球病变导致对侧运动障碍，而小脑半球病变导致同侧运动障碍。

Ⅲ. 小脑功能障碍的临床体征

1. 描述小脑功能障碍的核心体征。

2. 描述如何通过想象醉酒患者来帮助记忆小脑功能障碍的体征。

3. 描述并模仿小脑功能障碍患者的语言特点。

4. 描述小脑功能障碍对眼球运动的影响。

5. 描述急性的大面积小脑半球病变所致眼震的诊断要点（图 5-7）。

6. 描述小脑病变患者的步态特点。

7. 描述正常人沿直线行走时，其足跟内缘的落地位置。

8. 描述并演示如何检查上肢的姿势性震颤和意向性震颤。

9. 请用一句话告诉患者如何尽力并精确地完成指鼻试验。

10. 如何定义辨距不良和轮替运动障碍，并描述其检查方法（图 8-6 和图 8-7）。

11. 描述检查轮替运动障碍时拍击大腿试验较自由手试验的优势。

12. 描述如何做能让手指敲击试验可被听到并获得所需信息。

13. 描述上肢过冲（又可称为反击）试验的检查方法（图 8-8 和图 8-9），并说明在检查过程中如何保护患者的面部。

14. 描述动作分解的定义。

15. 描述除了步态以外的下肢共济失调的检查方法。

16. 描述小脑功能障碍患者的肌张力低下的临床表现。

17. 描述小脑病变在临床上对患者力量和耐力的影响。

Ⅳ. 病例分析及小脑四大综合征

1. 描述（或在火柴棍小人上涂上阴影）小脑半球病变、蚓部吻侧（上端）、蚓部尾侧（下端）和全小脑病变的体征。并描述各综合征与各受累小叶的关系（表 8-3）。

2. 解释为何步态检查在所有小脑功能障碍检查中最重要。

3. 描述如何将患者的小脑功能障碍进行分类，如小脑半球、蚓部吻侧、蚓部尾侧或全小脑，并预测分析病因及病变类型。

Ⅴ. 小脑功能障碍的临床检查总结

演示如何有序地对患者进行小脑功能障碍的各项检查，利用图 8-10 做参照。

Ⅵ. 姿势及步态检查

1. 描述姿势和步态检查的要点，并陈述患者行走时需重点观察的要点。

2. 当患者所有的姿势及步态检查均正常时，推断其神经系统功能状态的可能结果。

注意：描述并演示姿势及步态检查中所发现的问题，酌情分析其可能的病理生理机制和病变部位。

3. 步态的发展演化：新生儿期的自主迈步、巡游步态、幼儿学步步态和正常成年人步态。

4. 神经肌病步态：脊柱前凸摇摆（肌病）步态、Gower 征、单侧或双侧足下垂或跨阈步态、足跟下垂步态、连枷足步态和足尖行走步态。

5. 感觉性步态：感觉过敏步态、根痛或防痛步态、成年人夜间翻手步态、智力低下儿童的翻手步态、感觉性共济失调或脊髓痨步态和盲人步态。解释为何脊髓后索病变患者闭眼后会出现摇晃及跌倒（Romberg 征检查）而小脑病变患者不会。

6. 小脑共济失调步态：描述 4 种不同部位的小脑病变所致的步态特点及病因（表 8-3）。

7. 痉挛步态：偏瘫步态、痉挛性双瘫步态、剪刀步态、蹲伏步态、截瘫步态和痉挛性共济失调步态。

8. 基底节步态：小碎步、帕金森步态、慌张步态、整体或基座样旋转、舞蹈样步态、痉挛性手足徐动步态、马蹄内翻足肌张力障碍步态和单峰驼或骨盆扭转样肌张力障碍步态。

9. 大脑步态：小碎步、跳舞熊、失用步态、额叶步态、步态推进障碍和进行性原发性冻结步态。

10. 心因性步态：功能性神经系统障碍所致的立行不能、抑郁和激越性抑郁步态、精神分裂症步态、抽动秽语综合征步态和儿童多动症步态。

（谢曼青　译）

第9章 特殊感觉检查

成年的我，沐浴在阳光下，被某种气味所触动，勾起老男孩的情怀！……我经常有这种死灰复燃的奇怪感觉。我曾思考，如果我们的感觉真得很完美，生活的点点滴滴可能都不会错过：无论是看到的，听到的，还是感受到的……

——Ray Stannard Baker（1870～1946）

Ⅰ. 感觉

A. 感觉和主观性

感觉的产生可能始于某种化学变化或生理变化对感觉神经元末梢受体的兴奋，进而使感觉通路的脉冲电流产生变化。这种脉冲又会带来一种体验，我们称为感觉，如痛觉、触觉、视觉。对患者而言，没有什么比感觉体验，如痛觉，更真实了，而对观察者恰恰相反。虽然患者可以判断某种感觉的程度，甚至用 0～10 分来描述疼痛程度，但其他任何人都无法证实这种感觉，更别提用克、厘米、秒等经典的物理单位来客观衡量。但通过病史的细心采集，检查者仍可以像诊断运动综合征那样来识别并诊断各种感觉综合征，如偏头痛、神经根压迫。

B. 感觉的分类

1. 亚里士多德提出了 5 种基本的感觉：

a. 视觉。

b. 听觉。

c. 嗅觉。

d. 味觉。

e. 触觉。

2. 感觉也常分为特殊感觉和一般感觉。特殊感觉包括视觉、听觉、嗅觉和平衡觉/垂直感。其他感觉称为一般感觉。感觉也可分为躯体感觉和内脏感觉。

3. Charles Sherrington（1857～1952）根据兴奋触发的起点和轴突末端感受器的位置把感觉分为外感觉、本体感觉和内感觉。

a. 外感受器的轴突末梢位于外体表附近，它们可以对外界的刺激做出反应。这些刺激可引起视觉、听觉、味觉和皮肤浅感觉。皮肤浅感觉如下：

i. 触觉。

ii. 浅痛觉。

iii. 温度觉。

iv. 瘙痒、湿度。

b. 本体感受器的轴突末梢位于体表下。它们对源于真皮深层、肌肉、肌腱、韧带和前

庭迷路的感受器的刺激做出反应。在很大程度上,它们可记录身体的运动,感受重力牵引的方向。本体感觉如下:

i. 位置觉。

ii. 运动觉。

iii. 振动觉。

iv. 压力、重量或张力。

v. 深痛觉(有时属于本体感觉)。

vi.平衡觉和垂直感(通过前庭通路和背侧柱)。

c. 内感受器的轴索末端分布于内脏和血管,对内脏内表面或血管壁的刺激做出反应。

i. 内脏痛和血管痛。

ii. 内脏牵张感。

4. 各种感觉的分类或有重叠和冲突。通过自己的感官来系统思考和简单分类可以避免死记硬背感觉分类。

> 感觉分类记忆法:先纵向从上到下为嘴、鼻、眼、皮肤和身体的其他外感受器。再从三维的视角观察身体,你就会先想到本体感受器的深感觉。最后是内感觉。

C. 感觉模式的概念

1. 任何正常人都不会把臭烂肉味和光线,或是把针刺觉和声音混淆。各种独一无二、无法再进一步分解成元素的感觉称为基本感觉模式。但也有个问题,如何来定义独一无二、分解、元素?(联觉是指一种刺激激发起另一种感觉的状态,如听到某种声音便好像看到某种颜色。)

2. 牵连感觉指对身体的某一部位的刺激而使身体的另一部位感到此种感觉,如在谈到痛苦时。

3. 显示多模式感觉的方法:闭上眼睛,从口袋或钱包里抓一样物品,说一个季节。你可以通过综合触觉、质地、重量、大小、外形甚至有点冷来识别一个金属片。因此,我们可以将物品识别过程看作是几种外感觉和本体感觉形态的综合。多模式感觉如下:

a.形状、大小、质地和重量。

b. 瘙痒、湿度。

D. 模式特异性理论的应用

1. 由于各种模式通过不同的神经系统通路,神经病学家想出各种检查感觉的方法。事实上,我们甚至可以把模式定义为任何神经系统通过唯一通路传导的感觉,但还需要一个否定定义。例如,什么是视觉?它是切断双侧视神经后消失的感觉。我们需要根据各自的体会来区分各种模式。

2. 因为各种特殊感觉都有独特的感受器,研究者已在寻找所有模式的独特感受器。极端地想,模式特异理论需要独特的感受器,独特的外周轴突,独特的脊髓、脑干和丘脑的传导通路及独特的皮质投射区。临床医生可以根据这种模式的特异性通路理论来定位病变,但并没有反映出这样一个事实:大多数刺激都会刺激所有的传入神经及皮质神经元接收来自多个传入纤维的会聚输入（Saal 和 Bensmaia，2014；Vriens 等，2014）。例如，形状、质地、湿度或振动的感觉代表从脊髓开始延伸到皮质下和皮质水平的皮肤感觉信息的整合。

3. 通过各种感觉的检查，检查者可以检查很多神经组织的完整性。结合运动通路的检查，检查者可以检查脊髓、脑干、小脑和间脑大部及大脑半球的完整性。越多通路功能正常，检查者越能排除神经系统疾病。越多通路功能异常，检查者越能推测损伤的大小、部位和类型。

E. 感觉生理的基本原理

这些原则是根据 Johannes Müller（1801～1858）的神经特殊能量学说总结而来的。

1. 感觉是对感觉神经通路的神经冲动的感知。我们只能通过受体通路冲动的状态变化来认识外部世界。

2. 对感觉神经的任何形式的刺激，如电刺激、机械刺激、化学刺激，一般都只能引起由该神经介导的感觉类型。碰一下眼睛只能引起视觉，而不是味觉。

3. 对不同感官施以相同刺激，只引起与该器官一致的感觉。在耳蜗上放一个刺激电极产生听觉。把相同的电极放在皮肤上引起触觉。

Ⅱ. 嗅觉：第Ⅰ对脑神经

A. 嗅觉受体和嗅神经

1. 学习图 9-1 和图 9-2。

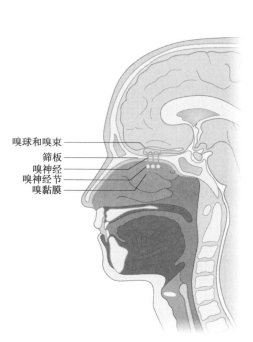

图 9-1　头部的矢状面，显示嗅神经、嗅球和嗅束

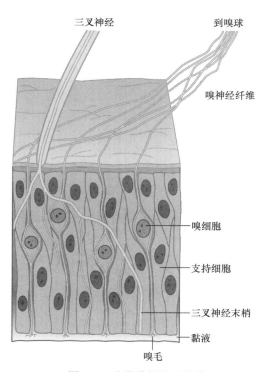

图 9-2　嗅黏膜的微观结构

显示第Ⅰ和Ⅴ对脑神经参与神经支配（引自：Amoore JE，Johnston JW，Rubin M.The stereochemical theory of odor. *Sci Am*. 1964; 210: 42-49）

2. 嗅神经末梢上覆有黏液，它是刺激产生嗅觉的第一站。任何有香味的物质必须首先溶解在黏液中。感冒或过敏性鼻炎会引起气流的减少和黏液的过度分泌，部分是由嗅觉感受神经元触发的反应（Tizzano 和 Finger，2013）。嗅觉减退是指嗅觉部分丧失，嗅觉缺失指完全丧失。这些嗅觉神经元是独一无二的，因为它们不仅是一级神经元，还可以再生，拥有直接暴露于外部环境的结合气味的受体（对不止一种气味有反应）。

3. 嗅觉冲动经过鼻黏膜内的神经节细胞的核周体向中枢传导。这些神经节细胞位于筛板的☑外侧/□里面/□内侧（图 9-1）。

4. 嗅神经节细胞的轴突形成嗅丝。嗅丝穿过筛板到达硬脑膜，再穿过蛛网膜下腔，在嗅球的特定结构中的二级神经元形成突触，这些二级神经元是嗅球的主要传出投射神经元。微生物可能顺着嗅束蔓延到蛛网膜下腔或大脑引起脑炎。

B. 嗅觉刺激

1. 嗅上皮的感觉纤维来自两对脑神经：Ⅰ和Ⅴ（图 9-2）。其中，只有Ⅰ与嗅觉相关。

2. 按照感觉检测的一般规律，检查者需要将选定的模式同其他模式分开。但检查者并不知道是哪条感觉通路负责应答。如果只检测嗅觉，检查者应使用有刺激性气味的物质，如□氨水，还是有香味的物质如☑咖啡？

3. 氨水会刺激所有黏膜受体，甚至包括结膜（在某种程度上可看作嗅觉）。要检测嗅觉，应使用装有咖啡粉的小瓶子。瓶子应该☑透明/□不透明？为什么？
检查者是要检测嗅觉，而非视觉。

4. 还可以使用其他有香味的物质，包括橄榄油、橘子皮、苹果皮和肥皂。

5. 目前已经配有一组不同气味的商用套件用于味觉检查，还没有常规应用于神经系统检查（Allis 和 Leopold，2012）。

C. 检测嗅觉的方法

1. 成功的感觉测试需要患者和检查者之间的配合。告诉患者，"闭上眼睛，闻一下，试着分辨出这是什么气味"。

2. 压住患者的一侧鼻孔。把小瓶放在张开的鼻孔下，让患者闻一下。等一会儿，让患者想一下，分辨气味。

3. 第二次，压住另一侧鼻孔，但不提供相应刺激。由此来检测患者的受暗示程度和注意力。所有感觉试验都要有这样的保障措施。

4. 第三次，刺激另一个没有检测过的鼻孔。

D. 嗅觉中央通路和嗅脑的概念

1. 嗅球与Ⅰ级嗅觉神经元的轴突形成突触，然后发出Ⅱ级纤维与邻近的基底额颞叶交界处（基底前脑）相连。基底前脑再通过一系列环路形成分散的Ⅲ级通路。Ⅲ级通路无法通过临床检查直接检测，但我们可以想象一下（Benarroch，2010；Demaria 和 Ngai，2010；Bekkers 和 Suzuki，2013；Lepousez 等，2013）。

2. 嗅球、嗅束及其中枢连接构成嗅脑。在某一进化阶段，大脑大部分由嗅脑构成。按照个体发生和系统发生，我们的大脑保留了原始嗅脑的平面形态（图 9-3）。

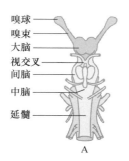
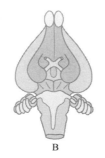
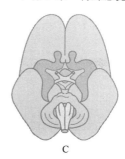

嗅球
嗅束
大脑
视交叉
间脑
中脑
延髓

A　　　　　　　　　B　　　　　　　　C

图 9-3　鲨鱼（A）、兔（B）和人类胎儿（C）的大脑腹侧观

鲨鱼的大脑大部分由嗅脑（棕褐色）构成，观察兔和人类的大脑，非嗅脑皮质（浅色）开始以片状结构覆在
低级动物的大脑壁外，并逐渐增大超过嗅脑。但是，人类大脑的结构和功能中始终保留着嗅脑的痕迹

3. 嗅觉最初有两个基本功能：哺育和交配。这两个本能伴随情绪的支配最初位于嗅脑，之后延伸到前脑的相应部位，特别是边缘叶。边缘叶包括嗅脑平面结构的大部分。这些前脑衍生结构保留情绪和感情经历。人类不再分泌麝香和外激素，但我们仍不遗余力地用各种香水来代替它们（Semin 和 de Groot，2013）。不管怎样，嗅觉始终是最令人回味的感觉。

4. 似曾相识：钩回、颞叶最内侧的脑回包含嗅觉的皮质区。钩回受损会引起幻嗅，通常是非常难闻的气味。我的一个患者把卧室的墙拆了，因为他确信闻到里面有个死动物。每次这种气味扑向他时，他总有种奇怪的熟悉感，好像曾经发生过（就像 Baker 所描述的）。活检发现他的钩回里有一个支气管源性的恶性肿瘤。这种好像曾经发生过的熟悉感，称为似曾相识。尽管我们每个人都曾有过这种过分的熟悉感，但当一个患者提到和幻嗅有关时，要怀疑颞叶内侧损伤，并做 MRI 检查。

E. 头部外伤引起的嗅觉相关后果

1. 头部外伤可能引起脆弱的嗅神经纤维断裂，导致嗅觉缺失（Reiter 等，2004；Reden 等，2006，2012）。如果胶片一样薄的筛板发生骨折，患者咳嗽时可能迟早会导致硬脑膜破裂，形成瘘道，使脑脊液流到鼻孔里。当颅内压发生生理性波动时，液体又会带着鼻腔内微生物通过瘘道回到蛛网膜下腔，引起脑膜炎或脑炎。因此，流鼻涕（鼻漏）的鉴别诊断要考虑到脑脊液漏。鼻漏可能间断发生，常在向前弯腰或做 Valsalva 动作时增加。如果一个患者流鼻涕，但没有感冒或过敏性鼻炎，特别是既往有头部外伤史，需要考虑到这种瘘。持续的脑脊液漏不管在什么位置都需要手术闭合（Prosser 等，2011；Ziu 等，2012）。

2. 为了鉴别脑脊液漏和鼻涕或过敏性鼻漏，可以测一下液体的β₂转铁蛋白（B2Tr）。它由脑内的神经氨酸酶合成，为脑脊液所特有。而曾经被作为诊断测试的糖结果（脑脊液含量高于鼻腔分泌物），目前的检测方法过于敏感，因此常为假阳性，总蛋白含量、氯等结果对脑脊液都不特异。对 B2Tr 的技术专利和结果延迟导致了β微量蛋白（在脑脊液中高浓度存在）检测方法的发展，同检测 B2Tr 一样敏感，由于种种原因，已经取代了 B2Tr 作为诊断测试。为了定位瘘，需要使用窥器和内镜检查鼻腔，进而行影像学检查（如高分辨率 CT、MRI、MR 脑池显像、核素脑池造影等）也是必要的（Ziu et al，2012），图 9-4 提供了诊断流程。

3. 头部外伤引起的鼻并发症

a. 丧失嗅觉，这种情况称为<u>嗅觉缺失</u>。

b. <u>鼻腔</u>和<u>蛛网膜下腔</u>之间形成瘘道。

c. 这种瘘道的一个潜在致命并发症是<u>感染（脑膜炎、脑炎）</u>。

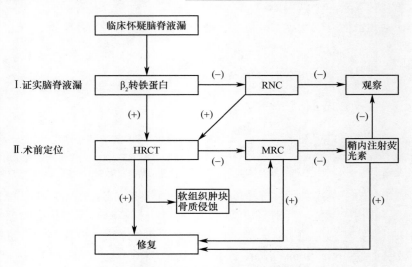

图 9-4　可疑颅底脑脊液漏的诊断和处理流程

HRCT，高分辨率 CT；MRC，磁共振脑池成像；RNC，核素脑池造影（引自：Zapalac JS，Marple BF，Schwade ND. Skull base cerebrospinal fluid fistulas：a comprehensive diagnostic algorithm. *Otolaryngol Head Neck Surg*. 2002；676：669-676）

F. 嗅觉缺失的鉴别诊断

1. 系统性地分析嗅觉缺失，首先从受体入手。吸入气体中的有气味的物质在刺激嗅受体前必须先经过什么屏障？

<u>嗅觉神经末梢上覆盖着黏液。</u>

a. 嗅觉缺失的最常见原因包括感冒、过敏性鼻炎、吸烟和头部外伤（Allis 和 Leopold，2012）。

b. 可悲的是，随着年龄的增长，所有感官的敏感性都会下降，包括视觉、听觉、振动觉等。然而，年龄相关的嗅觉减退原因尚不清楚，中枢与周围源性比例相当（Mobley 等，2014）。嗅觉减退见于多种病因，可合并多种内分泌疾病（如甲状腺功能减退、假性甲状旁腺功能减退）、脑膜炎、蛛网膜下腔出血、嗅觉上皮局部机械损伤、药物、精神疾病、阿尔茨海默病和帕金森病等（Greebe 等，2009；Moman 等，2009；Doty，2012；Schecklmann 等，2013；Schofield 等，2014），因此需要详细询问病史以缩小鉴别诊断范围。

2. 接下来，考虑嗅球和嗅束的损伤。其中最重要的是脑膜瘤（典型的如嗅沟脑膜瘤），虽然比较少见。它会压迫嗅球和嗅束（Adappa 等，2011；Jang 等，2013）。可能使之无法外翻（无嗅脑畸形），造成先天性终身嗅觉缺失（Assouline 等，1998；DeMyer，1987）或一种临床综合征的一部分，患者可能永远不会记得自己能闻到味道（Karstensen 和 Tommercup，2012）。

3. 图 9-5 总结了嗅觉减退和嗅觉缺失的鉴别诊断。

4. 头部外伤后出现打喷嚏或咳嗽时鼻漏的原因是什么？

<u>咳嗽和打喷嚏产生的对颅内静脉系统的压力使脑脊液漏过筛板。</u>

5. 嗅觉缺失的患者常主诉味觉丧失，因为味觉和嗅觉密切相关，损伤会影响生活质量

（Croy 等，2014）。

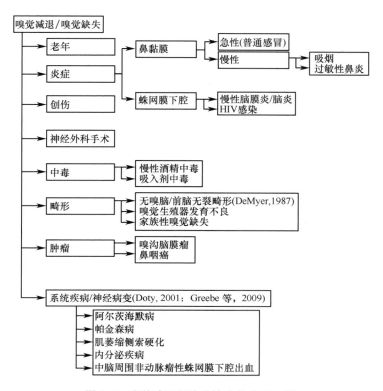

图 9-5　嗅觉减退和嗅觉缺失的鉴别诊断

参考资料·感觉

Abraira VE, Ginty DD. The sensory neurons of touch. *Neuron.* 2013; 79: 618-639.

Filingeri D, Fournet D, Hodder S, et al. Why wet feels wet? A neurophysiological model of human cutaneous wetness sensitivity. *J Neurophysiol.* 2014; 112: 1457-1469.

Saal HP, Bensmaia SJ. Touch is a team effort: interplay of submodalities in cutaneous sensibility. *Trends Neurosci.* 2014; 37: 689-697.

Vriens J, Nilius B, Voets T. Peripheral thermosensation in mammals. *Nat Rev Neurosci.* 2014; 15: 573-589.

Smell

Adappa ND, Lee JYK, Chiu AG, et al. Olfactory groove meningioma. *Otolaryngol Clin N Am.* 2011; 44: 965-980.

Allis TJ, Leopold DA. Smell and taste disorders. *Facial Plast Surg Clin N Am.* 2012; 20: 93-111.

Assouline S, Shevell MI, Zatorre RJ, et al. Children who can't smell the coffee: isolated congenital anosmia. *J Child Neurol.* 1998; 13: 168-172.

Baker RS (David Grayson, pseudonym). *Adventures in Contentment.* New York, NY: Grossett; 1907.

Bekkers JM, Suzuki N. Neurons and circuits for odor processing in the piriform cortex. *Trends Neurosci.* 2013; 36: 429-438.

Benarroch EE. Olfactory system; functional organization and involvement in neurodegenerative disease. *Neurology*. 2010; 75: 1104-1109.

Crespo C, Liberia T, Blasco-Ibáñez JM, et al. The circuits of the olfactory bulb. The exception as a rule. *Anat Rec*. 2013; 296: 1401-1412.

Croy I, Nordin S, Hummel T. Olfactory disorders and quality of life—an updated review. *Chem Senses*. 2014; 39: 185-194.

DeMaria S, Ngai J. The cell biology of smell. *J Cell Biol*. 2010; 191: 443-452.

DeMyer W. Holoprosencephaly (cyclopia-arhinencephaly). In: Vinken PJ, Bruyn GW, Klawans HL, eds. *Malformations. Handbook of Clinical Neurology*. Vol 6. Amsterdam: Elsevier Science; 1987, Chapter 13, pp. 225-244.

Doty RL. Olfaction in Parkinson's disease and related disorders. *Neurobiol Dis*. 2012; 46: 527-552.

Greebe P, Rinkel GJE, Algra A. Anosmia after perimesencephalic nonaneursmal hemorrhage. *Stroke*. 2009; 40: 2885-2886.

Jang WY, Jung S, Jung TY, et al. Preservation of olfaction in surgery of olfactory groove meningiomas. *Clin Neur Neurosurg*. 2013; 115: 1288-1292.

Karstensen HG, Tommerup N. Isolated and syndromic forms of congenital anosmia. *Clin Genet*. 2012; 81: 210-215.

Lepousez G, Valley MT, Lledo PM. The impact of adult neurogeneses on olfactory bulb circuits and computations. *Annu Rev Physiol*. 2013; 75: 339-363.

Liberles SD. Mammalian pheromones. *Annu Rev Physiol*. 2014; 76: 151-175.

Lucero MT. Peripheral modulation of smell: fact of fiction? *Sem Cell Dev Biol*. 2013; 24: 58-70.

Mobley AS, Rodriguez-Gill DJ, Imamura F, et al. Aging in the olfactory system. *Trends Neurosci*. 2014; 37: 77-84.

Moman MR, Verweij BH, Buwalda J, et al. Anosmia after endovascular and open surgical treatment of intracranial aneurysms. *J Neurosurg*. 2009; 110(3): 482-486.

Prosser JD, Vender JR, Solares CA. Traumatic cerebrospinal fluid leaks. *Otolaryngol Clin N Am*. 2011; 44: 857-873.

Reden J, Mueller A, Mueller C, et al. Recovery of olfactory function following closed head injury or infections of the upper respiratory tract. *Arch Otolaryngol Head Neck Surg*. 2006; 132: 265-269.

Reiter ER, DiNardo LJ, Costanzo RM. Effects of head injury on olfaction and taste. *Otolaryngol Clin N Am*. 2004; 37: 1167-1184.

Schecklmann M, Schwenck C, Taurines R, et al. A systematic review on olfaction in child and adolescent psychiatric disorders. *J Neural Transm*. 2013; 120: 121-130.

Schofield PW, Finnie S, Yong YM. The role of the olfactory challenge tests in incipient dementia and clinical trial design. *Curr Neurol Neurosurg Rep*. 2014; 14: 479.

Semin GR, de Groot JHB. The chemical bases of human sociality. *Trends Cogn Sci*. 2013; 17: 427-429.

Tizzano M, Finger TE. Chemosensors in the nose: Guardians of the airways. *Physiology*. 2013; 28: 51-60.

Warnecke A, Averbeck T, Wurster U, et al. Diagnostic relevance of beta-2 transferrin for the detection of cerebrospinal fluid fistulas. *Arch Otolaryngol Head Neck Surg*. 2004; 130: 1178-1184.

Zapalac JS, Marple BF, Schwade ND. Skull base cerebrospinal fluid fistulas: a comprehensive diagnostic algorithm. *Otolaryngol Head Neck Surg*. 2002; 126: 660-676.

Ziu M, Savage JG, Jimenez DF. Diagnosis and treatment of cerebrospinal fluid rhinorrhea following accidental traumatic anterior skull base fractures. *Neurosurg Focus*. 2012; 32: E3.

Ⅲ. 味觉和味觉丧失

A. 受体

舌和扁桃体弓的上皮含有味蕾（菌状乳头、轮廓乳头；Roper，2013），味蕾上特异性受体识别不同的味道，这些同样的受体也被发现存在于非味觉组织中，可能发挥代谢作用（Li，2013；Laffitte 等，2014）。和嗅觉一样，化学物质也要先溶解于液体，即唾液中，才能刺激产生味觉。主诉味觉丧失的患者实际常是嗅觉缺失，因为味觉和嗅觉在形成味道的过程中常相互补充（Allis 和 Leopold，2012）。人群中约 5% 有味觉减退，味觉完全缺失罕见，但是对味道的曲解或分类错误很常见（Welge-Lüssen 等，2011）。味蕾病理改变见于特发性味觉减退、味觉障碍、嗅觉减退、嗅觉障碍综合征的患者（Henkin 等，1971）。这种综合征患者也会出现血清总锌含量的减少，既然嗅觉减退和锌缺乏相关，理应有相关的检测（和补充），但目前似乎还没有一个敏感性和特异性好的检查临界锌水平的方法（Gruner 和 Arthur，2012）。

B. 味觉受体的神经支配

1. 舌前 2/3 的味蕾由什么脑神经支配？如果你忘了，那么从第Ⅰ对脑神经开始往后回忆。

a. 第Ⅰ对脑神经，嗅觉；第Ⅱ对脑神经，视觉。

b. 第Ⅲ、Ⅳ、Ⅵ对脑神经，眼球运动。

c. 第Ⅴ对脑神经，咀嚼和面部感觉。

d. 第Ⅶ对脑神经，面肌运动，泪液、鼻涕和唾液的分泌和味觉。你不应该复习表 2-5 和表 2-6 对脑神经的简单描述吗？

2. 用舌前 2/3 由第Ⅶ对脑神经支配的区域检测味觉，因为刺激舌后 1/3 和扁桃体弓的味蕾不方便。参见图 6-5 和图 6-6。

3. 和之前的图相反，每个味觉模式之间有很多重叠，区分舌上支配咸、甜、酸和苦的区域并没有太多临床意义（Breslin，2013）。吃东西也涉及视觉，食物的颜色也可以提供信息，但并不一定表明它们的营养价值（Barnes 等，2013）。

C. 复习第Ⅶ对脑神经

1. 第Ⅶ对脑神经在脑桥延髓沟与脑干相连。

2. 从腹侧到背侧，与脑桥延髓沟相连的脑神经分别是Ⅵ、Ⅶ和Ⅷ。（如果错了，复习图 2-20。）

3. 第Ⅶ对脑神经和第Ⅷ对脑神经一起进入内耳道。

4. 味觉的初级神经元位于第Ⅶ对脑神经唯一的神经节上，即膝状神经节。

5. 命名为膝状神经节是因为第Ⅶ对脑神经由神经节行至茎乳孔时像膝盖一样向下弯曲。

D. 味觉的中枢通路

味觉中枢通路的损伤很少引起孤立的味觉丧失，但常引起味觉减退。脑干通路从中脑的孤束核（味觉纤维从脑神经Ⅶ、Ⅸ和Ⅹ汇集的地方发出）起始，沿同侧被盖向上（有证据表明，不同的味觉模式是通过不同的通路分别传递到大脑的，Carleton 等，2010）。看起来这些纤维（全部或部分？）在中脑交叉，交叉以下的病变通常会导致同侧缺损（Combarros 等，2000），交叉以上的病变影响对侧，双侧味觉缺失提示累及所有交叉和未交叉的纤维。这些纤维终止于丘脑腹内侧核的最中间区域并投射到岛叶皮质（Reil 岛）和邻近的顶岛盖（Landis 等，2006；Nakajima 等，2010；Tsivgoulis 等，2011；Maffei 等，2012）。这个区域的刺激性损伤可能引起幻味（Penfield 和 Jasper，1954），皮质病变通常导致双侧或一侧味觉减退，患者往往感知不到（Landis 等，2006）。

E. 检测味觉丧失的方法

1. 刺激物：刺激物可以是咸、甜、酸或苦的物质，食盐、糖或奎宁都可以。要把食盐或糖遮起来，因为当患者看到白色透明的物质时都会下意识地猜食盐或糖。

2. 与患者交流

a. 告诉患者，"我要在你的舌上放点东西让你尝尝。把舌头伸出来，保持住。当你识别出什么味道时，把手举起来"。

b. 用湿润的棉签头在左半或右半舌上放一些要检测的物质并抹开。确保只刺激半侧舌。不要让患者把舌缩回去，因为唾液可能会让刺激物扩散到选定的区域外。如果舌干，可以稍微湿润下。因为物质溶解需要时间，所以允许患者有 15～20s 来给出回答。有些正常受试者无法识别糖，可以用盐再检测一下。

c. 待患者漱口后，再用同一种或其他物质来检测舌的另一侧。作为味觉缺失的常规检测，你只需试用一种物质。味觉也可以通过浸渍纸盘或直流电来检测，但不用于常规神经系统查体。

d. 用同样的方法检测你自己的味觉。

e. 味觉检测的主要适应证包括食欲、嗅觉、味觉的丧失或出现第Ⅶ对脑神经麻痹。味觉是第Ⅶ对脑神经介导的临床上唯一可以检测的感觉。各种药物治疗、系统性疾病、癌症和内分泌疾病都可能引起味觉丧失或味觉障碍（Allis 和 Leopold，2012；Mennella 等，2013）。

F. 面神经麻痹患者检测味觉的临床价值

1. 病例介绍：女性，26 岁，早上起来时发现自己的脸"歪向一边"。检查发现她左侧无法皱眉、闭眼、嘴角歪向对侧、颈部皮肤无法变皱。右侧面肌运动正常。她主诉脸"歪"是因为右侧面肌没有损伤，两边力量不对称，当她说话或微笑时嘴唇就拉向一边（参见图 6-7 的患者）。其他检查完全正常，包括味觉和听觉。

2. 通过临床资料分析，可以推测第Ⅶ对脑神经的损伤部位和程度。

a. 在分析运动缺陷时，首先考虑它的分布范围。是否符合中枢或锥体束（上运动神经元）分布？是否符合根性、外周神经或肌病分布？

b. 该患者的运动缺陷符合什么分布？□上运动神经元/☑周围神经/□肌病。

c. 麻痹的肌肉由第Ⅶ对脑神经支配。

d. 符合神经支配的麻痹分布不包括神经肌肉接头疾病和肌病，这类疾病的范围很广，不仅限于单神经。

e. 可由单神经中断解释麻痹范围的疾病包括☑单神经病变/□多神经病变/□肌病。

3. 在确定是第Ⅶ对脑神经的单神经病后，需要根据走行明确神经损伤的部位。在分析感觉分布或反射弧时，采用从<u>受体</u>开始的原理，追踪神经冲动的整个通路。

4. 沿着运动神经的冲动追踪时应该从哪开始？<u>下运动神经元胞体。</u>

5. 第Ⅶ对脑神经的核团位于□顶盖/☑被盖/□中脑基底部/☑脑桥/□延髓。

6. 因为核团和神经束排列紧密，所以脑干损伤时很少只影响某一脑神经核团。最可能累及邻近的丘系、小脑、第Ⅷ对脑神经的通路或邻近核团。除了第Ⅶ对脑神经，脑桥运动神经核团还包括<u>脑神经Ⅴ和Ⅵ</u>。观察图 2-16，注意第Ⅶ和Ⅵ对脑神经核团脑内段的相互关系。

7. 该患者没有任何提示中枢神经系统第Ⅶ对脑神经核团结构损伤的征象。因此，中断神经损伤的部位最可能位于脑干□内/☑外。

8. 在离开脑干的脑桥延髓沟进入内耳道之前，第Ⅶ对脑神经必须穿过<u>蛛网膜下腔。</u>

9. 小脑和脑桥之间的蛛网膜下腔称为脑桥小脑角。此处的病变如肿瘤，可引起第Ⅶ和Ⅷ对脑神经中断。

10. 随着肿瘤的增大，除了第Ⅶ和Ⅷ对脑神经，<u>第Ⅴ和Ⅵ（可能还包括Ⅸ、Ⅹ和Ⅺ）</u>对脑神经也可能受累。

11. 观察图 2-20 就可以知道听神经瘤，脑桥小脑角相对常见的一种肿瘤是如何影响其他脑神经的。以第Ⅷ对脑神经为圆心，用铅笔画直径为 1～1.5cm 的圆，看看随着病变增大，它是如何侵犯周围的神经和脑干的。

12. 如果病变累及内耳道或面神经管，除了第Ⅶ对脑神经，还有哪对脑神经会受累？第Ⅷ对脑神经。

13. 如果病变使第Ⅶ对脑神经从脑干出来到膝状神经节段之间中断，患者可能会丧失舌前 2/3 的<u>味觉感觉</u>。

14. 第Ⅶ对脑神经支配中耳的一块肌肉，<u>镫骨肌</u>。该肌肉收缩抑制听小骨的震动，保护内耳免受过于剧烈声音的损伤。当镫骨肌麻痹时，普通的声音会使患者觉得过于响亮，这种症状称为听觉过敏。

15. 如果患者味觉正常，也没有听觉过敏，那么第Ⅶ对脑神经的损伤部位一定位于外周，中耳□内侧/☑外侧。

16. 如果在中耳外侧，那么病变可能位于面神经管。该病变在颞骨深处，无法直接进行临床检查。如果病变在出了茎乳孔之后，由于炎症或占位，检查者可以发现腮腺区的压痛或肿胀，但患者没有腮腺区的包块或疼痛。

17. 运动神经元轴突末梢的连接部位，即轴突与肌肉形成突触的区域称为<u>神经肌肉接头</u>。

18. 解释为什么患者病变的部位不是神经肌肉接头或肌肉本身。

<u>神经肌肉接头病变，如重症肌无力或肌病是弥散性的病变，一般不局限于单神经支配范围。</u>

19. 在图 6-5 上用线画出该患者最可能的病变部位。

你所画的线应该穿过面神经管，并位于鼓索神经的远端、茎乳孔的近端。

20. 该患者是特发性面神经麻痹（贝尔麻痹），是常见的第Ⅶ对脑神经的单神经病。病变多为炎症，常由病毒（特别是单纯疱疹病毒 1 型）感染引起，导致面神经脱髓鞘，或者肿胀在面神经管内受到压迫（de Almeida 等，2014；Zandian 等，2014）。有时甚至会完全阻断轴突。这可能发生在面神经的各个部位。起病 6 周后，60%~90%的患者面部功能恢复良好，但是面神经的异常再生会导致连带运动（神经支配不恰当的肌肉导致不自主运动）或泪腺而不是唾液腺的再神经支配（导致"鳄鱼眼泪"现象，表现为进食时流泪）。肌电图可在病程早期提供预后信息，指导临床治疗决策（Mancini 等，2014；Schwartz 等，2014）。

21. 从这个患者可以看到如何通过味觉检测帮助定位第Ⅶ对脑神经的损伤部位。除非患者有提示味觉、嗅觉或第Ⅶ对脑神经的症状和体征，你可以省略味觉检测。但这个省略要慎重做出，不能大意。

参考资料·味觉检测和贝尔麻痹

Allis TJ, Leopold DA. Smell and taste disorders. *Facial Plast Surg Clin N Am*. 2012; 20: 93-111.

Barnes S, Prasain J, Kim H. In nutrition, can we "see" what is good for us? *Adv Nutr*. 2013; 4: 327S-334S.

Breslin PAS. An evolutionary perspective on food and human taste. *Curr Biol*. 2013; 23: R409-R418.

Carleton A, Accolla R, Simon SA. Coding in the mammalian gustatory system. *Trends Neurosci*. 2010; 33: 326-334.

Combarros O, Sanchez-Huan P, Berciano J, et al. Hemiageusia from an ipsilateral multiple sclerosis plaque at the midpontine tegmentum. *J Neurol Neurosurg Psychiatry*. 2000; 68: 795-802.

de Almeida JR, Guyatt GH, Sud S, et al. Management of Bell palsy: clinical practice guidelines. *CMAJ*. 2014; 186: 917-922.

Gruner T, Arthur R. The Accuracy of the zinc taste test method. *J Altern Complement Med*. 2012; 18: 541-550.

Henkin RL, Schechter PJ, Hoye R, Mattern CFT. Idiopathic hypogeusia with dysgeusia, hyposmia and dysosmia. *JAMA*. 1971; 217: 434-440.

Laffitte A, Neiers F, Briand L. Functional roles of the sweet receptor in oral and extraoral tissues. *Curr Opin Clin Nutr Metab Care*. 2014; 17: 379-385.

Landis BN, Leuchter I, Millán Ruíz DS, et al. Transient hemiageusia in cerebrovascular lateral pontine lesions. *J Neurol Neurosurg Psychiatry*. 2006; 77: 680-683.

Li F. Taste perception: from the tongue to the testis. *Mol Hum Reprod*. 2013; 19: 349-360.

Maffei A, Haley M, Fontanini A. Neural processing of gustatory information in insular circuits. *Curr Opin Neurobiol*. 2012; 22: 709-716.

Mancini P, De Seta D, Prosperini L, et al. Prognostic factors of Bell's palsy: multivariate analysis of electrophysiological findings. *Laryngoscope*. 2014; 124: 2598-2605.

Mennella JA, Spector AC, Reed DR, et al. The bad taste of medications: overview of basic research on butter taste. *Clin Ther*. 2013; 35: 1225-1246.

Nakajima M, Ohtsuki T, Minematsu K. Bilateral hypogeusia in a patient with a unilateral paramedian thalamic infarction. *J Neurol Neurosurg Psychiatry*. 2010; 81: 700-701.

Penfield W, Jasper HH. *Epilepsy and the Functional Anatomy of the Human Brain*. Boston, MA: Little, Brown &

Co; 1954.

Roper SD. Taste buds as peripheral chemosensory processors. *Semin Cell Dev Biol*. 2013; 24: 71-79.

Schwartz SR, Jones SI, Getchius TSD, et al. Reconciling the clinical practice guidelines on Bell Palsy from the AAO-HNSF and the AAN. *Neurology*. 2014; 82: 1927-1929.

Tsivgoulis G, Ioannis H, Vadikolias K, et al. Bilateral ageusia caused by a unilateral midbrain and thalamic infarction. *J Neuroimaging*. 2011; 21: 263-265.

Welge-Lüssen A, Dörig P, Wolfensberger M, et al. A study about the frequency of taste disorders. *J Neurol*. 2011; 258: 386-392.

Zandian A, Osiro S, Hudson R, et al. The neurologist's dilemma: a comprehensive clinical review of Bell's palsy, with emphasis on current management trends. *Med Sci Monit*. 2014; 20: 83-90.

Ⅳ. 听觉

> 专家告诉他，"行，到此为止。治疗结束，你聋了。也就是说你完全听不见了"。
> 他完全明白，但听不到。
>
> ——Tristan Corbiere（1845～1875）

A. 脑神经Ⅷ

脑神经Ⅷ由蜗神经（主管听觉）和前庭神经组成，这两组神经分别有其专门的受体、独立的传导束、独立的脑干核团及中心通路。蜗神经只负责听觉，它可察觉频率为20～20 000Hz 的振动。按照这种设计，人耳是人体中最灵敏的振动感受器，不仅能检测，而且消耗能量以增强其机械输入（Kazmierczak 和 Müller，2012；Hudespeth，2014）。

B. 蜗神经分支的解剖

1. 听觉受体：耳蜗中存在听觉受体（Corti 器）和蜗神经节，后者发出了脑神经Ⅷ的蜗神经分支（图 9-6）。

2. 蜗神经节包含听觉的☑外侧初级/□外侧次级/□外侧三级神经元。

3. 蜗神经的外周行程：蜗神经、前庭神经和脑神经Ⅶ伴行穿内耳道。

4. 脑神经Ⅶ和Ⅷ在脑桥延髓沟和脑干相连。

5. 蜗神经的中枢联系。参见图 9-7。

a. 在进入脑干之后，蜗神经的轴突在耳蜗核形成突触。

b. 这些核团位于小脑下脚周围。

c. 在听觉传导通路中，蜗神经核内含有□初级/☑次级/□三级神经元。

d. 听觉神经纤维在脑干中上行时约一半的纤维沿同侧分布，另一半纤维则双侧分布。因此，如果一个患者存在单侧的听觉丧失，病变最有可能发生在□中央通路/☑一侧听神经/□听觉感受皮质。

e. 脑干中的上行听觉纤维称为外侧丘系，其内部的纤维通向下丘（图 9-6）。

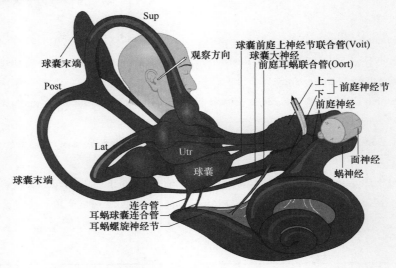

图 9-6　迷路的结构及其神经支配

注意前庭神经和蜗神经与面神经的密切关系。Lat，外侧半规管；Post，后侧半规管；Sup，上半规管；Utr，椭圆囊

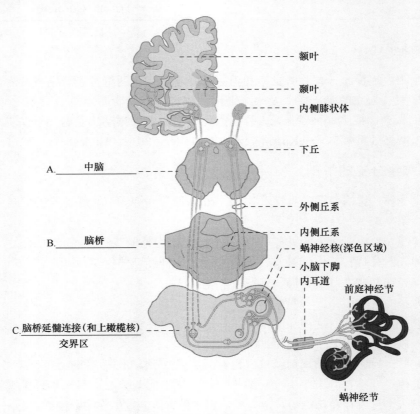

图 9-7　听觉传导通路示意图

A～C 是脑干的不同部分，写出它们的名称

f. 从下丘发出的纤维通向<u>内侧膝状体</u>。

g. 内侧膝状体发出的纤维通向<u>颞叶的上表面</u>。

h. 单侧颞叶损伤会导致一侧听力丧失吗？□会/☑不会。请解释。

<u>单侧颞叶损伤不会导致一侧听力丧失，因为脑干通路平均分布到两侧大脑半球。</u>

i. 当你检测一个患者的听力时，要牢记听觉传导通路，并记住听觉传导通路中结构的名字。

C. 蜗神经损伤的症状和病因

最常见的症状是耳聋和耳鸣。耳鸣指的是一种持续的或反复发作的听觉过敏，通常为铃声或轰鸣声（参见Ⅳ中 H 部分；Langguth 等，2013）。听觉受损和耳鸣的最常见原因是衰老（老年性耳聋），耳毒性药物如阿司匹林及一些氨基糖苷类抗生素，化疗药物如顺铂或卡铂（Campo 等，2013），病毒感染，反复中耳炎，遗传性耳蜗变性（Alford 等，2014），外伤及长期暴露于巨大声响之中等。

D. 测试的阈值或灵敏度

当测试嗅觉和味觉时，医生仅仅要求患者回答是或不是，并不对刺激强度进行分级或是测量阈值。当测量肌力时，医生要求患者发出能达到的最大力量。当测量感觉时，医生并不关心感觉器官能容忍的最大刺激，医生关心的是感觉器官能察觉到的最小刺激，也就是其灵敏度。

E. 听力筛查的方法

1. 询问患者是否有听力障碍的病史：询问患者是否能听到电话，是否能听到正常的交谈，是否能听到低语？患者是否有耳鸣？

2. 进行耳镜检查以明确外耳道是否通畅、鼓膜是否完整。当分析听觉障碍时，医生应该明确患者是声音传导障碍还是神经病变。

耳镜检查能发现一些机械传导障碍，如鼓膜损伤、耳垢、外耳道异物等。但对于其他一些传导异常，如听小骨运动障碍（耳硬化症）等则不能发现。阻抗听力计和鼓室测压可以帮助医生测量鼓膜和听小骨的机械传导能力，更复杂地测试评估中枢神经系统的完整性（Musiek 和 Chermak，2015）。

3. 分别在患者的两侧耳边摩擦手指。

4. 分别将振动的音叉靠近患者两侧耳边，并要求患者比较两侧声音的强弱。

a. 为了达到最均一的声音，音叉应与耳部垂直。振动频率位于 512～2000 次/秒的音叉与语言感觉的频率最相合，但振动时间过短。神经病学家通常使用 126～256 次/秒的音叉，这种音叉也被用于测试肢体的振动觉。

b. 进行半定量检测时，将音叉由一侧耳移至对侧耳，并让患者比较两侧声音的强弱。将患者可以听到音叉振动的最远距离与自己的相比较。

5. 盖住对侧耳：当你测试一侧耳时，声音可以通过空气或骨骼传递至另一侧耳，从而被患者感知到，这时测试侧的耳听力是受损的。为了避免这种影响，当你在用音叉测试一侧耳时，可以在对侧耳边摩擦卡片的边缘或摩擦手指。另一种方法是将听诊器放入患者耳中，将振动的音叉放在听诊器的膜上。医生可以同时测试双耳或通过挤压听诊器的橡胶管测试患者单侧耳的听力。

6. Rinne 气-骨传导试验可以对气传导和骨传导的效率进行比较。

a. 将一振动的音叉放于一侧乳突上，当声音消失后再将音叉放于耳旁。现在你还能听到声音吗？ ☑会/□不会。正常情况下气传导比骨传导☑强/□弱。正常情况下，声音通过空气传导到耳内。

b. 如果你在将音叉放在耳旁的同时用手指堵住耳，你将听不到声音。尝试一下，将音叉放在乳突上，然后再用手指堵住一侧耳，这时会发生什么？
<u>声音会更响亮。</u>

c. 这个试验说明虽然机械地堵塞外耳道可以导致气传导的□增强/☑减弱，但同时也会导致骨传导的☑增强/□减弱。

d. 传导性耳聋是指由任何导致外耳道或中耳听小骨的声音传导障碍而导致的耳聋。Corti 器及听神经损伤导致的耳聋被称为神经性耳聋。要注意，这里的传导指的是外耳或中耳内声音的机械传导过程，而不是指神经的传导。脑神经Ⅷ的病变导致的耳聋称为□传导性/☑神经性耳聋。

e. 当将振动的音叉放于乳突上，声音可经骨传导直接传至内耳，而无须经过气传导。骨传导可以测试神经的完整性，即使当经过外耳道传导的气传导存在问题时。神经性耳聋损害的是经气传导的高频声音，并降低骨传导。所以说，神经病变既阻碍气传导，又阻碍骨传导，而机械性病变仅阻碍☑气传导/□骨传导。

f. Rinne 气-骨传导试验的临床分析

i. 如果一个患者听到音叉放在乳突时的声音大于音叉放于耳旁时，那最好的解释是：
□（a）该患者正常。
□（b）该患者 Corti 器有病变。
☑（c）该患者存在传导问题，如外耳道中耳垢过多、鼓膜损伤或听小骨运动障碍等。
□（d）该患者存在神经病变，如 Corti 器异常或听神经异常。

ii. 如果测试结果说明气传导和骨传导都减弱，那最好的解释是□（a）/□（b）/□（c）/
☑（d）。

7. Weber 声音偏侧试验

a. 在 Weber 试验中，医生将振动的音叉放置在患者额头的正中或头骨的最高点。你可以自己尝试一下这个试验。声音似乎来自□右边/□左边/☑中间（如果你是正常人）。

b. 两耳感觉到的声音一样吗？☑是/□不是（如果你是正常人）。

c. 当把振动的音叉放在头颅最高点时，用手指堵住一侧耳，然后再换另一侧，发生了什么？
<u>它会偏向堵住的一侧。</u>

d. 正常人两耳听到的声音强度是相等的。如果一侧耳的声音机械传导出现障碍，声音听起来来自☑同侧/□对侧/□都不是。

e. 如果患者存在听神经病变，声音听起来来自□同侧/☑对侧/□都不是。

f. 只有当声音持续地偏向一侧时试验结果才能被认为是有意义的。

F. 传导性耳聋和神经性耳聋的分析

1. 如果在对患者双耳做手指摩擦发声测试时发现其左耳听觉阈值提高，Weber 试验偏向左侧，骨传导好于气传导，最合理的解释是：

☐（a）正常。

☑（b）存在机械传导病变。

☐（c）听神经或耳蜗病变。

☐（d）颞叶病变。

☐（e）信息不足，不能做出判断。

2. 另一位患者表现为左侧听觉阈值增加，左侧气传导和骨传导减弱，Weber 试验偏向右侧，说明：☐（a）/☐（b）/☑（c）/☐（d）/☐（e）。

G. 听觉睑反射或声音惊恐反应检查

当检查者站在患者一侧视线后方时突然发出巨大的声音，如击掌，这时观察患者的惊恐反射。反射存在说明听觉通路完整。无反应说明患者耳聋或患者忽视了刺激。可以用这一反射对不能合作患者的听觉进行测试，如歇斯底里者、装病者、幼儿及意识不清者。要询问患儿的母亲，患儿是否对声音有警觉反应。

H. 大脑功能异常的听力测试

1. 当测试患者的视野时，我们发现一些患者对两侧的刺激都不能感觉到，这一测试称为同时（双侧）刺激。

2. 类似地，如果前述检查表明患者的听觉通路完整，医生可以同时进行两侧的听力测试。站在患者的身后，将两手放在患者耳旁。先摩擦一侧的手指，再换另一侧，并询问患者声音来自哪侧。同时摩擦两侧的手指观察患者是否能同时辨别出来自两侧的声音。多次重复测试，并随机地进行单侧或双侧刺激。存在大面积右侧大脑半球病变的患者倾向于感知不到来自左侧的声音（参见 11 章）；声侧化障碍也可能与单侧视空间忽视有关（Tanaka 等，1999）。

3. 医生还可以在一侧耳的前方或后方摩擦手指，患者此时应闭上双眼。第 11 章描述了听觉性失语症的检测方法，该症患者不能理解单词的意义。

I. 耳鸣

1. 耳鸣指的是耳感知的非外界来源的异常声音，通常表现为嗡嗡声、铃声、轰鸣声或咔嚓声（Langguth 等，2013）。耳鸣可以长期或间断存在，可发生于一侧或双侧耳。

2. 耳鸣有两种：主观性及客观性。

a. 主观性耳聋并非来自真实的声音，而是由听觉系统疾病造成的，如老年性耳聋、耳蜗疾病、位听神经疾病或听觉中枢通路疾病、听皮质疾病，或由阿司匹林、袢利尿剂、一些抗生素、奎宁及其衍生物、化疗药如顺铂等引起。耳鸣可伴有腭肌阵挛（腭震颤；Zadikoff 等，2006）或镫骨肌阵挛，表现为鼓膜的快速节律性运动。

b. 客观性耳鸣是由真实的声音引起的，该声音可被医生听到，杂音通常来自动静脉畸形、动静脉瘘或是由贫血或甲亢造成的血流速度过快引起的。这种杂音与脉搏相关（Hofmann 等，2013）。搏动性耳鸣也可与特发性颅内压增高有关。

3. 耳鸣的患者需要全面的头部及颈部查体，仔细的颈静脉听诊，并进行 Valsalva 动作以排除静脉哼鸣音（参见第 1 章），必要时可以进行神经影像学检查及一些有关耳聋的实验室检查，MRA、MRV 或 CT 血管成像检查可用来排除动脉扭曲、颈动脉夹层、纤维肌肉发育不良、颈静脉球或颈静脉异常、血管球瘤、颈动脉瘤或硬脑膜动静脉瘘等疾病（Hofmann 等，2013）。

J. 听觉异常的实验室检查

1. 如果初步检查提示患者有听觉丧失，应进行电子听力测试，包括纯音测听法、语言识别、重振现象及范贝凯西响度区别测试等。脑干听觉诱发反应（BAER）不依赖于意识水平，可以应用于对无意识者进行测试，参见第 13 章讨论的神经电学诊断。

2. 语言发育延迟的常见原因是耳聋及精神发育迟滞。如果一个儿童语言发育迟钝或似乎存在听力异常，应进行全面的床旁查体及电子听力测试。

K. 练习时间

按照Ⅴ C3 部分的标准顺序进行前述的各项检验。

参 考 文 献

Alford RL, Arnos KS, Fox M, et al. American College of Medical Genetics and Genomics guideline for the clinical evaluation and etiologic diagnosis of hearing loss. *Genet Med*. 2014; 16: 347-355.

Bizley JK, Cohen YE. The what, where and how of auditory-object perception. *Nat Rev Neurosci*. 2013; 14: 693-707.

Campo P, Morata TC, Hong O. Chemical exposure and hearing loss. *Dis Mon*. 2013; 59: 119-138.

Hofmann E, Behr R, Neumann-Haefelin T, et al. Pulsatile tinnitus: imaging and differential diagnosis. *Dtsch Arztebl Int*. 2013; 110: 451-458.

Hudspeth AJ. Integrating the active process of hair cells with cochlear function. *Nat Rev Neurosci*. 2014; 15: 600-614.

Kazmierczak P, Müller U. Sensing sound: molecules that orchestrate mechanotransduction by hair cells. *Trend Neurosci*. 2012; 35: 220-229.

Langguth B, Kreuzer PM, Kleinjung T, et al. Tinnitus: causes and clinical management. *Lancet Neurol*. 2013; 12: 920-930.

Levine RA. Typewriter tinnitus: a carbamazepine-responsive syndrome related to auditory nerve vascular compression. *ORL J Othorhinolaryngol Relat Spec*. 2006; 68(1): 43-46.

Musiek FE, Chermak GD. Psychophysical and behavioral peripheral and central auditory tests. *Handb Clin Neurol*. 2015; 129: 313-332.

Pickles JO. Auditory pathways: anatomy and physiology. *Handb Clin Neurol*. 2015; 129: 3-25.

Tanaka H, Hachisuka K, Ogata H. Sound lateralisation in patients with left or right cerebral hemi-spheric lesions: relation with unilateral visuospatial neglect. *J Neurol Neurosurg Psychiatry*. 1999; 67: 481-486.

Theunissen FE, Elie JE. Neural processing of natural sounds. *Nat Rev Neurosci*. 2014; 15: 355-366.

Wasserthal C, Brechmann A, Stadler J, et al. Localizing the human primary auditory cortex in vivo using structural MRI. *Neuroimage*. 2014; 93: 237-251.

Zadikoff C, Lang AE, Klein C. The 'essentials' of essential palatal tremor: a reappraisal of the nosology. *Brain*. 2006; 129: 832-840.

V. 前庭系统：眩晕及其体位代偿

A. 头晕及眩晕

1. 困扰人类的最常见的病痛有头痛、背痛、头晕、乏力及黑矇。

2. 在患者的印象中，头晕代表着眼花、头重脚轻、不稳、晕头转向、天旋地转等感觉（van Leeuwen 和 Bruintjes，2014）。当患者主诉头晕时，应进一步询问更详细的描述（"请描述当你感觉头晕时具体有哪些异常"），然后重复患者自己的话来避免理解错误，然后让患者将其自身的感觉与旋转木马产生的感觉做对比。严格定义的眩晕排除了头晕所包括的多种非特异的症状。眩晕是一种失平衡的特殊感觉，患者感觉到天旋地转或出现旋转、倾斜的运动（Molnar 和 McGee，2014）。它是一种自身或环境运动的错觉。真正的眩晕提示前庭受体、前庭神经或中枢联系的异常。最常见的外周性眩晕是良性阵发性位置性眩晕（BPPV）、梅尼埃病及前庭神经炎。中枢性眩晕是由以下结构的病变造成的，包括前庭小脑和前庭神经核之间的神经纤维，脑干前庭及眼睛运动结构、小脑、丘脑及前庭皮质等（如Wallenberg 综合征、前庭性偏头痛、小脑萎缩等）。

3. 平衡感的产生是由多种传入神经共同参与形成的，包括视觉、本体感觉（前庭和脊髓后索）及皮肤触觉和压力感觉。当数种主要的感觉发生冲突时就产生了眩晕。大脑熟悉平衡的冲动输入。当旋转时，来自一侧的冲动增加，而来自另一侧的冲动减少，从而产生两侧的感觉差异。大脑将这种差异理解为运动。如果这种差异是由某种疾病导致的，那么大脑会在其他感觉没有感觉到运动的情况下做出有运动的判断（Seemungal，2014）。站在帝国大厦或大峡谷顶端的人突然向下看会产生眩晕感，这是由于视觉立体感的消失。即使复视也可导致眩晕或平衡感的缺失，因为两眼看到的图像不匹配，大脑不知道应该相信哪只眼睛。当你在黑暗中行走用手触摸墙壁时，你本能地通过触觉来确认平衡感。

4. 眩晕的自我诱发：要理解眩晕是如何影响患者的，可尝试以下的试验。试验时应小心防止摔倒。

a. 在离床或离有垫子的椅子（跌倒时可以接住你）40～50cm 的地方放一枚硬币。

b. 站在硬币上方，使其位于两脚之间。

c. 低下头，两眼注视硬币，向右快速旋转 6 圈。

i. 你感觉身体有向哪个方向运动的错觉？□向右/☑向左（大部分人会感觉向左边旋转，但也有些人可能会感觉向另一侧动）。

ii. 你感觉身体要向哪个方向摔倒？☑向右/□向左。

iii. 你倾向于向哪个方向伸出手臂？☑向右/□向左。

d. 重复旋转试验，但这次向左转。眩晕的方向是□向右/☑向左，摔倒和伸手臂的方向是□向右/☑向左。

e. 现在可以总结得出：当一个人感觉向某一方向眩晕时，他会向☐同向/☑反向摔倒并伸出手臂。

f. 在前庭性眩晕中，闭眼可以通过去除视觉的代偿信息增加姿势的不稳定性，如患有脊髓后索疾病的患者（Romberg 试验）。因此，黑暗或去除视力会导致有前庭或脊髓后索疾病的患者病情加重，但对正常人或患有小脑性共济失调的患者影响很小，问病史时这点很重要。

B. 急性前庭功能障碍的症状和体征

1. 急性前庭神经切断会导致全面的前庭功能障碍。

a. 症状包括病灶对侧强烈而持续的眩晕感、恶心、振动幻视及焦虑。患者拒绝站立或走路及任何姿势的改变，因为这会导致症状的加重。眼球震颤会导致振动幻视。

b. 体征包括摔倒、患侧误指、跳动性眼球震颤、苍白、出汗及低血压。低血压不会导致晕厥。

2. 双侧对称性的前庭疾病可能仅产生步态不稳，而不会产生眩晕或自主神经症状。视觉和脊髓后索可以代偿前庭功能的损害。

3. 中枢或外周的病变如梗死等可以累及前庭通路，从而导致眼球反向偏斜及视觉垂直轴的偏斜或出现急性前庭周围性眩晕（Tehrani 等，2014）。

C. 周围前庭系统的生理

1. 前庭受体：在内耳的半规管及迷路的椭圆囊和球囊中存在可以发出前庭神经冲动的毛细胞受体（图9-7）。

2. 每一个半规管的壶腹嵴处都有可以感知水流的毛细胞。椭圆囊和球囊斑内含有耳石，后者位于毛细胞上，对惯性和重力运动敏感。头部和重力运动可刺激前庭受体。

a. 半规管嵴可以感知快速的角加速度或头部的旋转运动。图9-8 和图9-9 中显示了半规管的感知平面。

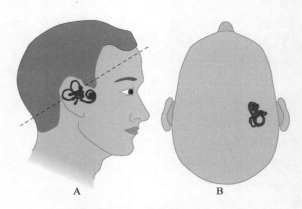

图 9-8 迷路的方向

为了显示清楚，迷路在图中被放大了。A.右侧迷路侧面观。注意水平半规管的角度

（图中虚线所示）和真实水平面成30°角；B.迷路上面观

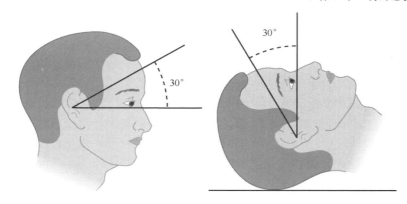

图 9-9　直立位及仰卧位时水平半规管的方向

b. 当你低下头围绕着硬币旋转时，你的水平半规管更接近于☑水平/□垂直平面，与旋转的平面一致。

3. 椭圆囊和球囊斑内的耳石可以对横向与垂直平面内的线性加速运动及缓慢的倾斜做出反应。它们是一种"脱离位置"或倾斜感受器，可对重力做出反应，从而完成姿势反射，并维持平衡感。

4. 总体来说，前庭感受器有三个功能。

a. 它可使头部运动时眼睛向相反的方向运动，从而在头部运动时保持对目标的追踪。例如，当你的头转向右侧时，前庭系统使你的眼睛向左转。

b. 它可以感知头部的直线运动或转动，使头部在重力的作用下保持适当的位置，从而在站立、坐位或行走时保持稳定。

c. 它可以调节抵抗重力肌肉的张力。通过下文介绍的通路，前庭系统可以调节主要的姿势反射，如对称性或非对称性紧张性颈反射（图 5-4）、头及躯干翻正反射、正向支撑反射、Moro 反射及去大脑强直（图 12-13）。

D. 前庭通路

1. 前庭神经节位于内耳道的远端。因此，初级前庭神经元和初级蜗神经元一样，和其发挥作用的位置很近（图 9-7）。第Ⅰ对脑神经的感觉神经元也是这样。

2. 前庭初级神经元在位于脑干的□颈髓-延髓☑/延髓-脑桥/□脑桥-中脑处的前庭神经核形成突触（如有需要，复习图 2-21）。

3. 前庭核含有前庭传导通路中的□初级/☑次级/□三级神经元。

4. 前庭通路的中枢传导束

a. 前庭神经核发出纤维到脑神经Ⅲ、Ⅳ和Ⅵ的核团。连接前庭系统和脑神经Ⅲ、Ⅳ、Ⅵ的通路是内侧纵束（MLF）。

b. 这些通路调节眼球的反向运动效应，并调节前庭来源的眼震。

c. 前庭系统和迷走神经背核及脑桥延髓网状系统之间的联系调节前庭系统的自主神经体征。

d. 前庭核发出下行纤维内侧纵束及前庭脊髓束支配脊髓（Cullen，2012）。这些通路将眼、头和躯干、四肢的运动相联系，ⅤC4c 部分总结了这些联系，你还记得这些反射吗？

5. 前庭刺激症状的通路

a. 前庭核通过两条通路和丘脑相连。

i. 腹侧通路，位于内侧丘脑的腹侧，在红核的外侧和下丘脑的背侧通过，终止于丘脑的腹后外侧核和嘴侧核。

ii. 背侧通路，穿过外侧丘系和下丘臂，到达内侧膝状体，与听觉传导通路平行（图 9-7）。

b. 前庭皮质位于顶叶下部、岛叶及颞叶的上部。与其他躯体感觉皮质不同，前庭皮质并不局限于不连续的纹状皮质内。前庭皮质区整合了听觉冲动、视觉冲动及前庭的本体感觉冲动，从而形成一种关于躯体的垂直状态、平衡性及方向性的感觉（Cullen，2012；Mazzola 等，2014）。

6. 总结：到达前庭核的神经冲动可到达中枢神经系统的各个地方，如小脑、间脑、脑干、大脑和脊髓。

a. 向尾侧延续一直到达脊髓的传导束是内侧纵束和前庭脊髓束。

b. 向背侧到达小脑绒球小结叶的纤维通过小脑下脚进入小脑。

c. 向嘴侧延伸控制眼肌运动的纤维称为内侧纵束和平行的听觉通路。

d. 进入网状系统的冲动形成许多非常复杂的短回路。

e. 通向皮质的纤维通过两条通路到达丘脑，然后到达 Sylvian 裂的后端、听觉皮质的附近。

E. 急性前庭损伤的临床表现总结

1. 前庭对刺激的反应可分为主观反应及客观反应。列出主观的反应及症状。

眩晕、恶心、焦虑、振动幻觉，当变换体位时这些症状会加重。

2. 列出客观的反应及体征。

眼球震颤、摔倒或姿势偏斜、出汗、面色苍白、呕吐和低血压。

F. 外耳道冷热灌注试验诱发眼震的生理学

1. 头部旋转可对半规管中液体产生正常的刺激。向外耳道内注入冷水或热水会使离它最近的水平半规管内产生对流，冷的液体下降，而热的液体上升。因为对流的作用相对较弱，医生将水平半规管放在垂直平面上以增加重力对对流的影响。参考图 9-9 回答以下问题。

a. 对仰卧位的患者，将头向前倾 30 度可以使水平半规管位于垂直平面。

b. 对坐位的患者，将头□向前/☑向后旋转 60 度可以使水平半规管位于垂直平面。

2. 前庭性眼震的特征

a. 眼震有快速相和慢速相。因此，它属于☑跳动性眼震/□振动性眼震。

b. 观察眼震时，使患者的眼睛跟随你的手指从一侧运动至另一侧。当患者向快速运动相的方向注视时眼震会变得更明显，这是由于意向性运动增强了眼球的回复运动。

3. 描述跳动性眼震的方向：如何描述前庭性眼震的方向是个难题。眼震起始时，来自前庭的特异性刺激使眼球缓慢地偏向一侧，然后一个代偿的运动使眼睛回到中线，从而开始接受下一个来自前庭的刺激信号。昏迷或解剖异常会减弱这种回复运动，即使眼球偏离仍存在（Molnar 和 McGee，2014）。通常，眼震的方向是以反扑运动的方向描述的，而不是以偏离方向。为了理解这点，你可以使用著名的 COWS 记忆法。

COWS 记忆法可以帮助我们记住冷热水灌注试验中跳跃性眼震的方向，这 4 个字母分别指的是 Cold（冷）、Opposite（反向）、Warm（热）、Same（同向）。冷水刺激时眼震的快速相为刺激的对侧，温水刺激时该方向为刺激的同侧。

4. 前庭眼球反射（眼头反射或玩偶眼测试）指的是由温度刺激或头部旋转导致的眼球偏离或反向旋转。

G. 冷热灌注试验的适应证

虽然冷热灌注试验并不是标准流程的一部分，但当患者有头晕、眩晕、听力异常及眼震发作的病史或查体出现这些表现时可以考虑进行冷热灌注试验（Baloh，2002；Zapala 等，2008）。第 12 章描述了该试验在创伤和脑死亡中的作用。第 13 章讨论了通过电子眼震仪记录眼震的方法（Curthoves，2012）。冷热刺激试验在大于 6～8 个月的幼儿身上也是可靠的（Fife 等，2000）。

H. 冷热灌注测试方法

1. 预先提醒及体位摆放：因为检查可带来不适，医生应预先告诉患者要做的检查，但告诉患者可能出现的症状会影响试验的客观性和有效性。因此，医生可以这么说，"我将要冲洗你的耳，会有点不舒服，但我希望你能仔细地描述你的耳部不适"。因为眩晕可能导致患者跌倒，应该让患者处于坐位或后仰位。

2. 进行耳镜检查：排除机械性问题如耳垢、耳炎或鼓膜穿孔，鼓膜穿孔可能导致水进入中耳，造成疼痛和感染。去除过多的可妨碍热传导的耳垢。

3. 给患者戴上有正透镜镜片的眼镜（屈光度为+10º～+30º，Frenzel 眼镜）。它有两个作用：首先它可以放大患者的眼睛，使眼震更易于观察；其次它可以模糊视野，防止患者的眼睛向一个方向注视。注视会影响到前庭诱导眼震的产生。所以，这种眼镜可以增加诱发眼震的概率，并在眼震发生时更容易观察。

4. 让患者注视前方，在患者的耳旁放置盆或毛巾，防止将患者弄湿（同样在患者呕吐时也可派上用场）。

5. 向耳内灌注冷水或热水：Barber（1974）建议用 14～16 口径的注射器注入 2ml 冰水。将患者的头转向对侧，使水在耳中维持 20s。20s 后让患者抬头，注意眼震情况。另一种方法是用 50ml 的注射器将 7℃以上、37℃以下的水通过一个短橡胶管注入外耳道并维持 40s（Baloh，2000；Zapala 等，2008）。分别测试两侧耳以发现差别。在每次试验后应等待 5min。

6. 观察患者的反应：在刺激结束后，让患者注视前方并向前举起手臂。注意以下内容。

a. 眼震：注意记录眼震的方向和持续时间。

b. 姿势偏斜及误指：测试误指时医生应坐在患者对面。医生和患者同时伸出一侧手臂，使示指互相接触。这时医生让患者闭上眼睛，将手臂举起后再落下去接触医生的手指。观察患者误指时偏离的方向。

7. 询问患者的症状：询问患者刺激是否使患者出现运动的感觉，并询问眩晕的方向。一些出现眩晕及姿势偏斜的患者有时不能准确地报告方向，这取决于他们对自身的眩晕或身体的倾斜是否注意。正常的个体有时对冷热灌注试验的反应也会存在差异。一些患者双侧耳都表现出很少的反应。要注意观察两侧反应是否存在持续性的差异，如右耳的测试结果正常，但左耳几乎没有反应，说明左侧的前庭器官、神经或中枢存在某种病变（Curthoys，2012）。

8. 为更好地理解眩晕患者，你可以亲自尝试冷热灌注试验。找一个助手帮你完成。为了能完整观察，有时可能需要多次刺激。使用冰水对右耳进行测试，并将观察到的结果和 V E1 和 E2 部分的答案进行对比。

I. 冷热灌注试验结果总结

1. 如果一个方向出现眩晕，那么眼震的慢速相、躯干的倾斜、手臂的偏离及误指都偏向对侧。

2. 由于眩晕时患者感觉朝向一个方向运动或旋转，所有的姿势偏离都是对来自受刺激的水平半规管发出的错误信号的代偿性反射。因此，当患者感觉向左侧运动时躯干和误指试验都会偏向右侧。患者姿势偏离的代偿方向是眩晕方向的□同侧/☑对侧。

J. 前庭功能测试总结

1. 前庭疾病的症状有<u>眩晕、恶心、焦虑、振动幻觉和无法移动</u>。

2. 前庭疾病的体征有<u>眼球震颤、姿势偏斜或摔倒、呕吐、低血压、面色苍白和出汗</u>。

3. 医生进行冷热灌注试验前要采取什么保护措施?

<u>告诉患者，要做耳镜检查了，让患者坐下或躺下，用湿布保护患者。</u>

4. 描述将正常人的左耳注入冷水后的眼震。

<u>水平跳动性眼球震颤，慢相向左，快相向右。</u>

5. 通常，患者感觉到的前庭诱导的眩晕的旋转方向是眼震的☑快速/□慢速成分的方向。

6. 描述姿势偏斜与眩晕方向的关系准则。

<u>姿势偏斜的方向与眩晕的方向相反（好像是为了代偿）。</u>

7. 现在你能把前面讲到的内容做一总结吗? 图 9-10 描述了一位有强烈前庭反应的患者。判断出他的哪只耳被注入了冷水。☑右/□左。

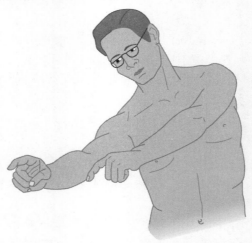

图 9-10　患者一侧耳被冷水刺激后出现了姿势偏斜

该患者处于坐位，头向后倾斜 60°

K. 姿势性眩晕和眼震

1. 简介：当一个患者主诉头晕时，医生应该询问患者出现姿势改变时的感觉。突然站立而产生的头晕提示直立性低血压。然而，迷路或中枢通路的病变也可导致体位改变后的眩晕，如在床上翻身。姿势性眼震可以作为迷路系统器质性病变的一种客观体征。在后半规管中悬浮的颗粒可以导致良性阵发性位置性眩晕（BPPV；Kim 和 Zee，2014）。经典的 BPPV 累及后半规管。有学者认为可能更常累及水平半规管，但可自发缓解。因为耳石不易陷入，所以 BPPV 很少累及前半规管。眩晕的发作常是突然的，在翻身或其他体位改变后出现，持续 10～30s。相反，梅尼埃病引起的眩晕常自发性发作，持续数分钟到数小时。床旁的手法复位可以将颗粒移至别处，从而缓解症状（Viirre 等，2005；Fyrmpas 等，2009）。

听觉诱发的眩晕（Tullio 现象）常伴有耳鸣、听力下降及耳压敏感。这种眩晕主要是由外淋巴瘘或上半规管裂综合征引起的（上半规管无骨）（Kaski，2012）。

2. 姿势性眼震及眩晕的检查方法（Dix-Hallpike 手法）

a. 如果有，患者佩戴 Frenzel 眼镜，但不是必需的。开始时患者坐在检查桌的一端。让患者在整个过程中水平看向前方并保持睁眼，以便能观察到眼震。如果患者头转到一侧会引起眩晕，从而担心，先检查另一侧，让患者先适应检查程序。然后医生帮助患者迅速向后躺下，维持头在中线上，结束时头悬于检查桌水平之下（他们的头不必超过桌面边缘，可以通过提升肩膀，让他们的头枕于桌子上）。患者坐起后，随后将头向右或左转 45°～60°（如果向右转出现眩晕，则将头转向同侧）。患者头位向后倒出现眼震有一定的潜伏期，因此需要观察 1min，无眼震出现为阴性（图 9-11）；如果出现眼震，在 1min 内缓解（Molnar 和 McGee，2014）。

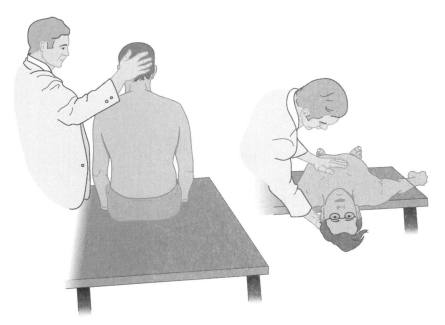

图 9-11　姿势性眼震的诱发方法

b. 在患者坐起之后，再次观察眼震。经典的后半规管 BPPV 会在患侧耳转向下方时产生旋转性眼震。

c. 重复以上步骤，将头向相反方向转。

d. 在测试结束后，询问患者是否出现了头晕的感觉，但不要暗示患者应该有这种感觉。一旦确定病变侧，可以施行耳石手法复位（Viirre 等，2005）。

e. 患者患有神经系统疾病，如多发性硬化，而不是良性阵发性位置性眩晕，通过这种手法也能诱发眩晕（Frohman 等，2000）。因此，医生应该考虑每一种可能，但通常情况下，眼震发生和发作没有延迟期提示其他病因，而不是 BPPV。

L. 过度通气与头晕

1. 过度通气的适应证：过度通气可引起头晕，常在惊恐发作的患者中出现。过度通气可以诱发跌倒（过度通气性晕厥）和癫痫发作，尤其是小发作。如果患者的病史中有这些情况，可对患者进行过度通气的诱发试验。

2. 过度通气的方法：因为患者在试验中可能晕倒，因此患者应该保持坐位或半斜卧位。让患者尽量深呼吸 3min。在过程中要鼓励患者用力呼吸，"加油，已经 1min 了"。最后询问患者的感觉及是否与最初的症状相符。一定要自己亲自尝试一下这个试验。

3. 过度通气试验的正常结果：患者感觉头晕，甚至晕倒，还可出现口周及四肢末端的麻木感，手足痉挛也可能出现。

M. 头晕和眩晕患者的检查方法总结

1. 表 9-1 列出了常用的方法，也可参考 Fife 等（2000）和 Curthoys（2012）的资料。
2. 对有头晕或平衡障碍的患者常需行脑电图及 MRI 检查（Kerber 等，1998）。

表 9-1　头晕和眩晕患者的检查方法

前庭功能检测方法
问询问患者眩晕发作时的环境及保持静止是否能避免眩晕发作
检查患者的步态及姿势
检查眼震、冷热灌注试验、旋转试验
直接对幼儿进行旋转试验
转椅试验
倾斜试验以检查位置性眩晕及眼震
玩偶眼手法检查眼球反向转动（参见第 12 章）
非前庭功能检测方法
Romberg 试验（过度摇摆见于前庭疾病或脊髓后索疾病，但不见于小脑疾病）
测量卧位/立位血压
Valsalva 动作
过度通气 3min
颈动脉窦刺激

参考资料·前庭系统、头晕和眩晕

Baloh RW. Charles Skinner Hallpike and the beginnings of neurotology. *Neurology*. 2000; 54: 2138-2145.

Blanke O, Perrig S, Thut G, et al. Simple and complex vestibular responses induced by electrical corti-cal stimulation of the parietal cortex in humans. *J Neurol Neurosurg Psychiatry*. 2000; 69: 553-556.

Cullen KE. The vestibular system: multimodal integration and encoding of self-motion for motor control. *Trend Neurosci*. 2012; 35: 185-196.

Curthoys IS. The interpretation of clinical test of peripheral vestibular function. *Laryngoscope*. 2012; 122: 1342-1352.

Fife TD, Tusa RJ, Furman JM, et al. Assessment: vestibular testing techniques in adults and children: report of the Therapeutics and Technology Assessment Subcommittee of the American Academy of Neurology. *Neurology*. 2000; 55: 1431-1441.

Frohman EM, Zhang H, Dewey RB, et al. Vertigo in MS: utility of positional and particle repositioning maneuvers. *Neurology*. 2000; 55: 1566-1568.

Fyrmas G, Rachovitsas D, Haidich AB, et al. Are postural restrictions after an Epley maneuver unnecessary? First results of a controlled study and review of the literature. *Auris Nasus Larynx*. 2009; 36: 637-643.

Kaski D, Davies R, Luxon L, et al. The Tullio phenomenon: a neurologically neglected presentation. *J Neurol*. 2012; 259: 4-21.

Kim JS, Zee DS. Benign paroxysmal positional vertigo. *N Engl J Med*. 2014; 370: 1138-1147.

Mazzola L, Lopez C, Faillenot I, et al. Vestibular response to direct stimulation of the human insular cortex. *Ann Neurol*. 2014; 76: 609-619.

Molnar A, McGee S. Diagnosing and treating dizziness. *Med Clin N Am*. 2014; 98: 583-596.

Seemungal BM. The cognitive neurology of the vestibular system. *Curr Opin Neurol*. 2014; 27: 125-132.

Tehrani AS, Kattah JC, Mantokoudis G, et al. Small strokes causing severe vertigo: frequency of false-negative MRIS and nonlacunar mechanisms. *Neurology*. 2014; 83: 169-173.

Valoh RW. Robert Bárány and the controversy surrounding his discovery of the caloric reaction. *Neurology*. 2002; 58: 1094-1099.

van Leeuwen RB, Bruintjes TD. Dizziness in the elderly: diagnosing its causes in a multidisciplinary dizziness unit. *Ear Nose Throat J*. 2014; 93: 162-167.

Viirre E, Purcell I, Baloh RW. The Dix-Hallpike test and the canalith repositioning maneuver. *Laryn-goscope*. 2005; 115: 184-187.

Zapala DA, Olsholt KF, Lundy LB. A comparison of water and air caloric responses and their abil-ity to distinguish between patients with normal and impaired ears. *Ear Hear*. 2008; 29: 585-600.

■ 第 9 章学习目标

Ⅰ. 感觉

　　1. 列举由外感受器、本体感受器和内感受器介导的感觉。

　　2. 描述如何用自己的身体系统地列举特殊感觉和一般感觉，而不死记硬背。

　　3. 定义感觉模式，并区分单一模式和多模式感觉。

　　4. 熟记 Johannes Müller 神经特殊能量学说中关于感觉生理的三个原理。

Ⅱ. 嗅觉：第Ⅰ对脑神经

　　1. 在头的冠状位上，画出初级嗅觉神经元，标明它的受体末梢和中枢突触（图 9-1）。

2. 说出鼻黏膜内的两种感觉神经（图 9-2）。

3. 说出嗅神经元轴突穿过的骨板。

4. 说出失去嗅觉的术语。

5. 解释为什么头部外伤后的患者在打喷嚏或咳嗽时，会有液体喷到鼻子里。

6. 说一个脑脊液漏潜在的致死性并发症。

7. 说出筛板骨折的两个临床表现。

8. 嗅脑的定义。

9. 解释嗅脑的进化意义，嗅觉与味觉的原始生物重要性（图 9-3）。

10. 定义似曾相识，解释其临床意义和定位价值。

11. 说出检测嗅觉的合适的有香味的物质，解释为什么不能用有刺激性的物质。

12. 说明如何检测嗅觉。

13. 解释如何在检测嗅觉时监测患者的受暗示程度和可靠程度。

14. 描述引起嗅觉减退或缺失的常见原因（图 9-5）。

15. 描述如何通过嗅觉通路来分析嗅觉缺失的原因。

Ⅲ. 味觉和味觉丧失

1. 说出舌前 2/3 味蕾的脑神经支配。

2. 说出包含味觉初级神经元核周体的神经节名称和位置。

3. 说出味觉皮质中枢的可能部位，并与嗅觉皮质中枢的可能部位比较。

4. 说出常规味觉检测的两种常用物质。

5. 描述并论证如何检测味觉缺失。

6. 列举第Ⅶ对脑神经支配的肌肉、腺体和特殊感觉。

7. 画出第Ⅶ对脑神经，并描述不同部位中断时出现的临床表现的差异（图 6-5）。

8. 说出镫骨肌麻痹的临床表现。

9. 描述当第Ⅶ对脑神经损伤时，如何通过检测味觉辅助定位病变部位。

10. 描述一些提示病变除了累及第Ⅶ对脑神经外周或颅外段，还损伤核团或脑内段的相关症状。

11. 讨论味觉检测的临床适应证。描述可略去该检查的情况。

Ⅳ. 听觉

1. 说出从感受器到大脑皮质的完整听觉传导通路，熟悉其中每一步的名称（图 9-7）。

2. 解释单侧耳聋的病变位于中枢神经还是外周神经。

3. 描述脑神经Ⅷ的蜗神经分支病变的症状。

4. 解释为什么说对于感觉系统最小刺激的阈值检测优于肌力检查中的最大刺激检测。

5. 描述并解释如何对患者的听力进行筛查，如何在床旁进行半定量检查。

6. 描述在测试一侧耳的听力时，如何防止对侧耳的干扰。

7. 描述并解释 Rinne 气-骨传导试验，知道正常人的测试结果。

8. 解释外耳道耳镜检查在听力检查中的重要性。

9. 描述并解释如何进行 Weber 声音偏侧试验。

10. 在你身上用一种简单的试验说明机械传导障碍对 Weber 声音偏侧试验结果的影响。

11. 解释传导性耳聋和神经性耳聋的差别，并知道如何通过床旁查体（包括音叉试验）区分两者。

12. 说出听力障碍的可能原因，并说出每种原因引起的床旁听力检查的不同结果（参见Ⅳ F 部分）。

13. 描述并解释如何应用惊恐反射检查婴儿及意识不清者的听力。

14. 描述如何检查听觉系统对双侧刺激的忽略及声音定位功能。

15. 说出可用于对不配合甚至意识不清患者听觉通路的完整性进行检查的电子听力检查方法的名字。

16. 描述听力敏度图和 BAER 检查可以提供的信息，说出 BAER 的全称。

17. 解释如何进行床旁检查以筛查患者的听力（参见Ⅴ C3 部分）。

Ⅴ. 前庭系统：眩晕及其体位代偿

1. 知道头晕和眩晕的定义。

2. 描述平衡感的多种感觉来源。

3. 知道患者在向左旋转后出现的眩晕方向。

4. 描述脑神经Ⅷ的前庭分支出现急性阻断后的症状及体征。

5. 说出半规管中神经元发出刺激的频率。

6. 说出椭圆囊斑及球囊斑通常发出刺激的频率。

7. 说出前庭系统的功能。

8. 说出前庭系统调节的数种姿势反射的名称，以及调节姿势反射的脊髓传导束。

9. 说出由前庭神经核到脑神经Ⅱ、Ⅳ、Ⅵ的通路名称。

10. 讨论文中提到的从前庭神经核中发出的各种纤维的去向。

11. 从物理的角度解释为何冷水或热水可以刺激半规管，以及水平半规管的位置如何影响试验的结果。

12. 描述如何使处于坐位或仰卧位患者的水平半规管位于垂直位（图 9-9）。

13. 解释由前庭刺激而产生的眼震的类型，并描述眼球运动的效应。

14. 知道如何描述跳跃性眼震的方向。

15. 说出冷热灌注试验的临床适应证，解释为何冷热灌注试验不是常规筛查中的一种。

16. 说出如何在心理和生理上对患者进行冷热灌注试验的准备，并说出试验的具体步骤。

17. 解释医生如何在灌注试验之前进行外耳道检查。

18. 解释为什么在冷热灌注试验时患者应佩戴 Frenzel 眼镜。

19. 描述并解释两种不同的冷热灌注试验，说明使用水的温度及量。

20. 解释正常人用冷水刺激右耳出现的反应（图 9-10）。

21. 解释何时应进行眩晕和眼震的检查，以及如何检查（图 9-11）。

22. 描述过度通气试验的适应证、方法及正常结果。

23. 说出对头晕和眩晕患者常用的检查方法（表 9-1）。

（卢　强　译）

第 10 章　一般躯体感觉系统检查

自然界赋予了神经功能三重特性：感觉器官敏感性，运动器官运动性，其他所有器官识别伤害的特性。

——Galen（公元前 200～前 130）

Ⅰ. 一般躯体感觉检查概述

A. 特殊感觉与一般感觉

特殊感觉包括视觉、嗅觉、味觉、听觉及平衡觉。神经系统查体标准中的一般感觉检查包括触觉、痛觉、温度觉、位置觉、振动觉及实体觉。每种特殊感觉均由特定的感受器及中枢通路传导。某些皮肤感受器及躯体感觉通路专属于一种感觉方式，也有些皮肤感受器为多种感觉方式所共有。

B. 中枢与周围感觉传导通路损伤后的阳性和阴性感觉现象

1. 痛觉等有害的异常感觉可能源于两种形式：其一为感受器受到刺激，其二为周围神经或中枢神经通路的疾病。外周或中枢传入神经纤维病变不但可导致阴性或缺损现象，即我们所熟知的感觉缺失；相反，也可导致阳性现象，即感觉过度，如疼痛和麻木感（Bouhassira 和 Attal，2011；McArthur，2012）。

2. 浅感觉缺失的命名

a. 感知觉（esthesia）为触觉，感觉减退（hypesthesia）为触觉部分缺失，感觉缺失（anesthesia）为触觉完全缺失。感觉缺失也可指痛觉缺失。

b. 温度觉（therm）为热觉，温度觉迟钝（thermhypesthesia）为温度觉部分缺失，温度觉缺失（thermanesthesia）为温度觉完全缺失。

c. 痛觉（algesia）为疼痛觉，痛觉减退（hypalgesia）为痛觉部分缺失，痛觉缺失（analgesia）为痛觉完全缺失。

3. 继发于外周或中枢感觉传导通路病变后的疼痛及其他有害刺激性现象的命名

a. 感觉过敏（hyperesthesia）、痛觉过敏（hyperalgesia）及热觉过敏（hyperthermesthesia）分别指触觉、痛觉及温度觉的敏感性增加。例如，皮肤的部分区域被烧伤后，即使暴露于轻微热度即可导致强烈疼痛，这称为热觉过敏。

b. 感觉异常（paresthesia）和感觉倒错（dysesthesia）指麻木感、针刺感及除神经痛或灼性神经痛之外的灼痛感等异常感觉。感觉异常是指皮肤受到正常外界刺激后产生的上述感觉，而感觉倒错则为无明显外界刺激而自发产生的异常感觉。我们有时也可出现感觉异常及感觉倒错的现象，如牙科操作局部麻醉后的恢复期，或坐得过重使得坐骨神经受压过度，导致神经"入睡"。

c. 痛觉过敏指对痛觉的极端过度反应。与痛阈提高相关的痛觉过敏被称为痛性感觉缺失（anesthesia dolorosa）（代表了一种阻滞性疼痛，目前最常见于三叉神经术后）。

d. 神经痛（neuralgia）指多发的、极严重的放电样疼痛，并向特异的神经根或神经分布区放射。例如，三叉神经痛及疱疹后神经痛，后者通常发生于后根神经节疱疹病毒感染后（Johnson 和 Rice，2014）。神经痛可改变感觉阈，也可对其无影响，但剧烈疼痛及触发点（被触碰后可引发一连串的疼痛）的存在会使体格检查变得复杂。

e. 灼性神经痛（causalgia），最初由 S. Weir Mitchchell（1892～1914）命名，现称为复杂性局部疼痛综合征（CRPS；CRPS Ⅰ型包括反射性交感神经萎缩及其他非继发于神经损伤后的异常；CRPS Ⅱ型指继发于神经损伤的异常），指一种不能忍受的、灼烧样的、严重的感觉过敏和痛觉过敏，发生于周围神经损伤后（Borchers 和 Gershwin，2014；Birklein 等，2015）。仅一股气流或轻微活动即可引起难以忍受的疼痛。

f. 特殊的刺激性或阳性脑神经感觉障碍：参见 ⅡC 部分。

g. 上述感觉过敏的神经生理学机制可能如下：

i. 受损神经元由于细胞膜不稳定而导致的过度放电。

ii. 感受器或中枢传导机制敏感性的改变（Bennett 和 Woods，2014）。

iii. 病变影响了不同直径的神经纤维传导冲动的比例，导致感觉信息传输错误或失衡。

iv. 脱髓鞘轴突内神经冲动的相互干扰或短路。

Ⅱ. 周围神经系统病变分析中的一般解剖——生理原则

原则 1：周围神经系统病变的症状及体征存在于神经根、神经干、神经丛或周围神经的解剖分布区。

原则 2：周围神经系统病变的症状及体征取决于神经轴突的功能类型，运动性神经（一般躯体运动、一般内脏运动、特殊内脏运动传出纤维）、感觉性神经（一般躯体感觉、一般内脏感觉、特殊躯体感觉、特殊内脏感觉传入纤维或混合性感觉运动、内脏及躯体神经）。

原则 3：周围神经系统病变的症状及体征取决于病变是否导致缺损现象和（或）刺激现象。

1. 躯体运动神经轴突病变后的缺损现象（一般躯体传出纤维、特殊内脏传出纤维）。

a. 个别肌肉的轻瘫或瘫痪。

b. 肌肉牵张反射的减弱或消失。

c. 失神经性肌萎缩（发生早且严重）。

2. 躯体运动神经元病变后的放电现象。

a. 肌束颤动。

b. 肌纤维颤动。

3. 内脏运动神经元（一般内脏传出纤维）病变后的自主神经功能缺损现象。

a. 平滑肌瘫痪及失张力，蠕动、推进及排空功能障碍。

b. 血管舒缩障碍导致的血管扩张，直立性低血压及勃起功能障碍。

c. 无汗症。

d. 营养性改变为脱发、皮肤萎缩及指甲营养不良。

4. 内脏运动神经元（一般内脏传出纤维）病变后的表现。

a. 多汗症。

b. 血管舒缩功能不稳定通常导致血管收缩和多汗症,而非血管扩张及无汗。常有雷诺现象。

5. 躯体感觉神经轴突（一般躯体传入纤维）病变后的缺损现象。

a. 感觉缺失或感觉减退。

b. 痛觉缺失或痛觉减退。

c. 温度觉缺失或温度觉减退。

d. 后索功能缺失。

6. 躯体感觉/特殊感觉神经轴突或其中枢传导通路病变后的刺激现象。

a. 感觉过敏为感觉异常及感觉倒错。

b. 痛觉过敏。

c. 热觉过敏。

d. 痛觉过敏（痛性感觉缺失）。

e. 神经痛。

f. 复杂区域疼痛综合征 II 型（灼性神经痛）。

g. 感觉性脑神经受刺激的特异性症状

i. 脑神经 I,嗅觉过敏（常为中枢源性）。

ii. 脑神经 II,闪光,闪光暗点（光幻视或"看见星星"）。

iii. 脑神经 V 及 IX,三叉神经痛、舌咽神经痛。

iv. 脑神经 VII,味觉过敏（味觉增强,常为中枢病变）。

v. 脑神经 VIII,耳鸣,听觉过敏,复听（听神经分支）,眩晕（前庭神经分支）。

原则 4:感觉神经的功能遵循 Johannes Muller 的神经特殊能量理论。

原则 5:将周围神经系统病变定位于某一神经根、神经丛、周围神经或其分支,检查并列出肌力减弱的肌肉,于患者皮肤或纸上勾画出感觉障碍的区域,并将结果与皮节、肌节及周围神经分布区域的图表（参见第 2 章）相对比。

原则 6:定位分析可沿周围神经纤维的走行,即神经冲动的传导方向进行。

1. 对于周围神经系统中感觉障碍的分析可从皮肤开始,沿着周围神经系统走行,从感受器经神经分支或神经干、神经丛、背根进入脊髓。同理,沿着传导通路至初级感觉皮质。

2. 运动障碍的分析则起始于运动皮质,沿锥体束、腹侧运动神经元、腹侧根、神经丛、神经干、神经肌肉接头及肌纤维本身分析。

原则 7:神经纤维及其髓鞘的大小决定了其传导速度,并与其功能相关。运动及感觉神经传导速度测定是临床检查的重要辅助手段。

1. 周围神经包括无髓和有髓神经纤维,直径从 0.2~20μm（包括髓鞘）不等。

a. 无髓轴突直径为 1μm 左右（红细胞直径为 7μm）,以 1m/s 的速度传导。其直径大小为 0.2~0.3μm 至 3μm。

b. 有髓纤维直径从 1~2μm 至 20μm,传导速度最大可达 120m/s,平均速度为 60m/s。60m/s×60m/min×60min/h×1/1609.3m=216 000/1609.3≈134 英里/时（1 英里=1.6093km）。

2. 一般而言,神经纤维直径越大,结间距离越长,传导速度则越快。传导速度超过 3m/s 的神经纤维为有髓纤维。

3. 最大的神经纤维用于支配关节感受器及肌肉纤维。

4. 单纯的周围皮神经，如腓神经（常用来取神经活检）或桡浅神经，不含来自关节或肌肉的传入纤维，其神经纤维直径通常小于 12μm。

5. 混合神经多为无髓神经，其中最小的神经纤维是交感神经节后传出纤维、内脏传入纤维或传导痛觉和温度觉的传入纤维。单纯皮神经中的小纤维仅包含后者。

6. 生理学家综合了 3 个系统将神经纤维以大小进行分类：英文字母（A、B 和 C）、希腊字母（α，β，ξ和μ）和罗马数字（Ⅰ～Ⅳ）（Menorca 等，2013）。

Ⅲ. 躯体感觉检查中的一般临床原则

A. 对于患者

1. 为使检查过程更加生动，可将每项检查类似游戏一样进行，以激发患者的好奇心，"让我们看看你可以感受到多轻微的触碰""来看看你是否能感受到音叉的嗡鸣"。

2. 向患者描述、阐明各项检查。使患者以"是"或"不是"作答，或询问"刺激 1 与刺激 2 不同吗"，这个过程称为强迫选择测验（forced-choice testing）。

3. 患者应闭目以避免视觉提示。

B. 对于检查者

1. 注意左右侧相应部位的对比，正常部位与任何可疑异常部位的对比。

2. 不同皮肤区域的敏感性差别很大。面部及腋窝等高度敏感的部位与手掌或脚底等角质皮肤的敏感性不同。有毛发生长的皮肤触觉及痒觉敏感性高于无毛发区皮肤。前额是辨别温度最敏感的部位。皮温下降可降低其敏感性，故检查前应确保患者皮肤温暖。

3. 对于可疑的检查结果，要进行随访以明确。

4. 判断感觉障碍是否与某个中枢通路、皮节、神经丛或周围神经分布相匹配（图 2-10、图 2-11），或是随机分布（参见第 14 章）。

5. 患者的精神状态、法律纠纷、疾病的继发性改变均可影响感觉检查结果。

参考资料·一般躯体感觉检查概述

Bennett DLH, Woods CG. Painful and painless channelopathies. *Lancet Neurol.* 2014; 13: 587-599.

Birklein F, O'Neill D, Schlereth T. Complex regional pain syndrome: an optimistic review. *Neurology.* 2015; 84: 89-96.

Borchers AT, Gershwin ME. Complex regional pain syndrome: a comprehensive and critical review. *Autoimmun Rev.* 2014; 13: 242-265.

Bouhassira D, Attal N. Diagnosis and assessment of neopathic pain: the saga of clinical tools. *Pain.* 2011; 152: S74-S83.

Johnson RW, Rice ASC. Postherpetic neuralgia. *N Engl J Med.* 2014; 371: 1526-1533.

McArthur JC. Painful small fiber neuropathies. *Continuum Lifelong Learning Neurol.* 2012; 18: 106-125.

Menorca RMG, Fussell TS, Elfar JC. Nerve physiology: mechanisms of injury and recovery. *Hand Clin.* 2013; 29: 317-330.

Ⅳ. 脑神经 Ⅴ 感觉功能的检查

A. 脑神经 V 传入纤维的功能

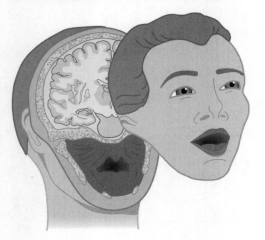

图 10-1　三叉神经分布模型

此为头部的一个冠状切面

1. 三叉神经感觉支配区：如图 10-1 所示，用一个半月形弯刀将面部从头部切下，切下的部分为"三叉神经分布模型"。

2. 三叉神经面具的三维结构

a. 经半月形弯刀切下的面具不是普通的万圣节面具。它是三维的，包含了三叉神经所有的运动及感觉支配区域：咀嚼肌及其本体感受器，眼肌的本体感受器，面部皮肤、眼球、眼眶、口鼻黏膜、舌、鼻窦、硬脑膜及小部分外耳的一般感觉（Siemionow 等，2011）。

b. 切下的组织中，仅大脑部分无该神经支配。三叉神经不含传导特殊感觉的纤维。注意下颌角部分未被切下，而被留在后面的头部。下颌角的神经支配如图 10-2 所示。

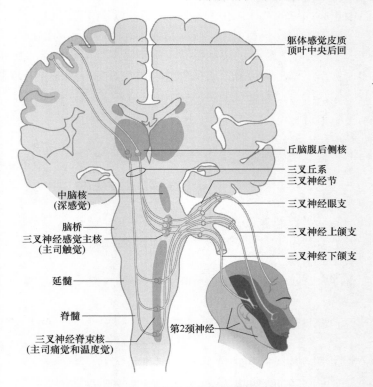

图 10-2　三叉神经的周围及中枢联络

注意痛觉和温度觉通路向下达脊髓。结合图 10-1，对比面部神经支配的后界

3. 如何理解并记忆三叉神经传入纤维的多种复杂功能

首先，可想象一个新生儿在寻觅乳头及吸吮、咀嚼、吞咽、用舌头去探寻、眨眼、哭泣、打喷嚏。各种刺激通过三叉神经引起上述反射。同时不难理解，觅食反射中向刺激方向转头有赖于三叉神经下行神经根与司头部转动的颈肌之间的联系。事实上，胎儿最原始的皮肤反射为上唇受刺激后的头部转动（Hooker，1969）。解剖学家 Davenport Hooker 博士于 1932～1963 年在人工流产的胚胎上进行了反射性运动的无创研究，这是上述观点的理论基础（Wilson，2014）。痛觉传导的解剖通路在胚胎的第 26 周即发育完成，但是否同时具备了疼痛的感知与行为等方面的功能尚不明确（Derbyshire，2006）。以鼠为例进一步理解三叉神经的下行联络，这种视力不佳的夜行动物可在一个完全黑暗的过道里依靠感觉行走。它通过胡须对墙体的触碰接收传入信息，进而调整头颈部及身体的方向。

其次，来看三叉神经介导的自主神经反射：角膜受刺激后可流泪、流涕，口腔黏膜受机械刺激后（与味觉无关）流涎，面部疼痛导致瞳孔散大、心动过缓或心动过速。

最后，不要忽略三叉神经在鼻窦疼痛、牙痛及头痛中起到的作用。三叉神经功能繁多，因此它具有全身最大的感觉神经节。

B. 脑神经 V 感觉支的分布

1. 通过图 10-2 学习三叉神经的三维结构，其面部皮肤支配区及中枢联络。

2. 脑神经 V 之所以被命名为三叉神经，与其<u>眼支</u>、<u>上颌支</u>及<u>下颌支</u>三大感觉分支有关。

3. 三个感觉分支在□中脑/☑脑桥/□延髓汇入一个共同的神经根。

4. 脑神经 V 的感觉神经节——三叉神经节（半月节、加塞节）内含面部感觉传导通路的☑初级/□次级/□三级神经元。

5. 三叉神经节与脊神经的<u>后根</u>神经节相对应。

6. 与其终末器官毗邻的特殊感觉初级神经元隶属于脑神经<u>Ⅰ</u>和<u>Ⅷ</u>。若该问题不易回答，如何系统地组织你的答案？<u>从脑神经Ⅰ开始逐一分析。</u>

7. 三叉神经核（核团，非神经节）内含三叉神经传导通路的□初级/☑次级/□三级神经元。

8. 三级神经元位于何处？<u>丘脑（间脑）。</u>

9. 三叉神经中脑核与感觉传导通路的初级神经元位于中枢神经系统之外这一原则相违背。该神经核包括位于神经轴突内的初级神经元，该现象较为独特但并无临床意义。三叉神经中脑部分可能与本体感觉相关；脑桥及延髓头端介导触觉；脊束核介导痛觉和温度觉。因此，脑神经 V 感觉核从头端至尾端三部分的功能依次为传导<u>本体感觉、触觉、痛觉和温度觉</u>。

10. 总体来看，三叉神经感觉纤维及其核团从颈髓头端延伸至中脑（图 10-2）。

C. 脑神经 V 支配区的触觉检查方法

1. 向患者解释。告知患者若感觉到棉絮的触碰即说出来。患者闭眼后，用一缕棉絮轻触三叉神经三个感觉分支的支配区域，随机轻触不同的区域及左右侧。同时注意变换两次触碰的时间间隔，以防止患者并未感受到刺激而只是下意识地规律作答。

2. 如果用坚硬的物品检查轻触觉，违背了感觉检查中的哪项原则？

坚硬物品可同时产生压觉及触觉，违背了每次仅检查一种感觉形式的原则。

3. 在患者作答数次后，如何判断患者的注意力及其可靠程度？

不时地停止刺激并询问患者是否有感觉。时常停止刺激在检查嗅觉时同样适用。

4. 遵循以下原则：若病史提示某特定区域感觉缺失，感觉检查应从正常区域开始，使患者先体会正常感觉，然后再从异常区域的中间向外周检查。

D. 角膜反射

1. 角膜反射弧的解剖

a. 角膜反射是指触碰一侧角膜后双侧眼睑闭合。这与之前所述的角膜对光反射完全不同。

b. 角膜反射的传入弧沿着脑神经 V 的眼支走行。

c. 司眼睑闭合的肌肉为眼轮匝肌，受脑神经Ⅶ支配。

d. 通过角膜反射可检查两对脑神经的完整性，传入神经 V 和传出神经Ⅶ。

2. 角膜反射检查方法

a. 将一片棉絮捻成细束，不要用棉棍。避免触及眼睛周围。痴呆、智力低下或谵妄的患者可因躲避棉棍尖端而造成眼部损伤。

b. 告知患者"我将轻触一下你的眼球"，嘱患者向一侧注视（偏向上）。轻轻分开上下眼睑以避免刺激睫毛。

c. 以一缕棉絮由侧方轻触内收眼的角膜外侧（或邻近的巩膜，随后划向角膜）。该动作应直接、迅速，避免棉絮进入视野，否则会导致视觉所介导的躲避，而非角膜瞬目反射。在图 10-3 中用"×"标示出正确的角膜刺激点，使其不会进入患者视野。

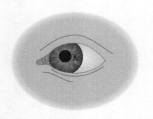

图 10-3　标记引出角膜反射的角膜刺激点

3. 角膜反射的临床意义：大多数正常人均存在角膜反射。某些老年人、白内障术后、屈光矫正术后、手术直接损伤了角膜或支配角膜的神经的患者可为例外（Shaheen 等，2014）。若角膜反射消失，需在明确未戴角膜接触镜后，才可得出由脑神经 V～Ⅶ构成的反射弧受损的结论。急性半球顶叶深部病变可致对侧角膜反射消失数小时至数天，即缺失或"休克"现象。角膜反射与腹壁反射、提睾反射等其他浅反射相似，在急性上运动神经元（upper motoneuron，UMN）病变时暂时性消失。角膜反射通路的进一步评估可通过神经电生理检查完成（Valls-Sole，2012）。与咽反射一样，若无症状，神经系统查体的筛查中不常规进行角膜反射检查。

E. 角膜下颌反射（von Sölder 现象、Wartenberg 瞬目颌动或 Marcus Gunn 现象）

刺激一侧角膜导致同侧翼状肌收缩并将下颌推向对侧。病变半球侧的角膜受刺激后，下颌偏向对侧。双侧反射可发生于昏迷、多发性硬化或双侧半球病变（Guberman，1982）时。在肌萎缩侧索硬化患者中，此反射较其他体征更敏感地提示上运动神经元受损。角膜下颌反射也可见于帕金森综合征患者（Okuda 等，1999；Okuda 等，2008）。

F. 眉间眨眼反射

眉间眨眼反射这一原始反射会在婴儿期消失，是指当用指尖或叩诊锤轻叩眉间时，可见双侧眼轮匝肌的收缩。急性偏瘫时单侧眨眼反射消失，深昏迷时则双侧均消失。叩击约 10 次后该反射通常减弱，但在痴呆、帕金森综合征（帕金森病、进行性核上性麻痹、多系统萎缩）患者中可持续存在（脱抑制），称为 Myerson 征或眉间叩击征（Brodsky 等，2004）。

G. 温度辨别觉的检查方法

1. 指导患者，"下面的检查旨在检查辨别冷暖的能力，请闭上眼睛，告诉我放在你面部的物品是热的还是凉的"。

2. 音叉/手指试验：将音叉的金属柄放在患者的面颊侧面，停留数秒后移开，再将检查者的小手指放在同一个位置。询问患者哪一个温，哪一个凉（图 10-4）。

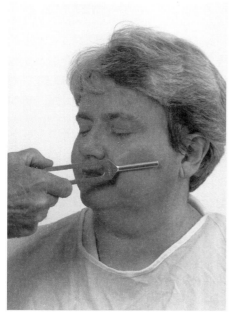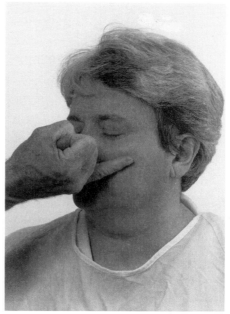

图 10-4　将音叉金属柄及检查者的小手指随机放在患者面颊处，检查温度辨别能力

a. 首先用音叉检查，因为它比手指冷可使患者迅速建立感知。患者将首先注意到其温度，而非其结构或大小。

b. 检查过程中可在三叉神经感觉区内随机变换手指及音叉，然后再检查双侧足背及手背。可试着在你自己身上做此检查。

c. 为防止模棱两可的答案，可询问："哪个更凉些？1 号（音叉）还是 2 号（手指）？"

3. 冷热试管试验：将两个试管分别装满温水及冷水。避免过冷或过热，因为目的是检查温度辨别能力，而非患者所能承受的冷热阈值。

4. 痛觉和温度觉感受器在某种程度上有所交叉，且在三叉神经脊束及三叉丘系中共用相同的传导通路，故两者常同时受累。查体时常同时检查这两种感觉。可先检查温度辨别觉，若正常且病史中并未提示神经系统疾病，则不必再对其针刺以行痛觉检查。毕竟针刺检查较为痛苦，尤其是在面部。若首先即用大头针对儿童查体，则意味着整个感觉系统查体不得不终止。而一个聪明的儿童即使只有三四岁也会对音叉温度"游戏"感兴趣。同时，温度觉检查也避免了在皮肤上遗留下针孔及渗血的发生。

H. 痛觉检查

若病史提示存在感觉异常，可在温度觉检查结束后检查面部的痛觉。

I. 癔症性及器质性面部感觉缺失的鉴别

1. 在图 10-5 中画一条线分割头面部，即三叉神经支配区域及颈部皮节的精确分界线。可与图 10-2 对比画得准确与否。

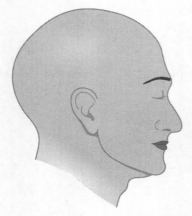

2. 再用阴影标示出三叉神经三个主要感觉分支所支配的各面部区域，与图 10-2 对比。

3. 三叉神经是否支配下颌角处的皮肤？若你所标记的区域包含了下颌角，则再次与图 10-2 核对。注意，三叉神经器质性病变所致的面部感觉缺失不应包括下颌角区域，而癔症所致的面部感觉缺失则包含该区域。参照图 2-10 及图 10-2，复习三叉神经与 C_2 的颈神经根在何处相接。通过比较癔症性及器质性面部感觉缺失可得出一个实用的一般定律：在精神心理疾病中，患者的感觉缺失依照于其身体各部位的心理意象；器质性疾病患者的感觉缺失则以神经系统的传导通路图为基础。再举一个例子，上肢的癔症性感觉缺失通常在

图 10-5　画出三叉神经感觉支配区域

腕部、肘部或肩部戛然而止，因为这符合人们对上肢的心理意象，却不符合周围神经、神经根或其中枢传导通路的真正解剖分布区（图 14-3）。

4. 因此，在癔症性面部感觉缺失中，下颌角是☑受累的/□不受累的；而在由三叉神经病变所致的器质性面部感觉缺失中，下颌角是□受累的/☑不受累的。

J. 病例分析

1. 76 岁女性，主诉面部剧烈疼痛且进行性加重 4 个月。患者将其描述为短暂的、电击样、难以忍受的疼痛，从面颊侧面直达下颌尖，仅累及右侧。据其丈夫称发病后患者变得易怒、不易相处。由于进食可诱发疼痛，患者体重已下降 18 磅（1 磅=453.59g）。神经系统查体提示三叉神经运动、感觉功能正常，但患者拒绝右侧下颌部位的感觉检查，因为触碰下唇右侧可诱发剧烈疼痛（触刺激诱发疼痛）。

2. 在分析一项与感觉相关的主诉时，检查者需明确其性质，以及其分布是否与解剖结构或躯体的心理意象相一致，若为后者则提示是精神心理因素所致。下列哪项是描述该患者感觉异常的最佳术语（复习 I B3a～e 部分的概念）：□感觉过敏/□痛觉过敏/□灼性神经痛/☑神经痛（该术语最为特异）。

3. 感觉异常定位于：

☐a. 中枢传导通路。

☐b. 皮节。

☑c. 周围神经或其神经分支。

☐d. 无解剖分布，结合患者明显的个性改变，提示为精神心理异常。

4. 该患者的疼痛符合哪条周围神经支配区域？<u>右侧三叉神经下颌支。</u>

5. 该患者的全身体格检查及颅骨影像学检查（可显示脑神经 V 出颅孔隙的颅底像）无其他异常。患者患有三叉神经痛（痛性抽搐），这是一种很典型的神经痛，其特征为三叉神经一个或多个分支反复发作的放电样剧痛。典型的疼痛为自发性的或发生于面部或口腔内的"触发点"被碰触后。它可与多发性硬化同时存在，并且可能与三叉神经根受到小脑上动脉的血管压迫相关。药物或手术治疗可缓解疼痛（Reddy 和 Viswanathan，2014）。当临床表现不符合典型的三叉神经痛时，则需考虑其他的可导致面部疼痛的原因（Zakrzewska，2013）。

K. 脑神经感觉功能检查总结

与同伴练习标准神经系统查体中的 V C、D 部分。

参考资料·脑神经 V 感觉功能的检查

Brodsky H, Dat Vuong K, Thomas M, et al. Glabellar and palmomental reflexes in parkinsonian disorders. *Neurology*. 2004; 63: 1096-1098.

Derbyshire SWG. Can fetuses feel pain? *BMJ*. 2006; 332: 909-912.

Guberman A. Clinical significance of the corneomandibular reflex. *Arch Neurol*. 1982; 39: 578-581.

Hooker D. *The Prenatal Origin of Behavior*. New York, NY: Hafner Publishing Co; 1969.

Okuda B, Kodama N, Kawabata K, et al. Corneomandibular reflex in ALS. *Neurology*. 1999; 52: 1699-1701.

Okuda B, Kawabata K, Tachibana H, et al. Primitive reflexes distinguish vascular parkinsonism from Parkinson's disease. *Clin Neurol Neurosurg*. 2008; 110: 562-565.

Reddy GD, Viswanathan A. Trigeminal and glossopharyngeal neuralgia. *Neurol Clin*. 2014; 32: 539-552.

Siemionow M, Gharb BB, Rampazzo A. The face as a sensory organ. *Plast Reconstr Surg*. 2011; 127: 652-662.

Shaheen BS, Bakir M, Jain S. Corneal nerves in health and disease. *Surv Ophthalmol*. 2014; 59: 263-285.

Valls-Sole J. Assessment of excitability in brainstem circuits mediating the blink reflex and the startle reaction. *Clin Neurophysio*. 2012; 123: 13-20.

Wilson EK. Ex utero: live human fetal research and the films of Davenport Hooker. *Bull Hist Med*. 2014; 88: 132-160.

Zakrzewska JM. Differential diagnosis of facial pain and guidelines for management. *Brit J Anaesth*. 2013; 111: 95-104.

V. 躯干及四肢躯体感觉功能检查

A. 轻触觉检查

1. 用与面部触觉检查同样的方法检查身体其他部位的触觉。若仅为筛查，除面部外可仅检查手背、足背，根据病史酌情增加感觉检查内容。检查躯干感觉时应按照从上至下的顺序给予触觉刺激，以发现某皮节的感觉缺失或脊髓感觉平面，而对于肢体则应环绕检查（图 2-10）。

2. 触觉和压觉的定量检查可应用不同级别的单纤维丝、不同强度的发丝（Von Frey hair）或其他类型的定量感觉检查方法（Gilron 等，2015）。

3. 复习图 2-28 中的触觉传导的解剖基础。

a. 触觉冲动通过两条脊髓通路上传至躯体感觉皮质：一条位于脊髓的<u>后索（薄束与楔束）</u>，另一条位于脊髓的<u>腹外侧柱（脊髓丘脑束或脊髓丘系）</u>。

b. 后索传导通路在<u>脊髓延髓交界处</u>交叉，而脊髓丘脑束在<u>背根入髓水平</u>交叉。

4. 腹外侧柱的触觉传导通路与下列哪种感觉传导路最相似：☑痛觉和温度觉/□振动觉及位置觉。

a. 脊髓丘脑前束及脊髓丘脑侧束共称为<u>脊髓丘系</u>。

b. 各丘系在脑干汇合，与内侧丘系一同进入丘脑。完成表 10-1。

表 10-1　丘系起源及名称

丘系轴突的起始部位	丘系名称
三叉神经感觉核	三叉丘系
脑神经Ⅷ核	外侧丘系
后索核团	内侧丘系
后角核团	脊髓丘系

c. 脑神经 <u>I</u> 传导的感觉不经丘系且无特异的丘脑中继核团。

B. 躯干及四肢的温度觉检查

与面部温度觉检查方法一样。首先应用音叉/手指或冷热试管来检查温度辨别觉（图 10-4）。

C. 痛觉的生理及解剖基础

1. 周围神经纤维类型与痛觉和温度觉的关系（Gilron 等，2015）

a. 用一个大头针刺自己，可感受到两种类型的疼痛：即刻的和慢性的。A 类小的有髓纤维传导前者，即尖锐的、明显的、局限的"快速"疼痛，此类疼痛沿着经典的脊髓丘脑侧束痛觉和温度觉传导通路传导。小的有髓轴突（ⅠAγ纤维）也可传导冷觉。

b. 无髓 C 纤维传导第二种疼痛，即迟钝的、弥散的、针刺样、灼烧样疼痛。除经典的脊髓丘脑传导通路外，发散的多突触通路也可传导这种疼痛。该疼痛通过网状结构最终与边缘系统相联系。小的无髓轴突（C 纤维）也传导温暖感觉。相反，周围神经中最大的纤维传导所谓的后索感觉（参见Ⅴ）。

2. 疼痛的临床分类

a. 疼痛可分为伤害性疼痛和神经源性疼痛（神经病理性）。

b. 伤害性疼痛可来自躯体和内脏的局部病变，如浸润癌或外伤可刺激局部的痛觉神经末梢。

c. 神经源性疼痛可由周围或中枢神经系统病变导致的敏感性增高或过度反应所引起，而非来自局部疼痛神经末梢受到刺激。椎间盘脱出、神经病变或中枢病变等多种疾病均可引发神经痛。神经源性疼痛可由交感神经、非交感神经或中枢神经介导（Bautista 等，2014；Denk 等，2014）。

d. 较弱形式的神经源性疼痛——神经痛，如三叉神经痛及 CRPS，已在 I 中阐述。在那些具有相似性的神经源性疼痛综合征如红斑性肢痛病中，感觉查体较困难且很难有确切结果（Dabby，2012）。对于这类患者，一个简单的等级量表可提供更多的有关疼痛程度和性质的信息（Khorsan 等，2010）。

e. 牵涉痛：患者感受到疼痛的部位可能并非与病变部位一致（Arendt-Nielsen 和 Svensson，2001）。心脏源性疼痛可向下牵涉至左臂。在腕管综合征中，正中神经在腕部受到压迫，患者可在上肢近端及正中神经分布区的远端均感受到疼痛。牵涉痛的机制尚不清楚，可能与数种不同的假说相关。

3. 躯干与肢体的痛觉和温度觉传导通路解剖基础

a. 学习图 10-6，回顾图 2-28。

b. 画出并说出痛觉和温度觉冲动从足外侧皮肤至大脑皮质的传导通路，可从皮节开始。
<u>冲动由 S_1 皮节感受器经后根轴突的周围支传至中枢支再到达后角的二级神经元（Lallemend 和 Ernfors，2012）。二级轴突交叉后在脊髓丘系中上行至丘脑腹后侧核的三级神经元。腹后侧核再将其传递至顶叶中央后回的躯体感觉皮质。</u>

4. 足部、躯干及手部痛觉和温度觉传导纤维在其进入脊髓的平面或其上下 1～2 个节段内与二级神经元形成突触，而面部的传导纤维则下行至脑干到达其二级神经元。回顾图 10-2 和图 10-6。

a. 面部感觉传导轴突的下行支中继痛觉和温度觉的二级神经元得以从延髓延续至末端骶节。在此连续的长核柱中，躯体各区排列方式为面部、颈部、上肢、躯干、下肢及骶部。这些中继痛觉和温度觉的核团称为 Rolando 胶状质，位于后角尖部。

b. 外科医生若希望消除痛觉和温度觉而保留触觉，应在☑腹外侧/□后索切开以阻断<u>脊髓丘脑侧</u>束。

c. 上述的神经外科医生在脊髓腹外侧柱切开方法被称为脊髓腹外侧柱切断术，可缓解患者的难治性疼痛。该方法会使触觉消失吗？ □会/☑不会。请解释。
<u>触觉冲动通过两条通路达到丘脑：腹侧柱及后索。一条通路的切断不能消除触觉。某些特殊类别的机械感受器特征在某种程度上也可能是触觉中情感（令人愉悦的）特征的来源（McGlone 等，2014）。</u>

d. 除上述经典的脊髓丘脑传导通路外，另一种多突触痛觉传导通路起始于面部、躯干及四肢并上行到达丘脑继而被感知（Gilron 等，2015）。

e. 正电子发射断层显像显示了多个介导不同形式痛觉的大脑区域：前/后扣带回、额下回皮质及室周灰质（Tolle 等，1999；Garcia-Larrer，2012；Saab，2012）。

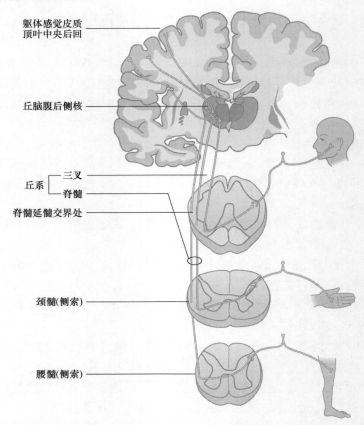

躯体感觉皮质
顶叶中央后回

丘脑腹后侧核

丘系 { 三叉
脊髓

脊髓延髓交界处

颈髓(侧索)

腰髓(侧索)

图 10-6　从外周至大脑皮质的痛觉和温度觉传导通路

注意：面部的感觉轴突在脑神经 V 的下行根中走行进入颈髓头端

D. 痛觉检查

1. 向患者解释：向患者出示一个具有钝头和尖头的直大头针。在检查者针刺后请患者说出感觉到的是尖锐的还是较钝的疼痛。检查时患者应闭眼以防止视觉提示。

2. 大头针的使用：随机交替地用大头针的两头针刺患者，以明确患者的注意力及答案的可信度。用拇指和示指轻持大头针针柄，使其可轻微移动，确保每个刺激的压力程度相同。每个刺激应成功完成 3 次，因为不能保证每次的针刺点恰好是痛觉敏感部位。首先检查感觉正常的区域，以使患者明确该感觉并做好心理准备。应对面部、手背和足背进行检查，避免检查手掌、脚掌等角质粗糙处的皮肤。比较不同皮肤区域的敏感性差异。检查后务必丢掉大头针，并不应重复使用。我们不知道大头针针尖会有多少病毒和细菌，但可以肯定它可以成为很多疾病的传播介质。

3. 迟发性疼痛及深部疼痛：若病史和查体提示确有感觉失衡，可采用以下步骤检查四肢，但不要用此方法行面部检查。

a. 迟发性疼痛的检查：用拇指及示指的指甲快速地挤捏患者的足背。正常人可即刻感受到疼痛。若反应延迟提示感觉传导存在异常。

b. 深部疼痛的检查：用力挤压跟腱（若患者不能感受到疼痛，称为 Abadie 征）或一块肌肉，或用力按压一处骨性表面。患者会在结束按压后的数秒感受到迟发性疼痛。迟发性疼痛或深部痛感缺失的常见病因是脊髓结核，也见于其他可损害脊髓后根及后索的疾病。

4. 触痛点的定位：当对患急慢性疼痛综合征的患者行检查时，可沿着神经、肌肉及骨性突起触诊以寻找疼痛的触发点。用鱼际肌用力挤压这些部位并不导致正常人疼痛。明确触痛点的数目有助于诊断纤维肌痛综合征（Clauw，2014；Fernández-de-las-Peñas 和 Dommerbolt，2014）。

5. 新生儿及胎儿的痛觉：医生在对新生儿行操作如包皮环切术时按照惯例并不使用麻醉剂，新生儿似乎感受不到疼痛。而事实上新生儿及胎儿的某些行为是与疼痛相关的，如哭泣、易激及一些自主反应（Walker，2013）。由于婴儿确实可对疼痛或寒冷产生反应，检查者可借助脊髓横断的婴儿确定感觉平面。首先使婴儿保持安静，用一个大头针或冰试管触碰婴儿的足部并逐渐向上到达颈部。当刺激到一个未受损的皮节时患儿即会哭泣。

6. 痛觉检查的辅助手段

a. 虽然已存在触觉、痛觉和温度觉自动的定量检查手段，但并未常规应用（Pavlaković 和 Petzke，2010；Gandhi 等，2011；Bakkers 等，2013）。引出昏迷患者反应的挤压试验可参见第 12 章。

b. 皮肤活组织检查（活检）是检查小的无髓神经纤维完整性的另一手段（Tavee 等，2014）。腓神经活检也有助于神经疾病的分类（Herrmann 等，1999；Mikella 等，2013；Ton 和 Kruize，2013）。

7. 有学者认为内科医生或外科会诊医生有对患者行直肠检查的职责（用于发现前列腺癌，它可导致无法解释的体重下降和背痛）。而内科医生常常忽略如直肠、痛觉和温度觉等检查。作为一名神经科医生，对患者进行常被人忽略的痛觉和温度觉检查是我们的职责，并且通常都有阳性发现。

参考资料·躯干及四肢躯体感觉功能检查

Arendt-Nielsen L, Svensson P. Referred muscle pain: basic and clinical findings. *Clin Pain*. 2001; 17: 11-19.

Bakkers M, Faber CG, Peters MJH, et al. Temperature threshold testing: a systematic review. *J Peripher Nerv Syst*. 2013; 18: 7-18.

Bautista DM, Wilson SR, Hoon MA. Why we scratch an itch: the molecules, cells and circuits of itch. *Nat Neurosci*. 2014; 17: 175-182.

Clauw DJ. Fibromyalgia: a clinical review. *JAMA*. 2014; 311: 1547-1555.

Fernández-de-las-Peñas C, Dommerholt J. Myofascial trigger points: peripheral or central phenomenon? *Curr Rheumatol Rep*. 2014; 16: 395.

Dabby R. Pain disorders and erythromelalgia caused by voltage–gated sodium channel mutations. *Curr Neurol Neurosci Rev*. 2012; 12: 76-83.

Denk F, McMahon SB, Tracey I. Pain vulnerability: a neurobiological perspective. *Nat Neurosc*. 2014; 17: 192-200.

Gandhi M, Sesek R, Tuckett R, et al. Progress in vibrotactile threshold evaluation techniques: a review. *J Hand Ther*. 2011; 24: 240-256.

Garcia-Larrer L. Insights gained into pain processing from patients with focal brain lesions. *Neurosci Lett*. 2012; 520: 188-191.

Gilron I, Barin R, Jensen T. Neuropathic pain: principles of diagnosis and treatment. *Mayo Clin Proc*. 2015; 90: 532-545.

Herrmann DN, Griffin JW, Hauer P. Epidermal nerve fiber density and sural nerve morphometry in peripheral neuropathies. *Neurology*. 1999; 53: 1634-1640.

Khorsan R, York A, Coulter ID, et al. Patient-based outcome assessment instruments in acupuncture research. *J Altern Complement Med*. 2010; 16: 27-35.

Lallemend F, Ernfors P. Molecular interactions underlying the specification of sensory neurons. *Trends Neurosci*. 2012; 35: 373-381.

McGlone F, Wessberg J, Olausson H. Discriminative and affective touch: sensing and feeling. *Neuron*. 2014; 82: 737-755.

Mikella CB, Chana AK, Steina GE, et al. Muscle and nerve biopsies: techniques for the neurologist and neurosurgeon. *Clin Neurol Neurosurg*. 2013; 115: 1206-1214.

Pavlaković G, Petzke F. The role of quantitative sensory testing in the evaluation of musculoskeletal pain conditions. *Curr Rheumatol Rep*. 2010; 12: 455-461.

Saab CY. Pain-related changes in the brain: diagnostic and therapeutic potentials. *Trends Neurosci*. 2012; 34: 629-637.

Tavee JO, Polston D, Zhou L, et al. Sural sensory nerve action potential, epidermal nerve fiber density, and quantitative sudomotor axon reflex in the healthy elderly. *Muscle Nerve*. 2014; 49: 564-569.

Tolle TR, Kaugman T, Siessmeier T, et al. Region-specific encoding of sensory and affective components of pain in the human brain: a positron emission tomography correlation analysis. *Ann Neurol*. 1999; 45: 40-47.

Ton E, Kruize AA. When and how to perform biopsies in a patient with a (suspected) connective tissue disease. *Best Pract Res Clin Rheumatol*. 2013; 27: 209-236.

Walker SM. Biological and neurodevelopmental implications of neonatal pain. *Clin Perinatal*. 2013; 40: 471-491.

VI. 周围神经疾病的检查手段

A. 神经疾病的分类

1. 感觉或感觉运动神经病主要分为两类：弥漫性对称性多神经病及局灶神经病或单神经病。另一种经典的分类包括单纯感觉性、单纯运动性及运动感觉混合性神经病。此外，病变可导致自主神经疾病、躯体神经疾病或自主神经-躯体神经混合性神经疾病（Alport 和 Sander，2012；Barohn 和 Amato，2013）。

2. 弥漫性对称性多神经病通常导致肢体远端的感觉异常。患者具有"手套、袜子"样分布的麻木感、刺痛感、感觉异常、感觉倒错及疼痛感（图 10-7）。

a. 感觉检查较为简洁。检查者将肢体远端及近端的痛觉、温度觉、轻触觉检查结果相对比。多发性神经疾病的常见原因为摄入毒物、药物、乙醇、自身免疫性疾病及遗传性疾病（London 和 Albers，2007）。

b. 一些对称性多神经病可导致神经干增大，并可被触及。对穿过颈后三角区域的神经及尺神经、腓总神经进行视诊和触诊。麻风病也可导致周围神经增大。

c. 单神经病的病因复杂多样，如糖尿病或血管炎，易与弥漫性对称性神经病相混淆。

3. 局灶性神经病或单神经病多由卡压或机械压迫所致，此外，代谢异常可与单神经病同时存在，并为其易患因素（Arnold 和 Elsheikh，2013）。卡压性神经病常导致剧烈疼痛。已有研究开始探索引发或加剧这种症状的触发因素，如某种姿势或体位，并探索可缓解上述不适的姿势及体位。对卡压部位的挤压或叩击可诱发卡压部位远端的感觉症状，该现象称为"Tinel 征"（叩击神经所致的感觉异常）。下面的情况与之类似：肘部尺神经受到撞击后，疼痛可放射至小手指，即"撞了你该死的骨头"。在卡压性神经病中，卡压点的局部麻醉封闭可使感觉异常及Tinel 征消失。卡压性神经病变中一些更为常见的特殊神经系统体征将在下文进行描述。尽管体格检查的阳性发现很重要，其诊断在很大程度上仍依赖于病史。一些通过病史诊断卡压性神经病的患者，其临床或电生理检查并无异常。对于保守治疗失败的卡压性神经病，手术减压为有效的治疗手段。

4. 辅助检查包括定量感觉检查、肌电图和神经传导测定、代谢筛查、感觉神经或皮肤神经末梢活检、

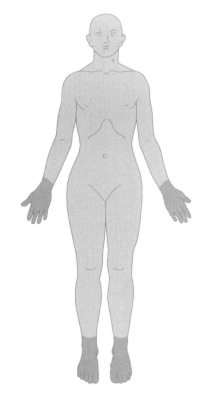

图 10-7　弥漫性、对称性多神经病所致的感觉缺失范围

受累区域及正常区域的分界是逐渐变浅的，而癔症性感觉缺失时，受累区域及正常区域常有清晰的分界。与图 14-3 对比

脑脊液检查、遗传筛查及 MRI 等（Andreisek 等，2006；Whittaker，2012；Bromberg，2013；Saporta 2014；Staff 和 Windebank，2014）。检查者可将临床及实验室检查结果相结合以得到一个神经病变的总分，并以此为依据对神经疾病的长期病程进行随访（Griffith 等，2010）。

B. 卡压性神经病变的特殊体征

1. 枕神经痛可产生从颅底向上放射至枕部的疼痛，它可由某种头部姿势所引发。枕部触诊可发现类似淋巴结的肿物。用鱼际肌按压或轻叩（Tinel 征）枕大神经于筋膜环的出口处，即枕外隆突点向尾外侧 2cm。对于疑诊病例可试验性应用局部麻醉封闭。

2. 腕部正中神经卡压（腕管综合征）

a. 腕管综合征是上肢最常见的卡压性神经病变。

b. 复习正中神经运动支配区（LLOAF/2）及感觉分布区（图 10-8）。

c. 拇指的掌面出现疼痛、刺痛及麻木感，并向桡侧四指放射。进行驾驶等手部活动时上述症状可加重。患者甚至可在夜间痛醒，极度的不适使其坐立不安。患者常常通过甩手、拍手来缓解症状。年龄超过 55 岁的女性为发病高峰人群。腕管内压力增高及其所导致的正中神经缺血是上述症状体征的原因。

　　d. 可见鱼际隆起的萎缩。儿童患者若正中神经病变病程较长，其患侧示指将小于健侧。拇短展肌的肌力下降较为特异。支配拇短展肌的运动神经轴突仅来自 T_1，因此对其肌力的检查可特异地检查该运动神经根，这种情况并不常见。检查方法为外展拇指与手掌平面垂直。检查者可将患者的拇短展肌肌力与自己的相对比（图 10-9）。

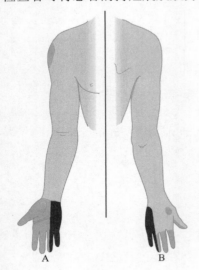

图 10-8　部分臂丛神经的感觉分布区

A.手掌面观，淡灰色为正中神经支配区；深灰色为尺神经支配区。肩部的淡灰色为腋神经（旋支）受损后的感觉缺失区（图 2-11）；B.手背面观，淡灰色为正中神经支配区；深灰色为尺神经支配区；拇指底部的淡灰色为桡神经支配区

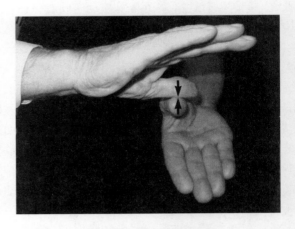

图10-9　拇短展肌肌力检查方法

为单独检查该肌肉功能，拇指与掌平面的外展角度需恰好为箭头所示。检查者将患者与自己的肌力检查结果相对比

　　e. 检查正中神经支配区（特别是示指的指肚部位）的各种感觉功能，包括两点辨别觉的检查，以及应用检眼镜检查是否存在无汗症。刺激法：通过对腕部正中神经的叩击引出 Tinel 征；让患者双手弯曲至某一角度并保持 1min，同时给予手背一定压力，可引出 Phalen 征（Phalen，1972）。

　　f. 肌电图及运动感觉传导检查可提供有价值的信息（Wang 等，2013），但有时患者症状严重却并无有诊断意义的电生理改变，即存在假阴性和假阳性。MRI 虽然对部分患者有用，但并不能取代常规的标准检查法。

　　3. 前骨间神经病（Kiloh-Nevin 综合征）：前骨间综合征由前臂近端的前骨间神经受到卡压或压迫所致（Kiloh 和 Nevin，1952）。前骨间神经是正中神经的最大分支，支配拇长屈肌（flexor pollicis longus，FPL）、示指和中指的指深屈肌（flexor digitorum profundus，FDP）及旋前方肌。典型的前骨间神经综合征常表现为前臂近端掌侧的疼痛，由于 FPL 及桡侧 FDP 受累，拇指及示指不能做出"O"形姿势（OK 征）。臂丛神经炎（Parsonage-Turner 综合征）与前骨间神经病的临床表现类似，前者或许是其病因（Ferrante，2014）。

　　4. 尺神经卡压（肱骨内上髁及肘管综合征）：受压部位位于肱骨内上髁及其稍远端的肘管。肘管综合征是上肢第二常见的卡压性神经病变。屈臂可引发小指的感觉异常（图 10-8）。与正中神经卡压的诊断原则相同，将检查者的拇展肌、小指展肌肌力与患者的相对比。

5. 桡神经病变：垂腕是桡神经麻痹最常见的体征，原因为桡侧腕长伸肌及尺侧腕伸肌肌力下降。多由桡神经在桡神经沟中受压导致（"星期六麻痹"）。其他病因包括糖尿病，肱骨骨折，止血带、异位注射损伤等。皮质脊髓束病变也可引起伸腕无力。

6. 股外侧皮神经病（感觉异常性股痛）：患者大腿前外侧的感觉异常（图 10-10；Williams 和 Trzil，1991）。

a. 受压部位为腹股沟韧带以下的神经走行远端。症状可由大腿的某个特定姿势所引发。肥胖、妊娠、糖尿病及腰带过紧为感觉异常性股痛的易患因素，也可发生于外科操作后（Patijn 等，2011）。

b. 该神经为单纯的感觉神经。沿着腹股沟韧带外侧 1/3 叩压判断是否存在 Tinel 征，并检查不同的大腿姿势所引起的症状，如 Patrick 征（或 FABER 检查：髋关节屈伸、外展、外旋，若上述动作伴随疼痛则提示髋关节病变）。

7. 腓总神经麻痹：足前外侧及足背存在麻木感和刺痛感，并出现足下垂（Marcinak，2013）。参见图 10-10。

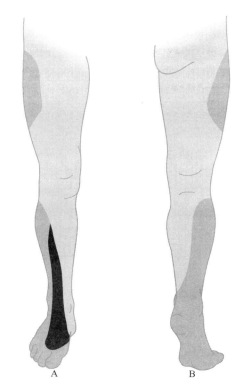

图 10-10　部分腰骶丛神经分布

A.下肢前侧观，大腿处浅灰色代表股外侧皮神经受损后的感觉缺失区。膝下浅灰色为坐骨神经-胫神经分支受损导致的感觉缺失区。深灰色为坐骨神经-腓神经分支支配区；B.下肢后侧观，大腿处浅灰色代表股外侧皮神经分布区。膝下浅灰色为坐骨神经-胫神经分支支配区

a. 受压部位为腓总神经绕过腓骨头处（图 7-35）。易患因素有开放性外伤、习惯性交叉腿坐姿、截石位、糖尿病、膝部石膏固定、外伤及短期内体重下降等。

b. 对足背三角区皮肤感觉缺失（图 10-10）、足背屈及趾背屈肌力下降的检查。

8. 胫后神经卡压（跗管综合征）：足、趾及脚掌外侧出现疼痛，特别是在站立或行走时。患者可在夜间痛醒，为胫后神经穿过屈肌支持带下方的部位受压所致，屈肌支持带自足跟处沿前上对角方向走行（Flanigan 和 DiGiovanni，2011）。

9. 趾间神经卡压（Morton 跖痛症）：在行走或鞋稍紧时，患者的足部跖球处出现疼痛、麻木感及刺痛感，并累及 3、4 趾或 2、3 趾。受压部位位于趾间神经沿跖骨头走行处，神经瘤在此处形成。神经瘤受压迫可引起足趾的感觉症状。

参考资料·周围神经疾病的检查手段

Alport AR, Sander HW. Clinical approach to peripheral neuropathy: anatomic localization and diagnostic testing. *Continuum Lifelong Learning Neurol*. 2012; 18: 13-38.

Andreisek G, Crook DW, Burg D, et al. Peripheral neuropathies of the median, radial, and ulnar nerves: MR imaging features. *RadioGraphics*. 2006; 26: 1267-1287.

Arnold WD, Elsheikh BH. Entrapment neuropathies. *Neurol Clin*. 2013; 31: 405-424.

Barohn RJ, Amato AA. Pattern-recognition approach to neuropathy and neuronopathy. *Neurol Clin*. 2013; 31: 343-361.

Bromberg MB. An electrodiagnostic approach to the evaluation of peripheral neuropathies. *Phys Med Rehabil Clin N Am*. 2013; 24: 153-168.

Ferrante MA. Brachial plexopathies. *Continuum (Minneap Minn)*. 2014; 20: 1323-1342.

Flanigan RM, DiGiovanni BF. Peripheral nerve entrapments of the lower leg, ankle, and foot. *Foot Ankle Clin N Am*. 2011; 16: 255-274.

Griffith KA, Merkies IS, Hill EE, et al. Measures of chemotherapy-induced peripheral neuropathy: a systematic review of psychometric properties. *J Periph Nerv Syst*. 2010; 15: 314-325.

Kiloh LG, Nevin S. Isolated neuritis of the anterior interosseus nerve. *Br Med J*. 1952; 1: 850-851.

London Z, Albers JW. Toxic neuropathies associated with pharmaceutical and industrial agents. *Neurol Clin*. 2007; 25: 257-276.

Marcinak C. Fibular (peroneal) neuropathy: electrodiagnostic features and clinical correlates. *Phys Med Rehabil Clin N Am*. 2013; 24: 121-137.

Patijn J, Mekhail N, Hayek S, et al. Meralgia paresthetica. *Pain Pract*. 2011; 11: 302-308.

Phalen GS. The carpal tunnel syndrome—clinical evaluation of 598 hands. *Clin Orthop*. 1972; (83): 29-40.

Saporta MA. Charcot-marie-tooth disease and other inherited neuropathies. *Continuum (Minnep Minn)*. 2014; 20: 1208-1225.

Seror P, Seror R. Meralgia paresthetica: clinical and electrophysiologic diagnosis in 120 cases. *Muscle and Nerve*. 2006; 3395: 650-653.

Staff NP, Windebank AJ. Peripheral neuropathy due to vitamin deficiency, toxins and medications. *Continuum (Minneap Minn)*. 2014; 20: 1293-1306.

Wang L. Electrodiagnosis of carpal tunnel syndrome. *Phys Med Rehabil Clin N Am*. 2013; 24: 67-77.

Whittaker RG. SNAPs. CMAPs and F waves: nerve conduction studies for the uninitiated. *Pract Neurol*. 2012; 12: 108-115.

Williams PH, Trzil KP. Management of meralgia paresthetica. *Neurosurgery*. 1991; 74: 76-80.

Ⅶ. 下腰痛与下肢放射痛（坐骨神经综合征）的检查方法

A. 腰痛综合征

1. 每个人或多或少都有下腰痛的体会，通常在举重物或锻炼时突然发生，病情反复达数年甚至数十年。疼痛的机制究竟是来自肌肉、韧带还是关节尚不清楚。即便经过详细的病情检查，其诊断仍缺乏特异性，疼痛若局限于腰部诊断为腰骶部劳损，若疼痛向下肢放射则诊断为坐骨神经痛（Lee 等，2013；Chou，2014）。

2. 下文将重点阐述由腰椎间盘突出压迫神经根所导致的坐骨神经痛，其神经系统体征更具特异性。

B. 病例分析

34 岁男性，患有腰腿痛，病情反复数年。12 天前，于站立时突然感到后腰部弹响，此后出现锐痛，间断向右足放射，并沿着其外侧直达小趾。活动或咳嗽可引发下肢放电样疼痛。患者不得不牢坐在椅子上，躯干保持略倾斜位。需借助双臂将自己推起才能起身。站立时右侧膝盖轻微弯曲，正常的左下肢承载了身体的大部分重量。将你的手置于患者的踝周，大拇指置于跟腱处，便可证实其体重分布的不均等。拇指用力挤压跟腱，非持重侧下肢将发生弯曲。站立时腰椎完全垂直，正常的生理凹度消失。以上对患者坐位、站立及行走时的简单观察可提供急性下腰部损伤的客观证据。叩击腰部可导致椎旁肌肉痉挛及轻压痛。而沿着坐骨神经走行叩诊并不引起疼痛。右侧的小腿三头肌反射减弱。右侧跖屈无力。右侧腓肠肌周径较左侧短 1.8cm。左右侧下肢感觉检查无明显差异。

C. 放射痛起始部位的定位

在压迫综合征中，对疼痛放射部位的准确描述通常比体格检查更能提示受累的神经或神经根。由于患者具有运动及感觉症状，病变不可能仅局限于足外侧一支小的表浅皮神经。复习图 2-10 和图 2-11。

1. 若患者主诉疼痛沿着足外侧放射至小足趾，应考虑受累的神经根为 <u>S_1 皮节（参考图 2-10 和图 7-29）</u>。

2. 若患者主诉疼痛放射至足内侧或蹬趾，病变神经根可能为 <u>L_5（参考图 2-10）</u>。

3. 根据上述病史及体格检查所提供的信息，肌力下降是源于上运动神经元病变还是下运动神经元病变？<u>下运动神经元病变，其依据是肌力下降局限于某一肌群，存在肌萎缩，踝部的肌肉牵张反射减弱。病变位于 S_1 运动根。</u>

4. 由 S_1 神经根支配的肌肉肌电图表现如何？<u>肌纤维颤动，巨大运动单位电位，可有肌束颤动（图 7-21）。对于该患者，若仅为 12 天的病程不足以出现失神经改变，但他既往曾多次发作。</u>

5. 观察图 10-11A，某一节段（$L_4 \sim L_5$）突出的椎间盘会累及下一个节段的神经根（L_5）。

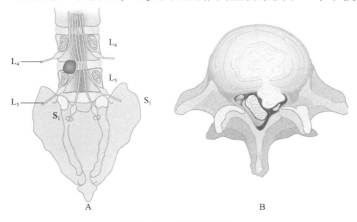

图 10-11　椎间盘突出

A.移除椎弓及硬脊膜后的腰骶椎背面观。神经根在左侧标出，椎体在右侧标出。注意神经根与椎间盘及其相应椎孔出口之间的关系。$L_4 \sim L_5$ 椎间盘突出，累及 L_5 神经根；B.L_5 椎体横切面，可见椎间盘突出。含有马尾的硬膜囊保持完整

D. 神经根受压病变中的腿抬高试验

尽管上述临床资料即可明确神经根压迫综合征的诊断，腿抬高试验可作为确诊手段。其包括直腿抬高试验（Lasegue 征或 Lazarevic 征）（Draca，2015）及屈膝腿抬高试验（Kernig 征）。

1. 直腿抬高试验检查方法（Lasegue 征）

a. 患者下肢放松、仰卧。检查者握住患侧腓肠肌或脚后跟徐徐将下肢尽可能地抬高，屈髋时保持膝关节伸直（图 10-12）。

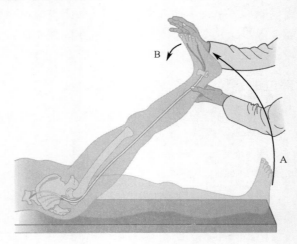

图 10-12　直腿抬高试验

A.检查者抬高患者下肢；B.检查者背屈患者足部。两个动作均可牵扯坐骨神经，若神经根存在炎症、受压或机械损伤将导致其动作受限并引起疼痛

b. 正常情况下大腿可抬高至 90°。若神经根受压，则未达 90°时即因疼痛而屈膝。此时，若检查者使下肢处于疼痛部位以下的位置，足部轻度的背屈即可再次引起与之前类似的放射至足部的刺痛。该种直腿抬高试验的诊断准确性、敏感性尚不明确，因此一种更为准确的检查手段常被用于临床实践（Scaia 等，2012）。应用同样的检查方法，健侧下肢可达到接近正常的角度并无疼痛，或可能产生 Fajersztajn 交叉，患侧（对侧）下肢出现症状，即直腿抬高征（或 Fajersztajn 健腿抬高试验）。这种现象被认为与对侧神经根（L_4、L_5、S_1）在硬膜外向头侧运动抵至脊柱前方有关，见于中央型椎间盘突出较严重的患者。

2. 对疼痛及抬腿高度受限的解释

a. 保持膝部伸直的同时抬高下肢可使坐骨神经受到牵拉，故也可称其为坐骨神经牵拉试验。神经受到牵拉导致下肢自由运动受阻，而疼痛导致腘绳肌痉挛，阻碍其进一步拉伸，并使疼痛加剧。目前最常见的导致神经根受到冲击、压迫的原因为椎间盘破裂（图 10-11）。

b. 请解释在直腿抬高试验中腿抬高至疼痛点时，膝部肌僵直的原因。

持续牵拉导致神经根受到冲击，产生疼痛。

c. 当检查者将下肢未抬至最大受限高度时，为何背屈足部将引发疼痛？

足背屈可进一步牵拉坐骨神经。

d. 可将神经根压迫综合征所产生的姿势及运动受限理解为疼痛的保护性反应：椎旁肌肉痉挛所导致的肌肉僵直使活动及直腿抬高受限。为证实该理论，让患者仰卧继而坐起，并保持下肢与床面平行，这将导致坐骨神经受到牵拉。请预测为避免疼痛，患侧下肢将做何反应？

患侧下肢屈曲。

3. 屈膝抬腿试验（Kernig 征）：与直腿抬高试验一样，患者仰卧并屈膝屈髋，大腿保持垂直位，检查者将其膝部徐徐拉直。患者将感到疼痛，腘绳肌反射性痉挛进而阻碍膝盖进一步伸直。

4. Xavier 等（1989）认为，坐骨神经痛的原因是外周疼痛感受器受到反向刺激，而并非仅为机械撞击所致。

E. 坐骨神经痛综合征

1. 病变累及 L_5 和（或）S_1 神经根可导致其各自分布区的典型症状（表 10-2）。

表 10-2　L_5 及 S_1 神经根受压的临床特征差异

临床特征	L_5	S_1
疼痛部位	疼痛累及下腰部、臀部侧面、髋部及大腿后外侧	疼痛累及下腰部、臀部中间区域及大腿后侧
放射痛、感觉异常、感觉倒错、痛觉减退、感觉减退的分布区域	腿部前外侧、足背及踇趾（图 2-10）	足及足底外侧，从足跟至小足趾（图 2-10）
无力/运动功能障碍	足及踇趾背屈无力（L_5 支配长伸肌）；易摔倒碰到足趾	跖屈无力，站立时跖球部承重困难
踝反射	存在	减弱或消失
步态及姿势	防痛体位：后仰时疼痛加剧	防痛体位：前倾时疼痛加剧

2. 某一神经根受压综合征的临床表现可多种多样。有人仅存在肌无力，几乎无疼痛；有人则以疼痛为主要症状，而肌力下降轻微。体格检查中，有人的感觉缺失严格按照皮节分布；而有人则仅存在疼痛症状，感觉检查无确切改变。上述差异取决于受压的运动或感觉神经轴突。不同轴突的受累程度不同。

3. 部分患者的疼痛主要集中在臀部或髋部，类似髋部疾病的症状。这是因为疼痛牵涉至来自 L_5 及 S_1 体节的生骨节及肌节部位。这些体节主要组成盆腔骨骼、股骨及其附属肌肉，均受 L_5 及 S_1 神经根支配（图 10-13）。

4. 一些其他因素及共病状态可使诊断复杂化，如神经根与椎间盘及椎孔的解剖关系存在变异、关节炎、脊柱炎、脊椎前移、脊髓栓系或其他先天畸形、糖尿病或其他神经病变、年龄、职业、活动量、生活方式及继发性获益等。

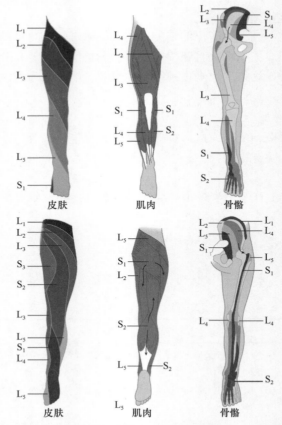

图 10-13　$L_1 \sim S_3$ 脊髓节段的皮节（皮肤）、肌节（肌肉）、生骨节（骨骼）支配区

（引自：Bateman JE. *Trauma to Nerves in Limbs*. Philadelphia，PA：W.B. Saunders，1962：79）

F. 椎间盘突出导致神经根受压的临床特征总结

1. 椎间盘疾病的症状体征：运动、感觉功能及防痛体位、步态。

a. 运动：根性分布区（肌节）的肌肉无力及萎缩，跟腱反射减弱。

b. 感觉：皮节分布区内的疼痛、感觉异常、感觉倒错、麻木感。可为局部痛、根性痛、牵涉痛或肌肉痉挛性疼痛。

i. 疼痛可牵涉至内脏或为内脏牵涉痛。局部根性疼痛与牵涉痛可同时存在。

ii. 可在椎间盘突出平面的局部感到疼痛。

iii. 疼痛可为根性（皮节、生骨节、肌节）分布（图 10-13）。

iv. 坐骨神经走行区的疼痛（Valleix 点；神经走行区的压痛点通常为从一个骨性孔道或肌肉穿过的位置，或位于表浅位置，当在此处施压时会有痛感）：坐骨切迹、后转子沟、大腿后侧表面及腓骨头。

c. 防痛体位及步态：疼痛保护性肌僵直体位、脊柱倾斜、腰部弯曲消失及跛行步态。

2. 可疑椎间盘突出或神经根受压患者的特征及特殊检查

a. 在患者坐位、站立位、斜靠位及行走时进行检查。

b. 在患者站立时行跟腱挤压试验，有助于证实患侧下肢承重力下降。

c. 观察有无臀沟下降，此为 S_1 病变所导致。

d. 比较双侧下肢周径。

e. 叩击脊柱。

f. 对从肋脊角向下至下腰部、臀部及坐骨神经走行区的触痛点及肿物进行触诊。

g. 行同侧及对侧直腿抬高试验（Fajersztajn 征）。

h. 检查足背屈及跖屈的力量及长伸肌肌力（L_5）。

i. 嘱患者身体前屈尽量触到地面。指尖–地面距离小于 25cm（Vroomen 等，2002）。

G. 下腰痛及坐骨神经综合征的鉴别诊断

1. 外侧或内侧椎间盘突出：L_5 及 S_1 最常受累。

2. 急性下腰部劳损。

3. 骶髂关节劳损。

4. 下腰部退行性变综合征。

5. 关节炎。

6. 肌筋膜痛，纤维肌痛。

7. 椎骨骨折。

8. 椎管狭窄。

9. 脊椎前移。

10. 脊椎小关节综合征。

11. 梨状肌综合征。

12. 腰骶丛神经炎。

13. 尾骨痛。

14. 骨髓炎。

15. 骶髂关节炎。

16. 蛛网膜炎。

17. 盆腔或转移性肿瘤。

18. 脊髓栓系或其他畸形。

19. 社会心理因素，如诉讼未决、继发获益等。

H. 下腰痛及坐骨神经痛的辅助检查

1. 鉴于下腰痛、坐骨神经综合征的病因众多及疼痛形式多样（Patrick 等，2014；Ropper 和 Zafonte，2015），准确的诊断有赖于辅助检查，包括 EMG、躯体感觉诱发电位、X 线检查、脊髓造影、CT、MRI，必要时需进行放射性核素扫描。上述检查并未列入常规，需根据完整病史及体格检查结果慎重选择。

2. 相对于卧床休息，治疗上更倾向于早期活动。手法复位治疗并不优于非手法治疗，手术对于非特异性下腰痛的治疗作用有限（Fitzsimmons 等，2014；Peul 等，2014）。

I. 颈部及上肢的神经根性痛

1. 颈肩部局部疼痛或放射性疼痛的原因与下腰痛有所重叠，检查方法也类似（Hakimi

和 Spanier，2013；Gerard 和 O′Toole，2014）。

2. 鉴别颈部病变是来自于中线椎间盘突出、内部肿瘤还是多发性硬化（21%～41%有此体征）的另一体征为 Lhermitte 屈头征（Gemici，2010；Nurmikko 等，2010）。即患者突然弯曲头部时导致躯干及肢体的电击样疼痛或麻木感。在多发性硬化患者中，由于脊髓丘脑束存在脱髓鞘斑块，该部位的神经组织对牵拉刺激敏感性增加，参见图 12-23。

参考资料·下腰痛与下肢放射痛（坐骨神经综合征）的检查方法

Chou R. Low back pain. *Ann Intern Med*. 2014; 160: ITC6-ITC1.

Drača S. Lazar K. Lazarević, the author who first described the straight leg raising test. *Neurology*. 2015; 85(12): 1074-1077.

Fitzsimmons D, Phillips CJ, Bennett H, et al. Cost-effectiveness of different strategies to manage patients with sciatica. *Pain*. 2014; 155: 1318-1327.

Gemici C. Lhermitte's sign: review with special emphasis in oncology practice. *Crit Rev Oncol Hematol*. 2010; 74: 79-86.

Gerard CS, O'Toole JE. Current techniques in the management of cervical myelopathy and radiculopathy. *Neurosurg Clin N Am*. 2014; 25: 261-270.

Hakimi K, Spanier D. Electrodiagnosis of cervical radiculopathy. *Phys Med Rehabil Clin N Am*. 2013; 24: 1-12.

Lee J, Gupta S, Price C, et al Low back and radicular pain: a pathway for care developed by the British pain society. *Brit J Anaesth*. 2013; 111: 112-120.

Nurmikko TJ, Gupta S, Maclver K. Multiple sclerosis-related central pain disorders. *Curr Pain Headache Rep*. 2010; 14: 189-195.

Patrick N, Emanski E, Knaub MA. Acute and chronic low back pain. *Med Clin N Am*. 2014; 98: 777-789.

Peul WC, Bredenoord AL, Jacobs WCH. Avoid surgery as first line treatment for non-specific low back pain. *BMJ*. 2014; 349: g4214, DOI 10.1136/bmj.g4214.

Ropper AH, Zafonte RD. Sciatica. *N Engl J Med*. 2015; 372: 1240-1248.

Scaia V, Baxter D, Cook C. The pain provocation-based straight leg raise test for diagnosis of lumbar disc herniation, lumbar radiculopathy, and/or sciatica: a systemic review of clinical utility. *J Back Musculoskelet Rehabil*. 2012; 25: 215-223.

Vroomen PCAJ, de Kron MCTFM, Wilmink JT, et al. Diagnostic value of history and physical examination in patients suspected of lumbosacral nerve root compression. *J Neurol Neurosurg Psychiatry*. 2002; 72: 630-634.

Xavier AV, McDanal J, Kissin J. Mechanism of pain caused by nerve-root tension test in patients with sciatica. *Neurology*. 1989; 39: 601-602.

Ⅷ. 后索、两点辨别或深感觉的检查：本体感觉、位置觉、振动觉及运动位置觉

A. 本体感觉的定义

本体感觉（proprioception）是由 Sherrington 根据"proprius"（固有的，即某人所拥有或获得的事物）这一词根衍生出来的，指通过躯体深部感受器的运动而获得的与之相关的

信息，具体来说就是通过肌肉关节，如神经肌梭、前庭内淋巴液及耳蜗内耳石的运动来感知躯体运动信息。本体感觉的具体定义为来自肌肉、关节、结缔组织及前庭系统的运动觉、位置觉及骨骼肌张力觉（Proske 和 Gandevia，2012），当其与视觉及触觉结合时，可感知水平及垂直方向的位置。

早先我们已经知道通过某一部位深部及表面感受器所获得的信息主要有两大区别。其一，很多刺激可激活表面感受器，但并不能对深部感受器造成影响。而重量、机械惯性等机械力可以引起压力、张力的变化，从而激活深部感受器。其二，深部感受器所接受的刺激是机体运动所产生的，因此其强度明显比作用于表面的刺激大，当某一部位整体进行运动时刺激强度明显增加……以脊椎动物为代表的多种动物中，其头节中的迷路结构由外感受器进化而来。与本体感受器相同，这种感受器也是一种机械感受器，它由两部分组成，这两部分都具有低刺激阈值、高选择性的特点：第一部分为耳石器官，可被作用于其神经末梢压力范围和强度的变化所激活，其刺激阈值很低，仅仅比迷路淋巴液重力略高一点的压力即可将其激活；另一部分为半规管，主要感受内部液体细微的运动，这两部分共同组成了迷路……整体来说，这一系统属于"本体感受器"一部分。

——Charles Sherrington（1859~1952）

B. 骨骼肌本体感受器的神经解剖

1. 复习脊髓后索传导通路（图 10-14）。

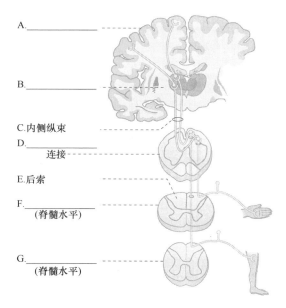

A.＿＿＿＿＿＿＿

B.＿＿＿＿＿＿＿

C.内侧纵束

D.＿＿＿＿＿＿＿
　　连接

E.后索

F.＿＿＿＿＿＿＿
　（脊髓水平）

G.＿＿＿＿＿＿＿
　（脊髓水平）

图 10-14　脊髓后索传导通路，包括从周围神经至大脑皮质的全部结构

请填写 A、B、D、F、G 横线处，并与图 10-6 比较

2. 关节和肌腱的结缔组织内有多种本体感觉感受器，肌梭就是其中一个典型代表，通过这一结构可感知躯体运动，但我们仍不知道该结构是如何与体觉皮质（中央后区）建立

起通路的。与所有传导躯体感觉的一级神经元一样，传导骨骼肌本体感觉的一级神经元位于背根神经节。

3. 第Ⅷ对脑神经有两个与背根神经节同源的神经节：耳蜗神经节和前庭神经节。

4. 脊髓后索中上行的神经轴突来源于☑一级/□二级/□三级神经元。

5. 图 10-14 显示背根神经节细胞可以从足趾延伸至后索核团，总距离可达 170cm，更不可思议的是，在长颈鹿和蓝鲸体内这一距离分别可达到 450cm 和 2000cm。

6. 下肢传导束走行于上肢传导束的□外侧/□混合相间/☑内侧。

7. 名词助记：解剖学家将后索内传导下肢深感觉的传导束命名为薄束或 Goll 束，传导上肢深感觉的传导束命名为楔束或 Burdach 束，实在不便记忆，因此笔者更喜欢将其分别称为上肢后索和下肢后索。后索中的感觉传导束的排列也可用感觉小矮人模型来表示，一个坐着的无头小人，臀部位于脊髓后正中隔，在三叉丘系与内侧丘系汇合后，小人的头部就形成了。复习图 2-12D。

8. 后索中传导束在哪一平面开始由二级神经元的轴突组成？
延髓颈髓交界处。

9. 某一交叉的轴突为二级轴突，可将神经冲动传递至丘脑，从而影响意识水平。在脑干中，这些轴突形成传导束，称为内侧丘系。

10. 内侧丘系终止于丘脑核团，该核团称为腹后核。

11. 后索传导通路中，神经纤维经丘脑腹后核换元后行至位于大脑顶叶中央后回的体觉皮质。

12. 摆动你的足趾，同时思考何种传导通路使你能够感知自己足趾的摆动。你能够画出该传导通路吗（图 10-14）？

13. 第 9 章主要讲述本体感觉另一部分——前庭系统的解剖。

C. 后索、两点辨别或深感觉的基本概念

1. 除运动觉和位置觉以外，后索还介导多种感觉的传导。位于真皮及关节、肌腱、肌肉等组织内的深部感受器介导本体感觉的传导，就像 Sherrington 所说的，这些感受器可被重量、惯性、压力、运动等机械性刺激所激活。因为距离是运动的固有属性，所以谈论机械性刺激时就一定要考虑到牛顿定律的影响。通过后索传导的本体感觉有以下种类。

a. 位置觉或姿势觉。

b. 运动觉：包括躯体、关节的运动及皮肤表面物体的运动。

c. 振动觉。

d. 两点辨别觉。

e. 压力觉。

f. 对物体纹理的感觉。

g. 触觉定位。

h. 对重量的感觉（重压觉）。

i. 辨别书写于皮肤的数字或字（皮肤书写觉）。

j. 对形状的感觉（实体觉）。

2. 下文将解释上述机械刺激是如何激活本体感受器形成本体感觉的。

a. 振动是一种机械刺激，可激活机械感受器，从而介导本体感觉，耳蜗就是一种可感受精细振动的本体感受器，它与前庭感受器在种系发生上为同源，后者可感受内耳液及耳石的运动。振动觉是一种对组织细微结构压力及位置迅速改变的知觉，鼓膜振动是最典型的例子。

b. 关节、结缔组织的本体感受器可感知牵拉力的大小，从而形成对物体重量的感觉。

c. 在很大程度上，辨别性触觉，如对物体纹理的辨别，是由物体表面各个部分作用于皮肤压力的微小不同所导致的。在辨别物体纹理时，你可以反复抚摸，从而在皮肤或者指尖形成微小的振动，激活内部感受器。若想要辨别书写在皮肤上的字母，首先需要通过作用于皮肤的客观压力感知物体运动的轨迹（即皮肤表面物体的运动觉），然后再将感知的轨迹与记忆中的图形相对比，从而得出结论。在这里需要指出，触觉的形成本身就需要机械性刺激，如压力。两点辨别是指辨别两个压力点之间的距离。若想得到某一刺激点的定位，就需要将其与大脑中的躯体部位做对比，因此当两点过近时，我们得出的相对位置是相同的，即不能分辨出两点，这一过程就将两点辨别转化为了距离问题。与后索中传导的所有由皮肤或关节机械性形变引起的感觉不同，不直接接触机体的物体，如距地球 9300 万英里（1 英里=1.6093km）以外的太阳等也可灼伤皮肤或引起疼痛。这种温度和痛觉传导束走行于脊髓腹外侧索。

D. 指趾位置觉查体方法

1. 具体操作方法

a. 用一只手扶住患者的手或脚，让患者完全放松。用另一只手夹住患者手或足趾两侧上下摆动，随机停止于某一位置。在检查之前注意要把手指/足趾分开，避免在检查过程中碰到其他手指/足趾（图 10-15）。

b. 在患者注视的情况下，将足趾停于某一位置，嘱其报告所动足趾是向上还是向下，这一步骤主要是告知患者如何配合检查。然后嘱患者闭目，进行实际的位置觉检查。此外，嘱患者"完全让我来控制足趾的运动"，使其将足趾完全放松，仅做被动运动。以同样方法检查其余肢体。

c. 注意：检查过程中用力及问向上向下的语气需一致，否则会对检查结果造成影响。

2. 检查位置觉时应使用第 4 指/趾

a. 当进行位置觉检查时，检查者常本能地使用拇

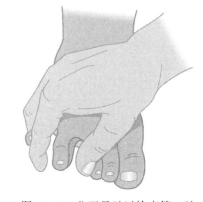

图 10-15　分开足趾以检查第 4 趾
位置觉的方法

检查者用另一只手夹住被检足趾的两侧随机上
下移动，让患者说出所放位置

指、示指及踇趾，但是第 4 趾的位置觉才是最难判断的，因此最适合该项检查。在很多中枢神经系统疾病如后索变性等的早期，你会发现第 4 指/趾的位置觉消失，而其余指/趾的位置觉尚存。图 10-16 对这一现象加以说明。

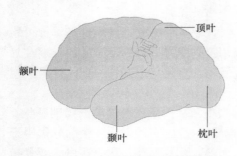

图 10-16 左侧大脑半球侧面观

我们将右手支配区投射于左半球中央后回，并显示了每一手指所占据的相对区域。与中央前回身体各部分投影区相同，面部投射区在紧邻手部的下方，躯干、下肢在其上方（参见图 2-2C）

b. 第 1、2、5 手指和足趾神经分布最为丰富，在大脑皮质投射区所占面积大，因此相对较大范围的损伤才会引起这几个指/趾位置觉的缺失。请练习运用第 4 指/趾进行位置觉检查（图 10-15）。

c. 当初始检查发现关节位置觉异常时，需要重复多次检查多个手指/足趾。当充分理解了检查方法后，患者会迅速做出回应，正确配合检查。某些时候，患者会因不耐烦或者粗心大意而说错了方向。无论是注意力不集中还是的确存在位置觉减退，患者都可以表现为回答问题延迟，这时应立即重复操作并再次询问，来对这两种情况进行鉴别。

3. 如果远端位置觉正常，那么近端位置觉也一定正常。如果远端位置觉异常，应进一步检查腕、踝等近端部位以评估位置觉缺失的严重程度。

E. 从概率论的角度来讲，位置觉检查是一个患者需被动进行二选一的检查方法

1. 为了使医生满意，位置觉缺失的患者虽然不能感知具体关节运动，但仍会给出一个随机的答案。如果检查者没有意识到概率问题，可能会漏诊位置觉轻度或完全缺失的患者，或误诊诈病者。

2. 在一次位置觉检查中，位置觉完全丧失的患者有多大概率给出指/趾运动的正确方向？□0%/□25%/☑50%/□75%。

3. 这种情况与掷硬币猜正反面类似，你平均有 50% 的机会得到正确答案。

4. 下面考虑位置觉减退但尚未缺失的患者，除偶然情况外，他们有时可真实地感受到关节位置变化，从而给出正确答案。他们可能有一次回答错误，接着数次都回答正确，这时年轻医生可能会错误地以为患者回答不可靠、不值得信任。这时，如果你确定患者没有因注意力不集中而犯错误，回想一下概率原理，正常人会有 <u>0%</u> 的错误机会。

5. 接下来，需要降低由于概率问题得到正确答案的比例。你会怎么做？

<u>其中一种方法是将变量增加为 3 个——向上、向下、向前，先上下摆动手指，再停止于上方、下方或中立位，或者增加内外的方向。</u>

6. 通过将变量从 2 个增加到 3 个，可以将因概率问题得到正确答案的比例从 1/2 降低到 <u>1/3</u>。

7. 通常来讲，2 选 1 与 3 选 1 的检查方法同样可信，且前者更为简单快速。概率论规定了两选项位置觉检查中所需的最少检查次数。在掷硬币的过程中，掷一次硬币你有一半的机会得到正面或反面，数学表示法为 $(1/2)^1$。如果希望两次得到同样的结果，这种概率为 $(1/2)^2$，即 1/4。如果希望三次得到同一结果，概率为 $(1/2)^3$，即 $(1/2)^3=1/8$。

8. 以此类推，每多掷一次硬币，上述比例的分母应□×0.5/☑×2/□×3/□×4，相应地，非偶然因素所占的比例会迅速增加。

9. 从概率上讲，感觉缺失者也存在多次检查全得到正确答案的可能，那么需要重复多

少次才能基本排除这一情况呢？统计学家认为概率≤1/20的随机事件不会发生。位置觉检查有50%的成功率，患者最少重复 5 次检查才可排除随机因素的影响。（1/2）^{5}=1/32<1/20。

10. 一些精神患者每次的回答都与正确答案相反，但他们的位置觉是完全正常的。即使位置觉完全缺失的患者，仅凭猜测也有 50% 的正确率。

11. 最后一点提示：在之前的感觉检查中，我们也潜移默化地应用了统计学原理。部分嗅觉缺失者期望闻到一点气味，因此将一杯咖啡端到面前，让他们通过嗅觉辨别是什么时，即使闻不到，有些人也会给出一个答案。那么有多少嗅觉缺失的患者在闻不到气味的情况下能给出正确答案呢？这一可能性小于 1/20，因此可以认为是不可能发生的，该结论同样适用于味觉检查。在痛觉测试中，有些患者在针刺时并无痛觉，这时同样要考虑到概率问题及针刺时并未刺激到痛觉终板的可能。此外，不同患者、不同年龄患者的痛阈也不同。这就形成了一个普遍现象，在教学工作中，我发现医学生及住院医师经常报告说病史或感觉检查"不可靠"，通常这是由学生在采集病史及查体时与患者沟通不良，导致患者原本有能力正确完成的检查出现异常结果。通常情况下，这些患者与医学生之间存在文化、发音、语法、方言方面的差异。感觉检查是各种检查中最需要技巧的一种，若能够将其熟练掌握，那你应为此而感到自豪。在自己或他人身上多加练习，你会充分认识到结果的多样性，避免今后对患者检查的可靠性做出错误的判断。

F. 位置觉检查——闭目难立征（Romberg 征）

1. 检查方法及说明：要求患者双脚并拢站立，观察其躯体是否摇摆。接着要求患者闭眼，观察摇摆动作是否加重。检查时要站在患者身后，张开双臂保护患者，以防止其摔倒，但是要注意不能碰到患者。以上是"标准的"Romberg 征检查方法，但有时检查者也会根据情况做个体化检查。当患者闭眼时，出现姿势不稳则认为 Romberg 征阳性，但并未提及足部的位置辩护（Lansk 和 Goetz，2000）。

2. Romberg 征具体表现

a. 正常情况下闭眼时可有轻微摇摆，但不会摔倒。你自己就可以尝试一下，先双脚站立，再换成单脚试一试。

b. 急性单侧前庭病变者会向病变侧倾倒，但慢性单双侧前庭病变时，中枢神经系统会产生代偿，许多前庭病变者 Romberg 征阴性（Lansk 和 Goetz，2000）。

c. 如脊髓痨等后索病变者，闭目时摇摆度明显增加，如无保护甚至会跌倒，该类病变中，中枢神经系统不会产生代偿。严重的感觉性多神经病变者闭目时摇摆度也会明显增加。闭目难立征绝不是周围神经病变及后索病变的唯一体征，需与关节位置觉、振动觉、实体觉等检查相结合，以提高本体感觉检查的准确性及特异性。

d. 癔症患者 Romberg 征结果最难分析。检查过程中，癔症患者常会出现大幅度晃动，但并不跌倒，说明其本体感觉完整。

i. 有经验的医生可巧妙地分辨癔症患者。先行常规 Romberg 征检查，然后要求患者睁开双眼、双足并拢、双臂前伸，用左右示指交替做指鼻动作。当患者专注于指鼻动作时，要求其闭上双眼。通常情况下，患者会全神贯注完成指鼻试验，躯体也就不会晃动了。

ii. Romberg 征阳性不可能是癔症患者的唯一症状，它只是精神病患者的阳性查体结果之一。

3. 如何分析 Romberg 征检查结果

a. 医学生经常把闭目难立征看作是小脑功能检查的一种,但这种想法是错误的,小脑功能无法通过视觉进行代偿。通过以下 3 个步骤能帮你很好地分析该项检查。

步骤 1:要求患者脚后跟并拢站立,以缩小受力面积,从而提高平衡难度。

步骤 2:要求患者闭眼,取消视觉对平衡的代偿效果。

步骤 3:检查者评估患者睁闭眼时躯体的摇摆度,哪种情况下幅度更大。

b. 此后,比较脚后跟是否并拢、睁闭眼情况下的躯体摇摆幅度。这是一种☑操作性/□解释性定义。

c. 检查中我们通过要求患者闭眼阻止了视觉传入平衡相关信息,而凸显了后索传入本体感觉的功能。后索疾病,如脊髓痨等,在闭眼时躯体摆动程度明显增加。正常情况下,本体感觉系统(前庭系统、后索、小脑)、视觉系统、丘脑、基底节、锥体束、顶叶共同维持站立姿势及躯体垂直度。

d. 检查中为何要求患者闭眼?

<u>此阻止了通过视觉传入平衡相关信息,因此信息传入全部依赖于后索本体感觉传导系统。</u>

e. 哪种步态检查法使用到了减小步基增大从而平衡难度的原理?

<u>一字步。</u>

G. 小脑性共济失调与感觉性共济失调

1. 前文提到了只有当小脑接收到了本体感觉信息后,才能协调骨骼肌收缩。无论是后根还是后索病变所致的本体感觉缺失都会引起感觉性共济失调,需与小脑性共济失调相鉴别。

2. 理论上皮质脑桥束病变也会导致共济失调,这可见于小动脉闭塞性或腔隙性卒中的患者。具有类似表现的腔隙综合征被称为共济失调性偏瘫,不仅见于脑桥梗死,还可见于内囊后肢及放射冠梗死(Schonewille 等,1999)。

3. Romberg 征检查表明,本体感觉可被视觉所代偿,因此在与小脑性共济失调相鉴别时,就必须同时行睁闭眼检查。哪种共济失调闭眼后症状明显加重?为什么?☑感觉性/□小脑性。

<u>因为本体感觉障碍可被视觉所代偿,因此闭上眼睛没有了视觉的代偿作用时,共济失调症状会明显加重。</u>

4. 小脑性共济失调与感觉性共济失调在查体方面的鉴别诊断。完成表 10-3。

表 10-3 感觉性与小脑性共济失调鉴别诊断

查体表现	感觉性共济失调	小脑性共济失调
振动觉与关节位置觉缺失	+	
反射降低	+	
眼球震颤		+
肌张力减低	+	+
闭眼时共济失调症状加重	+	
反击征		+

H. 振动觉查体（振动觉缺失的检查）

1. 准备工作：和此前的检查类似，在患者睁开眼睛时向其介绍检查方法及流程，在其闭上眼睛后进行实际检查。

2. 检查流程：拿住音叉（128Hz 或 256Hz）的圆杆部位，将其尖头部快速敲击于自己手掌尺侧，使音叉振动。将振动着的音叉杆部尾端放置于患者手指甲、足趾甲或邻近甲床的部位，此时如果你将另一只手示指放在患者被检手指近端一点，并且与其指腹相对，你也会感觉到同样的振动。

3. 询问方法："有没有嗡嗡的感觉？"如果患者不能像你一样感觉到振动，则将音叉逐步向近端移位，放置在骨性突起上，包括尺骨茎突、桡骨远端、内踝、胫骨等。

4. 保证振动觉检查的可靠性

a. 如何在检查中监测患者注意力及回答的可靠性？

偶尔用不振动音叉进行检查。

b. 在检查中，患者虽然闭着眼睛，但是可以听到敲击音叉的声音而作答，并且即使不能感到振动的患者也倾向于给出阳性答案，因此为了保证检查的可靠性，就应识别上述情况。可以进行以下操作：在敲击后迅速握住音叉，使其停止振动，然后用这一静止的音叉进行检查，观察患者如何作答。检查者需反复练习这一过程，以熟练掌握，在检查中动静结合，从而保证结果的可靠性。相比于定量检查，医生可能会对振动觉缺失做出过度诊断（Burns 等，2002）。

5. 振动觉检查结果分析

a. 随着年龄增加，振动觉灵敏度下降、所需振动刺激的阈值增加。通常手部振动觉较感觉灵敏，且这一现象与年龄无关（Martina 等，1998）。

b. 脊髓中由后索介导振动觉传导，但一些证据表明，侧索背部也有传导振动觉的纤维走行（Gilman，2002）。从外周感受器到丘脑的感觉传导通路中任何部位损伤都会引起振动觉减退（Krause 等，2012；Sprenger 等，2012）。丘脑以上病变可能也会影响振动觉（Roland 和 Nielsen，1980）。

c. 振动觉定量检查中，绝大多数情况下常规使用 Reidel-Seiffer 型音叉（Kastenbauer 等，2004），更为复杂的定量感觉检查方法并未应用于临床（Gandhi 等，2011）。

I. 其他后索功能检查方法

1. 划痕方向试验

a. 在胫骨远端和手背分别画两道间距 2cm 的长横线。

b. 用指尖、压舌板尖端或音叉柄在这两条横线间随机向近端（向上）或远端（向下）滑动，每条划线 2cm 长。

c. 让患者回答物体运动方向。先让患者睁开眼睛，介绍检查方法并练习两次，再闭眼进行正式检查，随机向上或向下划动，共 10 次。正常者应 10 次全对，如果患者回答错误，则将划痕长度延长至 5cm 甚至 10cm，以定量评估本体感觉缺失程度。Hankey 和 Edis（1989）认为这项检查优于常规位置觉及振动觉检查，是检查后索功能的敏感体征。

2. 两点辨别觉

a. 检查用具：需要用到卡钳或一种称为辨别觉测定器的特殊工具。可用一个可随意弯曲的纸夹替代特殊工具。

b. 检查方法：先调整工具，使其比预期距离略宽，向患者讲述检查方法。然后随机使用卡钳的一脚或两脚碰触患者皮肤，要求患者回答有几个接触点。检查者可使用静止法或移动法，前者指卡钳的位置不动，仅接触点变化，后者每次可将卡钳的位置稍稍移动。

c. 正常人可区分两点的距离范围为指尖 2～4mm、手指背侧 4～6mm、手掌 8～12mm、手背 20～30mm（Meilgaard 等，1999；Richards 等，1998）；对于儿童来说，大于 7 岁就可认为其检查结果是可信的（Cope 和 Anthony，1992）。随着年龄增长，两点辨别觉略有降低，但与性别无关。

d. 周围神经、中枢传导通路、顶叶皮质病变都会导致两点辨别觉减退，虽然检查方法可靠有效，但用作神经系统疾病筛查则过于耗时（Krumlinde-Sundholm 和 Eliasson，2002）。

e. 尽管两点辨别觉是临床上标准的触觉空间敏锐度检查方法，研究表明该检查方法同时反映了空间及非空间信息。近期，一项新的评估方法被认为可以更加准确地检查感受野区域。工具碰触皮肤时，检查受检者是否能够辨别两点的方位（水平或垂直）。该项检查结果与基于皮肤感受野区域的假设是一致的（Tong 等，2013），阐明了标准两点辨别觉检查中的非解剖学差异。

3. 实体觉："stero"为形状，"gnosis"为认知；主要用来检查对不同形状物体的辨别能力，如正方形、长方形、锥形、圆柱形、五角形。实体觉失认和触觉失认的鉴别参见第 9 章。

J. 复习躯体感觉传导通路

1. 在自己或同学身上练习感觉系统检查，包括用棉签、大头针检查痛触觉，用音叉检查温度觉（图 10-4）及振动觉、位置觉、两点辨别觉等。做每一种检查时，都要回忆一下所查感觉的传导通路，复习二级神经元的解剖定位及神经纤维交叉水平。画出每条传导通路，以验证你对知识的掌握程度（图 10-6 和图 10-14）。

2. 皮质与皮质下传导通路病变都可导致触觉、痛觉、温度觉全部减退（浅感觉障碍），但前者可能性较小（Adams 和 Burke，1989）。丘脑或脑白质病变也可仅引起三种浅感觉减退，因为单侧丘脑病变不会引起振动觉异常（Roland 和 Nielsen，1980）。

参考资料·后索、两点辨别或深感觉的基本概念

Adams RW, Burke D. Deficits of thermal sensation in patients with unilateral cerebral lesions. *Electroencephalogr Clin Neurophysiol*. 1989; 73: 443-452.

Burns TM, Taly A, O'Brien PC, et al. Clinical versus quantitative vibration assessment: improving clinical performance. *J Peripher Nerv Syst*. 2002; 7: 112-117.

Cope EB, Anthony JH. Normal values for the two-point test. *Pediatr Neurol*. 1992; 8: 251-254.

Gandhi MS, Sesek R, Tuckett R, et al. Progress in vibrotactile threshold evaluation techniques: a review. *J Hand Ther*. 2011; 24: 240-256.

Gilman S. Joint position sense and vibration sense: anatomical organisation and assessment. *J Neurol Neurosurg*

Psychiatry. 2002; 73: 473-477.

Hankey GJ, Edis RH. The utility of testing tactile perception of direction of scratch as a sensitive clinical sign of posterior column dysfunction in spinal cord disorders. *J Neurol Neurosurg Psychiatry*. 1989; 52: 395-402.

Kästenbauer T, Sauseng S, Brath H, et al. The value of the Rydel-Seiffer tuning fork as a predictor of diabetic polyneuropathy compared with a neurothesiometer. *Diabet Med*. 2004; 21: 563-567.

Krause T, Brunecker P, Pittl S, et al. Thalamic sensory strokes with and without pain: difference in lesion patterns in the ventral posterior thalamus. *J Neurol Neurosurg Psychiatry*. 2012; 83: 776-784.

Krumlinde-Sundholm L, Eliasson A. Comparing tests of tactile sensibility: aspects relevant to testing children with spastic hemiplegia. *Dev Med Child Neurol*. 2002; 44: 604-612.

Lanska DJ, Goetz CG. Romberg's sign: development, adoption, and adaptation in the 19th century. *Neurology*. 2000; 55: 1201-1206.

Martina ISJ, van Konigsveld R, Schmitz PIM, et al. Measuring vibration threshold with a graduated tuning fork in normal aging and in patients with a polyneuropathy. *J Neurol Neurosurg Psychiatry*. 1998; 65: 743-747.

Meilgaard MC, Civille GC, Carr T. *Sensory Evaluation Techniques*. 3rd ed. Boca Raton, FL: CRC Press; 1999.

Proske U, Gandevia SC. The proprioceptive senses: their role in signaling body shape, body position and movement, and muscle force. *Physiol Rev*. 2012; 92: 1651-1697.

Richards PM, Persinger MS, Michel RN. Ontogeny of two-point discrimination for fingers and toes in children (ages 7-15). *Percept Motor Skills*. 1998; 86: 1259-1262.

Roland PE, Nielsen VK. Vibratory thresholds in the hands. *Arch Neurol*. 1980; 37: 775-779.

Schonewille WJ, Tuhrim S, Singer MB, et al. Diffusion-weighted MRI in acute lacunar syndromes: a clinical-radiological correlation study. *Stroke*. 1999; 30: 2066-2069.

Sherrington C. *The Integrative Action of the Nervous System*. New Haven, CT: Yale Univ. Press; 1952. Reprint.

Sprenger T, Seifert CL, Valet M, et al. Assessing the risk of central post-stroke pain of thalamic origin in lesion mapping. *Brain*. 2012; 135: 2536-2545.

Tong J, Mao O, Goldreich D. Two-point orientation discrimination versus the traditional two-point test for tactile spatial acuity assessment. *Front Hum Neurosci*. 2013; 7: 579.

Willis WD, Coggeshall RE. *Sensory Mechanisms of the Spinal Cord*, 2nd ed. New York, NY: Plenum; 1991.

Ⅸ. 实体觉失认及触觉失认的检查方法

A. 失认的概念

1. 感觉功能的实现需要两阶段的皮质活动。第一阶段：大脑初级躯体皮质感觉区接收由丘脑中继核发放的感觉冲动；第二阶段：对级联的感觉冲动进行加工整合并诠释其意义（Patel 等，2014；Sereno 和 Huang，2014；Stein 等，2014）。大脑将这些冲动与记忆信息进行比较，并将其整合入个人价值体系，判断该项信息的重要性，从而决定是否对该项信息做出回应。举个例子来讲，在黑暗中将一枚 1 角硬币放在你手上，怎么识别出它呢？这时，你就需要感知其特殊的形状、重量、大小、纹理、金属质地及面值标志，综合上述感觉信息而得出结论。

2. 顶叶皮质邻近中央后回皮质感觉区，并参与感觉信息的整合与诠释，因此介导与躯

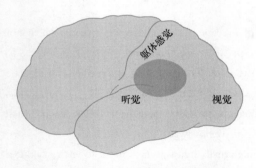

图 10-17 左大脑半球侧面观

深灰色圆圈部代表后外侧裂旁区，注意其周边分别
邻近躯体感觉中枢、听觉中枢与视觉中枢

体辨别有关的感觉，如实体觉、皮肤书写觉、两点辨别觉及位置觉（Caminiti 等，2010），邻近中央后回初级感觉皮质的顶叶起到感知象征意义或感觉意义的功能。同样地，视觉和听觉信息的联络区也分别邻近位于枕叶及颞叶的初级视觉和听觉皮质中枢。颞叶与枕叶交界区的皮质（颞-顶连接）被认为参与社交认知功能（Carter 和 Huettel，2013）。这 3 个区域相交形成顶-枕-颞连接，该区域又被称为后外侧裂旁区（西尔维厄斯旁后区，posterior parasylvian area），除上述功能外，这一区域前部还负责将前庭感觉与其他感觉相整合（图 10-17）。

B. 以 gnosia 为基础的感觉命名法

1. 传入刺激的种类是由与之相连的大脑皮质所决定的（Critchley，1966），临床医生根据这一理论创立了感觉命名法。例如，gnosias（认知），我们之所以如此命名是因为与这种感觉有关的大脑皮质主要负责信息整合、识别。"knowing"与"gnosia"这两个词意思基本相同：diagnosis（诊断）字面意思为完全了解、知道，prognosis（预后）字面意为提前知道、掌握。

2. 判断物体三维形状的感觉称为实体觉。

3. 判断皮肤刺激定位的感觉称为定位觉。

4. 可识别书写于皮肤的数字及字母的感觉称为图形觉。

5. 对躯体缺陷、疾病的认识也是一种感觉，这种感觉的命名是以"nosos"（即疾病）为词根的，"nosology"意为疾病分类学，那么对疾病的感知应命名为疾病觉。

6. 写出下列词根的医学释义：

a. "stereo"意为形状（三维结构）。

b. "topo"意为地点、地方。

c. "grapho"意为书写。

d. "noso"意为疾病。

C. 感觉障碍的命名法

1. 加在单词之前、代表"缺失、缺乏"之意的首字母有两种，元音字母之前为"an"、辅音字母之前为"a"。因此，"agnosia"字面意思为不知道。

2. 将正常感觉的命名前加上否定性字头，用于命名皮质或传导通路病变所导致的感知功能缺失。

a. 不能认知物体形状称为实体觉失认。

b. 不能进行皮肤定位称为定位觉失认。

c. 不能识别书写于皮肤的数字及字母称为图形觉失认。

d. 不能意识已患病称为疾病觉失认。

D. 病变定位：感觉传导通路还是信息整合环路

1. 导致感觉功能障碍的病变从定位角度可分为两种：①从末梢感受器到初级躯体感觉皮质的感觉传导通路病变；②皮质联络区病变或皮质-丘脑、皮质-海马环路病变（Greene，2005）。

a. 如果病变损伤了外周感受器、传入神经或轴索、初级躯体感觉皮质这一感觉传导通路的任何结构都将导致感觉冲动无法传入皮质联络区，皮质无法对信息进行编译，因此患者也就无法产生认知。这也验证了 Müller 定律中的一条：我们对外部世界的全部认识均来自于传入通路中感觉冲动的变化。

b. 如果病变损伤皮质联络区及皮质-丘脑、皮质-海马环路，患者无法对到达大脑皮质的信息进行分析，无法理解其意义与价值，因此也无法产生认知（Starkstein 等，2010；Zamboni 和 Wilcock，2011；Vuilleumier，2013）。左侧大脑半球病变与失用有关，右侧与忽视有关。

2. 周围神经损伤或脊髓横断后，感觉完全丧失称为感觉缺失。如果仅仅是感觉轻度下降，称为<u>感觉减退</u>。

3. 与之类似的，痛觉完全丧失称为<u>痛觉缺失</u>，痛觉减退称为<u>痛觉减退</u>，痛觉过敏称为<u>痛觉过敏</u>。

4. 因传导通路（从外周感受器到初级躯体感觉皮质）病变导致的实体觉完全丧失称为实体觉缺失。因皮质联络区病变导致的对形状的感觉丧失称为<u>实体觉失认</u>。

5. 因第Ⅷ对脑神经病变导致的听力丧失称为☑耳聋/□听觉失认。

6. 听觉失认是什么意思？
<u>听觉失认是指听觉皮质联络区发生病变，从而导致患者无法理解词语或声音的含义。</u>

7. 视觉通路或距状裂病变会导致偏盲，患者会☑失明/□视觉失认。

8. 解释问题 7，为何这位患者会出现失明而不是视觉失认。
<u>该患者病变位于视觉感觉传导通路或距状裂，而不是皮质联络区，因此视觉冲动不能被传入且不能被编译为可用信息，这与视觉失认不同，要避免误诊。</u>

E. 实体觉失认和触觉失认的检查方法

1. 定义

a. 通常来讲，实体觉是一种通过触觉对物体进行辨认的方法，当然某些情况下还需要用到视觉。

b. 实体觉失认和触觉失认的鉴别。Caseli 于 1991 年将触觉认知与实体觉进行了区分，前者是指对放在手上的物体进行充分辨认，而后者仅指对手中简单形状的辨认，如辨别是圆柱形还是圆锥形。顶叶中央后回病变可引起这两种感觉障碍，但功能磁共振成像及其他神经生理研究显示在触觉认知的大脑传导环路中，除顶叶外，还有视觉联络皮质及额极皮质的参与（Pleger 和 Villringer，2013）。

2. 实体觉失认和触觉失认的检查法

a. 检查工具：主要使用患者认识的物体，如钥匙、安全别针、纸夹、纽扣、不同面额的硬币等，其中 1 分和 1 角的硬币是最难辨认的，即使是正常人也偶尔会认错。

b. 要求患者闭眼，把不同的物体放在患者手上，逐一测试，要求患者感觉物体的外形并辨认。

c.痉挛或上肢瘫痪可导致精细动作差，从而降低患者对物体的识别能力（Krumlinde-Sundholm 和 Eliasson，2002），因此当患者肢体瘫痪时，检查者需将物体在患者指间来回移动，以代替患者手指的主动活动。

3.如果你将物体放在患者的右手上，那么你将检查☑左侧/□右侧顶叶功能。

4.如果患者因周围神经、脊髓、脑干或丘脑病变导致形状识别功能缺失，应命名为实体觉缺失，而不是实体觉失认。

5."agnosia"一词仅用于□神经/□脊髓/□脑干/□丘脑/☑联络环路病变。

参考资料·实体觉失认和触觉失认的检查方法

Caminiti R, Chafee MV, Battaglia-Mayer A, et al. Understanding the parietal lobe syndrome from a neurophysiological and evolutionary perspective. *Eur J Neurosci*. 2010; 31: 2329-2340.

Carter RM, Huettel SA. A nexus model of the temporal-parietal junction. *Trends Cogn Sci*. 2013; 17: 328-336.

Caselli RJ. Rediscovering tactile agnosia. *Mayo Clin Proc*. 1991; 66: 129-142.

Critchley M. *The Parietal Lobes*. New York, NY: Hafner Publishing; 1966.

Greene JDW. Apraxia, agnosias, and higher visual function abnormalities. *J Neurol Neurosurg Psychiatry*. 2005; 76(Suppl V): v25-v34.

Krumlinde-Sundholm L, Eliasson A. Comparing tests of tactile sensibility: aspects relevant to testing children with spastic hemiplegia. *Dev Med Child Neurol*. 2002; 44: 604-612.

Patel GH, Kaplan DM, Snyder LH. Topographic organization in the brain: searching for general principles. *Trends Cogn Sci*. 2014; 18: 351-363.

Pleger B, Villringer A. The human somatosensory system: from perception to decision making. *Prog Neurobiol*. 2013; 103: 76-97.

Sereno MI, Huang RS. Multisensory maps in parietal cortex. *Curr Opin Neurobiol*. 2014; 24: 39-46.

Starkstein SE, Jorge RE, Robinson RG. The frequency, clinical correlates, and mechanism of anosognosia after stroke. *Can J Psychiatry*. 2010; 55: 355-361.

Stein BE, Stanford TR, Rowland BA. Development of multisensory integration from the perspective of the individual neuron. *Nat Rev Neurosci*. 2014; 15: 520-535.

Vuilleumier P. Mapping the functional neuroanatomy of spatial neglect and human parietal lobe functions: progress and challenges. *Ann N Y Acad Sci*. 2013; 1296: 50-74.

Zamboni G, Wilcock G. Lack of awareness of symptoms in people with dementia: the structural and functional basis. *Int J Geriatr Psychiatry*. 2011; 26: 783-792.

Ⅹ.躯体感觉障碍分类复习

A.躯体感觉定位（图 10-18）

B.注意

这一部分内容对临床分析十分重要，你需要对每一部位的神经解剖、定位进行详细的背诵并掌握。下面具体介绍各部位感觉分布。

1. 神经根感觉皮支：复习并背诵图 2-10，即神经根感觉皮支分布图，以"连帽披肩"起始，以 L_5、S_1 及"尾骨牛眼"为止。

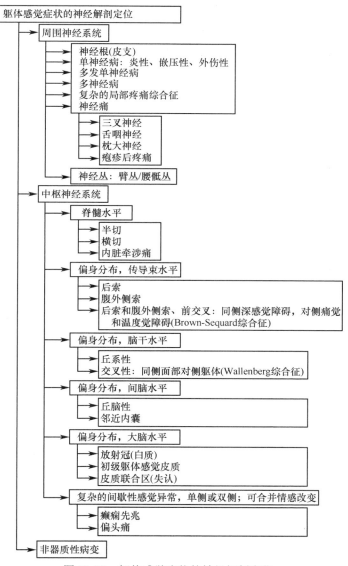

图 10-18　躯体感觉症状的神经解剖定位

2. 周围神经：复习图 2-11。

a. 局灶性或单神经疾病部分可根据之前的插图复习三叉神经、尺神经/正中神经（图 10-9）、股外侧皮神经（图 1-10）及腓总神经分布，根据图 2-11 来复习其余神经。在某些区域，神经根皮区分布与周围神经分布常很难鉴别。

b. 对称性多发周围神经疾病参见图 10-7 所示的"手套、袜套样"感觉分布。

3. 神经丛：复习中如果需要查找相关信息，参阅第 2 章运动、感觉、节段性分布的图表。

4. 脊髓。

a. 脊髓圆锥感觉分布区：参见图 10-19。

b. 脊髓横贯性损伤：有明显的感觉平面，该平面以下各种躯体感觉均消失，但要注意鞍区回避现象，参见图 10-20。

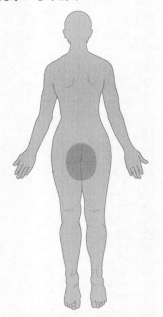 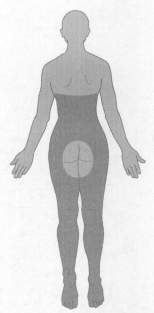

图 10-19　骶尾部脊髓（脊髓圆锥或马尾）型骶尾部感觉障碍

马尾由脊髓圆锥延续而来，由腰骶尾神经根组成，由圆锥下行并从相应椎间孔出脊髓

图 10-20　中胸段脊髓横切型感觉障碍

骶尾部感觉纤维在脊髓内上行时位于脊髓的最边缘，在病变时可免受损伤，因此骶尾区域感觉正常，即鞍区回避现象（浅灰色椭圆形区域）

c. 左侧或右侧脊髓半切损害（Brown-Sequard 综合征），参见图 10-21。

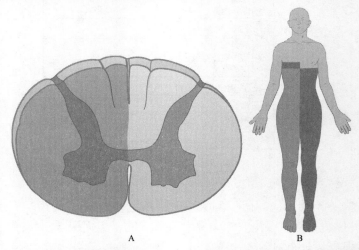

A　　　　　　　　　　B

图 10-21　上胸段脊髓半切损害（Brown-Sequard 综合征）型感觉障碍

A.参照图 2-12 在病变侧（浅灰和深灰色）标出皮质脊髓束及脊髓丘脑束的位置；B.条带状深灰色部分表示后根损伤平面出现浅感觉障碍，其余深灰色部分代表病变交叉过来的对侧脊髓丘脑束损伤所导致的痛觉和温度觉障碍。浅灰色代表病变同侧后索损伤所导致的深感觉障碍及皮质脊髓束损伤所导致的下肢瘫痪

d. 脊髓空洞症导致的感觉障碍分布（图 10-22）。

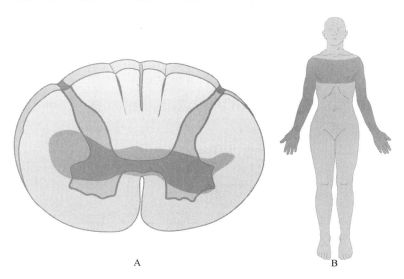

图 10-22　脊髓空洞症型感觉障碍

A.脊髓中央管状空洞主要损伤痛觉和温度觉传导纤维，因为这部分纤维在脊髓丘脑束内上行，位于脊髓中央并于前联合处交叉至对侧；B.C$_4$～T$_5$脊髓空洞，浅灰色部分表示痛觉和温度觉障碍，可以看到下部躯干及下肢感觉正常，因为这些部位的痛觉和温度觉传导纤维位于脊髓外侧,不受脊髓中央病变的影响(图 2-12)

5. 延髓背外侧综合征（Wallenberg 综合征）：同侧面部、对侧躯体感觉障碍，参见图 10-23、表 10-4。

6. 偏身感觉障碍：内侧丘系、丘脑、内囊、皮质所致的感觉障碍（图 10-24）。

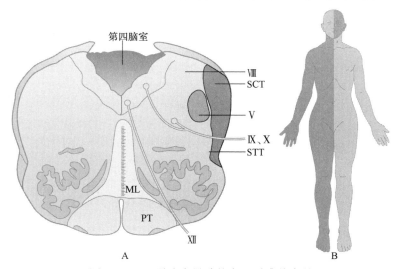

图 10-23　延髓病变导致的交叉型感觉障碍

A.延髓横切面，深灰色条状病变导致延髓背外侧综合征（Wallenberg 综合征），其主要病因为小脑下后动脉闭塞；B.该处病变损伤第Ⅴ对脑神经及 STT，从而引起同侧面部及对侧躯体痛觉和温度觉缺失。延髓背外侧综合征的其余临床表现参见表 10-4。ML，内侧纵束；PT，锥体束；SCT，脊髓小脑束；STT，脊髓丘脑束；Ⅴ，面神经核及面神经根部；Ⅷ，前庭神经核；Ⅸ、Ⅹ，疑核（第Ⅸ、Ⅹ对脑神经核）；Ⅻ，舌下神经

表 10-4 延髓背外侧综合征（Wallenberg 综合征）临床症状和体征的神经解剖定位

症状和体征	解剖结构
同侧	
面部疼痛、感觉减退或麻木、角膜反射或消失	面神经（第 V 对脑神经）下根
吞咽困难、饮水呛咳	舌咽、迷走神经及疑核；软腭无法上抬；声带、咽部括约肌麻痹
共济失调、辨距不良、意向性震颤、肌张力减低	脊髓小脑束及小脑半球
Horner 综合征	外侧网状结构内的交感下行纤维
对侧	
痛觉和温度觉缺失	脊髓丘脑侧束
其他症状	
恶心、呕吐、眩晕、呃逆	网状结构及前庭核

注：参见图 10-23 及第 8 章 IVA 部分。

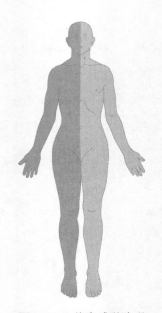

图 10-24 偏身感觉障碍

多由内侧纵束-丘脑-皮质病变所导致，此外癔症患者也可有此种感觉障碍分布模式，第 14 章将详细讲述二者区别

参考资料·躯体感觉障碍分类

Cho TA. Spinal cord functional anatomy. *Continuum (Minneap Minn)*. 2015; 21: 13-35.

Fukuoka T, Takeda H, Dembo T, et al. Clinical review of 37 patients with medullary infarction. *J Stroke Cerebrovas Dis*. 2012; 21: 594-599.

XI. 感觉障碍的临床分析思路

1. 询问患者症状是持续性的还是间断的。

2. 要求患者描述疼痛或感觉异常的区域，若患者对自己症状观察得比较仔细，且非精神性疾病，那么患者自身描述的感觉障碍定位可能会比医生所行的感觉查体更为准确。

3. 询问患者症状缓解或加重的诱因：让患者演示引起症状变化的动作或姿势，并让其自己分析一下可能引起症状的诱因或病因，通过这一回答，你常常会发现患者最担心自己这些症状是由肿瘤或其他恶性病引起的。这对后续的鉴别诊断很有帮助，同时也可优化医患关系。

4. 在每一项检查之前都要和患者充分沟通。向其明确讲解检查过程及需要对方配合之处，不要模棱两可，也不能诱导性提问。要求患者用最简单的语句回答，"有感觉"为"有"或"1"，"没感觉"为"无"或"2"。

5. 逐一、分别完成各项检查。注意多数检查要求患者在闭目下完成。

6. 为了观察患者是否注意力集中或是否带有暗示倾向，可以行假刺激同时询问患者是否有感觉。

7. 根据检查结果在患者身上或图表上标出该患者感觉缺失的范围，其边界要尽可能准确。当天或数天后重复检查并比较，若结果满意才可将其记录在患者病历中。

8. 通过解剖通路思考感觉异常的形式，需知道二级神经元及传导通路中交叉平面的定位。

9. 将结果与躯体感觉症状的神经解剖定位进行对比分析。在实际诊断过程中，医生需判断检查结果是否可靠，是功能性的、器质性的还是二者皆有。

10. 做出最可能的定位诊断并分析病因（图 10-24）。

11. 最后注意：如果症状典型，定位诊断就相对容易，但实际情况下患者的症状是十分多样的。例如，腕管综合征患者不仅仅有手部不适，还可有前臂的症状；Brown-Sequard 综合征患者常常会有同侧的感觉过敏；Wallenberg 综合征患者也可不表现为典型的交叉性感觉障碍。此外，患者的精神状态和动机可对感觉检查造成明显影响。

XII. 躯体感觉检查总结

■ 第 10 章学习目标

Ⅰ. 一般躯体感觉检查概述

1. 列举出标准神经系统检查中涉及的一般感觉和特殊感觉。

2. 背诵和解释所有我们用来描述痛觉和温度觉缺失或过度的单词。

3. 举几个每个人都有过的皮肤感觉异常及感觉迟钝的例子。

4. 名词解释：感觉过敏、神经痛及复杂型局部疼痛综合征Ⅰ型、Ⅱ型（交感反射性营养不良及灼痛）。

5. 某些病变通过影响感觉纤维产生刺激性感觉症状（阳性感觉症状），请从神经生理学方面解释这一现象。

Ⅱ. 周围神经系统病变分析中的一般解剖——生理学原理

1. 列举并背诵躯体运动纤维轴索损伤所引起的缺失性和刺激性（释放性）症状。

2. 列举并背诵内脏运动纤维轴索损伤所引起的缺失性和刺激性（释放性）症状。

3. 列举躯体感觉纤维轴索损伤所引起的刺激性症状并解释其原理。

4. 描述第Ⅰ、Ⅱ、Ⅴ、Ⅶ对脑神经感觉成分病变所引起的刺激性症状。

5. 说出何时能清楚判断感觉、运动通路中病灶的位置。

6. 通常情况下，轴索大小与周围神经功能相关。

Ⅲ. 躯体感觉检查中的一般临床原则

1. 讲一讲如何缓和感觉检查中的沉闷气氛，使检查过程变得充满乐趣。

2. 描述感觉检查中"强迫选择性检查"的具体操作方法。

3. 不同部位皮肤对特殊触觉刺激的灵敏度不同，描述具体不同之处并做相关解释。

4. 周围神经器质性病变所导致的感觉障碍分布方式是怎么样的。

Ⅳ. 脑神经 V 感觉功能的检查

1. "三叉神经面具"这一三维立体结构是如何帮助记忆的：它可形象地描述三叉神经支配区的后界，既描述了皮支的支配后界也描述了其所支配的深部结构（牙齿、口腔、鼻腔和鼻窦）。

2. 描述三叉神经（第 V 对脑神经）的功能范围（助记：可通过背诵面部、进食、呼吸相关的反射及新生儿的口面部自主反射来帮助记忆）。

3. 绘制面部侧位图并分别标记三叉神经三个分支的支配区并命名（图 10-2）。

4. 绘制脑干背面观示意图并标记三叉神经核的三个分支。

5. 绘制从三叉神经感觉核到丘脑的感觉传导通路示意图（图 10-2）。

6. 描述三叉神经中脑核独特的解剖和功能特点。

7. 解释并演示如何进行三叉神经支配区域的触觉检查。

8. 在皮肤感觉检查中，如何监测患者注意力是否集中及是否带有心理暗示色彩。

9. 如果患者主诉某一部位麻木，感觉查体时就需要从感觉正常的区域开始，然后才是感觉异常的区域，请解释选择这一顺序的理由。

10. 解释并演示如何检查角膜反射。

11. 角膜反射与哪几对脑神经有关。

12. 解释并描述角膜下颌反射及眉心反射。

13. 在温度觉检查中，冷热差异必须较小，请加以解释。

14. 解释并演示如何用音叉/手指及冷热试管进行温度觉测试。

15. 通常情况下需要先行温度觉检查再行痛觉检查，患者是儿童时这一顺序尤为重要，解释其理由。

16. 三叉神经感觉支配区不包括下颌角，请说明其在临床定位诊断中的价值。

17. 请从原理上解释癔症与器质性疾病感觉障碍的表现有何不同，并描述癔症性上肢感觉障碍的表现。

18. 描述三叉神经痛的临床特点。

Ⅴ. 躯干及四肢躯体感觉功能检查

1. 为了判断是否有节段性感觉丧失（脊髓感觉障碍平面），需要对躯干和肢体进行相关检查，对躯干进行检查时需要上下移动刺激物，而对肢体进行检查时则环绕肢体移动刺激物，请解释其原因（图 2-10）。

2. 请写出痛觉和温度觉、触觉及深感觉传导通路中的一级、二级、三级神经元所在位置（图 2-28）。

3. 描述触觉从外周感受器到中枢皮质的完整传导通路。

4. 一般躯体感觉传导通路二级神经元的定位十分重要，请解释其原因。

5. 名词解释：丘系，并分别命名（表 10-1）。

6. 名词解释：脊髓丘系。

7. 在脑干横切面上标出丘系位置（图 2-14）。

8. 哪种感觉传导不经过特殊的丘脑中继核（在回答这个问题时，想想你是如何在自己身上列举感觉类型的）？

9. 根据传导时间可将针刺觉产生的疼痛分为两种类型，请分别描述。这两种痛觉分别由不同类型的周围神经所传导，请写出其对应关系并加以解释。

10. 名词解释：牵涉痛，并举例。

11. 解释伤害性疼痛与神经性疼痛的区别。

12. 绘制躯干四肢从末梢感受器到大脑皮质的痛觉和温度觉传导通路图（图 10-6）。

13. 解释为何面部痛觉和温度觉传导通路类似而与躯体其他部分不同（图 10-2 及图 10-6）。

14. 描述面部和躯体代表区在痛觉和温度觉核团（Rolando 胶状核）内的排列顺序及该核团的位置。

15. 何种脊髓神经外科手术会切断痛觉和温度觉传导而不影响触觉及运动功能。

16. 用来测试痛觉的大头针是哪种类型，如何保证检查过程中刺激的一致性。

17. 为何痛觉检查要在每个部位多重复几次而不仅仅依赖一次的结果。

18. 为何肢端的痛觉和温度觉检查要在手背、脚背进行，而不是手掌、脚掌。

19. 为何痛觉检查中使用的大头针是一次性的。

20. 如何检查延迟疼痛和深部疼痛。

21. 何种证据表明婴儿甚至是胎儿也有痛觉。

22. 在对新生儿或小婴儿进行脊髓平面检查时，如何才能保证准确性和可信度。

23. 在研究小神经纤维疾病时，何种活检方式最有帮助。

Ⅵ. 周围神经疾病的检查手段

1. 请描述典型的多神经病感觉障碍表现。

2. 在鉴别肥大性神经病中，最常触诊哪条神经。

3. 描述"Tinel 征"检查方法。

4. 在诊断多神经病时常用的辅助检查方法有哪些。

5. 名词解释：枕神经痛。

6. 描述腕管综合征的感觉症状及体征。

7. 通过 LLOAF/2 助记法背诵正中神经所支配的肌肉。

8. 在诊断腕管综合征过程中，需要检查的最重要的肌肉是哪块？如何进行检查。

9. 演示"Phalen 征"的检查方法。

10. 尺神经最易在哪一部分发生嵌压。

11. 手部尺神经支配肌肉的肌力检查对诊断尺神经病十分重要，请说出两条最常用该项肌力检查的肌肉名字。

12. 描述股外侧皮神经嵌压时的感觉症状与体征。

13. 对比腓总神经和胫后神经病变时的感觉和运动症状。

14. 描述 Morton 跖骨痛的病变位置和痛觉分布区。

Ⅶ. 下腰痛与下肢放射痛（坐骨神经综合征）的检查方法

1. 椎间盘突出导致的 L_5 及 S_1 神经根急性压迫在神经系统查体结果方面有何不同（提示：参见表 10-2）。

2. 描述坐骨神经牵拉试验的操作方法并分析其机制。

3. 对非精神性疾病患者来说，判断放射性疼痛分布区的最好方法是什么。

4. 在对神经根嵌压性疾病的诊断过程中，肌电图是如何辅助定位诊断的。

5. 在行直腿抬高试验中，若仅将下肢抬高一个小角度再背屈其足部就可引发疼痛者即为阳性，解释这一检查的原理。

6. 对部分患者行一侧的直腿抬高试验时可引起对侧腿的放射痛，解释这一结果的原理和意义。

7. 除典型的放射至足部的疼痛外，L_5 或 S_1 的神经根病变也可引起臀部、髋部或大腿的疼痛，后者出现的概率甚至更高，请解释其原因。

8. 请在常规的感觉、肌力、生理反射检查之外，再描述几种常用于辅助诊断坐骨神经痛综合征的查体方法（ⅦF2 部分）。

9. 某一肌肉仅有 L_5 神经根支配，请说出是哪块肌肉并描述其检查方法。

10. 请列举坐骨神经痛需要鉴别的疾病或并发症。

11. 在坐骨神经痛的鉴别诊断中常用的辅助检查方法有哪些？

Ⅷ. 后索、两点辨别或深感觉的检查：本体感觉、位置觉、振动觉及运动位置觉

1. 名词解释：本体感觉。

2. "本体"（proprioception）一词是如何用于神经病学的，请介绍其语源。

3. 总结 Sherrington 认可本体感觉系统的原因。

4. 绘制从手足到中枢的骨骼肌本体感觉传导通路图（图 10-14）。

5. 说明后索中本体感觉传导通路中二级神经元的位置；其轴索在哪一平面交叉；这一至丘脑的传导通路名称是什么。

6. 绘制后索中感觉小矮人模型及后索中纤维束的专业命名（图 2-12D）。

7. 深浅感受器接收的刺激有何不同。

8. 机械感受器（后柱）这一概念与经典的牛顿定律有何关系。

9. 描述并演示如何通过手指检查关节位置觉。

10. 与第 1、2、5 指相比，第 3、4 指位置觉的判断更为困难，因此更适合用于临床检查；如果第 3、4 指的位置觉检查正常，就无须继续检查其他手指或近端关节，请解释这两个现象的原理（图 10-16）。

11. 如果患者第 3、4 指/趾的位置觉缺失，需要继续检查哪个关节以判断感觉缺失的程度。

12. 正常人在注意力集中的情况下是否会在位置觉检查中回答错误，分析其原因。

13. 位置觉缺失的患者有多大可能在位置觉检查、判断上下时回答正确。

14. 位置觉检查中如何增加检查难度而不仅仅是回答上下。

15. 在仅有"上下"两个选择的位置觉检查中，最少需要重复多少次检查才能排除偶然因素。

16. 临床操作中，如果患者在进行位置觉检查时一直回答错误或是在回答"上下"时答案一直与实际方向相反，那么可能的原因是什么。

17. 为何感觉查体对医生的要求最高，需要其具有丰富的经验和技巧。

18. 为何没有经验的检查者有时会对检查结果产生疑问，错误地认为结果不可信。

19. 背诵 Romberg 征检查时检查者需做的说明。

20. 说明 Romberg 征的实际检查流程。

21. 说明 Romberg 征结果的分析方法。

22. 闭目时哪一条感觉传导通路在维持躯体直立位置时起到最重要的作用。

23. 为什么 Romberg 征检查时要求患者双脚并拢。

24. 对于癔症患者如何排除精神因素干扰使其在 Romberg 征检查中表现良好。

25. 为何小脑和感觉性共济失调检查中需要闭目，有何意义。

26. 如何鉴别小脑性和感觉性共济失调（表 10-3）。

27. 分别描述下列各种情况 Romberg 征的检查结果：正常人、癔症患者、小脑病变者、后索病变者、眩晕者。

28. 描述并演示如何行振动觉检查。

29. 在振动觉检查中如何监测患者的注意力、判断结果的可靠性。

30. 如何通过划痕方向试验判断后索功能。

31. 复习触觉、温度觉、痛觉、位置觉、振动觉传导通路。

32. 演示如何行两点辨别觉检查。

33. 从周围神经至躯体感觉皮质不同部位通路病变所引起的上述几种感觉障碍有何不同。

IX. 实体觉失认及触觉失认的检查方法

1. 说明初级感觉皮质和联络皮质在物体与形状识别中的作用。

2. 绘制大脑半球侧面示意图，用阴影标记后外侧裂旁区并指出初级感觉皮质的位置（图 10-17）。

3. 写出 "gnosia" 一词的神经病学释义，并用下列词根举几个失认的例子：stereo-、topo-、grapho- 及 noso。

4. 对 "stereoanesthesia" 及 "astereognosis" 两词进行鉴别。

5. 鉴别 "耳聋（deafness）/听觉失认（auditory agnosia）" 及 "盲（blindness）/视觉失认（visual agnosia）" 两对词组，并解释不同命名对定位诊断的提示意义。

6. 鉴别 astereognosis（实体觉失认）及 tactile agnosia（触觉失认）。

7. 名词解释：触觉失认，并描述其检查方法。

X. 躯体感觉障碍分类复习

1. 复习并背诵躯体感觉皮节分布（参见图 2-10）。

2. 绘制三叉神经、正中神经、尺神经、股外侧皮神经及腓总神经病变引起的感觉障碍分布示意图（图 2-11）。

3. 脊髓半切综合征（Brown-Sequard 综合征）的感觉障碍分布如何（图 10-21）。

4. 颈部脊髓空洞症引起的感觉障碍分布如何（图 10-22）。

5. 延髓背外侧综合征（Wallenberg 综合征）引起的感觉障碍分布如何（图 10-23）。

6. 复习 Wallenberg 综合征除感觉障碍外的其余症状和体征（表 10-4）。

7. 从脑干上部到中央后回初级躯体感觉皮质的传导通路上，不同部位病变引起的感觉障碍分布如何（图 10-24）。

XI. 感觉障碍的临床分析思路

1. 列举感觉障碍临床分析步骤，并描述器质性感觉障碍的特点（II 部分）。

2. 复习标准神经系统查体第VII部分。

（韩 菲 译）

第11章　精神状态和大脑高级功能检查

医生不仅要对疾病感兴趣，还要有强烈的动机去了解患者的性格和品质，医生认为首先要了解其人，然后才能对症下药。

——Nathaniel Hawthorne（1804～1864）

Ⅰ. 精神状态检查：没有计划的插曲

A. 如何获取精神状态资料

1. 判断患者精神状态的大多数资料是在标准的病史采集中对所提问题回答的自然结果，本文不包括以上情况。虽然基本的神经系统检查可按照一定程序进行，但是检查患者的精神状态应该是灵活的，不经意的。如果你脱口而出的问题明显是测试精神状态，如"你听到声音了吗"，患者可能以厌烦、闷闷不乐或绝对的愤怒回应。然而，这样的问题如果在适当的时间提出，反而能鼓励患者暴露其痛苦的思维。患者便可能重复那个声音："你有责任杀死你的家人。"因为你的个性特点和交谈技巧，患者能够而且愿意吐露，所以你必须做到灵活、有同情心、不评判。这是第一点：交谈技巧就是一切。

2. 通过监测患者的反应，可确定问哪些问题及对特定的调查进行多大程度的追问。只要与患者的谈话有成效，调查就继续进行。如果患者改变话题或者变得闪烁其词、紧张不安、沉默，说明你给他的压力太大。患者不准备说那些，你需要试试另外的方案。虽然精神病患者能容忍完整的神经系统检查，但是却完全抗拒那些明显用于揭示思维的调查。如果患者能容忍思维和思维的沟通，那么患者会谈论他的思维中的任何问题和所焦虑的事。这是第二点：如果你提供机会，患者会暴露他们的精神状态，特别是他们的烦恼和担忧。

3. 上文强调了两个最重要的论点，记住这些要点，你可能发现这有助于理解第 1 章 Ⅱ 部分。

B. 精神状态检查的分类

1. 检查者必须了解和探索精神状态检查的每一个分类（Arciniegas 和 Beresford，2001；Strub 和 Black，2000）。记住表 11-1。

表 11-1　精神状态检查大纲

Ⅰ.一般表现和行为	患者是正常的、多动的、烦躁不安的、安静的，还是固定不动的？ 患者是整洁的还是不修边幅的？患者的穿着与年龄、同辈人、性别和背景相称吗
Ⅱ.言语	患者的交谈正常吗？讲话迅速，不间断，承受很大压力；或者讲话慢，缺乏自发性和韵律。患者讲话不得要领、离题，无法到达对话目的
Ⅲ.情绪和情感反应	患者欣快、激动、傻笑、沉默、哭泣或者生气，情绪是否合适？有情绪不稳吗

续表

Ⅳ.思维内容	患者有错觉、幻觉、妄想，还是曲解？是否有被恶意的人或势力迫害和监视的妄想？是否专注于躯体上的主诉，担心癌症或心脏病，或者有其他恐惧症
Ⅴ.智力	患者是敏聪的、一般的、迟钝的，或是明显的痴呆、智力减低
Ⅵ.知觉	A.意识状态
	B.注意力
	C.定向力：时间、地点、人物
	D.记忆力：近事记忆和远事记忆
	E.记忆
	F.自制力、判断力、计划能力
	G.计算力

2. 因为许多精神状态检查属于精神病史，所以本文着重于知觉，理由如下：

a. 知觉测试使用的问题，需要或多或少的客观答案来判断是否通过。例如，你知道今天是哪一天或者你不知道今天是哪一天。

b. 知觉缺损对大脑器质性损害是敏感的。

C. 知觉的本质

我思故我在。

——René Descartes（1596～1650）

知觉系统就是你能感知"自己知道"的那个区域。

1. 我们都是直观地认定我们对自己和对环境的觉察。除了意识没有其他类别的知觉系统可提或可探测，但意识需要内容。任何时候我们都能意识到物体、膀胱的状态、一天的时间、我们的情感等。我们把这种觉察称为知觉。

2. 知觉的功能

a. 记录当前内部和外部的偶发事件。

b. 将当前内部的和外部的刺激与我们的记忆及未来的希望和愿望相联系。

c. 源源不断的带有情绪的传入刺激决定它们的意义，分配优先权导致忽视或关注。

d. 计划各种各样的行动及其结果。

e. 在实际的行为中指令运动系统，实现个人生存和满足。

f. 允许我们带着过去、现在和未来的意识历程来体验生活，并做出适当的反应（图 11-1）。

3. 对内部或外部偶发事件的知觉反应的例子。

a. 内部偶发事件。有关学习的焦虑："也许今晚最好学习。"饥饿："也许最好吃点东西。"

b. 外部偶发事件。火："我最好离开这。"遇到其他人，"嗯，我要是认识那人该多好"，或者"嗯，我应该避开那个人。"

c. 知觉总是警觉性的，还有点多疑，以避免伤害而获得利益。

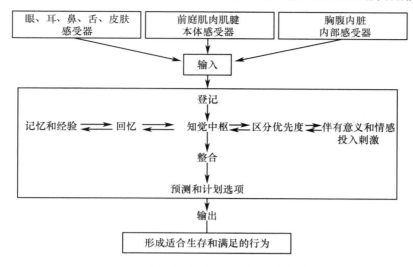

图 11-1　作为输入-输出系统的知觉系统示意图

D. 知觉的一体性：人类共同的认知

1. 古人认为，有着心灵的每一个人都有知觉一体性，对以下情况有共同的认知。

a. 他们是谁，他们的角色和身份：父母、孩子、学生。

b. 他们在哪里：在家、学校、医院、浴室。

c. 现在是什么时候：中午；今天，一个特殊的日子；昨天已经过去；明天会到来；现在是冬天，不是春天、夏天或秋天。

d. 正在发生什么事：下雪了，房子着火了，狗在叫。

e. 明智和谨慎的人行为举止应该怎样：我们有共同的认知——从雪中进屋，从着火的房子里跑出来，对犬大嚷让它别叫了，因为我们都把这些情况理解为危险的或者令人讨厌的事。

2. 什么是非共同的认知（独享的认知）？

a. 与别人不一样的非共同的认知或者领悟是，个人政治的、宗教的和道德的信仰，如上帝存在/上帝不存在。

b. 要回避有关这些话题的具体问题，尤其应避免在医疗环境中讨论，因为这会造成争论，不能形成医疗数据。就像问有关知觉的问题一样，有关这些话题对测试脑器官的情况缺乏量化的、客观的终点。

E. 测试脑震荡后知觉的急性功能障碍

1. 病例分析：一名 21 岁的运动员头部被击中，失去意识 2min。检查者到达时，该运动员仍躺在运动场上，意识似乎已经恢复。检查者的快速神经评估显示呼吸、瞳孔、眼球运动和四肢自然活动正常。这些发现排除了严重的灾难如脊髓横断或大的脑损伤。为迅速有效评估运动员的知觉，检查者问了一系列问题，谁、哪里、何时及什么（表 11-2）。

表 11-2　脑外伤后检测急性知觉功能障碍的问题

"嗨，你叫什么名字？"（人物定位）

"我是谁？"（人物定位，你的角色是医生，运动员应该知道队医）

"我们在哪？"（地点定位：训练场或运动场）

"你刚刚发生了什么事？"或"上一场比赛是什么？"（当前事件和近事记忆）

"你打哪支球队？"（当前事件和近事记忆）

"本场比赛比分是多少？"（当前事件和近事记忆）

"你能倒着说出一年的月份吗？"（理解和注意力）

"你还记得那三样东西吗？"叙述事物如桌子、颜色和地址，数分钟后要求患者复述（近事记忆）

询问疼痛、视物模糊或双影、耳鸣、头晕、麻木或刺痛（检查当前神经症状）

完成标准神经系统检查

2. 通过正确回答所有问题，运动员显示前四个知觉功能：意识；注意力；时间定向力、地点定向力和人物定向力；近事记忆（表 11-1）。

3. 要求患者记住 3 个无关的项目，颜色、地址和物体，5min 后复述，复述前增加另一个有用的测试，如倒着拼写单词 world 或倒着背诵月份（McCrea 等，1998）。

4. 检查者询问神经症状，如视物模糊、复视、麻木等，完成标准的神经系统检查。

5. 作为练习，如果你只能问一个问题，尽量从表 11-2 中选择一个最简单的、有象征性的、一般的问题作为对运动员知觉的最好测试。

a. 我们选择，"本场比赛比分是多少？"作为最好的问题，虽然你可能有不同的答案。

b. 基本上，知觉测验判断一个人是否知道比分，或当遇到某人时的街头对话表达同样的事，我们说："嘿，哥们，什么东西下来了？""发生了什么事？"问"比分是多少"包含所有这些表达，邀请新遇到的人，展示他们的知觉。

6. 有一个惊奇的、真实的轶事，一位母亲带着她 8 岁的孩子到急诊室检查，孩子重重地摔倒在水泥地上并造成了头皮大量流血。

a. 当被问及摔倒是否使孩子失去意识时，母亲说："噢，不，我知道她没失去意识，因为我问她，她是谁、我是谁、她在哪、她发生什么事了，她知道所有的一切。"

b. 检查者说："这些当然是正确的问题，你从哪里学到的？"她说："为什么？任何人都知道。"换句话说，她对"共同的认知"的直觉使她提出完美的教科书式的问题作为脑功能测试，一个脑的领悟与另一个人的脑媲美。

F. 测试脑损伤或痴呆患者知觉的慢性功能障碍

原则与急性脑震荡相同，但问题的形式不同。避免机关枪射击样地对患者提出一系列过于简单的问题："你叫什么名字？你在哪里？今天是几号、星期几、第几周？你听到声音了吗？总统是谁？你能记起一个物品、颜色、地址吗？"如果你问问题这么粗鲁，患者，特别是如果有点痴呆或精神病的患者，很快会意识到你在检查他们的精神状态。他们往往会（很生气）回答："怎么了，医生，你认为我疯了吗？"检查者最终必须获得表 11-3 中问题的答案，但是要在面谈的自然过程中有技巧地获得答案。患者应该把这一切当作普通的谈话，而不是审查。

表 11-3　测试痴呆者慢性知觉功能障碍的问题

测试的知觉领域	问题
时间定向力、地点定向力、人物定向力；近事和远事记忆；自我和环境的意识	"您叫什么名字？""您多大年龄了？""您的生日是哪一天？""您的住址是哪里？""您做什么工作？""您有配偶/孩子吗？""他们的名字/年龄/职业/地址是什么？""他们现在在哪里？"
时间定向和近事记忆	"您知道现在是一天的什么时候吗？""您不得不等很久才看我吗？""今天是哪一天/星期几/几月份/哪一年？""现在是什么季节/天气？""您昨天做什么了？"
医生/患者角色：判断和洞察，是否存在疾病或是否需要药物治疗	"您来见我是因为什么？"或"您感到需要医疗帮助吗？"
判断和计划	"对将来您有什么计划？"或"您希望多长时间下班？"
近事记忆、记忆和注意力	"您觉得……怎么样？"（提到新闻中近期的新闻）"您的记忆怎么样？""您担心它吗？""假设我们测试它，您能说出过去几任总统吗？""看看是否您能记得……"（说出项目名称，如桌子、颜色、地址）
计算和注意力	"100 减 7，然后再减 7，再继续减 7 等于多少？"，拼写"world"（或其他单词）倒着拼、正着拼或按字母表顺序拼

G. 知觉的操作性定义

这些讨论让我们冒险做一个操作性定义：知觉由脑功能组成，这些脑功能经过设定的标准问题来测试，得出关于一个人的过去、现在和未来的或多或少的比较客观的回答。

为临床目的，我们通过将患者的回答和有共同认知的标准人做出的回答相匹配来判断"客观性"和"正常状态"。

H. 知觉位于身体内何处

1. 知觉不在四肢和身体的其他部位。这些地方的毁灭不会改变知觉。对这个位置的两个历史性的争夺者是心脏和大脑。

2. 许多古代专家和学者将知觉定位于心脏（Keele，1957；Gross，2009），毕竟当受到惊吓时心跳会加速，当心脏停止跳动时，知觉也停止。

a. 古埃及人似乎赞同心脏，因为在他们的防腐实践中，他们总是把心脏保存在一个瓷罐子里或者放回胸腔，但是他们把大脑丢弃了。

b. 希腊的亚里士多德（公元前 384～前 322）主张是心脏。在他的《论动物的部位》中，他断言：因为心脏是所有部位中最先形成的，刚形成不久就容纳血液。此外，快乐和痛苦的运动，一般的所有感觉在心里，显然有其来源并且在那里找到它们的终点。

3. 但是反对者自始至终都在发出他们的声音。希波克拉底（公元前 5 世纪）说，人应该知道是从大脑里而不是从别的地方产生出喜悦、愉快、欢笑和笑话，以及悲伤、悲痛、失望和哀叹。而且经由这里，以特殊的方式，我们获得了智慧和知识，并且看见、听到和知道什么是犯规，什么是公平，什么是漂亮的，什么是讨厌的。

4. 亚里士多德把心脏当作生命和意识场所的观点一直存在于我们的流行文化中，直到 20 世纪 60 年代，这种观点也存在于医学对死亡的定义中。

a. 在我们的方言中，心脏仍然是意识和情感的场所。

i. 我们说，没有同情或怜悯的人没有心，或者那人可能是怯懦的或勇猛的。

ii. 我们仍然把爱说成是心的事物，心仍然是情人节爱的象征（我们可以改变我们的词汇，把甜心改为"甜脑"，并宣布"我用我所有的脑来爱你"而不是"我用我所有的心来爱你"吗）。

b. 尽管公认亚里士多德的观点是错误的，但直到 20 世纪 60 年代，它一直定义着死亡。在医学上和法律上，死亡被定义为心跳和呼吸的不可逆的停止。我们还把心脏停止跳动的时间记录为死亡时间，即使大脑在这之前很久就死亡了。

I. 知觉位于脑内何处

1. 临床病理学研究证据无可争议地、清楚地把知觉定位于脑。不存在相反的证据，目前关键性和决定性的研究，如心脏移植，一劳永逸地排除了心脏作为知觉的场所。

2. 虽然不像感觉运动功能那样有明确的定位，但是知觉的某些部分似乎定位于特定的脑区。

a. 意识和注意力似乎在一定程度上共同定位于上行网状激活系统。

b. 虽然颞叶内侧和邻近的海马-穹隆-乳头体环路与前脑基底部病变（图11-10）会导致近事记忆和时间定向力、地点定向力、人物定向力受损，但是弥漫性皮质或白质病变也损害这些功能。

c. 计算力在左侧角回脑区有个节点。

d. 洞察力、判断力和计划能力也在很大程度上是额叶执行的功能。

3. 与过去的临床病理相关研究相比，脑功能成像无疑能更好地定位知觉功能、情感状态和思维过程。

4. 我们可以把知觉系统当作"知晓"的地方，在那里，我们知道我们看到、听到和触到的东西；或者具有讽刺意味地用亚里士多德的话，它是心所在的地方，在那里有我们的感觉、情感。

J. 知觉和感觉剥夺

知觉是把个人所有的感觉印象编织成意识流的观点，预示着现代感觉剥夺研究的到来。当人被限制在一个没有刺激、完全黑暗、完全隔音、没有环境波动和没有人类接触的恒温室里，我们会发现他的知觉减弱了。无聊和恐惧交替出现。思维变得松散和分离，接着出现幻觉。继续隔绝导致知觉完全解体。知觉需要不断变化——光明与黑暗、有声和无声、痛苦和快乐的相互作用——来运行。因此，脱离肉体及其环境的羁绊的纯粹思维的哲学理想被揭露出是个骗局。知觉功能不像云一样漂浮，而是与内部和外部的刺激流有关。因此，在教室里和游泳池中你的表现是不同的，你在这两种环境中都能生存下来。

K. 知觉的详细检查

1. 意识：因为你显然不能在睡着的时候做出有意识的反应，所以知觉是清醒状态的属性。就目前而言，我们直观地定义意识为对自我和环境的察觉（第 12 章讨论了意识的可操作的测试）。患者做出的反应能证明存在对自我和环境的察觉吗？

2. 注意力：意识之后就是注意力，个人的注意广度。患者能对刺激注意足够长的时间以达到理解和对刺激做出反应吗？或者能注意一项任务足够长的时间来完成它吗？有一个简单、有效的测试,要求患者倒着背诵月份或者倒着拼写单词"world"(McCrea 等,1998)。

3. 定向力:如果意识和注意力完好,患者能理解他或她是谁,在哪里,现在是什么时间吗?关于时间、地点、人物的定向需要持续的感官印象。你有没有从深度睡眠中被唤醒时暂时分不清是哪一天,几点了,甚至分不清你在哪儿?如果是这样,你不得不处理不同的传入刺激,直到所有的拼图碎片突然变得有条不紊。判断患者的定向力:

a. 人物定向力:患者是否认识他或她自己和他或她的角色,是否认识在场的其他人和他们的角色?

b. 地点定向力:患者是否认出他或她在诊所或者医院,诊所或医院的名字,城市和国家的名称?

c. 时间定向力:患者能否回答一天中的什么时候,一周中的哪一天,哪个月,哪一年?

4. 记忆力:定向力、注意力和记忆力有着千丝万缕的交织。这样检查记忆力:

a. 注意患者如何回忆和叙述病史中的事件。

b. 问:"请问您的记忆力好吗?"或者更直接地说:"您在记忆方面有麻烦吗?"如果你怀疑患者有记忆障碍就说:"让我们测验一下您的记忆力?"让患者说出各届总统,从现任的开始往后说。尽管还需要较长的注意力,但比较倒着背诵月份来说,这个任务需要更多的注意力和记忆力。

c. 接下来提供给患者一个地址、一种颜色和一个物品,并让其记住,这三个随口说的项目没有特殊关系:百老汇大街 5330 号、橙色、桌子。患者重复这些项目以确保它们已记住。然后,神经系统检查结束时,让患者背诵那三个项目。

d. 确定患者回忆近事或远事的能力是否有不同。患者能记得他或她早餐吃的什么吗?一般来说,近事记忆受损见于年龄大者或脑病患者。为了容易记住这一区别,回忆一下爷爷记不住把眼镜放哪了,但他能滔滔不绝地讲述很久以前发生的事情。

5. 记忆:定向力、注意力、记忆力好的患者知道世界正在发生什么。询问当前的活动或事件。如果无法讨论当前的活动和事件,那么患者就有器质性脑病、文化贫乏或者太孤僻以至于需要进行精神科治疗。

6. 洞察力、判断力和计划力:简单地问患者打算做什么。所提供的目标和计划是否符合患者的身体和精神能力?四肢瘫痪的患者打算做个木匠或者具有边缘智商的人计划当一名化学家,这样的人都缺乏洞察力、判断力和计划能力。患者认识到疾病和疾病的影响了吗?

7. 计算力:通过询问患者是否能结算账目,找零,用纸和铅笔做正式的计算,并从 100 连续减去 7 来测试计算力。

L. 情感反应

除了意识、注意、定向和好的记忆力、洞察力、判断力、计划力外,标准人对正发生的事有情绪反应。想象你对扔到你桌子上的手榴弹的反应,或仅仅是对一只蟑螂的反应。在这两种情况下你的惊慌或厌恶是不同的。情感反应应该有适当的数量和质量。

1. 检测情感反应不是通过生硬的问题,而是通过比较观察到的反应和预期的反应。当患者讨论他瘫痪的手臂时你期望他会是什么反应?如果患者抱怨某个"装置"要杀死他,你期望他会是什么反应?迟钝的、平淡的或漠不关心的情感最常出现在癔症、精神分裂症和双额叶病变患者中。

2. 如果你有哭或者笑的理由，那么多大的刺激才能使你哭或者笑，你又需要多长时间恢复过来？当你让患者给你讲一个有趣的故事时，如果他哭 15s 然后开始笑，那么患者就属于情感不稳定，是情感迟钝的对立面。情感不稳定，哭和笑的开关现象通常伴随双侧上运动神经元病变，正如我们在假性球麻痹和弥漫性脑病中所见到的情况。

M. 知觉扭曲：错觉、幻觉和妄想

1. 错觉：每个人都经历过夏天在炎热的公路上有波光粼粼的水面的错觉。水是一种错觉。错觉是基于感觉器官的自然刺激而形成的虚假的感官知觉。健康的人会认识到这种经验的虚幻本质，但是生病的人可能不会。

2. 幻觉：注意那个蜷缩在床上出汗、颤抖的男子，他对着房间角落里的犬和蛇尖叫。或者注意这个面无表情的平静的女人，她用平和的声音告诉你，她听到上帝的声音指令她淹死她的婴儿。两个患者都显示出有特征性的幻觉：男子为震颤性谵妄，女子为精神分裂症。癫痫发作前，许多患者经历了视觉、听觉或躯体幻觉。幻觉是不基于感觉器官的自然刺激而形成的虚假的感官知觉。精神病患者通常不承认幻觉是现实的虚假表现，而癫痫患者承认这一点。

临睡前和睡醒前的幻觉不是真正的幻觉。临睡前的幻觉表现了入睡时的白日梦，而睡醒前的幻觉表现了醒来时的白日梦。

3. 妄想：某个患者，注视一名携带托盘走进房间的护士，低声地对你说："现在这有他们中的一个，她想毒死我。"如果你尝试与他评理，说她只是来给他量体温的，你就犯了错，错在对他的话进行了回应。不知何故，他的心灵感应需要把护士误解为阴谋家，这世界上所有的理性都不能打消他这种信念。妄想是理智不能消除的虚假信念。

4. 文学天才经常描绘错觉、幻觉和妄想。试图弄清这些知觉扭曲（在下一章重新熟悉这个程序编排）。

a. 这是马克白谋杀邓肯后的若有所思的独白：

这难道是我眼前看到的

一把柄对着我的匕首吗？来，让我抓紧你：

我抓不紧你，但是我依旧能看到你。

难道你不是一个关键的讯息，

让我在眼前看到我心中所想？还是你不过是

脑海中的匕首，一个虚无之物，

从一个发热的头脑中造出的？……

是其他愚蠢的感官欺骗了我的眼。

要不然就是眼比任何感官都厉害得多。我依旧能看到你。……

——William Shakespeare（1564~1616）

---

b. 这演示了□错觉/☑幻觉/□妄想，它的定义是不基于感觉器官的自然刺激而形成的虚假的感官知觉。

c. 这是一段奈瓦尔（Gérard De Nerval）的诗《黑点》：盯着太阳看，谁都觉得眼前有个灰黑色的斑点，绕在身边，在空中顽强不屈地飞舞。

d. 这演示了☑错觉/□幻觉/□妄想，它的定义是<u>基于感觉器官的自然刺激而形成的虚假的感官知觉</u>。

e. 这是陀思妥耶夫斯基的《罪与罚》中波尔菲里·彼得罗维奇律师讨论一个委托人：

"是啊，在我们办的案子里也有过几乎完全一样的情况，一种病态心理现象，"波尔菲里·彼得罗维奇很快地接着说下去，"有一个人也是硬要说自己是杀人凶手，而且说得像真有那么回事似的！这是一个普通的幻觉，他提出了证据，详细述说了杀人的情况，把大家，把所有的人都搞得糊里糊涂，真假难分，可是为什么呢？他完全是无意地、在某种程度上卷进了这件凶杀案，但只不过是多少有些牵连，而当他知道，他让凶手们有了借口，于是就发愁了，弄得精神恍惚，疑神疑鬼，完全疯了，而且硬要让自己相信，他就是杀人凶手！最后高等法院审理了这件案子，这个不幸的人被宣判无罪，并置于合适的照顾之下。"

i. 波尔菲里·彼得罗维奇律师的陈述：他的委托人正遭受"一个普通的幻觉"，是正确的吗？□是/☑否。

ii. 委托人的精神失常是□错觉/☑妄想。

iii. 定义妄想。
<u>妄想是理智不能消除的虚假信念。</u>

编者注：虽然波尔菲里·彼得罗维奇律师将他的委托人误说成了幻觉而不是妄想，但他的法律直觉是正确的。即使像沙皇俄国那样苛刻压迫的社会也承认招供不能确立有罪，因为妄想可能使人们承认他们没有犯的罪。此外，如果警方过于全力以赴来获得供词（常常通过身体和精神胁迫），他们可能不会集中足够的力量来获得真正犯罪者的确实的、客观的证据。这个宏伟的反对自证其罪的洞察性体现在我们的宪法第五修正案中，保护人们免受自己的心理怪癖伤害和免受过分起诉的控方伤害。

5. 虽然幻觉可伴随着多种多样的精神疾病或弥漫性代谢性疾病，但是反复地经历幻觉可能提示相应的感觉皮质病变。枕叶皮质病变可能导致视幻觉，海马钩病变可能导致嗅幻觉，中央后回病变可能导致躯体感觉幻觉。这种幻觉通常构成癫痫发作的部分性先兆或预警，通过这些脑区之一的局灶性放电造成癫痫。

参考资料·精神状态

Arciniegas DB, Beresford TB. *Neuropsychiatry*. New York, NY: Cambridge Univ. Press; 2001.

Gross CG. A Hole in the head. *More Tales in the History of Neuroscience*. Cambridge, Massachusetts, London, England: The MIT Press; 2009.

Keele K. *Anatomics of Pain*. Springfield, IL: Charles C. Thomas; 1957.

McCrea M, Kelly JP, Randolph C, et al. Standardized assessment of concussion (SAC): on site mental status evaluation of the athlete. *J Head Trauma Rehabil*. 1998; 13: 27-35.

Strub RL, Black FW. *The Mental Status Examination in Neurology*. 4th ed. Philadelphia, FA: Davis; 2000.

Ⅱ. 失认、失用和失语

我把那些腐败的传教士的拉丁语转换成普通的话，据此揭示他们骗人的鬼话。

——Bertolt Brecht（1898~1956）

A. 失认、失用和失语的介绍

命中注定每一个医学生都要解决这三个难以理解的希腊名词所表示的功能缺损。尽管这门学科很吸引人，但关于失认、失用和失语的文献充斥着令人困惑的名称，即使是最顽强的学者也对它们望而却步。尤其是，失语症学家，有特别多的争议。每一个失语症学家似乎都是强迫性的必定不同意他们前辈的方法、概念和命名法。因此，哲学性的词和多音节词盛行造成相当大的欺骗。为了补救，引用布莱希特的话——我们不要花言巧语，而只是简单地问：我们通过什么操作可发现有意义的功能缺损？

B. 失认

1. 复习失认：失认字面上的意思是不知道，一个词加上词根"-agnosia"或"-ognosia"就是特指患者不知道的东西。复习第 10 章，列出标准神经系统检查中一些常见的失认。
<u>实体觉失认、图形觉失认、位置觉失认、疾病失认和触觉失认。</u>

2. 失认的普通定义：知道识别失认的操作（如给患者特定的刺激来辨别）就可以对失认进行一般的定义。失认是无法理解普通感官刺激的含义，输入或象征意义，即使感觉通路和感觉中枢相对完整。记住这个定义。失认的表现有多种方式，视觉的、听觉的或触觉的。患者可能不能识别某种模式下的刺激，但可以换一种模式来识别它。

3. 最佳的定义不仅指出某物是什么，而且指出它不是什么和诊断它的必要条件。诊断失认的必要条件是：

a. 患者的感觉通路相对完整。

b. 患者的感觉中枢和精神状态相对完整。

c. 患者原先理解刺激的象征意义，即熟悉它。

d. 器质性脑病导致此功能缺损。

4. 这些条件排除了感觉通路中断、智力发育障碍、明显的痴呆、躯体症状障碍和消极人格障碍等功能性精神病患者。

5. 超出了本文范围的失认包括联想视觉失认（具体的方式是不能认出和命名先前知道的物体或其图片，或不能演示物品的用法），统觉视觉失认（受损的洞察模式，无法识别形状；Giannakopoulos，1999）和颜色失认。

C. 图形觉失认（图形觉缺失）

1. 检查技术：患者闭眼，在手掌或指尖皮肤上描画字母或数字 0~10，使用钝的尖端如圆珠笔帽的末端。

a. 正常受过教育的人很少会认错描画的数字，但不熟练数字的正常人有时也会犯错。

b. 检查左手的图形觉失认，你是在检查☑右侧的/□左侧的顶叶。

2. 不能辨认写在皮肤上的字母的患者，其病变破坏了感觉通路，正确的术语应是：图形觉缺失。

3. 从外周到躯体感觉皮质的通路可检测刺激在皮肤上的运动方向，也能介导图形觉失认（Bender 等，1982）。

D. 面貌失认

1. 面貌失认意味着无法识别人脸或照片中的人脸。

2. 面貌失认的检查技术：检查者让患者认识的人进入房间，患者无法认出那个人的脸，但当那个人说话时立即通过声音认出那个人。看着家庭照片或众所周知的名人照片中的面貌，患者能看见面貌甚至能描述局部特征，但是无法认出这个人是谁。应该指出的是，该综合征不仅仅局限于认人的面孔，也包括在一类物品中认出有特别意义的东西。因此，面貌失认的患者也很难在一系列汽车中找到自己的车，很难在一堆衣服中找出自己的衣服等。

3. 病灶通常在颞枕区下内侧，由大脑后动脉的皮质支供血（Damasio 和 Damasio，1989；Hudson 和 Grace，2000；Tranel 和 Damasio，1996）。病灶通常是双侧的，但如果是单侧的，则通常是在右侧（Wada 和 Yamamoto，2000）。这一脑区的病变也会引起获得性的颜色失认（色盲或彩色失认）。

E. 体形觉失认的检查技术：自身部位失认（躯体失认）

1. 体形觉的概念：大脑知道其身体解剖结构上的部位、边界、姿势，作为一种重要的完形称为体形觉或躯体辨觉（Castle 和 Phillips，2002；Coslett 等，2002；Miller 等，2001）。即使是小狗也知道自己的身体部位并将自我和非我区分开来。正常的体形觉，如手指定位（手指直觉）和左右定向，只有在 4～6 岁的儿童中才正式成为可测试的检查，从而说明体形觉有明确的发展时间表（Reed，1967）。

2. 神经精神疾病可能会导致体形觉妄想（Castle 和 Phillips，2002）。神经性厌食症患者不论她实际上如何瘦弱，都感觉到自己太胖了。一个人可能会错误地感知正常的身体部位，如鼻子、乳房或者性别焦虑症患者错误地感知生殖器，认为它是畸形的。

3. 有数个术语表达躯体辨觉或它的反义词躯体失认。位置觉失认是无法对皮肤刺激进行定位。自身部位失认意味着无法对身体的某一部分进行定位、识别及感知其方向，即体形觉失认。

4. 两种自身部位失认的检测技术：手指触觉失认和左右失定向。

a. 为识别手指，可以从拇指开始，将患者每只手的手指都用数字 1～5 来表示，或用名字指代。然后，患者闭上眼睛，随机碰触他的左手或右手的一根手指，让患者说出手指的数字或名字，并且说出是左手的还是右手的（Reitan 和 Wolfson，1993）。

i. 如果患者似乎有左右失定向情况，可以给出进一步指令，如"用你的右手摸你的左耳"来验证功能缺损。

ii. 为了进一步探究左右失定向，让患者用数字或者名字指出你自己的左手和右手及手指。

iii. 病变通常在左侧角回（后旁外侧裂区）。参见 IIIO 部分 "Gerstmann 综合征"。

b. 检查患者的自身部位失认：让患者闭眼，将一个肢体放置于某个位置并让患者将对侧肢体放置在同样的位置上。例如，将患者一条手臂抬高到一定位置，让患者维持这个姿势并且用对侧手臂做出同样的姿势。

F. 左半侧空间忽视

1. 右顶叶病变的患者往往不能注意到整个左半侧空间。这种单侧忽略的证据来自这样的观察，患者忽略了来自受影响一侧的人、物品或其他刺激，没有穿好那一侧的衣服，没有吃盘子里那半边的食物。这样的患者在急性损伤后，至少急性病变的早期往往有疾病失认（参见 G 部分）。

2. 左半侧空间忽视的检查技术

a. 让患者画一个"十"字或任何对称的图形，如有辐条的自行车车轮或钟面（Freedman 等，2000）。患者会精确地绘制图的右半侧，但在完成图画的对侧时犯错（图 11-4；Critchley，1953；Stone 等，1991）。

b. 证明左侧忽视时用线等分测试比画钟面更好（Ishiai 等，1993）。在纸上画一条 20cm 长的直线，让患者用铅笔精确地标记中点。因为左侧空间忽视，右顶叶病变的患者把标记明显地标在真正中心的右侧（Tegner 和 Levander，1991）。

G. 疾病失认

1. 定义：Josef Babinski（1857～1932）引进"疾病失认"来形容一个左侧偏瘫和左侧感觉丧失的患者，但这个患者不知道他自己的神经功能缺损。现在有些作者使用"疾病失认"这个词，一般是指患者对任何身体缺陷都不能认识的统称。疾病失认虽然在右顶叶病变时有极具特色的左侧表现，但是它也能在左顶叶病变时出现右侧表现，尤其是在病变的急性期（Stone 等，1991）。

2. 疾病失认的检查方法

a. 检查者要注意到患者有左偏瘫，询问患者左侧肢体是否有什么不舒服，患者会回答"没有"。如果检查者问患者是否可以活动左臂，患者尽管有完全的偏瘫也会回答"可以活动"（Levine 等，1991）。

b. 疾病失认最具戏剧性的检查是这样的：站在病床的左侧，将患者偏瘫的手臂置于床边，把你自己的左臂放在患者的腰上。让患者伸手握住自己的左手并举起来。他会在腹部摸索，抓住你的手，得意地将它举得高高的，却从来没有意识到犯了错误。

H. 注意不到同时的两个皮肤刺激

1. 同义词包括感觉抑制、感觉消退和感觉疏忽。与失认一样，从外周到初级感觉皮质，包括初级感觉皮质都必须是完整的，这是对联络皮质的一种测试。不能注意到视觉（参见第 3 章 I B2 部分）、听觉（参见第 8 章，IVH）和触觉的双侧双重刺激。

2. 双侧同时刺激的触觉忽视检查技术（双侧同时刺激）

a. 告诉患者你可能会碰触他身体的一侧或同时碰触两侧。患者闭眼，采用轻压力，用你示指的指尖或棉絮刷一侧脸颊或同时刷双侧脸颊。

b. 患者报告感觉到了什么，应该是感到一个或两个刺激。同样地去测试手背和脚背。

c. 如果在检查者进行双侧同时刺激后，患者只报告了一个刺激，检查者要再次声明："我可能碰了不止一个地方，不要让我骗到你。"然后交替地、随机地碰触一侧或同时碰触双侧，直到你确定患者是否始终感觉到或没感觉到双侧同时刺激。

d. 右顶叶病变时，对双侧同时刺激的忽视最突出。这种情况下，患者注意不到左侧身体的刺激（Bender，1952；Critchley，1953；Meador 等，1998；Weinstein 和 Friedland，1977）。左顶叶病变患者偶尔会在双侧同时刺激时注意不到右侧的刺激。右顶叶病变的患者在双侧同时刺激时注意不到□右侧/☑左侧的刺激。

3. 同时单侧刺激的忽视检查技术

a. 在一侧，同时碰触脸和手数次，然后同时碰触脚和手、脸和脚。正常人会报告是两个刺激，但顶叶病变会损害对两种刺激的认知。

b. 脑无结构性病变的无学习能力儿童往往感觉不到一侧的双重刺激。一般患者感觉到脸或脚的刺激而没感觉到手的刺激。

I. 复习失认和辨别性感觉模式丧失的定位

1. 背诵失认的定义和达到失认的要求。

2. 失认通常意味着自初级感觉接受区至联络区的病变或联络区的丘脑皮质环路病变。皮质是通过丘脑皮质和皮质丘脑的反馈环路来工作的。丘脑的联络神经核投射到皮质联络区，就像丘脑的感觉神经核投射到各自的感觉皮质一样。到初级感觉皮质的丘脑投射功能与联络通路的投射不同，当病变使联络环路阻断时它可以保留。反馈环路任何地方的阻断可能会导致类似于此环路的皮质病变所表现的功能缺损。因此，丘脑病变也可能造成偏侧忽视及某些失认和失语（Bruyn，1989）。在这些情况下，感觉通路至少部分保留了，正如定义所要求的那样。

3. 虽然右顶叶病变导致对侧偏侧忽视最常见，但是任何一侧顶叶的病变，经常引起对侧的辨别模式缺失，如实体觉失认、图形觉失认、位置觉失认和两点辨别觉缺失（图 11-9）。触觉、痛觉、温度觉和振动觉的初级感觉模式仍然或多或少地与皮质病变保持一致。皮质下通路病变或外周的病变通常严重损害这些模式。

4. 对于自身部位失认症如手指失认和左右失定向，有关的联络区是左侧后旁外侧裂区。这种情况下，单侧病变造成体形觉双侧缺损。左侧后旁外侧裂区病变，除了双侧手指失认和左右失定向外，还有计算障碍和书写困难（参见 Gerstmann 综合征）。

5. 总之，虽然任何一侧顶叶病变可能导致对侧的实体觉失认和其他辨别模式缺失，但是偏侧空间忽视和疾病失认更常见于☑右侧/□左侧顶叶病灶。

6. 相比之下，手指失认和左右失定向更常见于□右侧/☑左侧后旁外侧裂区病变。

参考资料·失认

Bender M. *Disorders in Perception, with Particular Reference to the Phenomena of Extinction and Displacement.* Springfield, IL: Charles C Thomas; 1952.

Bender M, Stacy C, Cohen J. Agraphesthesia: a disorder of directional cutaneous kinesthesia or a disorientation in cutaneous space. *J Neurol Sci.* 1982; 53: 531-555.

Bruyn RPM. Thalamic aphasia: a conceptual critique. *J Neurol*. 1989; 236: 21-25.

Castle DJ, Phillips Ka. *Disorders of Body Image*. Petersfield, United Kingdom: Wrightson Biomedical; 2002.

Coslett HB, Saffran EM, Schwoebel J. Knowledge of the human body. A distinct semantic domain. *Neurology*. 2002; 59: 357-363.

Critchley M. *The Parietal Lobes*. London: Edward Arnold & Co; 1953.

Damasio H, Damasio AR. *Lesion Analysis in Neuropsychology*. New York, NY: Oxford Univ. Press; 1989.

Freedman M, Leach L, Kaplan E, et al. *Clock Drawing*: *A Neuropsychological Assessment*. New York, NY: Oxford Univ. Press; 1994.

Hudson AJ, Grace GM. Misidentification syndromes related to face specific area in the fusiform gyrus. *J Neurol Neurosurg Psychiatry*. 2000; 69: 645-648.

Ishiai S, Sugishita M, Ichikawa T, et al. Clock-drawing test and unilateral spatial neglect. *Neurology*. 1993; 43: 106-110.

Levine DN, Calvanio R, Rinn WE. The pathogenesis of anosognosia for hemiplegia. *Neurology*. 1991; 41: 1770-1780.

Meador KJ, Ray PG, Day L, et al. Physiology of somatosensory perception. Cerebral lateralization and extinction. *Neurology*. 1998; 51: 721-727.

Miller BL, Seeley WW, Mychak P, et al. Neuroanatomy of the self. Evidence from patients with frontotemporal dementia. *Neurology*. 2001; 57: 817-821.

Reed J. Lateralized finger agnosia and reading achievement at ages 6 and 10. *Child Dev*. 1967; 38: 213-220.

Reitan RM, Wolfson D. *The Halstead-Reitan Neuropsychological Test Battery. Theory and Clinical Interpretation*. 2nd ed. Tucson, AZ: Neuropsychology Press; 1993.

Stone SP, Wilson B, Wroot A, et al. The assessment of visuo-spatial neglect after acute stroke. *J Neurol Neurosurg Psychiatry*. 1991; 54: 345-350.

Tegner R, Levander M. The influence of stimulus properties on visual neglect. *J Neurol Neurosurg Psychiatry*. 1991; 54: 882-887.

Tranel D, Damasio AR. Agnosias and apraxias. In: Bradley WG, Daroff R, Fenichel GM, Marsden CD, eds. *Neurology in Clinical Practice. Principles of Diagnosis and Management*. 2nd ed. Boston, MA: Butterworth Heinemann; 1996, Chap. 16, 119-130.

Wada Y, Yamamoto T. Selective impairment of facial recognition due to a haematoma restricted to the right fusiform and lateral occipital region. *J Neurol Neurosurg Psychiatry*. 2000; 71: 254-257.

Weinstein EA, Friedland RP. *Hemi-attention Syndromes and Hemisphere Specialization. Advances in Neurology*. Vol 18. New York, NY: Raven; 1977.

J. 失用

1. 失用的定义：执行一个自愿行动的能力被称为实践（在实践中，实践=行动）。否定实践即采取行动的能力，可定义为失用，即没有能力行动。失用是指没有能力履行自愿的行动，即使运动系统、感觉系统和精神状态相对完整。记住这一定义。

2. 失用区别于其他运动功能缺损的正式标准

a. 患者的运动系统足够完整可以执行某行为。

b. 患者的感觉中枢足够完整可以理解此行为。

c. 患者理解并尝试完成此行为。

d. 患者先前的技能足够施行此行为。

e. 患者有器质性脑病变，且是这个功能缺损的原因。

f. 总之，患者必须理解某行为，尝试完成它，并且运动系统充分完整可以执行这个行为。这些先决条件排除了瘫痪或有功能性精神疾病的患者，如癔症或违拗症、严重的痴呆和智力低下的患者，他们并不适用失用。

g. 如果诊断失用的定义和条件导致重复以往经验的奇怪的感觉（前颞叶病变的似曾相识感），那么我们是在正确的轨道上。复习定义失认的 II B2 部分。

3. 失用和其他运动功能缺损的区别：失用的患者往往不知道他们的功能缺损，可能会无意识地做某个行为，而在要求他们做时他们并不会做。例如，失用的患者可能不会按照指令伸舌舔嘴唇，但随后可能会无意识地舔嘴唇。当被要求握紧手指时患者可能不会握拳，但他可能无意识地抓紧一个物体如勺子。

a. 锥体束病变的患者，肢体瘫痪使患者无法自愿地或自动地做某个行为，从而违背了运动系统需要相当完整的必要条件。瘫痪患者可能也有失用，但是瘫痪无法识别。

b. 小脑病变的患者，保留执行某行为的能力但已不能顺利地执行。

c. 基底运动神经核病变的患者，不自主运动或肌强直会阻碍行为，但行为序列仍旧是可做到的。

K. 失用的常见检测技术

1. 检查者检测失用几乎都是在例行常规指令时，如"伸出你的舌""握拳""在房间里走走"。这些指令使舌、手和步态失用分别显露出来。

2. 正式检测时，检查者口头说出特定的要求，如果患者做不了，就用手势或动作给患者示范。

3. 面-舌（口-面）失用：让患者伸出舌，将舌上下左右活动，舔嘴唇。让患者做像吹灭火柴或吸吸管的动作。如果按口头指令做不了，尝试让患者模仿。

4. 手臂（观念运动性）失用：更复杂的失用如观念运动性失用需要连续的动作。让患者说出以下动作的顺序：如何使用银质餐具、穿针、划火柴和点蜡烛，以及如何用钥匙把锁锁上和打开，如何使用剪刀或其他工具。检查者可以提供实际的材料或工具，或者也可以让患者模仿动作和手势（Heilman 和 Valenstein，1979；O'Hare 等，1999）。

5. 结构性失用：让患者临摹几何图形（"十"字形、交错的五边形或钟面）或用火柴棍将图形摆出来。

6. 穿衣失用：观察患者尝试穿衣服。失用患者无法确定穿衣服的方向，易将鞋子穿错脚。这通常与右顶叶病变有关，是忽视综合征的一部分。

7. 步态失用（Bruns 共济失调）：让患者起身行走。

8. 书写失用和言语失用（失语）：在下文解释。

9. 儿童的总体失用：儿童在运动技能方面滞后，如咀嚼、吞咽、穿衣、系鞋带、扣扣子，以及使用刀、叉、剪刀等切割工具等。

L. 病例分析：结构性失用和穿衣失用的鉴定

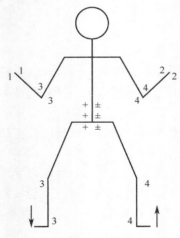

图 11-2　患者的反射示意图

1. 病史：一位 67 岁的售货员，右利手，大学学历。头晕、乏力、视物模糊 3 个月。在入院前 3 周他开始出现右额头痛。1 周以来，出现左侧肢体无力和轻微麻木。虽然他显得沉闷和冷漠，算术很差，但是他的感觉系统是完好的。

2. 运动系统查体：患者可以行走，但除了额肌和眼轮匝肌肌力正常，整个左侧身体有中度无力。患者无肌萎缩、震颤、共济失调，无不自主运动。检查患者左侧肢体肌张力显示开始阻力大，而后变小。图 11-2 显示患者的反射情况。

a. 患者面部无力是☑上运动神经元性/□下运动神经元性的。

b. 患者左侧肢体显示出肌张力增高的类型被称为<u>折刀样强直</u>。

c. 综合体格检查和图 11-2 的信息，总结查体发现的运动功能缺损和反射改变：<u>痉挛性、腱反射增高性左偏瘫，伴左侧趾伸征，左侧腹壁反射和提睾反射减弱</u>。

3. 感觉系统查体

a. 虽然患者可感觉到任何一侧的轻触觉，也许左侧的感觉不太好，但是当检查者同时轻触患者的双手时，患者始终没有报告左侧的刺激。当双侧同时进行声音刺激时，患者也没有报告左侧的刺激。这种类型的感觉缺损被称为感觉性<u>忽视或感觉性抑制</u>。

b. 在线等分测试中，患者在实际中点的右侧标记。

c. 患者通过视觉可辨认出硬币或安全别针，将其放在患者右手中也能辨认出来，但是将其放在患者左手中则不能辨认。这种左侧功能缺损被称为<u>实体觉失认或触觉失认</u>。

d. 患者对在左手掌上画的数字辨认困难，这种损害被称为<u>图形觉失认</u>。

e. 图 11-3 所示视野缺损被称为<u>不完全左侧同向性偏盲</u>。

f. 同时刺激左眼视野上部和右眼视野颞侧，患者能感知吗？□是/☑否。

g. 患者有整个左半侧空间的视觉失认，这种说法正确吗？□是/☑否。请解释。<u>患者有左侧不完全的同向性偏盲，这意味着左侧视野有失明。患者的病变一定是阻断了通往视觉皮质的通路。因存在阻断感觉通路的病变或损害，故不是失认。</u>

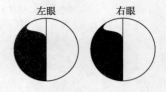

图 11-3　患者的视野缺损

4. 结构性失用的检查

a. 作为检查程序（接下来描述）的一部分，让患者说出并复制出一些几何图形，研究患者画的图形，见图 11-4。

b. 在每个实例中，患者未能完成图形的□右侧/☑左侧。为了领会左侧的缺陷，可以画一条垂线精确地将患者的每个图片分成左右两半。

c. 该患者大学毕业，没能完成一个简单的自主行为，如复制几何图形，然而患者理解这个任务且右手有正常的运动能力。乍一想，你可能会怀疑是患者的左侧偏盲造成这种困难，但是经验表明仅有偏盲的患者能够完成这样的图形。因为这个患者符合失用的所有标准，他在几何图形结构上的功能缺损，被称为结构性失用。他也不会用火柴棍构建图形。左侧大脑半球病变患者绘画或临摹表现的结构性失用累及图形的整个形态或图形的两侧，而不是像这个患者所表现的左半侧。

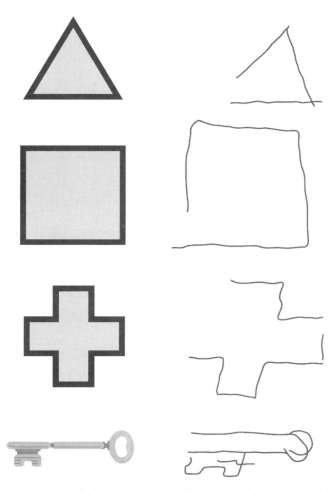

图 11-4　让患者命名及临摹的几个图形。右栏是患者正确说出名字后复制的图形

5. 穿衣失用的检查：神经系统检查结束，检查者把睡衣上衣交给患者。在通常情况下，如果患者是残障人士，检查者可帮助患者穿衣。观察患者穿衣组成了神经系统检查的必要部分。当他试图穿上衣服时，再三摸索，表现出穿衣失用。

6. 穿衣失用和左侧结构性失用的定位意义

a. 穿衣失用和结构性失用，有这些情况的患者无法完成图形的左侧，最常发生于右侧后顶叶病变的患者（Critchley，1969；Joynt 和 Goldstein，1975；Weinstein 和 Friedland，1977）。核对这些很可能伴随右侧后顶叶病变的发现：☑感觉忽视/☑疾病失认/□双侧手指

406 / **DeMyer 神经系统检查** /

失认/□左右失定向。

b. 观念运动性失用发生在语言优势半球的病变中，几乎总是在左侧（Heilman 等，2000；Meador 等，1999）。通常观念运动性失用的患者也有失语（Papagno 等，1993）。虽然病灶是单侧的，但是通常双手都受累。

7. 总结患者的临床功能缺损

a. 运动：轻度痉挛性腱反射增高的左偏瘫伴左趾伸征。严重的结构性失用和穿衣失用。

b. 感觉：轻度左偏身感觉减退和左偏身痛觉减退，左侧实体觉失认，左侧触觉和听觉忽视，不完全性左侧同向性偏盲。

8. 患者神经体征的定位意义：如何"考虑神经环路"。

a. 这个患者的偏瘫提示<u>锥体束</u>传导束受累。

b. 要引起偏瘫，锥体束病变必定累及运动皮质和上颈髓之间的某个水平。什么样的运动方面的发现将锥体束病变定位在脑桥或脑桥嘴侧？

<u>可激活面下部的皮质延髓束中断，引起上运动神经元性面瘫。</u>

c. 失认和失用提示什么水平的病变：□脑干/□感觉运动皮质/☑联络皮质或其脑内连接。

d. 特定类型的失认和失用提示病变位于☑右侧/□左侧/□双侧大脑半球，主要在□额叶/☑顶叶/□枕叶/□颞叶脑区。

9. 简约原则：虽然脑干病变可能导致患者左侧偏瘫和轻度偏身感觉减退，但其失用和失认需要顶叶背外侧脑皮质病变。因此，虽然可以假定脑干和大脑皮质有分离的病灶，但现在要引用一个诊断中最重要的原则：简约原则。这一原则被称为奥卡姆剃刀（William of Occam，1280～1349），它要求我们寻求最简单的解释：单一病灶和单一诊断。换句话说，我们寻求最简洁明了的解释。因此，如果是一个病变引起偏瘫、偏身感觉减退和失认-失用，那么它累及了□脊髓/□脑干/☑背外侧大脑皮质。

a. 偏盲提示沿视觉通路某个水平有病变。复习图 3-4 中的视觉通路，图 3-5 和图 3-6 中视辐射通向大脑外侧皮质的路线。偏盲提示病变在：□视网膜或视神经/□颞叶前部/☑视交叉和距状裂视皮质之间。

b. 根据简约原则，先前假定的顶叶背外侧皮质病变是否也阻断了视觉通路？如果是，在哪里？☑是/□否。请解释。

<u>膝距束穿过顶颞脑区的深部白质，参见图 3-5A。</u>

c. 上视野保留了一点提示膝距束大部分下部轴突完好，导致部分偏盲的病变累及膝距束上部、膝距束贯穿顶叶和相邻的颞叶与枕叶（图 3-5A）。

d. 除了提示后下顶叶病变的失认-失用和视野缺损，轻度偏身痛觉减退和偏身感觉减退暗示☑右侧/□左侧<u>顶叶</u>的<u>中央后回</u>的初级感觉接受区受累。

e. 左侧轻偏瘫提示位于右侧的<u>中央前回</u>运动区受累。

f. 左侧的听觉忽视提示☑右侧/□左侧颞顶区□前部/☑后部的听觉联络区受累。

g. 将图 11-5 涂上阴影来显示假定的病变范围。用深色阴影表示已经产生最严重的或最完全的功能缺损的区域，用浅色阴影表示造成较轻的功能缺损的区域。前文的 L 7 部分总结了这个功能缺损的定位解释。

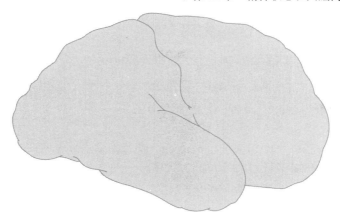

图 11-5　空白的右侧大脑半球，用阴影显示推测的患者病灶位置

10. 神经病理学考虑

a. 局灶性病变可引起水肿和血管受压，从而损害周围脑组织的功能。最严重的体征通常反映组织损伤最重的部位，因此最能预测病变部位。患者最严重的功能缺损，偏盲和穿衣失用、结构性失用，提示右侧后旁外侧裂区损伤最重，旁中央区的感觉运动皮质受累较少。

b. 影像学检查显示在预计的右侧顶枕脑区有个肿物。开颅活检发现一个巨大的、扩张的肿瘤，即胶质母细胞瘤，其对周围脑组织产生压迫。外科医生把右枕叶切除，作为内部减压术。术后左侧偏瘫消失，表明肿瘤的压迫和水肿导致左偏瘫，而不是肿瘤直接延伸到旁中央区（图 11-6）。

c. 通常右侧后旁外侧裂区病变的患者也可能有疾病失认。此患者在手术之前没有表现这个症状，但手术后患者无法认识到他有左偏盲。疾病失认更常见于大的急性病变如脑梗死，而不是进展相对较慢的病变如肿瘤。

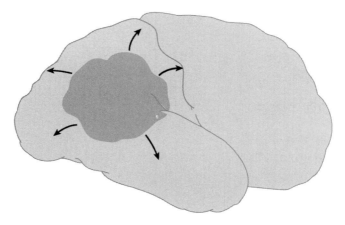

图 11-6　右大脑半球侧面图，显示患者病变的实际位置，尸检确定

箭头指示大脑半球周围水肿，水肿导致了临床体征如偏瘫，表示组织损伤超出了肿瘤本身范围

Ⅲ. 失语：语言的失认和失用

A. 言语紊乱的水平和类型调查

1. 交际言语是按照语法和句法规则进行排列并且由带有韵律的词组成。许多因素如文化、精神分裂症等思维障碍、神经症和脑结构性病变等都会改变言语的交际内容和情感内涵。

2. 现在可以区分四种不同水平的言语紊乱：发音障碍、构音障碍、声律障碍和言语障碍。在最低水平，发音障碍是由喉发声的过程紊乱或过程缺失引起的。构音障碍是指说话时发音清晰度紊乱。接下来是声律障碍，包括断续的言语（小脑），单调的言语（基底运动神经核/帕金森病），口吃，言语急促，缺乏情感语型变化（大脑）。在最高水平，言语障碍是指对作为交流符号的词语的理解障碍或表达障碍。复习（或者如果你愿意，写出来）这些术语的定义，并与标准神经系统检查Ⅲ对照来检查你的定义。

3. 言语障碍的神经精神病学谱系的一端是言语很少或没有言语，称为缄默或失声。缄默种类包括聋哑，选择性缄默，心理性缄默，孤独症和其他发育迟缓综合征，紧张症，抑郁症，癫痫发作后状态，颅后窝手术后的小脑缄默症（Gordon，2001）。无动性缄默或言语徐缓可能伴随丘脑、基底运动神经核或上部脑干的双侧病变。儿童言语缺乏或言语发展迟缓往往会引发出智力发育障碍、孤独症谱系障碍或耳聋等问题。

4. 言语疾患谱系的另一端由言语过多组成，多言癖（言语促迫或言语数量和速度增加，就像在躁狂症中看到的那样），流利性失语，言语急促，模仿言语，发声抽动，最后是强迫性健谈者，他们是讲话自恋者，从不默想而且要表达每一件进入脑海的琐事。

B. 失语的定义

1. 失语（aphasia）从字面上看，a = 缺乏，phasis = 讲话，是指无法理解或无法表达作为交流符号的文字，即使感受和表达语言的初级感觉运动通路和精神状态相对完好。记住这个定义。该定义排除了功能性精神疾病、智力发育障碍、痴呆、盲、聋、口吃或神经肌肉病变导致的语言紊乱。

2. 纯粹主义者用失语表示语言完全损失，用言语障碍表示语言部分损失，但临床医生将前缀 a-和 dys-互换使用。

C. 语言沟通的四个途径

1. 片刻的反思揭示语言的四个主要途径。我们表达语言是通过说或写，我们接受它是通过读或听。因此为说/写和听/读。其他的交流方式包括莫尔电码、盲文、手语、面部表情、手势，更不用说"身体语言"及通过衣着、文身、发型和化妆所传达的信息。

2. 有些脑部病变患者，虽然既不聋也不盲，但却无法理解口头语或书面文字的意思。患者精神健全，感觉通路完好，却不能理解刺激的意义，表示这种情况的一般术语是<u>失认</u>。由于语言对人类交流的特殊意义，我们将口语和书面语的失认定义为感受性失语或感觉性失语。

3. 有些脑病患者在试图说话或书写时产生错误的音节、错误的单词，甚至没有单词。精神健全、没有瘫痪的患者不能执行这种自愿的行为，表示这种情况的一般的术语是<u>失用</u>。

4. 我们把写或说的失用称为表达性失语或运动性失语。

5. 列举接收和表达语言的四个普通途径：<u>读、听、写和说</u>。

D. 有意识的、命题性的或陈述性的语言与无意识的或感叹性语言

1. 某些语言，如感叹语，传达的是当时的情绪状态而不是思想。当脚趾踢到硬物时，我们会无意识地叫"哎哟"！感叹词，特别是咒骂语，是自发地、不自觉地、没有经过深思熟虑或事先考虑就发出来的，尽管我们也能有意识地讲出这些话，抽动秽语综合征患者可能不自主地发出惊叹声，如发声抽动。

2. 相反，我们通过有意识地陈述或命题来表达思想。可以由一个简单的陈述句组成，"消防车是红色的"，或者一个明显的命题组成，"消防车应该是红色的"。命题陈述的是过去、现在或将来可以用来分析的东西。命题是明显有意识的、有计划的，而且经常是巧妙的。失语症患者失去了陈述性和命题性语言，但往往保留了一些感叹性语言。因此，经过挣扎但却完全无法产生命题性的陈述后，失语症患者愤怒地叹了口气，自发地、非常清晰地大叫"噢，见鬼，我不能"。而当要求其重复刚才自发的句子时，患者再次失败，因为它现在变成了命题性的或有意识的语言。类似地，回想一下在假性球麻痹中患者失去了随意运动，但保留甚至表现出夸张的、自动的笑或哭。这些事实表明，做随意动作和做情绪性的或无意识的动作时大脑使用的环路不同（Bookheimer 等，2000）。总之，失语症患者保留的哼曲子和唱歌的能力多于表达口语的能力。

E. 失语的临床检查

1. 通过病史检查失语：失语检查从病史开始。你会很容易发现明显的语言接受或表达上的缺陷。轻度失语症患者产生的书面语和口头语少于预期的量。虽然患者的谈话仍然是有目的的，但是患者并没有给出简明扼要的、合乎逻辑的陈述。语言可能会退化为拐弯抹角的陈述和陈词滥调。这些陈词滥调多是一些记忆碎片，而不是自主的、新奇的或巧妙的语言。不太常见的是，失语患者变得啰嗦，好像通过抢话，患者可阻止别人说些他听不懂的话，或者患者在寻找恰当的措辞（恰当准确的词）时，他可能表现出无缘无故地多语。语言障碍的线索如下：

a. 搜寻单词、停顿和犹豫。

b. 用错误的单词或音素替换。

c. 语言贫乏或者相反，发出过多的类似单词的声音但无法交流。

d. 在谈话过程中对普通陈述的反应表现出困惑和犹豫。

e. 语调和韵律丧失。

f. 频繁的构音障碍。

g. 因无法沟通而激惹或悲痛。

2. 检查患者失语的一般操作步骤

a. 在听取病史过程中，聆听词汇的选择，特别是词汇的替换、找词、发音、犹豫、韵

律和言语量。

　　b. 测试患者重复检查者所说的话的能力。

　　c. 通过问题和指令检查对词语的理解。

　　d. 展示常见物品让患者说出名字。

　　e. 让患者听写一个句子。

　　f. 让患者读并且解释句子、段落或者符号。

　　3. 正式的失语筛查：检查者用正式且全面的成套测验［如波士顿诊断性失语检查（Goodglass 等，2000），西部失语成套测验（Shewan 和 Kertesz，1980）］来检查患者读、写、命名、重复说单词和句子，写下这些单词和句子并且按所写和所说的指令去做。病史采集或神经系统检查过程中对脑病变有怀疑，即是成套测验的指征（Damasio，1992）。

F. 失语的一般分类

　　1. 表达性和感觉性失语：传统上，神经科医生将失语分为感觉性失语、表达性失语或混合性表达-感觉性失语，也称为完全性失语。大多数患者有混合的表达性和感觉性语言功能缺损，语言的四个途径都有一定程度的损害。判断感受性和表达性语言相关的损失时，要记住语言的主动表达要比接受语言需要更多的努力。因此，失语症患者对语言的理解通常比语言的表达好，就像孩子学习说话一样（Klein 等，1992）。

　　2. 流利性和非流利性失语：许多研究人员根据产生的语音数量，并结合传统的表达性-感觉性的分类术语，把失语分为流利性的或非流利性的（Goodglass，1993；表 11-4）。

表 11-4　失语的分类

失语类型	流利度	理解	重复	命名	病变位置
Broca	差；努力的	好	差	差	左侧后下额叶脑盖（图 11-7A）
Wernicke	好；声音流利，但"词汇混乱"	差	差	差	后旁外侧裂，颞叶脑盖（图 11-7F 和图 11-7C）
传导性	好；发音不清	好	差	差	后旁外侧裂（图 11-7C 和 11-7B～图 11-7E）
跨皮质运动	差	好	好	可能正常	额部（图 11-7A）和上部，向内延伸至纹状体
跨皮质感觉	好	差	好	通常正常	顶叶，颞叶（图 11-7C）累及丘脑皮质环路
完全性	无或不足；或仅有助词	极差	极差	极差	整个旁外侧裂区（图 11-7A～图 11-7F）

　　引自：Damasio AR.Aphasia.*N Engl J Med*. 1992；326：531-539。

G. 引起失语的病变的一般定位

　　定位于左侧大脑半球：

　　1. 在几乎所有的右利手和大多数左利手患者中，导致失语的病变位于左侧大脑半球。因此，我们往往指定左侧大脑半球作为语言优势半球。可操作性地在指定一个半球为语言优势半球时，我们是指那个半球的病变会导致失语，在执行语言任务时，生理学测试，如皮质刺激（Penfield 和 Roberts，1959）、脑皮质电图、功能扫描均显示了左侧大脑半球一个或多个脑区激活。功能磁共振成像研究表明，至少对于无声单词的产生来说，96%的右利手人是左侧半球优势，76%的左利手人是左侧半球优势，10%的左利手人是右侧半球优势（Pujol 等，1999）。

2. 正常的大脑半球在解剖学上是不对称的，左侧半球比右侧半球大，尤其是颞平面。这个平面埋在颞横回（初级听觉感觉皮质）和外侧裂后端之间。

3. 在优势半球内的定位：病变常累及左侧半球旁外侧裂区（图 11-7）。

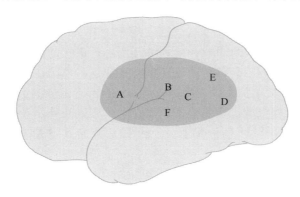

图 11-7　左侧大脑半球侧面观，显示在失语症患者中预期的病灶部位

4. 病变可能延伸到皮下深部白质并进入尾状核-壳核或丘脑，从而阻断旁外侧裂皮质与深部核团的连接（Bruyn，1989；Damasio，1992；Kreisler 等，2000；Mega 和 Alexander，1994）。罕见的是，主要在左利手患者中，病变位于右大脑半球同源区域。

5. 失语的临床特征相当好地预测了病变位置，即在图 11-7 中所示的失语症脑区。导致表达性失语的病灶更靠前，在额叶前下部。导致感觉性失语的病灶更靠后，在顶-枕-颞交界处（后旁外侧裂区；Brazis 等，2001）。

H. Broca 失语（运动性失语或非流利性失语）

1. 临床特征

a. 非流利性失语的患者说话是电报式的、稀少的、缓慢的，因此命名为非流利性（Mohr 等，1978）。患者有找词困难和命名困难。患者可能会使用一些名词和动词，但是省略了小的连接性的词语，如 but、or 和 and 等连词，a、an 或 the 等冠词，还有介词。患者说，"I go house"代替了"I go to the house"。事实上，作为优秀的检查用句，让患者重复"No if's，and's，but's，for's，or or's"。

b. 患者无法联想如无法说出汽车制造商的名字，或者无法说出一些红颜色的物体。

c. Broca 失语的患者不能改变和调整语言的正常节奏，从而显示为声律障碍的一种形式。

d. Broca 失语的患者也有书写困难，提示额叶后下部调节说和写。

e. 重要的是患者保留了审核语言和阅读的能力，但缺乏重复句子的能力。

2. Broca 失语的病变部位：病变在失语症脑区前部，位于额叶后下部（Broca 区，

图 11-7 中位置 A）。该区域毗邻经典运动区，协调该脑区主要的运动功能。由于运动区的条带酷似颠倒的小人，语言区紧邻初级运动皮质的脸区。因此，右侧上运动神经元性面瘫，如果不是右侧偏瘫，常伴有 Broca 失语。

I. Wernicke 失语（感觉性失语、流利性失语）

1. 临床特征：与 Broca 失语相对，流利性失语患者会发出丰富但混乱的声音，或许最好的形容是"单词沙拉"或"单词杂烩"。错误的单词或部分单词和音素的替换（错语）剥夺了语言的意义。尽管如此，这种语言可能保留韵律、节奏和音调变化，因此听起来像说话，但缺乏意义。所以，术语流利性失语，暗指流利地交流几乎是自相矛盾的说法。儿童也可能有流利性失语。

2. 流利性失语患者失去了对自己和他人的话语进行审核的能力，而且往往意识不到自己表达缺陷的严重性。他们不能用听觉反馈来监控或纠正自己在单词生成中的错误。要体会药物诱发的 Wernicke 失语患者的表现，可读 Lazar 等（2000）的文章。

3. 感觉性失语的病变位置：病变位于顶-枕-颞交界处的外侧裂后端周围的脑区，在听觉和视觉词语联想区（图 11-7 的位置 B、C 和 F）。因此，与表达性失语比较，病变影响了更靠后侧和颞侧的失语脑区。

4. 弓状束（Wernicke 弧）从颞叶周围到额叶后下区呈"U"形弯曲，连接 Wernicke 区（图 11-7 中的位置 F）和 Broca 区（图 11-7 中的位置 A）（Pearce，2000）。

J. 阅读障碍和失读（单词失认和单词盲）

1. 临床特征：阅读障碍指尽管有足够的智力和接受过传统的教学，但对书面文字的意义仍有失认。因此，患者不会读。根据起病时间不同，阅读障碍可分为先天性和获得性。相反，一些儿童，如正常的、学习障碍的、有孤独症的或智力缺陷的儿童，有阅读早慧（Mehegan 和 Dreifuss，1972）。他们可能在非常年幼时就过早地阅读，但是不能理解他们所读的内容。

2. 阅读障碍的临床检查

a. 如果患者是儿童，回顾伴随语言和行为问题的病史：语言习得延迟；说字母困难；字母倒转如 d 变成 b；字母排序异常如 was 变为 saw（Shaywitz 和 Shaywitz，1999）。而该儿童往往有注意力缺陷，无法组织、计划、执行行动，如无法完成家庭作业。

b. 检查者应该检查患者识别单个字母、短单词和长单词的能力，以及检查长单词发音，读短语、句子和段落并加以解释的能力。

c. 检查患者抄写打印句子和听写句子的能力。尽管患者能听写出句子，但是却读不出它。

d. 检查 Gerstmann 综合征的要素（参见ⅢO 部分）。

e. 检查其他视觉失认，如不能说出颜色。

3. 阅读障碍的病变部位

a. 在先天性阅读障碍中，患者通常没有重大的损害，但可能显示皮质轻微发育不全。功能研究与病理解剖研究一致，病变定位于以角回为中心的顶-枕-颞交界处（Critchley，1964；Shaywitz 和 Shaywitz，1999）。计算障碍常与阅读障碍伴随。

b. 在获得性阅读障碍中，病变通常位于失语症脑区的后端（图 11-7 中的位置 D 和 E）或者稍微靠后。病变破坏了顶-枕-颞交界处的词语联想皮质，或将其与胼胝体、枕叶舌回和颞叶梭状回的传入通路断开（Greenblatt，1977）。Benson（1977）描述了一种可能与 Broca 失语相关的优势半球额叶病变后的阅读障碍。

K. 听觉失认（单词聋）

相对单纯的听觉失语症患者无法理解口语，但是能读、能写、能说。病变位于左侧颞上回后部（图 11-7 中的位置 F），在外侧裂底部靠近颞横回的初级听觉感受区。颞叶病变还可导致其他形式的听觉失认，如解释语言以外的不同声音的含义。

L. 完全性失语

1. 临床特征：有表达性和感觉性语言障碍的患者可能会消除对所有文字的感受和表达。病变的最初阶段，患者可能完全静默。保留的主要是感叹性用语和严重的电报式用语。

2. 病变部位：在完全性失语中，病变破坏了左侧旁外侧裂皮质的大部分（图 11-7 中的位置 A~F，整个阴影区）或破坏了它与尾状核-壳核及它与丘脑的连接。因为整个旁外侧裂皮质和纹状体的大部分仅由大脑中动脉供血，失语通常由此供血区的梗死引起。在图 11-8 中将这一区域涂上阴影。

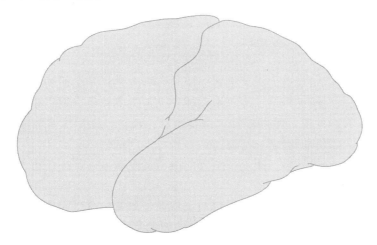

图 11-8　空白的左侧大脑半球

将失语症患者的预期病变部位涂上阴影

对照图 11-7 核对你画的图。

M. 复习失语相关的神经系统检查结果

1. 伴随失语的神经功能缺损取决于失语脑区内的病变位置，其遵循确定的逻辑，如果你理解运动区的位置和分离的视觉与听觉初级感觉皮质（图 2-2C）。

2. 旁外侧裂区前部病变可能延伸到运动区，而更靠后的病变可能延伸到视辐射（膝距束）。必要的话复习图 3-5。

3. 非流利性 Broca 失语患者更可能有☑偏瘫/□偏盲/□左-右混乱，因为病变位于<u>失语脑区前部，邻近运动区</u>。

4. 流利性失语更可能有□偏瘫/☑偏盲/□疾病失认，因为病变位于<u>失语脑区后部，与膝距束重叠</u>。

5. 哪种类型的失语最有可能有严重的感觉性失语：☑流利性/□非流利性。请解释。<u>因为病变更靠后，接近听觉和视觉词语联想区。</u>

N. 右侧大脑半球在语言中的作用

1. 左侧大脑半球将单词的意义或语义内容作为符号进行交流。大脑发育成熟后，右侧大脑半球只能在有限的程度上做到这一点。为了解释和表达，右侧大脑半球必须将它接收到的语言刺激经过胼胝体传入左半球（Greenblatt，1977）。

2. Ross（1981）提出右侧大脑半球的旁外侧裂区赋予语言语调、旋律、停顿和语法，以及增加语言情感的韵律。右侧旁外侧裂区病变或它的皮质下连接病变损害了患者使自己的语言有感情色彩的能力，也损害了患者解读他人的感情含义或情感手势的能力。

a. 和失语类似，说话缺乏情感变化的患者也有表达性声律障碍。

b. 不能区分他人语言感情波动的患者有感受性声律障碍，或患者可能有完全性声律障碍（Ross，1981）。

c. 虽然随后的研究并没有完全支持这一理论，但是韵律来自大脑的某个或多个部位（Van Lanker 和 Breitenstein，2000）。

3. 检查声律障碍

a. 为检查表达性声律障碍，在采集病史期间聆听单调的无感情的语言，并让患者投入不同的情感语调来说出测试短语。为理解韵律在交流中的作用，可以试做这个练习，说："你能过来吗？"大声地说，尽可能轻柔而有诱惑力地说，然后尽可能愤怒地说。像戏剧演员一样来演绎这个短语，看看它可以传达多少种不同的情感。

b. 为检测感受性声律障碍，用不同情感的语调说测试短语，并让患者解释所传达的情绪。录音带可以提供标准化的短语。

4. 鉴别诊断：单调的无感情的言语也可出现在多种其他神经精神疾病中，如抑郁症、痴呆、Broca 失语，丘脑或基底运动神经核病变如帕金森病。

5. 表达性声律障碍可作为一种☑失用/□失认，而感受性声律障碍可作为一种□失用/☑失认。

O. Gerstmann 综合征

1. 临床特征：虽然 Gerstmann 综合征的核心体征由书写困难、计算障碍、手指失认和左右失定向组成，但是大多数患者也有一定程度的失语或阅读障碍。患者常在自发书写时出现书写障碍，但是能抄写。儿童可正常地经历发育过程中的 Gerstmann 综合征（Critchley，1969；Gordon，1992；O'Hare 等，1991），但它也可能作为总体学习障碍的一部分而持续存在（Suresh 和 Sebastian，2000）。

2. 病变部位：虽然在顶-枕-颞交界处左侧角回病变（图 11-7 中的位置 E）可能会导致

Gerstmann 综合征的四个核心要素，但是在更远位置的病变也可能导致某一个或所有的要素（Heimberger 等，1964）。尽管病变是单侧的，手指失认和左右失定向影响到身体的双侧，从而表现出双侧自身部位失认症。

3. 列出 Gerstmann 综合征的四个体征。

<u>书写困难、计算障碍、手指失认、左右失定向。</u>

P. 局灶性和非对称性皮质变性综合征

虽然各种失认和失用均是特征性地起源于局灶性病变，如梗死和肿瘤，但有时弥漫的皮质神经变性病变也可能影响脑叶或部分脑叶。例如，如果病变集中在左侧旁外侧裂区，患者就会有失语且是疾病的主要成分。总的来说，患者后来会变成痴呆，但至少在疾病早期阶段，局灶体征可能占主导地位（Casselli，1995）。

Q. 复习失认、失用和失语的定义

现在，你知道检查这些疾病的操作方法，请给以下名词做出一般的解释性定义：

1. 失认：<u>参见第 11 章 ⅡB2。</u>
2. 失用：<u>参见第 11 章 ⅡJ1。</u>
3. 失语：<u>参见第 11 章 ⅢB。</u>
4. 区别失认和其他感觉、理解或知觉紊乱的必要条件是：<u>参见第 11 章 ⅡB3。</u>
5. 区别失用和其他执行功能障碍的必要先决条件是：<u>参见第 11 章 ⅡJ2。</u>

参考资料·失语：语言的失认和失用

Arciniegas DB, Beresford TB. *Neuropsychiatry*. New York, NY: Cambridge Univ. Press; 2001.

Benson D. The third alexia. *Arch Neurol*. 1977; 34: 327-331.

Bookheimer SU, Zeffiro TA, Blaxton Ta. Activation of language cortex with automatic speech tasks. *Neurology*. 2000; 55: 1151-1157.

Brazis PW, Masdeu JC, Biller J. *Localization in Clinical Neurology*. 7th ed. Philadelphia, PA: Lippincott Williams Wilkins, Wolters Kluwer Health. 2016 In Press.

Bruyn RPM. Thalamic aphasia: a conceptual critique. *J Neurol*. 1989; 236: 21-25.

Casseli RJ. Focal and asymmetric cortical degeneration syndromes. *Neurologist*. 1995; 1: 1-19.

Critchley M. *Developmental Dyslexia*. London: William Heinemann Medical Books; 1964.

Critchley M. *The Parietal Lobes*. New York, NY: Hafner Publishing; 1969.

Damasio AR. Aphasia. *N Engl J Med*. 1992; 326: 531-539.

Giannakopoulos P, Gold G, Duc M, et al. Neuroanatomic correlates of visual agnosia in Alzheimer's disease. A clinicopathologic study. *Neurology*. 1999; 52: 71-77.

Goodglass H. *Understanding Aphasia*. San Diego, CA: Academic Press; 1993.

Goodglass H, Kaplan E, Barresi B. *Boston Diagnostic Aphasia Examination*. 3rd ed. (Edition (BDAE-3). Austin, TX: Pro-Ed; 2000.

Gordon N. Children with developmental dyscalculia. *Dev Med Child Neurol*. 1992; 34: 459-463.

Gordon N. Mutism: elective or selective and acquired. *Brain Development*. 2001; 23: 83-87.

Greenblatt SH. Neurosurgery and the anatomy of reading. A practical review. *Neurosurgery*. 1977; 1: 6-15.

Grigoletto F, Zappala G, Anderson DW. Norms for the Mini-Mental State Examination in a healthy population. *Neurology*. 1999; 53: 315-320.

Heilman KM, Meador KJ, Loring DW. Hemispheric asymmetries of limb-kinetic apraxia. A loss of deftness. *Neurology*. 2000; 55: 523-526.

Heilman KM, Valenstein E. *Clinical Neuropsychology*. New York, NY: Oxford Univ. Press; 1979.

Heimberger R, DeMyer W, Reitan R. Implications of Gerstmann's syndrome. *J Neurol Neurosurg Psychiatry*. 1964; 27: 52-57.

Joynt RJ, Goldstein MN. Minor cerebral hemisphere. In: Friedlander WJ, ed. *Advances in Neurology*. Vol 7. New York, NY: Raven; 1975, 147-183.

Kreisler A, Godefroy O, Delmaire C, et al. The anatomy of aphasia revisited. *Neurology*. 2000; 54: 1117-1123.

Lazar RM, Marshall RS, Prell GD. The experience of Wernicke's aphasia. *Neurology*. 2000; 55: 1222-1224.

Meador KJ, Loring DW, Lee K, et al. Cerebral lateralization. Relationship of language and ideomotor praxis. *Neurology*. 1999; 53: 2028-2031.

Mega MS, Alexander MP. Subcortical aphasia: the core profile of capsulostriatal infarction. *Neurology*. 1994; 44: 1824-1829.

Mehegan H, Dreifuss F. Hyperlexia. *Neurology*. 1972; 22: 1105-1111.

Mohr JP, Pessin MS, Finkelstein S, et al. Broca aphasia: pathologic and clinical. *Neurology*. 1978; 28: 311-324.

O'Hare AE, Brown JK, Aitken K. Dyscalculia in children. *Dev Med Child Neurol*. 1991; 33: 356-361.

O'Hare A, Gorzkowska J, Elton R. Development of an instrument to measure manual praxis. *Dev Med Child Neurol*. 1999; 41: 597-607.

Papagno C, Sala SD, Basso A. Ideomotor apraxia without aphasia and aphasia without apraxia: the anatomical support for a double dissociation. *J Neurol Neurosurg Psychiatry*. 1993; 56: 286-289.

Pearce JMS. Aphasia and Wernicke's arc. *J Neurol Neurosurg Psychiatry*. 2000; 70: 699.

Penfield W, Roberts L. *Speech and Brain Mechanisms*. Princeton, NJ: Princeton Univ. Press; 1959.

Pujol J, Deus J, Losilla JM, et al. Cerebral lateralization of language in normal left-handed people studied by fMRI. *Neurology*. 1999; 52: 1038-1043.

Ross ED. The aprosodias. *Arch Neurol*. 1981; 38: 561-569.

Shaywitz SE, Shaywitz BA. Dyslexia. In: Swaiman KF, Ashwal S, eds. *Pediatric Neurology*. 3rd ed. St. Louis, MO: Mosby; 1999, Chap. 33, 576-584.

Shewan CM, Kertesz A. Reliability and validity characteristics of the Western Aphasia Battery (WAB). *J Speech Hearing Disorders*. 1980; 45: 308-324.

Suresh PA, Sebastian S. Developmental Gerstmann's syndrome: a distinct clinical entity of learning disabilities. *Pediatr Neurol*. 2000; 22: 267-278.

Van Lanker D, Breitenstein C. Emotional dysprosody and similar dysfunctions. In: Bogousslavsky J, Cummings JL, eds. *Behavior and Mood Disorders in Focal Brain Lesions*. Cambridge, MA: Cambridge Univ. Press; 2000, Chap. 12, 327-368.

Weinstein EA, Friedland RP. *Hemi-inattention Syndromes and Hemisphere Specialization. Advances in*

Neurology. Vol 10. New York, NY: Raven; 1977.

Ⅳ. 大脑定位摘要

A. 复习大脑脑叶

大约在公元 25 年 Celsus 评论说："……不知道病变在身体何处者不能医治身体的疾病。"如果你画不出大脑的脑叶并定义其边界，请复习图 2-2。

B. 定位的概念和临床病理学的关联

1. 导致特定体征和症状的病灶的定位与功能定位是不一样的。如果记得病变定位的操作步骤，就不必担心自己对功能的定位：进行测试，并根据标准程序判断结果，然后把结果与患者一系列的脑部病变位置关联起来。仅仅因为检查者可以根据功能缺损而定位病灶，并不意味着功能已被定位；这种情况下功能定位陷于循环推理的陷阱。

次序 1
孩子："爸爸，为什么东西会落到地上？"
父亲："为什么，很简单，因为有重力。"
次序 2
孩子："爸爸，为什么你说有重力？"
父亲："为什么？很简单，因为东西会落到地上。"

2. 通过临床病理学方法定位得出图 11-9 的构造，把病变部位和症状、体征关联起来。

3. 与临床病理关联推导出的区域比较，脑功能成像显示精神功能涉及大脑更多的区域，可能包括小脑（Mazziotta 等，2000）。因此，通过临床病理的关联确立的位点或定位仍然有效，但应被视为在分布式网络中的节点，而不能作为床旁操作确定的可独自调节功能的位点。

4. 记忆的定位：虽然大脑灰质或白质弥漫性病变会损害记忆，但局限于内侧颞叶的双侧病变或间脑和基底前脑的双侧病变可引起相对单纯的记忆丧失，称为纯遗忘综合征。患者缺乏近期记忆，但保留原有的智商且没有其他明显的神经系统体征（Victor 和 Ropper，2001；图 11-10）。

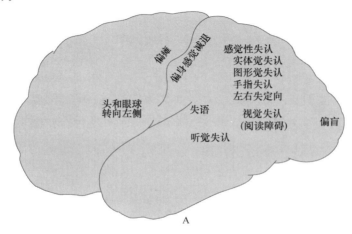

A

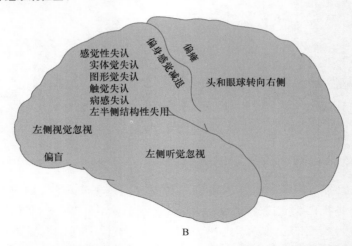

图 11-9　左侧或右侧大脑半球局灶性破坏性病变导致的症状和体征的总结

A.左大脑半球侧面观；B.右大脑半球侧面观。注意某些体征如偏瘫，任何一侧半球病变后都可出现，
但是其他体征取决于哪个半球包含病变

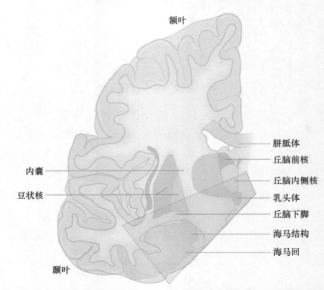

图 11-10　大脑半球的冠状断面，显示当双侧受损时导致近期记忆损失的区域

（经许可引自：Horel Ja. The neuroanatomy of amnesia: a critique of the hippocampal memory hypothesis. *Brain*. 1978；101：403-445.）

C. 功能性-器质性二分法中失认、失用和知觉缺损的诊断价值

1. 在每次病史采集和神经系统检查结束后，检查者必须在可能的器质性疾病和可能的功能性（心理性）疾病之间做出二分选择，指导选择诊断性检查和处理。

2. 如果你意识到很大比例的患者有功能性障碍，你就会认识到在正确的诊断中做出首次二分选择的重要性。

3. 实质上，检查者必须背下这些问题：

a. 患者有病变吗（生化的或解剖的）？

b. 病变在哪？

c. 病变是什么？

d. 需要哪些关键的诊断程序？

4. 如果患者有明显的神经体征，如偏瘫或偏盲、失认、失用，那么首次诊断性二分选择很简单：患者有☑器质性/□功能性疾病。

5. 大多数功能性疾病都保留了大部分知觉功能。因此，一般的神经症性和轻度精神病性患者没有知觉缺损。脑部病变可能损害记忆、定向力和意识——知觉功能，而不会导致更明显的神经体征。因此，知觉缺损本身就可能预示器质性疾病。在精神紊乱的患者中，混乱的记忆、定向或意识最可能提示为☑器质性/□功能性疾病。

6. 在精神紊乱的患者中，保留记忆、定向或意识，最可能的提示为□器质性/☑功能性疾病。

7. 警告：虽然有用，但器质性-功能性二分法是人为的。缺乏知觉缺损或明显的神经系统体征，虽然减少了器质性脑部病变的可能性，但却不能保证没有病变。病变可能没有超过组织的安全系数而没有引起明显的神经系统体征，即使它已经产生了患者或同事能识别的变化。相反，患有重度精神分裂症或重性抑郁的重度精神病患者，可能表现出知觉缺损，并在反映脑功能障碍的 Halstead-Reitan 测验中表现很差。许多所谓的功能性疾病，如精神分裂症、抑郁症、多动症、神经性厌食症、贪食症、肥胖、睡眠障碍和头痛，都有生物学基础，但没有经典意义上可识别的病变，或者像精神分裂症一样，需要微妙的测量来证明这些偏差。在试图区分器质性疾病和功能性疾病的过程中，我们常游走在胜利和灾难之间的细微边界上，当然患者可能二者兼有。

Ⅴ. 痴呆和老龄患者精神状态与神经系统检查的特征

不同类型的弥漫性器质性脑病患者表现出某些显著神经认知障碍或痴呆的共同的症状和体征，如时间定向障碍和记忆缺失（Diagnostic and Statistical Manual of Mental Disorders，5th ed，DSM-5，2013；Cummings 和 Benson，1992；Victor 和 Roper，2001）。然而，局灶性病变也能导致整体行为和情绪的变化，以及痴呆的一些特征（Bogousslavsky 和 Cummings，2000）。患者往往没有意识到自己精神能力的损失，通常因为家庭成员的关心而被带来看病。

A. 痴呆的认知功能障碍的床旁筛查

1. 问题

a. 对痴呆和脑病变敏感的全面的成套检查需要培训、设备及时间。标准的智力测验，如斯坦福-比奈和韦氏智力量表容易受环境和教育的影响，对早期痴呆和许多局灶性脑病变相对不敏感。例如，没有近期记忆的遗忘-虚构综合征患者或前额叶切除的患者，智力测验得分正常，而大脑正常的文化匮乏者或文盲则得分较差。

b. 为在药物治疗试验中随访跟踪患者病情程度及为了痴呆的鉴别诊断，研究者从较大的量表中提取某些项目做成简短的痴呆检查量表（Lopez 等，1999）。事实上，这场手工操作比赛的存在是为了发现一个需要时间很少而且可靠的痴呆检查方法。最流行的是心理评估资源公司提供的简易精神状态检查（MMSE），它需要十多分钟，但现在已经缩减为需

1.5～3min 的微型 MMSE。MMSE 的敏感度为 71%～92%，特异度为 56%～96%，阳性预测值为 15%～72%（Boustani 等，2003；Adelman 等，2005）。记忆障碍量表仅需 4min。三步拼写 "world"（正着拼，倒着拼，按字母表顺序拼）被吹捧得差不多一样好，但仅需 1min（Leopold 等，1997）。这些检查评估的认知种类参见表 11-5。

表 11-5 精神状态检查测试的认知种类

定向	让患者说他们在哪里，如城市、州、医院
	让患者说现在是星期几、月份、年份
注意力	让患者计算 100 连续减 7，5 个正确答案后停止
记忆力	说出三个物品（如钢笔、床、鼻子），然后让患者重复这三个物品
复杂任务	给患者三个步骤的指令，如 "拿起你的外套，把它放在椅子上，然后坐下"
命名	让患者说出两个在房间中可见的物体，通过指示并且说出 "这是什么"
复述	让患者重复一个句子
回忆	让患者回忆上面给出的三个物品
阅读	写下短语 "闭上你的眼睛"，拿给患者看，并且说 "请照卡片上说的做"
书写	让患者写一个简单的句子
临摹	让患者照图画图形

注：在 MMSE 中，对认知的类别进行评估并打分，每个正确答案得 1 分。

c. 可能对检测轻度认知功能障碍更敏感的另一个筛查测试是蒙特利尔认知评估（MOCA）（Nasreddine 等，2005）。此外，MOCA 筛查工具不太容易受到文化和教育偏倚的影响，并且临床使用是免费的。

d. 症状清单，它与即时认知测试的激增相匹配。你所要做的就是让职员、患者或家长填写一分检查表，得分加起来，很快你就能诊断出自闭症、注意力缺陷/多动障碍、抑郁症、痴呆、谵妄等，是即时且无痛的诊断方法。

e. 精明的临床医生通过观察患者的反应和行为，并在测试过程中与患者互动，可以了解很多东西。你得到的不仅仅是个数字分数。测试成为与患者互动的一部分，从而了解患者的真实问题和状况。如果你没有时间投入到这项任务中，就不要假装去评估患者的精神状态。有关开车、上学、生活安排、遗嘱和资金管理的决定需要最仔细的临床判断（Galvin 等，2012）。

f. 精神状态评估中的两个关键问题

i. 早期发现预示着逐渐进展的痴呆起病的轻度认知功能障碍（Bennett，2002）。

ii. 鉴别痴呆的原因，最重要的是把可治的和不可治的痴呆分开，对此，即时的测试毫无价值。

2. 解决办法

a. 学会使用恰当的精神状态问题来筛查知觉中枢问题（表 11-3）。

b. 熟悉并使用众多快速筛查试验中的一种（Albert 和 Knoefel，1994；Bennett，2002；

Houx 等，2002；Petersen 等，2001；表 11-4），在各种简短的筛查中，Folstein 的 MMSE 是最流行的，而且对儿童（Besson 和 Labbé，1997；Ouvrier 等，1999）和成人（Dufouil 等，2000；Grigoletto 等，1999）均有常模，但是教育程度对它有严重的偏倚（Doraiswamy 和 Kaiser，2000；Grigoletto 等，1999）。Solomon 等（1998）设计了简短的系列问题，用于在办公室中诊断阿尔茨海默病引起的显著神经认知障碍，回应了一些对 MMSE 的批评。大多数受过良好教育的正常年轻人做 MMSE 不会出错，会得到满分 30 分，但正常人群的得分随年龄（60～65 岁）、教育程度和性别显著下降（Grigoletto 等，1999；图 11-11）。

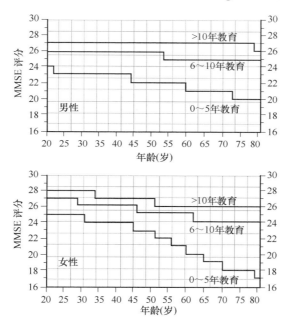

图 11-11　以第五个百分位数为基准的简易精神状态检查

（引自：Grigoletto F，Zappala G，Anderson DW. Norms for the Mini-Mental State Examination in a healthy population. *Neurology.* 1999；53：315-320.）

c. 检查者必须充分认识到神经心理学测验解释上的局限性。效度建立在这样的假设之上：患者充分合作，患者尽了最大努力，并且属于标准化测试所依据的文化。

d. 然后决定是否进行全面的神经心理学系列量表评估（Green，2000）。如果有疑问，请将患者转诊到专门的痴呆中心。

B. 评估痴呆患者的其他方法

1. 数位研究员列出了一些方法，用来诊断和评估痴呆患者身体的、认知的和情感的状况。旨在从不可治的痴呆中区分出可治疗的痴呆，如梅毒和 Wilson 肝豆状核变性，并确定预后（Camicioli 和 Wild，1997b；Chui 和 Zhang，1997；Clark 和 Trojanowski，2000；Knopman 等，2001；Petersen 等，2001；图 11-12）。

2. Applegate 等（1990）为临床医生列出了几个量表来评估老年人和抑郁症患者的日常生活，作为整体神经系统评估的一部分。

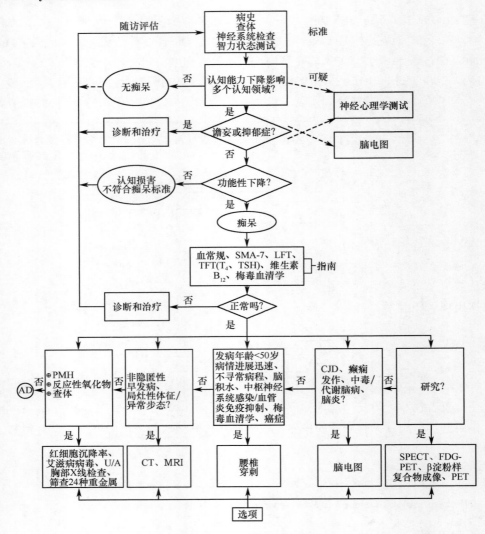

图 11-12 痴呆诊断和评估算法

CJD，克雅病；LFT，肝功能检查；TFT，甲状腺功能检查；AD，阿尔茨海默病（引自：Chui H，Zhang Q. 1997；Lopresti et al，2005.）

3. MRI 体积评估包括基于体素的形态测量，越来越多地利用结构生物标志物来跟踪阿尔茨海默病患者的疾病进展，以及识别与神经退行性疾病相关的脑萎缩的特征模式（Whitwell 等，2007，2010，2011，2012；Josephs 等，2008）。

C. 区分失语和显著神经认知障碍（痴呆）或其他类型精神障碍的临床发现

完全性失语患者无法对知觉测试的标准问题做出反应，也无法做精神状态测验。区分失语和痴呆患者的临床特征如下：

1. 保留个人习惯和卫生。

2. 合理安排时间进行日常活动，处理日常生活事务。

3. 控制大小便。

4. 社会行为适当。

5. 如果检查者说出包含正确单词或答案的备选单词列表，那么通常可识别出正确的单词或答案。

D. 衰老和痴呆的原始反射

> 有时回旋（脑回）只是在体积上减小了，而在其他时候它们是折叠的；在其他情况下还有硬化。患者过着一种只有兴奋和营养的生活。大脑功能被抹杀了。真正的脊髓和神经节的功能单独保留下来。对于生理学家来说，要研究这种回到婴儿时期的独特存在方式还有很多事情要做。
>
> ——Marshall　Hall（1790～1857）

1. 原始反射的理论：足月婴儿预编程的原始反射，如呼吸和吮吸，决定了婴儿的行为（O'Doherty，1986）。随着婴儿皮质的成熟，它开始支配或抑制原始的先天行为。之后，随着老化或痴呆，大脑皮质神经元丢失，从而无法抑制原始反射，并允许其在脑损伤的成人中再次出现（Huff 等，1987；Jenkyn 等，1977；Rao，2000）。

2. 弯曲的态势或姿势

a. 婴儿在足月时显现出普遍屈曲的姿势，即所谓的胎儿姿势，头屈曲靠向胸部，胸部屈曲靠向骨盆，手臂和腿屈曲靠向身体。Yakovlev（1954）把这种姿势解释为"身体对身体的握持反射"。屈曲姿势在正常新生儿中占主导地位，造成婴儿不能完全伸展膝盖和肘部，即使检查者也不能将其被动地伸展。

b. 在第一年，随着大脑皮质的成熟，正常婴儿从这种屈曲姿势中展开，自身展开，抵抗重力展开，达到直立姿势，并从躯干伸展四肢以让他们自由活动。

c. 在晚期神经认知功能障碍中，随着大脑皮质退化，胎儿弯曲的姿势重新出现。患者再次将身体屈曲并再次屈服于重力。莎士比亚谈到过这种屈曲、直立姿势的生命周期，两次婴儿，一次成人（图 11-13）。

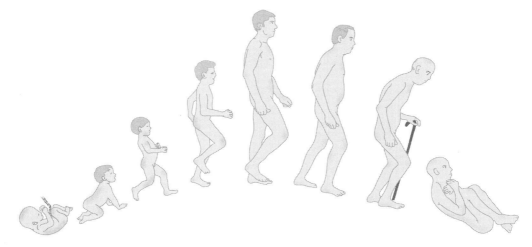

图 11-13　从屈曲到直立再到屈曲的生命周期：两次婴儿，一次成人

（引自：Yakov IP. Paraplegia in flexion of cerebral origin. *J Neuropathol Exp Neurol*. 1954；3：267-296.）

3.原始反射的意义：原始反射，虽然一般不用来定位病变，它确实反映了弥漫性脑功能障碍，但是与痴呆没有严格的相关性（Huff 等，1987；Jenkyn 等，1977；Jenkyn 和 Reeves，1981；Koller 等，1982；Owen 和 Mulley，2002；Rao，2000；Tweedy 等，1982），参见表 11-6。

表 11-6　弥漫性器质性脑功能障碍中的非定位的神经体征

1. 眼球运动范围和平滑追踪。指示患者保持头不动，跟随检查者的手指检查水平和垂直凝视极限。将透明直尺放在角膜前测量偏移范围

   正常：眼球平滑地移动，无眼球震颤，向上 7mm，其他方向 10mm

   异常：不规则的、顿挫性的或跳跃性的平滑扫视。上视常常受限。向上和侧向凝视应该分别少于 5mm 和 7mm

2. 侧向凝视不能坚持。患者保持头位不动，眼睛尽量向左侧看，固定在墙壁上的一点，持续 30s。如果必要，指示患者眨眼但不要让眼睛偏移回中位

   正常：持续固定 30s

   异常：无法持续 30s

3. 舌不能坚持。指示患者尽可能伸舌，在中间位置保持 30s

   正常：持续 30s

   异常：不自主运动综合征如舞蹈病的患者，总是失败，而痴呆或注意力差的患者常可完成

4. 眉间瞬目。患者看着房间的某一点。检查者站在旁边用示指在额头上从上向下快速轻敲眉间 10 次

   正常：数次轻敲后眼睑反射性闭目受到抑制，眼睑保持睁开

   异常：上睑或下睑或上下眼睑同时连续地反射性眨眼，伴或不伴眼睑闭合（脱抑制）。一些正常人可能会持续眨眼

5. 噘嘴反射。患者闭眼。检查者用中等速度敲人中数次或用试管尖端平稳地压住人中（不至于引起疼痛），向牙床压迫上唇

   正常：无反应

   异常：噘嘴或抿住嘴唇

6. 吸吮反射。患者闭眼，检查者用试管的圆端从中心向两边敲打患者的唇

   正常：婴幼儿有吸吮反射，其后没有反应

   异常：任何婴儿期以上的患者出现抿住或吸吮嘴唇的动作。幼小的婴儿不吸吮

7. 颈头反射。患者站立，放松，轻轻闭眼。检查者告诉患者放松，让身体和手臂松软。检查者迅速地把患者的肩膀向右转 1/8～1/4 圈再向左转，反复几次，随机停止使肩膀转向一个方向

   正常：约 0.5s 后，头反射性地向肩的方向转动并与肩部新的位置对齐（测试前排除颈椎病）

   异常：头保持原来的位置，不与肩膀新的位置对齐（此反射是"去抑制"）

8. 抓握反射。检查者用示指和中指从鱼际下隆起处向拇指和示指交界处轻抚患者手掌

   正常：在婴儿早期出现，以后消失

   异常：患者抓住检查者的手指，然后可能出现强迫摸索，无论检查者将手移到哪里，患者均会保持抓握，或者患者可能会不由自主地摸索看到的物体

9. 掌颏反射。检查者指示患者放松。患者坐位或斜靠着。弄断木质压舌板，用其锯齿状边缘沿着患者左右手的鱼际隆起近端轻划（Owen 和 Mulley，2002）

   正常：无颏肌收缩，但如果刺激非常强烈，多数患者也出现反射（Koller 等，1982）

   异常：极容易引起同侧，有时双侧颏肌收缩

10. 手臂-跌落试验。检查者指示患者，"完全放松手臂，让我做所有的工作"。检查者抓住患者的腕，抬高它，让它坠落。检查者用另一只手抓住患者手臂避免伤害。在颈头试验后做这个检查最成功，让患者体验到手臂完全放松的感觉像什么

    正常：手臂自由下落

    异常：手臂无法自由下落。偶尔，正常人不能放松地让手臂自由下落

11. 腿-跌落试验。像手臂跌落一样。患者坐在桌子上，双腿悬在桌沿。检查者抓住脚踝，使患者腿伸直，然后让它下落

12. 张力过度（抗拒反射）。检查者握住患者的手腕，向各个方向被动地移动患者的手腕

    正常：自由的，无抗拒

    异常：向任何方向运动均有或多或少的抵抗，它可能屈从，然后再抵抗。必须区别于帕金森病患者的肌强直

E. 弥漫性脑病、痴呆和衰老的临床特征

1. 弥漫性脑病引起精神和行为的改变，患者表现出：

a. 计划、判断和决策力减弱，伴思想和行动贫乏、消极、幼稚，缺乏灵活性。

b. 对当前事件失去兴趣，活动范围受限，疑病和以自我为中心。

c. 健忘，近期记忆较远期记忆差——"活在过去"。

d. 意志缺乏状态。患者在做决定和采取行动方面表现出总体的惰性。衰老和神经认知功能障碍的保守主义部分是在做决定和采取行动时普遍存在的惰性。意志缺乏也以执行功能损害伴大的双侧额叶病变为特征（Dubois 等，2000）。患者看起来冷漠，缺乏自发性、动机、兴趣和精力来发起与坚持完成任务。患者话语稀少，语速缓慢，反应有较长的延迟，没有展开谈话或沟通某个想法的意图。用俗语讲就是患者的能量已经耗尽。

2. 情感改变

a. 抑郁伴有冷漠、易怒，经常抱怨过度疲劳。攻击性或躁狂不太常见。

b. 为琐事而焦虑和担忧。

c. 情感不稳（假性球麻痹情感）或情感迟钝。情绪摇摆于躁狂或抑郁之间。

3. 自主神经功能和个人卫生的改变

a. 在面部外观和姿势上突然或过早衰老。看起来 80 岁的患者通常没有那么老，或者如果 70 岁看上去像 80 岁，你不太可能把他当作 80 岁。

b. 个人外表邋遢，常伴尿失禁和大便失禁。

c. 食欲下降，通常伴体重减轻。

d. 睡眠周期紊乱，常伴夜间失去定向力。

e. 性活动和性兴趣减少，或罕见的性欲亢进或不恰当的性行为。

F. 弥漫性脑病、衰老和痴呆的神经系统体征

1. 语言改变

a. 构音障碍。

b. 语言和联想贫乏，累赘地陈述，类失语样的找词和命名不能。

c. 单调或平淡的语言，缺乏韵律。

d. 持续说话和模仿说话。

2. 步态改变（Camicioli 等，1997a；Joseph 和 Young，1992；参见第 8 章的步态短评）。

a. 不稳定，步基宽，跌倒（Tinetti，2003）。

b. 步幅缩小，小碎步。

c. 步态失用。

d. 伴有后退或前进的垂直性丧失和慌张步态。

3. 整体运动功能的改变

a. 所有随意运动变得迟缓、减少。

b. 屈曲姿势增加。

c. 强直，无论是铅管样的强直或外来刺激引起的强直（非自主抗拒）。

d. 面部僵硬不动。

e. 书写衰退：书写困难和写字过小症。检查过去几年患者签名的样品（旧支票等）。

f. 不自主运动：口舌运动过度和轻度的静止性或动作性震颤。

g. 去抑制并出现原始反射（表 11-6）。

h. 皮质下痴呆的运动功能紊乱：阿尔茨海默病引起的显著神经认知障碍主要造成皮质退化。锥体外系体征常见，如肌强直和运动迟缓，但通常不突出（Lopez，1997）。所谓的皮质下痴呆对基底运动神经核和脑干吻侧的影响，不亚于或者超过了对皮质的影响。亨廷顿舞蹈病、丘脑变性、帕金森病和 Wilson 肝豆状核变性等，这样的患者除了痴呆外，还伴有早期的或明显的锥体外系体征（Cummings 和 Benson，1992）。依据单纯的临床背景区分皮质和皮质下痴呆值得怀疑，但皮质痴呆的特征失语和失用超过了皮质下痴呆（Victor 和 Ropper，2001）。

4. 肌肉牵张反射的改变：除了小腿三头肌反射减弱或消失（由于轻度的远端老年性周围神经病变），所有肌肉的牵张反射都很活跃（包括下颌反射）。

5. 视觉功能改变

a. 视力下降，常有白内障或黄斑变性。

b. 瞳孔缩小，高龄者可能无对光反射或调节反射（Jenkyn 和 Reeves，1981）。

c. 眼球固着力和平滑跟踪差，伴向上凝视受限。

6. 感觉改变

a. 嗅觉丧失常见于阿尔茨海默病引起的显著神经认知障碍。

b. 深感觉如足部振动觉减少。

c. 老年性耳聋。

G. 痴呆、谵妄和躁狂的临床区别

1. 显著神经认知障碍（痴呆）是一种慢性的、或多或少为永久性的一个或多个认知域改变，通常起病隐匿，呈进行性发展。谵妄，虽然临床上类似痴呆，但却是短暂的。戒断性谵妄（震颤谵妄）是典型的例子。

2. 谵妄患者有暂时的但是完全性的认识和注意力紊乱，意识水平改变但不是昏迷（尽管它可能是昏迷前或与昏迷交替），活动性增加或减少，遗忘和失定向，经常伴随幻觉和妄想，睡眠周期紊乱伴谵妄恶化或者仅夜间出现（Lipowski，1989）。

3. 躁狂患者表现为宏大的、夸张的自尊和感到有力量，不可战胜，言语压力，注意力分散，失眠，思维奔逸，享乐主义或不顾后果地寻求目标，但是患者保留记忆和时间、地点、人物的定向力。

参考资料·痴呆和老龄患者精神状态与神经系统检查的特征

Adelman AM, Daly MP. Initial evaluation of the patient with suspected dementia. *Am Fam Physician*. 2005; 71(9): 1745-1750.

Albert M, Knoefel J. *Clinical Neurology of Aging*. 2nd ed. New York, NY: Oxford Univ. Press; 1994.

American Psychiatric Association. *Diagnostic and Statistical Manual of Mental Disorders*. 5th ed. Arlington, VA: American Psychiatric Association; 2013.

Applegate JP, Blass JP, Williams TP. Instruments for the functional assessment of older patients. *N Engl J Med*.

1990; 322: 1207-1214.

Bennett DA, Wilson RS, Schneider JA, et al. Natural history of mild cognitive impairment in older persons. *Neurology*. 2002; 59: 198-205.

Besson PS, Labbé EE. Use of the modified Mini-Mental State Examination with children. *J Child Neurol*. 1997; 12: 455-460.

Bogousslavsky J, Cummings JL. *Behavior and Mood Disorders in Focal Brain Lesions*. New York, NY: Cambridge Univ. Press; 2000.

Boustani M, Peterson B, Hanson L, et al. Screening for dementia in primary care: a summary of the evidence for the U.S. Preventive Service Task Force. *Ann Inter Med*. 2003; 138: 927-937.

Camicioli R, Panzer V, Kaye J. Balance in the elderly. Posturography and clinical assessment. *Arch Neurol*. 1997a; 54: 976-981.

Camicioli R, Wild K. Assessment of the elderly with dementia. In: Herndon R, ed. *Handbook of Neurologic Rating Scales*. New York, Demos Vermande, 1997b, Chap. 6, 125-141.

Chui H, Zhang Q. Evaluation of dementia: a systematic study of the usefulness of the American Academy of Neurology's Practice Parameters. *Neurology*. 1997; 49: 925-935.

Clark CM, Trojanowski JQ. *Neurodegenerative Dementias*. New York, NY: McGraw-Hill; 2000.

Cummings JL, Benson DF. *Dementia: A Clinical Approach*. Stoneham: Butterworth-Heinemann; 1992.

Doraiswamy PM, Kaiser L. Variability of the mini-mental state examination in dementia. *Neurology*. 2000; 54: 1538-1539.

Dubois B, Slachevsky A, Litvan I, et al. The FAB.A frontal assessment battery at bedside. *Neurology*. 2000; 55: 1621-1626.

Dufouil C, Clayton D, Brayne C, et al. Population norms for the MMSE in the very old. Estimates based on longitudinal data. *Neurology*. 2000; 55: 1609-1613.

Galvin JE, Sadowsky CH. Practical guidelines for the recognition and diagnosis of dementia. *J Am Board Fam Med*. May-June 2012; 25(3): 367-382.

Green J. *Neuropsychological Evaluation of the Older Adult*. San Diego, CA: Academic Press; 2000.

Grigoletto F, Zappalà G, Anderson D. Norms for the Mini-Mental State Examination in a healthy population. *Neurology*. 1999; 53: 315-320.

Horel Ja. The neuroanatomy of memory. *Brain*. 1978; 101: 403-445.

Houx PJ, Shepherd J, Blauw G-J, et al. Testing cognitive function in elderly populations: the PROSPER study. *J Neurol Neurosurg Psychiatry*. 2002; 73: 385-389.

Huff FJ, Boller F, Luccelli F, et al. The neurologic examination in patients with probable Alzheimer's disease. *Arch Neurol*. 1987; 44: 929-933.

Jenkyn LR, Reeves AG. Neurologic signs in uncomplicated aging (senescence). *Semin Neurol*. 1981; 1: 21-30.

Jenkyn LR, Walsh DB, Culber CM, et al. Clinical signs in diffuse cerebral dysfunction. *J Neurol Neurosurg Psychiatry*. 1977; 40: 956-966.

Joseph AB, Young RR. *Movement Disorders in Neurology and Neuropsychiatry*. Cambridge: Blackwell; 1992.

Josephs KA, Whitwell JL, Dickson DW, et al. Voxel-based morphometry in autopsy proven PSP and CBD. *Neurobiol Aging*. 2008; 29(2): 280-289.

Klein SK, Masur D, Farber K, et al. Fluent aphasia in children: definition and natural history. *J Child Neurol*. 1992; 7: 50-59.

Knopman DS, DeKosky ST, Cummings JL, et al. Practice parameter: diagnosis of dementia (an evi-dence based review). Report of the Quality Standards Subcommittee of the American Academy of Neurology. *Neurology*. 2001; 56: 1143-1153.

Koller WC, Glatt S, Wilson RS, et al. Primitive reflexes and cognitive function in the elderly. *Ann Neurol*. 1982; 12: 302-304.

Leopold NA, Borson AJ. An alphabetical "World." A new version of an old test. *Neurology*. 1997; 49: 1521-1524.

Lipowski J. Delirium in the elderly patient. *N Engl J Med*. 1989; 320: 578-582.

Lopez OL, Litvan I, Catt KE, et al. Accuracy of four clinical diagnostic criteria for the diagnosis of neurodegenerative dementias. *Neurology*. 1999; 53: 1292-1299.

Lopez OL, Wisnieski SR, Becker JT, et al. Extrapyramidal signs in patients with probable Alzheimer's disease. *Arch Neurol*. 1997; 54: 969-974.

Lopresti BJ, Klunk WE, Mathis CA, et al. Simplified quantification of Pittsburgh Compound B amyloid imaging PET studies: a comparative analysis. *Journal of Nuclear Medicine*. 2005; 46(12): 1959-1972.

Mazziotta JC, Toga AW, Frackowiak RSJ. *Brain Mapping: The Disorders*. San Diego, CA: Academic Press; 2000.

Nasreddine ZS, Phillips NA, Bedirian V, et al. The Montreal Cognitive Assessment, MoCA: a brief screening tool for mild cognitive impairment. *J Am Geriatr Soc*. 2005; 53: 695-699.

O'Doherty N. *Neurologic Examination of the Newborn*. Lancaster: MTP Press; 1986.

Owen G, Mulley GP. The palmomental reflex: a useful clinical sign? *J Neurol Neurosurg Psychiatry*. 2002; 73: 113-115.

Ouvrier R, Hendy J, Bornholt L, et al. SYSTEMS: school-years screening test for the evaluation of mental status. *J Child Neurol*. 1999; 14: 772-780.

Petersen RC, Stevens JC, Ganguli M, et al. Practice parameter: early detection of dementia: mild cog-nitive impairment (an evidence based review). Report of the Quality Standards Subcommittee of the American Academy of Neurology. *Neurology*. 2001; 56: 1133-1142.

Rao R. Frontal release signs in older people with peripheral vascular disease. *J Neurol Neurosurg Psychiatry*. 2000; 68: 105-106.

Solomon PR, Hirschoff A, Kelly B, et al. A 7 minute neurocognitive screening battery highly sensitive to Alzheimer's disease. *Arch Neurol*. 1998; 55: 349-355.

Strub RL, Black FW. *The Mental Status Examination in Neurology*. 2nd ed. Philadelphia, PA: FA Davis; 2000.

Tinetti ME. Preventing falls in elderly persons. *N Engl J Med*. 2003; 348: 42-49.

Tweedy J, Reding M, Garcia C, et al. Significance of cortical disinhibition signs. *Neurology* 1982; 32: 169-173.

Victor M, Ropper AM. *Adams and Victor's Principles of Neurology*. 7th ed. New York, NY: McGraw-Hill; 2001.

Whitwell JL, Weigand SD, Shiung MM, et al. Focal atrophy in dementia with Lewy bodies on MRI: a distinct pattern from Alzheimer's disease. *Brain*. 2007; 130: 708-719.

Whitwell JL, Jack CR Jr, Boeve BF, et al. Imaging correlates of pathology in corticobasal syndrome. *Neurology*.

2010; 75: 1879-1887.

Whitwell JL, Jack CR Jr, Parisi JE, et al. Imaging signatures of molecular pathology in behavioral variant frontotemporal Ddementia. *J Mol Neurosci.* 2011; 45: 372-378.

Whitwell JL, Dickson DW, Murray ME, et al. Neuroimaging correlates of pathologically defined subtypes of Alzheimer's disease: a case-control study. *Lancet Neurol.* 2012; 11: 868-867.

Whitwell JL, Josephs KA. Neuroimaging in frontotemporal lobar degeneration-predicting molecular pathology. *Nature Reviews Neurology.* 2012: 8; 131-142.

Yakovlev P. Paraplegia in flexion of cerebral origin. *J Neuropathol Exp Neurol.* 1954; 3: 267-296.

VI. 复习脑功能障碍的临床检查

1. 再次练习。定义知觉中枢,陈述知觉中枢的七个脑区,并给出每个脑区检查方法的例子。

2. 区分错觉、幻觉和妄想。

3. 定义失认、失语和失用,并描述如何检查。

4. 与同伴一起练习如何引出脑功能障碍的非定位体征(参考表 11-6)。

■ 第 11 章学习目标

Ⅰ. 精神状态检查:没有计划的插曲

1. 描述精神状态检查中如何监测特定调查的恰当性,描述当检查者犯了技术错误时患者做出的一些不良反应。

2. 解释精神状态检查时收集信息需要的灵活性和安排检查需要的具体大纲。

3. 写下精神状态检查大纲(表 11-1)。

4. 给出知觉中枢的解释性定义。

5. 描述如何用谁、何地、何时和什么等问题来说明知觉的概念。

6. 解释为什么检查者在评估知觉时要避免讨论个人对社会、政治和宗教问题的态度。

7. 列出实际问题来检查刚刚头部受伤的人是否恢复了知觉功能(表 11-2)。

8. 解释为什么检查者除了在紧急情况下不应该按顺序提出问题去筛查知觉。

9. 背诵知觉的操作性定义。

10. 从历史的角度描述知觉中枢的概念及其在脑中的定位。

11. 描述在感觉完全剥夺时知觉发生了什么。

12. 列出知觉中枢的七个脑区(表 11-1,第Ⅵ部分),并举例说明为检查各个脑区而设计的问题(表 11-3)。

13. 说明如何检查时间、地点和人物定向力。

14. 描述 3 个物品来检查患者的记忆力。

15. 描述什么是情感不稳定或情感迟钝。

16. 定义错觉、幻觉和妄想,并给出例子。

17. 讨论器质性疾病所产生幻觉的定位意义。

Ⅱ. 失认、失用和失语

1. 描述失认的几个类型,并给出失认的一般定义。

2. 背诵区分失认和其他感官感受障碍的必备条件。

3. 演示如何检查图形觉失认。

4. 描述如何检查面貌失认。

5. 论述体形觉的概念或自身部位失认(躯体失认)的概念。

6. 举例说明神经精神疾病患者的体形觉扭曲。

7. 演示如何检查手指失认和左右失定向,以及这些功能缺损的定位意义。

8. 说明如何检查左侧空间忽视。

9. 陈述疾病失认最初的定义，描述如何进行检查。

10. 描述如何检查两个同时刺激的触觉忽视（触觉抑制）及其定位意义。

11. 演示如何检查两个同时的听觉和视觉刺激的忽视。

12. 复习初级皮质和联络皮质的概念，并解释为什么深部病变（如在丘脑）可能会导致类似皮质病变的症状和体征。

13. 论述皮质病变对辨别觉和初级感觉如痛觉和触觉的不同影响。

14. 定义失用。

15. 背诵区分失用和其他执行功能障碍的必备条件。

16. 描述或演示如何检查舌失用、观念运动性失用、结构性失用和穿衣失用。

17. 描述患者因左侧旁外侧裂和因右侧旁外侧裂引起的结构性失用在画图上能显示什么不同。

18. 解释简约原则（奥卡姆剃刀）如何用于定位神经系统病变。

19. 解释占位性病变如肿瘤，在病变实际边界之外如何产生神经损伤的症状和体征。

Ⅲ. 失语：语言的失认和失用

1. 定义以便区分发音障碍、构音障碍、声律障碍和语言障碍。

2. 描述缄默症的几种类型或原因。

3. 描述导致言语过多的几个原因。

4. 定义失语。

5. 说出正常人接收语言的两个途径和表达语言的两个途径。描述如何检查这四个途径。

6. 解释情绪性言语或咒骂性语言和有意识的语言或命题性的语言的区别。

7. 描述在采集病史中，失语的几个显而易见的特征。

8. 描述流利性失语和非流利性失语的临床差异与语言输出的差异。

9. 解释如何操作性地确定语言优势半球。

10. 说出在多数人中哪个半球是语言优势半球，是右利手还是左利手。

11. 画出大脑半球的侧面图，将常引起失语的优势半球内的病变位置涂上阴影（图 11-7）。背诵这个脑区的名称。

12. 大体区分表达性或非流利性失语、感受性语言障碍、阅读障碍、听觉失认、混合性失语和完全性失语。

13. 描述在失语脑区内出现以下情况时最可能的病变部位：相对单纯的表达性或非流利性 Broca 失语；Wernicke 失语；阅读障碍；流利性失语、听觉失认、书写困难和阅读障碍的混合；完全性失语（图 11-7）。

14. 描述哪种类型失语最可能与以下症状相关：不会书写，上运动神经元性面瘫/偏瘫，偏盲。

15. 描述 Wernicke 弓状束的位置及其连接的脑区。

16. 定义阅读障碍。

17. 描述先天性阅读障碍患者常出现的神经系统问题和学习问题。

18. 陈述引起阅读障碍（单词失认）的病变通常所在的位置。

19. 描述右侧大脑半球在语言方面假定的功能和如何检查此功能。

20. 列出引起单调无情绪的声律障碍的几个原因。

21. 背诵 Gerstmann 综合征的组成要素，并陈述预期的病变部位。

Ⅳ. 脑定位摘要

1. 绘制大脑半球外侧和内侧视图，并划分脑叶（图 2-2）。

2. 对比左侧大脑半球后旁外侧裂区病变和右侧类似病变，原则上的不同症状（图 11-9）。

3. 给出单纯的遗忘综合征，描述选择性地损害近期记忆的病变通常所在的部位（图 11-10）。

4. 背诵教义问题，这些问题是检查者必须用来分析病变存在或不存在，并区分器质性疾病和心理性疾病的。

5. 解释如何应用知觉中枢检查和非定位的弥漫性脑功能障碍的检查（表 11-6），以在标准神经系统检查无明显定位体征的患者中区别功能性和器质性精神疾病。

6. 论述将疾病分为功能性和器质性的二分法的缺陷。

Ⅴ. 痴呆和老龄患者精神状态与神经系统检查的特征

1. 描述检查者亲自进行某个神经心理测验时获得的超出检测分数之外的额外宝贵信息。

2. 描述痴呆和衰老在智力、情感和自主神经功能方面的典型改变。

3. 列出几种可治疗的痴呆。

4. 描述"两次婴儿，一次成人"的意思（图 11-13）。

5. 描述完全性失语患者和痴呆患者的临床区别。

6. 解释与痴呆和衰老相关的原始反射的概念。

7. 描述以下查体技术和正常结果：运动维持不能、眉间瞬目、噘嘴和吸吮反射、抓握反射、掌颏反射、手臂-跌落和腿-
   跌落试验及张力过度（表 11-6）。

8. 描述弥漫性脑病中的整体精神状态的典型变化。

9. 定义意志缺失。

10. 描述痴呆中常见的情感改变。

11. 描述自主神经功能和个人卫生的改变。

12. 描述痴呆中语言方面典型的改变。

13. 描述"皮质性痴呆"患者步态和整体运动功能方面的典型改变。

14. 说出提示"皮质下病变"痴呆患者运动功能紊乱的体征。

15. 说出一种肌肉牵张反射，它在老年个体中典型地降低并解释。

16. 描述在衰老和痴呆患者中通过神经系统检查发现的嗅觉、听觉、视觉和瞳孔反射的改变。

17. 陈述在弥漫性皮质疾病中，眼球向哪个方向的运动通常受损最严重。

18. 区分痴呆和谵妄。

19. 描述躁狂的临床特点。

（沈　航　译）

第 12 章　意识障碍患者的体格检查

我可以向你及我自己意识的心一样交谈。

——Percy Bysshe Shelley（1792～1822）

Ⅰ. 意识的评估

A. 意识的两种定义方式：直观的和具可操作性的

1. 直观地说，意识的定义是对环境和自身的感知。或者从自身角度出发，意识就是我们对感觉的感知。

2. 在临床实际工作中，医生要通过神经系统检查来确定意识状态。

B. 评估意识的步骤

医生通常采用望诊、语言及必要的疼痛刺激等方法评估患者对自身和环境的感知。

1. 望诊：患者是否能够自然地适应正常环境中视觉、听觉及触觉等刺激。

2. 语言：患者对医生的问诊和要求是否能做出恰当反应。

3. 疼痛：患者对疼痛是否有恰当的反应。

4. 要正确评估意识状态，患者必须有位于周围的感受器接受刺激及完整的感觉传导通路，并将这些刺激传递到大脑。然后患者还必须有完整的运动传导通路、神经肌肉接头及效应器，从而产生语言或非语言的随意动作，这些必须在有意识的前提下才能完成。对于重症监护病房接受筒箭毒治疗的患者、严重吉兰-巴雷综合征患者及双侧完全瘫痪的患者而言，检查者难以通过临床查体来判断意识状态，因为他们都缺乏效应器系统的完整性。参见"闭锁综合征"。

C. 意识水平的病理改变

1. 疾病可以改变意识状态，导致不同程度的谵妄或昏迷。

2. 谵妄（急性意识模糊状态，acute confusional state）是一种急性、短暂的意识模糊状态，其特征是感知系统的全面受损。患者可表现出定向力障碍、记忆力障碍、知觉错误、幻觉（常常是逼真的）妄想、注意力缺陷、思维不连贯、不合理或不连贯的呓语及异常减弱或增强的精神运动行为（躁狂）。评分表可以对谵妄做出定量的评估（Trzepacz 等，2002）。俗语说道患者"灵魂出窍了"。睡眠和觉醒周期出现紊乱。任何程度的这种神经元过度兴奋最终都可能导致震颤和抽搐（《精神疾病诊断与统计手册》第 4 版，1994，Lipowski，1989；Victor 和 Ropper，2001）。谵妄的患者可能恢复到之前的精神状态，也可能继续进展出现昏迷。痴呆患者可以间歇地重复出现谵妄的表现。在老年人和痴呆患者中，谵妄通常发生于夜间。引起谵妄的病因包括颅内出血、感染、缺乏睡眠、多种药物作用或药物戒断、中毒或代谢状态及发热。乙醇或者其他抗抑郁药戒断可以引起震颤性谵妄，这是一种伴有过度兴奋及抽搐的典型的谵妄类型（参见第 11 章）。

3. 昏迷（来源于古希腊语"Koma"，意为深度睡眠）是脑干被盖部或者双侧大脑半球上行网状激活系统异常导致的持续的病理性意识障碍。昏迷患者不能被唤醒，且他们保持持续闭眼状态（美国多学科持续性植物状态专项研究联合会，1994）。

4. 意识障碍可以一步一步逐渐出现，也可以突然发生。

5. 背诵床旁有效进行意识评估所必需的神经解剖结构。感受器，感受器至脑的通路，从中枢神经系统到周围神经系统的运动传导通路，神经肌肉接头及效应器本身。

D. 评估意识障碍程度的格拉斯哥评分（GCS）

1. 评分量表的使用令检查者必须系统和准确地进行观察。对这份详细的量表，你必须仔细观察，然后再对患者的反应如肌肉牵张反射进行分级。

是这样的，先生，如果一个人知道在两周内他会被绞死的话，他的思想就会高度集中。

——Samuel Johnson（1709～1974）

---

2. 在格拉斯哥评分中（总分为 3～15 分），检查者将睁眼反应评为 1～4 分，对语言反应评为 1～5 分，对疼痛刺激后的肢体活动评为 1～6 分（Teasdale 和 Jennett，1974）。这些评分的变化趋势可以反映病情的变化。图 12-1 中趋势曲线反映了一名脑水肿患者意识水平的恶化。经过静脉注射减轻脑水肿的高渗透压性药物——甘露醇后，趋势曲线迅速改善。

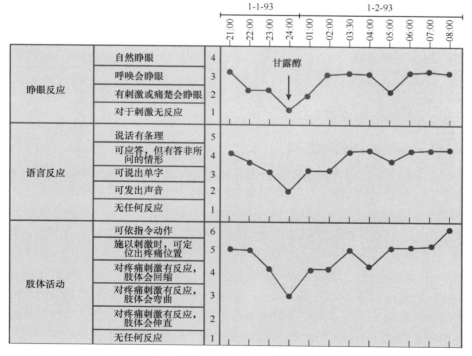

图 12-1　格拉斯哥评分（GCS）

注意在能够减轻脑水肿的甘露醇治疗之前，意识水平一直下降

3. 同 Apgar 评分一样，这 3 个分项的总分可以提示预后（Bates，1991；Evans，1976；Teasdale 等，1978）。格拉斯哥评分 3～8 分提示预后不良（Levin 等，1991）。格拉斯哥评分时不仅要报告总分，还要包括 3 个分项的各自得分。尽管这些评分是数字形式的，但不同检查者的评分是有差异的（Newton 等，1995；Wiese，2003）。

4. 对于重症监护病房里那些眼睛因水肿闭合，完全镇静并且有气管插管的患者来说，格拉斯哥评分难以进行。另外，格拉斯哥对脑干功能评估不敏感（没有评估瞳孔大小及光反应性）。因此，格拉斯哥的改良版及新的更可靠的昏迷评分方法已经提出，但还没有被广泛接受。全面无反应性量表（FOUR）（表 12-1，Wijdicks 等，2005）是一种新的更好的评估昏迷的方法，可作为格拉斯哥评分的替换。该量表已经在不同的临床情况下经过验证，包括 4 个部分（睁眼反应、动作反应、脑干反射和呼吸模式）。总分是 0～16 分，每一项最高得 4 分。

表 12-1　全面无反应性量表（FOUR）

睁眼反应	脑干反射
4=眼睑睁开或者根据指令睁开、活动或眨眼	4=瞳孔反射和角膜反射存在
3=眼睑睁开但不能活动	3=一个瞳孔放大并固定
2=眼睑闭合但在大声刺激后睁开	2=瞳孔反射或角膜反射消失
1=眼睑闭合但在疼痛刺激后睁开	1=瞳孔反射和角膜反射都消失
0=眼睑在疼痛刺激时仍闭合	0=瞳孔反射、角膜反射和咳嗽反射全消失
动作反应	呼吸
4=翘拇指、握拳或平静状态	4=没有插管，正常呼吸模式
3=可触及疼痛部位	3=没有插管，陈施呼吸
2=疼痛可引起屈曲反应	2=没有插管，呼吸不规则
1=疼痛可引起伸展反应	1=呼吸频率超过呼吸机频率
0=对疼痛没反应或全身肌阵挛状态	0=呼吸频率等于呼吸机频率或者呼吸停止

资料来源：Wijdicks 等，2005。

II. 意识的解剖学基础

A. 与意识无关的神经轴结构

1. 在实际工作中，意识存在的定位问题其实就是能否找到意识存在所必需的，即损坏后就影响意识的神经系统结构。为了找出意识存在所必需的中枢神经系统部分，须先排除那些对意识不必要的部分。为了确保熟悉中枢神经系统的大体结构，如图 2-1 所示，在一张活页纸上画出一幅放大的图，然后用剪刀剪去不需要的部分，正如下文所述，并将其放在一边。

2. 首先去除整个脊髓；其次去除小脑；最后剪去延髓和脑桥下部，这些部分都与意识无关（请真实地将图中不需要的部分剪掉。这项看上去繁杂的工作成果将会一直被保留）。从脊髓骶段到中脑每一个水平的完全离断都不会影响意识，只要我们人为地保持呼吸和血压稳定。因此，对意识不必要的结构包括整个脊髓、延髓、脑桥下部及小脑。但是，脑桥上部完全横断会暂时有意识丧失，而中脑完全离断则会使意识永久丧失。

3. 下一步，不再完全离断脑桥和中脑，而是部分离断来确定哪些部分是保持意识所必需的。为了更好地体会部分离断，可通过绘制脑干的全部横截面来复习脑干横断面的解剖（图 2-13 和图 2-14）。

4. 我们发现完全离断甚至去除双侧中脑或脑桥整个基底部都不会影响意识。如果神经系统其他部分是完整的，脑桥或中脑双侧基底部损伤会引起所有其他运动功能的丧失，除了眼球的垂直运动以外（参见第 5 章）。患者保留了全部感觉和意识，但只能通过唯一的传出方式，也就是眼球垂直运动传递其意识清醒状态（参见"闭锁综合征"）。现在剪掉脑干基底部并放到将要丢弃的一堆中。

5. 切掉基底部后，将刀片更深入一些来分离内侧丘系和外侧丘系。患者将丧失这些通路支配的感觉，但是意识仍然保留。然后去除顶盖，意识仍存在。下一步，去除脑神经运动核团，意识仍保留。因此，从脑干横截面上看，去除了顶盖、内外侧丘系及脑神经核团，将它们放入垃圾堆中。

6. 现在，切断脑桥中部到中脑上部之间的双侧被盖可以使意识丧失。因此，要保持意识清醒，脑桥和中脑联系必须完整（Reznick，1983），并且与大脑和间脑保持连续。现在，除了头侧脑桥中脑被盖，已经去除了间脑以下所有的神经轴其他部分。

7. 在你的原始图画上，现在只剩下了大脑及间脑和脑桥中脑被盖。我们相继在更头侧的位置横断间脑和基底节区以确定剩余的中枢神经系统部分对意识的作用。我们必须将刀从大脑底部插入切断双侧的灰质核团，而不损伤周围的白质或皮质。切断双侧间脑可导致永久和不可逆的意识丧失。如果切面向前延伸到基底节，这个试验的证据力度要变得差很多，因为人类疾病中很少有仅局限于此的情况。但是，在基底节和间脑手术治疗不自主运动的医疗实践中，神经外科医生知道不要切除双侧病变，以避免损伤精神、意识和语言。可以推测出急性双侧苍白球和纹状体损伤可导致意识丧失——至少，如果病变向外延伸，稍累及附近的间脑、隔区或双侧半球内侧，而这些病变实际上也常影响周边结构（Freemon，1971）。因此，我们发现中脑脑桥被盖向上到间脑、基底节和内侧大脑半球任何水平的双侧病变都可导致意识丧失（图 12-2 和图 12-3）。

8. 注意如图 12-2 和图 12-3 所示，中脑头侧结构，尤其是基底节和大脑半球内侧的病变明显要比脑桥中脑被盖部及间脑的病变累及的范围更大才能影响意识。

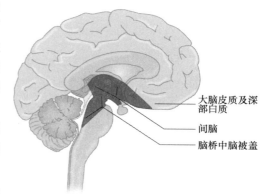

大脑皮质及深部白质
间脑
脑桥中脑被盖

图 12-2　脑矢状切面

涂色部分显示了部分脑桥中脑被盖、间脑和前脑基底部，这些部位的双侧损伤会导致意识丧失

9. 下一个解剖部位是间脑和基底节周围的深部白质，它们包含了这些深部神经元核团和皮质神经元之间的神经连接环路。如果毁坏一侧半球的深部白质，去除一侧半球的所有皮质或通过半球切除而去掉所有的白质和皮质，患者均能保留意识［但是，急性大面积的半球病变可以暂时地损伤意识。奇怪的是，左侧半球病变损伤意识的机会是右侧半球的两倍（Albert 等，1978）］。因此，可从图 12-2 中剪掉一个半球并扔到一边的垃圾堆中。对意识不必要的结构包括<u>脊髓、延髓、脑桥下部、小脑、脑桥、中脑的基底部及顶盖、丘系和脑神经核与一侧（左或右）大脑半球</u>。

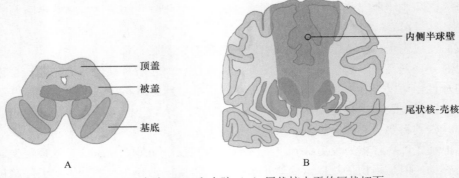

图 12-3　中脑（A）和大脑（B）尾状核水平的冠状切面

阴影部分显示了可以导致意识丧失的部位和大小

10. 尽管两侧大脑半球其中之一可以去除，但不能两侧同时去除。去除双侧额叶、顶叶、枕叶和一侧颞叶，发现虽然能严重损伤人格和感觉运动功能，但是意识仍保留。如果去除双侧大脑太多的部分、去除双侧半球的皮质或由于缺氧或低血糖破坏大部分甚至全部大脑皮质，就会造成去皮质综合征，这是一种目前认为与持续植物状态等同的旧时说法（Dalle 等，1977）。如果去除双侧半球的深部白质，或者患者有严重的脱髓鞘疾病，造成大脑皮质和脑干及间脑的联系中断，患者会永久失去意识。这种严重的、双侧毁坏性的去皮质或脱髓鞘病变范围与脑桥-中脑被盖部微小的、局限的、双侧的病变范围形成鲜明的对比，但后者却可以完全而选择性地导致意识丧失，而对其他神经通路介导的神经功能影响不大。复习图 12-3，我们发现中脑被盖部微小而集中的病变可以导致永久的意识丧失。

B. 对意识有关和无关的神经轴结构总结

1. 前面的观察提示完整的意识状态存在需要至少一侧脑干的脑桥-中脑被盖部、同侧间脑及同侧大脑半球的一部分。这可能组成了一个人维持大脑功能所必需的最少结构。尽管完整的脑桥-中脑被盖部是意识所必需的，但仅有此是不够的，至少不足以维持临床可操作层面上的意识。还需要有大脑半球，或者说带有能够到达效应器的传出纤维的大部分半球结构，只有这样才能产生行为反应，从而显示意识状态。双侧去除后可以严重影响或导致意识丧失的结构包括：

a. 内侧半球并包括前脑基底部。

b. 尾状核-壳核（纹状体）。

c. 间脑。

d. 中脑被盖：双侧被盖很小范围的病变可以完全并永久地损伤意识。

e. 脑桥头侧被盖。

2. 虽然你已经知道哪些对意识不是必要的结构，但更要注意下面这个最重要的事实：如果患者有这些结构的病变，却出现了意识障碍，那么其意识改变一定有其他原因。最常见的原因是病变引起脑疝或者使脑组织移位压迫了对维持意识最关键的结构。如果不进行药物或手术干预，患者会死亡。第Ⅲ部分会讨论这些脑疝及其临床诊断。

C. 考核你对有关意识存在的神经解剖基础知识的理解

1. 列举不会影响意识的神经轴结构：<u>脊髓、延髓和脑桥尾部（但必须有呼吸和血压支持）；小脑；顶盖；基底部；丘系；脑干脑神经核；四对脑叶的任何一对或者一个大脑半球（可能还可以包括另一个半球的一小部分）。</u>

2. 列举可以影响意识的神经轴病变部位：<u>从头侧脑桥-中脑被盖、间脑、基底节或内侧半球包括前脑基底部任何水平的双侧病变即可，或者破坏双侧大脑皮质或深部白质。</u>假设有人工支持的呼吸、血压保证，神经系统病变是意识丧失的原发原因，而不是低氧或者缺血。

3. 说出最小面积的病变但能高选择地引起意识丧失的部位：<u>双侧中脑被盖病变（图 12-3A）。</u>

D. 证明意识传导通路的实验方法

1. 将一根刺激电极插入动物的中脑网状结构。
2. 将记录电极放置在头皮上。头皮电极记录的信息被称为脑电图。
3. 动物入睡后，刺激网状结构并观察。
a. 动物睁开眼睛并向四周张望。
b. 脑电图显示脑电活动有明显变化（图 12-4）。

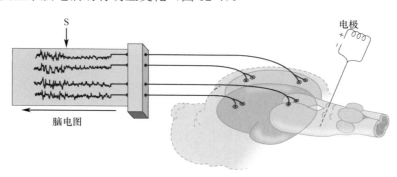

图 12-4　中脑网状结构插入电极，睡眠中的动物被固定在脑电图机上

刺激电极引起突然的觉醒。S 表示脑电图记录过程中的刺激点。注意整个脑电图突然从
睡眠的高波幅慢波转变为觉醒状态的低波幅快活动

4. 刺激网状结构使动物觉醒后，实验者可以显著增加电流使得在电极尖端周围产生电流损伤病灶。动物会马上进入意识障碍状态。

5. 类似地刺激丘脑中线和板内核可以产生觉醒反应。双侧损伤该结构可导致意识丧失。

6. 该实验的解释：证实了存在一条非特异性的上行通路。

a. 最初的电极刺激就像打开了总开关：整个皮质被刺激了。因为整个皮质都有反应，可以理解为一种弥漫的或者非特异性的上行通路被激活了。由于这些冲动通过丘脑，可以得出结论：这个实验证明了有一条上行的网状结构-丘脑-皮质通路。我们称这整条通路为上行网状激活系统。尽管生理学证据提示上行网状激活系统存在丘脑-皮质间的突触连接，实际上该轴索是否存在仍需要进行证实。上行网状激活系统中部分化学特异性的网状结构核团的轴突没有通过丘脑核。

b. 注意上行网状激活系统的实验性定义取决于两条证据：刺激该系统☑提高/□降低意识水平，而破坏该系统□提高/☑降低意识水平。

7.根据刺激和破坏效应给出上行网状激活系统的实验性定义。

上行网状激活系统包括脑桥-中脑被盖部及间脑的神经元群体，它们被刺激后能提高意识水平，而破坏后降低意识水平。

E. 证明特异性的丘脑皮质通路

1. 与上行网状激活系统这种广泛的非特异的投射相反，感觉性的丘脑皮质通路与大脑皮质之间有非常特异的点对点的联系。为了证实这种相反的特异性系统，按照以下步骤操作：

a. 将电极插入丘脑的一个感觉中继核团。

b. 将记录电极放在相对应核团的皮质表面。在图 12-5 中，刺激电极插入腹后核，记录电极放置在中央后回的躯体感觉接收区域。

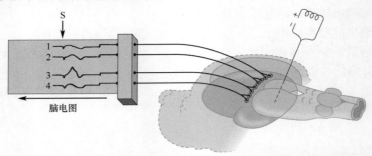

图 12-5　插入丘脑躯体感觉中继核特定部位的电极刺激引起皮质特定部位的兴奋（脑电图上第

3 导联），而不是像图 12-4 那样的全面反应

S 表示脑电图记录过程中的刺激点

2. 这种特异性系统是如此精细，以至于刺激细小的视网膜区域、用非常窄频率的声音刺激耳蜗或刺激某个手指的皮肤可以引起特定的非常局限的皮质感觉区域的反应。表 12-2 回顾了特异性丘脑感觉中继核及其皮质投射区域。

3. 上行网状激活系统的□特异性/☑非特异性通路维持意识的一般状态，而丘脑皮质的☑特异性/□非特异性通路则维持对特定感觉的意识。

表 12-2　丘脑的特异性感觉中继核

主要感觉	丘脑核团	皮质接收区域
视觉	外侧膝状体	距状裂皮质
听觉	内侧膝状体	颞上回
体表感觉	腹后核	中央后回

参考资料·意识

Albert ML, Silverberg R, Reches A, et al. Cerebral dominance for consciousness. *Arch Neurol*. 1978; 33: 453-454.

Bates D. Defining prognosis in medical coma. *J Neurol Neurosurg Psychiatry*. 1991; 54: 569-571.

Dalle OG, Gerstenbrand F, Lucking CF, et al. *The Apallic Syndrome*. Berlin, Germany: Springer-Verlag; 1977.

Evans BM. Patterns of arousal in comatose patients. *J Neurol Neurosurg Psychiatry*. 1976; 39: 392-402.

Freemon FR. Akinetic mutism and bilateral anterior cerebral artery occlusion. *J Neurol Neurosurg Psychiatry*. 1971; 34: 693-698.

Iyer VN, Mandrekar JN, Danielson RD, et al. Validity of the FOUR score coma scale in the medical intensive care unit. *Mayo Clin Proc.* 2009; 84(8): 694-701.

Levin HS, Williams DH, Eisenberg HM. Serial MRI and neurobehavioral findings after mild to moderate closed head injury. *J Neurol Neurosurg Psychiatry*. 1991; 55: 255-262.

Lipowski ZJ. Delirium in the elderly patient. *N Engl J Med*. 1989; 52: 578-582.

Newton CRJC, Kirkham FJ, Johnston B. Inter-observer agreement of the assessment of coma scales and brainstem signs in non-traumatic coma. *Dev Med Child Neurol*. 1995; 37: 807-813.

Posner JB, Saper CB, Schiff ND, et al. *Plum and Posner's Diagnosis of Stupor and Coma*. Oxford: Oxford Univ. Press; 2007.

Plum F, Posner J. *The Diagnosis of Stupor and Coma*. 3rd ed. Philadelphia, PA: FA Davis; 1980.

Reznick M. Neuropathology of seven cases of locked-in syndrome. *J Med Sci*. 1983; 60: 67-68.

Stead LG, Wijdicks EFM, Bhagra A, et al. Validation of a new coma scale, the FOUR Score, in the Emergency Department. *Neurocritical Care*. 2008; 10(1); 50-54.

Teasdale G. Jennett B. Assessment of coma and impaired consciousness: a practical scale. *Lancet*. 1974; 2: 81-84.

Teasdale G, Knill-Jones R, van der Sande J. Observer variability in assessing impaired consciousness and coma. *J Neurol Neurosurg Psychiatry*. 1978; 41: 603-610.

The Multi-Society Task Force on PVS. Medical aspects of the persistent vegetative state—first of two parts. *N Engl J Med*. 1994; 330: 1499-1508.

Trzepacz PT, Meagher DJ, Wise MG. Neuropsychiatric aspects of delirium. In: Yudofsky SC, Hales RE, eds. *Textbook of Neuropsychiatry and Clinical Neuroscience*. 4th ed. Washington, DC: American Psychiatric Publishing; 2002, Chap. 14, 525-564.

Victor M, Ropper AM. *Adams and Victor's Principles of Neurology*. 7th ed. New York; NY: McGraw-Hill; 2001.

Wiese MF. British Hospitals and different versions of the Glasgow Coma Scale: telephone survey. *BMJ*. 2003; 327(418); 782-783.

Wijdicks EFM, Bamlet WR, Maramattom BV, et al. Validation of a new coma scale. The FOUR Score. *Ann Neurol*. 2005; 58: 585-593.

III. 脑疝：对意识、神经系统功能和血管系统的影响

A. 脑疝的病因和后果

脑疝最常见的病因就是脑挫裂伤、血肿、脓肿、肿瘤和脑水肿。这些病变的占位效应增加了颅内压，可引起脑组织的移位，也就是脑疝，从而压迫周围的正常组织，尤其是间脑和脑干（Cuneo 等，1979；Davis 和 Robertson，1991；Posner 等，2007；Sunderland，1958；Walker，1963）。这种压迫足以影响意识及维持生命所需的基本功能包括呼吸、血压控制和温度调节。另外，脑疝也可压迫附近的脑动脉，造成脑梗死。

B. 脑内分隔和空间的解剖

为了理解占位性病变如何引起昏迷甚至死亡，学习图 12-6～图 12-8 并完成以下练习。

1. 颅腔被坚韧的硬脑膜分隔开，这些分隔部分被称为大脑镰和小脑幕。

2. 将幕上空间分割成左右两半的硬脑膜结构是大脑镰。

3. 小脑幕在小脑半球上形成了一块天幕，它插在下面的小脑半球与上面的颞叶、枕叶之间。

4. 小脑幕内侧游离缘之间的空间称为小脑幕切迹（开口）。

5. 通过小脑幕切迹突出的部分是小脑蚓部上端。

6. 小脑幕切迹包围着□脑桥/☑中脑/□间脑。

7. 在图 12-6 和图 12-7 中，注意：

a. 去除大脑半球和间脑后，切断的脑干仍然保留在原位。注意大脑后动脉跨过小脑幕切迹游离缘到达大脑半球的颞枕部。

b. 第Ⅲ对脑神经起源于中脑，在大脑后动脉下方走行。

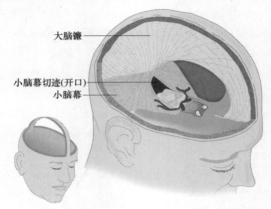

图 12-6　提篮式解剖头颅并去除大脑半球

注意硬脑膜的褶皱形成大脑镰和小脑幕，分隔了颅内空间。中脑被切断并原位留在小脑幕开口处。大脑后动脉沿着中脑腹侧缘向外延伸跨过小脑幕游离面到达大脑的颞叶、枕叶。第Ⅲ对脑神经在大脑后动脉下方走行，见图 12-7

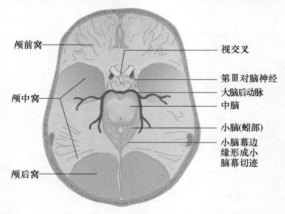

图 12-7　去除上部颅骨后的颅底部及其附着的大脑镰

中脑位于原位，与图 12-6 一样。注意第Ⅲ对脑神经走行在大脑后动脉下面，注意小脑蚓部占据了小脑幕开口处的尖端。颅后窝在小脑幕下（修改自：Plum F，Posner J. *The Diagnosis of Stupor and Coma*，3rd ed. Philadelphia，PA：FA Davis，1980）

C. 压力增高后颅内液体池的变化

1. 水占脑组织的 75%。水在物理上是不可压缩的，在生物学上是相对固定的，但脑水肿时它可以使脑体积增加 20%～30%。这些相对固定的脑内水分与颅内两个可以动态移动的液体池形成对比，这就是血管内的血液和脑脊液。如果脑组织肿胀，静脉和毛细血管腔会出现什么情况？<u>它们因受压而容积变化</u>。

2. 学习图 12-8 和图 12-9 后，叙述大脑半球肿胀后压力增高对脑室、脑沟和蛛网膜下腔的影响。<u>使其容积变小而占据位置</u>。

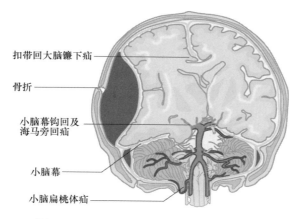

图 12-8　脑冠状切面，从腹侧看脑干和大脑

一个很大的硬膜外血肿使大脑移向左侧。注意右侧颞叶海马钩回在小脑幕边缘形成疝。沿着椎动脉和基底动脉看到其终末支、大脑后动脉。注意右侧大脑后动脉如何压迫第Ⅲ脑神经（引自：Hansen JT. *Netter's clinical anatomy*，3rd ed. Philadelphia，PA：Saunders/Elsevier，2014）

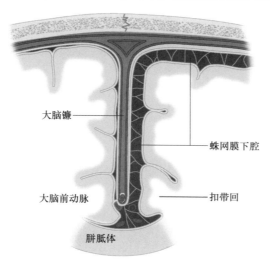

图 12-9　经过大脑镰和相邻大脑沿半球间裂的冠状切面

注意肿胀的半球（左侧）压迫了蛛网膜下腔，扣带回开始在大脑镰的下游离缘疝出至对侧，还压迫了同侧大脑前动脉

3. 因此，颅内压增高的第一个代偿就是减少两个动态移动的颅内液体池：<u>血管内的血液和脑脊液</u>。

4. 婴儿还有其他方法可以代偿颅内压增高，表现在下面的体征：<u>囟门突起，骨缝分裂及增加枕额周径（参见第1章）</u>。

5. 随着颅骨成熟，它对颅内压增高不会再做出反应。如果你发现一名 18 岁患者的颅骨 X 线检查提示骨缝分裂，那么颅内压增高一定在<u>青春期（10～12 岁，参见第 1 章）</u>之前就开始了。

6. 如果半球的肿胀超出了成人或婴儿的代偿能力，受累的组织只能出现脑疝。学习图 12-8 并说出仅有的两处大脑半球可以移位的地方：<u>向内到大脑镰下或向下到小脑幕切迹边缘</u>。

7. 由于部分肿胀的半球移位到大脑镰下方，这种移位就称为<u>大脑镰下疝</u>。

D. 大脑镰下疝的解剖

1. 移位到大脑镰下方的脑组织称为<u>扣带回</u>。

2. 大脑前动脉平行于大脑镰游离缘走行。当扣带回疝出到对侧时，可能把同侧大脑前动脉压迫到大脑镰游离缘，引起胼胝体背侧大脑半球内侧面的梗死（图 12-9）。

3. 对照大脑半球内侧面运动皮质对应的身体部分（图 2-2C），这种梗死可能引起☑<u>下肢</u>/□上肢/面部上运动神经元瘫痪。

E. 小脑幕疝的解剖

1. 一侧半球内存在占位性病变时，颅骨的包围阻断了向外疝出或挤压。大脑半球只有向内侧或向下疝出（图 12-8）。

a. 阻止大脑向内侧移动的硬脑膜是<u>大脑镰</u>。

b. 阻止大脑向下移动的硬脑膜是<u>小脑幕</u>。

2. 肿胀的半球移动跨过小脑幕游离缘时称为<u>小脑幕切迹疝</u>。

3. 因此，肿胀半球的两处内疝分别是<u>小脑幕疝</u>和<u>大脑镰疝</u>。

4. 经小脑幕疝出的部分是颞叶内侧部分，称为<u>钩回和海马旁回</u>（如果你忘了，参见图 12-8 和图 12-9）。

5. 图 12-10 显示了一个尸检的大脑。

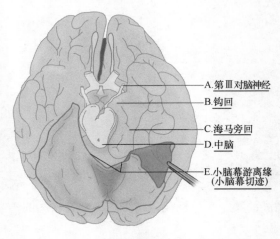

A. 第Ⅲ对脑神经
B. 钩回
C. 海马旁回
D. 中脑
E. 小脑幕游离缘（小脑幕切迹）

图 12-10　左侧小脑幕掀开后的脑腹侧面观

（修改自：Peele T. *The Neuroanatomic Basis for Clinical Neurology*，2nd ed，New York，Mcgraw-Hill，1961）

6. 在基底动脉进入大脑的走行过程中，大脑后动脉跨过大脑镰游离缘，脑疝会压迫该动脉（图 12-6、图 12-7 和表 12-5）。该动脉供应颞叶、枕叶的内侧部和枕极。这个区域的梗死，尤其是右侧，可以引起视觉异常，<u>对侧同向性偏盲和面孔失认症</u>。[Keane，1980，经小脑幕疝压迫左侧大脑后动脉导致的失读和失写也比较罕见地被报道过（Kirschner 等，1982）]。

F. 小脑幕疝和大脑镰下疝对意识的影响

由于大脑镰下疝和小脑幕疝压迫内侧半球、间脑和中脑，它们影响了上行网状激活系统并改变患者的意识水平。大脑单纯向内侧移位即可影响意识（Fisher，1995；Inao 等，2001；Pullicino 等，1997；Ropper，1993），但是如果合并小脑幕疝，压迫了脑干，可能导致死亡。

G. 小脑幕疝对第III对脑神经的影响

1. 随着小脑幕疝加重，海马钩回占据大脑后动脉和第III对脑神经的位置。第III对脑神经含有副交感纤维，一旦受到刺激，会引起瞳孔<u>收缩</u>。

2. 压迫第III对脑神经后，瞳孔大小发生什么变化，为什么？
<u>瞳孔增大，因为瞳孔开大肌（交感神经支配）处于没有拮抗的张力状态使瞳孔扩大。</u>
<u>小脑幕切迹疝引起的瞳孔扩大称为 Hutchinson 瞳孔。</u>

3. 因为瞳孔括约肌支配神经占据第III对脑神经的内上部分，颞叶疝出后向后移位的大脑后动脉首先压迫其（图 12-11）。

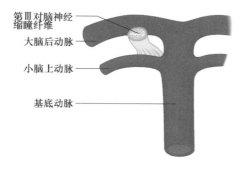

图 12-11　第III对脑神经内的瞳孔括约肌纤维与大脑后动脉的关系

理解这个示意图，参见图 12-6 和图 12-8

4. 对于怀疑颅内占位病变的患者，瞳孔增大和意识水平下降提示什么？
<u>小脑幕切迹疝，脑干受压迫和死亡。</u>

5. 随着小脑幕切迹疝的进展，双侧第III脑神经会失去功能。两个瞳孔都会扩大并固定，对光反射消失。扩大之前，对侧瞳孔会经过一个轻度收缩的时期（Forbes 等，1965；Ropper，1990）。如果说单侧扩大并固定的瞳孔预示着危险，需要恰当甚至紧急治疗，而脑干受压后出现双侧瞳孔扩大和固定，如果没有神经外科手术干预，几乎等同于死亡（Clusmann 等，2001）。

H. 小脑幕疝对运动功能的影响

1. 假设患者出现很大的急性的右侧半球病变，这会引起☑左侧/□右侧偏瘫。

2. 随着右侧半球脑疝压迫中脑，左侧中脑基底部受压后被推向左侧小脑幕的游离缘，造成切割（Kernohan-Woltman 切迹）。注意图 12-7 所示的中脑基底部和小脑幕边缘的密切关系，实际上没有安全保证。

3. 左侧基底部受压后，上运动神经元纤维不能传递冲动。患者现在除了原有的左侧偏瘫外出现了右侧偏瘫。新出现的偏瘫与右侧大脑半球病变处于☑同侧/□对侧。

4. 这种同侧偏瘫被称为反常性偏瘫，因为它位于病灶的☑同侧/□对侧。有时候，首先出现反常性偏瘫，造成脑疝的假性定位体征。

5. 因此，如果一个患者出现很大的右侧半球病变和左侧偏瘫，但后出现右侧偏瘫，该患者就有双侧偏瘫。如果双侧偏瘫出现很快，患者可能表现为大脑休克。肌肉牵张反射和张力会出现什么变化？降低或消失。

6. 因此，根据病变进展的速度，肌肉牵张反射和张力会随着时间变化，从一侧波及另一侧。

7. 记住小脑幕切迹疝时第Ⅲ对脑神经、上行网状激活系统和中脑基底部锥体束的体征表现。复习之前的图表以确保你正确地记住了这些特点。

8. Kernohan-Woltman 切迹/反常性偏瘫可以被看作一种对侧伤的情况，因为它位于病变半球的对侧；但是急性颅脑外伤时，同侧的移位可能类似地造成同侧中脑的切迹（Saeki 等，2000）。

I. 双侧小脑幕切迹疝

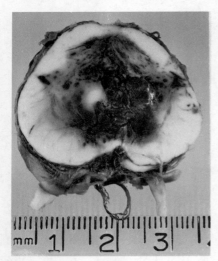

图 12-12　中脑横断面显示继发于小脑幕疝的出血 第Ⅲ脑神经位于腹侧。疝出的脑组织使脑干向后移位并牵拉和压迫脑干血管，直到它们破裂导致患者死亡

1. 很多病理情况可以引起双侧小脑幕切迹疝。病变可能包括创伤、脑炎或尿毒症、肝性昏迷等代谢性疾病造成的脑水肿。对于结构性病变，大多数的病因是颅脑外伤、硬膜下血肿、脑积水、多发颅内转移瘤或脓肿及颅内出血。如果两侧半球都水肿，两侧的钩回和海马旁回都会向下移位跨过小脑幕切迹。水肿的脑组织呈环状围绕在中脑周围。

2. 双侧或单侧小脑幕疝对患者最致命的是继发于脑疝的中脑和脑桥出血（Friede 和 Roessmann，1966；Hassler，1967）。脑干血管的牵拉和受压可以阻断血流，导致血管壁破裂。随后出现的脑干出血常是导致患者死亡的最终事件（图 12-12）。

J. 去大脑强直，中脑病变的一种姿势综合征

1. 去大脑强直姿势的描述：广泛的中脑病变，无论是其本身的，还是单侧或双侧小脑幕疝所导致的，都会将大脑和间脑与其余脑干的联系切断，也就是使患者处于去大脑状态。这里所说的去大脑实际上是毒理-代谢层面的，而不是解剖层面的。除了第Ⅲ脑神经损伤的体征及双侧偏瘫、意识丧失之外，患者还表现出一种具有诊断意义的姿势综合征，称为去大脑强直（gamma 强直）。学习图 12-13 并自己模拟去大脑强直姿势。你能够很容易地保持该姿势吗？

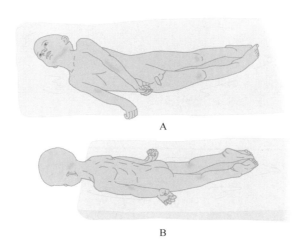

图 12-13　意识丧失患者的去大脑强直姿势

A. 患者按其自身姿势躺；B. 将患者的头伸出床沿以显示其颈部的强直过伸（修改自：Penfield W，Jasper H.*Epilepsy and the Functional Anatomy of the Human Brain.*Boston，MA：Little，Brown &Co，1954）

2. 仔细观察患者的头部、下颌、躯干和肢体姿势，然后盖住图 12-13，完成表 12-3 以检测你的观察能力。

表 12-3　去大脑强直的姿势

嘴巴是☐张开/☑闭合的	手指是☐伸展/☑屈曲的
头部是☑伸展/☐屈曲的	双腿是☑伸展/☐屈曲的
躯干是☑伸展/☐屈曲的	双足是☐背屈/☑跖屈的
手臂是☑伸展/☐屈曲的（并外翻的）	足趾是☑跖屈/☐背屈的
手腕是☐伸展/☑屈曲的	

3. 去大脑强直时的肌张力：检测图 12-13 所示患者的肌张力会发现肢体和脊柱呈强直伸展状态，但是如果一旦你将它弯过来，它是折刀样的。因此，其肌张力的异常似乎结合了痉挛和强直两种状态的特点。

4. 去大脑强直的描述性定义：患者表现出一种不自主的姿势。

a. 近端关节（脊柱、肩、髋、肘、膝）强直☑伸展/☐屈曲。

b. 远端关节（腕/踝，指/趾）强直☐伸展/☑屈曲。

c. 前臂和腿☑内旋/☐外旋。

5. 去大脑强直姿势的病理生理学解释：要想解释去大脑强直姿势，首先复习一下表 12-4 中所列的肌肉收缩强度。可以检查一名正常人以完成下表。

表 12-4　去大脑强直时姿势偏向的力量对比

动作	强于	弱于	相反动作
下颌闭合	☐	☐	下颌张开
头部伸展	☐	☐	头部屈曲
躯干伸展	☐	☐	躯干屈曲
手臂伸展	☐	☐	手臂屈曲
前臂旋前，手臂伸展	☐	☐	旋后
手腕屈曲	☐	☐	手腕伸展
手指屈曲	☐	☐	手指伸展
腿伸展	☐	☐	腿屈曲
足内翻	☐	☐	足外翻
踝屈曲	☐	☐	踝伸展
足趾屈曲	☐	☐	足趾伸展

a. 完成表 12-4 后，你就能得出结论，去大脑强直患者脊柱和四肢的姿势是由最强壮肌肉牵拉的方向决定的。

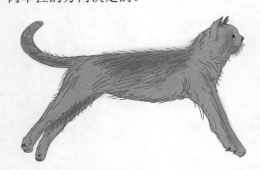

图 12-14　猫的去大脑强直姿势

（引自：Pollock L，Davis L. The reflex activities of a decerebrate animal. *J Comp Neurol*. 1930；50：377-411.）

b. 图 12-14 显示了去大脑强直四足动物的姿势。去大脑强直的动物如果将其足部着地可以站住，也可以复习图 7-2。

c. 伸展的头、尾及四肢，闭合的下颌，说明引起这种去大脑强直姿势的肌肉活动支持该动物能够保持姿势避免重力的作用，也正是这些肌肉负责其抵抗重力进行跳跃和活动。因此，可以解释去大脑强直姿势的出现是由于抗重力肌肉的过度收缩。通常来说，人类的最强壮肌肉仍然是☑四足动物/☐双足动物的抗重力肌肉（如果你忘了，复习表 12-3 和图 7-2）。

d. 描述如何在实验动物身上引起去大脑强直姿势：切断或压迫中脑。

6. 去大脑强直时前庭系统的作用：中脑切断造成去大脑状态后，从大脑来的下行冲动都阻断了，前庭系统过度兴奋，引起其过度激活或驱动了强劲的抗重力肌肉。

a. 解释一下你应该把去大脑姿势看成是一种缺陷还是释放现象。

去大脑强直是一种新的行为，是下行通路被阻断后的释放现象。

b. 描述一种手术实验或一系列实验证实去大脑强直姿势的驱动力来源于前庭系统。仔细想想。参见下一条。

c. 和任何释放现象一样，去大脑强直不仅需要一种释放它的病变，还需要一套完整的神经机制去产生、驱动并维持它。Sherrington（1898）在动物实验中进行了上下丘间横断（位于红核和前庭核之间）后首先使用了"去大脑强直"这个词。Sherrington 证明毁坏了前庭系统后去大脑强直姿势就消失了。很明显引起去大脑强直姿势的驱动力来源于前庭系统，并通过前庭脊髓束传递到脊髓。后根和前根切断也能去除这种去大脑强直姿势。

d. 导致去大脑强直出现最关键的是<u>中脑被横断或压迫，同时前庭系统、前庭脊髓束和脊神经前、后根等神经结构必须完整</u>。

7. 给去大脑强直姿势一个简洁的临床描述。一定要将现象和解释分开。

<u>去大脑强直姿势主要表现为颈部、躯干、手臂和腿的强直伸展，伴有腕的旋前、腕和手指的屈曲及踝和足趾的屈曲、足内翻。</u>

8. 给出去大脑强直的病理生理解释。

<u>去大脑强直是急性的中脑病变或者毒素、代谢疾病等从功能上使患者呈去大脑状态后，前庭-脊髓系统和脊神经后根传入神经联合维持的一种四足动物抗重力姿势的释放现象。</u>

9. 有些意识障碍患者仅在疼痛刺激时呈去大脑强直姿势。要诱发出这种姿势，可以将你的手指或关节用力按在患者胸骨上数秒。

10. 预后较差，很少去大脑强直的患者可以保留意识（Halsey 和 Downie，1966），而且很少能恢复（Conomy 和 Swash，1968；Brendler 和 Selverstone，1970；Damasceno，1991；Kao 等，2006）。

K. 去皮质和去大脑姿势

1.去大脑强直姿势不同于慢性偏瘫（指大脑休克期或急性偏瘫期已过）。对比图 12-13 和图 12-15。

2.描述去大脑强直和偏瘫手臂姿势的不同。

<u>偏瘫患者手臂在肘关节处屈曲，而不是伸展。此外，腕和手指及腿的姿势相似。</u>

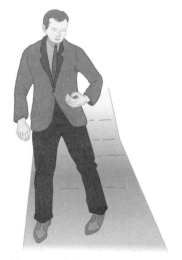

图 12-15　慢性偏瘫成人的姿势

比较图 12-13 所示的手臂姿势

L. 脑干病变和小脑幕疝对呼吸及自主神经的影响

1. 意识障碍患者可能会发出很大的吸气喘鸣声，这是因为其口咽部肌肉的塌陷。很简单，将你的手指放在下颌支后面，将下颌向前拉。患者马上就会轻松呼吸。将头偏向一侧或放置口咽通气装置可以解决这个问题。

2. 从大脑直至上颈段脊髓不同平面的病变可以引起有不同特征的异常呼吸节律。图 12-16 描述了部分异常节律，但是对它们定位的描述要比实际数据简单得多。

3. 小脑幕疝通过压迫、向下移位、扭曲脑干引起一系列异常的变化从间脑向下传递到延髓。患者可以经历图 12-16 所示的各种异常节律呼吸，反映了病变在不同层面的作用。脑干内病变可以出现但小脑幕切迹疝不会有的一种异常节律是长吸呼吸（图 12-16C；Plum 和 Posner，1980）。

4. 在众多异常节律中，与病变部位或病因关系不密切的是 Biot 呼吸和 Kussmaul 呼吸。

a. Kussmaul 呼吸的特点是"空气缺乏样"的深度规律叹气样呼吸（增加潮气量），无论其频率是慢、快或正常，呼吸形式都一样。Kussmaul 呼吸提示存在代谢性酸中毒，是血液 pH 降低刺激脑干呼吸中枢的结果。它常出现于代谢性疾病如糖尿病酸中毒、尿毒症、外源性酸中毒（如水杨酸盐、甲醇或乙二醇中毒）和其他严重的系统性疾病。

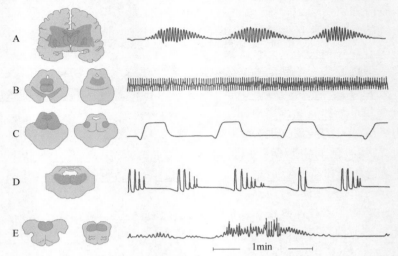

图 12-16　连续层面神经轴内脑干病变与引起呼吸节律异常的关系

A. 陈-施呼吸；B. 中枢神经性过度通气；C. 长吸呼吸；D. 成簇呼吸；E. 不规则呼吸

（引自：Plum F，Posner J. *The Diagnosis of Stupor and Coma.* 3rd ed. Philadelphia，PA：FA Davis；1980）

b. Biot 呼吸类似于陈-施呼吸（图 12-16A），由一系列呼吸中不规则呼吸中断或出现的呼吸停止组成，但是 4～5 次呼吸的长度是相等的，而且突然终止，而不是缓慢开始和消失。

5. 小脑幕疝或其他脑干病变对血压和脉搏的影响差异很大。尽管可能出现高血压或低血压，心动过速或心动过缓，典型的颅内压增高可导致脉搏减慢和血压增高（Cushing 现象）。很多因素如通气是否有效可能影响这个规律。因此，检查者应该观察生命体征的变化并仔细监测。

M. 枕骨大孔疝

1. 枕骨大孔疝的解剖：除了小脑幕疝外，弥漫性肿胀、疝出的脑组织可以通过其他机制引起死亡。颅内压增高挤压颅内组织向尾端移动，导致小脑和延髓疝入枕骨大孔。而枕骨大孔仅能容纳延髓和颈段脊髓的连接部位。

a. 位于小脑的最下端，小脑扁桃体是疝的一部分，这种病变被称为小脑扁桃体疝或枕骨大孔疝。图 12-8 显示了右侧小脑扁桃体疝。

b. 枕骨大孔疝的形成可能是由于幕上病变的增大，也可能是由于幕下病变的增大，如小脑出血或肿瘤。第 13 章描述了腰椎穿刺后发生枕骨大孔疝的风险。

c. 幕下肿块还可能引起向上的小脑幕疝，导致中脑受压及中脑体征（Cuneo 等，1979）。

2. 枕骨大孔疝的临床症状：临床症状类似于延髓和颈段脊髓连接水平横断后的症状。患者出现四肢瘫和呼吸停止（表 12-5）。完全的呼吸停止是由四肢瘫、不能随意呼吸及网状脊髓束受压导致的自主呼吸停止。没有呼吸驱动力可以下达到下运动神经元。复习图 6-17。

N. 脑疝总结

1. 说出三种常见的脑疝：<u>大脑镰下疝、小脑幕疝和枕骨大孔疝</u>。

2. 说出小脑幕疝及枕骨大孔疝时疝出的脑成分：<u>小脑幕疝时疝出的是海马旁回和钩回，枕骨大孔疝时疝出的是小脑扁桃体和延髓。</u>

3. 说出原则上脑疝是如何致人死亡的。<u>通过引起脑干受压影响生命功能，如呼吸、脉搏和血压并最终引起脑干出血。</u>

4. 昏迷患者能够检查小脑功能吗？□能/☑<u>不能</u>。为什么？
<u>小脑功能的临床检查需要患者意识清醒时做出反应。</u>

5. 如果从车祸中救出的昏迷患者表现出上肢的明显去大脑强直状态，而下肢完全软瘫，最可能的临床结论是什么？仔细想清楚并回答。<u>参见下一条。</u>

6. 患者可能有脊髓横断损伤和脑损伤，一种并不罕见的情况。在这个例子中，单处病变难以解释临床表现，但是单种病因，如创伤是可能的。但是有时候即使脊髓是完好的，也仅有上肢能表现出去大脑强直姿势。因此，下肢有活动提示脊髓完好，但下肢不活动不能证明脊髓肯定损伤。在极其罕见的情况下，脊髓反射的上肢姿势酷似去大脑强直姿势（Saposnik 等，2000；参考脑死亡）。

表 12-5　脑疝的血管并发症及临床体征总结

脑疝类型	血管并发症	临床体征
大脑镰下疝：扣带回向内侧移位	压迫大脑镰游离缘下方的大脑前动脉，引起半球内侧面及下肢运动区的梗死（图 2-2C 和图 12-9）	意识混沌，定向力障碍，对侧下肢单瘫
小脑幕疝：钩回和海马旁回向下和内侧移位	将大脑后动脉压迫到小脑幕游离缘（图 12-6 和图 12-7）；脑干出血（图 12-12）；前脉络膜和后交通动脉可能在某些患者中向内下移位	意识丧失加重，瞳孔散大，动眼神经麻痹，偏盲
小脑幕疝：小脑蚓部和中脑向上移位	小脑上动脉受小脑幕游离缘压迫，并压迫中脑和脑干血管	意识障碍加重，中脑顶盖前区/头部综合征（表 5-2），动眼神经麻痹
枕骨大孔疝：小脑扁桃体和延髓向下移位	压迫了在枕骨大孔内起源于椎动脉和小脑后下动脉的脊髓前动脉与脊髓后动脉，导致延髓颈髓交界处和脊髓第 1～2 节段梗死；小脑扁桃体出血性坏死	颈部僵硬或头部偏向一侧。压迫延髓颈髓交界处导致呼吸停止和四肢瘫

O. 脑疝：临床总结和评价

1. 表 12-5 总结了脑疝。盖住第 2 栏和第 3 栏的文字，试着按照第 1 栏的标题背出后面的内容。

2. 当看到现在的角斗士、拳击手、足球运动员或者赛车手为满足观众的暴力欲望而头部受伤后死亡时，你可以推测其死亡原因是脑水肿和脑疝（Jordan，1992；Unterharnscheidt，1970，2003）。如果我们作为人类不把生命的珍贵和脆弱看得高于一切，那么至少应该珍惜并保护我们的大脑，它给了我们探索优势的方法。因为大脑并不像你认为的那样是智慧的器官，而如 Szent-Györgyi 所说是一个探索优势的器官。电视上出现过英雄人物头部受伤后，没有等到其外伤逐渐恢复就立即去缉拿坏蛋，这在医学处理上是一种严重的错误，因为忽视了头外伤的严重性。重要的是，体育运动中适时放弃比赛可以使致命的可能性降到最低。任何人头外伤后昏迷或意识障碍都需要休息和仔细的医学观察。你必须假设任何头外伤患者可能存在致命的硬膜外或硬膜下血肿——即使最初症状不明显。一个头部受了似乎无关紧要的小伤的患者应该被送回家还是住院观察是最困难的医学决策之一。你必须学会预测，这是所有事情中最困难的。记住死神正在回头看你。

生命是短暂的，艺术是永恒的，机会正在消失，经验不完全可靠，判断绝非易事。

——Hippocrates（公元前 4 世纪）

---

3. 仔细监测每一个有潜在脑疝风险的患者，记录神志状态和所有体征：生命体征如血压和脉搏，查体体征如瞳孔直径。记录是否有视网膜静脉搏动（Jacks 和 Miller，2003）。总的目标是早期干预预防脑疝。假如一个头外伤患者有左侧轻偏瘫，但意识清楚，列举可以预示小脑幕疝的一系列事件及其后果直至死亡。

 a. 意识：_____

 b. 肢体运动和姿势：_____

 c. 瞳孔改变：_____

 d. 呼吸改变：_____

 e. 脉搏和血压：_____

4. 第 3 条的答案

 a. 可能有一些兴奋或谵妄，随后出现病理性睡眠、反应迟钝、浅昏迷、昏迷。

 b. 左侧轻偏瘫可能加重至完全偏瘫，右侧出现轻偏瘫，导致双侧偏瘫，之后出现去大脑强直，随着脑干损伤越来越重，死亡之前出现完全软瘫。

 c. 右侧，随后左侧瞳孔扩大和固定。双侧眼球不能活动。

 d. 陈-施呼吸、中枢神经性过度通气、成簇呼吸、不规则呼吸或 Biot 呼吸直至完全呼吸停止。

 e. 脉搏和血压会波动，但是趋势是血压增高、脉搏减慢（Cushing 现象）。

 f. 脑干血管牵拉后继发出现脑干出血。

5. 当患者出现脑疝的全部体征，如深昏迷、双侧瞳孔散大、去大脑强直时，抢救的时机已经丧失了。这个时候，多数患者已无力回天。检查者必须认识到患者的颅内压增高和脑疝风险，并请求神经科医生的帮助（Clusmann 等，2001）。如果医生能早期降低颅内压，患者可能恢复；如果不能，则患者死亡。这就是要理解脑疝形成的机制和临床表现的重要意义。

参考资料·脑疝：对意识、神经功能和血管系统的影响

Brendler SJ, Selverstone B. Recovery from decerebration. *Brain*. 1970; 93: 381-392.

Clusmann H, Schaller C, Schramm J. Fixed and dilated pupils after trauma, stroke, and previous intracranial surgery: management and outcome. *J Neurol Neurosurg Psychiatry*. 2001; 71: 175-181.

Conomy JP, Swash M. Reversible decerebrate and decorticate postures in hepatic coma. *N Engl J Med*. 1968; 278: 876-879.

Cuneo RA, Caronna JJ, Pitts L, et al. Upward transtentorial herniation: seven cases and literature review. *Arch Neurol*. 1979; 36(10): 618-623.

Damasceno BP. Decerebrate rigidity with preserved cognition and gait: a possible role of anoxic-ischemic brain damage. *Int J Neurosci*. 1991; 58: 283-287(Medline).

Davis RL, Robertson DM. *Textbook of Neuropathology*. 2nd ed. Baltimore, MD: Williams and Wilkins; 1991.

Fisher CM. Brain herniation: a revision of classical concepts. *Can J Neurol Sci.* 1995; 22: 83-91.

Forbes H, Norris JR, Fawcett J. A sign of intracranial mass with impending uncal herniation. *Arch Neurol.* 1965; 12(4): 381-386.

Friede R, Roessmann U. The pathogenesis of secondary midbrain hemorrhages. *Neurology.* 1966; 16: 1210-1216.

Halsey J, Downie A. Decerebrate rigidity with preservation of consciousness. *J Neurol Neurosurg Psychiatry.* 1966; 29: 350-355.

Hassler O. Arterial pattern of human brainstem: normal appearance and deformation in expanding supratentorial conditions. *Neurology.* 1967; 17: 368-375.

Inao S, Kawai T, Kabeya R, et al. Relation between brain displacement and local cerebral blood flow in patients with chronic subdural haematoma. *J Neurol Neurosurg Psychiatry.* 2001; 71: 741-746.

Jordan B. *Medical Aspects of Boxing.* Boca Raton, FL: CRC Press; 1992.

Kao CD, Guo WY, Chen JT, et al. MR findings of decerebrate rigidity with preservation of consciousness. *AJNR.* 2006; 27: 1074-1075.

Keane JR. Blindness following tentorial herniation. *Ann Neurol.* 1980; 8: 186-190.

Kirschner HS, Staller J, Webb W, et al. Transtentorial herniation with posterior cerebral artery territory infarction: a new mechanism of the syndrome of alexia without agraphia. *Stroke.* 1982; 13: 243-246.

Plum F, Posner J. *The Diagnosis of Stupor and Coma.* 3rd ed. Philadelphia, PA: FA Davis; 1980.

Pollock L, Davis L. The reflex activities of a decerebrate animal. *J Comp Neurol.* 1930; 50: 377-411.

Pullicino PM, Alexandrov AV, Shelton JA, et al. Mass effect and death from severe acute stroke. *Neurology.* 1997; 49: 1090-1095.

Ropper AH. *Neurological and Neurosurgical Intensive Care.* 3rd ed. New York, NY: Raven Press; 1993.

Ropper AH. The opposite pupil in herniation. *Neurology.* 1990; 40: 1707-1709.

Saeki N, Higuchi Y, Sunami K, et al. Selective hemihypaesthesia due to tentorial coup injury against the dorsolateral midbrain: potential cause of sensory impairment after closed head injury. *J Neurol Neurosurg Psychiatry.* 2000; 69: 117-118.

Sherrington CS. Decerebrate rigidity and reflex coordination of movements. *J Physiol.* 1898; 22: 319-322.

Sunderland S. The tentorial notch and complications produced by herniations of the brain through that aperture. *Br J Surg.* 1958; 45: 422-438.

Unterharnscheidt F. About boxing: review of historical and medical aspects. *Texas Rep Biol Med.* 1970; 28: 421-425.

Unterharnscheidt F, Unterharnscheidt JT. *Boxing Med Aspects.* San Diego, CA: Academic Press; 2003.

Walker A. The syndromes of the tentorial notch. *J Nerv Ment Dis.* 1963; 136: 118-129.

Ⅳ. 意识障碍患者的初步神经系统检查

A. 简介

1. 作为最困难的诊断练习，我们让你评估一名在街上发现而被送医院的昏迷患者，没有病史可循。复习前文意识障碍患者的神经系统检查部分。背诵"ABCDEE"口诀及损伤大脑的"5H"口诀（提示：开始是缺氧），并复习鉴别诊断树状图。有空的时候，你可以阅读 Fisher（1995）和 Posner 等（2007）的意识障碍患者神经系统检查专著。

2. 在判断一名看上去意识障碍的患者是否清醒时，缺乏经验的检查者可能会凭直觉去晃动患者的头部、摇晃肢体或摇动病床。除非你可以肯定该患者没有颈部或肢体受伤，否则不要进行这些操作。

3. 看上去没有反应的患者可能有中毒或代谢异常状态、解剖上的病变、创伤或精神疾病。检查者需要马上判断患者是否有解剖学上的病变、代谢或中毒性疾病等威胁生命的情况。不对称的神经系统体征，如轻偏瘫或脑神经麻痹，是提示存在引起昏迷的解剖学病变的最好证据。精神疾病在评价危及生命的情况时可被排除在外。精神疾病包括癔症、诈病和伴有紧张症的精神病（紧张症包括全身僵直症、蜡样屈曲、违拗症、缄默症和奇异姿势）。

B. 昏迷患者的检查

1. 如果患者可以正常呼吸，检查者也可以松一口气了。检查者至少有一些思考的时间，然后检查有哪些"好的"征象和有哪些"坏的"征象。正常功能状态下的任何表现，如呼吸和瞳孔对光反射都是好的征象。完全不正常的表现是坏的征象。因此，我们总结出意识障碍患者神经系统检查的一条"普适规律"，即患者表现出的任何行为，瞳孔的收缩或肢体的活动，都能证明部分神经解剖学通路的完整性及部分神经生理的正常功能。

2. 如果患者不能做出任何反应，检查者需要评价其原因到底是中枢神经解剖通路的损伤、昏迷程度太深或者全部效应器的瘫痪，如严重的吉兰-巴雷综合征，还是患者因为呼吸机辅助呼吸而使用了筒箭毒治疗。

C. 急性意识障碍患者的即刻神经系统检查、四项目测筛查可发现的"好的"表现

如果患者意识障碍（但不是昏迷、完全没有反射或行为），检查者可以进行初步但足以提示患者神经解剖通路功能的四项目测即时筛查。你发现的体征的价值大小取决于你自己的思考能力及所见体征本身的意义。

1. 正常的呼吸和咽反射：呼吸及相关反射如咳嗽、吞咽、打嗝、打哈欠都能证明舌咽神经、迷走神经和舌下神经，以及脑桥延髓网状结构和颈胸段脊髓是完好的，不会是病变所在的部位（图 6-17）。

2. 眨眼或眼睑的强直闭合：说明三叉神经和面神经功能正常。

3. 眼球能随机缓慢地向两侧联合运动：说明控制眼球运动的动眼神经、滑车神经、展神经及额桥束是完好的（图 2-30）。结合三叉神经和面神经完好，提示整个脑桥被盖部都正常，因为三叉神经核位于脑桥被盖的前部，展神经核和面神经核位于后部，而内侧纵束走行于脑桥被盖部全长。眼球运动正常也能证明中脑完好，因为动眼神经核位于中脑被盖前端，滑车神经核位于后端，内侧纵束走行于全长。

4. 随机自发的，尤其是有或无目的性的四肢对称运动，说明双侧锥体束从运动皮质到脊髓骶段都是正常的（图 2-27）。到此，检查者就可知道整个神经轴，从大脑皮质到脊髓最尾端至少是完整的。经过这四项大致的观察，你可以发现完好的瞳孔、角膜、前庭和听觉-眼睑反射，进一步证实中脑、脑桥和延髓及脑神经的功能完好，你已经完成了从大脑

到脊髓骶段的筛查，基本上除外了形态学上大的病变是意识障碍病因的可能性。

5. 除了随机或半目的性的运动，意识障碍患者可能出现肌颤搐和一系列难以分类的呓语、颤抖、战栗、抽动和肌阵挛，以及更加规律的运动如舞蹈样动作、手足徐动或肌张力障碍，或者无目的地拉拽床单，称为摸索。这些动作没有肯定的定位及提示预后的意义，但均需要功能和形态完好的锥体束。

> 诀窍：用上述四项大致观察的方法检查意识障碍患者四种几乎押韵（英语）的行为，呼吸（breathing）/眼睑闭合（eyelids closing）/眼球运动（eyeballs drifting）/肢体活动（extremities roving），并记住这些动作所涉及的神经通路。

6. 在进行昏迷的鉴别诊断时，要记住视网膜静脉的搏动良好几乎可以除外颅内高压。实际上，颅内高压通过腰椎穿刺测定超过190mmH$_2$O 时静脉的自发搏动消失（Levin，1978）。搏动存在的意义比消失的意义更大，因为一些正常人也没有搏动（Jacks 和 Miller，2003）。更好地观察静脉搏动需要使用直接检眼镜。

7. 在快速检查的过程中，你可能会或多或少地嗅到一些具有诊断性的气味，如酒味、肝臭味、糖尿病酮症味或肺坏死的气味。酒味不能证明它就是昏迷的原因，可能患者有硬膜下或硬膜外血肿。

8. 同时在初始阶段，注意患者的体温，高温或低温提示不同类型的诊断。

D. 意识障碍患者的"坏的"行为征象

1. 最坏的情形就是身体没有任何动作：眼睑松弛，没有瞳孔反射；没有眼球运动（深昏迷和脑死亡状态时眼球固定在中间位置）；没有呼吸；没有自发运动；完全松弛、瘫软的姿势，并对任何刺激没有反应。这时检查者就不知道这种没有任何动作的状态是毁坏性的病变导致的神经性休克或脑死亡，还是广泛的下运动神经元麻痹。或者仅仅因为昏迷程度太深，如巴比妥类药物过量。

2. 排第二位的是持续或被动的姿势：持续的头部及眼睛偏斜或者去大脑强直状态。

a. 局灶性癫痫可能引起头部和眼球的偏斜。如果没有惊厥发作，就会想到有破坏性病变存在于☑同侧/□对侧大脑半球后额区或者□同侧/☑对侧脑桥的联合凝视中枢（复习图 5-1 和图 5-3）。

b. 说出脑桥侧视中枢存在较大病变时最可能影响的脑神经有哪些。<u>展神经和面神经（图 5-1）。</u>

3. 提示预后不良的表现：没有任何规律能百分百预测死亡，但是昏迷 24h 后仍不能恢复角膜反射和瞳孔对光反射的患者一般都会死亡。与此类似，急性头部损伤并伴瞳孔反射和前庭-眼反射消失的患者一般也会死亡。对于非创伤性昏迷，预后的误判率有 5%～20%，因此需要慎重临床评估以避免过早停止生命支持治疗（Bates，1991）。检查者需要保持警惕，有一些可治的代谢异常（如高镁血症）也可能会出现瞳孔固定和散大等非常类似脑疝的表现（Rizzo 等，1993）。

E. 检查意识障碍患者的偏瘫情况

1. 检查：急性起病而导致意识障碍但有解剖学改变的严重病变或者局灶性癫痫后的偏

瘫（Todd 麻痹）常引起弛缓性偏瘫（大脑休克）。检查单侧不对称的运动、姿势、肌张力，最重要的是单侧肢体的弛缓性瘫痪。除非是深度昏迷，锥体束完好的意识障碍患者可以自发地活动四肢或者至少对疼痛做出有目的的反应。提示弛缓性偏瘫的姿势是腿处于外旋位，足向外偏。偏瘫和髋部骨折是出现这种体位的两种最常见原因。一侧的弛缓性瘫痪及自发或疼痛诱发运动的消失提示急性偏瘫。正常侧的面部和肢体仍然有一定的肌张力。

2. 面部弛缓性瘫痪：当意识障碍患者吸气时，一侧的面颊常向里凹陷；患者呼气时，面颊部鼓出。这一侧面颊是☑偏瘫侧/□非偏瘫侧，为什么？

<u>弛缓性瘫痪累及偏瘫侧颊肌及其他面肌。因此，偏瘫侧松弛的面部在吸气时凹陷，呼气时鼓出。另一例面肌的张力使得面颊部在呼吸时固定不动。</u>

3. 眼睑释放试验

a. 复习面部肌肉的运动支配。

i. 在图 12-17 中画出右侧面部的上运动神经元和下运动神经元支配，与图 6-3 对比矫正。

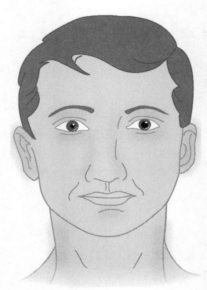

图 12-17　画面神经核的上运动神经元支配及面部肌肉的下运动神经元支配的空白图

ii. 记住支配眼轮匝肌的下运动神经元可能接受交叉和不交叉的上运动神经元的支配。因此，急性偏瘫时，上运动神经元突然损伤，眼睑也可以表现为弛缓性瘫痪和力弱。眼睑释放试验可以检查这点，因为即使是意识障碍（但不能是完全昏迷）的患者，眼睑由于存在维持肌张力的神经支配而保持闭合。

b. 眼睑释放试验的步骤：轻轻用两拇指将眼睑提起，然后同时释放（图 12-18）。

c. 结果：偏瘫侧的眼睑缓慢下落，而对侧眼睑很快闭合。实际上是迅速闭合，除非患者深度昏迷。为什么非偏瘫侧眼睑闭合这么快？

<u>正常侧眼轮匝肌没有瘫痪，仍然保持肌张力。</u>

d. 很少情况下，意识障碍患者的眼睑仍睁开并不眨眼（Keane，1975）。

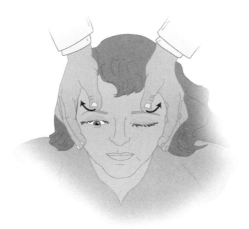

图 12-18　右侧偏瘫昏迷患者的眼睑释放试验

检查者站在患者床头，提起两侧眼睑并同时释放。偏瘫侧眼睑闭合缓慢，因为其眼轮匝肌松
弛，而对侧眼睑由于其眼轮匝肌的张力很快闭合

4. 肢体下落试验：肢体下落试验检查肢体的弛缓性瘫痪。

a. 腕下垂试验：抓住患者的前臂腕近端的位置，使得前臂垂直，如图 12-19 所示。软瘫侧手腕下垂形成一定的角度，而非偏瘫侧手腕有一些张力，保持一定程度的垂直位。

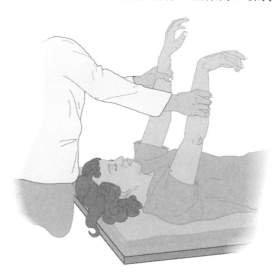

图 12-19　检查右侧偏瘫的昏迷患者弛缓性瘫痪的腕下垂试验

b. 手臂下落试验：抓起双侧前臂，与腕下垂试验一样，并同时释放。偏瘫侧手臂瘫软下落快，而正常侧则慢慢滑落（图 12-20）。手臂只要举起数英寸，并要在下落的地方垫上垫子，避免尺神经损伤。

c. 下肢下落试验：将患者的膝盖在你的手臂上弯曲。先伸直一条腿后放下，然后做另一侧（图 12-21）。检查者可以同时观察和听声音的差别，因为弛缓性瘫痪侧下肢快速下落撞击床面。

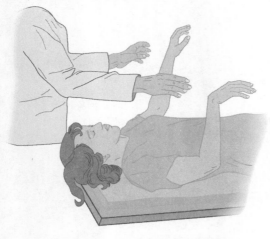 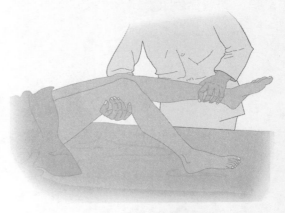

图 12-20 检查右侧偏瘫的昏迷患者
弛缓性瘫痪的手臂下落试验

图 12-21 检查右侧偏瘫的昏迷患者
弛缓性瘫痪的下肢下落试验

　　d. 下落试验是基于肌张力不对称的原理。为了正确地解释这个试验，非偏瘫侧必须有一定的肌张力。因此，深昏迷或下运动神经元瘫痪的患者该试验无效。

　　5. 总结检查意识障碍患者急性弛缓性瘫痪的方法。

　　检查运动的不对称性和呼气时一侧面颊是否鼓出。搬动肢体及通过眼睑闭合和肢体下落试验检查肌张力的不对称。

F. 运动抵抗：张力违拗

　　1. 张力违拗的患者可能抵抗躯体某一部分向任何方向运动。这可出现于意识清醒或障碍的患者。这就像患者能预感到每一次你想要检查的运动并自动进行抵抗。

　　2. 张力违拗不会出现于急性弛缓性瘫痪的一侧，也不会出现于深度昏迷的患者，因为所有的张力都消失了。初学者常将非偏瘫侧误认为偏瘫侧，因为易把张力违拗误认为上运动神经元病变导致的张力增高。

G. 运动抵抗：颈强直和脑膜刺激征

　　1. 颈强直（nucha rigidity）的定义："nucha"这个词指的是颈后部。颈强直指的是患者和检查者都不能屈曲患者头部，这是因为颈项部肌肉（伸肌）的反射性痉挛。蛛网膜下腔刺激最常见的是炎症（脑炎或脑膜炎）或者蛛网膜下腔出血，都可以引起颈强直。

　　2. 脊髓的悬挂：脊髓浸泡在脑脊液中，并通过其与延髓的连接、神经根、特殊的悬韧带即齿状韧带悬挂在原位（Emery，1967；图 12-22）。

　　3. 颈部屈曲和后伸的生物力学：通过学习刺激后颈部肌肉痉挛的生物力学，有助于学会如何摆放椎体骨折患者的体位及如何解释 Lhermitte 征。学习图 12-23 和图 12-24。

　　a. 图 12-23 中的 A-A′ 线穿透神经轴。它就像支点位于脊柱顶端的一个杠杆。因此，头部屈曲引起脊髓的□松弛/☑牵拉。

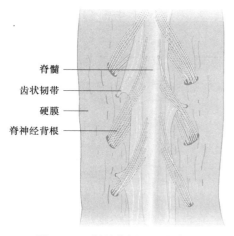

图 12-22　脊髓背侧观，硬膜打开

注意悬挂脊髓的齿状韧带

脊髓

齿状韧带

硬膜

脊神经背根

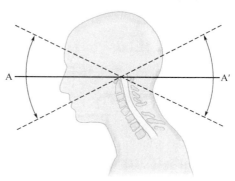

图 12-23　头部矢状切面显示头部屈曲和后伸对脊
髓的牵拉及松弛作用

想象一条铁杆穿过头部（A-A'）。它就像支点位于第 1 颈椎
椎体的一个杠杆

　　b. 颈部屈曲和后伸过程中，不仅是颅骨和第 1 颈椎之间发生运动，其他颈椎之间也出现运动。颈部的弯曲不像绕着某一点铰链处转动：它弯曲成一条曲线，像一棵小树苗。图 12-24A 和图 12-24B 的虚线显示了屈曲与后伸时颈椎角度的实际变化及伴随的神经根和脊髓的张力变化（Breig，1978；Goel 和 Weinstein，1989）。

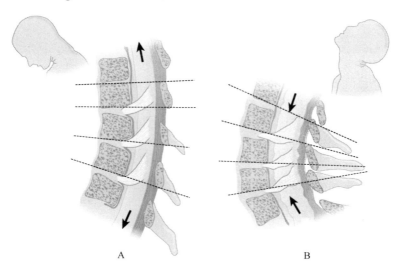

图 12-24　颈段脊髓和脊柱的矢状切面

A. 头部屈曲；B. 头部后伸。注意在图 A 中脊髓和神经根被牵拉并延长，在图 B 中松弛并打褶

　　4. 颈部肌肉痉挛的机制：疼痛—痉挛—疼痛循环。

　　a. 颈部在从后伸到前屈的活动范围内，脊髓和神经根从松弛褶皱的状态变成牵拉的状态（图 12-24；Breig，1978）。但是，当神经根、脊膜和脊髓有炎症并且肿胀时，正常情况下的头部屈曲动作给有炎症的结构施加了张力。这就像压在一个疮上。只要疮的部分保持完整不动，就不会疼痛。但是，活动它并在肿胀的组织上施加张力就会引起剧烈疼痛。任何这种类型的疼痛都会立即诱发肌肉痉挛，以防止这种引起疼痛的活动继续（O'Connell，1946；Wartenberg，1950）。如果你有胸膜炎而同时尝试深呼吸，你就知道疼痛是如何有效地抑制引起它的肌肉收缩活动了。其他避免疼痛的肌肉痉挛的例子还有腹膜炎时的腹壁强直和腰部扭伤后的后背僵直，如后背痛性痉挛。

b. 脊膜炎症后引起脊髓和神经根张力增高性疼痛的是颈部□牵拉/☑屈曲。

H. 检查颈强直的方法

1. 患者平卧位并放松，检查者的手放在患者枕部并轻轻屈曲颈部。正常时，颈部很容易弯曲。如果患者有颈强直，颈部会抵抗屈曲，患者因为疼痛躲避。如果颈强直严重，检查者可以推起患者的头部和躯干，就像脊柱是一条僵硬的棍子或者患者像一座雕塑（图12-25A）。

2. 因为真正的颈强直提示脑膜刺激，检查者必须鉴别其他形式的颈强直。真正的颈强直时，颈部只有屈曲受阻。颈部可以轻松旋转和后伸，因为这些动作不会牵拉脊膜、脊髓和神经根。为了说明颈强直仅仅累及颈项肌肉，做下面两项操作。

a. 手放在患者前额，将患者头部从一侧旋转到另一侧，确保除了屈曲抵抗外，头部可以轻松转动（图12-25B）。

b. 然后抬起患者肩部使头部向后下垂，检查后伸的自由度（图12-25C）。

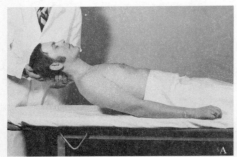
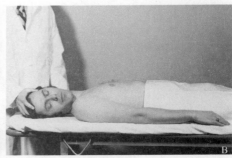
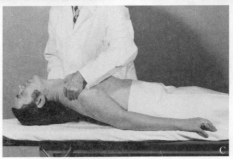

图 12-25　诊断真正的颈强直，提示脑膜刺激

A. 颈部高度抵抗屈曲，常常可以达到检查者抬起患者的头部和脊柱像一座雕塑的程度；B. 尽管高度颈强直抵抗屈曲，颈部可以自由旋转；C. 检查者抬起患者肩膀时，头部轻松向后垂下

c. 颈部强直（cervical rigidity）指的是颈部向任何方向运动都有阻力。相反，颈强直（nuchal rigidity）特指屈颈的阻力，如☑后颈部/☐前颈部僵硬。图 12-26 列出了引起颈部强直的一些病因（Hunderfund 等，2008；O'Connell J，1946）。

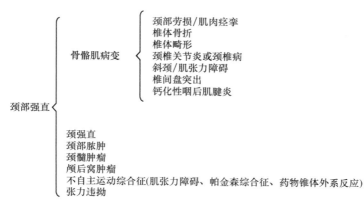

图 12-26　颈部强直的病因

I. 颈部操作和脊髓损伤（图 12-27）

1. 颈部操作的禁忌证：图 12-27 中显示了骨折后颈椎的错位压迫颈段脊髓，但也可以代表任何的占位性病变，如肿瘤或椎间盘突出。

　　a. 头部屈曲可以对肿胀的脊髓产生张力。脊髓会触击到任何突出的肿块上。因此，怀疑颈段脊髓病变的患者应避免进行颈强直检查。要考虑所有创伤后意识障碍的患者都有颈椎骨折的可能性，并拍摄颈椎 X 线片（Trunkey，1991；Gisbert 等，1989）。对任何昏迷患者，尤其是对新生儿进行颈部操作时都要谨慎，因为他们的疼痛保护反射可能还存在。

　　b. 除了颈段脊髓损伤，颈部操作还可能压迫椎动脉（图 12-34），引起椎-基底动脉系统卒中（Garg 等，1993，Williams 和 Biller，2003；Biller 等，2014）或者脊髓缺血（Linssen 等，1990）。这种并发症常出现于颈椎推拿按摩后。

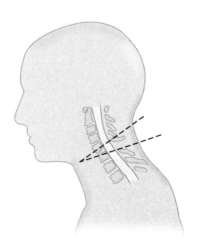

图 12-27　C_5 骨折并与 C_6 脱位
脱位的椎体压迫了挫伤而肿胀的脊髓

2. 正确放置有脊髓损伤的患者（包括已知的和可疑的）体位：一般的习惯是将损伤的患者置于平躺位，并垫上枕头使头部屈曲，这是一个错误的体位。怀疑有脊髓损伤时，固定和转运患者时头部要固定在一个位置使得对脊髓的张力最小，换句话说，要头部和背部呈直线或头部轻度后仰的体位。

3. 屈曲颈部后的Lhermitte 征：清醒患者屈颈时可能产生一种从颈部到足部的过电样感觉。咳嗽、打喷嚏或过度劳累会引起类似的感觉。其解释是有脊髓病变时，机械牵拉脊髓可产生对感觉通路的激惹，这常见于多发性硬化（Gutrecht，1989）。

J. 复习颈强直

1. 颈强直时，颈部在其他方向可以自由活动，除了屈曲。

2. 说出一种方法来证明患者存在的颈部屈曲时的阻力是并且仅仅是颈强直。

患者取平卧位，旋转患者头部从一侧到另一侧，并抬起肩膀使头部后坠，这就可以证明头部在其他方向都可以活动，除了屈曲。

3. 颈强直是蛛网膜下腔存在刺激的可靠体征，两种最常见的病因是脑膜炎和蛛网膜下腔出血。

4. 如果意识障碍患者的头部向各个方向运动困难，且四肢也是如此，那么该患者存在全面的肌张力增高，称为张力违拗。

K. 脑膜刺激的确证体征：**Brudzinski** 征和 **Kernig** 征

1. Brudzinski 征：检查颈强直时，当屈曲头部时，观察双下肢是否有内收和屈曲（Wartenberg，1950）。患者为什么会屈膝？

颈部屈曲对整条脊髓和神经根产生牵拉的张力（复习神经根牵张试验，见图 10-12）。屈曲下肢可以减轻对神经根的牵拉张力。

2. 下肢抬高试验：患者取平卧位，进行屈膝抬腿试验（Kernig）和直腿抬高试验（Lasegue）（图 10-7）。有脑膜刺激存在时会降低患者下肢的活动度。

L. 存在脑膜刺激但没有脑膜刺激征的情况

通常脑膜刺激征在五种情况下可能是假阴性：婴儿、高龄、昏迷、伴有周围神经肌肉性瘫痪及急性锥体束损伤后。这些患者要证实有无脑膜炎症或蛛网膜下腔出血需要进行腰椎穿刺（参见第 13 章）。此外，偏瘫会导致该侧脑膜刺激征阴性。单侧脑膜刺激征消失有助于鉴别偏瘫的侧别（Thorner，1948）。

M. 角弓反张：一个被动的姿势

1. 首先，学会正确地念 "opisthotonos"（角弓反张）这个词。

2. 定义：角弓反张指躯体向后弓或者过度伸展，类似于"摔跤者后弯"的姿势（图 12-28）。

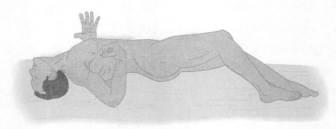

图 12-28　严重的角弓反张

（修改自：Dorland WAN：*Dorland's Illustrated Medical Dictionary*. 25th ed. Philadelphia，PA：W.B. Saunders；1974）

3.病因：角弓反张主要是因为张力极大的脊旁肌的过度收缩。它常出现于脑膜刺激、去大脑强直、破伤风和士的宁中毒，因此具有不同的病理生理机制。它也可见于使用有中枢作用的多巴胺受体阻滞剂药物、躯体化障碍和紧张型精神分裂症等没有明显病理病灶的情况下（Caroff等，2011）（图12-29）。

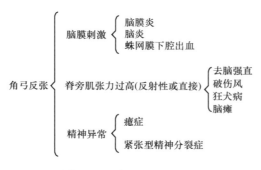

图 12-29　角弓反张的病因

a.脑膜刺激时，角弓反张是因为强有力的伸肌痉挛阻止了可以造成疼痛的颈部和背部的屈曲动作。这种情况下可以认为角弓反张是一种疼痛保护的反射姿势。

b.去大脑强直时，解剖上中脑的病变或者代谢性病变使得大脑和脑干的联系中断后，前庭系统驱使的四肢抗重力肌张力过高导致角弓反张的出现。

c.患破伤风和士的宁中毒时，肌肉牵张反射和下运动神经元的兴奋性显著增加。所有的骨骼肌张力变得极高。破伤风毒素除了有中枢兴奋作用外，还有收缩肌肉的功能，肌肉即使没有神经支配也能保持痉挛（Dastur等，1977）。当所有的肌肉都呈最大收缩状态时，最强壮的肌肉就战胜它们的弱小拮抗肌起到决定姿势的作用。但在患破伤风时，下运动神经元中兴奋性差异导致的局部因素及毒素的直接收缩肌肉作用可能改变这个最强壮肌肉决定姿势的规则，因此如图12-28所示，上肢屈曲肌可能超过其更强壮的拮抗伸肌。要想体会角弓反张患者的痛苦，请平卧躺下，向后伸展你的颈部和下肢形成"摔跤者后弯"的姿势，咬紧牙关并尽你所能收缩身上每一块肌肉并保持1min。

d.角弓反张的其他病因包括癫痫发作、克拉伯病、戊二酸尿症、强直综合征、Chiari畸形、严重电解质失衡、生长激素缺乏等。

4.总之，角弓反张的产生至少有三种不同的病理机制。

a.去脑强直时：<u>抗重力肌的过度张力</u>。

b.脑膜刺激时：<u>疼痛保护性伸肌痉挛</u>。

c.士的宁中毒或患破伤风时：<u>腱反射和肌肉敏感性增高</u>。

参考资料·意识障碍患者的神经系统查体

Emery JL. Kinking of the medulla in children with acute cerebral oedema and hydrocephalus and its relationship to the dentate ligaments. *J Neurol Neurosurg Psychiatry*. 1967; 30: 267-275.

Fisher CM. The neurological examination of the comatose patient. *Acta Neurol Scand*. 1969; 45(Suppl 36): 1-56.

Jacks AS, Miller NR. Spontaneous retinal venous pulsation: aetiology and significance. *J Neurol Neurosur Psychiatry*. 2003; 74: 7-9.

Keane JR. Spastic eyelids: failure of levator inhibition in unconscious states. *Arch Neurol*. 1975; 32: 695-698.

Levin BE. The clinical significance of spontaneous pulsations of the retinal vein. *Arch Neurol*. 1978; 35: 37-40.

Plum F, Posner J. *The Diagnosis of Stupor and Coma*. 3rd ed. Philadelphia, PA: FA Davis; 1980.

Posner JB, Saper CB, Schiff ND, et al. *Plum and Posner's Diagnosis of Stupor and Coma*. 4th ed. New York, NY: Oxford Univ. Press; 2007.

Rizzo MA, Fisher M, Lock JP. Hypermagnesemic pseudocoma. *Arch Int Med*. 1993; 153(9): 1130-1132.

Wijdicks EFM, Bamlet WR, Maramattom BV, et al. Validation of a new coma scale: the FOUR score. *Ann Neurol*. 2005; 58: 585-593.

Meningeal Irritation Signs: Nuchal Rigidity and Opisthotonos

Anastasopoulous D, Maurer C, Nasiosti G, et al. Neck rigidity in Parkinson's disease patients is related to incomplete expression of reflexive head stabilization. *Exp Neurol*. 2009; 217(2): 336-346.

Biller J, Sacco RL, Albuquerque FC, et al. On behalf of the American Heart Association Stroke Council. Cervical arterial dissections and association with cervical manipulative therapy A statement for healthcare professionals from the American Heart Association/American Stroke Association. *Stroke* 2014; 45(10): 3155-3174. Published online before print August 7, 2014, doi: 10. 1161/Stroke 2014; 45(10): 3155-3174.

Breig A. *Adverse Mechanical Tension in the Central Nervous System: an Analysis of Cause and Effect*. New York, NY: Wiley; 1978.

Caroff SN, Hurford I, Lybrand J, et al. Movement disorders induced by antipsychotic drugs: implications of the CATIE schizophrenia trial. *Neurol Clin*. 2011 Feb; 29(1): 127-148.

Dastur FD, Shahani WR, Dastoor DH, et al. Cephalic tetanus: demonstration of a dual lesion. *J Neurol Neurosurg Psychiatry*. 1977; 40: 782-786.

Emery J. Kinking of the medulla in children with acute cerebral oedema and hydro-cephalus and its relationship to the dentate ligaments. *J Neurol Neurosurg Psychiatry*. 1967; 30: 267-275.

Garg B, Ottinger CJ, Smith RR, et al. Strokes in children due to vertebral artery trauma. *Neurology*. 1993; 43: 2555-2558.

Gisbert VL, Hollerman JJ, New AL. Incidence and diagnosis of C7-T1 fractures and subluxations in multiple trauma patients: evaluation of the advanced trauma life support guidelines. *Surgery*. 1989; 106: 702-708.

Goel VK, Weinstein JN. *Biomechanics of the Spine: Clinical and Surgical Perspective*. Boca Raton, FL: CRC Press; 1989.

Gutrecht JA. Lehrmitte's sign: from observation to eponym. *Arch Neurol*. 1989; 46: 557-558.

Hunderfund ANL, Robertston CE, Bell ML, et al. Calcific retropharyngeal tendinitis: unusual cause of neck pain with nuchal rigidity. *Neurology*. 2008; 71(10): 778.

Linssen WHJP, Praamstra P, Fons JM, et al. Vascular insufficiency of the cervical cord due to hyperextension of the spine. *Pediatr Neurol*. 1990; 6: 123-125.

O'Connell J. The clinical signs of meningeal irritation. *Brain*. 1946; 69: 9-21.

Thorner J. Modification of meningeal signs by concomitant hemiparesis. *Arch Neurol Psychiatry*. 1948; 59: 485-495.

Trunkey D. Initial treatment of patients with extensive trauma. *N Engl J Med*. 1991; 324: 1259-1263.

Wartenberg R. The signs of Brudzinski and Kernig. *J Pediatr*. 1950; 37: 679-684.

Williams LS, Biller J. Vertebrobasilar dissection and cervical spine manipulation: a complex pain in the neck. *Neurology*. 2003; 60(9): 1048-1049.

V. 意识障碍患者的感觉系统检查

A. 首要原则

1. 效应器必须完整：在床旁对意识障碍患者进行感觉系统检查时需要有刺激后的运动反应。三种情况可能减少或阻断这种运动反应：下运动神经元瘫痪、上运动神经元瘫痪伴有大脑休克及深昏迷。如果患者没有反应，检查者不能判断是反射弧的传入支还是传出支病变。为了避免这种效应器完整性的局限，检查者可以通过对躯体感觉、视觉、听觉等刺激诱发的反应进行电生理记录来评价感觉通路是否完好（参见第 13 章）。

2. 按照从头到脚的顺序进行：和清醒患者查体一样，检查者也要按照从头到脚的顺序检查感觉系统。从最头端的脑神经开始，向后逐步查遍全身。不查嗅神经。

B. 检查瞳孔对光反射和视神经、动眼神经

1. 用手电筒检查瞳孔对光反射。如果瞳孔看起来没有反应，关掉室内所有光源，然后突然打开头顶的灯，同时通过放大镜观察瞳孔。

2. 以毫米为单位测量和记录瞳孔直径。使用实际相同大小的图例便于比较（图 12-30）。

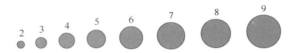

图 12-30　用于测量瞳孔大小的以毫米为单位的图例

3. 很多因素可以影响瞳孔大小（表12-6）。一定要考虑到患者可能服用了某种改变瞳孔大小的药物。

表 12-6　意识障碍患者的瞳孔异常表现

大小和对光反射	毒物-代谢性物质	解剖学病理部位
完全散大，对光反射消失	强效的抗胆碱药或拟交感类药物	中脑或双侧动眼神经病变
完全散大但对光反射存在	一些非处方安眠药或感冒药中弱效的抗胆碱药；肾上腺能血管升压药	可能提示早期中脑病变
中等大小或轻度散大（4～6mm），对光反射迟钝或消失	格鲁米特（导眠能）	可能提示同时存在交感和副交感神经麻痹；Adie 综合征
瞳孔缩小	睡眠、缺氧、尿毒症；抗青光眼药物或其他拟副交感类药物	下行交感通路阻断
针尖样，但强光刺激有对光反射	阿片类	巨大的脑桥病变，通常是出血，破坏了下行交感通路

4. 瞳孔对光反射的完成同时需要视神经（传入）和动眼神经（传出）参与。在图 12-31 中画出瞳孔收缩反射的通路。和平常一样，从感受器开始向后画出整条通路。

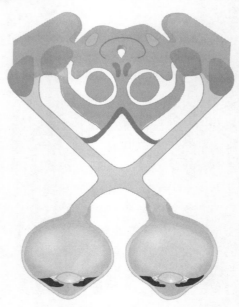

图 12-31　画瞳孔收缩反射通路的空白图

从视网膜神经元开始，把你画的与图 4-30 进行比较检查

C. 检查三叉神经感觉功能的方法

1. 角膜反射（三叉神经传入，面神经传出）：用一缕棉花检查，和清醒患者查体一样操作。

2. 三叉神经到面神经反射的眶上压迫试验

a. 用拇指用力压迫患者眉切迹上方的眉毛，这是三叉神经眼支的出口。沿着你的眉毛从内侧向外侧用拇指指腹逐渐压迫可以找到你自己的切迹。然后用力压迫直到感觉疼痛。

b. 如果脑桥及三叉神经、面神经完好，意识障碍患者会出现同侧面部扭曲伴眼睑闭合。这样检查者可以分别检查两侧面部。对于急性偏瘫的昏迷患者，☑偏瘫侧/□偏瘫对侧的面部动作反应可能减弱或消失。请解释。

<u>急性上运动神经元损伤后即大脑休克期，反射的兴奋性暂时性降低。</u>

c. 如果检查者突然出其不意地轻弹假装昏迷患者闭合的睫毛，患者常出现面部扭曲和头部后撤等夸大的反应。这在器质性昏迷的患者中永远不会出现（Wiggs，1973）。

D. 检查听力：位听神经的听觉支

用突发的声音检查，如击掌或敲击金属盘，观察患者的惊吓反应。

E. 检查位听神经的前庭神经分支

冷热水灌注试验和逆向运动试验是两项诱发前庭-眼反射的检查，可引起眼球的联合运动。该检查的感受器首先是半规管的壶腹部，但是嵴和颈部本体感受器可能也在一定程度上参与该反应（Buettner 和 Zee，1989）。前庭核将前庭的冲动通过内侧纵束中继后激活动眼神经和展神经。

1. 检查前庭-眼反射的逆向运动试验（玩偶眼或头-眼反射）

a. 检查原理：如果你有老式的玩偶，把它拿在手里。如果你把玩偶的头向下倾斜，它的眼球会向上运动保持正眼看你。如果你把玩偶头向上倾斜，其眼球向下运动。眼球的平衡力使其逆向运动，保持头部运动时眼球始终保持在视觉目标上。

b. 逆向运动试验的操作方法：把患者的头摆正，快速将其向右、左、上、下转动，转到一定位置后停下。例如，把头转向右侧并停下。在刚开始向右转时就会发现眼球运动方向与转头方向相反，相对于头而言是在向左转，但实际上眼球只是保持在原始的位置不动。当检查者把头转到指定位置并停下固定后，眼球很快地转过来并处于相对于头部的新位置是正视的位置。眼球逆向转动消失提示前庭-眼反射丧失。

2. 复习冷热水灌注试验

a. 指征：如果逆向转动试验失败，行冷热水灌注试验。该试验的刺激比头部转动更大，但是两者结合起来比任何单独一项检查都更有效（Fisher，1969）。

b. 禁忌证：向外耳道注水前必须注意有哪些禁忌证？

仔细检查外耳道，清除耳垢，检查有无中耳炎或鼓膜穿孔。因为患者的昏迷可能是由中耳感染扩散到颅内的。

c. 冷热水灌注试验的方法：复习第 9 章冷热水灌注试验的技术。详细描述位置、设备和水温。

患者平卧，30°前屈头部。大约 40s 内往外耳道注入 100ml 30℃水或 5ml 冰水，然后将头向对侧倾斜 20s（参见第 9 章）。

d. 冷水灌注后的正常反应：患者出现眼震，特点是眼球向同侧缓慢偏移，然后快速扫视恢复到初始位置。随着昏迷加深，额叶脑桥通路受损，扫视消失，但是前庭性偏移仍存在。昏迷进一步加深后，这种偏移运动也减少直到没有任何反应，即便其反射通路在解剖学上是完整的。

e. 如果患者没有反应，检查者需要仔细想想原因。

i. 首先是刺激的性质。刺激强度可能不够。试着用更冷的水并刺激更长的时间。

ii. 患者的迷路没有兴奋性或位听神经有问题。

iii. 前庭核或内侧纵束因为广泛的被盖病变受损。

iv. 支配眼外肌的周围神经受损或者神经肌肉传导受阻。

v. 患者昏迷程度太深或者可能脑死亡了。很显然，一点点反应也比没有反应提供的信息有用。

f. 意义：正常瞳孔对光反射及前庭-眼刺激后有正常的眼球联合逆向运动基本可以除外脑桥-中脑被盖部的解剖学病变是意识障碍的病因。患者可能存在幕上病变或者有代谢中毒性昏迷。眼球固定，没有前庭-眼反射而瞳孔对光反射正常，提示镇静剂过量，一般都是苯巴比妥。

3. 总结三种可以检查昏迷患者内侧纵束在脑干被盖区走行区是否完整的方法。

观察眼球随机水平运动，行冷热水灌注试验及逆向运动试验。

4. 你用什么方法检查头部外伤后意识障碍患者的内侧纵束？ ☑冷热水灌注试验/□逆向运动试验。为什么？

可疑头部创伤的患者应避免搬动颈部，因为可能有颈椎骨折。

5. 迷路点刺激可以替代冷热水灌注试验（Toglia 等，1981）。

F. 舌咽-迷走神经

有自主吞咽动作或呻吟声就足够了。实际上诱发咽反射可能导致呕吐和胃内容物误吸到肺部。

G. 诱发对不良刺激有反应的方法：冷刺激和疼痛刺激

1. 为了检查意识障碍患者的躯体感觉通路，要使用清醒患者也会觉得不适或疼痛的感觉刺激。首先要决定使用冷刺激还是痛觉刺激。冷刺激常常更适用于婴儿和儿童（尤其当家长在一旁观看时）及仍有部分意识的患者。

2. 检查冷刺激反应的方法：用冰试管接触患者面部、手部和足部。如果没有反应，接触腋下、腹部或大腿内侧（这会很快吸引你的注意力）。

3. 检查疼痛刺激反应的方法

a. 检查疼痛刺激反应的下颌试验：将手指放在颞下颌关节上并施压（Wijdicks，2001）或者将手指放在下颌支后面，将指尖端向骨头压迫，就像将下颌向前拉一样。这会产生非常强的疼痛刺激。试着在自己身上或同伴身上检查，体会一下。

b. 检查疼痛刺激反应的指关节摩擦试验：手握拳，用指关节压迫或摩擦患者胸骨。观察刺激反应如睁眼或去大脑强直姿势。

c. 检查疼痛刺激反应的指甲压迫试验：通过分别刺激每个肢体，检查局部对疼痛的反应。用力挤压患者的指甲或趾甲，或者用铅笔的橡皮端按压它们。要确保疼痛刺激有效，检查者必须正确地挤压。用右手拇指和示指末端抓住左手拇指甲并用力加压。你可能会感觉到疼痛，也可能不会。下面，抓住左拇指甲，将右拇指末端的中心压在左拇指甲与甲周组织相连接的边缘，然后挤压、转动、揉捻左拇指甲，就像要打开一个瓶盖那样。用其他手指试试这个方法。经过实践，你就能学会仅仅扭转指甲，而不是整个手指，因为这可能损伤患者的指关节。

d. 检查疼痛刺激反应的皮肤拧掐试验：作为另一种疼痛刺激，试试用拇指和示指拧掐患者的皮肤。在这个艾滋病和传染性肝炎盛行的时代，避免用针刺。它们会引起点状出血。也不要使用你的指甲，否则会留下可见的伤口，除非要压迫眶上神经，因为眉毛会提供保护。试着用各种方法在你自己身上检查面部和躯干的疼痛，学会使用合适强度的刺激。

4. 对于怀疑假装昏迷的患者，不要进行过度的疼痛检查。患者可能下定决心不做出反应。突然出其不意的刺激如轻弹闭合的眼睑可能比很强的刺激更有可能诱发出反应（Wiggs，1973）。

5. 用格拉斯哥评分记录疼痛检查的结果。一般来说，上肢的反应比下肢的反应更有提示意义，因为在脊髓横断或者脑死亡但脊髓完好的患者中单纯的脊髓反射就可以引起下肢的屈曲。

6. 复习检查昏迷患者疼痛刺激反应的下颌试验、胸骨压迫试验、指甲压迫试验和皮肤拧掐试验。

参考资料·意识障碍患者的感觉检查

Buettner UW, Zee DS. Vestibular testing in comatose patients. *Arch Neurol*. 1989; 46: 561-563.

Fisher CM. The neurological examination of the comatose patient. *Acta Neurol Scand*. 1969; 45(Suppl 36): 1-56.

Toglia JU, Adam RU, Steward G. Galvanic vestibular tests in the assessment of coma and brain death. *Ann Neurol*. 1981; 9: 294-295.

Wijdicks EF. The diagnosis of brain death. *N Eng J Med*. 2001; 344: 1215-1221.

Wiggs JW. Detection of feigned coma. *N Engl J Med*. 1973; 289: 379.

Ⅵ. 意识障碍患者神经系统检查的复合因素和干扰因素

A. 肌肉牵张反射和病理征

在清醒患者中非常有价值的肌肉牵张反射和病理征在昏迷患者中的意义居于其次。根据大脑休克及昏迷的程度，可以见到减弱、相等或增强的肌肉牵张反射或者没有肌肉牵张反射。即便两侧的肌肉牵张反射不对称，可能还是不知道到底是一侧病理性减低还是另一侧病理性增强。任何原因导致的意识障碍，甚至某些人处于深度睡眠时都可能出现双侧病理征。因此，在昏迷患者中，典型上运动神经元体征存在与否都不像在意识清醒患者中那么有意义。

B. 病前的神经系统体征

病前就已存在的情况也会干扰诊断。一个阳性的发现是病前就存在的还是新发生的？意识障碍可能是轻微的癫痫或精神运动性癫痫持续状态；没有对声音做出反应可能是之前就耳聋；眼球固定不动，瞳孔对光反射消失可能是因为义眼；患者可能有先天性上睑下垂或瞳孔不等大；瞳孔可能非常缓慢地做出反应；肌肉牵张反射可能由于 Adie 综合征消失（表 4-5）；偏瘫可能是局灶性癫痫发作后的麻痹（Todd 麻痹）；或者患者昏迷之前就有偏瘫或其他神经系统体征。例如，发现轻度广泛的萎缩、活跃的肌肉牵张反射和肢体痉挛状态，尤其是手指痉挛，提示病前就有偏瘫存在。照片和家属可以提供之前的病史。

C. 如何对意识障碍患者说话：尊重的原则

由于难以判断意识障碍的水平，检查者千万不能在怀疑有意识障碍或麻醉的患者床旁做出草率或轻蔑的言论，或者讨论预后或有争议的处理。麻醉或意识障碍的患者常常比想象的能听到和记住更多的东西（Baier 和 Schomaker，1990；Cheek，1960）。要常常假设患者能够听到并理解床旁所说的每一句话。医生、病房工作人员和家属应该呼叫患者名字并与其说话，就像他是清醒似的（LaPuma 等，1988）。尽管这种刺激可能并不会加速恢复（Pierce 等，1990），可称呼意识障碍患者的名字并避免不经思索的言论没有任何坏处，并且真正地把患者作为一个人的状态，而不仅仅是一个有病的躯体。

参考资料·如何对意识障碍患者说话

Baier S, Schomaker MS. *Bed Number Ten: A Patient's View of Long Term Care*. Boca Raton, FL: CRC Press;

1990.

Cheek DB. What does the surgically anesthetized patient hear? *Rocky Mtn Med J*. 1960; 57: 49-53.

LaPuma J, Schiedermayer DL, Gulyas AE, et al. Talking to comatose patients. *Arch Neurol*. 1988; 45: 20-22.

Pierce JP, Lyle DM, Quine S, et al. The effectiveness of coma arousal intervention. *Brain Inj*. 1990; 4: 191-197.

Ⅶ. 闭锁综合征患者（传出功能缺失状态）神经系统检查

> 你活着，但是你以顾名思义"闭锁综合征"活着。从头到脚的瘫痪，尽管患者的意识是正常的，他却被自己的躯体所因禁，不能说话或活动。在这种情况下，眨眼是唯一的交流方法。
>
> ——Jean-Dominique Bauby
> *The Diving Bell and The Butterfly*

闭锁综合征患者的临床特征如下：

1. 双侧广泛性病变——梗死、创伤、脱髓鞘或肿瘤——可能破坏脑桥和中脑基底部的双侧锥体束（Chia，1991；Feldman，1971；Reznick，1983；Turazzi 和 Bricolo，1977）。患者出现双侧偏瘫、构音障碍、吞咽困难和尿便失禁。患者的意识和感觉是完好的，因为病变没有累及被盖及其中走行的网状结构和丘系。呼吸可自主进行，但是唯一仅存的自主运动是眼球垂直运动和有时候的眨眼动作。这些动作的通路位于比病变更头端的顶盖和顶盖前区。通常病变会损坏脑桥联合侧视中枢，导致自主水平眼动的麻痹（Nordgren 等，1971；图 2-30）。尽管患者是清醒的，可能也对刺激有去大脑强直反应（Feldman，1971；Nordgren，1971）。

2. 检查者可以通过唯一剩下的传出机制及眼球运动和患者交流，检查其意识状态，可以规定向上看表示"是"，向下看表示"否"。否则患者的意识在没有任何传出通路到效应器的情况下仍然是"闭锁的"。罕见情况下，病变损毁中脑水平的锥体束，患者还保留眨眼和水平眼球运动的能力（Chia，1991）。

3. 如果检查者没有认识到这个情况，闭锁状态就宣告了患者处于最残忍的生存状态。尽管意识完好，并具有所有的感觉和身体功能，患者却不能避免甚至有最微不足道的打扰和麻烦。如患者不能调整脚后跟而缓解受压感，不能挠痒痒，不能从脸上赶走苍蝇或自主吞咽以减少唾液。尽管意识和情感仍和以前一样强烈，患者却不能表达最真诚的耳语或写一封信件。如果别人在其床旁，虽无目的性但更没有人性的评论，就像患者不是一个真实存在的人那样，这种绝望的无助感即便不是最差的，也是非常悲惨的。重要的是，由于患者在从昏迷恢复的过程中可能要经历这种闭锁状态，检查者必须每天进行仔细的查体以监测患者的状态，希望患者能恢复。

参考资料·闭锁综合征

Bauby JD. *The Diving Bell and the Butterfly*. Random House; New York, New York, 1997.

Chia L-G. Locked-in syndrome with bilateral ventral midbrain infarcts. *Neurology*. 1991; 41: 445-446.

Feldman MH. Physiological observations in a chronic case of "locked-in" syndrome. *Neurology*. 1971; 21:

459-478.

Nordgren RE, Markesbery WR, Fukuda K, et al. Seven cases of cerebromedullospinal disconnection: the "locked-in" syndrome. *Neurology*. 1971; 21: 1140-1148.

Reznick M. Neuropathology in seven cases of locked-in syndrome. *J Neurol Sci*. 1983; 60: 67-78.

Turazzi S, Bricolo A. Acute pontine syndromes following head injury. *Lancet*. 1977 Jul 9; 2(8028): 62-64.

Ⅷ. 持续植物状态的神经系统检查

A. 定义

Jennett 和 Plum（1972）定义持续植物状态是一种昏迷后的持续状态，特征是眼睛是睁开的，觉醒程度有所恢复，但有明显的认知功能的完全丧失。也就是说，患者看上去是清醒的，但对自身和周围环境没有意识。意识丧失了，但是能从睡眠中唤醒一直存在，造成两种功能的分离现象。

1. "持续"强调持续植物状态至少已经存在一定时间，最少 4 周，意味着患者可能在很长时间内保持这种状态。

2. "植物"强调假定患者丧失了意识或有意识的动作后，留下的仅有植物性或反射性功能（Munsat 等，1989）。

3. 一些说法如 Hugh Cairns（1941，1952）的无动性缄默，Kretchsmer（Dalle 等，1977）的去皮质状态及法语中的醒状昏迷都非常类似持续植物状态，或者还有另一种说法，有作者认为 coma vigile 和闭锁综合征相等同（Victor 和 Ropper，2001）。

B. 持续植物状态的神经病理学

1. 最常见的导致持续植物状态的病因是缺氧、头颅外伤或大面积脑梗死，导致永久性双侧弥漫性脑损伤，通常累及脑干前端到间脑、基底节、深部白质和大脑皮质多个水平（Adams 等，2000；Jennett，2002；Kinney 和 Samuels，1994）。经历这些病变后，伴有闭眼的意识障碍状态常常不会超过 1 个月。然后患者进入睁眼的意识障碍阶段，就是所谓的持续植物状态。

2. 进行性大脑退行性疾病的患者晚期可能也会出现植物状态，一些严重大脑畸形的婴儿也符合标准（多学科协作组，1994，第 1 部分；1994，第 2 部分）。据估计，美国持续植物状态的成人患者有 10 000～25 000 人，儿童有 4000～10 000 人（多学科协作组，1994，第 1 部分；1994，第 2 部分）。

C. 持续植物状态的临床特征（Jennett，2002）

1. 患者不能坐起、站立、走动和说话。患者沉默不语，并且没有任何语言或非语言的交流及任何有目的性或适应性的行为等提示意识存在的情况。

2. 持续植物状态患者没有动作或动作非常少。尽管患者可能有或多或少严重的瘫痪、痉挛、强直或张力违拗，有时候低张力，其无动作的程度与单纯上运动神经元综合征引起的不表现成比例。患者不能完成自主的任务，如穿衣或进食。

3. 持续植物状态患者存在明显的睡眠-觉醒周期。他们白天睁眼或者在疼痛刺激时睁眼。

4. 持续植物状态患者可能有眨眼，自发地活动眼球，也可能在一定程度上注视并追随。他们并不是主动地注视或选择性地将目光从一个目标移到另一个目标，因为这提示意识尚好。前庭-眼反射常常保留。

5. 持续植物状态患者在疼痛刺激时可以屈曲肢体，但没有目的性或适应性的回避。他们不能主动或恰当地定出光、声音或触觉的方向，但可能对这些刺激做出反射性的反应。

6. 持续植物状态患者保留了许多自主神经或躯体的反射。他们尿便失禁，但是能够自主维持自身的血压和呼吸稳定。

7. 持续植物状态患者有很多表 11-6 所列的原始反射，如抓握、吸吮、自发呵欠和咀嚼等，但不能进行有目的性的咀嚼和吞咽。他们可能出现与喂食无关的周期性自动咀嚼动作。喂食需要通过胃管或胃造瘘。一些患者有自发的假性球麻痹所致的哭泣或强笑（Higashi 等，1981）。

D. 最小意识状态

一些患者还没有达到持续植物状态，但是远远没有达到意识完整的情况（表 12-8；Giacino 等，2002）。他们有虽不持续但却可以辨认的有意识的行为。这个诊断类型在被广泛接受以前仍需要进一步研究（Bernat，2002；Coleman，2002）。

E. 持续植物状态存活和恢复的预后

1. 随着整体处理水平的上升，持续植物状态患者的存活时间延长了（Strauss 等，1999）。儿童存活的可能性比成人更大（Kriel 等，1993）。一些患者在持续植物状态长达 18~36 个月（Arts 等，1985；Higashi 等，1981；Rosenberg，1977），甚至超过 10 年后恢复了可以证实的意识行为。从这个角度来说，持续植物状态可能就是昏迷后意识恢复之前的一个时期。因此，检查者必须定期对所有出现意识改变的患者进行神经系统查体，不要仓促地放弃持续植物状态的患者或者过快地终止支持治疗。关键的问题是我们需要花多长时间等待持续植物状态患者恢复意识，然后才能放弃。最后一个干扰的因素是，即便一个持续植物状态或最小意识状态的患者之前有过对于生命支持的意见，进一步的思考可能改变其想法。在一种情况下想要死亡的患者可能改变其想法，想要继续生存（Patterson，1993）。

2. 最小意识状态的患者处理更加复杂（Wijdicks，2006）。最终处理方案决策的压力对正做神经系统查体的人做出了挑战，但是我们别无他法。丘脑是神经解剖学上与意识相关的关键部位，磁共振成像波谱分析显示从持续植物状态恢复的患者与仍处于持续植物状态患者的图像不同（Uzan 等，2003）。任何情况下，压力并不在于要证实患者价值、意识和人格的存在，而是仅通过神经系统查体评估就要证明其不存在，这是压力的真正所在。如果你对我们——包括你我——判断意识的能力的不确定性表示担忧，那么你的态度是正确的。相反，如果持续植物状态说明了神经系统检查不能够提供肯定的答案，脑死亡协定（下一部分）则完全显示了神经系统检查的有效性和作用。大部分神经病学专家都同意脑死亡的诊断是简明、可靠并且没有异议的。

参考资料·持续植物状态的神经系统检查

Adams JH, Graham DI, Jennett B. The neuropathology of the vegetative state after an acute brain insult. *Brain*. 2000; 123: 1327-1338.

Arts W, van Dongen H, Van Hof-van Duin J, et al. Unexpected improvement after prolonged post-traumatic vegetative state. *J Neurol Neurosurg Psychiatry*. 1985; 48: 1300-1303.

Bernat JL. Questions remaining about the minimally conscious state. *Neurology*. 2002; 58: 337-338.

Cairns H. Disturbances of consciousness with lesions of the brainstem and diencephalon. *Brain*. 1952; 75: 109-146.

Cairns H, Oldfield R, Pennybacker JB, et al. Akinetic mutism with an epidermoid cyst of the third ventricle. *Brain*. 1941; 64: 273-290.

Coleman D. The minimally conscious state: definition and diagnostic criteria. *Neurology*. 2002; 58(3): 506-507.

Dalle Ore G, Gerstenbrand F, Lucking CH, et al. *The Apallic Syndrome*. New York, NY: Springer-Verlag; 1977.

Giacino JT, Ashwal S, Childs N, et al. The minimally conscious state: definition and diagnostic criteria. *Neurology*. 2002; 58: 349-353.

Higashi K, Hatano M, Abiko S, et al. Five-year follow-up study of patients with persistent vegetative state. *J Neurol Neurosurg Psychiatry*. 1981; 44: 552-554.

Jennett B. *The Vegetative State. Medical Facts, Ethical and Legal Dilemmas*. New York, NY: Cambridge Univ. Press; 2002.

Kinney HC, Samuels MA. Neuropathology of the persistent vegetative state: a review. *J Neuropath Exp Neurol*. 1994; 53: 548-558.

Kriel RL, Krach LE, Jones-Saete C. Outcome of children with prolonged unconsciousness and vegeta tive states. *Pediatr Neurol*. 1993; 9: 362-368.

Multi-Society Task Force. Medical aspects of the persistent vegetative state. Part 1. *N Engl J Med*. 1994; 330: 1499-1508.

Multi-Society Task Force. Medical aspects of the persistent vegetative state. Part 2. *N Engl J Med*. 1994; 330: 1572-1579.

Munsat TL, Stuart WH, Cranford RE. Guidelines on the vegetative state: commentary on the American Academy of Neurology statement. *Neurology*. 1989; 39: 123-124.

Patterson DR, Miller-Perrin C, McCormick TR, et al. When life support is questioned early in the care of patients with cervical level quadriplegia. *N Engl J Med*. 1993; 328: 506-509.

Rosenberg GA, Johnson SF, Brenner RP. Recovery of cognition after prolonged vegetative state. *Ann Neurol*. 1977; 2: 167-168.

Strauss DJ, Shavelle RM, Ashwal S. Life expectancy and median survival time in the permanent vegetative state. *Pediatr Neurol*. 1999; 21: 626-632.

Uzan M, Albayram S, Dashti SGR, et al. Thalamic proton magnetic resonance spectroscopy in vegetative state induced by traumatic brain injury. *J Neurol Neurosurg Psychiatry*. 2003; 74: 33-38.

Victor M, Ropper AM. *Adams and Victor's Principles of Neurology*. 7th ed. New York, NY: McGraw-Hill; 2001.

Wijdicks EFM. Minimally conscious state vs persistent vegetative state: the case of Terry(Wallis)vs the case of Terry(Shiavo). *Mayo Clin Proc.* 2006; 81(9): 1155-1158.

Ⅸ. 脑死亡诊断过程中的神经系统检查

A. 传统的死亡定义

传统的死亡定义反映了亚里士多德的观点，他认为决定意识和人格的是心脏。直到约 1960 年，死亡的标准仍然是心跳和呼吸的永远停止——也就是说，这些功能停止，不会自发重新开始。但现在大部分医生都接受了脑死亡的观点，即不可逆的全脑功能丧失，作为人格和个体生命的终止（美国神经病学会，1995；Walker，1985；Wijdicks，2001a，2001b，2002）。

B. 死亡的定义改变为脑死亡

1. 医学知识和技术的进步改变了死亡的诊断。医学知识的进步包括广泛接受大脑是意识和人格的产生部位。心脏移植并没有改变受体的人格，这成为大脑是人格产生部位的绝对和最终的证据，而不是心脏。

2. 两项医学技术的进步

a. 在以前可能是永远不可逆停止的情况下，目前的技术可以维持或重新开始呼吸和心跳。

b. 器官移植的技术（1954 年第一次肾脏移植；1967 年第一次心脏移植）。而被移植器官的获得需要合理、绝对地确定脑死亡。这些进展导致传统的死亡定义被淘汰。

c. 美国现在广泛接受全脑功能的不可逆终止就是死亡（Wijdicks，2001a，2001b，2002）。英国和其他国家定义的死亡是全部脑干功能的不可逆终止。

C. 脑死亡协定和其中的伦理问题

1. 脑死亡协定（表 12-7）列出了一系列步骤便于医生认识并确认（也就是诊断）脑已经死亡及患者已经死亡。医生和社会没有伦理上的责任或目的来维持一个脑死亡的躯体。脑死亡意味着停止所有治疗和支持措施，并且根据患者之前表达的意愿是否移出器官进行移植。全世界大部分地区对于脑死亡的概念是一致的，但是存在不同的观点，尤其是认为需要在临床检查之外进行确证的检查（Wijdicks，2002）。

2. 脑死亡协定的严格使用与诊断其他情况如肢体坏疽或肝炎有完全相同的原则和步骤。诊断脑死亡并终止脑死亡躯体支持措施的过程完全与安乐死分离，也毫无关系。安乐死指的是杀死没有脑死亡的患者。脑死亡后，人就死了，谈不上被杀死，这就是脑死亡协定所表达的。

表 12-7 脑死亡协定的标准

A. 主要临床标准

1. 患者存在能够引起脑死亡的临床疾病并完全昏迷，没有呼吸或其他行为

2. 患者接受人工辅助呼吸并有充分氧合

3. 患者有最低中心体温，儿童为 36.1℃，成人为 32.2℃

4. 患者血压正常（但可能需要多巴胺等药物维持）并处于环境允许下的最佳代谢平衡状态

5. 患者没有使用镇静药或神经麻痹性药物（突触阻断药物）。这要根据病史、系统回顾和毒理检测决定

6. 患者表现出脑干功能丧失

a. 完全昏迷

b. 瞳孔中等或散大，对光反射消失，没有被神经药物麻痹

c. 完全没有自发或诱发的眼球运动

d. 完全没有三叉神经刺激后的反应：没有眉间眨眼、角膜反射或眼心反射

e. 完全没有自发或反射性面部活动

f. 完全没有口咽反射：没有咽反射、吸吮、咀嚼、喷嚏、觅食反射，没有舌运动

g. 完全没有听觉-眼睑或前庭-眼反射

h. 完全呼吸停止，通过暂时停止呼吸机充分检测

7. 6～24h 后再次进行完整的神经系统检查还是没有任何反应

B. 诊断脑死亡的辅助检查

1. 脑电图呈等电位

2. 通过核素、经颅多普勒超声检查或经典的血管造影检查发现大脑血流消失

D. 脑死亡协定下的假设

1. 由于人格和意识由脑决定，脑死亡就是一个人的死亡，与其他器官的功能无关。

2. 一位称职的医生能够可靠地——基本上准确无误——鉴别脑是否死亡。有功能的大脑，如果有合适的温度及没有中毒-代谢状态的抑制，可以出现以下情况：

a. 临床可见的功能。

b. 可记录的电活动。

c. 可见脑血流。

3. 相反，死亡的脑表现为以下情况：

a. 没有临床可见的功能。

b. 没有可记录的电活动。

c. 没有脑血流。

E. 脑死亡的原因

患者必须有可以引起脑死亡的事件。因此，病史是脑死亡协定重要的一部分。常常引起脑死亡的医学事件有缺氧、不可逆脑水肿、头外伤和坏死性脑膜炎或脑炎。患者常常有气管插管，机械通气，被插上导管，有静脉或动脉通路以监测并控制血压和代谢。

F. 脑死亡协定的启用

怀疑脑死亡的主治医师需要请神经科或神经外科医生会诊。损伤大脑的医学事件出现至少 12～24h 后医生才开始应用脑死亡协定，以便有充分的时间评估大脑恢复的可能性。

G. 脑死亡协定中神经科医生的作用

1. 神经科医生按照脑死亡协定的标准进行评价（表 12-7）。表 12-7 的步骤 2～5 确保

大脑存活的情况下要排除温度过低或者受到代谢紊乱或药物的影响，或者极度缺氧不能执行功能。检查者必须除外神经肌肉接头阻滞药物、镇静药或严重的吉兰-巴雷综合征（Hassan 和 Mumford，1991）等影响运动反应的情况，因为这是脑是否有功能得以显示的动作行为指标。因此，推荐进行毒理学筛查。

2. 检查者尽最大可能完成脑神经检查（表 12-7，步骤 6a～g）。脑死亡患者的瞳孔常常居中并且没有对光反射。由于气管内插管影响对口腔的观察，检查者需戴上手套，将手指伸入口腔至舌缘并触摸检查是否有运动，然后刺激腭弓诱发咽反射。检查者决定是否需要进行脑电图、短时限诱发电位（Facco 等，1990）、核素扫描及经颅多普勒或传统的脑血管造影等检查（Posner 等，2007；Wijdicks，2001a，2001b，2002）。

H. 脑死亡协定中的呼吸暂停检查

1. 如果神经系统检查、脑电图或脑血流检查没有发现任何脑功能，检查者需要进行呼吸暂停检查。查体或实验室检查发现任何脑功能存在都必须终止脑死亡协定，不再进行该检查。检查者必须将呼吸暂停检查放在最后，因为这是脑死亡协定中唯一可能对患者有害的检查。检查过程中造成的低氧血症可以引起室颤和心脏停搏，也可能增加对任何尚有功能的脑组织的缺氧损害（Goudreau，2000）。

2. 呼吸暂停检查和脑死亡协定的其他检查一样，体温至少在 36.5℃，代谢状态必须稳定，收缩压至少 90mmHg。首先获得基础血气分析。将氧气管放到气管隆嵴，以 6L 的流量通气 10min。检查时，检查者关掉呼吸机 8～10min，使二氧化碳分压（PCO_2）达到 60mmHg 或者从基线水平升高 20mmHg，最大程度刺激脑桥-延髓呼吸中枢（Gutmann 和 Marino，1991；Marks 和 Zisfein，1990）。PCO_2 通常以 30mm/min 的速度上升。整个过程中，检查者检查患者的任何呼吸活动，一只手平放在下胸廓和腹部，另一只手放在口腔、下颌和颈部肌肉上。触摸可以比视觉更敏感、更准确地检测到轻微的呼吸运动。检查者不能在数分钟内保持视觉的警觉性，但可以通过触觉进行检查。检查结束后复测血气，保证 PCO_2 达到能够最大刺激患者呼吸中枢的水平。

3. 根据情况，检查者可以在不少于 6h 后重复查体和呼吸暂停试验，最好是 12～24h 后。

4. 假如所有脑死亡的标准都符合，在停用呼吸机数分钟内就会出现心脏停搏；但是如果支持措施保留，心脏可能生存更长的时间。

I. 诊断脑死亡的最低标准是什么

1. 如果在间隔 6～24h 的两次查体中检查者都没有发现任何脑功能的证据，或者更保守地说间隔 72h，一些医生就会诊断脑死亡。他们认为神经系统检查是必要并且充分的条件，不再需要任何确证性的实验室检查。

2. 另一些医生认为查体是诊断脑死亡的必要条件，但需要 1～2 项进一步的检查保障（Ringel 等；1988）。

a. 脑电图显示没有脑电活动。

b. 核素扫描、传统脑血管造影或经颅多普勒超声显示没有脑血流（图 12-32）。

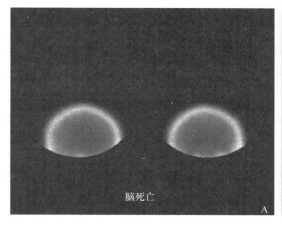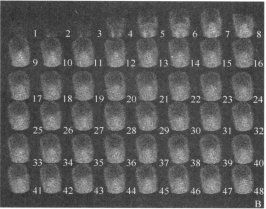

图 12-32　脑死亡

A. 血流试验，显示颅外颈动脉系统迅速显影，但是颅内血流始终未显示。B. 延迟期图像，显示矢状窦未显影。这些表现与脑死亡相符合（图片由 Robert H. Wagner，MD 提供）

3. 如果在某些情况不能进行全面充分的神经系统检查，如头面部严重烧伤或者面部的外伤毁损，这些辅助检查就会非常有用。经过一次查体后，联合核素扫描或者脑电图得出脑死亡协定结论有助于器官移植，而不是等待非常长的时间进行第二次临床查体（Schneider 和 Ashwal，1999）。

4. 检查者诊断脑死亡的时间就可以记录为患者的死亡时间。

J. 脑死亡协定中进行确证性检查及多名医生共同诊断的合理性

至少三名不同的医生——主治医师、神经科医生和放射科医生或脑电图医生——同时诊断脑死亡，这增加了至少其中一人诚实、能干、廉洁的可能性。然后，如果病理科医生能够进行尸检，就有第四个人可以确保诊断的可靠性。病理科医生通过大体和组织学检查可以确定脑是否已经在取出之前就已经死亡很多小时，区别于死后短时间内进行合适固定的脑（Walker，1985）。参与的医生不同时间检查或者投票决定患者是否脑死亡。他们都根据自己知道并充分理解的技术独立判断患者是否达到了脑死亡标准。有了这些保障，脑死亡的诊断在人力所及的范围内绝对可靠，避免了欺骗、无为、谋杀等情况。

K. 婴儿和儿童的脑死亡协定

由于婴儿对缺氧的耐受性更强，婴儿尤其是早产儿的脑死亡协定比年龄更大患者更加保守（Kohrman 和 Spivak，1990；Schneider 和 Ashwal，1999）。

L. 通过神经系统检查诊断脑死亡过程中的陷阱和需要警惕之处

1. 诊断脑死亡过程中两个最大的陷阱就是低温和镇静剂过量。罕见情况下，非巴比妥类药物也可能引起脑干反射消失（Richard 等，1998；Rizzo 等，1993），如中毒剂量的氨基糖苷类、抗胆碱药物、神经肌肉接头阻滞药、严重的吉兰-巴雷综合征（Hassan 和 Mumford，1991）。严重药物镇静或低体温时，查体可能没有发现脑功能，脑电图可能是等电位，但是患者可能完全恢复。这些患者从临床或电生理上并没有显示有脑功能的证据，但他们的脑是存活的，因为核素扫描或脑血管造影仍然发现有脑血流的存在。想象一下这种情况：谋杀者想要让患者看上去脑死亡，可以用阿托品阻断瞳孔和减慢心率的反应，用筒箭毒阻断骨骼肌的反应。这些患者没有传出反应，从临床检查角度符合脑死亡的标准，但是脑电图可以显示脑电活动，核素扫描可以显示脑血流。

2. 真正的去大脑或去皮质姿势不符合脑死亡的诊断。很大一部分脑死亡患者中单纯的脊髓反射仍存在。引起脑死亡的机制，如脑水肿或枕骨大孔疝发生时脊髓是完好的，而缺氧引起的脑死亡可能同时引起脊髓死亡。脊髓完好时，患者可能出现手指痉挛、整个手臂的姿势、三重屈曲反应、肌肉牵张反射及在极少数情况下，手臂的运动类似于去大脑强直时的表现（但是为颈部以下而不是面部以下的刺激所诱发的反应）（Marti-Fabregas 等，2000；Saposnik 等，2000）。最具戏剧性的就是 Lazarus 征，即手臂屈曲并内收，相互交叉置于胸前。正是由于可能存在这种对于非专业人士来说完全困惑和不能理解的可怕动作，医生才经常让患者家属在检查过程中在休息室等候。

3. 在告诉家属患者每天病情及预后以后，医生鼓励他们对脑死亡协定做出合理的反应。家属必须理解脑死亡协定的目的是理解已经认识到并且毫无疑问地确证患者已经死亡，继续支持治疗剩余的器官是徒劳无益的。否则家属可能误解停止支持措施的目的就是为保险公司或医院节省金钱、提供器官进行器官移植或者执行安乐死或屠杀。

4. 在神经系统检查和辅助检查（脑电图和血流）都正确完成后，如果脑死亡的所有标准都严格地符合，对成人患者来说诊断错误的可能性几乎为零。由于不成熟大脑的不同反应，婴儿患者的检查时机及脑死亡协定的一些标准都有所不同（Schneider 和 Ashwal，1999）。

M. 征求器官捐献许可

大部分医生同意器官移植小组的成员不应该在脑死亡协定结束之前接触家属，因为有明显的利益关系。我认为最好的是主治医师或神经科医生在结束脑死亡协定后提出这个问题，然后介绍移植小组的代表。

N. 脑死亡、昏迷、持续植物状态、最小意识状态和闭锁综合征患者的神经系统检查总结

相关总结参见表 12-8。

表 12-8 脑死亡、昏迷、持续植物状态、最小意识状态和闭锁综合征的神经系统检查

	意识	交流	情感	觉醒周期	听觉	视觉	呼吸	运动功能	脑电图	预后
脑死亡	无	无	无	无	无	无	无	无或仅有脊髓反射	等电位（没有活动）	死亡
昏迷	无	无	无	无	无	无	最小或无	深昏迷时没有	多形性δ	取决于病因
持续植物状态	没有可操作性证据	无	没有可操作性的情感体验证据	有	无或惊吓时或短暂追随声音*	无或最小视觉追随*	充分的自主呼吸	躲避不适刺激*；无自主运动	多形性δ，多形性θ或慢α节律	随时间恶化，很少能恢复意识

续表

	意识	交流	情感	觉醒周期	听觉	视觉	呼吸	运动功能	脑电图	预后
最小意识状态	间断，不完全，不持续	最小偶然发声；没有言语	反应性的笑或哭（假性球麻痹？）	有	追随声音，不能听指令	一定程度固定和追随	充分的自主呼吸	一些姿势，达到疼痛部位	δ、θ或α	随时间恶化
闭锁综合征	完全	仅能垂直眼动或眨眼	完全	有	通过眼球运动反应	正常	充分的自主呼吸	双侧偏瘫	可能正常	运动恢复困难

*被认为是反射性的，而不是主动的。

参考资料·脑死亡诊断中的神经系统检查

American Academy of Neurology. Practice parameters for determining brain death in adults(summary statement). *Neurology*. 1995; 45: 1012-1014.

Facco E, Liviero MC, Munari M, et al. Short latency evoked potentials: new criteria for brain death. *J Neurol Neurosurg Psychiatry*. 1990; 53(4): 351-353.

Goudreau Jl, Wijdicks EFM, Emery SF. Complications during apnea testing in the determination of brain death: predisposing factors. *Neurology*. 2000; 55: 1045-1048.

Gutmann DH, Marino PL. An alternative apnea test for the evaluation of brain death. *Ann Neurol*. 1991; 30: 852-853.

Hassan T, Mumford C. Guillain-Barré syndrome mistaken for brain death. *Postgrad Med J*. 1991; 67: 280-281.

Kohrman MH, Spivak BS. Brain death in infants: sensitivity and specificity of current criteria. *Pediatr Neurol*. 1990; 6: 47-50.

Marks SG, Zisfein J. Apneic oxygenation in apnea tests for brain death: a controlled trial. *Arch Neurol*. 1990; 47: 1066-1068.

Marti-Fabregas J, Lopez-Navidad A, Caballero F, et al. Decerebrate-like posturing with mechanical ventilation in brain death. *Neurology*. 2000; 54: 224-227.

Plum F, Posner J. *Diagnosis of Stupor and Coma*. 3rd ed. Philadelphia, FA Davis, 1980.

Richard IH, Lapointe M, Wax P, et al. Non-barbiturate, drug induced reversible loss of brainstem reflexes. *Neurology*. 1998; 51: 639-640.

Ringel RA, Riggs, JE, Brick JF. Reversible coma with prolonged absence of pupillary and brainstem reflexes: an unusual response to a hypoxic-ischemia event in MS. *Neurology*. 1988; 38: 1275-1277.

Rizzo MA, Fisher M, Lock JP. Hypermagnesemic pseudo coma. *Arch Int Med*. 1993; 153(9): 1130-1132.

Saposnik G, Bueri JA, Maurino J, et al. Spontaneous reflex movements in brain death. *Neurology*. 2000; 54: 221-223.

Schneider S, Ashwal S. Determination of brain death in infants and children. In: Swaiman KE, Ashwal S, eds. *Pediatric Neurology: Principles and Practice*. 3rd ed. St. Louis, Mosby, 1999, Chapter. 62pp., 969-980.

Walker AD. *Cerebral Death*. 3rd ed. Baltimore, Urban and Schwarzenberger; 1985.

Wijdicks EFM. The diagnosis of brain death. *N Engl J Med*. 2001a; 344: 1215-1221.

Wijdicks EFM. *Brain Death*. Hagerston: Lippincott Williams & Wilkins; 2001b.

Wijdicks EFM. Brain death worldwide. Accepted fact but no global consensus in diagnostic criteria. *Neurology*. 2002; 58: 20-25.

Zuckier L, Kolano J. Radionuclide studies in the determination of brain death. criteria, concepts, and controversies. *Seminars in Nuclear Medicine*. 2008; 38(4); 262-273.

X. 间断意识障碍患者的神经系统检查：晕厥、痫性发作和黑矇

A. 定义

晕厥指突发的短暂的意识丧失，伴有姿势张力的丧失，可以自发缓解，但不是由癫痫所致。非专业人士称其为晕倒。医学检查强调晕厥前出现的事件和诱因，或者是情绪因素或者是病理生理的异常。晕厥是常见问题，每年影响 100 万美国人（Shukla 和 Zimetbaum，2006）。器质性晕厥的发病率在 70 岁以上人群中明显增高，在心血管疾病患者中几乎翻一倍。性别比例基本相等（Soteriades 等，2002）。图 12-33 显示了晕厥的分类。

B. 晕厥的病理生理机制

无论由情绪性或器质性疾病所诱发，最终使意识丧失的原因是多种因素导致的大脑缺血（Grubb 和 Olshansky，1997；Lempert 等，1994）。

1. 心脏的迷走神经性抑制导致心动过缓或心脏停搏。

2. 交感神经抑制或功能不足导致周围血管收缩张力丧失，引起低血压。晕厥时交感神经和副交感神经都出现放电增加（Shen 和 Gersh，1997）。

3. 血压降低或血容量减少导致脑血流量降低。原因可能是血液大量潴留在大静脉中、心脏本身疾病导致心排血量不足或血管闭塞性疾病。

4. 心律失常。

C. 晕厥的病史询问或者有无其他发作性的疾病如头痛或癫痫发作

1. 三个时期的描述方式：对于所有发作性的神经系统疾病，如晕厥、头痛、疼痛和癫痫，病史询问都要包括发作前期、发作期和发作后期或恢复期的情况。如果条件允许，询问目睹了疾病发作时的家属或者观看录像。最重要的是询问发作开始的形式。病因的线索来自于发作如何开始，而不是如何结束。

2. 发作前期

a. 发作开始时有什么症状、姿势、行为及周围环境如何。患者是正站着、坐着、行走、改变体位、咳嗽、排尿还是过度通气。

b. 是否所有的发作都是刻板一样的。

c. 是否所有的发作都以同一种方式发生。询问患者："发作时最早出现的症状或先兆是什么？"

d. 患者是单独还是与他人在一起，如果有人在一起，那么是谁。

e. 晕厥发生是突然的，还是有一段时间，之前有无异常感觉，如害怕、焦虑、濒死感、头晕和恶心。

心理疾病性晕厥 { 癔症 / 诈病

回心血量不足低血压晕厥
- 正常人直立性低血压
- 神经系统疾病患者直立性低血压
  - 多系统萎缩
  - 四肢瘫/截瘫
  - 自主神经性周围神经病
    - 糖尿病
    - 淀粉样变
    - 卟啉病
    - Fabry 病
    - 严重多神经炎
- 下腔静脉血液潴留
  - 阅兵场晕厥
  - 排尿性晕厥
  - 妊娠性晕厥
  - 飞行员受重力作用
- Valsalva 动作晕厥
  - 屏气
  - 排便性晕厥
  - 咳嗽性晕厥
  - 喷嚏性晕厥

血管迷走神经性晕厥
- 颈动脉窦过敏
- 舌咽神经痛/吞咽性晕厥
- 耳源性晕厥
- 低颅内压性晕厥
- 通过神经机制作用的心理因素
  - 见到血或针
  - 极度恐惧或其他正常情感

血管缺血性晕厥
- 颈动脉或椎基底动脉缺血
- 锁骨下动脉盗血综合征
- 主动脉瓣狭窄
- 基底型偏头痛

心排血量减少
- 急性心肌梗死
- 心脏压塞
- 主动脉瓣狭窄
- 主动脉夹层
- 肥厚型心肌病
- Brugada 综合征
- 肺栓塞
- 贫血(急性失血或慢性严重失血)

心律失常晕厥
- 阿-斯发作
- 病态窦房结综合征
- 长 QT 间期性晕厥
- 尖端扭转型室速
- 心动过速/过缓
- Woff-Parkinson-White 综合征

代谢性晕厥
- 过度通气
- 降压药
- 低血糖
- 电解质紊乱
- 过热/热休克

图 12-33　晕厥病因

3. 发作期

a. 发作时发生的事情：呼吸的改变，跌倒，抽搐，出汗，苍白，发绀和失禁；患者是否受伤；有无舌咬伤。

b. 患者是否真有意识丧失。询问："发作时你能说话吗？知道你和周围发生了什么事情吗？"

c. 发作持续多久？

4. 发作后期

a. 发作如何终止？

b. 恢复是突然的还是逐渐的？

c. 患者是否知道出现了发作？

d. 患者是否有遗忘或定向障碍？

e. 患者是否经常发作后入睡？

f. 患者发作后是否僵硬和疼痛？

5. 重塑发作时的环境：尝试重塑可以诱发发作的环境。如果患者说某种姿势如转头可以诱发发作，那么就让他转头。如果过度通气或咳嗽可以诱发，让其高通气或咳嗽。如果患者在母亲在场时晕厥，观察他在母亲身旁的反应。

D. 发作时的观察

如果检查者恰好目击发作情形，让患者自己描述症状——有无头晕、虚弱、恶心、闪光感等。患者处于无意识状态时注意保护。

1. 将患者平放在柔软的地方。

2. 确保患者气道通畅。将头转向一侧避免呕吐引起的误吸。

3. 检查生命体征：血压、脉搏、呼吸频率、瞳孔大小与对光反射、肌张力和反射。

4. 在得出明确的诊断之前，无论何时处理有意识改变的发作性疾病时，都要取血检查有无低血糖及低血钙，可以考虑静脉使用葡萄糖。

E. 心理疾病性晕厥（图 12-33）

1. 心理疾病性晕厥常常见于人格转换障碍或诈病的患者。患者可能在发病时出现虚弱、出汗、恶心、腹部不适、叹气和苍白，可能这些症状会瞬间出现。

2. 心理疾病永远不会仅仅表现为晕厥。这只是情绪障碍的一种表现（Leis 等，1992）。

3. 心理性发作常常在与患者有情感纠葛的人共处时出现。查体结束后，将家属叫进诊室看看他们与患者的互动。患者可能就在这个时候晕倒了，这样就确定了诊断。器质性晕厥不会依赖社会环境出现。

4. 患者如果在发作时跌倒，他们常常不会伤及自身或者出现尿便失禁。在对癔症性行走不稳患者进行 Romberg 征检查时，患者会很轻易地向检查者怀里倒。器质性发作的患者常常会伤及自己，但是这个区别不是绝对的。

5. 发作前一些患者会过度通气。一定要询问呼吸的改变及相关的症状（Hoefnagels 等，1991）并进行过度通气检查。该检查和脑电图对于鉴别癫痫尤其重要（Stephenson，2002）。

F. 回心血量不足导致的机械性/低血容量性晕厥（图 12-33）

1. 体位性晕厥（直立性低血压引起）

a. 当患者坐着或者躺着突然站起时，他会感觉到头晕眼花甚至可能晕倒。因为患者有血压下降，但却不能自动调节以适应直立体位的变化。每个人都在一定程度上有过这种现象。

b. 患者卧位和直立位时分别测量血压和脉率。正常情况下，年轻人会出现心率加快 5～25 次/分，收缩压下降不超过 25mmHg，舒张压升高不超过 10mmHg（Arnold 等，1991）。收缩压下降到 90mmHg 以下并有症状就可以诊断直立性低血压。老年人站立时血压低于年轻人。直立倾斜试验可以详细分析直立性低血压，Valsalva 动作可能提供更多的自主神经功能不全的证据（Almquist 等，1989；Chen 等，1989）。询问可能引起低血压的药物使用史。

2. 阅兵场晕厥：如果一个人站立不动一段时间，如阅兵场上的士兵，血液会潴留在下腔静脉和下肢静脉而导致血压下降。患者晕倒躺下后，血液又重新回到体循环，使其恢复。

3. 排尿性晕厥：排尿时，尤其是膀胱非常充盈的情况下，患者会晕倒（Lyle，1961）。膀胱中大量的尿液排出后，腹壁的突然放松可以降低腹压。静脉血潴留在下腔静脉的分支中，减少了心脏的回心血量。同时，膀胱也可能产生心脏抑制的反射。同样，快速大量地抽取腹水降低腹压也可能引起晕厥。交感神经张力的降低引起心脏抑制或者血管扩张可能促进了这种脑血流量减少的机制。

4. 妊娠性晕厥：当妊娠妇女平卧时，妊娠的子宫会压迫下腔静脉。

5. 屏气发作

a. 6～48 个月大儿童最常见的晕厥常常经历形式固定的四个步骤（Demyer，2002）。这些孩子可能出现多次这种发作。

第一步，因为生气或挫折而诱发。

第二步，呼气性呼吸困难和发绀。

第三步，意识障碍和角弓反张。

第四步，反应迟钝和昏睡。

b. 请注意第一步是发作前期，第二、三步是发作期，第四步是发作后期。病史非常重要，可以找出每次发作的诱发性情绪因素。神经系统查体是正常的。机制可能包括持续用力呼气导致的下腔静脉压迫及迷走-迷走反射。一种少见的苍白型屏气发作更像是迷走-迷走反射（Shore 和 Painter，2002）。

6. 咳嗽性晕厥：有肺部疾病的患者常在持续咳嗽后出现晕厥，这种晕厥可能是因为迷走反射或 Valsalva 效应，两者都是减少下腔静脉血液的回流。一些情况下，咳嗽或喷嚏可能会加速有 Chiari 畸形（Corbett 等，1976；Weig 等，1991）或其他颅后窝病变及颈部肿物的患者出现晕厥。

7. 牵张性晕厥：患者在做拉伸动作如头部后仰时晕倒。这种晕厥的机制可能是 Valsalva 动作、迷走-迷走反射及体位性椎动脉闭塞联合作用（图 12-34；Pelekanos 等，1990；Sturzenegger 等，1995）。

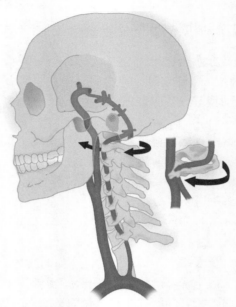

图 12-34 示意转动头部如何会弯折或压迫颈动脉和椎动脉，并影响脑部血流

G. 神经源性（迷走-迷走反射性）晕厥

1. 无论是物理刺激如咳嗽或转头还是情感事件如见到血都可以引起晕厥。两种情况下，晕厥都有一个病理生理基础，就是迷走神经反射抑制心脏和血管张力导致的心动过缓/低血压（Arnold 等，1991）。胆碱能刺激占主导，产生出汗、肠蠕动增加、唾液分泌及心动过缓。

2. 如见到血液、被针扎或听到坏消息这样的情感刺激诱发的晕厥可以称为心因性迷走性晕厥。这种被称为迷走性晕厥的解释和定义在不同人中有不同的意见（Landau 和 Nelson，1996；Nahm 和 Freeman，2001）。因为这些反应在正常人中也会出现，这里所定义的心因性迷走性晕厥与心理疾病导致的晕厥本身是不同的（图 12-33）。

H. 吞咽、耳部或颈动脉窦刺激所致的反射性迷走-迷走反射性晕厥

1. 吞咽或舌咽神经性晕厥：吞咽或耳部和喉部自发疼痛时患者晕倒（舌咽神经痛，类似于三叉神经痛）。

2. 耳源性晕厥：当进行检耳镜检查或者耳部疾病刺激外耳道时，患者晕倒。由于耳道和鼓膜来源于鳃弓，它们的感觉由鳃弓的神经支配，包括舌咽神经和迷走神经。因此，刺激外耳道或鼓膜可能直接刺激迷走神经或舌咽神经的传入纤维。

3. 颈动脉窦过敏所致的反射性晕厥

a. 病理生理学：血压增高可以刺激颈动脉窦的压力感受器，引起血管扩张或心脏抑制等代偿反应。该反射的过敏可引起晕厥。

i. 颈动脉窦由<u>舌咽神经</u>支配。

ii. 心脏抑制是副交感反射，其传出纤维是<u>迷走神经</u>。

iii. 如果颈动脉窦过敏通过心动过缓/心脏停搏引起晕厥，这就是心脏抑制型晕厥（占70%～75%）。

iv. 如果颈动脉窦过敏通过抑制交感性血管收缩张力引起晕厥，这就是血管减压型晕厥（占5%～10%）。

v. 第三种，尚有争议的一种颈动脉窦晕厥是脑型，其中脉搏或血压彻底发生了改变（Reese 等，1962）。

vi. 矛盾的反射可能抑制交感兴奋，而不是引起预期的血管收缩和心动过速。这可能会加重出血性休克及异丙肾上腺素输注时的低血压（Almquist 等，1989）。

b. 完成表 12-9。

表 12-9　颈动脉窦性晕厥的机制

类型	机制
血管减压型	交感缩血管张力的减少
心脏抑制型	反射性心脏停搏或心动过缓
脑型	未知

c. 转头和颈部操作在晕厥中的作用

i. 颈动脉窦过敏或者淋巴结肿大的患者可能在转头时晕厥，因为颈动脉窦受到无意的机械刺激。

ii. 转头也可能因为闭塞的颈动脉或椎动脉引起晕厥。在正常年轻人中，主要大脑动脉的闭塞可能没有症状或体征。在老年人、高血压或伴有动脉闭塞疾病的动脉粥样硬化患者中，其他血管在一条血管闭塞后不能充分地供应脑血流（图 12-34）。

iii. 颈部按摩操作可能因为椎-基底动脉系统脑梗死引起死亡或严重的神经性残疾。

d. 颈动脉窦按摩试验的指征

i. 转头诱发或者有颈部淋巴结肿大的晕厥患者。

ii. 病史、查体及其他检查没有发现病因的意识障碍患者。

e. 颈动脉窦按摩试验检查颈动脉窦敏感性的禁忌证

i. 如果患者 3 个月内曾有心肌梗死、卒中或短暂性脑缺血发作，避免颈动脉窦按摩。

ii. 有心室颤动、室性心动过速或颈动脉杂音的病史则相对禁忌。

f. 颈动脉窦按摩试验的方法

i. 颈动脉窦按摩没有标准的方法。一些作者使用颈动脉多普勒超声引导进行按摩，如果发现颈动脉狭窄 70%以上则不再进行该操作。

ii. 完成全身查体及神经系统查体，包括触摸颈部淋巴结、听诊颈部和头部杂音。患者进行心电监护，最好还进行脑电监护。

iii. 让患者直坐在椅子上。如果站立，可能试验过程中患者会跌倒；如果平卧，不足以产生足够的低血压出现晕厥，即便患者颈动脉窦过敏。

iv. 让患者重复进行曾引起晕厥的头部动作或姿势。

v. 检查者必须进行对照试验以除外心理性晕厥。说出你将要按摩患者的颈部，但是不要说出结果。选择离颈动脉窦较远的颈部任何一点进行轻柔的按摩 5～15s。患者晕厥提示心理性晕厥。

vi. 轻轻触摸颈动脉分叉处定位颈动脉窦。用手指轻轻向后压，恰好位于下颌角下方及胸锁乳突肌的前方。用非常轻柔的压力按摩颈动脉窦 5~15s，然后记录血压和心率。5min 后，按摩另一侧颈动脉窦。

vii. 在正常人中，心率下降约 15%（Arnold 等，1991）。出现超过 3s 的心脏停搏或者收缩压下降超过 50mmHg 提示存在颈动脉窦过敏（Fujimura 等，1989）。

viii. 颈动脉窦过敏的治疗可以通过手术去除神经支配或者使用副交感神经阻断药物。

g. 说出转头引起意识丧失的两种机制：<u>刺激过敏的颈动脉窦或者闭塞主要的大脑动脉。</u>

h. 进行颈动脉窦按摩试验的患者取何体位？☑坐位/□站立位/□平卧位。请解释。

<u>如果站着，患者可能跌倒；如果躺着，患者可能不会晕厥，即便颈动脉窦过敏。</u>

i. 按压眼球引起的迷走反射也可以用类似的方法进行考虑（Shore 和 Painter，2002；Stephenson，1990）。

I. 血管闭塞性晕厥

1. 颈动脉或椎-基底动脉短暂性缺血发作：仔细进行神经血管检查。参见第 1 章，V B 部分及图 12-34（Toole，2010）。

2. 锁骨下动脉盗血综合征：患者左侧锁骨下动脉在左椎动脉起点近端存在狭窄或闭塞。在锁骨上窝可以听到杂音，有时甚至有震颤。左上肢血压下降。运动左上肢可以从椎动脉系统盗取血液，引起头晕、视物模糊、长束征及脑神经和其他脑干体征，包括晕厥（图 12-35）。大动脉炎引起的锁骨下动脉盗血综合征几乎不表现为晕厥。

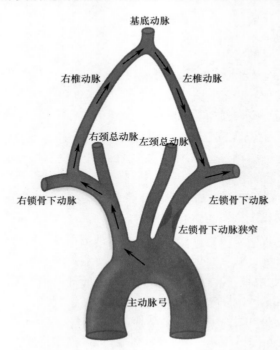

图 12-35　锁骨下动脉盗血综合征时血流方向示意图

左侧锁骨下动脉闭塞降低了压力，引起从椎动脉系统盗取血液（箭头）

J. 心律失常性晕厥

这种类型的晕厥是因为心脏起搏冲动产生或传递出现异常（Fujimura 等，1989）。特别重要的是，看一下阿-斯综合征、房室传导阻滞及长 QT 间期综合征，因为治疗可以防止死亡。晕厥常常需要进行严密的心脏和心血管检查。

K. 癫痫和晕厥

1. 晕厥最常见的鉴别诊断是癫痫，详细的病史和癫痫样的脑电图可以鉴别两者（表 12-10）。

表 12-10　迷走/低血压性晕厥、癫痫和心理疾病性晕厥的神经系统表现对比

	迷走/低血压性晕厥	癫痫	心理疾病性晕厥
起病年龄	婴儿少见	任何年龄	青少年/年轻人（儿童少见）
性别	相同	相同	女性多
情绪不稳定	无关	无关	经常有
诱因	平躺后站起，站立不动，头部姿势，Valsalva 动作	闪光，药物/乙醇撤退，过度通气，代谢紊乱	重要人物存在，情绪相关事件
先兆症状	虚弱，头晕，视物模糊，胸痛，出汗，腹部不适	常有先兆，从幻觉到腹部不适等各有不同	做作的姿势
发作时间	数秒到数分	数秒到数分	从短到长均可
自主体征	苍白，心动过速，出汗	发绀，潮红	无
发作时血压	降低	运动型发作常升高	正常
发作时心率	慢而有力或者快	快	正常
失禁	少	常有	从不
发作时受伤	少	常有：瘀青，舌咬伤	几乎从不
发作后期	遗忘并有一段时间意识障碍后逐渐恢复	意识模糊，顺行性/逆行性遗忘，肌肉酸痛，偏瘫，困倦	可能有或没有遗忘
发作时脑电图	弥漫性慢波	癫痫放电	正常
发作间期脑电图	正常	常常异常	正常

2. 因为脑缺血影响了脑代谢，患者不仅可以晕厥，还可以出现抽搐——痫性发作，这是晕厥或屏气发作的一部分表现。

L. 初始评估没有明确诊断时对晕厥的进一步检查

单次发作晕厥与反复发作的晕厥诊断有不同的考虑。劳累后晕厥提示心排血量不足。如果病史和查体没有发现晕厥的诱因，进行心电图或脑电图或者联合心电图、脑电图和录像监测检查，或者进行 24h 移动性监测（Grubb 和 Olshansky，1997；Low，1997；Stephenson，2002）。Kapoor 等（2000）建议绝大部分晕厥患者进行心电图检查，但是首先肯定已经完成了所有的床旁检查。如果临床提示神经源性迷走性晕厥，则进行直立倾斜试验。偶尔，磁共振成像检查可能发现引起晕厥的意外病变，尤其是颅后窝病变，如 Chairi I 型畸形（Weig 等，1991）。尽管经过全套检查，很多黑矇发作的患者在初次检查后没有诊断明确

（Kapoor 等，1983；Soteriades 等，2002）。下一步，随诊患者。随着随诊的进行，诊断不明的患者数量会逐渐减少。

参考资料·晕厥

Almquist A, Goldenberg IF, Milstein S, et al. Provocation of bradycardia and hypotension by isoproterenol and upright posture in patients with unexplained syncope. *N Engl J Med*. 1989; 320: 346-351.

Arnold RW, Dyer JA, Gould AB, et al. Sensitivity to vasovagal maneuvers in normal children and adults. *Mayo Clin Proc*. 1991; 66: 797-804.

Chen MY, Goldenberg AB, Milstein S, et al. Cardiac electrophysiologic and hemodynamic correlates of neurally mediated syncope. *Am J Cardiol*. 1989; 63: 66-72.

Corbett JJ, Butler AB, Kaufman B. "Sneeze syncope" basilar invagination and Arnold-Chiari type I malformation. *J Neurol Neurosurg Psychiatry*. 1976; 39: 381-384.

DeMyer W. Breath-holding spells. In: Maria BL, ed. *Current Management in Child Neurology*. London: BC Decker; 2002, Chap. 25, 321-323.

Fujimura O, Yee R, Klein GJ, et al. The diagnostic sensitivity of electrophysiologic testing in patients with syncope caused by transient bradycardia. *N Engl J Med*. 1989; 321: 1703-1706.

Grubb BP, Olshansky B. *Syncope: Mechanisms and Management*. Armon: Futura Publishing; 1997.

Hoefnagels WAJ, Padberg GW, Overweg J, et al. Syncope or seizure?The diagnostic value of the EEG and hyperventilation test in transient loss of consciousness. *J Neurol Neurosurg Psychiatry*. 1991; 4: 953-954.

Kapoor W, Karpf M, Wieland S, et al. A prospective evaluation and follow-up of patients with syncope. *N Eng J Med*. 1983; 309: 197-204.

Kapoor WN. Syncope. *N Engl J Med*. 2000; 343: 1856-1861.

Kaufman H, Saadia D, Voustianiouk A. Midodrine in neurally mediated syncope: a double-blind, randomized, crossover study. *Ann Neurol*. 2002; 52: 342-345.

Landau WM, Nelson DA. Clinical neuromythology XV. Feinting science: neurocardiogenic syncope and collateral vasovagal confusion. *Neurology*. 1996; 46: 609-618.

Leis AA, Ross MA, Summers AK. Psychogenic seizures: ictal characteristics and diagnostic pitfalls. *Neurology*. 1992; 42: 94-99.

Lempert T, Bauer M, Schmidt D. Syncope: a videometric analysis of 56 episodes of transient cerebral hypoxia. *Ann Neurol*. 1994; 36: 233-237.

Low P. *Clinical Autonomic Disorders*. Philadelphia, PA: Lippincott-Raven; 1997.

Lyle C, Monroe JT, Flinn DE, et al. Micturition syncope: report of 24 cases. *N Engl J Med*. 1961; 265: 982-986.

Nahm F, Freeman R. Vasovagal syncope. The contributions of Sir William Gowers and Sir Thomas Lewis. *Arch Neurol*. 2001; 58: 509-511.

Pelekanos JT, Dooley JM, Camfield PR, et al. Stretch syncope in adolescence. *Neurology*. 1990; 40: 705-708.

Reese C, Green J, Elliott F. The cerebral form of carotid sinus hypersensitivity. *Neurology*. 1962; 12: 492-494.

Roach ES, Betterman K, Biller J. 2010. Toole's *Cerebrovascular Disorders*. 6th ed. Baltimore, MD: Lippincott Williams & Wilkins.

Shen W, Gersh BJ. Fainting: approoch to management. In: Low PA, ed. *Clinical Autonomic Disorders*. 2nd ed.

Philadelphia, PA: Lippincott-Raven; 1997, Chap. 48, 649-680.

Shore PM, Painter M. Adolescent asystolic syncope. *J Child Neurol.* 2002; 17: 395-397.

Shukla GJ, Zimetbaum PJ. Syncope. Cardiology patient page. *Circulation.* 2006; 113: e715-e717.

Soteriades ES, Evans JC, Larson MG, et al. Incidence and prognosis of syncope. *N Engl J Med.* 2002; 347: 878-885.

Stephenson JBP. Fainting and syncope. In: Maria BL, ed. *Current Management in Child Neurology.* London: BC Decker; 2002, Chap. 56, 345-351.

Sturzenegger M, Newell DW, Douville CM, et al. Transcranial Doppler and angiographic findings in adolescent stretch syncope. *J Neurol Neurosurg Psychiatry.* 1995; 58: 367-370.

Weig SG, Buckthal PE, Choi SK, et al. Recurrent syncope as the presenting symptom of Arnold-Chiari malformation. *Neurology.* 1991; 41: 1673-1674.

■ 第 12 章学习目标

Ⅰ. 意识的评估

1. 给意识下一个简洁、概括（阐述性）的定义。

2. 描述检查意识的标准床旁操作。

3. 描述定量量表对意识进行量化分级的优势（图 12-1）。

4. 背诵格拉斯哥昏迷量表评分的 3 个反应。

Ⅱ. 意识的解剖学基础

1. 背诵切除后不会影响意识的中枢神经系统部分（假设人工支持呼吸和血压）。

2. 背诵意识所必需的中枢神经系统部分。

3. 背诵可以使意识丧失的病变部位，陈述哪个地方最小的病变就可以选择性地导致意识丧失。

4. 说出支配醒觉和意识的神经系统部分名称并尽量精确地描述其位置和组成部分。

5. 描述如何基于刺激或病变在实验动物身上显示上行网状激活系统（图 12-4 和图 12-5）。

6. 描述刺激上行网状激活系统和特异性丘脑感觉中继核的脑电图反应差别。

Ⅲ. 脑疝：对意识、神经功能和血管系统的影响

1. 举出几个颅内占位性病变可能引起脑疝的例子。

2. 说出将颅内空间分隔成各个部分的大型、坚韧的硬脑膜名称（图 12-6～图 12-10）。

3. 画出颅底（去除颅盖），显示去除大脑半球后位于原位的小脑幕和横断的中脑、大脑中动脉及动眼神经（图 12-6 和图 12-7）。

4. 画出小脑幕开口的大致界限（小脑幕切迹）并描述哪部分脑占据了小脑幕切迹。

5. 命名被小脑幕分割的脑的各部分（图 12-8）。

6. 依据其连续性和水分含量解释为什么大脑容易从其正常位置疝出。

7. 说出对脑的移位或压迫最容易做出反应或调整的两种液体。

8. 说出大脑半球能够疝出的两个仅有部位并命名这两种类型的脑疝。

9. 描述大脑镰下疝对大脑前动脉的影响及其产生的临床体征（表 12-7）。

10. 说出经小脑幕疝出的是哪部分脑。

11. 说出颞叶内侧（钩回和海马旁回）疝出后压迫的主要动脉和神经（小脑幕疝；图 12-8）。

12. 描述小脑幕疝对意识的影响。

13. 描述小脑幕疝对瞳孔大小的影响。

14. 画出瞳孔收缩纤维在动眼神经内的位置及动眼神经与附近动脉的关系（图 12-11）。

15. 描述幕上病变患者出现意识改变和瞳孔增大的临床意义。

16. 描述小脑幕疝进展过程中瞳孔的改变。

17. 描述意识障碍患者散大、固定瞳孔的临床意义（没有药物导致瞳孔扩大的原因）。

18. 解释为何小脑幕疝引起同侧或矛盾性偏瘫（提示：Kernohan-Woltman 切迹）。

19. 描述并解释小脑幕疝过程中可能出现的上运动神经元体征变化。

20. 描述小脑幕疝患者脑干的终末期病理改变（图 12-12）。

21. 假定去大脑强直姿势，描述其如何影响下颌、颈部、躯干、手臂、手腕、手、腿和足的姿势（图 12-13 和表 12-3）。

22. 假设躯体受到最强壮肌肉的牵拉，描述这时的躯体姿势。

23. 描述引起去大脑强直的解剖学病变部位。

24. 讨论去大脑强直姿势的神经生理学解释。描述保持去大脑强直姿势的驱动力源自哪里。

25. 描述去大脑状态下肌肉张力的改变。

26. 解释去大脑状态属于释放现象还是缺损现象。

27. 比较去大脑和去皮质（偏瘫）状态下手臂姿势的不同（图 12-15）。

28. 描述如何在意识障碍患者身上诱发去大脑强直姿势。

29. 描述脑干病变导致的特征性呼吸节律紊乱并说出其责任病灶的位置（图 12-16）。

30. 描述颅内压增高对脉搏和血压的典型影响（Cushing 现象）。

31. 定义并描述枕骨大孔疝，解释其为何致人死亡（表 12-5）。

32. 从以下方面描述小脑幕疝导致的体征：

    a. 意识。

    b. 肢体运动体征。

    c. 瞳孔和动眼神经体征。

    d. 呼吸。

    e. 脉搏和血压。

33. 说出常见脑疝的名字。说出每种类型疝出的脑结构及血管并发症（表 12-5）。

34. 从原则上描述脑疝如何致人死亡。

Ⅳ. 意识障碍患者的初步神经系统检查

1. 背诵提醒检查者首次接触意识障碍患者要做的事（AABCDEE 口诀）。

2. 背诵昏迷时损伤大脑的 5 种情况，"5H"口诀（提示：开始是缺氧）。

3. 列举几种检查者可以通过闻患者的呼吸气味发现昏迷病因。

4. 描述查体过程中最有利于鉴别局灶病变和中毒代谢性昏迷病因的阳性体征。

5. 描述观察时马上能够提示意识障碍但没有昏迷患者神经系统解剖学上完整的阳性运动体征（四项大致观察）。

6. 解释如何证明意识障碍患者是否有完好的锥体束及该发现对于鉴别解剖学病变的重要性。

7. 描述提示意识障碍患者预后不良的即刻发现。

8. 描述发现意识障碍患者是否有急性偏瘫的一系列观察和操作方法（图 12-18～图 12-21）。

9. 解释急性意识障碍患者弛缓性偏瘫对侧张力违拗的意义。

10. 定义术语"nucha"，并陈述颈强直的临床意义。

11. 说出将脊髓固定在硬膜上的韧带名称（图 12-22）。

12. 描述头部屈曲和后伸如何影响脊髓和神经根的张力（图 12-23 和图 12-24）。

13. 解释脑膜刺激时颈强直的病理生理基础。

14. 描述分辨纯粹颈强直和其他形式的颈部僵硬的方法（图 12-25）。

15. 描述如何在移动或转运可能有颈部外伤患者时摆放头部位置。说出哪种位置需要避免，以及原因。

16. 陈述对颈椎管内占位病变患者进行过度或用力颈部按摩操作的灾难性后果。

17. 描述颈髓病变的 Lhermitte 征。

18. 描述并命名有脑膜刺激时的下肢体征。

19. 列举三种患者有脑膜刺激存在但经典脑膜刺激征阴性的情况。

20. 正确地发音"opisthotonos"，描述角弓反张姿势（图 12-28）。

21. 列举引起角弓反张的几种情况（图 12-29）。

22. 描述至少两种不同的引起角弓反张的基础病理生理机制。

Ⅴ. 意识障碍患者的感觉系统检查

1. 描述对意识障碍患者床旁进行视神经检查的唯一方法。

2. 描述检查意识障碍患者瞳孔的情况和技术。

　　3. 说出检查瞳孔对光反射时必须要除外的药物中毒种类。

　　4. 描述检查意识障碍患者三叉神经传入支完整性的两种检查。

　　5. 描述意识障碍患者伴有急性完全弛缓性偏瘫时面部肌肉如何对同侧或对侧角膜刺激或眶上压迫做出反应。

　　6. 描述如何检查意识障碍患者位听神经的听觉部分的完整性。

　　7. 描述如何检查意识障碍患者位听神经的前庭部分的完整性。

　　8. 描述如何做玩偶眼及逆向运动试验。

　　9. 解释完好的前庭-眼反射对意识障碍患者的解剖学意义。

　　10. 描述意识障碍患者对冷热水灌注试验的正常反应。

　　11. 描述意识障碍患者冷热水灌注诱发眼震哪一期最早消失。

　　12. 描述对意识障碍患者诱发咽反射的潜在风险。

　　13. 讨论哪些情况下使用冷觉而不是痛觉作为不适刺激。

　　14. 描述检查意识障碍患者时三种致其疼痛的方式。

　　15. 描述使用针刺产生疼痛的一些缺点。

Ⅵ. 意识障碍患者神经系统检查的复合因素和干扰因素

　　1. 描述意识障碍患者肌肉牵张反射如何与正常人不同，解释为何对它们的理解比在清醒患者中更困难。

　　2. 描述意识水平降低对跖反射的影响。

　　3. 阐述深度昏迷患者能否引出肌肉牵张反射或跖反射。

　　4. 描述几种病前即存在并可能干扰昏迷患者查体的体征。

　　5. 讨论如何对可能意识障碍的患者说话，并讨论在患者床旁的合适的交流内容。

Ⅶ. 闭锁综合征患者（传出功能丧失状态）的神经系统检查

　　1. 定义闭锁状态，解释该术语的意义。

　　2. 描述闭锁状态的患者能够自主完成哪些动作。

Ⅷ. 持续植物状态的神经系统检查

　　1. 定义持续植物状态。

　　2. 描述引起持续植物状态的病变部位和类型。

　　3. 描述昏迷和持续植物状态患者的不同。

　　4. 描述一些在持续植物状态患者中可以见到，但并不能作为自主及提示意识存在的证据行为。

　　5. 讨论影响持续植物状态患者能够接受生命支持时间的因素。

　　6. 讨论神经系统查体或任何方法决定意识障碍的局限性。

Ⅸ. 脑死亡诊断过程中的神经系统检查

　　1. 背诵 1960 年之前对死亡的传统定义。

　　2. 描述导致重新将脑死亡作为死亡定义的两项重要医学技术进展。

　　3. 解释诊断脑死亡后终止生命支持过程和进行安乐死的区别。

　　4. 描述三种基本的显示脑存活状态而在脑死亡中消失的方法。

　　5. 通过表 12-7 描述如何为脑死亡协定患者进行神经系统查体。

　　6. 描述作为补充神经系统查体诊断脑死亡的辅助检查。

　　7. 解释为何呼吸停止试验是脑死亡协定的最后一步。

　　8. 描述除了必需的神经系统查体之外，其他哪些内容应该包含在脑死亡协定中的各种不同观点。

　　9. 描述脑死亡患者脑电图和脑血流检查的结果。

　　10. 讨论脑死亡协定是否需要多名医生参与。

　　11. 描述一些查体没有发现任何反应但脑仍然存活的情况。

　　12. 描述脑死亡患者仍然存在的一些脊髓反射。

　　13. 说出诊断脑死亡时必须要避免的两个重要缺陷。

　　14. 解释为什么婴儿的脑死亡协定标准不同。

　　15. 描述脑死亡、昏迷、持续植物状态、最小意识状态和闭锁综合征的主要临床差别。阅读表 12-8。

Ⅹ. 间断意识障碍患者的神经系统检查：晕厥、痫性发作和黑矇

　　1. 定义晕厥。

2. 列举晕厥分类中的主要类别（图 12-32）。

3. 描述可能导致晕厥的几种病理生理机制。

4. 描述一种有助于诊断晕厥原因的最重要的病史信息。

5. 描述晕厥的 3 个时期。

6. 描述检查者目击晕厥发作时最重要的观察指标并描述如何保护患者。

7. 描述检查者目击任何难以解释的意识改变发作时应该考虑的血液检查。

8. 描述心理性晕厥发作前最常见的呼吸改变及如何进行检查。

9. 描述几种类型的低血容量/低血压晕厥。

10. 定义直立性低血压并描述如何进行检查。

11. 描述两种引起晕厥的心律失常。

12. 描述检查体位性晕厥（直立性低血压）时血压和脉搏变化的正常界限。

13. 描述阅兵场晕厥和排尿性晕厥的发生过程。

14. 描述妊娠后期晕厥的机制。

15. 描述 6～48 个月大儿童意识丧失最常见的非创伤性、非癫痫性病因及神经系统查体的可能发现。

16. 描述吞咽性、咳嗽性和耳源性晕厥的病理机制。

17. 描述迷走性晕厥发生时的胆碱能亢进体征。

18. 鉴别心理疾病性晕厥和心因性迷走晕厥。

19. 描述吞咽性和耳源性晕厥的传入和传出通路。

20. 解释转头如何诱发晕厥（图 12-34）。

21. 描述三种类型的颈动脉窦晕厥。

22. 列举颈动脉窦按摩试验的禁忌证。

23. 描述并示范如何检查颈动脉窦过敏。

24. 描述锁骨下动脉盗血综合征患者的血流方向及诊断性查体发现（图 12-35）。

25. 比较迷走性晕厥、癫痫和心理疾病性晕厥的重要不同。仔细阅读表 12-10。

26. 描述初始的病史和查体没有发现晕厥的病因时检查者应该考虑的神经系统辅助诊断方法。

（毛晨晖　刘彩燕　译）

第13章 神经系统辅助检查
——腰椎穿刺和神经影像学

因为拥有了越来越多的精密仪器，医务人员可以不计代价地进行检验和观测，其实绝大多数这些检查不过是辅助性的，根本不能与一个敏锐的观察者运用他的眼睛、耳朵、手指对患者仔细的体格检查结合一些简单的辅助检查相比。

——Harvey Cushing（1869～1939）

Ⅰ. 神经诊断过程的顺序

完成病史采集和神经系统检查并提出了初步诊断后，检查者应该决定是否需要进一步检查。表 13-1 总结了标准诊断检查的顺序。目的是为了选择一两个最安全、侵入性最小和最经济的手段，从而最有效地证实或排除初步诊断。不要为了涵盖所有的可能诊断而开具每一个可以做的检查项目。选取最紧要的检查项目。如果你一开始不能确定诊断，那么以合理的顺序选取一系列检查。本节将讨论腰椎穿刺和神经影像研究的临床使用。

Ⅱ. 脑脊液检查

A. 脑脊液循环、位置和起源

1. 脑脊液的检查可追述至 1891 年海因里希昆克引入腰椎穿刺治疗脑积水。

2. 脑脊液的位置：脑脊液位于脑室和蛛网膜下腔。总量约 150ml，蛛网膜下腔分隔蛛网膜与软脑膜。除了脑脊液，蛛网膜下腔还包含进出中枢神经系统的血管。

3. 脑脊液的形成

a. 脑脊液的形成

i. 侧脑室，第三、四脑室脉络丛。

ii. 氧化代谢产生的水。

iii. 透过血脑屏障大脑毛细血管的超滤液（Fishman，1992；May 等，1990）。

b. 产生速度为 0.3～0.4ml/min 或约 500ml/d。

表 13-1 神经系统辅助检查

A. 神经放射成像	5. 颅脑超声
1. 平片	6. 放射性核素扫描：PET、SPECT
2. CT（增强与平扫）	B. 电生理
3. MRI（增强和非增强）	1. 脑电图（EEG）
4. 血管造影：MRA、直接注射血管造影、CTA、多普勒超声	2. 肌电图（EMG）
	3. 神经传导速度（NCV）

续表

4. 诱发反应：视觉、听觉、体感	6. 眼震电图
5. 听力图	7. 光学相干层析成像（OCT）
C. 穿刺	F. 尿检
1. 蛛网膜下腔（腰椎穿刺或小脑延髓池穿刺）	1. 常规，包括比重
2. 硬膜下穿刺，检查血液、脓液或液体	2. 先天性代谢缺陷的筛查
3. 脑室穿刺，检查血液或脑脊液	3. 毒物筛查
4. 立体定向脑损伤部位活检	4. 儿茶酚胺
D. 血生化	G. 神经心理测验
1. 生化全套	1. 发育
2. 毒物筛查	2. 智商
3. 氨基酸和有机酸分析	3. 评估
4. 血清酶	4. 成套神经心理学量表
5. 长链不饱和脂肪酸、胆固醇、胆甾烷醇	5. 个性特征
6. 血清铜蓝蛋白	H. 活检
7. 维生素 B_1、维生素 B_{12} 和叶酸	1. 肌肉
8. 溶酶体酶	2. 神经
9. 胶原血管病筛查	3. 皮肤
10. 先天性代谢缺陷病的特殊检查	4. 脑
11. 高凝检查	I. 微生物测试
12. 蛋白质组分	1. 血清学
E. 神经眼科	2. 微生物
1. 视力	3. 免疫筛查，T 细胞和 B 细胞，血液滴度，γ 球蛋白
2. 视野，中央及周边	4. PCR
3. 直接和间接检眼镜，裂隙灯检查眼底	J. 遗传检测
4. 视觉诱发反应（VER）	1. 核型
5. 视网膜电图（ERG）	2. 基因型

注：CT，计算机断层扫描；CTA，头颅 CT 造影；MRA，磁共振成像血管造影术；MRI，磁共振成像，PET，正电子发射断层显像；SPECT，单光子发射计算机断层扫描。

4. 脑脊液循环

a. 脑脊液通过中脑导水管流至第四脑室，再经 Luschka 外侧孔和 Magendie 正中孔流出。脑室室管膜可吸收一部分脑脊液（Rando 和 Fishman，1992）。学习图 13-1。

b. 脑脊液流出第四脑室孔后，进入蛛网膜下腔。然后，它可以向下循环到脊髓周围或向上到达大脑半球，最后注入上矢状窦。

i. 蛛网膜颗粒从蛛网膜下腔延伸到静脉窦，脑脊液经此回流入静脉血液（图 13-2）。

ii. 在脊髓水平，脑脊液在神经根袖管处回流，此处软脊膜、蛛网膜与脊神经的结缔组织融合。

5. 描述脑脊液从侧脑室颞角至其吸收进入血液的途径。颞角，三角区（中庭），前角，室间孔，第三脑室，导水管，第四脑室，蛛网膜下腔，蛛网膜颗粒或神经根袖管。有些脑脊液通过室管膜内层吸收。

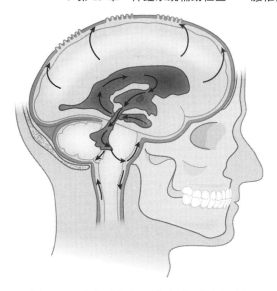

图 13-1　脑室系统和脑脊液循环的侧视图

脑脊液从颞角经第三脑室下降，经中脑导水管出第四脑室，进入蛛网膜下腔，上升至大脑半球表面，沿上矢状窦进入蛛网膜颗粒

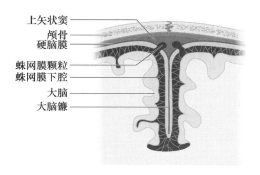

图 13-2　经大脑镰冠状切面显示蛛网膜颗粒直接延伸至上矢状窦，脑脊液经
蛛网膜颗粒回流入静脉窦血流

B. 脑脊液的功能

1. 脑脊液在脑和脊髓周围的蛛网膜下腔形成缓冲层，缓和外伤的冲击以保护大脑和脊髓。

2. 脑脊液使各种代谢物和电解质、神经递质、肽类激素、抗体、白细胞及其他正常和不正常的细胞得以循环。

3. 脑脊液参与调节中枢神经系统细胞外间隙 pH 和电解质平衡。

C. 脑脊液的组成

脑脊液是无色透明的盐溶液，含有少量白细胞、蛋白质、糖、微量酶、神经介质、神经递质和其他代谢产物（Fishman，1992）。细胞计数及糖、蛋白质水平随着年龄变化。请参阅表 13-2 和图 13-3。

表 13-2 正常人和常见疾病脑脊液检验简介

	细胞学				涂片染色、培养	生化学		特殊检查
	颜色	压力	细胞（个/mm³）	细胞类型		糖与血糖的比例	总蛋白	
正常新生儿	无色清亮	10~100mmH$_2$O	<15	单核细胞	没有细菌	血糖的66%	20~170mg/dl	正常
正常成年人	无色清亮	80~180mmH$_2$O	<5	单核细胞	没有细菌	血糖的66%	10~40mg/dl	正常
急性细菌性脑膜炎	混浊	增加	500~1000	中性和粒细胞	可查到细菌	<血糖的50%	增高	成套抗体
结核性	混浊、黄变	正常或增高	10~500	大多数是单核细胞	可查到细菌	<血糖的50%	增高	PCR、培养
真菌性	混浊、黄变	正常或增高	<500	大多数是单核细胞	可查到真菌	<血糖的50%	增高	染色、免疫检查、培养
脑炎	清亮或轻度混浊	正常或增高	<500	1h后单核细胞	染色阴性、培养可呈阴性	正常	增高或中度增高	血清学、PCR、免疫、培养
蛛网膜下腔出血	血性或黄变	正常或增高	100~1000	红细胞	阴性	正常	随血量变化	铁蛋白检查
脱髓鞘性疾病	无色清亮	正常	正常或轻度增高	单核细胞、淋巴细胞	阴性	正常	阴性或轻度增高	γ球蛋白增高
肿瘤	无色清亮或黄变（如蛋白质增高）	正常或增高	正常或轻度增高	有时发现肿瘤细胞	阴性	正常	正常或轻度增高	正常或不能诊断

PCR，聚合酶反应。

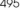

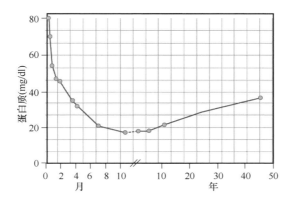

图 13-3　脑脊液总蛋白平均水平的年龄相关性变化

［修改自：Widell S. 1958.On the cerebrospinal fluid in normal children and in patients with acute abacterial meningo-encephalitis.*Acta Paediatr Nov*，47（6）：711-713］

D. 脑脊液正常压力

　　腰穿针插入蛛网膜下腔后通过测压计测量脑脊液压力（图 13-4A）。正常脑脊液压力取决于患者的年龄（表 13-2）：婴幼儿为 10～100mmH$_2$O，正常成年人的压力为 80～180mmH$_2$O，严重肥胖的人因为腹内压增加，可高达 250mmH$_2$O（Whiteky 等，2006）。疾病可导致颅内压升高或降低。颅内压增高是最常见的临床病症。

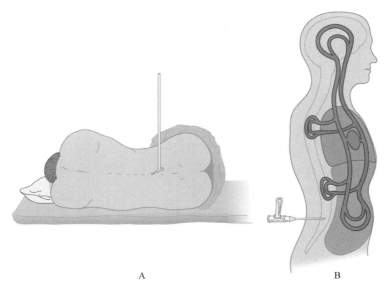

图 13-4　A. 患者左侧卧位，双腿和背部弯曲。穿刺针进入蛛网膜下腔后连接
测压计；B. 概略图示说明颅脊腔内外动静脉血流的连续性

E. 颅内压增高

1.颅内压增高症状包括头痛、恶心、呕吐、头晕、短暂的视物模糊或失明（短暂的视

力昏暗）和轻微反应迟钝。颅内压增高的孩子在分流术后，他们的母亲可通过孩子整体的行为变化判断分流是否堵塞或出现异常。

2. 颅内压增高的迹象

a. 婴儿患者增高的颅内压导致囟门膨胀，颅缝分离和枕额头围增加，并且使枕额头围表的百分比例持续上升（图 1-23）。

b. 老年患者增高的颅内压长期压迫视神经导致视盘水肿和展神经麻痹。

3. 颅内压增高的原因

a. 颅脊腔内的病变扩大，如血肿、肿瘤、脓肿、脑水肿。脑脊液的生成增加在较少情况下导致压力增加。

b. 长期的癫痫持续状态或缺氧导致脑水肿。

c. 代谢性脑病：肝毒性、尿毒症、瑞氏（Reye）综合征、假性脑瘤（特发性颅内高压）和内分泌疾病。

d. 中枢神经系统感染：脑膜炎及脑病可能导致严重水肿和压力增加。

e. 阻塞性病变，阻断脑脊液从脑室至蛛网膜下腔或阻断通过蛛网膜颗粒回流至血流。最常见的堵塞点：

i. Monro 室间隔孔，通常见于肿瘤。

ii. 中脑导水管，通常见于先天性闭锁或狭窄、炎性粘连或肿瘤压迫。

iii. 第四脑室及其出口，通常是由颅后窝肿瘤、炎症粘连或孔的堵塞，常见于 Dandy-Walker 畸形。

iv. 蛛网膜下腔，通常是由于脑膜炎或蛛网膜下腔出血后的粘连引起。

v. 蛛网膜颗粒，由于血液或极高脑脊液蛋白堵塞蛛网膜颗粒（和神经根管）。

vi. 颅内静脉窦血栓形成。

4. 颅内压增高和帕斯卡定律

a. 脑脊液从生理上讲基本上是水。中枢神经系统中水约占 80%。对于只接触过福尔马林固定过的僵硬大脑的学生来说，难以体会活体大脑的水嫩柔软。活体大脑的顺应性相当于泡沫海绵或充满蜜糖的气球。因此，对于一个研究颅内流体力学的物理学家来说，中枢神经系统和脑脊液是一个均质的流体。为了重现生物环境，包括颅脊腔内的血管空间的中枢神经系统-脑脊液联合模型如图 13-4B 所示。

b. 就像任何液体一样，颅内脑脊液本身是不可压缩的。根据帕斯卡定律，在一个封闭的容器中流体向各个方向均匀施压，压力的传递不依赖于容器的大小和形状。因此，腰椎穿刺时脑脊液的压力反映了颅内压，尽管有些生物因素可能改变帕斯卡定律的简单表达。

c. 颅内压的增加，挤压了脑脊液和颅内血流（图 12-9）。如果无法代偿，不断增加的压力将造成脑组织从枕骨大孔疝出，因为这是唯一出颅的途径和部位。

F. 低脑脊液压力综合征

1. 症状和体征：患者表现为体位性头痛、眩晕、耳鸣、恶心、呕吐，尤其当从卧位起身到垂直位置时还可能发生昏倒。

可能因为没有脑脊液的缓冲力，大脑下垂压到脑干出现症状。许多结缔组织疾病与这种综合征相关（Schievink，2006）。

2. 脑脊液压力低的原因

a. 医疗过程包括腰椎穿刺和神经外科手术刺穿脑膜导致脑脊液漏。

b. 颅底骨折导致在鼻或中耳形成瘘管，引起脑脊液鼻漏或耳漏。

c. 严重脱水。

d. 沿神经根漏（Rando 和 Fishman，1992）。

e. 特发性脑脊液过少（Rando 和 Fishman，1992）。

G. 腰椎穿刺的适应证（腰椎穿刺或脊椎穿刺）

1. 确定脑脊液感染。重复腰椎穿刺可以监测治疗效果。

2. 确定蛛网膜下腔出血。

3. 确定肿瘤浸润或神经胶质瘤、癌症、白血病和淋巴瘤等在蛛网膜下腔转移。

4. 在可疑免疫性疾病，尤其是多发性硬化症，以及一些周围神经病的鉴别诊断，如吉兰-巴雷综合征（蛋白细胞分离）测量脑脊液蛋白量及组分。

5. 测量 pH、电解质、酶、神经递质、微量成分以明确遗传/代谢性脑病的诊断（Hyland 和 Arnold，1999）。

6. 注入化疗药或抗菌剂或麻醉药。

7. 注入造影剂或放射性核素用于脊髓成像或研究血流动力学和定位脑脊液漏。

8. 检测可疑假性脑瘤患者的脑脊液增多（特发性颅内高压）。在这种情况下，影像学检查排除了可能导致疝的占位性病变。低颅压综合征也需进行腰椎穿刺确定脑脊液压力有多低。

H. 腰椎穿刺的禁忌证

1. 穿刺针必须通过的腰部皮肤或深层组织有感染。

2. 凝血：脊髓蛛网膜下腔出血或脊髓硬膜下血肿的患者可以行腰椎穿刺（Masdeu 等，1979）。血友病、血小板或抗凝治疗是相对禁忌证，而不是绝对禁忌证。

3. 颈髓损伤：脑脊液从腰部流出可能导致脊髓移向损伤处，导致四肢瘫痪、呼吸暂停和死亡。

4. 怀疑或已知的颅内占位性病变导致颅内压增高。

a. 如果病史、神经系统检查或眼底检查提示颅内占位或颅内压增高，一般不推荐行腰椎穿刺。眼底存在明显的静脉搏动几乎可排除颅内压增高。仔细检查双眼，将近 90% 的正常人有静脉搏动（Levin，1978）。但静脉搏动缺失不能说明颅内压增高，因为有些正常患者没有搏动。

b. 导致脑疝的最常见的占位性病变包括肿瘤、血肿、脓肿、脑水肿及脑或小脑半球大量的梗死或出血。在 22 位脑脓肿患者中，有 5 位患者在腰椎穿刺 2h 后出现脑疝迹象（Samson 和 Clark，1973）。脑脓肿患者，不要做腰椎穿刺。诊断主要依靠影像学检查。

c. 颅后窝病变可能会导致枕骨大孔疝，严重威胁生命。即将发生枕骨大孔疝的迹象包括颈部僵硬、打嗝、呼吸不规则、呼吸暂停、低血压、四肢瘫痪（Hartmann 等，1994）。值得注意的是，颅后窝占位可能导致从颅后窝向上的疝，从而压迫中脑。在做腰椎穿刺之前，如果临床发现提示占位性病变，有可能引发小脑幕裂孔疝、枕骨大孔疝或向上疝，在腰椎穿刺之前，通常先做 CT 检查，或最好是 MRI 检查。影像学检查可能明确诊断和确定腰椎穿刺有无意义和存在潜在的危险（Hasbun 等，2001）。

d. 在一些情况下，即使怀疑存在颅内压增高的可能，也需要做腰椎穿刺以确定或排除一些特殊的可治性疾病。压力可能增加的情况包括可疑脑膜炎或脑炎和假性脑瘤。然后，检查者权衡禁忌证和适应证（Fishman，1992）。在这些情况下，腰椎穿刺之前考虑预先输注甘露醇和过度换气以降低颅内压。

e. 处理急性颅脑损伤及其他紧急情况和昏迷导致的颅内压增加时，神经外科可向颅内植入压力传感器对治疗的结果进行连续监测。

I. 腰椎穿刺的并发症

1. 小脑幕疝或枕骨大孔疝导致死亡，死亡通常在 2h 内发生。

2. 穿刺部位背痛。

3. 出血：硬膜外、硬膜下或蛛网膜下腔出血；一种所谓的血性腰椎穿刺（Masdeu 等，1979）。脊髓硬膜外血肿是一种罕见的破坏性疾病，可能由创伤、手术、硬膜外腔置管、凝血功能障碍、抗凝治疗、动静脉畸形、海绵状畸形和佩吉特病导致。血小板减少症或其他出血素质或全身肝素化或华法林治疗可增加穿刺引起的椎管内出血（硬膜外、硬膜下或蛛网膜下腔）的风险。椎管内麻醉后脊髓硬膜外血肿或脊髓血肿是抗凝治疗的罕见并发症（Wysowski 等，1998）。脊髓硬膜外血肿可能产生进行性根性疼痛和括约肌功能紊乱，作为神经急症需要紧急诊断和治疗。大多数神经系统后遗症似乎与无意中针头处于太高的水平有关（Hamandi 等，2002）。因此，对于抗凝患者，建议严格遵照腰椎穿刺的指南（Horlocker 等，2003）。

4. 头痛及腰椎穿刺后低脑脊液压力综合征：参见 F 部分。大多数患者有背痛，约 32% 有腰椎穿刺后头痛（Armon 和 Evans，2005）。无创伤针的使用将腰椎穿刺后头痛的发生率降低至约 3%（Lavi 等，2006）。脑脊液漏后的低颅压造成腰椎穿刺后头痛。

a. 头痛开始于腰椎穿刺后 1~2 天，往往是跳动性痛，主要发生在直立位，咳嗽或紧张时加重，平躺后可缓解。有时候患者可能有颈部僵硬、恶心和呕吐（Kuntz 等，1992）。

b. 大多数腰椎穿刺后头痛在 10~14 天自行缓解。卧床休息（不休息，2~8h，或长达 48h），大量饮水或静脉注射咖啡因等防止腰椎穿刺后头痛的疗效存在争议（Roos 等，2003a）。

c. 顽固性头痛，在穿刺部位硬膜外注射 15~20ml 自体血可治疗顽固性头痛，因为它能封闭穿刺伤口（Sencakova 等，2001）。可能是因为密封了穿刺伤口（Boonmak 和 Boonmak，2010）。

5. 复视，通常是因为单侧或双侧展神经麻痹，通常是自限性的。

6. 医源性感染：非常罕见。

7. 腰骶段椎管内表皮肿瘤种植：一种非常罕见的并发症。

8. 总之，腰椎穿刺的三个最危险的情况是颅内压增高，巨大占位性病变导致脑疝的发生，高位颈髓损伤。

J. 腰椎穿刺的准备

1. 只要患者有新发生的明显神经系统体征和症状，意识改变或癫痫发作，通常要做

MRI 或 CT 检查（Hasbun 等，2001）。

2. 患者可能有压迫性脊髓损伤时建议进行 MRI 检查。

3. 确保认真阅读影像学检查结果，包括观察脑室大小，观察是否存在脑沟及脑池的消失和有无颅后窝病变。除了急诊筛查大的占位，水肿或近期出血经 MRI 检查通常优于 CT。

4. 复习家族史和病历检查出血倾向。血小板计数应超过 $50 \times 10^9/L$ 及国际标准化比值（INR）应小于 1.2。虽然术前给予阿司匹林治疗与腰椎穿刺或其他椎管麻醉干预的高出血风险无明显相关，但缺乏氯吡格雷的相关数据（Horlocker 等，1995；Doherty 和 Forbes，2014）。

5. 决定是否同时送一份血液样本与脑脊液进行化学和抗体滴度上升方面的比较。

6. 腰椎穿刺患者的心理准备：每个人都怕扎针，尤其是在背后扎针。每一个外行似乎都知道有类似"背后捅刀"及后来有永久的背痛或从此不能行走的例子。当然，这些推论将因果关系颠倒：腰椎穿刺是因为疾病才做的，但现在患者责怪医生，而不是疾病。检查者必须准确掌握腰椎穿刺的适应证，并确保患者完全理解腰椎穿刺的必要性，而且也理解腰椎穿刺程序。因为腰椎穿刺作为手术要让患者签署同意书，在同意书上列清楚如背痛、头痛、感染、出血等并发症。

K. 腰椎穿刺技术

1. 腰椎穿刺时患者的体位

a. 患者采取侧卧位，头部、脊椎、四肢弯曲（胎儿姿势；图 13-4A）。头部垫一个枕头可保持头部与脊柱水平一致。在躯干前屈时，相邻椎体的椎突与椎板之间的距离☑增加/□减少。

如果你错了，回顾图 12-24。脊柱前屈，从而增加进针的目标面积。

b. 合作或非急症患者，可采取脊柱弯曲坐位。然而，这个体位椎管内压力的测量不可靠。如果压力读数很重要（如可疑假性脑瘤患者），侧卧位为佳。

2. 穿刺针插入和压力计测量脑脊液压力

a. 用优碘或酒精清洁腰部并应用无菌操作。

b. 选择 L_3 和 L_4，L_4 和 L_5，或 L_5 和 S_1 之间的椎间隙，通过触诊或选择髂嵴最高处连线的椎间隙，这是 L_3 和 L_4 之间的椎间隙。在此水平以上进针可能损伤脊髓末端，因为脊髓通常终止于 L_2（Fishman，1992）。

c. 根据患者情况，在穿刺点用 1% 利多卡因麻醉。

d. 在所选水平的 2 个椎骨背侧椎间隙进针，用 20～22 号针头，针头轻微向头侧倾斜，与脊椎后突倾斜水平平行（图 12-24）。进针直到有轻微"啪"的感觉，提示针穿透硬脊膜进入蛛网膜下腔。针孔较大容易达到蛛网膜下腔，但针孔越大，撤针后液体渗漏越多。

i. 进针时，针头口斜面与脊髓长轴平行（Roos，2003b）。斜面可以更彻底地分离纤维，而不是横向切开硬膜纵向纤维，从而减少腰椎穿刺后脑脊液漏。但问题是，理论上硬脊膜纤维向各个方向排列，而不仅仅是纵向。

ii. 为了减少脑脊液漏及腰椎穿刺后头痛，可用 Whitacre 和 Sprotte 式钝针头取代标准尖针头（Strupp 等，2001）。这样的钝针头可分开硬脊膜纤维，而不是切开硬脊膜纤维。脑脊液通过针轴面的椭圆形开口，在接近钝尖处漏出，而不是通过针尖本身漏出（Evans 等，2000）。

iii. 在插入钝尖的针之前，检查者使用锋利的尖"插管器"针刺破穿刺点约 2/3 的皮肤。

e. 感觉到最初的落空感后，检查者拔除针芯。小量脑脊液出现在腰椎穿刺针的套柄上。接上压力计，并使压力计液面稳定。记录起始压力。在腰椎穿刺结束时，记录终末压力。

f. 如果病史或眼底检查提示脑脊液压力增高，按这种方式进行。经皮肤插入穿刺，但在恰好快要进入蛛网膜下腔时停止进针。取出针芯，并附加一个压力计。接好压力计后和用指尖压住在压力计顶部的开放孔，将针推进蛛网膜下腔，使液体在压力计内逐步填补。或者检查者常规在穿刺点插入针，取出针芯，并迅速连接三通阀和压力表。

g. 早产儿和婴幼儿使用标准的蝴蝶针（Greensher 等，1971）。在婴儿，检查者应限制任何穿刺针超过 2.5cm 的深度。

3. 测压剂的凹液面波动。

a. 测压计的脑脊液凹液面通常在平均值上下波动，如 120mmH₂O（图 13-5）。

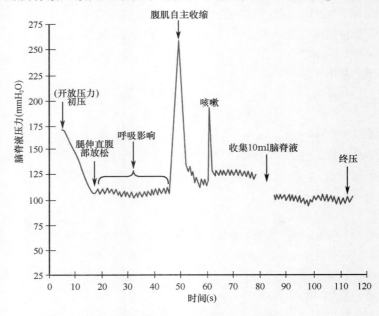

图 13-5　测压计测量脑脊液压力图

左起箭头所示图标说明脑脊液的压力波动，用秒表计时

b. 波动的原因：正如图 13-4B 所示，颅内及椎管内静脉直接与颅外和椎管外的静脉相通。由于这些沟通静脉没有静脉瓣，颅外静脉将任何压力变化直接传输入颅内，特别是胸腔和腹腔内压力的变化。吸气时，脑脊液的压力□增加/☑下降/□不会改变。吸气时胸腔内压力减小。吸气时，从中枢神经系统回收血液，使中枢神经系统脑脊液波动压力下降，呼吸导致的压力计凹液面波动频率在 16 次/分，如图 13-5 所示。

c. 腹部肌肉的收缩☑增加/□减少颅内压。请解释。

椎间静脉反映腹内压增加，流入颅脊腔内，因此从中枢神经系统流出的血量减少，由于动脉瘤如中枢神经系统的血量不变，中枢神经系统脑脊液压力增加。

d. 脉搏会导致测压计压力微小波动（在图 13-5 中未显示，因为其振幅小）。由于动脉壁吸收大部分动脉压力，中枢神经系统脑脊液压力非常近似地反映了毛细血管和静脉的压力。

L. 通过测压计测量压力增加的临床评估

1. 假设压力计的开放压力为 240mmH$_2$O，该值□正常/□低/☑高。

2. 有两种解释：

a. 中枢神经系统脑脊液内在压力过高。

b. 压力反映颅脊腔的外在因素。

3. 腰椎穿刺常使患者焦虑和骨骼肌紧张。那么，是什么外在原因导致中枢神经系统脑脊液压力增加？

<u>腹部肌肉张力。</u>

4. 鼓励患者放松，保持弯曲体位，做几次深呼吸。开放压力为 240mmH$_2$O 的患者深呼吸后压力下降至 210mmH$_2$O。该值□正常/□低/☑高。

5. 弯曲的姿势使患者头部向胸部弯曲，枕头可辅助患者向一边俯屈。由于屈曲或转动头部可压迫颈静脉，检查者需伸直患者头部并在枕头上调整患者头部位置。这些操作未能使颅内压低于 200mmH$_2$O，表明患者实际颅内压略有增加。

6. 如果增大的颅内病变引起的中枢神经系统脑脊液压力增高，设想腰椎穿刺时收集脑脊液，脑脊液流出后可能发生什么（图 13-6）。

7. 颅内压增高可能引起脑疝。该系统存在微妙的平衡，钩形突和海马旁回可能沿大脑幕边缘下滑或者小脑扁桃体可能沿枕骨大孔发生脑疝，这两个潜在的致命性疝称为<u>小脑幕裂孔</u>疝和<u>枕骨大孔</u>疝。

8. 根据帕斯卡定律，腰椎区域脑脊液的流出将使脑组织向压力低的部位下移。潜在的疝将转化为真正的疝。患者将<u>死亡</u>！

9. 如果仔细测量后，检查者确认患者颅内压确实增高，下一步是什么？□迅速留液体/□谨慎留取液体/☑立即撤回针！（在压力表里的脑脊液足以做细胞计数或看见脑脊液中的血液，这往往是所需要的最重要的信息。）

10. 描述排除外在因素引起脑脊髓液压力升高的安全测压。

<u>患者慢慢伸直双腿并深呼吸几次，使患者头部伸直和重新定位头在枕头的位置。</u>

M. 脑脊液停止流动

1. 脑脊液经常刚开始流动就中断。枕骨大孔疝像塞子一样堵住流出道，使脑脊液少量流出后停止了颅内压的传递。在这种情况下，患者表现为明显的呼吸暂停和四肢瘫痪。最常见的原因是良性的，如有东西堵住针（表 13-3）。

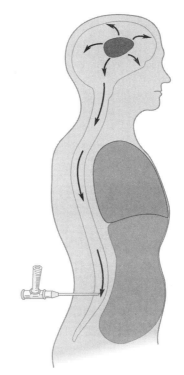

图 13-6　颅内病变增大（椭圆形黑块）造成颅内压增加，压力作用于各个方向，脑脊液通过腰椎穿刺针流出，使颅内内容物流向压力低的部位（疝）

表 13-3　脑脊液停止流动的常见原因及其补救措施

原因	补救方法
针管中有血块堵塞	更换管芯进行穿刺
神经根进入针芯	旋转针柄
针尖斜面未在蛛网膜下腔或未完全穿透	如果认为针尖太深，稍微撤回；如果太浅，插入更深些

2. 尝试表 13-3 中的措施后，重新连接压力表测量压力。如果该系统是穿刺针通过开放的测压计与蛛网膜下腔相连，测压计的凹液面应显示由于呼吸产生的 16 次/分的波动。

3. 如果病变堵塞椎管，脑脊液也可能停止从针芯中流出。

4. 如果脑脊液停止流出，检查者可能焦虑地想尝试用注射器吸出脑脊液。如果你不明白这样做的危险性，本文就完全没起作用。

N. 脑脊液的收集和外观

1. 在进行初压测量后，分别在三个或四个管中收集 10～15ml 脑脊液。正常脑脊液在所有的管中均为无色透明。检查所有管有无混浊、发红、黄变。主治医师，而不是实验室技术员，负责对收集的脑脊液进行适当的观察和处理。

2. 结束腰椎穿刺时，测量闭合压力，在撤出针前插回针芯。放回针芯能够防止蛛网膜从硬膜穿刺部位被吸入，其可能导致脑脊液漏。

O. 混浊的脑脊液

1. 混浊通常是指脑脊液中白细胞数量增加。少数情况下，大量细菌引起混浊。通常情况下，每立方毫米脑脊液中包含 5 个或更少的白细胞。

检查者评估脑脊液时，白细胞数超过 300 个/mm^3 或淋巴细胞或单核细胞数在 400～500 个/mm^3 及以上会造成肉眼可见的混浊。白细胞数在 600～800 个/mm^3 会明显混浊。

2. 为了检测白细胞在每立方毫米数百个范围内的最小混浊，应做到以下几点：

a. 用一个完全一样的脑脊液收集管，并在管中添加等量的水，该管与脑脊液样品管有完全一样的半透明、颜色及折射率。

b. 在黑暗的背景下，紧贴着白纸并列举两个管子，然后对着光源。尽可能用自然光做以上检查。用色度计从侧面比较水和脑脊液，这样直接的并列比较使检查者能观察到非常轻微的混浊或颜色的变化。

c. 在明亮的阳光下脑脊液细胞增多（红细胞），即使是轻度的白细胞增多或红细胞增多可引起 Tyndall 效应，即雪原彩虹效应（snowy iridescence）。

d. 因为脑脊液有"正式"的检查和细胞计数的实验室检查，有时学生可能会想，所有这些是不是有必要？好了，细心的医生会在当场仔细观察脑脊液并计数，因为细胞在一个小时后会发生自溶，应在此之前获得快速和可靠的信息。另外，个人检查可判断实验室检查的准确性，这种检查是有必要的。如果实验室报告白细胞计数 20 个/mm^3，而检查者现场观察的脑脊液是混浊的，实验室检查必然是错误的。如果患者有脑膜炎，必须避免在这个关键点上的错误。

P. 穿刺出血，血性脑脊液和黄变

1. 通常穿刺两次就有一次造成红细胞进入脑脊液。

a. 原有血管破裂或其他中枢神经系统病变引起的出血。

b. 穿刺引起的出血，即创伤或穿刺出血。

2. 直接出血导致红色脑脊液，称为血性脑脊液（erythrochromia）。血性脑脊液的红细胞计数在 100～300 个/ml。通常在脑脊液中红细胞计数为零。

3. 与血性脑脊液相比，淡黄色脑脊液被称为黄变。

4. 穿刺前已有出血和穿刺损伤出血的区别：穿刺损伤并不要紧，而穿刺前已有出血可能预示着危及生命的疾病。有三项试验区分红细胞的两个来源，分别是四管测试，离心分离黄变，细胞学提示单核细胞吞噬红细胞作用。

a. 四管测试：比较连续四管脑脊液的红色。在穿刺前，血流已经进入脑脊液就会和脑脊液自由混合。所有四管会显示相同的颜色，也会有同样的细胞计数。穿刺伤导致的红色在连续管中颜色逐渐变浅。

b. 离心分离黄变：如果管色泽均匀，离心其中一个管，使红细胞沉降在底部。将上清液与对照管做比较。如果上清液完全无色，提示红细胞进入脑脊液不久，要么小于 2～4h 或穿刺损伤出血。上清液变色意味着红细胞进入脑脊液时间超过 2～4h，并有自溶。游离血红蛋白导致了脑脊液黄变。如果穿刺前几天发生出血，血红蛋白解离，高铁血红蛋白及胆红素的分解物造成颜色变化。因为红细胞在脑脊液中会发生皱缩，红细胞皱缩不代表既有出血。

c. 吞噬红细胞现象（erythrophagocytosis）：通过细胞学检查发现吞噬红细胞的巨噬细胞，可以证明既有出血，但要出血后数小时才会发生巨噬细胞吞噬红细胞。

5. 校正血液污染的白细胞数：每立方毫米 700 个红细胞可以减去 1 个白细胞，剩下的接近真实的脑脊液白细胞计数。

Q. 脑脊液黄变

1. 黄变是指通过与水相比，脑脊液样本显示脑脊液变黄。最常见的原因是游离血红蛋白、氧合血红蛋白、高铁血红蛋白、胆红素、蛋白质含量升高（通常＞200mg/dl）。黄变的原因不太可能为继发于肝脏疾病的黄疸或新生儿溶血，饮食中的胡萝卜素和利福平治疗（Fishman，1992）。区分这种可能性的方法如下：

a. 蛋白质浓度极高导致的黄变脑脊液在管中会很快凝结（Froin 综合征）。蛋白值高于 150mg/ml，脑脊液外观可能会略有黄色，因为结合胆红素不是来自血液。如果出血，红细胞超过 15 万个/ml，出血可能导致脑脊液变色。

b. 将血红蛋白测试带浸入脑脊液鉴定血红蛋白。尿胆红素试剂片鉴定胆红素。如果只有蛋白质，两种试剂都不起反应。

2. 最准确的检测方法是分光光度法，它可以区分红细胞裂解的连续降解产物：氧合血红蛋白、高铁血红蛋白、胆红素。即使肉眼无法区别的微弱黄变，光谱分析仍可呈阳性。

R. 脑脊液的实验室检查

1. 常规检验包括细胞计数和细胞分类，糖、总蛋白、蛋白组分，性病血清试验检测梅

毒。常规标本测定氯化物的价值不大。

2. 全面的脑脊液检查取决于周密的计划。分子生物学的进步如此迅速，检查者需要查询文献以确认每一个新的脑脊液标本采用哪种测试最好。例如，嗜睡症检测脑脊液下视丘分泌素水平（Mignot 等，2002）；阿尔茨海默病检测脑脊液 Tau 蛋白和 A β 2 水平（Andreasen 等，2001；Riemenschneider 等，2002；Blennow，2004；Anoop 等，2010）；检测到铁蛋白证明激活小胶质细胞的吞噬功能，可作为颅内出血鉴定指标（Thompson，1995）；检测到转铁蛋白提示脑脊液鼻漏；痫性发作时脑脊液中催乳素水平增高（Aydln 等，2002）；在多巴反应性肌张力障碍，脑脊液高香草酸、生物蝶呤和新蝶呤（Nygaard，1993）的水平降低等现已作为诊断性测试。脑脊液中铁蛋白和铁的水平及不安腿综合征中的转铁蛋白（Mizuno 等，2005）现在有作为潜在的诊断测试价值。各种各样的可能性更加重视临床研究结果指导特定患者的测试选择。例如，迅速进展性痴呆患者，诊断仍然不确定，脑脊液中的 14-3-3 蛋白质检测对于各种形式迅速进展性痴呆患者的诊断具有高度敏感性和特异性，克-雅病（由朊病毒病引起的神经认知障碍）具有高度敏感性和特异性。但是，大范围的中枢神经系统炎症，与快速神经元破坏有关的血管，代谢性疾病和肿瘤（Muayqil 等，2012）可能有 14-3-3 蛋白假阳性结果（图 13-7）。

3. 脑脊液葡萄糖含量

a. 早产儿或足月婴儿脑脊液葡萄糖通常约是血糖的 66% 或更高。脑脊液葡萄糖浓度比血糖变化滞后数小时。在一般情况下，腰椎穿刺时检查者应确定血液中葡萄糖并与之比较。50ml 50% 葡萄糖溶液静脉注射，在 30min 到数小时后血糖和脑脊液糖含量平衡。最好在早上做腰椎穿刺，因为经过一夜之后，血液和脑脊液血糖水平达到平衡。

b. 脑脊液葡萄糖高反映血糖高。

c. 脑脊液糖低意味着弥漫性脑膜疾病，通常是因为白细胞增加或肿瘤转移。常见原因如下：

i. 急性细菌性脑膜炎、结核性脑膜炎、真菌性脑膜炎。

ii. 单纯疱疹病毒性脑炎（通常大多数病毒感染不是很典型）。

iii. 恶性淋巴瘤或急性白血病或脑膜癌的脑脊液转移。

iv. 低血糖的系统性原因，包括延后的胰岛素性休克。

v. 蛛网膜下腔出血。

vi. 特发性脑囊虫病（Fraser，1991）。

4. 脑脊液异常蛋白的鉴定

a. 测定总蛋白和蛋白组分（Thompson，1995）。即使总蛋白不高，也可以发现异常免疫球蛋白（Swaiman，1999）。

b. 蛋白质的正常值随患者的年龄而变化（图 13-3）。脑室和脑池的总蛋白比腰椎穿刺脑脊液总蛋白低。

c. 在血性脑脊液检查者中可估算脑脊液总蛋白，每立方毫米 1000 个红细胞减去 1mg/dl 的蛋白质。

d. 典型的蛋白细胞分离发生于吉兰-巴雷综合征。蛋白质增高到数百毫克/分升，而细胞数没有相应的增加，但蛋白质增加或高峰并非在发病后数天至数周。腰椎管梗阻界面以下的脑脊液也显示明显的蛋白细胞分离。

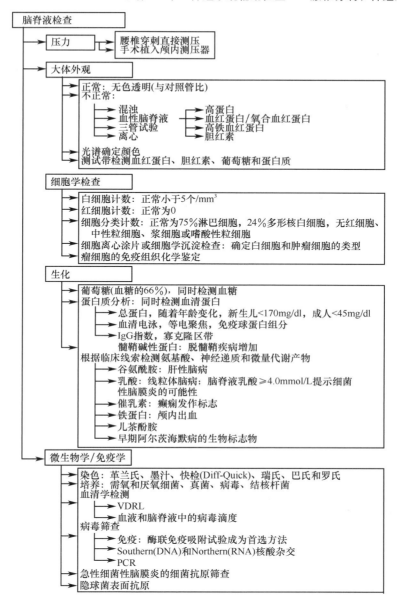

图 13-7　脑脊液检查方法树形图

IgG，免疫球蛋白抗体 G；PCR，聚合酶链反应；VDRL，梅毒性病研究实验室测试

　　e. 多发性硬化症和其他免疫相关神经疾病的脑脊液结果：脑脊液可显示轻度细胞增多。细胞学检查发现浆细胞和免疫学改变的淋巴细胞。脑脊液免疫学改变包含 γ 球蛋白增加，主要是免疫球蛋白 G（IgG 抗体），脑脊液 IgG 指数增加。IgG 在鞘内生产，但可能通过损伤的血脑屏障或出血进入脑脊液。琼脂糖电泳可显示寡克隆区带，而正常脑脊液免疫球蛋白显示为弥散带。等电聚焦电泳显示免疫球蛋白重链和轻链。所有脱髓鞘疾病髓鞘碱性蛋白增高。结合临床表现、脑脊液证据、MRI 表现可确定多发性硬化症的诊断（Swaimann，1999）。

5. 细胞学分析和染色

a. 脑脊液正常细胞计数：早产儿、新生儿的脑脊液白细胞计数正常少于 20 个/mm³。4～8 周婴儿白细胞一般不超过 15 个/mm³。较大的婴儿，儿童和成人白细胞一般不超过 5 个/mm³。新生儿有 60% 左右的中性粒细胞，但在成年人中淋巴细胞总数占 75%，单核细胞占 25%。通常情况下，脑脊液不包含中性粒细胞、嗜酸性粒细胞、浆细胞和红细胞，但可能含有少量室管膜细胞。

b. 脑脊液细胞增多最常见的原因是脑膜炎、脑炎和肿瘤播散。单纯抽搐可造成轻微的细胞增多，常和脑炎造成混淆（Edwards 等，1983）。如果白细胞计数超过 5 个/mm³，应将细胞涂在玻片上染色以检测病原体。估算穿刺伤血污染后总白细胞数，即每立方毫米 700 个红细胞减去 1 个白细胞。也可比较四个收集管第一管和最后一管的白细胞计数，如果血液来自穿刺损伤，随着出血减少，最后一管中细胞数也减少。陈旧性出血则均匀混合。

c. 染色：脑脊液中的细胞通过离心或沉淀法浓缩。根据临床怀疑的疾病不同，细胞染色包括革兰氏、巴氏、罗氏和瑞氏（Wright-Giemsa）染色，快速血细胞分类计数法或墨汁染色查真菌（Bigner，1992）。

d. 鉴别脑脊液中的肿瘤细胞：脑脊液中的神经肿瘤细胞来自于原发性胶质瘤，恶性血液系统疾病或转移癌（Bigner，1992）。免疫组化试剂盒可鉴定脑脊液中不同类型的肿瘤细胞。急性脑炎中激活的淋巴细胞通常需要与肿瘤细胞区别。淋巴瘤和急性白血病的肿瘤细胞分化侵入脑脊液，但慢性白血病罕见。免疫分型有助于区分淋巴瘤，后者通常为单克隆 B 细胞。

i. 蛛网膜下腔最常见的转移瘤通常来自乳腺癌、肺癌和皮肤（黑色素瘤）。

ii. 常见的向脑脊液转移的神经胶质瘤包括髓母细胞瘤、松果体细胞瘤、视网膜母细胞瘤和神经母细胞瘤。胶质细胞可用胶质纤维酸性蛋白抗体染色。

S. 急性细菌性脑膜炎和病毒性脑膜脑炎的脑脊液特点

1. 急性细菌性脑膜炎的脑脊液：中性粒细胞增高明显，白细胞在 100～500 个/mm³，脑脊液压力增加，糖降低，蛋白质含量增高（表13-2）。使用抗生素短期预处理无法降低细胞计数，但会影响病原体染色或培养结果。

2. 病毒性脑膜炎的脑脊液：淋巴细胞数增多，糖正常，蛋白质轻度增加，压力增加（表 13-2）。最常见的原因是肠道病毒、疱疹病毒、人类免疫缺陷病毒（Johnson，1998；Roos，1997）。

T. 脑脊液中传染性病原体的鉴定

1. 分子生物学的进展推动了脑膜炎和脑炎的诊断。此前，诊断主要依靠革兰氏染色、墨汁染色、脑脊液培养和抗体滴度检查。除了这些常用的手段，通过染色或培养用抗生素预处理以防止微生物显示等新技术已证实十分有效。许多血清学试验依赖于匹配的血清、脑脊液抗体滴度和估计抗体生成及透过血脑屏障的速率（Roos，1997）。较新的技术包括：

a. 针对最常见的病毒和细菌核酸的 PCR。

b. 改进的病毒特异性抗体成套检测。

c. 反向凝胶电泳和乳胶颗粒凝集试验检测常见的细菌性脑膜炎抗原，如流感嗜血杆菌的抗原 B 型、脑膜炎奈瑟菌、肺炎链球菌和其他链球菌、大肠埃希菌（急性脑膜炎筛选试剂盒）。

d. 细菌内毒素鲎变形细胞溶解物试验检测革兰氏阴性内毒素和革兰氏阴性脑膜炎球菌。

2. 单纯疱疹：可采用 PCR（Kennedy 和 Chaudhuri，2002）鉴定，这种病毒的检测非常重要，该病毒多损害颞叶，用阿昔洛韦治疗有效。

3. 肠病毒：培养或反转录 PCR 鉴定。

4. 节肢动物传播的病毒：诊断取决于急性期和恢复期之间病毒特异性 IgG 增加四倍或更高，或血清或脑脊液中病毒特异性 IgM 抗体鉴定。

5. 艾滋病病毒：由 PCR 鉴定。艾滋病病毒在脑脊液感染的所有阶段均可监测，甚至在艾滋病的临床症状出现之前和未进行血液病毒监测之前。神经系统并发症贯穿整个病程，包括老年痴呆症、无菌性脑膜炎、脊髓病、多发性神经病、继发性机会性奈瑟菌脑膜炎和血管炎（Harrison 和 MacArthur，1995；Sharer，1992）。

6. EB 病毒（传染性单核细胞增多症）：PCR 定量病毒水平（Weinberg 等，2002）。

7. 梅毒：性病血清试验阳性鉴定梅毒感染特异性很高，但对神经梅毒测试只有 30%～70%的敏感性（Castro 等，2008）。脑脊液荧光抗体吸收试验（FTA-ABS）更敏感，但特异性不高，假阳性常见（Marra 等，1995）。

8. 隐球菌：最常见的真菌感染，脑脊液检测为墨汁染色、培养和乳胶凝集试验。

9. 莱姆病螺旋体（莱姆病）：免疫印迹试验检测。

10. 结核性脑膜炎：染色、培养、PCR 技术和核酸扩增检测（Pai 等，2003）。

U. 脑脊液检查总结

1. 复习表 13-2 的各种疾病的脑脊液变化，但不必死记。

2. 描述从早产儿到成人成长过程中脑脊液压力、细胞计数、蛋白质水平的变化。

参考资料·脑脊液检查

Andreasen N, Minthon L, Davidsson P, et al. Evaluation of CSF-tau and CSFA 42 as diagnostic markers for Alzheimer disease in clinical practice. *Arch Neurol*. 2001; 58: 373-379.

Anoop A, Singh PK, Jacob RS, et al. CSF biomarkers for Alzheimer's disease diagnosis. *International Journal of Alzheimer's Disease*. 2010; 1-12.

Armon C, Evans RW. Addendum to assessment: prevention of post-lumbar puncture headaches: report of the Therapeutics and Technology Assessment Subcommittee of the American Academy of Neurology. *Neurology*. 2005; 65(4)2: 510-512.

Aydln GB, Köse G, De ǧerliyurt A, et al. Prolactin levels in cerebrospinal fluid of patients with infantile spasms. *Pediatr Neurol*. 2002; 27: 267-270.

Bigner SH. Cerebrospinal fluid(CSF)cytology: current status and diagnostic applications. *J Neuropathol Exp Neurol*. 1992; 51: 235-245.

Blennow K, Hampel H. CSF markers for incipient Alzheimer's disease. *The Lancet Neurology*. 2003; 2: 605-613.

Blennow K. Cerebrospinal fluid protein biomarkers for Alzheimer's disease. *J Am Soc Exp NeuroTherapeutics*. 2004; 1: 213-225.

Boonmak P, Boonmak S. Epidural blood patching for preventing and treating post-dural puncture headache. *Cochrane Database Syst Rev*. 2010; (i)Cd001791.

Castro R, Prieto ES, da Luz Martins Pereira F. Nontreponemal tests in the diagnosis of neurosyphilis: an evaluation of the Venereal Disease Research Laboratory(VDRL)and the Rapid Plasma Reagin(RPR)tests. *J Clin Lab Anal*. 2008; 22(4): 257-261.

Doherty CM, Forbes RB. Diagnostic lumbar puncture. *Ulster Med J*. 2014; 83(2): 93-102.

Edwards R, Schmidley GW, Simon RP. How often does a CSF pleocytosis follow generalized convulsions?*Ann Neurol*. 1983; 13: 460-461.

Evans RW, Armon C, Frohman EM, et al. Assessment: prevention of post-lumbar puncture headaches. Report of the Therapeutics and Technology Assessment Subcommittee of the American Academy of Neurology. *Neurology*. 2000; 55: 909-914.

Fishman RA. *Cerebrospinal Fluid in Diseases of the Nervous System*. Philadelphia, PA: WB Saunders; 1992.

Fraser JL. Persistent lumbar aglycorrachia of unknown cause. *Neurology*. 1991; 41: 1323-1324.

Greensher J, Mofenson HC, Borofsky LG, et al. Lumbar puncture in the neonate: a simplified technique. *J Pediatr*. 1971; 78: 1034-1035.

Hamandi K, Mottershead J, Lewis T, et al. Irreversible damage to the spinal cord following spinal anesthesia. *Neurology*. 2002; 59: 624-626.

Harrison MJ, McArthur JC. *AIDS and Neurology*. New York, NY: Churchill Livingstone; 1995.

Hartmann A, Stingele R, Schnitzer M. General treatment strategies for elevated intracerebral pressure. In: Hanley DF, Einhaupl KM, Bleck TP, et al, eds. *Neural Critical Care*. Berlin: Springer-Verlag; 1994.

Hasbun R, Abrahams J, Jekel J, et al. Computed tomography of the head before lumbar puncture in adults with suspected meningitis. *N Engl J Med*. 2001; 345: 1727-1733.

Horlocker TT, Wedel DJ, Schroeder DR, et al. Preoperative antiplatelet therapy does not increase the risk of spinal hematoma associated with regional anesthesia. *Anesth Analg*. 1995; 80(2): 303-309.

Horlocker TT, Wedel DJ, Benzon H, et al. Regional anesthesia in the anticoagulated patient: defining the risks(the second ASRA Consensus Conference on Neuraxial Anesthesia and Anticoagulation). *Reg Anesth Pain Med*. 2003; 28(3): 172-197.

Hyland K, Arnold LA. Value of lumbar puncture in the diagnosis of genetic metabolic encephalopathies. *J Child Neurol*. 1999; 14(Suppl 1): S9-S15.

Johnson RT. *Viral Infections of the Nervous System*. 2nd ed. Baltimore, MD: Lippincott Williams & Wilkins; 1998.

Kennedy PDE, Chaudhuri A. Herpes simplex encephalitis. *J Neurol Neurosurg Psychiatry*. 2002; 73: 237-238.

Kuntz KM, Kokmen E, Stevens JC, et al. Post lumbar puncture headache: experience in 501 consecutive procedures. *Neurology*. 1992; 42: 1884-1887.

Lavi R, Yamitsky D, Yernitzky D, et al. Standard vs atraumatic whitacre needle for diagnostic lumbar puncture; a randomized trial. *Neurology*. 2006; 67(8): 1492-1494.

Leib SL, Boscacci R, Gratzl O, et al. Predictive value of cerebrospinal fluid(CSF)lactate level versus CSF/blood glucose ratio for the diagnosis of bacterial meningitis following neurosurgery. *Clinic Infect Dis*. 1999; 29(1): 69-74.

Levin BE. The clinical significance of spontaneous pulsations of the retinal vein. *Arch Neurol*. 1978; 35: 37-40.

Marra CM, Critchlow CW, Hook EW, et al. Cerebrospinal fluid treponemal antibodies in untreated early syphilis. *Arch Neurol*. 1995; 52(1): 68-72.

Masdeu JC, Breuer AC, Schoene WC. Spinal subarachnoid hematomas: clue to a source of bleeding in traumatic lumbar puncture. *Neurology*. 1979; 29: 872-876.

May C, Kaye JR, Atack MB, et al. Cerebrospinal fluid production is reduced in healthy aging. *Neurology*. 1990; 40: 500-502.

Mignot E, Lammers GJ, Ripley B, et al. The role of cerebrospinal fluid hypocretin measurement in the diagnosis of narcolepsy and other hypersomnias. *Arch Neurol*. 2002; 59: 1553-1562.

Mizuno S, Mihara T, Miyaoka T, et al. CSF iron, ferritin and transferrin levels in restless legs syndrome. *J Sleep Res*. 2005; 14(1): 43-47.

Muayqil T, Gronseth G, Camicioli R. Evidence-based guideline: diagnostic accuracy of CSF 14-3-3 protein in sporadic Creutzfeldt-Jakob disease. Report of the Guideline Development Subcommittee of the American Academy of Neurology. *Neurology*. 2012; 79(14): 1499-1506.

Nygaard TG. Dopa-responsive dystonia. Delineation of the clinical syndrome and clues to pathogenesis. *Adv Neurol*. 1993; 60: 577-585.

Pai M, Flores LL, Pai N, et al. Diagnostic accuracy of nucleic acid amplification tests for tuberculous meningitis: a systematic review and meta-analysis. *Lancet Infect Dis*. 2003; 3(10): 633-643.

Park J, Chung C, Kim H. Iatrogenic spinal epidermoid tumor. A complication of spinal puncture in an adult. *Clin Neurol Neurosurg*. 2003; 105: 281-285.

Quincke H. *Über hydrocephalus. Verhandlungen des Congresses für innere Medizin*. Vol 10. Wiesbaden: JF Bergman, 1891, 321.

Rando TA, Fishman RA. Spontaneous intracranial hypotension: report of two cases and review of the literature. *Neurology*. 1992; 42: 481-487.

Recommendations for test performance and interpretation from the Second National Conference on Serologic Diagnosis of Lyme Disease. *Morb Mortal Wkly Rep*. 1995; 44(31): 590-591.

Riemenschneider M, Lautenschlager N, Wagenpfeil S, et al. Cerebrospinal Tau and b-amyloid 43 proteins identify Alzheimer disease in subjects with mild cognitive impairment. *Arch Neurol*. 2002; 59: 1729-1734.

Roos KL. *Central Nervous System Infectious Diseases and Therapy*. New York, NY: Marcel Dekker; 1997.

Roos KL. Lumbar puncture. *Semin Neurol*. 2003a; 23(1): 105-114.

Roos KL. Cerebrospinal fluid. In: Joynt RJ, Griggs RC, eds. *Baker's Clinical Neurology*. Baltimore, MD: Lippincott, Williams & Wilkins; 2003b.

Samson DS, Clark K. A current review of brain abscess. *Am J Med*. 1973; 54: 201-210.

Sencakova D, Mokri B, McClelland RL. The efficacy of epidural blood patch in spontaneous CSF leaks. *Neurology*. 2001; 57: 1921-1923.

Sharer LR. Pathology of HIV-1 infection of the central nervous system. *J Neuropathol Exp Neurol*. 1992; 51: 3-11.

Schievink WI. Spontaneous spinal cerebrospinal fluid leaks and intracranial hypotension. *JAMA*. 2006; 295: 2286-2296.

Strupp M, Schueler O, Straube A, et al. "Atraumatic" Sprotte needle reduces the incidence of post-lumbar puncture headaches. *Neurology*. 2001; 57: 2310-2312.

Swaiman KF. Spinal fluid examination. In: Swaiman KF, Ashwal S, eds. *Pediatric Neurology*. 3rd ed. St. Louis, MO: CV Mosby; 1999, Chap. 10, 115-121.

Thompson EJ. Cerebrospinal fluid. *J Neurol Neurosurg Psychiatry*. 1995; 59: 349-357.

Van Der Meulen J. Cerebrospinal fluid xanthochromia: an objective index. *Neurology*. 1966; 16: 170-178.

Weinberg A, Shaobing L, Palmer M, et al. Quantitative CSF PCR in Ebstein-Barr virus infection of the central nervous system. *Ann Neurol*. 2002; 52: 543-548.

Whiteley W, Al-Shahi R, Wardlow CP, et al. CSF opening pressure: reference interval and the effect of body mass index. *Neurology*. 2006; 67: 1690-1691.

Wysowski DK, Talarico L, Bacsanyi J, et al. Spinal and epidural hematoma and low-molecular-weight heparin. *N Engl J Med*. 1998; 338: 1774-1775.

III. 神经放射学

A. 头颅和脊椎 X 线片

1. 通过 X 线片可以看到的结构

a. 头颅 X 线片显示骨，包括牙齿和在鼻咽部充满空气的腔。X 线片可显示骨的轮廓、厚度、密度、血管标记、孔道、眼眶和颅缝的状态。X 线片可显示钙化，包括正常（如松果体钙化）和病变引起的钙化。X 线片显示不了脑室和蛛网膜下腔，脑实质或其病变（除非钙化）或正常血管。

b. 骨病变显示包括骨肥大、骨侵蚀、骨折和骨性愈合。

c. 脊椎 X 线片显示椎体的轮廓、畸形、骨折和椎间隙。

2. 颅骨或脊椎 X 线片的适应证

a. 在大多数情况下，你可能不选择 X 线片而选择 CT 或 MRI，后者可发现中枢神经系统实质、脑脊液腔和血管病变，其能提供更多的信息。

b. 颅骨 X 线片可通过黏膜增厚、混浊和液平面而快速、成本较低地筛查鼻窦和乳突的感染。颅骨 X 线片也可评价脑积水患者分流手术的完整性。拍侧位、瓦特（Waters）位、汤氏（Towne）位片可观察所有鼻窦及乳突充气细胞。鼻窦专用 CT 是目前观察鼻窦的最佳方法，但其成本要高得多。如果 MRI 或 CT 检查是必需的，因为也显示鼻窦疾病，就没必要做颅骨 X 线检查。

c. 脊椎 X 线片对包括骨质增生等畸形综合征和急性颅脑损伤的昏迷患者的颈椎骨折或错位的筛查有帮助。

d. 颅骨、肋骨、长骨 X 线片的检查可以鉴定受虐儿的陈旧性骨折。

3. X 线片的风险：小剂量辐射。

B. 计算机断层成像（CT）

1. 可看到的结构：CT 除了显示骨和鼻窦，还适用于许多先前 X 线片列出的适应证，它可显示脑实质和许多实质病变、钙化及脑脊液腔。这些结构显示为黑色或灰色，这取决于组织吸收辐射的程度（表 13-4 和图 13-8）。静脉注射碘化造影剂可显示较大的脑血管。

表 13-4　结构和流体的影像学检查灰度

检查项目	正常灰质	正常白质	脑脊液腔	骨	含气腔	常见病变
X 线片	不可见	不可见	不可见	白色	黑色	如有钙化可见
CT	浅灰	中灰	黑色	白色	黑色	高亮
T_1-MRI	中灰	浅灰	黑色	—	黑色	暗（脂肪高亮）
T_2-MRI	浅灰	很暗	高亮	—	黑色	高亮
FLAIR	灰色	中灰	黑色	—	黑色	高亮
DWI	浅灰色	中灰	暗	—	—	高亮

注：DWI，弥散加权成像；FLAIR，液体衰减反转恢复序列；T_1-MRI，T_1 加权磁共振成像；T_2-MRI，T_2 加权磁共振成像。

2. CT 适应证

a. 对于绝大多数需要影像学检查的患者来说，首选 MRI 检查。如果患者体内有某些磁性金属电子设备（如心脏起搏器），可用 CT 替代 MRI（Greenspan 和 Montesanno，1993）。

b. 时间紧迫时 CT 可替代 MRI，如诊断头部外伤所致的急性颅内出血或快速确定或排除病变是否需要外科手术治疗。CT 显示颅内出血比 MRI 好。

c. CT 能发现脑积水分流术后脑室大小的变化。

d. CT 可显示颅内正常钙化和病变后钙化（图 13-9）。

e. CT 可以三维观察头骨和缝隙，使外科医生更好地规划颅面畸形和面部损伤的矫正。

f. CT 对深昏迷的重症监护患者或确定脑死亡要比 MRI 方便。

g. CT 血管造影：碘化造影剂经外周静脉注射后将显示许多有异常的血管或血脑屏障破坏的病变（图 13-8B）。CT 血管造影可提供脑部和颈部血管的三维视图（Mazziotta，2000）。

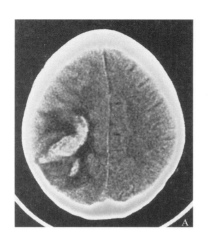

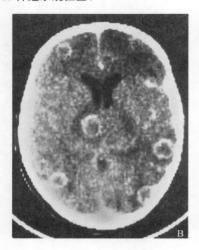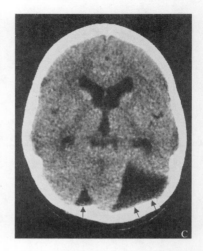

图 13-8　A. CT 水平位扫描，脑室以上，在大脑的高水平位显示了近期左顶枕区脑出血。水肿导致出血周围暗区。B. 大脑 CT 水平位扫描显示围绕多个脓肿腔的环形增强的血管影。C. 大脑 CT 水平位扫描，大脑的水平切面显示颅后窝先天性蛛网膜囊肿（两个箭头）。这造成小脑移位和梗阻性脑积水引起的轻微脑室扩大。单箭头（读者的左侧）所指为移位的小脑麦格纳池

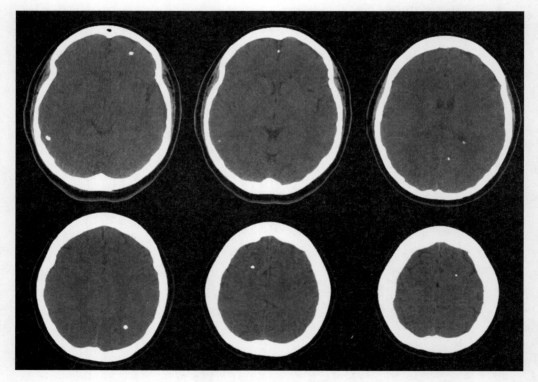

图 13-9　轴位大脑计算机断层平扫（CT）显示脑囊虫病患者的多个钙化灶（图片由 Jordan Rosenblum 提供）

3. CT 和 MRI 比较

a. CT 检查费用低并能广泛应用。其广泛的可用性、较短的扫描时间和较低的成本使

其适合在某些情况下替代 MRI。CT 可显示钙化，而 MRI 则不能。

　　b. 因为密实的岩骨阻碍了成像，CT 无法很好地显示颅后窝或颅底的病变。

　　4. CT 的风险：一些不合作的患者和婴儿需要镇静。一些患者可能在注入含碘的造影剂后发生过敏反应，造影剂对肾功能不全的患者可能有害。

C. 头部和脊柱 MRI

　　1. MRI 优于 CT：MRI 利用质子的顺磁信号，对患者无辐射。由于其卓越的特异性和敏感性优势，除了少数之前提及的情况，MRI 成为脑和脊髓首选的成像方法（Gilman，1998；Greenberg，1999；Modic 等，1993；Osborn，1994）。MRI 可通过黑色或灰度来显示中枢神经系统正常解剖或异常。如图 13-10、图 13-11 和表 13-4 所示。

　　2. 影像学检查虽然远不能取代病史和查体，但能在临床发现之外提供更多的信息，也能使检查者选择适当的、尽可能安全的、决定性的、经济的方法。临床信息越充分，临床医生越能避轻就重地选择一个或两个最佳的检查。

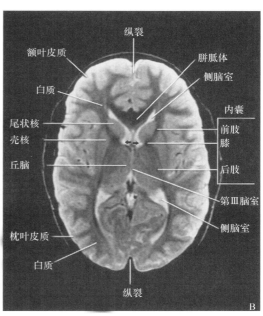

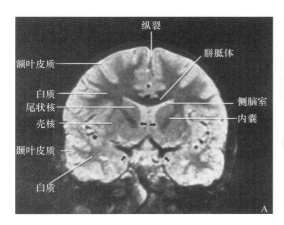

图 13-10　A. 冠状切面，T_2 加权像，在内囊膝水平。上面的箭头指向 Monro 孔处的内囊膝。两个 Monro 孔连接第三脑室和两个侧脑室。下面的箭头显示颈内动脉（黑色流空），"Y"分叉为大脑中动脉和大脑前动脉。B. 水平切面，内囊膝部水平 T_2 加权像。箭头在 Monro 孔处指向内囊膝

　　3. MRI 的类型见表 13-5（Atlas，1995；Krings 等，2001；Osborn，1994；Orrison，2000）。

　　a. 标准 MRI。

　　i. T_1 加权像。

　　ii. T_2 加权像。

　　b. 弥散加权成像（DWI）。

　　c. 灌注加权成像（PWI）。

d. MRI 血管成像（MRA）。

e. 功能 MRI（fMRI）。

f. MRI 波谱（MRS）。

表 13-5　MRI 技术及其应用

序列	原理	应用
标准 T_1 和 T_2 MRI	利用质子的顺磁性，质子绝大多数分布于细胞外间隙	显示脑实质和脑脊液腔的正常解剖和大多数病变；注射增强对比的造影剂后血管显示为流空或高密度
弥散加权成像（DWI）	扩散检测方法的变化；扩散是指热驱动的布朗运动；扩散减少显示为高亮的信号	检测膜功能障碍引起的流体转移（细胞毒性水肿）；脑卒中早期，数分钟后就可呈高亮区，传统 MRI 需数小时，还可显示溶栓治疗的反应。可显示肿瘤、脓肿、创伤和脱髓鞘；某些肿瘤通常为深黑色
弥散张量成像（DTI）	描绘异向和同向扩散	显示一些标准 MRI 可能不能显示的脑白质病变；可以追踪显示正常或变性的中枢神经传导束
灌注加权成像（PWI）	注射的钆通过邻近分子的顺磁性变化可显示血流的区域差异；血流量低的区域显示为黑色	鉴别异常血流的位置；DWI 显示梗死灶核心，PWI 显示潜在的可逆的损害，通常用于脑肿瘤定位和分级，测量对治疗的反应
功能磁共振成像技术（fMRI）=BOLD=血依赖性氧水平	显示和脱氧血红蛋白水平变化相关区域的血液流动	根据功能活动或损伤显示血流增加或减少的位置，用于颅脑手术前定位感觉运动皮质，定位语言、记忆和其他精神和感觉运动功能；脑电图可在癫痫放电期间定时锁定并激发 fMRI 以定位放电部位
液体衰减反转恢复序列（FLAIR）	图片类似 T_2 像，但脑脊液信号受抑制，使其显示黑色而不是较亮	特别显示邻近脑脊液腔的病变，如脑室周围白质软化和其他实质病变；显示颞叶癫痫的颞叶内侧硬化

4. MRI 的适应证

a. 病史或神经系统查体提示中枢神经系统实质或周围组织的病变（Yock，2002）。

b. 可疑脑血管疾病：脑梗死（图 13-11A）、出血、动脉瘤和动静脉畸形。

i. MRA 可代替侵入性血管造影检查显示颅内和颈部血管。从 C3a～f 部分罗列的各种影像学检查都可以明确显示无法恢复的梗死坏死中心区，可以恢复的缺血半暗带，病变的时间长短，出血进入组织的时间长短（Baldoli 等，2002；Choi 等，2000；Davis 等，2003；Schlaug 等，1999）。

ii. MRA 和其他血管造影技术可帮助确定血管闭塞的部位，并提供观察梗死机制的证据（Osborn，1994，图 13-12）。

iii. 尸体检查（Kelly 等，2001）及其和 MRI 成像技术的一致性，确认了 MRI 检查在脑血管疾病中的准确性（Lansberg 等，2000；Neumann-Hafelin 等，2000）。

c. 成人或儿童的可疑脱髓鞘疾病（图 13-11B）。

d. 原发性或转移性肿瘤（图 13-11C）。

e. 颅脑脊髓外伤（图 13-11D）。

f. 痴呆（图 13-11E）。

g. 急性感染：脑膜炎、脑炎、脓肿（图 13-8B）。

h. 大脑的发育水平检查（Thatcher 等，1996），成人和儿童神经精神障碍（Garreau，1998）和发育迟缓与小头畸形、巨颅畸形、脑积水、脑性瘫痪、缺氧性脑病等（Barkovich，2000）有关。

i. 检查癫痫发作的原因和癫痫活动起源。

j. 急性或新发生的头痛，尤其是"霹雳性"头痛可能提示蛛网膜下腔出血（CT 可用于检查急性蛛网膜下腔出血）。

k. MRI 可通过检测氧合血红蛋白分解产物的顺磁场性变化评估脑出血时间的长短，这些分解产物包括脱氧血红蛋白、高铁血红蛋白、转铁蛋白和含铁血黄素（Osborn，1994）。

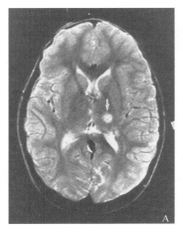
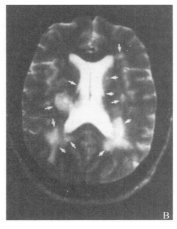
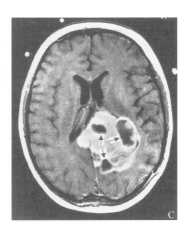
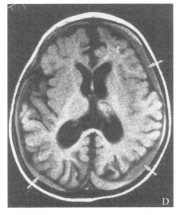
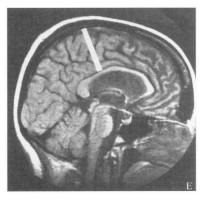

图 13-11　MRI 显示多种病灶

患者左侧大脑是读者的右侧。额叶所有水平扫描。A. T₂ 加权像脑水平切面显示左侧丘脑亚急性脑梗死（箭头）。B. T₂ 加权像脑水平切面显示多发性硬化症脑室周围白质多个脱髓鞘（箭头）异常信号。C. 钆增强，脑水平切面 T₁ 加权像显示了星形细胞瘤囊性空腔（箭头）。肿瘤是高亮度的，充满液体的囊肿和脑脊液在 T₁ 加权像中为黑色；相反，在 T₂ 加权像中是高亮区域。D. T₁ 加权像大脑水平切面显示双侧硬膜下血肿（箭头）和大脑萎缩伴脑室扩大和蛛网膜下腔扩大。患者是一名受虐儿童，遭受多次颅脑损伤。E. T₁ 加权像大脑矢状切面显示额叶脑回的严重萎缩，脑沟明显扩大。注意白色标记后正常脑沟脑回的大小。患者患有一种痴呆症，称为皮克病

5. 钆增强：钆是一个磁性的稀土组金属元素（原子量为 157.25）。在梗死、肿瘤、脱髓鞘病变（图 13-11C）或挫伤中，静脉注射钆显示血管和血脑屏障通透性增强的部位。如果患者适合做 MRI，同时临床证据强烈提示神经性病变，通常都需要做钆增强（Elster，1993）。即使没有钆增强，钆扫描也可以为高度侵袭性和破坏性的病变提供有价值的证据。

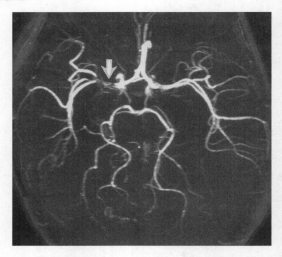

图 13-12　MRI 血管造影。箭头显示右大脑中动脉血栓闭塞点

6. MRI 的风险：MRI 本身不造成任何已知的不良生物学效应，但强磁场使 MRI 不能应用于有磁性金属及电子设备植入物的患者。一些患者进入 MRI 管会出现幽闭恐惧症。不合作的患者和婴儿需要镇静或麻醉，以防止 MRI 扫描期间运动。避免给孕妇和有钆过敏反应病史的患者做 MRI 检查。给予钆前需要检查肾功能，极少数患者可能发生肾源性系统纤维化或称肾纤维化皮肤病等（Marckmann，2006）。

D. 计算机断层扫描和磁共振造影

由 CT 或 MRI 观察到脊髓和脊椎病变可以减少通过腰椎穿刺直接注射造影剂到蛛网膜下腔（Atlas，1995；Greenspan 和 Montesonno，1993；Modic 等，1993；Pui 和 Husen，2000），当患者 MRI 有禁忌但又需要筛查某些脑脊液漏时或者脊柱融合设备伪影使脊髓无法完全显示时依然需要行脊髓造影术。

E. 弥散加权成像（弥散加权磁共振成像）

这种技术显示细胞毒性水肿为高亮的。它比常规 MRI 或 CT 能更早地观察到急性脑梗死，它可以弥补常规 MRI 的不足，有助于显示那些造成解剖损伤的其他疾病。灌注加权成像能观察血流信息和血脑屏障破坏的其他信息（表 13-4 和表 13-5）。弥散张量成像可显示正常和变性的中枢神经系统传导束（Ciccarelli 等，2001；Werring 等，2000）。

F. 磁共振波谱

1. 标准 MRI 通过水质子的信号来显示解剖结构。MRS 使用来自非水质子或磷的信号显示代谢改变（质子磁共振波谱=PMRS=^{1}H-MRS；磷磁共振波谱=^{31}P-MRS）。使用 $1\sim2cm^2$ 体素，质子 MRS 可以显示各种代谢的质谱峰，包括线粒体电子传递链、氧化磷酸化、三羧酸循环、有氧糖酵解和无氧代谢（图 13-13）。

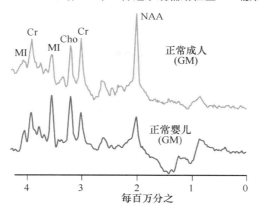

图 13-13　灰质磁共振波谱

请注意，在成人灰质中较高的 *N*-乙酰天冬氨酸峰表明进一步的神经元发育。Cho，胆碱；Cr，
肌酸；GM，灰质；MI，肌醇；NAA，*N*-乙酰天冬氨酸（引自：Danielsen ER, RossB.*Magnetic
Resonance Spectroscopy Diagnosis of Neurological Diseases*.New York：Marcel Dekker，1999）

2. 从乳酸、*N*-乙酰天冬氨酸、谷氨酰胺、肌酸、胆碱、肌醇绘制主要磁共振波谱（图 13-13）。

a. 乳酸是糖酵解的最终产物。通常正常人没有明显的波峰，但在无氧代谢时增加并可标记组织损伤位置。乳酸峰可出现在：

i. 急性缺血或坏死组织无法完成氧化代谢时。

ii. 炎性细胞浸润的组织。缺血组织中的乳酸可能来自浸润的巨噬细胞。

iii. 线粒体脑病。

iv. 充满液体的囊肿。

b. *N*-乙酰天冬氨酸（NAA）是神经元密度和存活的标志。NAA 是一个未知功能的氨基酸，特异性地定位于核周质及其突触，包括轴突。NAA 的存在反映了灰质的神经元密度和白质轴突完整性。NAA 下降反映了在退行性疾病、梗死和胶质瘤中神经元的破坏。早在 16 周胎儿皮质中 NAA 就出现，迅速增加，约 16 岁达到成人水平。

c. 肌酸分布比较均匀，并作为衡量其他代谢物的体内参照物。肌酸单独或作为磷酸肌酸产生。肌酸在一些病变中增加，如肿瘤。神经元丢失导致 NAA/肌酸比值下降，因为肌酸被认为是比较质谱峰的基准。

d. 胆碱的水平反映了细胞膜磷脂胆碱内的游离胆碱、磷和糖磷脂。在急性脱髓鞘时，膜破坏释放磷脂，胆碱水平增加。脑肿瘤因细胞密度增加，胆碱水平升高。

e. 肌醇作为星形胶质细胞的标记，几乎只在星形胶质细胞中被发现。

3. 磁共振波谱的临床应用（Danielsen 和 Ross，1999；Rudkin 和 Arnold，1999）。

a. 脑血管疾病：缺血区 *N*-乙酰天冬氨酸的降低和乳酸增加可以评估神经元损伤的分布和程度。

b. 癫痫：定位致痫灶，在痫性放电区乳酸升高，*N*-乙酰天冬氨酸水平下降。

c. 多发性硬化症：在慢性多发性硬化症的斑块和邻近组织 *N*-乙酰天冬氨酸减少显示轴索损伤。胆碱增加表示斑块内脱髓鞘。

d. 艾滋病：在出现临床症状和标准 MRI 变化之前 *N*-乙酰天冬氨酸减低及胆碱增加。

e. 脑肿瘤：有助于鉴别肿瘤的病理类型和立体定向引导活检。

f. 神经退行性疾病：波谱显示多种神经退行性疾病的神经元丢失，包括肌萎缩侧索硬化症、帕金森病、帕金森叠加综合征、亨廷顿舞蹈病和各种代谢紊乱。

g. 先天性代谢缺陷：目前，磁共振波谱在大多数情况下缺乏检测原发缺陷的敏感性，但可以记录神经元和轴突丢失，脱髓鞘及乳酸水平。例如，MRS 可能在 Canavan 病中是诊断性的，Canavan 病是由人天冬氨酸酶基因突变引起的儿童常染色体隐性脑白质营养不良，表现为特征性的 NAA 峰升高（Cakmarkci 等，2010）。未来技术的改进无疑将使磁共振波谱在这些疾病的诊断中更有应用价值。

参考资料·CT、MRI 和 MRS

Atlas SW. *Magnetic Resonance Imaging of the Brain and Spine*. 2nd ed. New York, NY: Raven; 1995.

Baldoli C, Righini A, Parrazini C. Demonstration of acute ischemic lesions in the fetal brain by diffusion magnetic resonance imaging. *Ann Neurol*. 2002; 52: 243-246.

Barkovich JA. *Pediatric Neuroimaging*. 3rd ed. Philadelphia, PA: Lippincott Williams & Wilkins; 2000.

Cakmarkci H, Pekcevik Y, Yis U, et al. Diagnostic value of proton MR spectroscopy and diffusion-weighted MR imaging in childhood inherited neurometabolic brain diseases and review of the literature. *Eur J Radiol*. 2010; 74(3): 161-171.

Choi SH, Na DL, Chung CS, et al. Diffusion-weighted MRI in vascular dementia. *Neurology*. 2000; 54: 83-89.

Ciccarelli O, Werring DJ, Wheeler-Kingshott CAM, et al. Investigation of MS normal-appearing brain using diffusion tensor MRI with clinical correlations. *Neurology*. 2001; 56: 926-934.

Danielsen ER, Ross B. *Magnetic Resonance Spectroscopy Diagnosis of Neurological Diseases*. New York, NY: Marcel Dekker; 1999.

Davis S, Fisher M, Warach S. *Magnetic Resonance Imaging in Stroke*. New York, NY: Cambridge Univ. Press; 2003.

Elster AD. Is gadolinium required for routine cranial MR imaging? An update. *MRI Decisions*. 1993, September/October.

Garreau B. *Neuroimaging in Child Neuropsychiatric Disorders*. Heidelberg: Springer-Verlag; 1998.

Gilman S. Imaging of the brain. *N Engl J Med*. 1998; 338: 812-820, 889-896.

Greenberg JO. *Neuroimaging*. 2nd ed. New York, NY: McGraw-Hill; 1999.

Greenspan A, Montesanno P. *Imaging of the Spine in Clinical Practice*. St Louis, MO: CV Mosby; 1993.

Kelly PJ, Hedley-Whyte ET, Primavera J, et al. Diffusion MRI in ischemic stroke compared to pathologically verified infarction. *Neurology*. 2001; 56: 914-920.

Krings T, Schreckenberger M, Rohde V, et al. Metabolic and electrophysiological validation of functional MRI. *J Neurol Neurosurg Psychiatry*. 2001; 71: 762-771.

Lansberg MG, Norbash AM, Marks MP, et al. Advantages of adding diffusion-weighted magnetic resonance imaging to conventional magnetic resonance imaging for evaluating acute stroke. *Arch Neurol*. 2000; 57: 1311-1316.

Marckmann P, Skov L, Rossen K, et al. Nephrogenic systemic fibrosis: suspected causative role of gadodiamide used for contrast-enhanced magnetic resonance imaging. *J Am Soc Nephrol*. 2006; 17(9): 2359-2362(Medline).

Mazziotta JC. Imaging: window on the brain. *Arch Neurol*. 2000; 57: 1413-1421.

Modic MT, Masaryk TJ, Ross JS. *Magnetic Resonance Imaging of the Spine*. St Louis, MO: CV Mosby; 1993.

Neumann-Hafelin T, Moseley ME, Albers GW. New magnetic resonance imaging methods for cerebrovascular disease: emerging clinical applications. *Ann Neurol*. 2000; 47: 559-570.

Orrison W. *Neuroimaging*. Philadelphia, PA: WB Saunders; 2000.

Osborn AG. *Diagnostic Neuroradiology*. St Louis, MO: CV Mosby; 1994.

Pui MH, Husen YA. Value of magnetic resonance myelography in the diagnosis of disc herniation and spinal stenosis. *Australas Radiol*. 2000; 44(3): 281-284.

Rudkin TM, Arnold DL. Proton magnetic resonance spectroscopy for the diagnosis and management of cerebral disorders. *Arch Neurol*. 1999; 56: 919-926.

Schlaug G, Benfield A, Baird AE, et al. The ischemic penumbra operationally defined by diffusion and perfusion MRI. *Neurology*. 1999; 53: 1528-1537.

Thatcher RW, Lyon GR, Rumsey J, et al. *Developmental Neuroimaging*. San Diego, CA: Academic Press; 1996.

Werring, DJ, Toosy AT, Clark CA, et al. Diffusion tensor imaging can detect and quantify corticospinal tract degeneration after stroke. *J Neurol Neurosurg Psychiatry*. 2000; 69: 269-272.

Yock DH. *Magnetic Resonance Imaging of CNS Diseases. A Teaching File*. 2nd ed. St Louis, MO: CV Mosby; 2002.

G. 脑功能和病变定位的动态技术简介

1. 功能定位是指检测涉及执行特定的精神、运动和感觉活动的脑功能区域的定位。以定位精神活动为例，包括词语产生和焦虑或痛苦的反应。定位动作活动包括手指轻敲或舌头运动。新的功能定位法不是把人脑分为马赛克一样的各种独立区域，而是表现为分布化的系统和相关联的区域，包括小脑。这些方法扩展了定位学说，这些学说来自于尸检与经典的神经病理联系及静态的影像学检查结果（Frank 和 Pavlakis，2001）。功能性的技术分为两大组：放射线和电磁。

2. 功能影像学技术显示依赖于病灶部位神经元活动的代谢及大脑血流的差别。功能影像学用于检测病灶部位血流变化的技术包括功能磁共振成像（fMRI）、正电子发射断层扫描（PET）、单光子发射计算机（SPECT）。fMRI 将会发展更多更强大的功能应用。

3. 功能电磁技术依靠神经元群组产生可记录的电位和可记录的磁场差异的事实。脑电图从头皮电极无创记录神经元群组的电位。皮质脑电描记法将电极直接置于皮质或将电极直接插入大脑深部记录电位。作用于感受器或神经传导通路的多种感觉刺激可在神经通路或皮质接受区（参见Ⅳ部分）激发可记录的电位。脑磁图描记术包含记录大量激活的神经元电位产生的磁场。

4. 大多数研究脑部病变和功能定位的功能技术也用于分析大脑的正常与异常发育（Thatcher 等，1996）。《细胞生物学杂志》2002 年 12 月增刊全面回顾了分子成像技术的各个方面。

H. 功能磁共振成像

在某个区域激活的神经元增加了局部代谢和血流量，增加的血流量远远超过氧需求，反而引起脱氧血红蛋白水平下降。脱氧血红蛋白降低邻近细胞水分子的磁场信号（Buxton，2002；Pritchard 和 Cummings，1997）。fMRI 利用这些差异可以测量增加的血流和增加的神经元活动。当大脑进行特定的精神、运动或感觉过程时，在数秒内发生皮质血流量的显著增加。fMRI 常用作科研工具，现在也开始有临床应用（表 13-5）。

I. 放射性核素扫描

1. 核素扫描通过外部扫描检测用注射或吸入的放射性物质。通过呼吸吸入、静脉注射放射性核素或将放射性核素注入蛛网膜下腔，检测脑脊液瘘。

2. 使用最广泛的两种方法是 SPECT 和 PET（Diksic 和 Rega，1991；Gjedde 等，2000）。

a. SPECT 通常使用锝，一种γ辐射源。它相对便宜，广泛被使用。

b. PET 利用正电子发射的碳、氧或氟等同位素，通常是氟代脱氧葡萄糖。氟代脱氧葡萄糖代谢的第一步是磷酸化。因为它不继续在代谢路径进行代谢，积累在组织中便于检测。该检查需要使用回旋加速器。PET 扫描设备比 SPECT 昂贵，但由于同位素的高效性，使用时成本减少。现在 PET 扫描是许多癌症临床检查的重要组成部分（图 13-14）。虽然极具研究价值，但是 PET 扫描并不是一个常规临床检查方法。

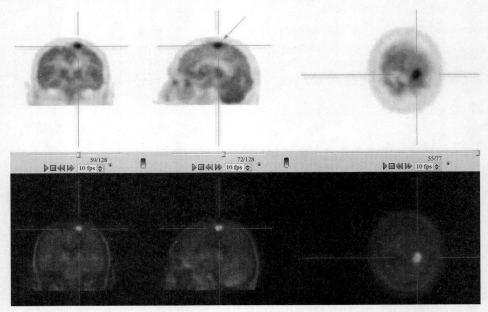

图 13-14　^{18}F-FDG PET 成像（顶部）显示了一头顶部中线左侧的高代谢病变位点（箭头）和近期的 MRI（底部）进行成像融合能更有效地精确定位病变灶。这一发现与该患者胶质瘤复发一致

（图片由 Robert H. Wagner 提供）

3. 核素扫描显示血液流向大脑的不同区域。使用氟代脱氧葡萄糖作为放射性信号，PET 显示葡萄糖的利用位点。如果联合使用带放射性同位素的其他化学物如神经传导物质，可观察到更广泛的代谢活动。

4. DaTscan（Ioflupane ^{123}I 注射剂，也称为苯基丙烷）是一种放射性药物，用于使用 SPECT 脑成像显示纹状体多巴胺转运体，并且只有 FDA 批准将其用于区分潜在的帕金森病与特发性震颤。

5. 临床应用

a. 研究葡萄糖代谢或其他代谢物的动力学。

b. 研究血液流动是高灌注或低灌注。

c. 在脑死亡诊断中确定无脑血流（SPECT）。首先，临床医生需要确定大脑和脑干的所有功能的不可逆转的停止。在脑死亡中，完全没有优于 Willis 循环的血流。然而，由于其被报道的假阳性率和假阴性率，脑灌注闪烁扫描很少进行（Costa 等，1999）。

d. 研究脑脊液流动的动力学（图13-15）和检测脑脊液瘘（SPECT），或在低颅压头痛（自发性低颅压）的情况下脑脊液的缓慢泄漏（Rondo 和 Fishman，1992；Mokri 等，2002）。

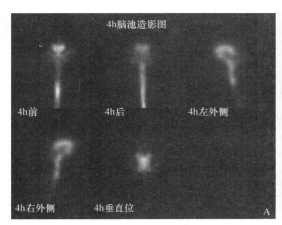
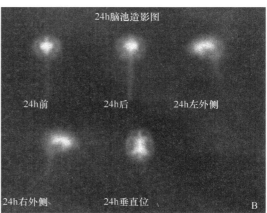

图 13-15　脑池造影术

A. 4h 的图像显示早期侧脑室显像；B. 24h 延迟图像或在 48h 内的图像显示在脑室内的持续活动，这一结果与正常压力脑积水的诊断一致（图片由 Robert H. Wagner 提供）

e. 用于手术摘除活动性致痫灶前的病灶定位（SPECT 和 PET）。

f. 在特异性的精神活动、感觉刺激和动作性活动中脑活动的定位（PET）。

g. 成人和儿童神经精神障碍的分析（O'Tuama 等，1999）。

h. 使用淀粉样蛋白示踪剂的 PET 可能是一种非侵入性方法，可用于确定淀粉样蛋白斑和神经原纤维缠结的局部脑模式，但淀粉样蛋白 PET 不能代替仔细的病史和彻底的检查，因为在非阿尔茨海默病痴呆和正常老年人中淀粉样蛋白阳性率很高（Small 等，2006；Ikonomovic 等，2008；Koivunen 等，2011；Johnson 等，2013）。

i. DaTscan 可能是临床医生评估帕金森病症状的潜在补充，但通常被过度使用，不应该替代临床检查（de la Fuente-Fernandez，2012）（图 13-16）。

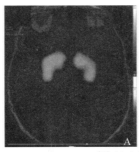
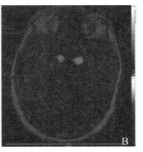

图 13-16　DaTscan

正常受试者（A）和帕金森病患者（B）（图片由 Robert H. Wagner 提供）

参考资料·功能成像和核素扫描

Buxton RB. *Introduction to Functional Magnetic Resonance Imaging*: *Principles and Techniques*. New York, NY: Cambridge Univ. Press; 2002.

Costa DC, Spilowsky L, Ell PJ. Nuclear medicine in neurology and psychiatry. *The Lancet*. 1999; 354(9184): 1107-1111.

de la Fuente-Fernandez R. Role of DaTscan and clinical diagnosis in Parkinson disease. *Neurology*. 2012; 78(10): 696-701.

Diksic M, Rega RC. *Radiopharmaceuticals and Brain Pathophysiology Studied with PET and SPECT*. Boca Raton, FL: CRC Press; 1991.

Frank Y, Pavlakis SG. Brain imaging in neurobehavioral disorders. *Pediatr Neurol*. 2001; 25: 278-287.

Gjedde A, Hansen SB, Knudsen GM, et al. *Physiological Imaging of the Brain with PET*. San Diego, CA: Academic Press; 2000.

Ikonomovic MD, Klunk WE, Abrahamson EE, et al. Post-mortem correlates of in vivo PiB-PET amyloid imaging in a typical case of Alzheimer's disease. *Brain*. 2008; 131(6): 1630-1645.

Johnson KA, Minoshima S, Bohnen NI, et al. Appropriate use criteria for amyloid PET: a report of the Amyloid Imaging Task Force, the Society of Nuclear Medicine and Molecular Imaging, and the Alzheimer's Association. *J Nucl Med*. 2013; 54(3): 476-490.

Koivunen J, Scheinin N, Virta JR, et al. Amyloid PET imaging in patients with mild cognitive impairment. A 2-year follow-up study. *Neurology*. 2011; 76(2): 1085-1090.

Mazziotta JC, Toga AW, Frackowiak RSJ. *Brain Mapping*: *The Disorders*. New York, NY: Cambridge Univ. Press; 2000.

Mokri B, Maher CO, Sencakova D. Spontaneous CSF leaks: underlying disorder of connective tissue. *Neurology*. 2002; 58(5); 814-816.

O'Tuama LA, Dickstein DP, Neeper R, et al. Functional brain imaging in neuropsychiatric disorders of childhood. *J Child Neurol*. 1999; 14: 207-221.

Pritchard JW, Cummings JL. The insistent call from functional MRI. *Neurology*. 1997; 48: 797-800.

Rondo TA, Fishman RA. Spontaneous intracranial hypotension. Report of two cases and review of the literature. *Neurology*. 1992; 42(3): 481-487.

Small GW, Kepe V, Ercoli LM, et al. PET of brain amyloid and Tau in mild cognitive impairment. *N Engl J Med*. 2006; 355: 2652-2663.

Thatcher RW, Lyon GR, Rumsey J, et al. *Developmental Neuroimaging*. San Diego, CA: Academic Press; 1996.

J. 中枢神经系统血管造影：动脉和静脉造影

1. 定义：血管造影是通过放射摄影术观察血管走向、分布和口径（Huber，1982；Newton 和 Potts，1974；Osborn，1999）。这个过程不同于功能成像或多普勒超声检测血流的区域差异。

2. 检查中枢神经系统血管的方法

a. 静脉注射碘化物后，CT 进行三维重建，CT 显示血管。

　　b. 标准 MRI 通过流空影显示血管（图 13-11A）。静脉注射钆可增加血管的可视性。

　　c. MRA 可清晰显示血管，但不如通过导管注射造影剂清楚（图 13-12）。改良 MRA 减少并可能最终取消血管造影术。

　　d. 向动脉导管直接注射碘化造影剂是检查动脉和静脉的最佳方法。

　　e. 多普勒超声可显示颈部和一些颅内血管的血流，但不产生血管影像。

　　3. 侵袭性血管造影的适应证（作为 MRA 的补充）

　　a. 检查颈部和颅内动脉血管狭窄程度（如中枢神经系统血管炎）。

　　b. 检查蛛网膜下腔出血并显示脑和脊髓动脉瘤及动静脉畸形（Djindjian，1970）。

　　c. 涉及或需显示血管的外科手术操作的术前准备。

　　4. 侵袭性血管造影的风险：动脉血栓形成、栓塞、夹层及对造影剂的过敏反应。由于肾脏排泄造影剂，肾衰竭是造影的禁忌（这是相对禁忌证，特定情况下适当的造影也能做），但不使用造影剂的 MRA 相对安全。

参考资料·血管造影

Djindjian R. *Angiography of the Spinal Cord*. Baltimore, MD: University Park Press; 1970.

Huber P. *Krayenbuhl/Yasargil Cerebral Angiography*. 2nd ed. Stuttgart: Georg Thieme Verlag; 1982.

Newton TH, Potts DG. *Radiology of the Skull and Brain*. Vols. 1-3. St. Louis, MO: CV Mosby; 1974.

Osborn AG. *Diagnostic Cerebral Angiography*. 2nd ed. Philadelphia, PA: Lippincott Williams & Wilkins; 1999.

■ 第 13 章学习目标

Ⅰ. 神经诊断过程的顺序
　　陈述选择实验室检查的原则

Ⅱ. 脑脊液检查
　　1. 描述脑脊液位置。
　　2. 描述脑脊液从生成到吸收的路径（图 13-1）。
　　3. 绘制脑室系统的侧向投射。
　　4. 列出脑脊液的功能。
　　5. 描述随着年龄变化的脑脊液总蛋白水平（图 13-3）。
　　6. 描述正常脑脊液（表 13-2）的组成。
　　7. 对比正常婴儿和成人的脑脊液压力。
　　8. 描述婴儿和老年患者颅内压增高的症状与体征。
　　9. 描述脑脊液压力增高的原理。
　　10. 背诵脑脊液梗阻的常见部位，并命名某些引起阻塞的病变类型。
　　11. 描述在一个封闭的容器中压力分布的帕斯卡定律。
　　12. 描述脑脊液压力低的症状和体征及原因。
　　13. 列出腰椎穿刺的几种常见适应证。
　　14. 列出并解释腰椎穿刺最重要的禁忌证。
　　15. 说明一些尽管压力增高但检查者仍选择做腰椎穿刺的情况。
　　16. 描述腰椎穿刺的并发症。
　　17. 详细说明腰椎穿刺后头痛综合征及其假定的原因。
　　18. 回顾腰椎穿刺后头痛的预防和管理。
　　19. 说明腰椎穿刺后长时间头痛的治疗。
　　20. 讨论患者关于腰椎穿刺的理解和认识。

21. 描述行腰椎穿刺时患者应采用哪种姿势，为什么选择这种姿势（图 13-4）。

22. 描述腰椎穿刺脊柱水平的选择。

23. 描述腰椎穿刺进针角度和如何调整进针角度。

24. 说明如何测量脑脊液压力和说明压力正常范围。

25. 说明检查者在测量脑脊液压力时，如果病史和临床检查提示脑脊液压力可能高时应警惕的注意事项。

26. 说明是什么原因导致测压计中脑脊液液平面的正常波动（图 13-5）。

27. 从原理上说明脑脊液压力和颅外静脉压力之间的关系。

28. 描述吸气与呼气时脑脊液压力变化并解释为什么会发生这些变化。

29. 说明颅内压和脑脊液压力是否与动脉或毛细血管和静脉压最密切相关。

30. 说出患者腹部肌肉紧张增加脑脊液压力的机制。

31. 描述如何诱导焦虑的患者放松腹肌。

32. 如何解释颈部前屈可能会增加脑脊液压力。

33. 总结检查动作要领并描述检查者用于排除增加脑脊液压力增高的外在原因。

34. 说明腰椎穿刺如何引起颅内压增高导致患者死亡。

35. 描述常规操作排除外在原因引起的压力增高的情况下，检查者应采取的措施。

36. 列举脑脊液的流动停止或压力计停止上升的原因和采取的相应措施（表 13-3）。

37. 说明枕骨大孔疝的临床症状（参见第 12 章）。

38. 描述如何确定脑脊液和压力计系统是否是开放的。

39. 如果脑脊液突然停止流动，解释为什么检查者一般不应用注射器抽吸脑脊液。

40. 解释三管收集脑脊液的原理。

41. 描述正常脑脊液的大体外观。

42. 说明脑脊液大体外观下的病理改变。

43. 描述用适当的方法检查脑脊液样品大体外观的变化。

44. 说明多少红细胞或白细胞才能改变脑脊液的外观。

45. 说明脑脊液混浊的常见原因。

46. 如何解释检查者已经看到混浊脑脊液而实验室报告白细胞计数小于 200 个/mm^3。

47. 解释为什么检查者不能立即将脑脊液送往实验室检查。

48. 区分血性脑脊液和黄变。

49. 界定什么是外伤或血性穿刺。

50. 描述区别脑脊液中穿刺损伤出血和既有血液的方法。

51. 解释离心红色或黄色脑脊液的重要性。

52. 注明出血进入脑脊液后黄变所需的时间长短。

53. 说明如何纠正红细胞存在的情况下脑脊液的白细胞计数。

54. 定义噬红细胞作用，并讨论其意义。

55. 描述脑脊液黄变三个最常见的原因，并说明如何进行区分。

56. 列举广泛使用的脑脊液检验方法、常规检查、正常的脑脊液成分正常值。

57. 进行婴幼儿和成人患者脑脊液细胞计数，描述常见细胞类型。

58. 说出脑脊液葡萄糖浓度的正常值及其与血糖水平相关性。

59. 说出脑脊液蛋白的正常值，以及分离免疫球蛋白的重要性。

60. 描述如何纠正血性脑脊液中脑脊液蛋白值以平衡脑脊液中的血液。

61. 说明脑脊液细胞学分析的方法。

62. 列举侵入脑脊液的肿瘤细胞的类型，并陈述如何鉴别分型。

63. 理论上说明识别各种常见的引起脑膜炎和脑炎的细菌与病毒。

64. 对比典型的脑炎和脑膜炎脑脊液特点（表 13-2）。

65. 说明多发性硬化和原发性颅内肿瘤的脑脊液概况（表 13-2）。

66. 总结婴儿早期和成年人脑脊液压力的差异、细胞计数和蛋白质含量。

67. 解释为什么大量可用于鉴别微生物、不正常的细胞其他成分的一系列实验室检查在临床上比以往有更大的价值。

III. 神经放射学

1. 列举头颅 X 线检查能显示的解剖特点。

2. 讨论头颅 X 线检查的临床适应证。

3. 讨论脊椎 X 线检查的临床证据。

4. 描述 CT 扫描可见到的而在 X 线片上不能看到的结构。

5. 描述在哪些情况下 CT 可以替代 MRI。

6. 描述 CT 可观察到而 MRI 观察不到的主要内容。

7. 遮盖表 13-4 行列中的内容，从留出的题目背诵 X 线片、CT、MRI T_1 和 T_2 加权像的内容。

8. 说明选择哪种影像学检查显示颅内钙化。

9. 列举用于 CT 和 MRI 血管造影对比剂的名字。

10. 列举 MRI 能显示中枢神经系统病变的主要病理类别（图 13-11）。

11. 解释观察哪种中枢神经系统病变适合 MRI 或 CT 的影像学检查。

12. 背诵常见的 MRI 检查适应证。

13. 说明用钆加强后 MRI 提供的附加信息。

14. 说明哪些特殊情况下因为对患者的身体危害而不能行 MRI 扫描。

15. 描述相对 CT 和 MRI（图 13-13），磁共振波谱能显示什么。

16. 详细说明超声在神经影像和神经血管成像中的用途。

17. 描述波谱学上 NAA 降低的意义。

18. 描述波谱学上 Cho 增加的意义。

19. 列举一些波谱的临床应用。

20. 说明放射性核素脑扫描定位的某些功能。

21. 说出目前使用的放射性核素扫描的两个主要类型。

22. 描述 SPECT 和 PET 的几种临床应用。

23. 描述几种不同方式来观察中枢神经系统的动脉和静脉。

24. 描述血管多普勒超声和血管影像学检查所获得的信息的差异。

25. 描述血管造影能发现的一些显而易见的血管性病变（图 13-12）。

26. 描述通过向血管内直接注入造影剂的侵入性血管造影术的危险性。

（杨　奎　李晓光　译）

第 14 章 从器质性疾病中鉴别转换障碍（功能性神经症状障碍）的临床和实验室检查

如果我们成功地将你歇斯底里的痛苦转化成普通的不愉快，这就是很大收获。

——Sigmund Freud（1856～1939）

Ⅰ. 转换障碍（功能性神经症状障碍）的一般临床特征

A. 转换障碍的定义

转换障碍（功能性神经症状障碍，DSM-Ⅴ，2013）是指暂时性的精神、自主运动或感觉功能障碍，与神经系统疾病相似，但它由无意识的影响因素引起，而不是由可导致功能障碍的神经解剖学部位上的器质性病变引起（美国精神病学会，2013）。对临床医生来说，功能性神经症状障碍的诊断仍然存在问题（Allanson 等，2002；LaFrance，2009；Nicholson 等，2011）。表 14-1 复习了转换障碍（功能性神经症状障碍）患者的一些常见功能障碍。诈病不被认为是一种精神疾病。

表 14-1 转换障碍（功能性神经症状障碍）的症状和体征

A. 精神的

  1. 假性癫痫发作

  2. 遗忘和神游状态

B. 运动的

  1. 瘫痪：单瘫、截瘫或偏瘫

  2. 运动过度：震颤、扑动和痉挛

  3. 立行不能

  4. 失音-吞咽困难

  5. 过度换气，常伴有头晕和晕厥；弱浅呼吸；打鼾，演示性呼吸

  6. 眼睑痉挛、会聚痉挛、假性第Ⅵ对脑神经麻痹和上睑下垂

C. 感觉的

  1. 麻木、感觉异常、感觉过敏或疼痛

  2. 视物模糊，管状视野和螺旋视野，失明，复视和怕光

  3. 耳聋和头晕

  4. 梅核气

  5. 多系统主诉，尤其是胃肠道，泌尿生殖系统/性/月经

  6. 尿潴留

B. 原发性和继发性获益

经典的精神分析理论认为，功能性神经症状障碍源于无意识的精神机制，通过将焦虑转化成症状来缓解难以抵抗的焦虑（Meyers 和 Volbrecht，2003；Weintraub，1995；Woolsey，1976）。症状给患者带来原发性和继发性获益。

1. 原发性获益包括缓解焦虑。

2. 继发性获益包括操纵其他人的情绪反应、注意力和行动，减轻责任。很显然，与缓解焦虑相比这些获益使患者更容易接受症状。

3. Walker 等（1989）基于通过奖励行为的强化理论提出操作式条件反射，为精神分析理论提供了另一种范式。他们声称：“简而言之，那些获得奖励的行为就是那些被表达出来的行为。”

C. 转换障碍、做作性障碍和诈病的区别

1.《精神障碍诊断与统计手册》第四版（DSM-Ⅳ）将非器质性疾病引起症状和体征的患者分为转换障碍、做作性障碍和诈病（美国精神病学会，1994）。DSM-Ⅳ修订版（DSM-Ⅳ-TR）确认了做作性障碍的三种主要类型：①以心理症状和体征为主的做作性障碍；②以躯体症状和体征为主的做作性障碍；③以心理及躯体症状和体征的联合为主的做作性障碍。做作性障碍（以前称为孟乔森综合征）是一种以躯体症状和体征为主的做作性障碍的慢性变异型，意指故意制造症状和体征来扮演患者角色。通常患者已经进行多次外科手术但并没有发现器质性病变或没有得到治愈（美国精神病学会，2000）。

2. 症状和体征的巨大谱系如非癫痫性发作和许多慢性疼痛综合征，可以作为功能性神经症状障碍发生在患者身上，或者作为诈病发生在另外一个患者身上。检查者的任务不是争论症状的起源是有意识的还是无意识的问题，而是将任何起源的非器质性疾病和已知的可诊断的器质性疾病区分开来。这总是诊断的第一个二分法：病是非器质性的还是器质性的？（有病变吗？参见表 15-3）。仔细选择术语是很重要的，因为法医鉴定方面的考虑，也因为患者可以访问自己的医疗记录，并且有权获得可理解的、有移情作用的医生们（神经科、精神科、心理科和全科医生）的工作。功能性神经症状障碍（以前称为转换障碍）的标准已被修改，以强调神经系统检查的重要意义，并认识到在诊断时可能无法证明相关的心理因素（DSM-Ⅴ，2013）。

D. 功能性神经症状障碍的 DSM-Ⅴ 诊断标准

1. 学习表 14-2

表 14-2　功能性神经症状障碍的诊断标准

1. 患者有≥1 个改变的随意运动或感觉功能症状
2. 临床发现提供证据表明症状和公认的神经病学或医学情况不相容
3. 症状或功能缺损，不能用另外的医学或精神疾病更好地解释
4. 症状或功能缺损在健康、职业或其他重要功能领域引起临床显著的痛苦或损害，或需要医学评估

2. 功能性神经症状障碍的病史

a. 女性，年龄通常在 10～35 岁，女性比男性约为 3:1。然而，引用的比例可能反映了

诊断偏倚。

b. 病史揭示了长期存在的人格问题，一些直接的情感压力触发了指标事件。其他医学上无法解释的症状、易诱发的情绪问题和诱发事件的病史对功能性神经症状障碍的诊断极其重要。之前完全适应环境的 60 岁患者突然出现神经系统症状时，不能诊断功能性神经症状障碍。始终假定患者有器质性疾病，直到证明其不是。

c. 在面谈或神经系统检查过程中，当检查者关注功能障碍如震颤时，该功能障碍就加重。家庭成员或重要的熟人在场时该功能障碍也会恶化。症状会随着人们对其的关注程度不同而变化，也会随着重要的情感人物的出现而变化，有社会依赖性。然而，请记住，情感压力同样会增强器质性震颤和不自主运动。

3. 诊断功能性神经症状障碍依靠两大支柱

支柱 1：阴性支柱是缺乏神经系统体征，即器质性病变引起的残疾所必须存在的体征。

支柱 2：阳性支柱是明显的精神应激病史，以及随着时间的推移，当精神问题解除后症状完全缓解。

E. 功能性神经症状障碍中的情感状态

1. 转换障碍没有单一的情感或人格模式（Woolsey，1976）。一些患者似乎在某种程度上对残疾表现出冷漠（泰然漠视），坚忍地或泰然自若地接受。然而，这一临床体征的有效性有争议（Stone 等，2006），在区分功能性神经症状障碍和器质性疾病方面没有用。患者不询问或似乎不关心病因或预后。

2. 与那些平静的显得漠不关心的患者相反，另一些患者具有不能解释的神经系统症状，尤其是感觉症状如疼痛，演戏似地反应过度，非常过分地哀嚎或戏剧性地虚脱。诊断的技术——艺术——就是识别不相称的反应不足或反应过度。

3. 病史方面的警告

a. 在寻找精神病学应激源时，缺乏经验的检查者可能会忽视高成就综合征。想想"超级儿童"或"全美儿童综合征"。患者是全优生，秋季参加越野长跑，冬季参加校队打篮球赛，夏季打小联盟棒球赛，参加游泳竞赛，并在学校获得年度公民奖。课外俱乐部时间，他去唱诗班练习，并在周末为母亲照看小孩。过量的日程安排使孩子失去了童年。绝望中，孩子截瘫了。这样的患者不懈地追求卓越，花太高的代价维持精神能量，形成了精神病易患体质。

b. 某些多发性硬化、额叶损伤、疾病失认、意志缺乏或安东（Anton）皮质盲患者对他们的残疾及其影响可能也显得漠不关心。

II. 运动功能的心因性障碍

A. 运动性障碍的范围

1. 有学者提议将"心因性运动障碍"改为"功能性运动障碍"（Edwards 等，2014）。躯体形式障碍可导致轻瘫、瘫痪、运动功能减退或运动功能亢进。利手性不影响观察到的运动异常的侧别，单侧的运动和感觉症状在身体的任何一侧都是常见的（Butler 和 Zeman，2005；Stone 等，2002）。运动功能亢进通常以震颤、痉挛或四处乱跳的形式出现。瘫痪可影响脑神经肌肉引起失声或吞咽困难，或者可能影响身体的其他部位导致单瘫、偏瘫或截瘫，表现为四肢瘫的运动性转换障碍实际上从未发生过。

2. 心因性勃起功能障碍是心因性功能障碍中一种非常常见的类型，它不属于功能性神经症状障碍，因为它代表自主神经功能衰竭，而不代表随意肌活动障碍。

B. 心因性眼球运动体征

1. 一些眼动表现：过度眨眼，眯眼或眼睑痉挛，会聚痉挛，假性第VI对脑神经麻痹和假性上睑下垂。

2. 会聚痉挛：有力的眼内收与瞳孔收缩一起发生，表明过度活跃的调节机制（Griffin等，1976）。复习表 4-3 中的眼球调节。

3. 假性展神经麻痹：当患者试图看向一侧（如右侧）时，眼球会一起向中线移动或略超过中线。然后外展的（即引导的）眼球向内移动，似乎外直肌无法用力。内收的（即跟随的）眼球继续向右侧移动。仔细检查就会发现患者已经学会了眼球会聚，像主动地做斗鸡眼一样。当引导的眼球中断向右侧外展运动时，瞳孔同时收缩。因此，主动的会聚性刺激抑制了眼球外展，而不是外直肌无力（Troost 和 Troost，1979）。在器质性第VI对脑神经麻痹中，外展无力不会导致瞳孔收缩。

4. 假性上睑下垂：在器质性上睑下垂中，患者倾向于利用额肌的动作抬起眉毛。在假性上睑下垂中，眼轮匝肌的主动收缩引起眉毛下降。眼轮匝肌极度收缩足以引起眼睑痉挛。假性上睑下垂的患者也可以用散瞳眼药水使瞳孔扩大，进一步模拟第III对脑神经麻痹（Keane，1982）。

5. 警告：睑痉挛更常继发于肌张力障碍或伴有怕光的眼球炎症。当器质性疾病引起会聚性痉挛时，患者通常有其他中脑和顶盖前区体征（表 5-2）。抽动秽语综合征可能引起各种各样的抽动，影响眼睑并导致过度眨眼。

6. 如果是器质性病变引起的会聚痉挛，请描述一些相关的发现或邻近的体征。
参见表 5-2。

7. 描述区别器质性和假性展神经麻痹的特征性发现。
参见 II B3 部分。

C. 发声、吞咽和呼吸的心因性功能障碍

1. 功能障碍的范围：缄默或低音量，吞咽困难，呼吸节律紊乱。

2. 心因性缄默：转换性缄默的患者可能表现出完全的缄默或者用很低的音量说话。虽然失声，但在喉镜检查时患者声带活动正常或者表现为单纯的内收肌麻痹，而且患者能完成 Valsalva 动作或正常的剧烈咳嗽，证明声带内收肌事实上能够强有力地活动。患者没有软腭麻痹，呼吸和吞咽正常，可以用完美的发音窃窃私语。患者在睡眠时可能说话或发声，从而建立了发声器官的完整性。

3. 痉挛性发音障碍：当患者试图说话时，声带会痉挛，发出沙哑的或过度紧张的声音（Aminoff 等，1978）。

4. 心因性吞咽困难：患者虽然会噎住或者不能吞咽，但可能没有软腭、喉或咽功能障碍的伴随体征。睡眠时患者可正常地吞咽。患者可能也有过梅核气的经历，有一团东西卡

在喉咙里的痛苦感觉。

5. 呼吸节律紊乱：包括呼吸暂停在内，常与 Valsalva 动作、过度通气、虚弱或"无力的"的呼吸患者有关，他们回避眼神接触，或表演性窒息，伴有喉咙的噪声、喘鸣、滚动头和躯干及演示性的表情丰富的眼神（Walker 等，1989）。Walker 等（1989）将这些呼吸体操的最后情形比喻为立行不能：在站立和行走这两种情形下，患者自讨苦吃但终能逃脱。在躯体症状障碍的患者中，过度通气可能伴随或先于如头晕等歇斯底里症状。大多数心因性呼吸障碍患者没有发绀症状，而且动脉血氧饱和度正常，但如果误诊，可能会误插管（Walker 等，1989）。

6. 警告：肌张力障碍可能引起痉挛性发音障碍。一些器质性疾病的早期阶段，如肌萎缩侧索硬化症和重症肌无力，可能在疾病早期没有其他体征的情况下引起发音障碍和吞咽障碍。当患者有任何无法解释的球部肌无力时，一定要考虑重症肌无力。伴节律的腹壁收缩和膈肌扑动可能继发于"肚皮舞者"运动障碍（Iliceto 等，2004）。食管受压性吞咽困难可能与变异的右锁骨下动脉有关。对以前诊断为心因性吞咽困难患者的回顾性分析表明，在 2/3 的病例中发现了医学原因（Ravich 等，1990）。

D. 心因性呕吐

在功能性神经症状障碍患者中，呕吐主要发生在有重要情感人物在场的情况下。一些患者可能暗地里往呕吐物或粪便中添加血液来模拟胃肠道出血。神经性厌食症或贪食症患者会在浴室里或在隐秘处呕吐。

E.站立和步态的心因性障碍

1. 立行不能的一般特征：最常见的步态障碍是轻偏瘫步态、截瘫步态、共济失调步态、震颤步态（Keane，1989）和立行不能。起立不能意味着没有能力站起来，而步行不能意味着没有能力行走。这两个词合在一起意味着站立和行走都不能，但是在检查者的暗示下患者可能会尝试这样做（Keane，1989）。立行不能的患者站立或行走时表现出剧烈的旋转。患者很少跌倒或者跌倒在检查者的怀里（或椅子上），而身体没有受到伤害。华丽的旋转而没有跌倒雄辩地证明了患者运动和平衡系统的能力。患者躺在床上或坐着时，可能没有残疾或只有轻微的运动障碍。在 Romberg 试验中，患者通常在闭眼时摇摆得更明显。

2. 轻偏瘫步态和偏瘫步态：在心因性偏瘫中，偏瘫同侧的面下部不受累；如果伸舌出现偏斜，那么会偏向正常侧（Keane，1986）。虽然伸舌偏斜在器质性偏瘫中不常见，但当其出现时偏向瘫痪侧。当患者休息或行走时，手臂和腿不表现为真正的偏瘫姿势（图 12-15；Keane，1989）。当患者平卧时，器质性偏瘫的腿向外侧旋转。腹壁、足底和肌肉的牵张反射总是正常的。手不会像器质性偏瘫中那样首先受到影响。

3. 单瘫拖曳步态：患者用好腿向前走，单瘫的腿拖在后面。足可能外翻或颠倒或反向（Stone 等，2002）。膝关节突然屈曲也很常见。

4. 心因性截瘫：神经系统检查上关键的区别是，心因性截瘫存在正常的腹壁反射、提睾反射和足底反射，正常的肌张力保留对大小便的控制，而在器质性截瘫中这些通常受损（Baker 和 Silver，1987）。

a. 感觉的改变倾向于高度可变，可能与运动水平不匹配，并且不显示前侧柱和背柱之间的分离性损害，或者不显示可能是器质性截瘫特征的鞍区回避（表 14-3）。

表 14-3　心因性截瘫和器质性截瘫的鉴别

	心因性截瘫	器质性截瘫
起病	通常在应激后突然出现，见于精神病易患体质人群	可能逐渐进展或突然发生，患者发病前有器质性病因
对疾病的态度	可能显得冷漠或做作	适当关注
MSR	存在且正常	脊髓休克期消失或非常活跃
阵挛	无或不持续	持续
肌张力	正常	急性弛缓性，然后痉挛性
足底反射	踇趾正常跖屈	踇趾背屈（除非脊髓休克）
腹壁/提睾反射	存在	无，取决于病变水平
脐迁移	无	如果病变影响 T_{10} 则向上迁移（比弗征）
感觉水平	围绕腰部水平延伸；易变的；不同于运动水平	向下倾斜；若病变静止则边界固定
无意中做的	睡眠中或胡佛试验中为支撑姿势，可能无意中移动腿	若完全截瘫则不会移动腿，但可能显示屈肌痉挛
括约肌控制	存在	受损
肛门反射	存在	脊髓休克期受损
MRI、SSEP、膀胱内压图	正常，但通常不需要	异常

注：MSR，肌肉牵张反射；MRI，磁共振成像；SSEP，体感诱发电位。

　　b. 脊髓 T_{10} 水平支配腹壁脐水平（图 2-10）。T_{10} 水平的病变造成器质性截瘫，腹壁下方两个象限的骨骼肌和所有 T_{10} 支配的远端肌肉同时瘫痪。上方象限将保留皮肤-肌肉反射，但下方两个象限没有。当试图做仰卧起坐时，患者表现出比弗（Beevor）征，即上方象限腹肌功能完整导致脐向上方迁移，因为瘫痪的下方象限肌肉失去相应的锚定作用。心因性截瘫决不会出现这个体征。

　　5. 警告：回想一下，吻侧或尾侧小脑蚓综合征患者仰卧时可能显示轻微功能障碍，但在行走时，特别是当串行步列（走一条直线）时，表现出共济失调。最初归因于心因性障碍的躯干前曲症（脊柱弯曲综合征）可有很多病因，包括多种神经肌肉病变、躯干屈肌肌张力障碍、轴性肌病和帕金森综合征。此病的特点是站立位躯干向前屈曲，行走时加重，仰卧位减轻（Lenoir 等，2010）。不自主运动综合征患者，特别是变形性肌张力障碍患者，在疾病的早期阶段经常被诊断为心因性障碍。立行不能也与正常压力脑积水有关。猝倒持续状态（由发作性睡病引起的"跛子综合征"）被误认为是心因性障碍（Simon 等，2004）。参见第 8 章末步态部分。

F. 区分躯干四肢的心因性瘫痪和器质性瘫痪的技术与观察

　　1. 患者的举止：检查肌力过程中，患者的举止常为心因性无力提供线索。通常，心因性瘫痪患者会做出很大努力来移动受累的部位，但无济于事。因此，患者可能出现痛苦表情、咕哝或扭动，并表现出明显的紧张，但受累部位不动。这是一场戏剧性的表演，意在传达努力的诚意，而不是像在器质性瘫痪中那样简单地试图移动受累部位。躯体症状障碍伴部分瘫痪的患者通常移动受累部位很缓慢。检查者常可以看到并感受到在这样的动作中，假想的无力肌肉实际上收缩得非常有力。因此，在抓握试验中，患者经常同时强烈地收缩屈肌和伸肌，以显示完整的神经支配，检查者可以看到和触诊到这一点。因为患者每过一段时间就会收缩所有的肌肉，所以患者手指只是轻轻地环绕检查者的手指，实际并没有紧紧地握住。当检查者牵拉肌肉来检查力量时，患者可能会提供相当大的阻力，然后突然减少，或者可能出现一系列抖动，齿轮样地释放。肌力检测仪的客观记录可显示，心因性无力、正常个体和器质性瘫痪的患者有不同的收缩模式（van der Ploeg 和 Oosterhuis，1991）。

2. 心因性瘫痪的分布：虽然心因性瘫痪可能会遵循单瘫、偏瘫或截瘫的分布，但它很少影响一个周围神经或神经根支配的单个肌肉或肌群。肢体不表现出器质性瘫痪的姿势，如在器质性偏瘫中表现的那样，并且总体上缺乏体征，特别是反射正常，可确定瘫痪的心因性本质。

3. 心因性运动障碍引出瘫痪部位无意识或自主的运动（联带运动）

a. 睡眠：几个无意识的或联带运动可确定假定瘫痪部位的完好。心因性单瘫、偏瘫或截瘫的患者在睡眠时以正常的方式移动受累肢体。穿衣时患者可能无意中伸出患肢或者自动地摆出穿衣的姿势。关键的原则是检查者发现某种方法可无意识或联动地激活假定瘫痪的肌肉。

b. Monrad-Krohn 咳嗽试验，针对手臂单瘫（1922）：为确定手臂的心因性瘫痪，检查者站在患者身后，用左右手的拇指和其他手指抓住两侧背阔肌。检查者让患者用力咳嗽。两侧背阔肌联带性地强烈收缩，从而建立通过臂丛的运动通路完好。

c. 双臂交叉牵拉试验，针对心因性手臂单瘫。

i. 当要求患者同时意外地使用双侧时，心因性患者通常会不经意地将假定的无力侧与正常侧同时收缩。

ii. 从患者直立位和前臂交叉弯曲开始（图 14-1）。如果患者的手臂完全瘫痪就抓住它使其就位。

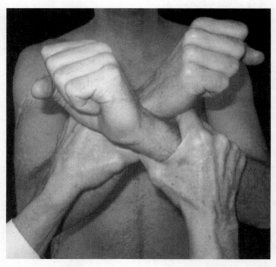

图 14-1 双臂交叉牵拉试验，针对一只手臂的心因性瘫痪

检查者用手握住患者的前臂，参见文中说明

iii. 握住患者前臂，如图 14-1 所示，说："当我说开始后，试着用力向后拉，使其远离我，我会抓紧保持这个位置。"然后在短暂的停顿之后说"开始"。通常，当患者向后拉时，瘫痪的和非瘫痪的手臂都会绷紧。

d. 握拳试验，针对心因性腕下垂。

i. 为区分心因性腕下垂和桡神经麻痹，让患者伸直手臂。假定的瘫痪手腕无力地垂下（图 14-2A）。

ii. 指示患者，当你说"开始"时突然用力握拳。

iii. 如果完好，当患者握拳时，假定瘫痪的腕伸肌自动地将手向上翘起进入"解剖学位置"（图 14-2B）。自己试试做这个检查。在真正的桡神经麻痹中手腕不会翘起。

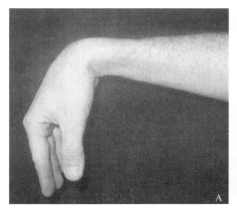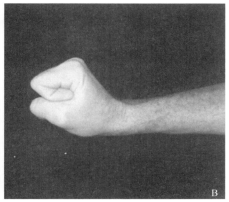

图 14-2　握拳试验，针对心因性腕下垂

A. 前臂伸直，患者有明显的腕下垂；B. 当患者握拳时，手腕自动背屈，证明伸肌完好

iv. 作为此试验的改良，让患者用力握住螺丝刀或小木棒，或双手同时用力握住小木棒。

e. 反转双手试验，针对手臂单瘫。

i. 为识别心因性手瘫痪，检查者让患者双手倒扣并且翻转（图 14-3）。

ii. 然后让患者看着手指，检查者指着一根手指但不碰到它，让患者移动那根手指。通常，患者会移动与检查者所指的手指相对的另一侧手指。经过几次试验，受试者将学会做出准确的反应。因此，这个试验在第一次使用时效果最好。这个试验也可用于心因性感觉缺失。当患者闭眼后，检查者实际上碰触其一只手或另一只手的手指，患者通常会移动假定无感觉的手指。

f. 身体后倾试验，针对心因性足下垂。

i. 为了区分心因性足下垂和腓总神经麻痹，让患者站立闭眼。

ii. 将一只手平放在患者胸骨上，突然将患者向后推，用另一只手放在患者背部防止跌倒。

iii. 当患者自动地对位移做出反应时，检查者将会看到足背屈肌腱开始活动。

g. 胡佛（Hoover）试验，针对心因性腿单瘫。

i. 患者平卧，检查者站于检查床脚，双手掌分别置于患者双足跟下方（图 14-4A）。

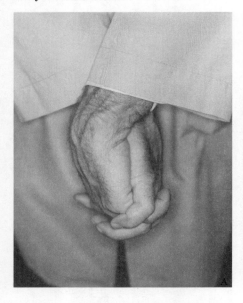
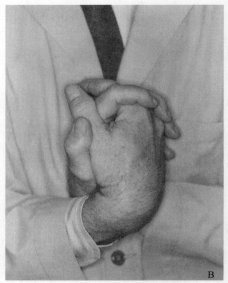

图 14-3　反转双手试验，针对感觉或运动功能的心因性丧失

A. 如图所示，双手交叉，掌心相对，手指相扣；B. 翻转双手。图 B 中最后的姿势左右手位置颠倒，进一步说明见正文

ii. 让患者用假定的瘫痪腿向下压。足跟不会下压检查者的手掌。

iii. 让患者迅速地一下子抬高正常腿。作为自动的、联带的反抗动作，瘫痪的腿会下压检查者的手掌，并且检查者能感觉到和看到（图 14-4B；Stone 等，2002）。

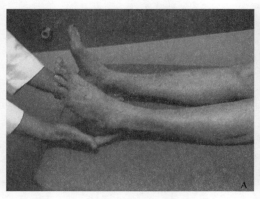
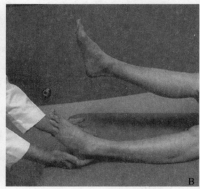

图 14-4　胡佛抬腿试验，针对一条腿的心因性瘫痪

检查者将双手掌分别置于患者双足跟下方，然后检查者让患者用力抬高正常腿。患者会无意中用假定的瘫痪腿向下压

iv. 让患者双足跟一起下压。通常，心因性瘫痪患者双足跟一起下压，而器质性瘫痪的患者双足跟不会一起下压。

v. 将此试验改良，将一只手置于瘫痪肢体的下方，按住健全肢体的膝盖，并指示患者尽量将腿抬高。假定的瘫痪肢体将会联带性地下压。

h. 雷米斯特腿内收-外展联带运动，针对心因性腿单瘫。

i. 在检查腿内收和外展时，同样的原则也适用于假定的瘫痪部位无意识地联带性绷紧。

ii. 患者平卧，检查者把双手放在患者的两个膝盖上，让患者用力将双腿靠在一起，检查者保持住双手的位置，对抗患者的动作（图 14-5A）。

iii. 患者通常会绷紧假定的瘫痪肢体，无意识地做与健全肢体相反的动作。

iv. 同样地，让患者用力分开双腿对抗检查者手的阻力。假定的瘫痪肢体通常会无意识地对抗而外展（图 14-5B）。

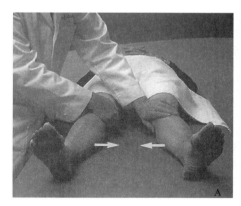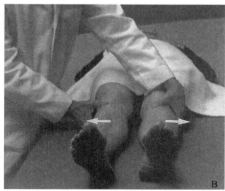

图 14-5　雷米斯特腿内收-外展联带运动，针对心因性腿瘫痪

A. 患者试图内收，即用力并拢双腿（箭头）对抗检查者的手部反向力量；B. 患者试图外展，即用力分开双腿（箭头）对抗检查者的手部反向力量。每种情况下，患者都联带性地绷紧假定的瘫痪腿

4. 复习心因性无力患者假定瘫痪肌肉产生联带运动的正式检查

a. 描述针对心因性臂丛/手臂瘫痪的 Monrad-Krohn 咳嗽试验。

参见 II F3b 部分。

b. 说出上述试验中检查肌肉的名称：背阔肌。

c. 检查心因性手臂单瘫（双牵拉试验）。

参见 II F3c 部分。

d. 检查心因性腕下垂。

参见 II F3d 部分。

e. 哪个主要神经阻断时会导致腕下垂：桡神经。

f. 检查心因性足下垂。

参见 II F3f 部分。

g. 哪个主要神经阻断时会导致足下垂：腓总神经。

h. 检查心因性腿单瘫（胡佛试验）。

参见 II F3g 部分。

i. 描述如何做针对心因性腿瘫痪的雷米斯特内收-外展试验。

参见 II F3h 部分。

j. 在同伴身上试着做所有上述试验。

5. 运动皮质磁刺激可以使假定的瘫痪肢体运动，从而证明锥体束通路和外周通路都是完整的（Pilai 等，1991）。

G. 心因性震颤

与大多数器质性震颤（Koller 等，1989）、中脑震颤或所谓的红核震颤（Reza Samie 等，1990）不同，心因性震颤的强度和频率变化很大，并且在静止时、在持维姿势时及在运动过程中都存在。参见第 7 章和表 14-4。

表 14-4 心因性震颤的临床特征

1. 突然发生	7. 对抗震颤药物无反应
2. 静止的病程	8. 关注时震颤增加
3. 自发缓解	9. 分散注意力震颤减少
4. 无法分类的震颤（复杂性震颤）	10. 对安慰剂有反应
5. 临床不一致（选择性失能）	11. 无其他神经系统体征
6. 震颤特点变化	12. 心理治疗可缓解

修改自：Koller W，Lang A，Vetere-Overfield B，et al.Psychogenic tremors.*Neurology*.1989；39：1094-1099。

Ⅲ. 视觉的心因性障碍

A. 症状范围

视觉症状包括视力减退或盲，非解剖分布性视野缺损，复视和怕光。

B. 心因性盲

1. 确立视觉通路的完整性

a. 患者保留瞳孔对光反射，并且眼底检查正常。

b. 患者没有达到足以引起皮质盲的脑病变迹象，并且没有与此病变相适应的病史。

c. 器质性盲的患者活动小心而缓慢，很少撞到物体。心因性盲者可能会撞到物体上，好像是为了证明他们看不见。

d. 心因性盲的患者可能会扫一眼意外出现的移动物体。把镜子直接放在患者面前并移动镜子，可能引起患者的眼睛追踪自己的镜像。当暴露于转鼓或移动条纹时，患者可能表现出视动性眼震（铁道性眼震）。不过，患者可以抑制视动性眼震。因此，视动性眼震的存在建立了视网膜膝距通路及从枕叶皮质到脑干的视动传出通路的完整性，但缺乏眼震并不能证明患者存在病变。

e. 如果患者有单眼心因性盲，摆动手电筒检查将不会显示传入通路缺损（参见第 4 章Ⅵ A5 部分）。

f. 检查者可能通过按压眼角诱发患者复视（图 4-4），或者眼科医生可以用棱镜来证明假定的盲眼能看见。每只眼睛上不同颜色的镜片有同样的作用（Liu 等，2001）。

g. 电生理检查：心因性视觉障碍患者的视网膜电图仍然正常，脑电图显示出光驱动反应，视觉诱发电位研究证明了神经冲动到达视觉皮质（参见第 13 章）。

2. 警告

a. 即使诱发反应也不是无法控制的，因为患者的思想能改变诱发的反应模式（Bumgartner 和 Epstein，1982；Tan 等，1984）。

b. 急性球后视神经炎可导致单眼急性全盲，且在视神经萎缩前会有正常的眼底。病眼会出现瞳孔直接对光反射减弱或消失，而对侧瞳孔不能显示间接对光反射。摆动手电筒检查将显示传入缺损（第 4 章ⅥA5 部分）。

c. 在安东（Anton）综合征中，双侧的枕叶病变引起双侧皮质盲，但瞳孔对光反射仍然完好。虽然明显是盲的，但患者会虚构视觉，描述他周围不存在的场景。此障碍归类为对失明疾病的失认。急性严重的单侧枕叶病变后在神经功能失联络期间，可暂时发生安东综合征。在这种情况下，磁共振成像将显示脑部病变。

C. 心因性视野缺损

典型的心因性视野缺损包括视野缩小，从而产生隧道样视觉或管状视觉，就像看隧道。紧密相关的现象——螺旋视野——是在连续的试验中视野逐渐变小。在管状视野中，近处目标和远处目标视野的直径相同（图 14-6）。

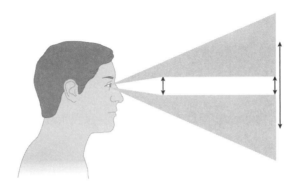

图 14-6　歇斯底里患者的管状视觉示意

正常视野是扩张的。在管状视觉中，不同距离的目标视野大小相同

D. 单眼复视

1. 心因性眼病表现谱系包括单眼复视。复视不遵循任何复视规律（参见第 4 章），角膜对光反射仍然保持一致，遮盖-去遮盖法检查仍然正常。

2. 警告：晶状体脱位；视网膜皱褶、脱离或隆突；或虹膜上有孔可引起器质性单眼复视，但眼部检查和检眼镜检查容易鉴别这些情况。

E. 怕光

眼球暴露于光线中感到疼痛，这可能发生在歇斯底里或虹膜炎等器质性疾病中。仔细的裂隙灯检查和眼科检查必须排除明确的器质性疾病。

Ⅳ. 心因性聋

A. 确立听觉通路完整性的临床和实验室检查

当从一边出乎意料地说话时，心因性聋的患者可能会转向，或者当清醒或睡着时对突然的声音可能表现出惊吓反应。反应的存在表明听觉通路完好，但没有反应并不能确立器质性聋。第 9 章描述的 Weber 和 Rinne 音叉试验可能产生奇怪的结果。听力学家有几种操控声音的方法来识别歇斯底里性聋，结合脑干诱发反应试验（参见第 13 章），显示了听觉皮质上记录的诱发电位，证明听觉通路的完整性。

B. 警告：急性病毒性疾病、血管闭塞或脑桥被盖病变可导致突发性聋，而不伴有其他神经系统疾病的证据

V. 躯体感觉的心因性障碍

A. 障碍的范围

心因性躯体感觉障碍患者可能会主诉麻木、感觉异常、感觉过敏、身体或四肢疼痛。麻木通常影响所有的感觉形式。如果患者失去了一种感觉形式，那么通常会影响触觉或疼痛，而不是振动觉或位置觉。

B. 心因性感觉损失的非解剖学分布

1.心因性感觉损失遵循非解剖学分布，而且在不同的检查中经常变化但有很清晰的边界。心因性感觉损失符合患者对身体的精神图像，而不符合周围神经、神经根或中枢通路的神经支配的解剖模式（图 10-3）。第 10 章解释了第 V 对脑神经病变的器质性面部麻木是如何避开下颌角的，下颌角的感觉神经支配来自 C_2。参见图 10-2 和图 14-7A。

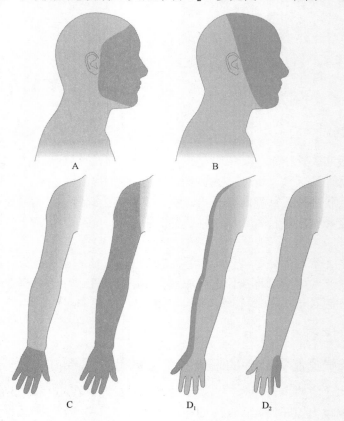

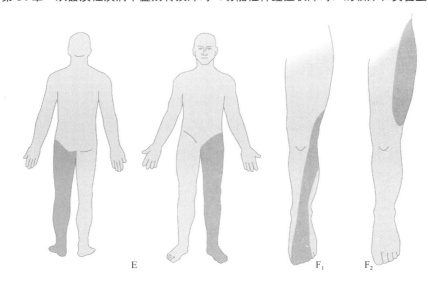

图 14-7　对比心因性和器质性感觉损失

A. 心因性面部麻木通常包含了下颌角并可能止于发际线；B. 第 V 对脑神经病变的器质性面部麻木避开下颌角（C_2 支配）。边界是整个第 V 对脑神经或其三个分支之一的分布区，见图 10-2；C. 上肢感觉的心因性损失通常横向终止于腕、肘或肩；D. 器质性感觉损失，当局限于上肢某一区域时遵循解剖分布，或者沿着皮节（D_1 示 C_6 皮节分布区），或者沿着周围神经（D_2 示尺神经感觉分布区），见图 2-10 和图 2-11；E. 下肢心因性感觉损失通常止于关节、背侧臀沟或腹侧的腹股沟，或者横向终止于任一较低的水平；F. 器质性感觉损失，当局限于下肢某个区域时遵循解剖分布，或者沿着皮节（F_1 示 L_5 皮节）或沿着周围神经（F_2 示股外侧皮神经），见图 2-10 和图 2-11

2. 在心因性肢体麻木中，感觉损失通常包括手或足，并向近端延伸，突然终止在沿肢体轴向的横截线上（似乎像精神性截肢）。横截线常常横穿腕或肘。在整个手臂的歇斯底里性麻木中，感觉损失往往在肩关节突然终止，因此符合患者对手臂的精神图像，但不符合皮节、周围神经或中枢通路的实际神经分布，参见图 14-7C 和 D。在心因性下肢麻木中，近端边界经常位于腰部或后面的臀沟或前面的腹股沟（图 14-7E 和 F）。当麻木改善时，边界沿着肢体向远端移动，表现为连续的横断水平，直到消失。

3. 在伴有感觉水平的心因性截瘫中，感觉边界水平地环绕身体；在器质性截瘫中，皮节在腹部向下倾斜；但这种区别不是绝对的（图 2-10 和表 14-3）。感觉水平以下的腹部反射和其他反射依然存在。

4. 一些患者表现为心因性偏身麻木。患者不仅失去了半侧身体的所有躯体感觉，而且也失去了患侧身体的视觉、听觉、味觉和嗅觉，这明显是解剖学上不可能的。在心因性偏身麻木中，感觉损害清晰地终止于正中线，并可能向上延伸到整个身体和头部，像半侧身体的精神图像那样。心因性偏身感觉损失的患者，如当把音叉放在胸骨或前额刚刚达到中线时，患者报告完全没有振动感。事实上，振动通过骨骼传播了一定距离，其感知不会在正中线突然终止（图 14-8）。器质性偏身感觉损失的患者也可能表现出清晰的边界。因此，这一所见不是心因性疾病特有的（Stone 等，2002）。

5. 图 14-9 显示器质性和心因性感觉损失边界的常见差异。心因性感觉障碍中，麻木区域和正常区域之间的边界位置虽然通常是清晰的，但可能会不时地变化。

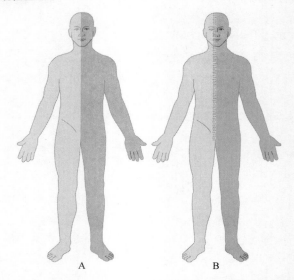

图 14-8　在偏身麻木中心因性和器质性感觉损失边界的一些差异

A. 在心因性偏身麻木中，所有感觉模式的感觉损失通常在正中线突然终止；B. 在器质性偏身麻木中，感觉损失
可能在正中线逐渐消失，尤其是振动觉。然而，一些器质性偏身感觉损失的患者也在正中线上突然中断

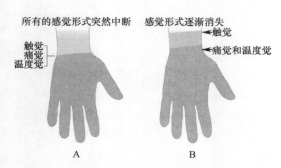

图 14-9　比较心因性和器质性手套-袜套样
感觉损失

A. 在心因性手套-袜套样感觉损失中，所有感觉模式的近端
边界都突然地终止在关节线或皮肤裂纹；B. 在器质性手套-
袜套样感觉损失中，近端的边界通常逐渐消失，并且不同感
觉模式的边界不同

C. 无意中的证明：感觉缺损是非器质性的

1. 正常的运动功能：如果患者对所有感觉模式都有心因性麻木，而不是麻木加瘫痪，那么患者可能完全正常地使用受累部位，这是不可能没有本体感觉的。这一事实加上牵张反射的保留和缺乏肌张力减退、肌萎缩与共济失调，证明患者不会有器质性麻木。完全的感觉丧失必定造成反射消失、肌张力低和感觉性共济失调（复习表 10-3 感觉性共济失调的特征）。睡眠期间患者将会收回假定的麻木肢体以躲避疼痛。

2. 有节律性反应：在检查触觉或痛觉反应时，检查者可能引出回答的节奏，这无意中暴露了假定的无感觉的或无痛的区域感觉是完好的。通常，为保持患者的注意力，检查者会避免在器质性感觉损失的患者中出现这样的节律。从感觉完好的区域开始，当检查者施加刺激时，让患者说"有"或者未施加刺激时说"没有"，从而得到患者的回应。然后，出乎意料地打乱节奏，在检查中加入无感觉区。如果每次检查者意外碰触无感觉区后患者都说没有，那么在某种程度上，患者已经感知到了刺激。

3. 精确相反的反应模式：在回应位置觉检查时，心因性患者可能给出精确相反的答案，如每次都将向上说成向下。每次患者都给出精确相反的回答，这个事实意味着位置觉必定是完好的。即使位置觉完全缺失，患者也应该有大约一半的机会猜出正确答案。

4. 表演性的反应低下或夸张的反应过度：一些患者对感觉检查回应非常慢和谨慎。这些患者传达着这样的印象：试图非常努力地感觉刺激并正确地报告出来，也就是说，这是一种虚假的合作。另一些患者，即使是强烈的刺激后，他们也故意地回应说"有一点点"感觉。在心因性痛觉缺失中，不要继续施加更强的疼痛刺激来证明这一点（或者用令人困惑的感觉检查来表达懊恼）。与这些反应不足的患者相反，其他患者对感觉刺激反应过度。检查者要学会识别表演性人格障碍的反应过度或故意的反应低下，作为感觉缺损的非器质性本质的无意识证据。

D. 警告

在判断感觉损害是否是心因性时，请复习感觉主诉的分析步骤（参见第 10 章 XI 部分）。回想一下，器质性疼痛也可能牵涉或放射到超出解剖分布的范围，相反，器质性感觉损失的患者可能有一个"体形图"模式。一些器质性疾病患者有真实的感觉过敏，有时是非常痛苦的类型，像复杂区域疼痛 II 型（以前称为烧灼痛），或者最轻微的刺激都会引起难以忍受的疼痛的触发带，像三叉神经痛。一些丘脑或顶叶病变患者会表现出偏身感觉损失，类似心因性的正中线模式（Stone 等，2002；Yarnell 等，1978），参见图 14-8。

VI. 心因性非癫痫性发作

A. 定义

心因性非癫痫性发作是类似癫痫发作的运动、感觉或精神功能改变的发作，但是起源于心理障碍而不是神经元的异常同步放电（参见癫痫的定义）。这种发作可在某个可识别的诱发事件之后发生。最常见的是发作出现在对患者有重要情感意义的人面前，父母或爱人，或者为了逃避不愉快的义务。没有单一的病因学的临床特征可以区分真性和假性癫痫发作。假性癫痫发作可以表现为没有运动活动的纯无反应，换句话说，是昏厥或凝视发作（Geyer 等，2000；Leis 等，1992），或者伴有运动活动。

B. 心因性发作的运动表现

1. 假性癫痫的运动活动包括奇怪的甩动、抖动或颤抖。相反，真正的全面性运动性发作呈现出刻板的序列，包括先兆、喊叫、跌倒、强直、阵挛、失禁和发作后的意识模糊与嗜睡。阵挛性运动以特有的方式逐渐消失。假性发作的患者表现出更多随机的、不同步的运动，两侧肢体经常做不同的动作。癫痫性运动更常是节律性的、同相位的双侧对称的强直-阵挛性抽搐；然而，肌阵挛发作可能表现为随机的抽搐（Keane 等，1990）。

2. 除了肢体运动，心因性发作的患者还左右摇晃头部和身体，这在真正的癫痫中罕见。在癫痫发作过程中姿势和抽搐在强度上变化多样（Meierkord 等，1991；Rowan 和 Gates，1993）。癫痫患者可能因跌倒或咬舌而受伤。假性发作的患者也可能发生同样的事，尽管频率要低得多。

3. 癫痫发作或心因性发作的患者可表现出骨盆猛冲。骨盆猛冲仅与假性发作的颠簸型密切相关（Geyer 等，2000）。

C. 对比心因性发作与真正癫痫发作中的生理学改变

1. 通常，在心因性发作中，血压、脉率和瞳孔大小不会发生实质性的变化，而在器质性癫痫发作中，它们通常变化显著。特别是在器质性的安静凝视发作时，心率会增加 30% 以上，而在心因性发作则不会（Opherk 和 Hirsch，2002）。真正的哭泣可能发生在心因性发作中，但在癫痫发作中极为罕见（Lesser，1996）。然而，笑可发生在某些癫痫发作中。

2. 在可疑的发作事件后 10~20min 检测，约 90% 的刚刚经历全面性强直阵挛发作的患者和 50% 以上的复杂部分性发作的患者，血清泌乳素升高。

3. 表 14-5 总结了心因性发作和真正癫痫发作之间的差异。

4. 有两种发作被普遍认为归于心因性范畴，但临床上与一般的心因性发作不同，就是婴儿和幼儿中的屏气发作及行为"调整"或神志恍惚。正常婴幼儿，正常老年人，尤其是有学习障碍的儿童，经常表现出一种活动停止和两眼发直的发作。你可能已经注意到，在事情似乎无法抗拒或不能解决时，有一种坐下来发呆的倾向，那时"大脑一片空白"。学习障碍的孩子可能在课堂上或者在家里反复地出现这些发作。其特点是观察者总能通过触摸对方或叫对方名字等刺激来突然地终止发作。

表 14-5 心因性发作和癫痫性发作的鉴别

	心因性发作	癫痫性发作
病因	存在心因性易感体质；共患抑郁症、性/身体虐待、焦虑症、分离性和躯体形式障碍；鉴别绑定文化综合征	基于解剖或代谢性疾病，神经元超同步放电；罕有特别的诱因，但触摸、视觉、声音或精神活动，如计算，可能诱发发作
起病	常逐渐起病，超过数分钟	伴有短暂先兆或瞬间起病
位置/环境	通常在家里，在重要的情感人物面前；睡眠期间不发生	发生于任何地点，任何时间，夜晚或白天，睡眠或清醒期间，并可能遵循昼夜模式
发作的诱导	通常由暗示或安慰剂诱发，即静脉输入生理盐水等；患者可能过度换气	暗示不会诱发；过度换气可能诱发癫痫，尤其是小发作
发声/情感	发声的形式可能是哭泣、喊叫或奇怪的话语	单一的呼喊可能启动全面性发作，但形成语言或哭泣罕见；可能会笑（痴笑性癫痫）
频率	可能每天数次	除小发作和肌阵挛性癫痫外，其他发作形式通常少于每天 1 次
运动活动	时刻都在变化；两侧无节律地或不同时相地运动；摇动，头或躯干两侧晃动；骨盆猛冲通常伴颠簸型发作；可能只是凝视或动不了	通常遵循刻板的模式，取决于发作类型；神情恍惚常伴有面部抽搐、眨眼或咂嘴；纯运动不能发作罕见；骨盆猛冲不常见
持续时间	通常时间长，>5min，并可能模仿癫痫持续状态；与患者说话或刺激患者可能终止发作	通常<3min 但可有持续状态；与患者说话或刺激患者不会终止发作
失禁	非常罕见	不少见
自主神经改变	不发生	脉率增加，有时心律失常、瞳孔扩大、出汗、发绀、唾液过多、流涎
受伤	不常见；舌咬伤非常罕见	有时因跌倒或咬舌而受伤
发作后状态	可能记得发作过程中的事件；明显的发作后意识模糊和嗜睡是不常见的	除某些局灶性癫痫外，对发作的那段时间无记忆；发作后常意识模糊和嗜睡
对抗惊厥药的反应	对治疗剂量和多种药物无反应	取决于发作类型和病因，患者通常对恰当的抗惊厥药有反应
客观实验室指标	视频脑电图始终正常；血和脑脊液泌乳素水平正常	视频脑电图总是异常（如果电极位置恰当）；在可疑发作 10~20min 后血清泌乳素增高

D. 警告

1. 真正的癫痫发作的范围：几乎每一个可想象到的神经症状或体征都曾经在某些患者中作为真正的癫痫发作而发生过。起源于额叶的癫痫可能表现为不对称强直姿势（击剑姿势），通常无意识丧失。起源于辅助运动区的发作可能表现为尖叫，甚至表现为性活动（生殖器动作，骨盆猛冲）。无论多么奇怪，发作可能是器质性的，包括神游状态或意识模糊发作（Ellis 和 Lee，1978；Manford 和 Shorvon，1992；Markand 等，1978）。在很多情况下，即使最有经验的神经科医生观察到发作，也不能区别心因性发作和器质性发作。假性癫痫发作发生在青少年和儿童，但 8～10 岁之前罕见。虽然假性发作可在晚上发生，但仅仅发生在患者清醒时，真正的癫痫发作可能发生在睡眠中（Lesser，1996）。

2. 痫性发作的诱因：过度通气能诱发假性痫性发作和器质性痫性发作，尤其是小发作。思考过程，如计算或者玩象棋或扑克牌这样的游戏，罕有诱发真正的痫性发作（Goossens 等，1990）。判断发作性质，需要进行视频脑电监测或动态脑电图监测，直至记录到发作（Rowan 和 Gates，1993）。

a. 虽然发作时的脑电记录正常几乎可排除癫痫，但是依赖于皮肤表面电活动的脑电图，罕见的可以表现正常，即使在某些癫痫发作期间也正常。

b. 最困难的问题是，在约 10% 的癫痫患者中，合并存在癫痫发作和假性发作（Benbadis 等，2001）。未被识别的假性癫痫发作患者有时会错误地进行气管插管并且静脉内给药来治疗癫痫持续状态（Leis 等，1992）。

3. 排除低血糖：无论何时，当患者表现出任何未确诊的发作，意识改变或出现明显的痫性发作，一定要检测血糖水平，如有指征也要检测其他血液成分。

4. 共病的精神障碍：假性癫痫发作要考虑精神疾病（Bowman，2000）。

Ⅶ. 做作性发热

有些患者可通过操控温度计造成虚假的体温读数。如果患者有起源不明的莫名其妙的发热或体温过低，那么用你自己的体温计测量新鲜的尿样本。尿样本会反映真实的体温，从而绕过患者用体温计实施的任何操控（Murray 等，1977）。在真正不明原因发热的患者中，检查者常常不得不考虑做腰椎穿刺和血、尿培养。

Ⅷ. 遗忘：心因性（分离性）和器质性

A. 心因性遗忘

1. 心因性遗忘的识别依赖于精神病史和精神状态检查，而不依赖于前面描述的检查其他心因性症状和体征的床旁检查技术。

2. 心因性遗忘通常突然开始，一般有选择性或限制性。器质性痴呆倾向于全面性的而非选择性的，并伴有器质性脑损害的其他证据。

B. 器质性遗忘的一些特殊类型

1. 器质性遗忘与明显影响大脑的显性疾病相伴随，如头部外伤、边缘性脑炎（感染性的、自身免疫性的、副肿瘤性的）和物质滥用，或者在神经变性病变背景下发生。

2. 柯萨可夫综合征（柯萨可夫精神病、遗忘-虚构综合征）在酒精使用障碍和戒断性谵妄（震颤谵妄）中最常见。

3. 短暂性全面性遗忘（TGA）综合征包含中年到老年的患者，年龄范围与心因性遗忘相反。患者暂时对时间、地点和人物失去定向力，但没有失去意识，并在数小时内完全恢复，留下发作期相关事件的记忆空白。在发作过程中，他们没有能力学习语言和非语言的材料。TGA 可能伴随各种诱发事件，如情绪压力、接触冷水、体育锻炼、性交及各种药物使用和（或）医疗过程。发病机制未知（Tong 和 Grossman，2004）。

4. 在纯遗忘综合征中患者虽然有逆行性和顺行性遗忘，但仍保持正常智商。颞叶内侧象限损害可导致此病。

IX. 疼痛，特别是头痛和背痛

A. 器质性和心因性疼痛

1. 疼痛是所有疾病中最常见和鉴别诊断最困难的，尤其是鉴别心因性疼痛、重性抑郁和器质性疾病。

2. 器质性疼痛可能会影响面部表情，导致面部表情扭曲和眼睑缩窄。其可增加脉率、血压、呼吸频率和瞳孔大小，并导致防御姿态，以减轻疼痛。

3. 纯器质性疼痛综合征，发作间歇期无明确体征，如偏头痛或三叉神经痛，表现为通过病史可辨认的模式。内脏起源的疼痛如间歇性的胆囊痛，发作间歇期也无体征。然而，可定义或可诊断的两种最常见的疼痛障碍器质性病因，如头痛和腰痛，通常会提供一个或多个客观体征以证明诊断。因为每位医生都会遇到这两种疼痛综合征的患者，接下来回顾指示器质性诊断的客观发现，或者要求进一步做影像学、肌电图或脑脊液检查。由于神经系统检查没有客观发现，通过进一步实验室检查确定器质性疾病或某一特定诊断的可能性非常小（Lewis 等，2002），而精神病学调查变得至关重要。

B. 与确定病变相关的器质性头痛的体征

使用以下检查或程序来筛查患者头痛的器质性原因：

1. 在头部和颈部多个不同部位触诊/叩诊疼痛。

a. 整个头皮。

b. 窦和乳突。

c. 第 V 对脑神经的眼支和上颌支及枕大神经的出口位点。

d. 颞动脉。

e. 咬肌和颈部肌肉压痛或痉挛。

2. 检查疼痛在不同姿势和位置时是否有一致的改变，特别是在用力、弯腰和 Valsalva 动作中。

3. 检查颈项强直或其他颈部运动的限制。

4. 注意听颈部或头部血管杂音并触诊颈部肿块。

5. 检查鼓膜是否有中耳炎。

6.检查眼底是否有静脉搏动、视盘水肿和高血压性渗出。

C.器质性腰痛或坐骨神经痛的体征

腰痛或坐骨神经痛综合征患者一般会出现至少一个下列体征（复习第 10 章ⅦA～I 部分）：

1.对运动或摇动的抵抗。

2.特有的防痛步态。

3.脊柱倾斜。

4.特征性的从椅子上用手臂支撑起身。

5.腰部曲度变直。

6.椎旁肌痉挛。

7.如果患者有根性综合征，就寻找：

a.站立时患腿轻微屈曲和"软"跟腱。

b.肱三头肌的肌肉牵张反射减少或消失。

c.放射痛一侧的小腿肚萎缩。

d.踇长伸肌和足背屈肌无力。

e.腿抬高试验引出疼痛。

Ⅹ.关于诊断心因性障碍的最后几点警告

A.考虑叠加心因性（功能性）疾病的器质性疾病

器质性疼痛可能不遵循标准的教科书分布。一些未确诊的患者，在从一个医生到另一个医生的看病过程中，无可奈何地详细阐述或者夸大他们的器质性症状，试图让医生相信他们疾病的真实性。之前许多医生在系统回顾中一遍又一遍地问同样的问题，无意间暗示出患者需要担心或想象的症状。这些患者可能既不是诈病也不是歇斯底里，而是合理地担心自己的健康。检查者总是不得不考虑在看似心因性主诉背后所隐藏的器质性疾病（Azher 和 Jankovic，2005；DePaulo 和 Folstein，1978；Schrag 等，2004；Stone 等，2002；Stone 等，2005）。参见表 14-6。

表 14-6　有奇怪的或微妙的神经系统表现的器质性障碍，常被误认为是心因性疾病

早期多发性硬化：短暂的感觉损失、球后视神经炎、一过性截瘫

卟啉病：腹痛、周围神经病、痫性发作和精神改变

内分泌：疲劳、无力、精神紧张和震颤

伴有奇怪的步态障碍的不自主运动综合征，特别是变形性和躯干前曲症性肌张力障碍，早期变性病如脊髓小脑变性，某些通道病，发作性运动诱发性和非运动诱发性运动障碍

痫性发作伴奇怪的视觉先兆、躯体感觉先兆和有爬行感的内脏感觉先兆，腹型先兆类似液体在胸部或腹部流动，奇怪气味或臭味，性感受如高潮，强迫思维和强笑

重症肌无力伴短暂性脑神经功能障碍，易疲劳性和无力

神经疾病，尤其是腕管综合征，灼性神经痛（反射性交感神经营养不良），自主神经病变

早期抽动秽语综合征伴多发抽动，喉音和急迫的强迫性人格模式

中线肿瘤或蝴蝶状胶质瘤，在出现客观的神经系统体征之前的人格改变

胶原血管病伴神经病，短暂的中枢神经系统症状，疲劳和发热

脊髓空洞症伴分离性痛觉和温度觉损害

枕骨大孔或脊髓水平的脑膜瘤伴痉挛性共济失调步态

B. 保持耐心

诊断有赖于病史和神经系统检查提供的整体临床证据，而不是依据某病特有的单一发现或愚弄患者的接诊技巧。在病史和体格检查过程中，避免给人试图揭露或暴露患者的印象。避免冲突和欺骗，如催眠或电休克来"加快"恢复。消除患者的心因性症状并不能消除患者的心因性疾病。症状不是问题——别的才是。

C. 保持专业水准，避免诊断错误

那些令人困惑和麻烦的患者，他们的疾病由器质性、心因性和做作性因素组成，往往会引发愤怒。新参加工作的医生可能会用"废人"、"蠢汉"或"植物人"等不可原谅的名字来称呼这些患者。记住另一句格言：如果你不赞成患者，你就没有理解患者的问题。心因性症状是一种沟通事情的方式，那些事情是患者无法面对或者言说的，是为寻求帮助的独特呼喊。无论诊断的标签是什么，患者都是痛苦的。这样的患者需要善于接受和愿意提供帮助的内科医生，而不是将患者斥为骗子、说谎者或欺诈者。将诊室中的每个事件，不论是足趾伸性反应还是做作性发热，都中立地当作一种临床现象。带有敌意或明显怀疑的反应会降低体格检查的质量，并大大增加诊断或治疗错误的可能性。避免与患者对立为两个极端：患者试图证明疾病的真实性而你试图否定它。保持优雅和谦逊，承认自己的判断也是易错的。绝不要轻视患者，"一切都存在于你的脑海中"。在会面结束时，你可以暗示这些发现提示一种可能会恢复的障碍，但是让患者保留"患病者"的避难所。

D. 避开陷阱

医学体格检查的隐私为某些患者沉溺于病理性操控提供了绝佳机会。这样的患者行为可能充满诱惑，试图利用他们的疾病赢得同情或偏爱，或者有意地或下意识地试图挑起敌意。如果被这些花招欺骗，你就失去了帮助患者的任何可能性。因为这个和许多其他的原因，医疗模式禁止医生在感情上屈从于患者，无论是出于爱、怜悯还是敌意。

E. 当心做作性障碍（孟乔森综合征）和对他人的做作性障碍（代理性的孟乔森综合征）

1. 有经验的做作性障碍或孟乔森综合征患者可以欺骗前文介绍的许多检查，包括伪造巴宾斯基征。

2. 在对他人的做作性障碍中，父母或配偶充当推动者，或者直接造成另一名家庭成员患病。在儿童中，要警惕家长故意制造的疾病。笔者曾遇到过两个最糟糕的病例。第一个是个注册护士，她的儿子因反复的低血糖性癫痫发作来到急诊室。这孩子的血液免疫分析显示为猪胰岛素。一段时间后，这位母亲出现了自我注射胰岛素引起的低血糖来到急诊。第二个病例，一位住院儿童反复出现由大肠埃希菌败血症引起的不可思议的发热。隐藏在病房里的摄像机显示，母亲将粪便注入孩子的静脉导管。考虑到男性殴打孩子的倾向，我们不得不做出这样的结论：不是所有的父母，母亲或者父亲，都爱他们的孩子。

F. 随访

安排随访预约，以确保诊断是正确的，因为转换性症状的误诊率虽然在下降，但仍保持在 4% 左右（Stone 等，2005）。

G. 患者可能患有你从未想过甚至未听说过的疾病

永远不要因为你找不到其他诊断而通过排除就诊断心因性疾病。请主任医师会诊，他可能会发现你不曾考虑的卟啉病、变形性胶原病、隐匿的癌症、寄生虫感染、慢性肝脓肿、多发性硬化或隐匿性抑郁症。记住这点：

天地之间许多事情，是你的睿智所无法想象的。

——William　Shakespeare（1564～1616）

参考资料·从器质性疾病中鉴别转换障碍（功能性神经症状障碍）的临床和实验室检查

Allanson J, Bass C, Wade DT. Characteristics of patients with severe disability and medically explained neurological symptoms: a pilot study. *J Neurol Neursurg Psychiatry*. 2002; 73: 307-309.

American Psychiatric Association. *Diagnostic and Statistical Manual of Mental Disorders*. 4th ed. Washington, DC: American Psychiatric Association; 1994.

American Psychiatric Association. *Diagnostic and Statistical Manual of Mental Disorders,* Text Revision(DSM-IV-TR). Washington, DC: American Psychiatric Association; 2000.

American Psychiatric Association. *Diagnostic and Statistical Manual of Mental Disorders*. 5th ed(DSM-5). Arlington, TX: American Psychiatric Association; 2013.

Aminoff MJ, Dedo HH, Izdebski K. Clinical aspects of spasmodic dysphonia. *J Neurol Neurosurg Psychiatry*. 1978; 41: 361-365.

Azher SN, Jankovic J. Camptocormia: pathogenesis, classification, and response to therapy. *Neurology*. 2005; 65: 355-369.

Baker JHE, Silver JR. Hysterical paraplegia. *J Neurol Neurosurg Psychiatry*. 1987; 50: 375-382.

Benbadis SR, Agrawal V, Tatum IV WO. How many patients with psychogenic nonepileptic seizures also have epilepsy?*Neurology*. 2001; 57: 915-917.

Bowman ES. The differential diagnosis of epilepsy, pseudoseizures, dissociative identity disorder, and dissociative disorder not otherwise specified. *Bull Menninger Clin*. 2000; 64: 164-180.

Bumgartner J, Epstein CM. Voluntary alteration of visual evoked potentials. *Ann Neurol* 1982; 12: 475-478.

Butler C, Zeman AZG. Neurological syndromes which can be mistaken for psychiatric conditions. *J Neurol Neurosurg Psychiatry*. 2005; 76: 131-138.

DePaulo JR, Folstein MF. Psychiatric disturbances in neurological patients: detection, recognition, and hospital course. *Ann Neurol*. 1978; 4: 225-228.

Edwards MJ, Stone J, Lang AE. From psychogenic movement disorder to functional movement disorder: it's time to change the name. *Movement Disorders*. 2014; 29(7): 849-852.

Ellis JM, Lee SI. Acute prolonged confusion in later life as an ictal state. *Epilepsia*. 1978; 19: 119-128.

Geyer J, Payne TA, Drury I. The value of pelvic thrusting in the diagnosis of seizures and pseudoseizures. *Neurology*. 2000; 54: 227-229.

Goossens LAZ, Andermann F, Andermann E, et al. Reflex seizures induced by calculation, card or board games, and spatial tasks: a review of 25 patients and delineation of the epileptic syndrome. *Neurology*. 1990; 40: 1171-1176.

Griffin JF, Wray SH, Anderson DP. Misdiagnosis of spasm of the near reflex. *Neurology*. 1976: 26: 1018-1020.

Iliceto G, Thompson PD, Day BL, et al. Diaphragmatic flutter, the moving umbilicus syndrome, and "belly dancer's" dyskinesia. *Movement Disorders*. 2004; 5(1): 15-22.

Keane AM, Morris HH, Luders H, et al. Supplementary motor seizures mimicking pseudoseizures: some clinical differences. *Neurology*. 1990; 40: 1404-1407.

Keane JR. Hysterical gait disorders. *Neurology*. 1989; 39: 586-589.

Keane JR. Neuro-ophthalmic signs and symptoms of hysteria. *Neurology*. 1982; 32: 757-762.

Keane JR. Wrong-way deviation of the tongue with hysterical hemiparesis. *Neurology*. 1986; 36: 1406-1407.

Koller W, Lang A, Vetere-Overfield B, et al. Psychogenic tremors. *Neurology*. 1989; 39: 1094-1099.

LaFrance WC. Somatoform disorders. *Sem Neurol*. 2009; 29: 234-246.

Leis AA, Ross MA, Summers AK. Psychogenic seizures: ictal characteristics and diagnostic pitfalls. *Neurology*. 1992; 42: 95-99.

Lenoir T, Guedj N, Benoist M. Camptocormia: the bent spine syndrome, an update. *Eur Spine*. 2010; 19(8): 1229-1237.

Lesser RP. Psychogenic seizures. *Neurology*. 1996; 46: 1499-1506.

Lewis DW, Ashwal S, Dahl G, et al. Practice parameter: evaluation of children and adolescents with recurrent headaches: report of the Quality Standards Subcommittee of the American Academy of Neurology and the Practice Committee of the Child Neurology Society. *Neurology*. 2002; 59: 490-498.

Manford M, Shorvon SD. Prolonged sensory or visceral symptoms: an under-diagnosed form of non-convulsive focal(simple partial)status epilepticus. *J Neurol Neurosurg Psychiatry*. 1992; 55: 714-716.

Markand ON, Wheeler GL, Pollack SL. Complex partial status epilepticus. *Neurology*. 1978; 28: 189-196.

Meierkord H, Will B, Fish D, et al. The clinical features and prognosis of pseudoseizures diagnosed using video-EEG telemetry. *Neurology*. 1991; 41: 1643-1646.

Meyers JE, Volbrecht ME. A validation of multiple malingering detection methods in a large clinical sample. *Arch Clin Neuropsychol*. 2003; 18: 261-276.

Monrad-Krohn GH. On the function of the latissimus dorsi muscle as a sign of functional dissociation in simulated and "functional" paralysis of the arm. *Acta Med Scand*. 1922; 56: 9-11.

Murray HW, Tuazon CU, Guerrero IC, et al. Urinary temperature: a clue to early diagnosis of factitious fever. *N Engl J Med*. 1977; 296: 23.

Nicholson TRJ, Stone J, Kanaan RAA. Conversion disorder. A problematic diagnosis. *J Neurol Neurosurg Psychiatry*. 2011; 82(11): 1267-1273.

Opherk C, Hirsch LJ. Ictal heart rate differentiates epileptic from non-epileptic seizures. *Neurology*. 2002; 58: 636-638.

Pilai JJ, Markind S, Streletz LJ, et al. Motor evoked potentials in psychogenic paralysis. *Neurology*. 1991; 42:

935-936.

Ravich WJ, Wilson RS, Jones B, et al. Psychogenic dysphagia and globus: reevaluation of 23 patients. *Dysphagia*. 1990; 4(4): 244.

Reuber M, Mitchell AJ, Howlett SJ, et al. Functional symptoms in neurology: questions and answers. *J Neurol Neurosurg Psychiatry*. 2005; 76: 307-314.

Reza Samie M, Selhorst JBG, Koller WC. Post-traumatic midbrain tremors. *Neurology*. 1990; 40: 62-66.

Rowan AJ, Gates JR. *Non-Epileptic Seizures*. Stoneham, MA: Butterworth-Heinemann; 1993.

Schrag A, Brown RJ, Trimble MR. Reliability of self-reported diagnoses in patients with neurologically unexplained symptoms. *J Neurol Neurosurg Psychiatry*. 2004; 75: 608-611.

Simon DK, Nishino S, Scammell TE. Mistaking diagnosis of psychogenic gait disorders in a man with status cataplecticus("Limp Man Syndrome"). *Mov Disorders*. 2004; 19(7): 838-840.

Stone J, Smyth R, Carson A, et al. Systematic review of misdiagnosis of conversion symptoms and "hysteria". *BMJ*. 2005; 331(7523): 989. Epub 2005 Oct 13.

Stone J, Carson A, Sharpe M. Functional symptoms and signs in neurology: assessment and diagnosis. *J Neurol Neurosurg Psychiatry*. 2005; 76(Suppl 1): 2-12.

Stone J, Sharpe M, Carson A, et al. Are functional motor and sensory rarely more frequent on the left?A systematic review. *J Neurol Neurosurg Psychiatry*. 2002; 73: 548-558.

Stone J, Smyth R, Carson A, et al. La belle indifference in conversion symptoms and hysteria. *Br J Psychiatry*. 2006; 188: 204-209.

Stone J, Zeman A, Sharpe M. Functional weakness and sensory disturbance. *J Neurol Neurosurg Psychiatry*. 2002; 73: 241-245.

Tan CT, Murray NMF, Sawyers D, et al. Deliberate alteration of the visual evoked potential. *J Neurol Neurosurg Psychiatry*. 1984; 47: 518-523.

Tong DC, Grossman M. What causes transient global amnesia?New insights from DWI. *Neurology*. 2004; 62(12): 2154-2155.

Troost BT, Troost EG. Functional paralysis of horizontal gaze. *Neurology*. 1979; 29: 82-85.

van der Ploeg RJO, Oosterhuis HJGH. The "make/break test" as a diagnostic tool in functional weakness. *J Neurol Neurosurg Psychiatry*. 1991; 54: 248-251.

Walker FO, Alessi AG, Digre KB, et al. Psychogenic respiratory distress. *Arch Neurol*. 1989; 46: 196-200.

Weintraub MI. Malingering and conversion reactions. *Neurol Clin*. 1995; 13: 229-450.

Woolsey RM. Hysteria: 1875-1975. *Dis Nerv Syst*. 1976; 37: 379-386.

Yarnell P, Melamed E, Silverberg R. Global hemianesthesia: a parietal perceptual distortion suggesting non-organic illness. *J Neurol Neurosurg Psychiatry*. 1978; 41: 843-846.

■ 第 14 章学习目标

Ⅰ. 转换障碍（功能性神经症状障碍）的一般临床特征

　　1. 定义功能性神经症状障碍。

　　2. 描述功能性神经症状障碍的原发性和继发性获益。

　　3. 讨论是否可通过情感压力引起症状或体征加重来确立心因性起源。

　　4. 列举一些器质性神经系统状况，这些情况下患者可能对他们的症状显得漠不关心。

II. 运动功能的心因性障碍

1. 描述一些常见的眼球及其相关肌肉的心因性运动障碍。

2. 描述假性第Ⅵ对脑神经麻痹综合征，并陈述如何证明不是因为第Ⅵ对脑神经麻痹造成外展受限。

3. 描述在歇斯底里性假性上睑下垂和器质性上睑下垂中，额肌动作和相应眉毛高度的差异。

4. 描述转换障碍影响口咽肌和呼吸的一些方式。

5. 描述在 Romberg 摇摆试验中如何移动患者来引出正常表现。

6. 模仿器质性偏瘫步态（图 12-15）。

7. 定义立行不能，并解释这种情况如何证明患者具有很好的运动系统。

8. 描述心因性和器质性截瘫之间显著的差异（表 14-3）。

9. 描述 T_{10} 水平病变的患者试图仰卧起坐时如何影响脐的位置。

10. 对比试图活动瘫痪的部位时，心因性和器质性疾病患者表现出来的行为与努力程度的差异。

11. 陈述抓握试验中什么样的观察结果显示瘫痪的患者实际上前臂肌肉功能完好。

12. 解释在睡眠中观察转换障碍的瘫痪患者的价值。

13. 描述并演示在心因性瘫痪中，假定瘫痪的部位如何产生无意的或联带的运动：手臂瘫痪、腕下垂、足下垂和腿瘫痪（图 14-1～图 14-5）。

14. 描述一个能证明锥体束完好的实验室检查。

15. 描述心因性和器质性震颤的一些主要差异（表 14-4）。

III. 视觉的心因性障碍

1. 列出一些视觉的心因性障碍。

2. 描述在心因性盲中确立视网膜-膝-距通路完好的一些床旁检查。

3. 描述在单眼心因性盲中摆动手电筒试验的结果。

4. 描述在心因性单眼盲中如何用眼角按压试验来确定视觉。

5. 描述能确定视觉通路完整性的一些实验室检查。

6. 说出一种突然起病的病变，在病程早期可能引起一只眼全盲而不伴有眼底改变。

7. 描述区分心因性单眼盲和球后视神经炎在神经系统检查上的差异。

8. 解释存在瞳孔对光反射是否能排除皮质盲。

9. 描述转换障碍患者中典型的非器质性视野缺损（图 14-6）。

10. 列举单眼复视的一些器质性原因。

IV. 心因性聋

为确立假定聋的患者有完好的听觉通路，描述一些临床和实验室方法。

V. 躯体感觉的心因性障碍

1. 描述各种常见的功能性躯体感觉障碍（不含特殊感觉）。

2. 解释这句格言：转换障碍患者失去感觉是根据他们对身体的精神图像，而不是根据神经系统的解剖和生理。给出这个原理的一些例子（图 14-7～图 14-9）。

3. 描述如何用振动觉来帮助鉴别器质性和非器质性偏身麻木（图 14-8）。

4. 描述心因性和器质性感觉损害在手套-袜套分布上的差异（图 14-9）。

5. 描述神经系统检查的客观发现，可证明患者肢体完全无感觉的器质性基础。

6. 描述如何用扭转双手试验来揭示非器质性感觉损失（图 14-3）。

7. 描述功能性患者对感觉刺激做出反应的一些特征方式，这些特征方式可能对疾病的非器质性本质提供线索。

8. 解释此现象：当检查者检查手指脚趾的位置觉时，无论向上还是向下，患者都给出精确相反的回答。

9. 描述在提示非器质性感觉损害的感觉检查中，转换障碍患者表现出的行为或模式。

10. 列出一些可能被误认为歇斯底里的器质性感觉障碍。

VI. 心因性非癫痫性发作

1. 定义心因性发作。

2. 描述可能引出或诱发假性癫痫发作的一些情况。

3. 对比心因性发作中和经典的全面性运动性癫痫发作中的运动活动。

4. 解释为什么即使是有经验的观察者也难以区分心因性发作和癫痫性发作，即使是亲眼看到的。

5. 说出区分真正的癫痫发作和心因性发作的一个最重要的程序。

6. 描述在心因性发作中不太可能出现而在癫痫发作中可出现的客观的自主神经体征。

7. 陈述当检查者观察到任何未确诊的发作，有意识改变，明显的意识丧失或可能是癫痫发作时，应该考虑哪项血液生化测定。

8. 总结心因性发作和真正的癫痫发作之间的主要区别（表 14-5）。

Ⅶ. 做作性发热

描述一种简单的、万无一失的测量真实体温的方法，而患者不知道你在做什么。

Ⅷ. 遗忘：心因性（分离性）和器质性

1. 描述心因性遗忘和器质性遗忘在病史中的主要差异。

2. 陈述导致柯萨可夫遗忘的常见疾病。

3. 描述短暂性全面性遗忘综合征。

Ⅸ. 疼痛，特别是头痛和背痛

1. 列举一些在发作间期期缺乏体征的器质性间歇性疼痛的病因。

2. 描述为寻找头痛的器质性原因所必需的体格检查。

3. 描述为寻找腰痛的器质性原因所必需的体格检查。

Ⅹ. 关于诊断心因性障碍的最后几点警告

1. 讨论叠加的概念，以及为什么器质性疼痛可能像是心因性的或为什么患者可能会详细说明疼痛的一些原因。

2. 讨论当结果提示非器质性疾病时，医生是否应该聚焦于症状的早期消除。

3. 讨论下面常见做法的危险性：对令人困惑的和麻烦的神经精神综合征患者冠以贬义的称呼。

4. 讨论为什么医疗模式要求医生对医患之间诊疗过程中的所有事件做出中立的反应，并放弃判断、道德和情感反应。

5. 解释坚持医疗模式是如何阻止控制欲强、诱惑性的或者挑起敌意的患者获得对医生的控制权的。

6. 解释对他人的做作性障碍的含义。

7. 解释在治疗心因性疾病中安排随访预约的重要性。

8. 列出几种器质性疾病，它可能表现为提示心因性疾病的令人困惑的症状（表 14-6）。

（沈　航　译）

第15章 神经系统查体及诊断思路

在临床工作中，影响决策制定的因素主要有以下三条。

1. 科学的证据。

2. 临床医生的经验。

3. 临床具体情况，如患者意愿、家属的想法、患者的生活方式和文化、社会环境，以及医生如何结合实际情况合理地运用最佳治疗方式。

上述三个因素在临床决策制定中缺一不可。若根据其中某一因素制订治疗计划，而忽略其他因素，都会产生问题。因此，临床医生应综合考虑才能制定出循证的、以患者为中心的、符合实际情况的、有经验支持的治疗方案。否则可能因机械、不切实际、个人偏见等原因导致错误的治疗。

Rob Poole, Robent Hisso

《精神病治疗的临床技巧》剑桥大学出版社，2008

Ⅰ. 针对无神经系统症状患者的常规筛查式体格检查

A. 神经系统查体至少应包括哪些内容

对每一位来就诊的患者或体检者都应进行简单的神经系统查体。医学生们经常抱怨其耗时太长，但是经过充分训练，对于那些没有神经系统疾病症状，且智力正常、查体合作的患者，简单的神经系统查体可在 6min 内完成。

不过查体之前必须采集完整的病史，病史越详细，查体可越简单。不应也不必在每一位患者身上做所有的检查，而应针对病史，详略得当地查体。如果患者仅有咽痛，而无神经系统症状，那么就不应在嗅觉、味觉、冷热水灌注试验、失语或肌力检查上浪费时间。这些检查应在完整的神经系统查体时进行。对于初诊的患者，应安排 1h 左右进行病史采集、查体、病历书写并安排实验室检查或转诊。要记住，问病史和查体仍然是建立良好医患关系，并进一步诊断疾病、规划健康生活方式的最有效途径。

B. 6min 神经系统查体步骤

1. 问病史时评估项目：在问病史的过程中，检查者应评估患者的精神状态，注意面部特征、双眼、双耳、眼球运动、语言及吞咽情况，并观察姿势、步态和运动模式。

2. 头部查体：视诊头部外形，并进行触诊，婴幼儿都应记录头围（枕额周径）。

3. 视觉查体：检查视力（中央视野）、外周视野和瞳孔对光反射，用检眼镜检查。

4. 45s 完成第Ⅲ、Ⅳ、Ⅴ、Ⅵ、Ⅶ、Ⅸ、Ⅹ、Ⅺ及Ⅻ对脑神经的运动功能查体（表 6-8）。

5. 听觉查体：以对话音量及捻指声做听力检查。

6. 躯体运动系统查体

a. 患者脱衣后，注意观察体型，检查有无肌肉萎缩、肌束震颤、不自主运动、震颤或神经系统疾病的皮肤表现。

b. 步态：随意步行，足尖或足跟步行，脚跟顶脚尖走一字步及深蹲。

c. 肌力：双臂外展、腕背伸、握力、屈髋、足背伸肌力。

d. 小脑功能：指鼻试验、跟膝胫试验、步态。

e. 深反射：肱二头肌反射、膝反射及跟腱反射。

f. 检查跖反射。

7. 躯体感觉系统查体

a. 浅感觉：检查面部、手、足的轻触觉及温度觉（图 10-4）。

b. 深感觉：定向划痕检查（参见第 10 章Ⅷ），检查手指、足趾位置觉及踝关节振动觉。

c. 实体觉：用硬币或回形针检查有无实体觉缺失。

C. 如何记录常规神经系统查体结果

阅读一份神经系统查体报告时，我们希望了解患者的精神状态、视觉、听力、语言、吞咽、呼吸、站立、步行和感觉是否正常。然而，许多查体报告却并未包含上述信息。简单地记录"神经系统查体正常"是不可取的。若患者存在神经系统异常，最好将结果用电脑记录，而不采用表格或清单形式。若患者无异常发现，仍可以按查体步骤详细记录，但使用清单能节约时间，如需记录阳性结果也能随时补充。详见表 15-1。

表 15-1　如何记录 6min 神经系统查体结果（用于无神经系统症状的患者）

姓名：		#	日期：	职业：
正常	异常			
		1. 外貌及精神状态：____岁；种族/民族____； 男性/女性；情绪：____；定向力：____；记忆力：____		
		2. 头部：外形正常，无包块，无压痛，无凹陷；枕额周径____		
		3. 视觉 a. 视力与视野 b. 瞳孔：直径____mm，对光反射____，调节反射____ c. 眼球运动完全，无眼球震颤 d. 眼底：用文字描述或绘图示意		
		4. 脑神经运动功能（除眼球运动外） a. 面部肌肉运动 b. 是否伸舌、张口居中，软腭抬举对称 c. 吐字是否清晰 d. 吞咽情况 e. 呼吸情况		
		5. 运动系统 a. 步态/姿势：随意步行、足尖或足跟步行、走一字步，深蹲 b. 肌肉萎缩/肌束颤动 c. 震颤/不自主运动 d. 共济失调/轮替运动障碍 e. 肌力：三角肌、握力、手足背屈、屈髋 f. 肌张力/痉挛		

续表

姓名：		#	日期：	职业：
正常	异常			
		6. 感觉系统 a. 听觉：对话音量，捻指 b. 面部、手、足触觉及温度觉 c. 定向划痕检查，位置觉，振动觉及硬币识别		
		7. 皮肤		
		8. 表观畸形		
		9. 病例总结（不超过三行）		
		10. 初步诊断/鉴别诊断 11. 治疗建议		
				签名：

Ⅱ. 神经系统软体征

A. 定义

前文所描述的许多神经系统体征是由已知部位或传导通路病变所导致的。出现这些体征即提示相应部位的病变。与这些"硬体征"相对应的是"软体征"，与脑的病变有统计学相关性，但并不起源于特定的、已知的中枢神经系统疾病，也不能提示特定的脑病变。这些发现被称为神经软体征或轻微的神经功能障碍，通常是对称的，表现为运动控制、感觉运动整合或大脑侧性的异常。患者会出现精细运动障碍、动作编排障碍、共轭凝视障碍或四肢小脑症状。

尽管病因尚不清楚，研究者认为，它们反映了神经发育缺陷，感觉和运动系统整合受损，或皮质下结构受损（如基底神经节和边缘系统），但它们通常是良性的，随着个体发育成熟，显著性在下降（Dazzan 和 Murray，2002； Martins 等，2008）。软体征的常模数据有助于解释其意义（Tupper，1986；Largo 等，2001a，2001b；Gasser 等，2010），以及标准、界值的说明手册等可为其解释提供进一步的指导（Hadders-Algra 等，2010）。表 15-2列举了一些软体征的例子。

发育性协调障碍（DCD）是一种长期存在的非进展性障碍，表现为运动技能缺陷。神经系统的软体征不足以解释该问题。DCD 并不归因于任何已知的医学或心理社会因素，但是却会严重干扰个人的日常生活活动或学术成就（Peters 等，2011；Blank 等，2012）。

表 15-2　软体征举例

表观畸形软体征	神经系统软体征
与平均值相比枕额周径<2s 或>2s	眼球震颤
头颅不对称	斜视
眼距过宽或过窄	面部活动不对称
异常的头漩	构音障碍
头发过细或过粗	言语声律障碍
连眉	无法眨单眼
耳郭形态异常	扫视性平滑跟踪
内眦赘皮	平衡协调的措施和稳定性
唇裂	全身笨拙

续表

表观畸形软体征	神经系统软体征
虹膜缺损	姿势维持障碍
虹膜异色症	无法单脚跳
小口畸形或大口畸形	对指障碍（拇指无法与其余四指对合）
人中过宽或缺失	反读单词
高腭弓	
小颌畸形	过度运动
漏斗胸	手指展开，"弹钢琴"样动作
通贯手	执行指令动作时手指舞蹈症样抽动
手指弯曲变短	不规则交替运动
多指（趾）	肌张力过高（或过低）
并指（趾）	对精细或整体运动的指令理解能力差
脚趾长度异常	左右辨别障碍
背部中线异常：色素痣、毛发斑块或凹陷	

B. 软体征的意义

许多软体征属于正常变异，或在脑病变患者和正常人群中均有出现。例如通贯手，既常见于一些导致智力障碍的疾病（如唐氏综合征），也可在没有神经系统疾病的人群中出现。另有一些软体征提示神经系统损伤，但并非脑病变所致。例如，直肠半侧麻痹提示病变的存在，但一般由周围神经系统病变导致，而非中枢神经系统病变。但是，如果比较脑病变患者与正常人群中直肠半侧麻痹的发生率，前者更高，所以这一病变既是神经系统病变的硬体征，又是脑病变的软体征。表观畸形提示胎儿期曾暴露于致畸物或由遗传原因造成的脑病变。

软体征发生率较高的人群包括智力发育障碍、学习障碍、行为异常的儿童，以及患有精神分裂症的成年人（Tupper，1986；Dazzan 和 Murray，2002；van Hoorn，2010；Ferrin 和 Vance，2012；Mayoral 等，2012；Patankar 等，2012；Hembram 等，2014；Gong 等，2015）。

参考资料·神经系统软体征

Blank R, Smits-Engelsman B, Polatajko H, et al. European Academy for Childhood Disability(EACD): recommendations on the definition, diagnosis and intervention of developmental coordination disorder(long version). *Dev Med Child Neurol*. 2012; 54: 54-93.

Dazzan P, Murray RM. Neurological soft signs in first-episode psychosis: a systematic review. *Br J Psychiatry*. 2002; 181: 350-357.

Ferrin M, Vance A. Examination of neurological subtle signs in ADHD as a clinical tool for the diagnosis and their relationship to spatial working memory. *J Child Psychol Psychiatry*. 2012; 53: 390-400.

Gasser T, Rousson V, Caflisch J, et al. Development of motor speed and associated movements from 5 to 18 years. *Dev Med Child Neurol*. 2010; 52: 256-263.

Gong J, Xie J, Chen G, et al. Neurological soft signs in children with attention deficit hyperactivity disorder: their relationship to executive function and parental neurological soft signs. *Psychiatry Res*. 2015; 228: 77-82.

Hadders-Algra M, Heineman KR, Bos AF, et al. The assessment of minor neurological dysfunction in infancy using the Touwen Infant Neurological Examination: strengths and limitations. *Dev Med Child Neurol*. 2010;

52: 87-92.

Hembram M, Simlai J, Chaudhury S, et al. First rank symptoms and neurological soft signs in Schizophrenia. *Psychiatry Journal*. 2014; 2014. (931014): 11. doi: 10. 1155/2014/931014.

Largo RH, Caflisch JA, Hug F, et al. Neuromotor development from 5 to 18 years. Part 1: timed performance. *Dev Med Child Neurol*. 2001a; 43: 436-443.

Largo RH, Caflisch JA, Hug F, et al. Neuromotor development from 5 to 18 years. Part 2: associated movements. *Dev Med Child Neurol*. 2001b; 43: 444-453.

Martins I, Lauterbach M, Slade P, et al. A longitudinal study of neurological soft signs from late childhood into early adulthood. *Dev Med Child Neurol*. 2008; 50: 602-607.

Mayoral M, Bombín I, Castro-Fornieles J, et al. Longitudinal study of neurological soft signs in first-episode early-onset psychosis. *J Child Psychol Psychiatry*. 2012; 53: 323-331.

Patankar VC, Sangle JP, Shah HR, et al. Neurological soft signs in children with attention deficit hyperactivity disorder. *Indian J Psychiatry*. 2012; 54: 159-165.

Peters LH, Maathuis CG, Hadders-Algra M. Limited motor performance and minor neurological dysfunction at school age. *Acta Paediatr*. 2011; 100: 271-278.

Tupper DE, ed. *Soft Neurological Signs*. Orlando, FL: Grune & Stratton; 1986.

van Hoorn J, Maathuis CG, Peters LH, Hadders-Algra M. Handwriting, visuomotor integration, and neurological condition at school age. *Dev Med Child Neurol*. 2010; 52: 941-947.

Ⅲ. "假"定位体征

A. 定义

"假"定位征是观察到的或诱发的一种特殊体征，检查者定位到适当的相应区域并不能确定预期的病变，而预期的病变位于中枢神经系统的其他部位。该体征不是假的，也不是典型的互不相关的解剖定位关系，而是在这些情况下，它远离原发病灶的实际位置（Larner, 2003）。当所发现的体征解释不能确定预期的病变时，需要进一步的评估，因为临床教学不是万无一失的（Hellmann 等，2013；Tsunoda 等，2014）。

B. 产生原因

1. 产生假定位体征的主要原因是病变造成脑组织移位，使得远隔部位受到挤压、移动，或是压迫了供应远隔部位的血管（Matsuura 和 Kondo，1996；McKenna 等，2009；Kearsey 等，2010；Safavi-Abbasi 等，2014；Wijdicks 和 Giannini，2014）。

2. 梗阻性脑积水可能会压迫滑车神经沿颅底走行部分，即使当原始病变位于枕骨大孔时这种情况也可能发生。类似情况如脑积水时中央导水管扩张可能导致顶盖前区综合征（中脑导水管综合征），造成上视麻痹等体征。

3. 与动眼障碍有关的假体征可能由动脉瘤破裂造成（Suzuki 和 Iwabuchi，1974；Srinivasan 等，2015）。

4. 一侧半球大面积病变造成的大脑移位可能导致大脑前动脉在大脑镰下方受压，或使大脑后动脉受到小脑幕边缘压迫。脑疝示意图详见第 12 章。

参考资料·假定位体征的概念

Hellmann MA, Djaldetti R, Luckman J, et al. Thoracic sensory level as a false localizing sign in cervical spinal cord and brain lesions. *Clin Neurol Neurosur*. 2013; 115: 54-56.

Kearsey C, Fernando P, Benamer HTS, et al. Seventh nerve palsy as a false localizing sign in benign intracranial hypertension. *J R Soc Med*. 2010; 103: 412-414.

Larner AJ. False localizing signs. *J Neurol Neurosurg Psychiatry*. 2003; 74: 416-418.

Matsuura N, Kondo A. Trigeminal neuralgia and hemifacial spasm as false localizing signs in patients with a contralateral mass of the posterior cranial fossa. *J Neurosurg*. 1996; 84: 1067-1071.

McKenna C, Fellus J, Barrett AM. False localizing signs in traumatic brain injury. *Brain Injury*. 2009; 23(7-8): 597-601.

Safavi-Abbasi S, Maurer AJ, Archer JB, et al. From the notch to a glioma grading system: the neurological contributions of James Watson Kernohan. *Neurosurg Focus*. 2014; 36: E4.

Srinivasan A, Dhandapani S, Kumar A. Pupil sparing oculomotor nerve paresis after anterior communicating artery aneurysm rupture: false localizing sign or acute microvascular ischemia?*Surg Neurol Int*. 2015; 6: 46.

Suzuki J, Iwabuchi T. Ocular motor disturbances occurring as false localizing signs in ruptured intracranial aneurysms. *Acta Neurochirurgica*. 1974; 30(1-2): 119-128.

Tsunoda D, Iizuka H, Iizuka Y, et al. Wrist drop and muscle weakness of the fingers induced by an upper cervical spine anomaly. *Eur Spine J*. 2014; 23(Suppl 2): S218-S221.

Wijdicks EFM, Giannini C. Wrong side dilated pupil. Neurology 2014: 83: 187.

Ⅳ. 症状或体征提示神经系统疾病时的详细查体

A. 验证假设并做出初步诊断

当患者的病史提示存在神经系统疾病时，神经系统查体必须全面地包括该疾病可能影响的结构。查体的目的是获得尽可能准确的初步诊断。为此，检查者应在问病史、查体及进行辅助检查时提出一系列可能的诊断，并逐一验证。正确的思路应为"如果患者有这样或那样的疾病，那么就应该能找到相应的体征或检查结果，所以接下来要寻找这样的结果"。

B. 临床决策

完成采集病史、查体和验证假设后，下一步就应该做出临床决策了。"临床决策"的意思是，在听取讨论意见并了解各种临床信息后，提出关键问题，做出最终决定并采取行动。初步诊断和鉴别诊断是决策的结果，临床治疗则是采取的"行动"（图15-1）。

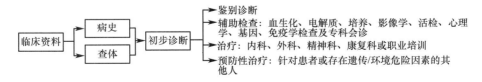

图 15-1　做出最终决策的过程

通过收集临床信息可获得初步诊断，诊断是决策的关键，据此可进行鉴别诊断，并进一步给出确诊，使临床治疗有据可依

C. 诊断六问

做出临床决策前，应回答表 15-3 的六个问题，包括三个基本问题和三个衍生问题。

表 15-3 诊断六问

1. 存在损伤或疾病吗？
2. 若存在损伤或疾病，位于何处？
3. 损伤或疾病的初步诊断是什么？
4. 确诊的最佳方法是什么？哪些临床或实验室检查结果能支持或排除初步诊断？
5. 治疗的最佳方法是什么？
6. 预防性治疗的最佳方法是什么？

D. 是否存在病变（问题一）

要解答的第一个问题是：疾病是器质性的，还是心因性的？即表 15-3 中第一个问题。检查者应首先寻找神经系统大体解剖水平的病变。接着应考虑查体无异常发现，但存在生化学改变的器质性疾病，如某些类型的癫痫、偏头痛等。然后考虑器质性病变导致的情感障碍。检查者必须区分器质性疾病与心理性疾病，因为初步诊断结果将决定下一步选择哪些临床或实验室检查。若检查者认为存在病变，则应努力找出至少一处异常体征，因为它可能比一系列非特异性症状更有意义。回答了这个问题，就可以进一步按图 15-2 的思路进行诊断。

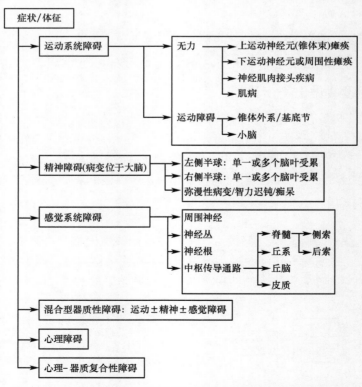

图 15-2　症状或查体结果提示神经系统疾病时病变定位诊断思路

思考以下问题：症状和体征是运动系统问题、感觉系统问题还是精神问题，是器质性问题、心因性问题还是复合性问题

E. 病变或疾病位于何处（问题二）

若临床证据提示存在病变或疾病，则应回答以下问题：

1. 是结构上的病变，还是生化水平的病变？

2. 病变位于基因、染色体还是细胞水平？是由细胞组成组织的过程出了问题，还是由不同组织到器官、器官到系统或从系统到个体的组合出了问题？

3. 能否确定哪个（或哪些）器官/系统存在病变？若神经系统受累，那么病变：

a. 存在于中枢神经系统还是周围神经系统？

b. 若存在于中枢神经系统，是其本身病变还是以外组织的病变？

c. 若为中枢神经系统本身病变，是局限性的（累及大脑、脑室、传导束、基底节、脑干、小脑或脊髓）还是多灶性或弥漫性的？

d. 若为以外组织病变：

i. 是否在脑膜或骨性结构内？

ii. 是否在脑膜腔内，如硬膜外、硬膜下或蛛网膜下腔？

iii. 是否在神经根、神经丛、周围神经、神经肌肉接头或肌肉内？

4. 当患者症状或体征提示存在神经系统疾病时，应尽量将其归类为运动系统、感觉系统、感觉运动、头痛或器质性精神障碍疾病。

a. 若为运动系统疾病，请按图 15-3 所示定位病变；若表现为不自主运动，参见图 15-4。

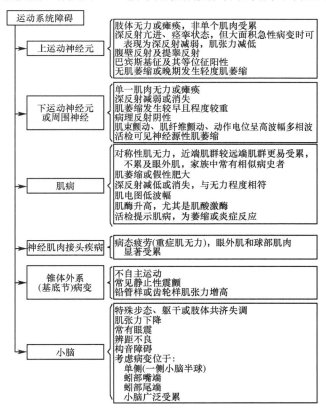

图 15-3　症状和体征提示器质性运动系统障碍时的定位诊断思路

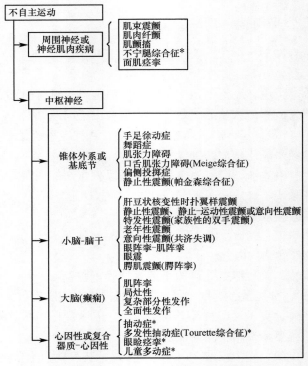

图 15-4 存在不自主运动时的定位诊断思路

带*疾病的病理生理机制尚不明确，因此分类显得有些武断

b. 若为感觉系统疾病，参见图 15-5。

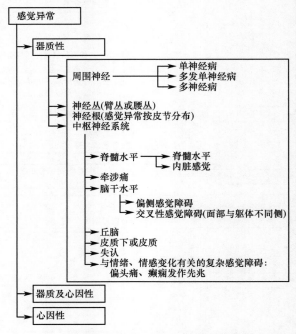

图 15-5 存在感觉异常时的定位诊断思路

c. 若存在头痛，参见图 15-6。

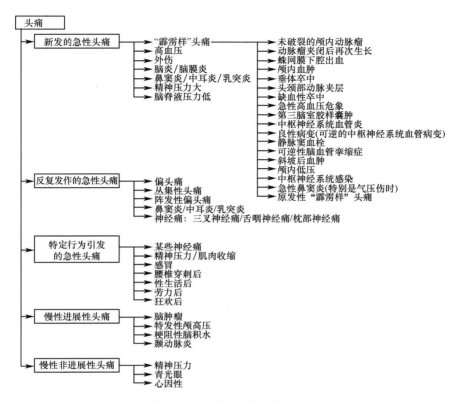

图 15-6　头痛时应考虑的诊断

d. 若为器质性的精神障碍，参见图 15-7。

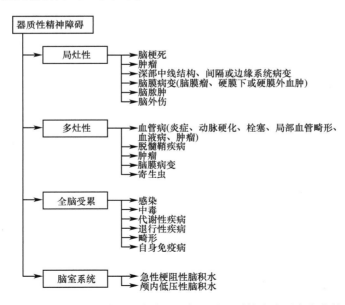

图 15-7　存在精神、情感或智力障碍并提示为器质性病变时应考虑的诊断

F. 病变或疾病是什么（问题三）

明确了病变影响神经系统（或同时影响其他系统），并对其进行定位后，就该考虑病变的性质是什么了。图 15-8 给出了系统的定性诊断思路。随后可根据一元论得出能解释症状和体征的最简单的初步诊断。

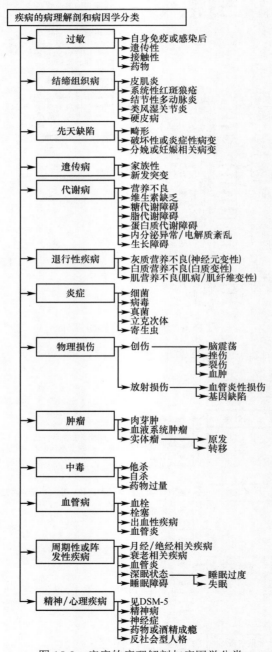

图 15-8 疾病的病理解剖与病因学分类

做出诊断前应按图所示系统地分析，全面考虑可能的病因。以上仅为举例，本图还可补充无数种病因分类和疾病

G. 最好的诊断方法是什么（问题四）

哪些临床或辅助检查能用来支持或排除可能的初步诊断，建立最终诊断呢？

1. 经过上述步骤得出的初步诊断是开展一系列鉴别诊断的基础，然后检查者应选择能够肯定或否定初步诊断，抑或指向另一诊断的临床检查。做完所有有意义的临床检查后，应按以下标准选择辅助检查。

a. 选择一到两个能支持或排除初步诊断的最佳检查。

b. 当数项辅助检查临床意义相差不大时，应选择其中最简洁、方便、便宜的，但不应将控制费用作为唯一标准，因为在可以诊断清楚的疾病上犯错误是最不省钱的。

c. 遇到缺少有效疗法或无法治愈的疾病时，应进行所有合理的检查，排除可治的疾病。

2. 表 13-1 列出了可供选择的辅助检查。

H. 最好的治疗方法是什么（问题五）

1. 制定治疗目标和具体措施应明确预期能为患者解决什么问题。

2. 了解疾病对患者的情绪、教育、社会生活和经济方面造成了哪些影响；哪些机构能提供帮助（如民间机构、康复机构、职业培训机构或政府部门）。

I. 最好的预防措施是什么（问题六）

1. 遇到因环境、污染、感染或遗传因素致病的患者时，在明确其诊断后，检查者应了解是否有其他人面临患病危险，并考虑如何与他们取得联系，进行预防治疗。

2. 为了解最终诊断是否正确，应进行随诊，并观察病程变化是否符合该诊断。

V. 如何成功地进行神经系统查体

A. 什么样的态度能保证查体顺利进行

1. 保持专业的态度：检查时，应自然地接受患者的一切行为和表现，将其视为临床现象。如果检查者与患者交流时带有主观情绪，很可能无法做出客观判断，从而影响临床决策。

2. 期待异常体征出现：查体时不应期待一切正常，而要假设随时可能出现异常体征，这样才能一直保持警觉。

3. 享受查体过程：检查者可以把神经系统查体视作一次有趣的挑战，让自己和患者都充满兴致。可运用以下语言，"我用最轻的力量碰你，看你能不能感觉到""我们来试试你最多能听到多轻的声音""请把手伸直，看你能保持多久""加油，可别让我赢了"等。

B. 进行神经系统查体的总体原则

1. 查体要有条理：缺乏条理性是神经系统查体最常见的错误。为克服这一错误，可按使用顺序摆放查体用具，并按照从头到脚的顺序，完成头部和脑神经、运动系统、感觉系统的检查（详见本书的"标准神经系统查体"部分）。

2. 做每一项检查时保证患者舒适安全。

3. 亲自操作并理解每一个查体项目：观察、描述异常体征不等同于理解其意义。只有真正明白神经系统查体每一项操作的方法和目的，才能正确理解异常体征的含义。

4. 应尽可能将患者的感觉或运动功能与检查者自己的作比较：检查者应对比患者与自己的视野、视力、震动觉、听阈和肌力等。

5. 检查结果尽可能量化：检查中应测头围和肢体周长，并将功能异常按严重程度分为轻微、轻度、中度、重度，或以 0~4+ 评分。

6. 画出解剖切面：查体时可以画出相应的神经解剖切面，因为若不每天复习，这些知识是很容易忘记的。查体有异常发现时，作图有助于总结邻近结构受累可能产生的体征，并在患者身上寻找它们。若怀疑病变位于中枢神经系统，可画出病变所在的横切面，并标出周围核团和传导束。若怀疑病变位于周围神经系统，则可画出相关神经的走行图。

7. 有异常体征时，应考虑是否为遗传导致的正常变异：一般情况下，难以就假性视盘水肿、头围、足弓高度、面部特征、体型等问题检查患者的所有家族成员，所以遇到此类情况时应谨慎对待。

8. 注意异常体征是否早已存在：应注意上睑下垂、展神经麻痹、双侧瞳孔不等、偏瘫、肌肉萎缩等体征是否在此次就诊前已存在。对昏迷患者要特别警惕，因为此类情况常会误导检查者，如瞳孔不等大。最好找到患者从前的照片或录像作对比。

9. 必要时增加神经系统查体内容：可重演诱发症状的因素，如过度换气、运动疲劳试验、变换体位引起眩晕、吞咽试验。当患者产生症状时，再进行一次查体。

C. 精神状态检查

1. 将感知觉方面的问题巧妙地穿插在查体过程中，以聊天而非问诊的方式表述。除非遇到紧急头部外伤之类情况，不要连续提问"你是谁""在哪儿""现在是什么时候""你在做什么"之类问题。

2. 完成简易精神状态检查表（MMSE），若病史提示存在认知障碍，还应进行蒙特利尔认知评估测试（MoCA）。

D. 脑神经及头部查体

1. 每个婴幼儿都应测量头围。

2. 检查视野的四角而非中线：若在纵横中线上检查视野，可能会漏掉象限盲（图 3-13）。

3. 正确检查对光反射：尽量减弱室内光线，让患者将视线固定在较远处以避免调节反射造成的缩瞳，然后用手电筒从外侧向内侧移动照射一侧眼睛，另一侧同样操作。最后进行交替性光照试验（检查 Marcus-Gunn 瞳孔）。

4. 从外侧做角膜反射：避开患者视野，从外侧移入棉絮，以免患者看见导致眨眼。不要使用棉签，以免戳伤眼睛。

5. 测试胸锁乳突肌和其他参与转颈的肌肉力量时，检查者应在颧弓而非下颌施力：在颧弓上施力时，可避免转头时翼外肌用力。老年人和无牙齿患者的翼外肌较弱，若在下颌施力过大可能会造成颞下颌关节脱位。

E. 运动系统查体

1. 无论是清醒还是意识不清，患者的每一个行为都代表某一神经通路的完整性：通过观察并正确地解释意识不清患者的所有自发或诱导出的行为，检查者可完成大多数清醒患者要做的感觉和运动传导通路试验。

2. 对急性神经系统损伤的患者，既要考虑功能缺损和"释放现象"，也要意识到神经休克（神经功能失联络）的存在：神经休克是指急性上运动神经元损害仅表现为功能缺损，而缺乏慢性病变中经典的"释放"现象（即失去对下运动神经元的调控）。由于神经休克的存在，患者会暂时表现出一般情况下该病变不具备的症状和体征。

3. 尽量检查每位患者的步态。这是检查神经系统完整性的最快方法（参见第 8 章Ⅵ），却经常被遗漏。

4. 按规则检查肌力：复习长度-肌力检测法则、抗重力肌主导肌力的法则，以及匹配患者和受试者肌肉检测肌力的方法（常用于检查手指肌力）（图 7-3）。

5. 检查肌肉牵张反射时应像挥腕甩鞭一样挥动叩诊锤，而不是像鸟儿啄食那样敲击（图 7-5）。若未能引出反射，可移动并放松患者的肢体，改变该肌腱的张力，并用延德劳希克（Jendrassik）法转移患者注意力，引出反射。

6. 检查伸趾反射时可先划足侧面（查多克征）而非足底（巴宾斯基征）：痴呆、精神病、迟缓症患者、老年人、怕痒的年轻人或有痛性周围神经病的患者可能难以忍受划足底的不适，但一般可以接受划足背侧面。

F. 感觉系统查体

1. 建立良好的沟通：事先告诉患者施加的刺激性质及他们需做的回答，如询问患者"你觉得哪一下更疼，1 还是 2"或"你的脚趾在往上还是往下动"等。

2. 确保孤立地测试各种感觉：检查工具应置于视野之外，而且除受检的某一感觉功能之外，不以其他任何形式被患者发现。

3. 监测患者的注意力和可信度：当患者预料到会受到某种刺激时，检查者应暂不给予该刺激，并应在查体开始时告诉患者可能发生这种情况。

4. 检查面部或儿童时，应以温度觉代替痛觉刺激：检查温度觉可按图 10-4 区别叉子背面和手指的温度。痛觉和温度觉的传导径路是相同的。在艾滋病高发的今天，尽量少用针刺法。此外，测试温度辨别能力对患者来说更加舒适。儿童可能不愿接受痛觉检查，但即使是 3 岁的孩子也能配合温度觉检查。

G. 完成神经系统查体后的临床决策

1. 详细地写出神经系统查体结果，或使用查体清单来记录实际检查了哪些项目、有哪些阳性或阴性发现（表15-1）：查体记录至少应反映患者的精神状态，能否正常地坐、站立、行走、说话、呼吸，以及视觉、听觉、感觉有无异常。记录阴性发现应简明扼要，没必要具体描述。但当阴性结果可作为排除诊断的证据时，则比较重要。

2. 总结不超过三行：如果抓住了临床问题的重点，那么不论问题如何复杂，都可以在三行文字以内总结。能对现象做出归纳总结是显示一位神经内科医生水平的最好证据。例如,"这是一位 64 岁、有高血压史的非裔美籍男性,为销售人员,表现为急性发作的头痛、无应答、双眼向左侧凝视、右半身弛缓性瘫痪、颈强"。通过这段总结可得出的诊断是:高血压性左侧壳核出血,可能已破入脑室和蛛网膜下腔。

3. 记住诊断六问(表15-3):在做出非器质性疾病的诊断之前,应先复习容易误诊的器质性疾病(表 14-6)。

4. 复习疾病的病理解剖和病因学分类,确保已考虑到所有能解释临床症状和体征的病因(图 15-8)。

Ⅵ. 给予安慰是每一次医患交流的最终目的

成百上千年前,医生们就已明白医疗行为的目标,并用格言警句表述出来。以下两句格言源于中世纪,但出处不详。

第一句:

检查应无痛苦

治愈应该彻底

不留一点瑕疵

第二句:

内科医生很少能治愈疾病

有时能减轻痛苦

但总是可以给予安慰

每次医患交流后,即使医生无法治愈甚至不能减轻患者的病痛,至少也应让他们感觉到一些安慰和收获。安慰并不源于不切实际的乐观、同情、施舍般的空话,或一些让人觉得居高临下的陈词滥调。只有站在患者的角度考虑问题,并具有一定的沟通能力才能进行有效的安慰。除非患者真正体会到这种安慰,否则医患交流就是不完整的,参与其中的医生也只能算是技术专家而已。

■ 第 15 章学习目标

Ⅰ. 针对无神经系统症状患者的常规筛查式体格检查

  1. 列出标准的神经系统查体中可在筛查里省略的部分。

  2. 练习 45s 脑神经运动功能检查(表 6-8)。

  3. 描述并练习肌力的筛查。

  4. 练习定向划痕试验,它可以在筛查式体检中代替其他耗时更长的试验,检查后索功能。

  5. 描述筛查完成后应记录哪些结果。

Ⅱ. 神经系统"软体征"

  1. 指出一种软体征。

  2. 列举几种表观畸形软体征(表 15-2)。

  3. 解释多发表观畸形软体征的可能病因。

Ⅲ. 假定位体征

  1. 指出一种假定位体征。

  2. 列举产生中枢神经系统假定位体征的原因。

  3. 解释为何脑积水会造成假定位体征。

Ⅳ. 症状或体征提示神经系统疾病时的详细查体

  1. 讨论在问诊和查体过程中提出可能诊断的重要性。

2. 具体解释从采集病史、体格检查到患者的治疗效果，初步诊断起到了怎样的桥梁作用。

3. 定义什么是临床决策，并解释它在医患互动中的作用。

4. 列举诊断六问。

5. 解释诊断六问中每一个问题的含义。

6. 解释为何使用鉴别诊断图表来分析患者的症状，并说明如何使用（图 15-2～图 15-8）。

7. 列举疾病的主要病理解剖及病因学分类（读者可自行画一张向右及向下延伸的树形图，如图 15-8 所示）。

8. 总结选实验室检查的原则。

Ⅴ. 如何成功地进行神经系统查体

1. 列举一些让神经系统查体变得像游戏一样有意思的技巧，以保持检查者和患者的兴趣。

2. 陈述如何运用技巧顺利完成老年人的查体。

3. 描述如何联想神经解剖层面，将症状和体征定位于某一病灶。

4. 解释如何运用"是谁""在哪里""何时""是什么"等问题进行精神状态检查。

5. 描述如何正确检查视野、对光反射和角膜反射。

6. 描述检查胸锁乳突肌肌力时，检查者的手应在何处施力。

7. 解释意识不清患者自发或诱发出的动作有何意义。

8. 讨论在急慢性中枢神经系统病变时，如何用功能缺损和释放现象解释临床症状与体征。

9. 记住检查肌力的主要原则。

10. 演示使用叩诊锤的正确方法。

11. 解释为何在某些患者中应检查查多克征而非巴宾斯基征。

12. 描述如何最有效地进行感觉查体。

13. 描述让患者感到最舒适的检查痛觉、温度觉的方法。

14. 解释为何对临床特点做出不超过三行的描述对临床决策来说非常重要。

15. 用一个词总结每一次接诊患者时，即使无法治愈疾病，都应做到的事情。

（杨　璐　李晓光　译）